Inhalt

Arbeitsfeld Behindertenhilfe, Heilpädagogik und Rehabilitation

Arbeitsfeld Prävention, Gesundheitserziehung und Public Health

Hinweise zur Benutzung dieses Lehrbuches

Zur schnelleren Orientierung wurden in den Randspalten Piktogramme benutzt, die folgende Bedeutung haben:

Literaturempfehlung 

Begriffsklärung, Definition 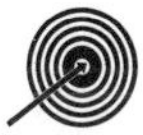

Pro und contra, Kritik 

Fallbeispiel 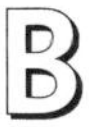

Vertiefungsfragen am Ende der Kapitel 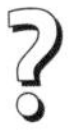

Mulitple-Choice-Fragen im Internet 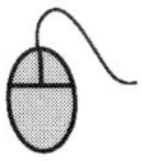

Vorwort

Gesundheit, so formuliert es sinngemäß die Weltgesundheitsorganisation, ist ein Zustand körperlichen, seelischen und sozialen Wohlbefindens. Krankheit, so kann man schlussfolgern, äußert sich also ebenfalls auf körperlicher, seelischer und sozialer Ebene.

Krankheiten und gesundheitliche Störungen können mit erheblichen psychischen und sozialen Krisen einhergehen. Vor allem bei einbruchsartig eintretenden, bei als besonders stigmatisierend erlebten oder bei chronischen Erkrankungen können die Belastungen so stark sein, dass sie die Kräfte der Betroffenen und ihrer Angehörigen zur Problemlösung überfordern. Dann reicht medizinisch-therapeutische Hilfe allein zur Krankheitsbewältigung oft nicht aus. Hinzu kommen müssen Hilfen, die die psychischen und sozialen Aspekte der Erkrankung berücksichtigen.

Die Soziale Arbeit hat in diesem Zusammenhang u.a. das Ziel, Menschen mit und trotz erschwerter psychosozialer Bedingungen infolge von Krankheit zu befähigen bzw. dabei zu unterstützen, ein von ihnen als gelingend empfundenes und gesellschaftlich teilhabendes Leben zu führen. Dies gilt insbesondere für die Klinische Sozialarbeit, letztlich aber für alle SozialarbeiterInnen (und PädagogInnen), die in ihrem Berufsalltag immer wieder kranken Menschen und ihren Angehörigen begegnen – man denke beispielsweise an die Alkoholkrankheit.

Solche Begegnungen sind – ebenso wie die Arbeitsfelder Sozialer Arbeit – vielfältig. Eben wegen dieser Vielfalt kann man sich in Studium und Berufsvorbereitung nicht für alle Eventualitäten wappnen. Vielmehr gilt es zum einen, eine Übersicht über die wichtigsten Anforderungen an die Soziale Arbeit im Kontext von Gesundheit und Krankheit zu bekommen.

Zum anderen ist wichtig, sich durch exemplarisches Lernen zu befähigen, situations- und insbesondere klientenangemessen, ebenso professionell wie individuell adäquat zu handeln.

Daher werden in diesem Buch exemplarisch eine Reihe von Krankheiten und Gesundheitsstörungen vorgestellt, die einerseits besonders häufig anzutreffen sind, andererseits mit einer höheren Wahrscheinlichkeit mit größeren psychosozialen Belastungen einhergehen. Solche Krankheiten/Störungen werden auch als jeweils relativ typische Beispiele der wichtigsten Arbeitsfelder Sozialer und pädagogischer Arbeit aufgeführt.

So werden Deprivation, Kindesmisshandlung, sexueller Missbrauch und Jugendkrisen bzw. psychische Erkrankungen im Jugendalter im Kontext von Jugendhilfe, Sozialpädiatrie und Kinder- und Jugendpsychiatrie vorgestellt – Schnittpunkte zwischen diesen pädagogisch-sozialen und medizinisch-therapeutischen Systemen sind häufig, wenn auch nicht immer unkompliziert.

Koronare Herzerkrankungen imponieren – ähnlich wie Krebserkrankungen – durch ihren Krisencharakter. Sie werden v.a. im Rahmen des Krankenhaussozialdienstes und der Rehabilitation vorgestellt, während das Arbeitsfeld „Altenhilfe" durch die Darstellung dementieller Erkrankungen repräsentiert wird. Hier wird v.a. auch auf die psychosoziale Situation der Angehörigen eingegangen.

Die Sozialpsychiatrie ist exemplarisch durch Darstellungen schizophrener Psychosen sowie von Depressionen vertreten – beides Störungen, die massiven Einfluss auf das Erleben und die sozialen Beziehungen der Betroffenen haben können und bei denen die psychosoziale Unterstützung oft einen entscheidenden Beitrag zur Genesung bzw. Wiedereingliederung leistet. Dies gilt sicher auch für die Alkoholkrankheit, deren soziale Auswirkungen auf den Betroffenen und sein Umfeld die Soziale Arbeit in vielfältiger Weise tangieren.

Die Behindertenhilfe wird durch das Thema der Mobilitätsbehinderungen vorgestellt, u.a., weil hier in besonderer Weise auf Assistenz, Barrierereduktion und Inklusion einzugehen ist.

Und schließlich haben Pädagogik und Soziale Arbeit immer auch einen präventiven Auftrag. Dies soll zum einen am Beispiel AIDS, einem epidemiologisch wichtigen und zugleich von Stigmatisierungsgefahren begleiteten Thema aufgezeigt werden. Zum anderen wird am Beispiel des Metabolischen Syndroms zu zeigen sein, dass eine Reduktion der wichtigsten Risikofaktoren der sinnvollste und letztlich effektivste Beitrag zu individueller wie gesellschaftlicher Prävention ist.

Auch wenn die Spannbreite der vorgestellten Arbeitsfelder und möglichen Erkrankungen groß ist – die bewusste und gezielte Auswahl relativ weniger Krankheiten ermöglicht es, hier etwas in die Tiefe zu gehen. So werden neben detaillierten Erörterungen biologischer und klinisch relevanter Grundlagen (Ursachen, Symptome, Therapie, Prognose) auch die jeweils typischen psychosozialen Aspekte vertieft, z.B. psychosomatische Aspekte, krankheitsbedingte Krisen, familiensystemische Gesichtspunkte usw.

Besonderer Wert wird auf spezifische Unterstützungsmöglichkeiten durch Soziale Arbeit und Pädagogik gelegt: Psychoedukation, Beratung, Netzwerkarbeit oder Case- Management werden sowohl bezogen auf die jeweiligen Krankheiten als auch auf die typischen Arbeitsfelder dieser Berufsgruppen erläutert. In einem jeweils abschließenden Teil wird auch auf gesellschaftliche und kulturelle Hintergründe der jeweiligen Erkrankung, z.B. im Hinblick auf Inklusionsbemühungen oder Stigmatisierungsgefahren, eingegangen.

Dieses praxisorientierte Lehrbuch entstand im Rahmen meiner langjährigen Lehrtätigkeit als Arzt, Familientherapeut und Professor für medizinische Grundlagen an der Katholischen Hochschule NRW. Vor allem den praktischen Erfahrungen von Studierenden, die ich in vielen Praxissemestern begleiten durfte, sowie unseren gemeinsamen Projekten im Feld der Klinischen Sozialarbeit verdanke ich viele Anregungen, für die ich dankbar bin.

Ich habe versucht, auch komplexe Sachverhalte und neuere Forschungsergebnisse so anschaulich wie möglich darzustellen. Das Buch wendet sich zunächst an Studierende der Sozialen Arbeit und Pädagogik, sowohl in Bachelor-, als auch in Masterstudiengängen (beispielsweise der Klinischen Sozialarbeit). Aber auch Studierende der Gesundheitsberufe und Gesundheitswissenschaften und nicht zuletzt in der sozialen, pädagogischen und gesundheitsbezogenen Arbeit Tätige finden in diesem Buch zahlreiche und detaillierte Anregungen zur Beratung und Begleitung von Menschen, die aufgrund einer Erkrankung in psychosoziale Schwierigkeiten gekommen sind.

An einem Buch schreibt man nicht allein – direkt wie indirekt sind daran andere beteiligt, ohne die ein solches Projekt nicht möglich gewesen wäre. Und so möchte ich ganz herzlich Frau Astrid Heitmann für ihre gewissenhaften, zeitaufwändigen und umfangreichen Schreibarbeiten danken. Frau Judith Bestier danke ich herzlich für die umfangreiche Hilfe bei der Erstellung des Literaturverzeichnisses sowie Korrekturarbeiten. Frau Anja Middendorf verdanke ich zahlreiche Abbildungen, Korrekturen sowie die elektronische Fassung der Multiple-Choice-Aufgaben. Meinem Sohn Andreas Hülshoff danke ich für die Hilfe beim Erstellen des Sachregisters. Frau Ulrike Landersdorfer, Lektorin im Ernst-Reinhardt Verlag, möchte ich für ihre wohlwollende Unterstützung und für viele konstruktive Ratschläge danken. Dies gilt auch für Frau Christina Henning, ehemalige Lektorin im Ernst Reinhardt Verlag. Beide haben mich in schwieriger Zeit zum Weiterschreiben motiviert.

Ebenso gilt mein Dank meinen Kollegen und Kolleginnen sowie den Studierenden an der Katholischen Hochschule NRW, die mir in vielen wohlwollend-kritischen Gesprächen wichtige Hinweise und Anregungen gaben.

Dies gilt ganz besonders auch für meine Frau und meinen Sohn: Herzlichen Dank Euch beiden!

Münster, im August 2011 Thomas Hülshoff

Allgemeiner Teil

1 Bio-psycho-soziale Dimensionen von Krankheit und Gesundheit und ihre Bedeutung für soziale, pädagogische und pflegende Berufe

1.1 Einleitung

Es lässt sich feststellen, dass es eine Vielzahl von biografischen, familiären, kulturellen, sozialen und politischen Faktoren gibt, die krank machen können oder zumindest dazu beitragen, die gesundheitliche Situation deutlich zu verschlechtern bzw. zu beeinträchtigen. So wird aufzuzeigen sein, dass Krankheit immer den gesamten Menschen in seinen Bezügen umfasst, so dass es sinnvoll ist, zumindest biologische, psychische und soziale Ebenen in den Blickpunkt zu nehmen und miteinander in Verbindung zu bringen. Wer das Ausmaß einer Depression wirklich verstehen will (was diagnostische und therapeutische Konsequenzen hat), muss sich nicht nur mit den Störungen der Neurotransmitter (insbesondere des Serotonins) und körperlichen Erscheinungsformen der Depression (wie Schlafstörungen, Antriebslosigkeit usw.) beschäftigen, sondern sich auch für die seelische Komponente, also das psychische Erleben von Trauer, Niedergeschlagenheit, Hoffnungslosigkeit usw. interessieren. Und schließlich gilt es zu berücksichtigen, dass eine schwere Depression immer auch die Beziehung zur Umwelt, beispielsweise zu Familienangehörigen, sowie Kontakte in der Nachbarschaft oder am Arbeitsplatz beeinflusst bzw. beeinträchtigt. Umgekehrt gilt, dass auch bei der Entstehung einer Depression neben biologischen (beispielsweise genetischen oder hormonell bedingten) Ursachen, psychisch in problematischer Weise verarbeitete Krisen oder mit Trauer- und Verlusterlebnissen einhergehende soziale Beziehungsabbrüche beteiligt sein können. Und auch in der therapeutischen Begleitung depressiver Menschen wird man nicht allein auf Pharmako- und Lichttherapie, sondern auch auf psychotherapeutische wie psychoedukative Verfahren setzen, wobei nicht zuletzt auch tagesstrukturierende, sozial-integrative und die soziale Kompetenz fördernde Maßnahmen von großer Wichtigkeit sind.

Nun haben soziale, pädagogische und pflegende Berufe durchaus unterschiedliche Ansätze und spezifische Aufgaben, auf die weiter unten noch genauer eingegangen wird. Aber gleich, ob man von seinem professionellen Selbstverständnis zunächst Pflegeaspekte, die pädagogische Entwicklung bzw. Erziehung oder die Unterstützung förderlicher Sozialstrukturen und -beziehungen in den Blick nimmt – im Kontext von Krankheit und damit eventuell verbundenen psychischen wie sozialen Krisen ist es eine weitere Aufgabe, Menschen dabei zu unterstützen, trotz und mit der durch ihre Krankheit mitbedingten erschwerten Bedingungen ein gelingendes und soziokulturell teilhabendes Leben zu ermöglichen. Diese anspruchsvolle Aufgabe, die im weitesten Sinne auch rehabilitativ genannt werden kann, umfasst primär keinen therapeutischen Auftrag. Dennoch sind auch hier Überschneidungen zu den Arbeitsfeldern von medizinischen und therapeutischen Berufen (Ärzte, Gesundheitsberufe, Physiotherapeuten) möglich. Eine gute Pflege, eine intensive Beratung, ein psychoedukativer Prozess und eine Entwicklungsförderung können von Patienten bzw. Klienten durchaus auch heilsam erlebt werden, Selbstheilungskräfte stärken und therapeutische Dimensionen mit beinhalten. Nicht immer sind die Grenzen zwischen Psychotherapie, Psychoedukation und psychosozialer Beratung scharf zu ziehen. Auch zwischen somatischen Therapien, Pflegemaßnahmen und Rehabilitation im weitesten Sinne gibt es Überschneidungen. Der Schwerpunkt pädagogischer und sozialer Berufe im sozialmedizinischen Kontext liegt jedoch zweifellos in dem Bemühen, Menschen mit krisenhaft bzw. chronisch verlaufenden Erkrankungen in der Bewältigung solcher Schwierigkeiten zu unterstützen.

Im konkreten Alltag gibt es durchaus auch Schnittpunkte: Kinder und Jugendliche mit erheblichen psychosozialen Krisen bzw. Erkrankungen werden zu bestimmten Zeiten möglicherweise im Rahmen einer kinder- und jugendpsychiatrischen Behandlung stationär behandelt, und das pädagogisch-pflegende Team, dessen Aufgabe unter anderem die Schaffung eines förderlichen sozialtherapeutischen Milieus ist, besteht in der Regel sowohl aus Krankenschwestern als auch aus Sozialpädagogen und verwandten Berufen. Dieselben Kinder und Jugendlichen sind in einem anderen Zeitpunkt ihres Lebens möglicherweise Klienten der Jugendhilfe, einer Domäne der Sozialarbeit und Sozialpädagogik, und werden zu einem anderen Zeitpunkt im Rahmen einer sozialpädagogischen Familienhilfe, im Rahmen einer Inobhutnahme oder in einem Heim bzw. einer Wohngemeinschaft betreut/begleitet.

Aber auch hier finden sich keineswegs nur Pädagogen im professionellen Team, je nach Auftrag und Anforderungsprofil kann dies durch Pflegende, Heilerziehungspfleger und andere bereichert werden. In der Suchthilfe gehen zwar beide Berufe eher getrennte Wege – doch spätestens in der Entgiftungsphase werden Krankenpfleger ein gehöriges Maß an psychosozialer Grundkenntnis über die von ihnen zu begleitende Klientel brauchen, und ein Streetworker muss wissen, was er bei akuten Vergiftungserscheinungen eines Heroinabhängigen zu tun hat. Mögen im Suchtbereich die konkreten Überschneidungen der professionellen Behandlungsbilder nicht so stark sein – ihre Klienten sind ein und dieselben, unabhängig davon, ob sie sich temporär in einer eher medizinisch ausgerichteten Entgiftungs- oder später in einer eher pädagogisch ausgerichteten Entwöhnungs- und Rehabilitationseinheit befinden.

Wir sehen: Wenn es darum geht, Menschen in schweren krankheitsbedingten Krisen beizustehen, gibt es erhebliche Überschneidungen bei pflegenden, sozialen und pädagogischen Berufen.

Darüber hinaus ist auch ein gemeinsames Basiswissen über die wichtigsten biologischen, psychischen und sozialen Aspekte der Krankheit und der damit verbundenen Problematik von Nöten, wenn man anschließend synergistisch miteinander zum Wohle des Betroffenen handeln und kooperieren will. Hierzu möchte das vorliegende Buch einen Beitrag leisten.

1.2 Was ist Krankheit?

Auf den ersten Blick scheint es ganz einfach zu sein: Gesund ist, wer kein ärztlich festzustellendes Leiden aufweist, bei dem eine Diagnose fehlt. Bei näherem Hinsehen stellen sich die Dinge komplizierter dar: Was ist mit chronischen Rückenschmerzen, die sich weder röntgenologisch noch funktionsdiagnostisch zeigen? Sie fügen dennoch dem Patienten erhebliches Leid zu und lassen ihn möglicherweise vorübergehend arbeitsunfähig sein. Hier müssen wir von „Störungen der Befindlichkeit“ und dem (meist naturwissenschaftlich) objektivierbaren Befund unterscheiden. Es ist aber eine spezielle und oft kurz gegriffene Sichtweise, wenn man nur dem objektiven Befund „Krankheitswert“ zuweist. Andererseits kann eine detaillierte labortechnische oder durch neuere bildgebende Verfahren gestützte Diagnostik bereits kleine Abweichungen des Normalzustandes aufweisen, obwohl sich der Betroffene gesund fühlt. Man scheint somit nicht mehr gesund, sondern lediglich „noch nicht krank“ zu sein.

Befindlichkeit und Befund

Wenn man aber Krankheit als ein „regelwidrigen Zustand“ versteht, bei dem körperliche Funktion, Messgrößen oder Befunde nicht im Normbereich stehen, so muss man sich fragen, was denn unter einer solchen Norm zu verstehen ist.

Um 1900 war in den meisten internistischen Lehrbüchern ein niedriger Blutdruck weder als Symptom noch als Krankheit zu finden. Um 1950 herum maß man diesem Symptom eine große Bedeutung bei, die mit ihm verbundenen Schwindelattacken oder das „Unwohlsein“ galt nun als krankhaft. In der letzten Dekade des 20. Jahrhunderts hingegen relativierte sich das Bild wieder.

Kultur und Krankheitsbegriff

Was wir für gesund oder krank, für normal oder bedenklich halten, ist nicht nur ein objektiv gegebener, naturwissenschaftlich zu messender Befund, sondern richtet sich auch stark nach kulturellen Gegebenheiten.

Im „Struwwelpeter“ Heinrich Hoffmanns, erschienen in der Mitte des 19. Jahrhunderts, kann man zahlreiche Verhaltensweisen finden, die damals als Charakter- oder Erziehungsschwäche klassifiziert (und von Hoffmann entsprechend bestraft) wurden. In den vergangenen 160 Jahren hat eine derartig starke „Medikalisierung“ stattgefunden, das von den ehemaligen Charakterschwächen nicht mehr allzu viel übrig geblieben ist: Paulinchen wurde zur Pyromanin, der Struwwelpeter ist ebenso wie der bitterböse Friedrich eher depressiv-depriviert, Hans-Guck-in-die-Luft könnte an einer Absence leiden, der Suppenkasper weist eine Pubertätsmagersucht auf und im Zappelphilipp erkennen wir das hyperkinetische Syndrom. Ob mit einem solchen Paradigmenwechsel allerdings viel gewonnen wurde oder lediglich ein (wertend-normatives) Stigma durch ein neues (medikalisiertes) ersetzt wurde, sei dahin gestellt.

Es stellt sich also noch einmal die Frage, was denn eigentlich Krankheit ist.

Medizinisch-naturwissenschaftliches Krankheitsmodell

Ein klassisch medizinisches, vorwiegend naturwissenschaftlich orientiertes Krankheitsmodell definiert Krankheit als einen regelwidrigen Funktionszustand körperlicher Organe, der eine spezifische Ursache, bestimmte Grundstörung, typische Symptome und eine beschreibbare Prognose aufweist. So wäre zum Beispiel ein Diabetes mellitus zu definieren als ein Mangel des Blutzucker-steuernden Hormons Insulin, der auf einen Zelluntergang in der Bauchspeicheldrüse zurückzuführen ist. Er ist durch Durst, Benommenheit, vermehrtes Wasserlassen und andere spezifische Symptome von geschulten Therapeuten zu erkennen und erlaubt unter bestimmten therapeutischen Prämissen eine normale Lebenserwartung. Ein solches Krankheitsmodell ermöglicht die Erforschung von Ursachen und Verlaufsformen sowie gezielter, oft naturwissenschaftlich begründeter und hinsichtlich ihres Erfolges objektivierbarer Behandlungsmethoden. Der rasante Fortschritt der Medizin des letzten Jahrhunderts beruht zum größten Teil darauf, dass sich Ärztinnen und Ärzte dieses naturwissenschaftlichen Paradigmas bedienten. Als es gelang, Insulin als Hormon zu identifizieren und zu synthetisieren, war die bis 1920 immer tödlich verlaufende Krankheit behandelbar. Sie ermöglichte, wenigstens im Prinzip, eine bedingte Gesundheit und normale Lebenserwartung. Kritisch anzumerken ist allerdings, dass ein ausschließliches Beachten naturwissenschaftlich orientierter Kriterien möglicherweise nur einen Teilaspekt einer Erkrankung erfasst. Dass es außerdem die Dominanz von Ärzten stärkt und bei strenger Auslegung diätetische, psychologische, pädagogische und soziokulturelle Aspekte ebenso wenig berücksichtigt wie die den Patienten und seinem unmittelbaren Umfeld innewohnenden Potentiale, ist ebenfalls ein des Öfteren angebrachter Kritikpunkt.

Psycho-Neuro-Endokrino-Immunologie

Neuere Paradigmen gehen von Wechselwirkungen verschiedener Systeme aus, wie sie eine neue und sehr erfolgreiche Fachrichtung, die Psycho-Neuro-Endokrino-Immunologie postuliert. Demzufolge gibt es enge Wechselbeziehungen zwischen psychischen Phänomenen (also Gefühlen, Vorstellungen und kognitiven Prozessen, die in unserem Gehirn repräsentiert werden), neurophysiologischen Phänomenen, die sich als Aktivität unseres Nervensystems beschreiben lassen, endokrinen Prozessen, die durch Hormonausschüttung charakterisiert sind, und immunologischen Prozessen, die maßgeblich von den Zellen unseres Abwehrsystems abhängen und dafür sorgen, dass wir uns vor pathogenen Keimen schützen können. Nach neueren Erkenntnissen gibt es zwischen diesen Systemen zahlreiche Verbindungen und Zusammenhänge.

Gesundheitsbegriff der WHO

Auch die Weltgesundheitsorganisation, derzufolge Gesundheit „ein Zustand vollkommenen körperlichen, geistigen und sozialen Wohlbefindens und nicht allein das Fehlen von Krankheit und Gebrechen" (Waller 1991, 10) ist, formuliert in diesem zugegeben hohen Anspruch einen Gesundheitsbegriff, der eine Verknüpfung körperlicher, seelischer und sozialer Faktoren intendiert. Krankheiten können als ein komplexes Geschehen verstanden werden, das Geist, Gefühl und Körper betrifft. Eine im wohlverstandenen Sinne ganzheitliche Medizin wird dies berücksichtigen und neben den primär körperlichen Symptomen und Funktionsstörungen das emotionale Erleben und die psychosozialen Interaktionen berücksichtigen. Eine Krebserkrankung hat zunächst einmal zweifellos biologische, nämlich genetische und exogen-biogene Ursachen (eine bestimmte Vulnerabilität der DNA, eine jahrelange Vergiftung durch Nikotin, die Wirkung ionisierender Strahlen usw.), aber: Eine erhöhte Lebenserwartung, zweifellos sozial und politisch mitbedingt, erhöht auch die Expositionsgefahr hinsichtlich ionisierender Strahlen. Und dass „Rauchen Ihre Gesundheit gefährdet", ist inzwischen auf jeder Zigarettenschachtel nachzulesen – Rauchen kann aber Ausdruck eines dysfunktionalen Stress-Copingverhaltens, auch und gerade im sozialen Kontext, sein.

Erscheinungsformen und Symptome, Schweregrad der Erkrankung, diagnostische und therapeutische Eingriffe, dies alles sind zunächst Ereignisse auf der „biologischen Ebene". Aber wie sich der Verlust eines Organs nach einer Operation auswirkt, ob und zu welchen Krisen es kommt, ist bereits ein Phänomen, das weit über das biologische Geschehen hinausgeht. Wie aber Verlusterlebnisse und Ängste erlebt werden und bearbeitet werden können, ob der Patient in seiner Familie Trost und Rückhalt findet, ob eine psychosoziale und berufliche Rehabilitation den Wiedereinstieg in den Beruf ermöglicht – dies alles wirkt sich nicht nur auf seine (subjektiv empfundene) Lebensqualität aus (was wichtig genug ist), sondern kann das Immunsystem stärken und sekundär zur Genesung beitragen. Umgekehrt können Verzweiflung und Isolation nicht nur Unverträglichkeiten von Chemotherapie als besonders gravierend erleben lassen, sondern zu Resignation und Therapieabbruch führen – möglicherweise mit fatalen biologischen Konsequenzen. Nicht nur eine sich ganzheitlich verstehende Medizin, sondern auch die mit ihr eng zusammenarbeitenden, pädagogischen und sozialen Berufsgruppen, so sie denn in diesem Arbeitsfeld arbeiten, müssen diese komplexen Wechselwirkungen biologischer, psychischer und sozialer Dimensionen berücksichtigen.

1.3 Sozialmedizinisches Basiswissen

Da sich Pädagogen und Sozialarbeiter zunächst einmal in der Praxis, also in ganz konkreten Arbeitsfeldern begegnen, orientiert sich das vorliegende Buch an eben jenen Praxisfeldern. So wird unter anderem auf die Arbeit mit Jugendlichen, auf das Arbeitsfeld Krankenhaus, auf die Altenhilfe, das Arbeitsfeld Sozialpsychiatrie, der Suchthilfe, der Behindertenhilfe (Rehabilitation) sowie der Prävention eingegangen. Es würde den Rahmen dieses Buches allerdings sprengen, auf jede denkbare und in diesem Zusammenhang relevante Krankheit oder Störung einzugehen, der man in diesen Arbeitsfeldern begegnen kann. Anstatt in die Breite zu gehen und einen möglichst umfassenden Überblick über die meisten Patientengruppen und Krankheitsbilder zu geben (was unter anderem von dem von Wolfgang Schwarzer herausgegebenen Lehrbuch der Sozialmedizin für Sozialarbeiter, Sozialpädagogen geleistet wird), wird hier ein anderer Weg gewählt: Für jedes Arbeitsfeld werden ein oder zwei besonders bedeutsame Krankheits- bzw. Störungsbilder vorgestellt. Die Auswahl erfolgt zum einen nach Häufigkeit und Bedeutsamkeit – Alkoholkrankheit ist beispielsweise ein Phänomen, das praktisch in allen Arbeitsfeldern sozialer Arbeit eine außerordentliche Rolle spielt, selbst wenn die Klienten ursprünglich mit anderen Anliegen (Schuldnerberatung, Wohnungslosigkeit, familiäre Gewaltproblematik) in Erscheinung treten.

Zum anderen wurden Krankheitsbilder und Störungen ausgewählt, die in besonderer Weise mit psychischen Krisen und sozialen Auswirkungen einhergehen (beispielsweise Beziehungsstörungen, Arbeitslosigkeit, erschwerte Teilhabe am soziokulturellen Leben usw.). Eine solche, zudem enge Auswahl ist zweifellos nicht objektiv und manch ein Leser mag bedauern, dass für ihn wichtige Inhalte nicht ausreichend berücksichtigt wurden. Auf der anderen Seite ermöglicht eine solche Beschränkung eine vertiefte Darstellung nicht nur der Krankheit und den damit verbundenen psychischen und sozialen Problemlagen sowie Lösungsansätzen, sondern auch ein ausführliches Eingehen auf die mitunter sehr spezifischen Krisen und sozialen Herausforderungen sowie die professionellen Ansätze zur sozialen und pädagogischen Begleitung in solchen Situationen.

Daher wird jedes exemplarisch ausgewählte und vorgestellte Störungs- bzw. Krankheitsbild nach einem einheitlichen Vorgehen behandelt (Abb. 1.1).

Die ersten sechs Teilkapitel sind jeweils relativ medizinisch gehalten und berücksichtigen in besonderem Maße auch die biologischen Aspekte und Ebenen. Allerdings nicht nur – Ursachen und Auslöser einer schizophrenen Psychose können durchaus auch psychischer oder sozialer Natur sein und die Therapie einer Suchterkrankung beinhaltet keineswegs nur biologische Maßnahmen wie die Distraneurinbehandlung innerhalb des Entzugs, sondern auch und vorwiegend psychotherapeutische Interventionen. Im Unterpunkt „Definition und Epidemiologie“ wird es unter anderem um die Häufigkeit und soziale Relevanz der Erkrankung sowie ihre Definition auch im soziokulturellen Kontext gehen.

Biologische Grundlagen

Das Kapitel „Biologische Grundlagen“ soll einen etwas breiteren Überblick über die biologische und psychosoziale Einbettung des zu beschreibenden Phänomens geben: Sucht lässt sich besser verstehen, wenn wir mit dem körperei-

1. Definition und Epidemiologie
2. Biologische Grundlagen
3. Ursachen und Auslöser
4. Erscheinungsformen, Symptome, Schweregrade
5. Diagnostik und Diagnose
6. Therapie und Prognose
7. Psychodynamik und Psychosomatik
8. Krisen und Krisenintervention
9. Beratung und Psychoedukation
10. Familie und systemische Familienarbeit
11. Netzwerkarbeit und Casemanagement
12. Soziokulturelle Aspekte
13. Literaturhinweise und Vertiefungsfragen

Abb. 1.1: Strukturierung der jeweiligen Ausführung zu Krankheits- und Störungsbildern

genen Belohnungssystem sowie den damit korrespondieren Bestrebungen des Menschen nach sozialer Entspannung und gemeinsam erlebter Ekstase vertraut sind. Das Verständnis von Depression setzt grundlegende Kenntnisse über die Emotion der Trauer und ihre Bedeutung für die Bewältigung von Verlusterlebnissen voraus – ein allgemein anthropologisches Phänomen, das bei der Depression in einer besonderen Weise exazerbiert. Kurz: In diesem grundlegenden Kapitel wird es darum gehen, das Augenmerk nicht nur auf die eigentliche Krankheit, sondern auf weiter gefasste biologische Phänomene und ihre Interaktion mit der sozialen Umwelt zu lenken.

Erscheinungsformen und Symptome

Erscheinungsformen, Symptome und Schweregrade einer Krankheit werden in der Regel nach den gängigen medizinischen Kriterien vorgestellt, sogleich wird aber auf bereits soziale Implikationen hingewiesen, beispielsweise, wenn Haarausfall infolge einer Leukämiebehandlung im Jugendalter zu Identitätsproblematik und Stigmatisierungsbefürchtung führen kann.

Das siebte und achte Kapitel fokussiert die psychische Dimension der jeweiligen Krankheit. Eine mit suizidaler Gefährdung einhergehende Jugendkrise ist kein statisches Geschehen, sondern ein psychodynamischer Prozess, der sich entwickelt, und es ist wichtig, eine zunehmende Einengung oder Hilflosigkeit des betroffenen Jugendlichen zu erkennen. Manche Schwierigkeit im psychischen Erleben einer Störung oder Erkrankung äußert sich auch psychosomatisch: Beispielsweise können angstbetonte oder dissoziative Krisen im Jugendalter mit Erstickungsgefühlen, Hyperventilation oder psychogener Lähmung einhergehen, bei einer larvierten (verdeckten) Depression können körperliche Symptome wie Kopf- oder Rückenschmerzen dermaßen im Vordergrund stehen, dass die eigentliche Depression lange Zeit gar nicht erkannt wird.

Krankheit und Krise

In vielen Krankheiten kommt es zu relativ typischen, wenngleich natürlich keineswegs generell auftretenden Krisen. So kann die Diagnosestellung „Krebs" verständlicherweise mit erheblichen Ängsten, aber auch Orientierungslosigkeit und Verwirrtheitszuständen einhergehen, was durch den Druck zu schnellen Entscheidungen hinsichtlich der durchzuführenden Behandlung noch verstärkt werden kann. Eine mögliche Krise während bzw. nach der Therapie hat anderen Charakter und ist weitgehend durch Trauer infolge von Verlusterfahrungen (Verlust eines Organs, Verlust der körperlichen Integrität usw.) geprägt. Noch existentieller kann sich eine solche Krise nach dem Wiederaufflackern eines schon überwunden geglaubten Krebses im Rahmen eines Rezidivs erweisen. Auf diese und andere recht spezifischen Krisenmanifestationen gehen die entsprechenden Teilkapitel ebenso ein wie die hiermit verbundenen Möglichkeiten einer gezielten Krisenintervention.

Die Kapitel 9–12 fokussieren vor allem die sozialen Ebenen.

Beratung und Förderung

Im neunten Kapitel geht es jeweils um mögliche Förder- und Beratungsangebote, die spezifisch auf die Bedürfnisse der Patienten bzw. Klienten eingehen. Besonders interessant sind in diesem Zusammenhang die relativ neu entwickelten Ansätze der Psychoedukation, bei der es nicht nur um Wissensvermittlung über die Ursachen, Verläufe und psychosozialen Auswirkungen von Erkrankungen, sondern insbesondere die emotionale Auseinandersetzung mit dem bisher erlebten Krankheitsverlauf geht.

Familiensystem So geht es im zehnten Kapitel vorwiegend um familiensystemische Aspekte. Viele der gleich vorgestellten Krankheiten beeinflussen nicht nur den Patienten bzw. Betroffenen, sondern auch sein familiäres Umfeld, die Kinder, Eltern und Partner. Die Familienbeziehungen ändern sich, oft findet der Betroffene Trost und Halt bei seiner Familie, mitunter können die krankheitsbedingten sozialen und psychischen Probleme jedoch für alle Familienangehörigen zu einer großen Belastung werden. Diese sehen – zum einen je nach Krankheitsbild, zum anderen natürlich je nach den involvierten Persönlichkeiten – sehr unterschiedlich aus. Neben diesen Aspekten wird vor allem auch auf Möglichkeiten und Grenzen einer systemischen Familienbegleitung, Beratung und Familientherapie eingegangen.

Casemanagement Das elfte Kapitel befasst sich mit Casemanagement und geht auf weitere, meist vernetzte und mehrdimensional sowie multiprofessionell angelegte Maßnahmen ein. Hier gibt es – je nach zugrunde liegender Erkrankung – zum einen Überschneidungen mit Therapie bzw. Psychotherapie, zum anderen Überschneidungen mit der systemisch orientierten Netzwerkarbeit. Dennoch sind die hier vorgestellten Hilfen anderer Natur: Beim Casemanagement beispielsweise geht es um eine zielgerichtete, geplante vernetzte und gut dokumentierte Organisation unterschiedlichster Hilfsangebote. Je nach zugrunde liegender Störung kann das Ergebnis einer solchen Netzwerkarbeit völlig unterschiedlich aussehen: Ein misshandeltes Kind braucht im Rahmen einer Hilfeplanung völlig andere Hilfestellungen als ein wegen seiner Alzheimererkrankung desorientierter und auf Begleitung angewiesener älterer Mensch. Insbesondere das Casemanagement ist mittlerweile ein wesentlicher Bestandteil nicht nur der Sozialen Arbeit, sondern auch und gerade der Pflegeberufe und des Pflegemanagements.

Soziales Netz Ein etwas erweiterter Systembegriff umfasst das Soziale Netz, das unter anderem auch aus Schule und Arbeitsplatz, Freunden, Hobby-, Musik- oder Sportgruppen, der näheren Nachbarschaft und „Peergruppen" besteht. Solche Gruppen und Menschen haben in unterschiedlichem Ausmaß Teil an den Sorgen, Nöten und Krisen des von Krankheit Betroffenen und können sowohl positiven wie negativen Einfluss auf den Krankheitsverlauf einüben. Dabei kommt es nicht nur auf die Dichte des sozialen Netzes, sondern vor allem auf die Qualität desselben an. Hilfe beim Knüpfen sozialer Netze, aber auch die kritische Analyse, welche Beziehungen angesichts einer Erkrankung gut tun und welche vielleicht weniger förderlich sind, ist Aufgabe einer begleitenden Netzwerkarbeit. Die „Sozialraumorientierung" berücksichtigt darüber hinaus auch die Strukturen (Nachbarschaftshilfe, Selbsthilfegruppen, Tagesstätten, soziale Treffs und anderes mehr).

Soziokulturelle Aspekte In einem zwölften Kapitel wird wieder ein etwas distanzierterer Blickwinkel eingenommen: Hier werden soziokulturelle Aspekte eines Phänomens, einer Erkrankung oder eines Störungskomplexes in den Blick genommen. Wie man beispielsweise Psychosen versteht (als Besessenheit, als Schicksalsschlag, als Krankheit, als Stigma) ist zwar nicht nur, aber doch zu einem sehr großen Teil kultur- und gesellschaftsabhängig. Analoges gilt für Depressionen, Suchterkrankungen oder bestimmte Formen der Jugendkrisen. Welches Verhalten man als Kindesmisshandlung oder sexuellen Missbrauch definiert, ist eben-

Arbeitsfeld Jugendhilfe, Sozialpädiatrie, Kinder- und Jugendpsychiatrie
- Vernachlässigung, Kindeshandlung, sexueller Missbrauch
- Krisen und psychiatrische Erkrankungen im Jugendalter

Arbeitsfeld Krankenhaus und integrierte Versorgung
- Koronare Herzkrankheit
- Krebserkrankungen

Arbeitsfeld Altenhilfe, Gerontologie und Geriatrie
- Alzheimer-Erkrankung

Arbeitsfeld Sozialpsychiatrie
- Psychosen aus dem schizophrenen Formenkreis
- Depressionen

Arbeitsfeld Suchthilfe
- Alkoholkrankheit

Arbeitsfeld Behindertenhilfe, Heilpädagogik und Rehabilitation
- Mobilitätsbehinderungen: Multiple Sklerose, Querschnittslähmungen

Arbeitsfeld Prävention, Gesundheitserziehung und Public Health
- AIDS
- Metabolisches Syndrom: Fettstoffwechselstörung, Übergewicht, Diabetes, Bluthochdruck

Abb. 1.2: Arbeitsfelder pädagogischer, sozialer und pflegender Berufe im sozialmedizinischen Kontext

falls epochenspezifisch sehr unterschiedlich. So sollen in diesem Kapitel einige typische soziokulturelle Aspekte aufgegriffen werden. Im Rahmen einer begleitenden Pädagogik oder Sozialen Arbeit sowie einer sich sozialen Belangen verpflichtet fühlenden Pflege geht es hier jedoch auch darum, Menschen zu befähigen, gegen Stigmatisierungen, Vorurteile oder Ausgrenzung anzugehen. Eine solche Befähigung wird gemeinhin als „Empowerment" bezeichnet und das damit verbundene Ziel wird in neuerer Zeit als „Inklusion" oder Teilhabe bezeichnet. Dabei meint Inklusion mehr als Integration: Menschen mit Behinderung beispielsweise, so kann man vereinfacht formulieren, partizipieren nicht nur an der Gesellschaft, sondern sie sind einer ihrer essentiellen Bestandteile und definieren sie mit.

Wenden wir uns nun den Arbeitsfeldern und den hierfür exemplarisch ausgewählten Krankheitsbildern zu (Abb 1.2).

Jugendhilfe, Sozialpädiatrie, Kinder- und Jugendpsychiatrie. Für dieses Arbeitsfeld wurden zum einen die Krisen und psychiatrischen Erkrankungen im Jugendalter, zum anderen der Themenkomplex „Vernachlässigung, Kindesmisshandlung und sexueller Missbrauch" exemplarisch ausgewählt. Es handelt sich um Themen, an denen vermutlich kein Sozialarbeiter, keine Sozialpädagogin und kein Pflegender vorbei kommt. Bei den Jugendkrisen wird der Schwerpunkt pflegerischer Arbeit und Intervention vermutlich in der kinder- und jugendpsychiatrischen Arbeit liegen, wobei diese Berufsgruppe wesentlich an der Milieugestaltung, Krisenbewältigung und pädagogischen Begleitung beteiligt ist, was aber auch für Sozialpädagogen gilt. Diese haben im weit gefächerten Bereich der Jugendhilfe zu anderen Zeitpunkten möglicherweise mit den gleichen Jugendlichen zu tun, nämlich dann, wenn Jugendliche in besonderen Krisensituationen beispielsweise nicht mehr bei ihren Eltern leben können, in Jugendkrisenzentren Zuflucht finden, sich an eine Drogenberatungsstelle wenden oder in der Telefonseelsorge um Hilfe suchen – die Beispiele ließen sich beliebig weiter führen. Wie in Kapitel 3 ausführlich dargestellt, können sich Jugendkrisen als normale Phänomene einer oft stürmisch verlaufenden Pubertät zeigen, die keiner spezifisch-professionellen Behandlung bedürfen.

Entwicklungshemmende Krisen

Problematisch werden Krisen dann, wenn sie zu einer Entwicklungshemmung (beispielsweise dauerhaften Schulabbruch, zunehmende Drogenabhängigkeit oder lähmende Depressivität statt normaler Stimmungsschwankungen) werden.

Notfallsituationen

Schließlich können Krisen zu akuten Notfallsituationen führen, beispielsweise einer Heroinvergiftung oder einem akuten Suizidversuch.

Je nach Art der Krise (Autoritätskrise, depressive Krise, suizidale Krise, Pubertätsmagersucht – um nur einige zu nennen) und Schweregrad (s. o.) werden Pädagogik, Soziale Arbeit oder Pflege in unterschiedlichem Maße involviert sein. Dabei werden Pflegeberufe, die aus ihrer Ausbildung das nötige Fachwissen über psychische Störungen und Erkrankungen bereits mitbringen, zusätzliche Kenntnisse über die psychische Entwicklung der Pubertät, Aufgaben in der Pubertät und mögliche Krisen bei der Bewältigung dieser Aufgaben ebenso erwerben müssen wie beispielsweise das Wissen um die Einflüsse von Peergruppe und Jugendkultur. Bei Sozialarbeitern und Sozialpädagogen verhält es sich in der Regel umgekehrt.

Vernachlässigung, Kindesmisshandlung, sexueller Missbrauch

Auch der Umgang mit Kindern und Jugendlichen, die die Erfahrung von Vernachlässigung, Kindesmisshandlung oder sexuellen Missbrauch gemacht haben, erfordert spezifische

Kenntnisse. Sozialarbeiter und Pädagogen, die oft ein fundiertes Wissen über prekäre Familiensituationen (Armut, Isolation, Exklusion) sowie die rechtlichen Aspekte, beispielsweise der Inobhutnahme haben, müssen sich möglicherweise gezielt in die eher biologisch-medizinischen Dimensionen einarbeiten, wenn es um das Erkennen von Symptomen beispielsweise eines Schütteltraumas, einer vernachlässigungsbedingten Unterernährung oder charakteristischer Hämatome geht. Die Arbeitsfelder der jeweiligen Berufsgruppen können sich durchaus überschneiden: Sowohl in der sozialpädiatrischen Klinik als auch in der Kinder- und Jugendpsychiatrie arbeiten Kinderkrankenschwestern und -pfleger und kooperieren mit Krankenhaussozialarbeitern und -pädagogen. Wie oben bereits beschrieben, kann aber auch die aufsuchende Arbeit mit problembelasteten Familien, jedenfalls wenn es um Säuglinge geht, von Kinderkrankenschwestern oder Hebammen durchgeführt werden, wenngleich dies in Deutschland – insbesondere bei älteren Kindern – eine Domäne der Sozialen Arbeit ist. Diese wiederum ist ganz wesentlich in der Jugendhilfe angesiedelt, die Maßnahmen begleitender familiärer Hilfe anbietet und koordiniert.

Arbeitsfeld Krankenhaus/Integrierte Versorgung. Dieses Arbeitsfeld beinhaltet zum einen Krankenhäuser der Basis- und Spitzenversorgung (Regelkrankenhäuser, Universitätskliniken) sowie Fach- und Rehabilitationskliniken (Psychiatrische Landeskrankenhäuser, Reha-Kliniken), zum anderen aber auch Tageskliniken, Ambulanzen sowie andere Einrichtungen der integrierten Versorgung. In diesem Zusammenhang wird exemplarisch auf koronare Herzerkrankungen, zum anderen auf Krebserkrankungen eingegangen. Beiden Krankheitsgruppen ist gemeinsam, dass sie für die Betroffenen oft einschneidende und krisenhaft erlebte Veränderungen mit sich bringen, die zumindest temporär oft auch als lebensbedrohlich erlebt werden. Beide Krankheitsbilder können (müssen es aber nicht zwangsläufig) mit schweren seelischen Krisen einhergehen und eine eventuelle Anschlussheilbehandlung oder Rehabilitationsmaßnahme wird in der Regel nicht nur die krankheitsbedingten Funktionseinbußen, sondern auch die subjektiv erlebten psychischen und sozialen Krisen fokussieren. In gewissem Maße bereits in der Akutbehandlung, vor allem aber in der späteren Rehabilitationsarbeit, wird es darauf ankommen, dem Betroffenen zu helfen, trotz und mit diesen Krisenerfahrungen und eventuell bleibenden Sorgen wieder seelisch und sozial Fuß zu fassen. Nicht jeder, der beispielsweise an einer Krebserkrankung erkrankt ist, bedarf der Beratung durch einen Sozialarbeiter. Mitunter sind andere Berufsgruppen (Seelsorger, Hausarzt, Psychologe) gefordert. Oft ist der Betroffene, vielleicht mit Hilfe von Freunden und Angehörigen, von sich aus in der Lage, diesen schweren Schicksalsschlag zu meistern. Im Einzelfall jedoch können Pflegende, die zumindest im Krankenhaus und in der Rehabilitation oft den engsten und zeitlich intensivsten Kontakt zu den Patienten haben, wichtige Ansprechpartner sein, und nicht selten sind sie es, die auf den Krankenhaussozialdienst und die Möglichkeiten finanzieller und rechtlicher Beratung sowie problemklärender Gespräche und weiterführender Maßnahmen hinweisen.

Schnittstellenkompetenz

Während Krankenschwestern und Pfleger oft ein langjährig erworbenes Wissen um spezifische Bedürfnisse beispielsweise von Krebskranken nach emotionaler Zuwendung, Schmerzlinderung und sehr spezifischen Hilfen haben, besitzt der Sozialarbeiter unter anderem Schnittstellenkompetenz, die auch über den eigentlichen Krankenhausaufenthalt hinaus weist und Wege zu Beratungsstellen, Rehabilitationskliniken, Selbsthilfegruppen oder adjuvanten Maßnahmen (beispielsweise Entspannungstraining nach Jakobson) ebnet.

Sozialpsychiatrie. Deutlicher noch als im eben genannten Kapitel wird die synergistische Arbeit von Pflege, Sozialer Arbeit und Pädagogik im Arbeitsfeld Sozialpsychiatrie. Dieses Arbeitsfeld umfasst unter anderem akutpsychiatrische Kliniken, Langzeitstationen, Tageskliniken, Übergangseinrichtungen, Wohngruppen, psychosoziale Zentren, den begleitenden psychosozialen Dienst des Gesundheitsamtes, Zugewinnfirmen und Arbeitstrainingsstätten und eine Reihe anderer Einrichtungen, die in den entsprechenden Kapiteln vorgestellt werden. In all diesen Einrichtungen finden sich in der Regel sowohl Angehörige der Pflegeberufe (insbesondere sozialpsychiatrisch weitergebildete Krankenschwestern und -pfleger) als auch der Sozialen Arbeit (häufig mit sozial- oder familientherapeutischer Zusatzausbildung). Hier vorgestellt werden exemplarisch zum einen die Psychosen aus dem schizophrenen Formenkreis, zum anderen die Depression. Beide Erkrankungen sind von epidemiologischer Bedeutung, etwa 1% aller Menschen erleiden – kulturunabhängig – im Laufe ihres Lebens eine schizophrene Psychose, die Häufigkeit von behandlungsbedürftigen Depressionen liegt bei über 20%. Gerade bei so schweren psychiatrischen Erkrankungen wie den hier vorgestellten ist das Wissen um biologisch-psychisch-soziale Zusammenhänge besonders wichtig. Auch die Behandlung dieser beiden Störungen ist mehrdimensional und umfasst neben den biologisch-medizinischen sowie den im engeren Sinne psychotherapeutischen vor allem auch sozial- und milieutherapeutische Maßnahmen, beispielsweise, wenn es um eine nicht überfordernde, gleichzeitig fördernde Milieugestaltung, um die Freizeitgestaltung, die Beziehungsgestaltung, das Erlernen adäquater Kommunikationsformen oder die Wiedereingliederung in gesellschaftliche Bezüge geht. In pädagogischer Hinsicht ist vor allem die Psychoedukation, also die Wissensvermittlung und die Auseinandersetzung mit der psychischen Erkrankung, aber auch die Gruppenarbeit (nicht zuletzt auch in Selbsthilfegruppen) sowie die trialogische Arbeit zwischen Betroffenem, Angehörigen und professionellem Mitarbeiter von großer Bedeutung.

Sozialstabilisierende Maßnahmen, Struktur fördernde und Halt gebende Angebote sowie eine adäquate Versorgung im Hinblick auf Wohnungs- und Arbeitssituation sind neben Medizin und Psychotherapie die dritte, oft ausschlaggebende Säule, wenn es um eine langfristige und langhaltige Besserung des Gesundheitszustandes geht. Gerade in diesem dritten psychosozialen Bereich spielen Pädagogen und Sozialarbeiter eine ausschlaggebende und nicht mehr weg zu denkende Rolle.

Arbeitsfeld Suchthilfe. Es umfasst den klinischen Bereich, dort insbesondere Entgiftungsstationen und Entzugskliniken, aber auch Drogenberatungsstellen, Wohngruppen und Übergangswohnheime für abhängige Menschen, die Begleitung von Selbsthilfegruppen, Einrichtungen der präventiven Arbeit (z. B. in kommunaler Trägerschaft) und vieles mehr. Zu den Suchterkrankungen werden die nicht stoffgebundenen Süchte wie die Spielsucht und die Abhängigkeit von virtuellem Medienkonsum gezählt, während stoffgebundene Süchte vom Heroin-/Morphintyp, Alkohol-/Barbiturattyp, Kokain-/Amphetamintyp, Nikotintyp usw. sein können. Es wäre sicher interessant, zumindest auf die Heroinabhängigkeit, die neuen Designerdrogen, dem Cannabiskonsum, die Nikotinabhängigkeit sowie die wichtigsten nichtstoffgebundenen Süchte einzugehen, doch würde das den Rahmen dieses Buches sprengen.

Alkoholkrankheit

Stattdessen wird auf die zumindest epidemiologisch wichtigste Abhängigkeit, nämlich die Alkoholabhängigkeit bzw. die Alkoholkrankheit eingegangen. Sowohl ein Großteil stationär aufgenommener Patienten als auch ein außerordentlich großer Teil der Klienten sozialer Arbeit haben wenigstens indirekt mit Alkoholproblematik zu tun. Auf die epidemiologischen Zahlen wird an entsprechender Stelle noch eingegangen. Darüber hinaus ist die Alkoholkrankheit meistens mehrdimensional bedingt, so dass dem „bio-psycho-sozialen Krankheitsmodell“ hier eine besondere Bedeutung zukommt. Und schließlich äußern sich die Schwierigkeiten und die Verelendung auf körperlicher (Stichwort Leberzirrhose), psychischer (alkoholbedingte Depression) und sozialer (Scheidung, Arbeits- und Wohnungsverlust) Ebene. Die Begleitung und Behandlung alkoholkranker Menschen ist sehr vielfältig und vielschichtig. Sozialarbeiter begegnen Alkoholkranken auf der Entgiftungsstation, aber auch in anderen stationären Bezügen – beispielsweise in der Unfallchirurgie oder auch auf internistischen, neurologischen oder psychiatrischen Stationen – je nachdem, welche Folgeschäden vorliegen. Sozialarbeiter werden auch in anderen Kontexten mit Alkoholkrankheit konfrontiert, in der Schuldnerberatung, in der Begleitung gewalterfahrener Familien, bei Obdachlosigkeit ihrer Klienten und in anderen Bezügen.

Arbeitsfeld Behindertenhilfe, Heilpädagogik und Rehabilitation. Dazu gehören spezielle Rehabilitationskliniken und Einrichtungen, Wohngruppen für behinderte Menschen, Werkstätten für Menschen mit Behinderung, heilpädagogische Förderzentren, Förderschulen und natürlich auch spezielle Stationen in Krankenhäusern (beispielsweise orthopädische oder neuropädiatrische Stationen). Auch wenn in erster Linie Heilerziehungspfleger und Heilpädagogen mit der langfristigen Begleitung behinderter Menschen betraut sind, werden je nach Art und Ausprägung der Behinderung auch pflegende und zunehmend und in besonderem Maße Sozialpädagogen und Sozialarbeiter in diesem Arbeitsfeld anzutreffen sein. Wegen der Häufigkeit bzw. epidemiologischen Relevanz, aber auch den damit verbundenen psychosozialen Fragestellungen, soll exemplarisch auf Mobilitätsbehinderung eingegangen werden. Krankenschwestern und Pfleger sind in der Regel Ursachen, Erscheinungsbilder und körperliche Funktionseinschränkungen von Behinderungen geläufig, während Sozialarbeiter und Pädagogen naturgemäß eher auf das Handicap, d. h. die Behinderung, die Betroffene durch physische und soziale Barrieren erleiden, achten. Beides hängt aber miteinander zusammen. In sozialmedizinischer Hinsicht kommt es wesentlich darauf an, Barrieren zu reduzieren und den Betroffenen Teilhabe zu ermöglichen. Schlagworte wie Integration (also das Einbetten in gegebene und eine Gesellschaft prägende Strukturen), das Normalitätsprinzip (also das selbstverständliche Recht auf eine angemessene und im soziokulturellen Kontext übliche Lebensführung), das Assistenzprinzip (also das Recht auf Selbstbestimmung und Assistenz statt Bevormundung) sowie das bereits erläuterte Inklusionsprinzip sind hier zu nennen. Neben Pflege und sozialer Arbeit kommt vor allem auch der Pädagogik (Rehabilitationspädagogik, Heilpädagogik und schulische Förderpädagogik) eine besondere Rolle zu, wenn es um Empowerment (die Befähigung) zu Eigenständigkeit und Autonomie sowie um gezielte Förderung geht.

Hinsichtlich der Mobilitätsbehinderung wird es darauf ankommen, vor allem auch physikalische Barrieren abzubauen und behinderten Menschen freien Zugang und damit Teilhabe zu allen sie interessierenden sozialen und kulturellen

Bereichen zu gewähren. Und schließlich gilt es, Stigmatisierungen entgegen zu wirken, die zu einer Diskriminierung und zu einem Ausschluss ganzer Bevölkerungsgruppen führen könnten.

Arbeitsfeld Prävention, Gesundheitserziehung und Public Health. Diese öffentlichkeitsbezogene Aufgabe findet sich vor allem im letzten hier vorzustellenden Arbeitsfeld Prävention, Gesundheitserziehung und Public Health wieder. Als Beispiele werden hier die erworbene Immunschwäche AIDS (bzw. im Vorfeld die HIV-Positivität) sowie das Metabolische Syndrom vorgestellt. Letzteres umfasst spezifische Fettstoffwechselstörungen, Übergewicht, Diabetes und Bluthochdruck und ist inzwischen – jedenfalls in unseren Breiten – als „Volkskrankheit" anzusehen. Sehr viel individuelle Lebensqualität sowie relativ kostengünstige Verlängerung des Lebens ließe sich erreichen, wenn wir unser Gewicht reduzieren, unseren Fettstoffwechsel in Ordnung bringen und uns mehr bewegen würden – wenn es nötig ist. Diabetes und Bluthochdruck sind wesentlich mit diesen Faktoren verknüpft und führen ihrerseits nicht selten zu Folgeerkrankungen, beispielsweise Herzinfarkt, Krebserkrankung oder Schlaganfall. Nicht selten geht das Metabolische Syndrom aber auch mit depressiven Verstimmungen sowie süchtigen Verhaltensweisen (insbesondere der bereits erwähnten Alkoholabhängigkeit) einher, obwohl Depression und Sucht nicht primär zum Definitionsbereich des Metabolischen Syndroms gehören. Jedenfalls ist es mit Aufklärung über diese Störung nicht getan – eine Veränderung der Bewegungs-, Ernährungs- und letztlich Lebensgewohnheiten ist immer ein biologisches, psychisches und soziales Geschehen, das viel Geduld, lange Zeiträume und vor allem eine entsprechende Motivation erfordert. Die „gesundheitliche Aufklärung" ist eine anspruchsvolle, äußerst schwierige und nicht immer erfolgreiche Angelegenheit und muss in jedem Fall die Wünsche, biografischen Erfahrungen und Lebenswelt ihrer Adressaten berücksichtigen.

Beispiel AIDS

Das zweite gewählte Thema, die HIV-Positivität und die AIDS-Erkrankung, ist in mehrfacher Hinsicht von sozialmedizinischer Bedeutung. Zum einen handelt sich um ein Beispiel einer epidemiologisch bedeutsamen Infektionskrankheit, deren Verbreitung uns wichtige Hinweise über grundlegende epidemiologische sozialmedizinische Phänomene gibt. Aber nicht nur diese epidemiologisch-biologischen Grundlagen sind von Interesse – wie bei kaum einer anderen Erkrankung bestand (und besteht zum Teil noch) die Gefahr der Marginalisierung und Stigmatisierung von Bevölkerungsgruppen und der Etikettierung einer mitunter vorurteilsbehafteten Erkrankung. Aufklärung über AIDS und die Verhütung der Erregerübertragung ist immer auch eine gesellschaftspolitische Herausforderung. Darüber hinaus zeigt sich hier auch eine eminent wichtige pädagogische Dimension – insbesondere im Rahmen der Sexualpädagogik. Und schließlich gibt es besondere Gruppen, beispielsweise Heroinabhängige, deren Multimorbidität und oft genug auch soziale Verelendung meist Hand in Hand gehen.

Gerade auch die Aufklärung über AIDS, aber auch die Begleitung und Betreuung HIV-Positiver, bzw. AIDS-Erkrankter gehört zu den Aufgaben pädagogischer und sozialer Berufe. Während in Deutschland Aufklärung über Ansteckungsgefahren im Rahmen der Sexualaufklärung oder die Information und Begleitung bestimmter Zielgruppen eher Domäne der Pädagogen und Sozialarbeiter ist, wird diese Aufgabe im angelsächsischen Raum, beispielsweise in Schottland, durchaus von „Public-Health-Nurses“ wahrgenommen, sogar im Rahmen eines präventiven Streetworks. Die Begleitung AIDS-Kranker vor allem im fortgeschrittenen Stadium umfasst in der Regel sowohl pflegerische als auch soziale Betreuung. Entsprechende Arbeitskreise und Einrichtungen wie beispielsweise das Berliner AIDS-Hospiz in Trägerschaft des Franziskanerordens sorgt nicht nur für eine angemessene, Leid reduzierende und empathische pflegerische Versorgung Betroffener, sondern versucht auch Versöhnungsarbeit bei familiären Missverständnissen sowie das Anknüpfen von Beziehungen zu leisten. Im Bedarfsfall geht es auch um die Klärung rechtlicher und finanzieller Angelegenheiten.

Anhand dieser Beispiele von Störungen und Schwierigkeiten sowie ihrer psychischen und sozialen Implikationen sollen exemplarisch wesentliche Herausforderungen an pädagogische sowie Soziale Arbeit in sozialmedizinisch relevanten Arbeitsfeldern aufgezeigt und vertieft werden. Im Folgenden wollen wir uns diesen Arbeitsfeldern zuwenden.

1.4 Sozial unterstützende Maßnahmen und Interventionen

Angehörige sozialer, pädagogischer und pflegender Berufe sind weniger mit Diagnostik und Heilung somatischer und psychischer Erkrankungen betraut, als vielmehr mit der Unterstützung der sie aufsuchenden oder der ihnen anvertrauten Menschen. Letztlich geht es darum, Menschen zu helfen, trotz und mit ihrer Krankheit ein würdevolles, gelingendes und teilhabendes Leben zu führen – sei es durch Pflege, sei es durch Beratung und unterstützende Maßnahmen. In einem Lehrbuch sozialmedizinischer Grundlagen werden in besonderer Weise die sozial unterstützenden Maßnahmen zu fokussieren sein. Da es sich hierbei um grundlegende Ansätze handelt, die der Intention dieses Buches entsprechend ein wichtiges Repertoire bei der Begleitung beispielsweise chronisch kranker Menschen in psychosozialen Notsituationen darstellen, soll an dieser Stelle kurz auf diese Begriffe eingegangen werden.

1.5 Krisenintervention

Das Wort Krise besteht im chinesischen aus zwei Zeichen, wobei das „wey“ Gefahr und das „ji“ Chance bedeutet. Das griechische Wort „krinein“ weist auf Scheidung und Wendepunkt hin, und das lateinische Wort „crisis“ meint einen Höhepunkt und einen Wendepunkt – im medizinischen Sinne beispielsweise den Höhepunkt einer Krankheit. Krisen sind Ereignisse, die eine besondere Belastung oder Bedrohung – wenigstens subjektiv, oft auch objektiv – des Betroffenen darstellen und ihn in ein erhebliches Ungleichgewicht bringen, so dass er sich zu verteidigen oder zu schützen herausgefordert fühlt. Bezeichnend für Krisen sind, dass sie mit neuartigen Erlebnissen und Situationen einhergehen und oft einen begrenzten, punktuell gesetzten zeitlichen Ablauf haben.

Zufalls-, Schicksals-, Entwicklungskrisen

Man kann zum einen Zufalls- oder Schicksalskrisen, zum anderen Entwicklungskrisen unterscheiden. Zu ersterem gehören Krisen infolge externer Faktoren, beispielsweise Unfälle, Verlusterlebnisse wie Tod oder Scheidung, Folgen von Krieg, Flucht und Vertreibung und anderes mehr. Entwicklungskrisen sind Begleiterscheinungen unvermeidlicher persönlicher Lebensentwicklungen, die oft in Stufen verläuft. So kann die Einschulung, die Reifung in der Pubertät, der Auszug aus dem Elternhaus, oder das Gründen einer Familie je nach Biografie und Situation durchaus auch als krisenhaft erlebt werden.

Stressreaktion

Da unser Körper relativ stereotyp nicht nur auf biologische, physische und chemische Reize, sondern auch auf erhebliche psychische und soziale Belastungen nach einem „Alarmplan" reagiert, sei hierauf kurz eingegangen: Bei extremen Belastungen reagiert der Körper mit einer sympathotonen Fight-or-flight-Reaktion, die ihn in höchste Anspannung und Leistungsbereitschaft versetzt, was sich körperlich beispielsweise in erhöhtem Blutdruck und beschleunigtem Herzschlag, erhöhter Atemfrequenz, Schweißausbruch und anderem äußert und psychisch als Stress erlebt wird. Vor allem in einer sogenannten „Alarmphase" findet diese körperlich-emotionale Veränderung statt, in einer Phase der Anpassung an die erhöhten Anforderungen kann der Körper und die Psyche in der krisenhaften Situation möglicherweise über längere Zeit Widerstand entgegen setzen, bevor es in einer Erschöpfungsphase zum körperlichen und seelischen Zusammenbruch kommt – oft verbunden mit Zeichen der Erschöpfungsdepression.

Folgen der Krise sind unter anderem Gefühle von Ohnmacht und Hilflosigkeit, gesteigerte Anspannung, seelische und soziale Desorientierung und Verwirrung, die subjektiv erlebte Gefahr, die Dinge nicht mehr kontrollieren zu können, sowie gegebenenfalls eine zunehmende soziale Isolierung.

Eine Reihe von Krisensituationen können von den Betroffenen selbst und/oder mit Hilfe ihres sozialen Umfeldes gelöst werden – viele temporäre und als normal anzusehende Übergangskrisen in der Pubertät beispielsweise werden mit Hilfe von Peergruppenmitgliedern oder Lehrern gelöst. Andererseits können Krisen ein solches Ausmaß annehmen, dass sie entwicklungshemmend (beispielsweise zum Schulabbruch führen) oder akut bedrohlich bis lebensbedrohlich sind (beispielsweise suizidale Krisen). Solche Situationen erfordern eine sofortige Hilfe, meist eine Krisenintervention.

Unter Krisenintervention versteht man eine Form von Hilfe, die gezielt und methodisch am Krisenprozess ansetzt und bemüht ist, eine Zuspitzung der Krise bis zum Zusammenbruch zu verhindern und erste Schritte zur Lösung der mit der Krisensituation verbundenen Problematik mit dem Betroffenen zusammen zu erarbeiten. Ein wesentliches Kennzeichen der Krisenintervention ist die unmittelbare und aktive Hilfe ohne Zeitaufschub, da Krisen akute Notstände sind und keine Wartezeiten vertragen. Es geht um den schnellen und direkten Kontakt und eine sofortige beschützende, vom Problem distanzierende Hilfestellung. In der allerersten Phase der akuten Krisenintervention muss der Betroffene vor der Überforderung geschützt werden, so dass protektive, teilweise auch Autorität ausstrahlende und Halt gebende Interventionen im Vordergrund stehen. Manchmal muss der Krisenhelfer stellvertretend für den Betroffenen Entscheidungen fällen, weil dieser es nicht kann.

Natürlich ist dies kein Dauerzustand – ein entscheidendes Ziel der Krisenintervention ist es, dem Betroffenen wieder zu seiner für ihn notwendigen Autonomie zu verhelfen, so dass er wichtige Entscheidungen zunehmend selbst fällen und die entsprechenden Maßnahmen einleiten kann. Dies setzt die Entwicklung neuer Coping-Strategien (Problemlösungsstrategien) voraus, da der Betroffene sich häufig mit einem Problem konfrontiert sieht, für dessen Lösung sein bisheriger Erfahrungsschatz nicht ausreicht. Krisenhelfer können in einer solchen zweiten Phase helfen, den Umgang mit der emotionalen Dimension der Krise zu thematisieren und zur emotionalen Entlastung beizutragen. Wesentlich kommt es darauf an, die Ich-Funktion des Betroffenen zu stützen, die Autonomie und die Fähigkeit, krisenhafte Situationen unter Kontrolle zu bringen, wenigstens teilweise wieder herzustellen sowie an den Problemen zu arbeiten, die der akuten Krise zugrunde liegen. Diese lassen sich in „Vordergrundprobleme", die die akute Krise ausgelöst haben (beispielsweise Liebeskummer und die Trennung der Freundin) sowie Hintergrundprobleme (beispielsweise ein niedriges Selbstwertgefühl und die Sorge, nicht liebenswert zu sein) differenzieren. Neben der Arbeit mit dem Betroffenen selbst kann vor allem in einer späteren Phase der Krisenintervention auch das soziale Umfeld miteinbezogen werden.

Am Abschluss einer Krisenbehandlung, die immer kurzfristig ist und nicht mit einer langfristigen Therapie verwechselt werden darf, geht es zum einen darum, die aktuelle Situation zu analysieren und zu untersuchen, was sich geändert hat. Zum anderen geht es darum, dem Betroffenen zu verdeutlichen, welchen Anteil er selbst an der Lösung der krisenhaften Situation gehabt hat und welche neuen Ansätze und Copingstrategien sich ihm nun zur Verfügung stellen. Schließlich geht es darum, sich Gedanken darum zu machen, wie man in zukünftigen, möglicherweise ähnlichen Krisen vorgeht.

Dies ist beispielsweise bei psychosebelasteten Menschen ein besonders wichtiger Punkt: Sie müssen leider damit rechnen, von Zeit zu Zeit einen psychotischen Schub zu erleiden, der im Erleben des Betroffenen und in seiner konkreten Auswirkung oft sehr krisenhaft verläuft. Es ist wichtig, sich beizeiten auf künftige Krisen vorzubereiten, beispielsweise festzulegen, welche Hilfen man von Angehörigen, Ärzten und Psychotherapeuten in einer Zeit braucht, in der man diese Bedürfnisse pychosebedingt nicht mehr klar äußern kann.

Der Abschied von Betroffenem und Krisenhelfer sollte bewusst gestaltet und von gegenseitiger Wertschätzung geprägt sein.

1.6 Systemische Familienarbeit und Familientherapie

Dass hier systemische Familienarbeit, insbesondere Familienberatung und systemische Familientherapie, zusammen abgehandelt werden, hat mehrere Gründe. Zwar ist die systemische Familientherapie durchaus in den Kanon der Psychotherapien im engeren Sinne einzuordnen, doch fokussiert sie wie andere systemische Arbeitsformen mit Familien, beispielsweise die systemische Familienberatung, nicht nur den Einzelnen, sondern das gesamte Familiensystem, so dass sich Überschneidungen finden. Die Ausbildungen zum systemischen Familienberater und Familientherapeuten sind häufig gestuft und bauen aufeinander auf. Sozialarbeiter, Pädagogen oder andere Absolventen eines humanwissenschaftlichen Studiums werden also zunächst die Weiterbildung zum systemischen Familienberater, dann konsekutiv die zum systemischen Familientherapeuten sowie möglicherweise des systemischen Supervisors absolvieren.

Es ist aber nicht zu leugnen, dass systemische Familientherapie eine tief greifende Veränderung der bis dato möglicherweise Leid erzeugenden oder belastenden sowie dysfunktionalen Beziehungs- und Kommunikationsstrukturen zum Ziel hat, während andere Formen systemischer Familienarbeit an weniger weit gesteckten Zielen, beispielsweise einer akuten Problemlage, einem akuten Beratungsbedarf oder einer Familienkrise orientiert sind.

Familienberatung

Während Familienberatung häufig ein akutes Problem, beispielsweise das Schulproblem eines Kindes oder eine prekäre Verschuldungssituation, zum Thema hat (wobei sich eine systemische Herangehensweise darin zeigt, dass nicht nur das Problem selbst, sondern auch die systemischen Rahmenbedingungen, in denen es aufgetreten ist, untersucht werden), ist beispielsweise eine systemisch orientierte sozialpädagogische Familienhilfe bemüht, problematische Interaktionsmuster im konkreten Alltag und gemeinsamen Tun zu thematisieren und im funktionalen Sinne zu verändern. Selbst eine Familienbildungsmaßnahme (die keinerlei primäre therapeutische Zielsetzung hat) kann systemisch orientiert sein – beispielsweise, wenn in einem Geburtsvorbereitungskurs auf die Beziehungsveränderungen eingegangen wird, die eintreten, wenn die bisherige diadische Paarbeziehung zur triadischen Eltern-Kind-Beziehung wird, die wie alle Triaden durch temporär wechselnde Koalitionen und Konkurrenzmuster gekennzeichnet sein kann.

Familientherapie

Im Folgenden wird vor allem auf die systemische Familientherapie eingegangen, wobei deren Grundlagen und Methoden durchaus in anderen Formen systemischer Familienarbeit wiederzufinden sind.

Die systemische Familientherapie ist eine „Tochter“ der Systemtheorie, die sich auch in Kybernetik, Technik (beispielsweise Heizung- und Regeltechnik), biologischen, ökologischen oder medizinischen Wissenschaftsbereichen wieder findet. Eins ihrer Postulate ist der Wechsel von einer linearen zu einer zirkulären Sichtweise von Zusammenhängen.

So kann nicht nur im technischen Bereich der Zusammenhang zwischen erwünschter Raumtemperatur und Kesselheizleistung rekursiv über einen Thermostaten miteinander gekoppelt sein, sondern auch im sozialen Bereich können sich

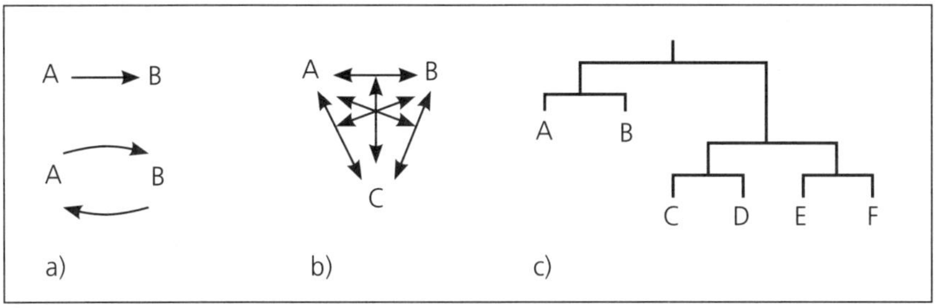

Abb. 1.3 a) Lineares und zirkuläres Denken; b) Triadenbeziehungen; c) Homöostase im „Mobile-Modell"

Verhaltensweisen zirkulär aufschaukeln. Wenn beispielsweise eine 70-jährige Frau, die zuvor als Oma die Enkelkinder mit versorgt hat, infolge eines Schlaganfalls hilfsbedürftig wird, so kann ihre 45-jährige Tochter in linearer Hinsicht sich gefordert fühlen, sie zu pflegen, weil sie so hilfsbedürftig ist. Zirkulär gesehen, kann die ältere Dame sich möglicherweise über die Maße füttern lassen, um ihrer Tochter Zeitdruck und Stress zu ersparen, während die Tochter im Übermaße beschützendes Verhalten an den Tag legt, also überprotektiv ist, um ihre Mutter vor Peinlichkeiten zu schützen. In beiderseitiger Zuneigung kommt es also zu einem wechselseitigen, sich aufschaukelnden Prozess zunehmender Überversorgung auf der einen und Hilflosigkeit auf der anderen Seite. Systemische Familientherapie betrachtet diesen Prozess als ein zirkuläres Geschehen.

Symmetrische und asymmetrische Eskalation

Hierbei kann es zu symmetrischen Eskalationen kommen (wenn sich beispielsweise in einem Streit beide Partner aggressiv aufschaukeln) oder zu einem asymmetrischen Rückkopplungsprozess, wenn der eine Partner zunehmend dominiert und aggressiv wird, der andere immer unterwürfiger wird (Abb. 1.3a).

Triade

Abbildung 1.3b) zeigt die zirkulären Beziehungen in der schon sehr viel komplexeren Triadensituation (Dreieckskonstellation). Der „zirkuläre Regelkreis" ist aus didaktischen Gründen durch einen Doppelpfeil ersetzt. Systemische Familientherapeuten interessiert nicht nur die Beziehung zweier Personen untereinander – im Beispiel von Vater und Mutter – sondern auch die Frage, wie diese Beziehung auf den dritten Partner, das Kind, wirkt. So kann ein Kind möglicherweise durch Ablenken und symptomatisches Verhalten reagieren, wenn es den Ehefrieden seiner Eltern gefährdet sieht. Ein Vater kann sich vorübergehend ausgeschlossen fühlen, wenn er den diadischen Kontakt zwischen stillender Mutter und gestilltem Kind für sich als ausschließend erlebt. Familientherapie untersucht also nicht nur die Beziehung zwischen zwei Familienmitgliedern, sondern insbesondere auch die Interdependenzen dieser Beziehungsmuster auf das gesamte Familiensystem.

Familienhomöostase

Dass dieses sehr viel komplexer als in dem soeben skizzierten Diadenmodell sein kann, simuliert Abbildung 1.3c, in der ein komplexeres Familiensystem als Mobile dargestellt werden. Dieses befindet sich in einem stetigen Fließgleichgewicht, der „Homöostase". Familienmitglieder versuchen permanent das familiäre

Beziehungsgleichgewicht mittels Regeln, gezielter Kommunikation und Verhaltensweisen auszutarieren, auch und gerade in krisenhaften und „stürmischen" Situationen, die dieses Gleichgewicht zu erschüttern drohen. Solche Krisen können einerseits externer Natur (Arbeitslosigkeit, Krankheit) oder interner, also entwicklungsbedingter Natur (Eintritt in die Pubertät, Alterungsprozesse) sein.

Morphostatische und -genetische Kräfte

Grundsätzlich können Familien auf solche krisenbedingten Pärtuberanzen bzw. Störungen, welche die familiäre Homöostase bedrohen, durch die Aktivierung morphostatischer, also gestalterhaltender, sowie morphogenetischer, also gestalterneuernder Kräfte reagieren. Im ersten Fall wird im familiären Schulterschluss versucht, möglichst alles beim Alten zu lassen – was im Extrem zu pseudoharmonisierenden und Depressivität erzeugenden Familiensystemen führen kann. Im zweiten Fall wird die mit der Krise verbundene Ambivalenz als so bedrohlich erlebt, dass die Familie sich vor der Zeit auflöst – beispielsweise, wenn es zu Scheidung kommt, Kinder ausreißen oder vorzeitig aus der Familie entlassen werden, Großeltern sich abgeschoben fühlen usw.

Damit wird deutlich, dass sich Familien grundsätzlich in einer bestimmten Ambivalenz befinden: Zum einen bilden sie im Idealfall eine sichere Struktur, in der sich alle Familienmitglieder entwickeln können, zum anderen sind es Sozialgebilde auf Zeit, die sich permanent verändern und, jedenfalls als Kernfamilie, sich entwicklungsbedingt sogar auflösen.

Familienregeln

Der Zusammenhalt der Familie wird meist durch Regeln gewährleistet, die sich einerseits als dysfunktionale oder funktionale, andererseits als implizite oder explizite Regeln darstellen. Explizit ist eine ausgesprochene, für alle Familienmitglieder offensichtliche Regel, die folglich auch diskutiert werden kann. Implizit ist eine (zweifellos sehr wirkmächtige) Regel, die Betroffenen möglicherweise nicht bewusst ist und eher im Hintergrund steht, beispielsweise die Regel, dass „wir Meyers immer harmonisch sind".

Delegation

Unbewusste und implizite Regeln können auch als Delegation daher kommen, was ein über Generationen weiter gegebenes Regelwerk meint. Sie müssen keineswegs schädlich sein, können der Familie in wichtigen Zeiten Unterstützung bieten, können andererseits im Einzelfall aber sehr belastend sein, so dass es dann sinnvoll ist sie bewusst zu machen – denn nur explizite Regeln können bewusst modifiziert werden.

Funktional sind Regeln, die jedem einzelnen Familienmitglied eine Weiterentwicklung ermöglichen, dysfunktional sind Regeln, die dies nicht tun. Die Regel, dass ein Kind ins elterliche Bett kann, wenn es Sorgen und Ängste hat, ist für ein Säugling oder Kleinkind sicherlich eine sehr funktionale Regel, für ein 14-jährigen Jungen mit Pubertätsängsten hingegen höchst dysfunktional. Insofern gilt, dass Regeln einerseits verbindlich, andererseits im Entwicklungsprozess der Familie flexibel und veränderbar sein müssen. Virginia Satir (2003), die Mutter der entwicklungsorientierten Familientherapie, hat es einmal so formuliert: Familienregeln sind wie Stadtpläne, man sollte sich schon nach ihnen zur Orientierung richten, sich aber von Zeit zu Zeit eines aktualisierten Stadtplans bedienen, wenn man sich nicht verfahren will.

Familienkommunikation

Schließlich bedienen sich Familien verschiedener Kommunikationsmuster, von denen die eben zitierte Virginia Satir (2009) das Anklagen, das Beschwichtigen, das irrelevante und ablenkende Kommunizieren sowie das Gefühle ignorierende „Rationalisieren“ besonders hervorhebt. Sie vertritt im Übrigen die „entwicklungsorientierte“ Schule, die wesentliche Elemente der humanistischen Psychologie beinhaltet. Eine analytische Richtung wird insbesondere von der Heidelberger Schule um Helm Stirlin vertreten, während klassisch strukturelle und besonders systemisch orientierte Schulen von Menuchin oder Selvini-Palazzoli (Mailand) erarbeitet wurden.

Refraiming

Den meisten systemisch orientierten Familientherapien ist gemeinsam, dass sie ein Symptom nicht nur monokausal und linear interpretieren, sondern sich für dessen Funktion bei der Stabilisierung eines Familiensystems interessieren. Dies führt in der Regel zum Anbieten neuer Symptomdeutungsmuster, vor allem im Rahmen des „Refraimings“ oder „positiven Umdeutens“. Das heißt nicht, dass das Symptom beibehalten werden sollte (der Preis hierfür kann unter Umständen sehr groß sein), sondern dass das Erleben und Verhalten des Symptomträgers wertgeschätzt wird, ebenso wie die Bedeutung des Syptoms, um gerade dadurch nach neuen und weniger belastenden Wegen zum Erreichen desselben Ziels zu suchen.

Methoden der Familientherapie

Wesentliche Methoden der Familientherapie sind das Refraiming (positives Umdeuten), zirkuläres Fragen, die Symptomverschreibung, die Skulpturarbeit mit Familie und Familienmitgliedern, die Familienrekonstruktion, das Erkennen systemisch relevanter Beziehungs- bzw. Kommunikationsmuster und vieles mehr, auf das hier nicht näher eingegangen werden kann (Hülshoff 2005; von Schlippe 2010). Entscheidend ist aber nicht nur der Methodenkanon, sondern vor allem die Haltung des systemisch orientierten Familientherapeuten, die sich beispielsweise in der Wertschätzung aller Familienmitglieder, dem Bemühen um Allparteilichkeit sowie die Veränderung bisher dysfunktionaler, weil entwicklungshemmender Kommunikations- und Beziehungsstrukturen äußert.

1.7 Soziale Netzwerkarbeit

Auch die soziale Netzwerkarbeit ist systemisch orientiert, doch ist der Gegenstand ihrer Betrachtung, das Soziale Netz, weiter gefasst als das soeben skizzierte Familiensystem.

Mikro-,Meso- und Makrosystem

Pädagogen und Sozialarbeiter können sowohl auf individueller Ebene als auch im Mikro-, Meso- und Makrosystem intervenieren. Bezogen auf den individuellen Bereich können Sozialarbeiter/-innen beispielsweise rekonvaleszenten Krebspatienten ebenso wie chronisch-psychotisch Erkrankten unterstützend zur Seite stehen. Auf der Ebene des Mikrosystems wird die Familie und ihre Organisation (beispielsweise Regeln und Grenzen einer Kinder misshandelnden Familie) fokussiert. Auf der Ebene des Mesosystems finden sich Einrichtungen des sozialen Netzwerkes (Nachbarschaftshilfe, Selbsthilfegruppen) ebenso wie Organisationen und Institutionen des Gesundheitssystems (Krankenhaus, Beratungsstellen usw.). Zum Makrosystem schließlich gehören gesellschaftliche Rahmenbedingungen, beispielsweise der Zustand der deutschen Psychiatrie nach der Psychiatrie-Enquete. Einer anderen Einteilung zufolge versteht man unter mikrosozialen Netzwerken nicht nur familiäre, sondern auch nachbarschaftlich und freundschaftlich bedingte Netzwerke, also alle dichten Netzwerke, die den unmittelbaren persönlichen Kontakt sowie die „face-to-face-Beziehungen" kennzeichnen. Solche Netzwerke umfassen in aller Regel zwischen 20–100 Menschen, wobei der engste Kreis in der Regel etwa 10 Menschen beinhaltet, die zu den besten Freunden, intimsten Familienmitgliedern und unmittelbarsten Bezugspersonen gezählt werden.

Beziehungsqualität

Neben dem eher quantitativen Aspekt spielt auch die Qualität der Beziehung innerhalb eines sozialen Netzwerkes eine wichtige Rolle, beispielsweise Interaktionskriterien, wie z. B. die Häufigkeit der Begegnungen, oder die Wechselseitigkeit der Beziehungen. Inhaltlich interessieren die Form emotionaler Unterstützung, Wertorientierung, angebotene Hilfen und anderes. Auch die Verlässlichkeit, Dauer oder Belastbarkeit, die Intensität sozialer Interaktionen sowie eine eventuell empfundene Abhängigkeit sind von Bedeutung. Dabei können die Betroffenen temporär oder dauerhaft unterschiedliche Rollen einnehmen, beispielsweise als „Brückenbauer, Sündenbock oder Initiator eines sozialen bzw. gemeinsamen Projektes" – um nur einige denkbare Rollen zu nennen.

Soziale Netze sowie ihre unterschiedlichen Intensitäten und Strukturen können erheblich zum Schutz und zur Unterstützung in und nach einer Erkrankung beitragen. Dies äußert sich möglicherweise in emotionaler Anteilnahme, Gesprächsbereitschaft, praktischer oder materieller Unterstützung oder in Trost und Ablenkung von belastenden, aber nicht zu ändernden Problemen. Insofern ist es gerade in und nach krankheitsbedingten Krisen sinnvoll, Menschen in der sozialen Kontaktaufnahme und beim Aufbau tragfähiger und belastbarer sozialer Netze zu unterstützen. Andererseits ist aber auch darauf hinzuweisen, dass nicht die Dichte eines sozialen Netzes alleine maßgeblich ist. Mindestens ebenso wichtig ist die Qualität der Beziehungen und die Frage, welche Beziehungen förderlich sind und gut tun und welche nicht. Suchtkranke oder heroinabhängige Menschen können sich in sozialen Netzen befinden, die durchaus negative Einflüsse auf ihr Suchtverhalten haben. Beziehungen können emotional belastend oder grenzüberschreitend sein, reziproke Beziehungserwartungen können den Betroffenen überlasten, wenn beispielsweise ihn überfordernde „Gegenleistungen" erwartet werden. Auch können sich Abhängigkeitsmuster gebildet haben, die sich problemstabilisierend auswirken.

Fünf Strategien sozialer Netzwerkarbeit

Soziale Netzwerkarbeit basiert auf der Netzwerkforschung und versucht vorhandene soziale Ressourcen zu nutzen und gegebenenfalls zu erweitern. Nach Bullinger und Nowack sind vor allem fünf mögliche Strategien sozialer Netzwerkarbeit von Bedeutung: Es geht um die Erhaltung des Netzwerkes, um seine mögliche Erweiterung, die Redefinition oder Vertiefung, also eine qualitative Verbesserung, die „Sanierung" des Netzwerkes, beispielsweise durch eventuell notwendigen Kontaktabbruch oder das Anbahnen völlig neuer Kontakte sowie die Stärkung des Umfeldes des sozialen Netzes (Galuske/Rauschenbach 2009). Mit den Betroffenen, zum Teil auch mit nahen Angehörigen oder Freunden gilt es zu überlegen, was in der aktuellen Situation in oder nach einer Erkrankung für ihn hilfreich und entwicklungsfördernd ist.

Methodik der Netzwerkarbeit

Eine ganze Reihe von „Techniken" stehen beispielsweise zur Netzwerkdiagnostik zur Verfügung – unter anderem das Auflisten oder grafische Darstellen von mikro- oder mesosozialen Netzen (Familienbrett, Sektorisierung von Netzen nach Familie, Verwandtschaft, Nachbarschaft, früheren und jetzigen Freunden, Hobbygruppen, Vereinen usw.), strukturelle Befragungen, biografisch orientierte Gespräche und anderes mehr. Fragen nach der jetzigen Lebenssituation (auf welcher Ebene habe ich welche Partner?), nach wichtigen Kommunikationsformen, Veränderungen des sozialen Netzwerks in den letzten Jahren, Erwartungen an Freunde, Nachbarn und Familienangehörige, Wünsche nach Intensivierung oder Lockerung bestimmter Beziehungen und anderes mehr gehören in diesen Rahmen. Was die Hilfestellung beim Anknüpfen neuer Kontakte oder Veränderung von Beziehungen angeht, stehen Training von Sozialverhalten, Rollenspiel, intensive Beratung auf der Netzwerkebene, ggf. Helferkonferenzen oder trialogisches Arbeiten mit Betroffenen, Familien/Freunden und/oder professionellen Begleitern und anderes mehr zur Verfügung. Wichtig ist, dass netzwerkorientierte Hilfen regelmäßig und auf verschiedenen Ebenen evaluiert werden, wobei zum einen die Wünsche und Bedürfnisse des Betroffenen, zum anderen eigene Einstellungen und Haltungen immer wieder kritisch reflektiert werden müssen, um nicht eigene Werte, Weltanschauungen, Bedürfnisse und nicht zuletzt dem „Helfersyndrom" geschuldete Aktivitäten unkritisch in den Vordergrund zu stellen.

Soziale Netzwerkarbeit hat ganz wesentlich das Beziehungsgeflecht auf der mikrosozialen Ebene, also der Familie, der Nachbarschaft, der Freunde und der Beziehungen im Rahmen der Freizeitgestaltung sowie des Arbeits- und Wohnfeldes zum Inhalt. Insofern ist sie immer auch sozialraum- und lebensweltorientiert. Zum anderen gehören zum sozialen Netzwerk eines Menschen durchaus auch professionelle Hilfsangebote und Institutionen im weiteren Sinne, beispielsweise Krankenhäuser, Beratungsstellen, therapeutische Wohngruppen und anderes mehr. Die Übergänge sind fließend, Netzwerkstrukturen können sich überschneiden. Aus didaktischen Gründen wird jedoch im vorliegenden Buch auf professionell geplante und miteinander vernetzte Hilfen und Maßnahmen im Rahmen des „Casemanagements" eingegangen, da es sich hier im Wesentlichen um die Vernetzung von Hilfen handelt, die in hochprofessioneller und geschulter Weise angeboten werden.

1.8 Sozialraum- und Lebensweltorientierung

Geschichtlich gesehen leitet sich das Paradigma der Sozialraumorientierung von der Gemeinwesenarbeit ab, die neben der Einzelfallarbeit und Gruppenarbeit zu den drei klassischen Grundsäulen Sozialer Arbeit gehören. Seit den 1990er Jahren stehen vor allem die Begriffe der Sozialraumorientierung sowie der Lebensweltorientierung im

Vordergrund. Die Lebensweltorientierung interessiert vor allem der Raum, in dem ein Individuum seinen Alltag, seinen Handlungsspielraum und seine sozialen Kontakte erfährt. Dazu gehören neben der Familie, möglicherweise den

Nachbarn, den Vereinen und Freizeitangeboten in der unmittelbaren Umgebung auch die Schule, der Arbeitsplatz, die Kirchengemeinde und andere „Knotenpunkte" sozialer Begegnungen, die für den Einzelnen von essentieller Bedeutung sind. Dies heißt unter Umständen, dass sie sich auch nicht in unmittelbarer Nachbarschaft befinden – mitunter ist berufliche Flexibilität gefordert, so dass der Arbeitsplatz viele Kilometer entfernt ist. Auch die Pfarrgemeinde, in der man sich zuhause fühlt, kann weitab der eigenen Wohnung liegen – und soziale Netze können gerade auch in Zeiten des Internets und den damit verbundenen Kommunikationsformen weit verstreut liegen.

Während die Lebensweltorientierung insbesondere vom Individuum und der für den konkreten Menschen besonders bedeutenden „Welt, in der er lebt und sich zurecht findet" ausgeht, fokussiert das Konzept der Sozialraumorientierung vor allem den tatsächlichen, geografischen Raum, der sich durch bestimmte soziale Strukturen und eine gewisse Sektorisierung auszeichnet. Hier geht es unter anderem darum, die Infrastruktur eines Viertels zu analysieren und möglichst zu verbessern. Lebensqualität auch im sozialräumlichen Sinne entsteht möglicherweise durch kurze Schulwege, heterogene Mischung unterschiedlicher Bevölkerungsgruppen und Schichten, ein ansprechendes und bedürfnisorientiertes Angebot an Jugendzentren, Spielplätzen, Sportplätzen, Schwimmbädern, Straßencafes, ambulanten Diensten für hilfsbedürftige Senioren, Selbsthilfegruppen und Nachbarschaftshilfe und vielem mehr.

Es stellt sich nun die Frage, inwieweit die Beachtung des Lebensfeldes und des Sozialraums dazu beitragen kann, eine Teilhabe am soziokulturellen Angebot mit und trotz Krankheit und Behinderung sowie eine Inklusion in gesellschaftliche Strukturen zu ermöglichen. Insbesondere Inklusion meint ja mehr als Integration: Es geht nicht nur darum, Teil beispielsweise eines Wohnviertels zu sein, sondern unverwechselbare und unverzichtbare Anteil zu sein, mit anderen Worten, den Sozialraum aktiv mit zu gestalten.

Wenn behinderte Bewohner eines Berliner Stadtteils längere Ampelphasen, den Abbau von Barrieren im U-Bahnbereich und eine Entschleunigung der Situation an Haltestellen erwirken (weil der Einstieg mit Rollstuhl mehr Zeit erfordert), verändern sie die Lebenswelt nicht nur für sich, sondern für alle anderen Bewohner. Entschleunigung wirkt sich dann auch auf Kinder, alte Mitbürger und gestresste Berufstätige aus. Sozialraumorientierung als Maxime sozialpädagogischen Handelns oder Interventionen Sozialer Arbeit sollte sich an den Wünschen und Bedürfnissen der Bewohner orientieren, ihnen bei der Durchsetzung ihrer Anliegen helfen und letztlich zu einer Verbesserung der Lebensqualität führen.

Bedürfnisorientierte Infrastruktur

Der Aufbau einer bedürfnisorientierten Infrastruktur orientiert sich am „Sozialraumparadigma", insbesondere im Bereich der Jugendarbeit, der Behindertenhilfe, der Altenhilfe (Stichwort: Pflege- und Sozialstation) und in der inzwischen weitgehend sektorisierten und gemeindenahen Versorgung psychisch kranker Menschen. Aber auch in der Suchthilfe und Drogenarbeit (Straßensozialarbeit, Begegnungszentren, Teestuben) ist die Sozialraumorientierung von zunehmender Bedeutung.

Zwei wesentliche Kritikpunkte werden mitunter angeführt: Zum einen der Versuch, Sozialkosten zu sparen, indem Nachbarschaftsstrukturen und Ehrenamtlichen im sozialen Nahraum Aufgaben übertragen werden, die zuvor durch professionelle und ungleich teurere institutionelle Hilfe geleistet wurde. Ein zweiter Kritikpunkt bezieht sich darauf, dass viele Ursache sozialer Verelendung weder im Sozialraum entstanden sind, noch dort gelöst werden können: Das Problem der Arbeitslosigkeit ist sicherlich ein gesamtgesellschaftlich und letztendlich sogar global bedingtes, und wenn beispielsweise ältere Menschen mit schweren Erkrankungen oder behinderte Menschen nur noch schwer oder überhaupt nicht mehr in ihrem Beruf Fuß fassen können, hängt dies nicht nur mit ihrer Krankheit oder Behinderung, sondern maßgeblich mit Globalisierungsprozessen zusammen.

Dennoch: Menschen leben in Sozialräumen und begegnen dort anderen Menschen, und diese sozialen Erfahrungen sind für ihre Lebensqualität von essentieller Bedeutung. Insofern kommt der Sozialraumorientierung nach wie vor eine große Bedeutung zu, wenn es darum geht, trotz und mit krankheitsbedingten Einschränkungen Lebensfreude zu erfahren und Zukunftsperspektiven zu entwickeln.

1.9 Psychosoziale Beratung

Zugegeben – der Begriff der „psychosozialen Beratung" ist kein ganz präziser, umfasst er doch durchaus auch Situationen, in denen psychische Probleme zur Sprache kommen und die möglicherweise unter die Rubrik „psychologische Beratung" gefasst werden können. Andererseits ist der Begriff der „sozialpädagogischen Beratung" etwas zu eng gefasst, bezieht er sich doch vornehmlich auf eine von mehreren denkbaren Professionen.

Die Probleme, mit denen Menschen in oder nach einer sie belastenden Erkrankung zu tun haben, sind aber psychischer wie sozialer Natur. Bewusst soll hier nicht auf Psychotherapie und therapeutisch wirksame psychologische Intervention eingegangen werden. Sie intendiert einen Heilungseffekt, der mittels psychotherapeutischer Gespräche – durch eine Veränderung des Erlebens und Verhaltens – herbeigeführt werden soll. Nun haben Beratungsgespräche durchaus auch – quasi nebenher – heilende und im oben genannten Sinne therapeutische Begleiteffekte, aber darin liegt eben nicht das primäre Ziel einer psychosozialen Beratung.

Vielmehr geht es bei einer Beratung darum, Probleme, Notstände, Missverständnisse, Orientierungsschwierigkeiten und andere belastende Momente im psychischen Erleben und im sozialen Miteinander, hier im Kontext einer Krankheit oder Behinderung, so zu kommunizieren, dass der Sachverhalt klarer und der Weg zu einer Lösung erkennbar wird.

Damit ist Beratung „keine kleine Psychotherapie", keine praktische und theoretische Simplifizierung und Reduktion eines ursprünglich therapeutischen „Mutter"-Konzepts, sondern eine eigenständige Entität psychosozialer Intervention. Beratung thematisiert Probleme und Schwierigkeiten im konkreten

Alltag auf unterschiedlichen Ebenen. Schwierigkeiten, die ein Patient nach einem Schlaganfall hat, können rechtlicher Natur sein (wenn es beispielsweise um Rechtsansprüche auf Rehabilitationsmaßnahmen geht), sie können finanzieller Natur sein (wenn das Geld zum barrierefreien Umbau eines Badezimmers fehlt), sie können sich auf der kommunikativen Ebene (Verständnisschwierigkeiten bei Aphasie) oder auf der Ebene des sozialen Miteinanders (filiale Rollenumkehr und Abhängigkeit von den eigenen Kindern), auf der physikalischen Ebene (Unfähigkeit, die Haustür zu öffnen), der psychischen Ebene (Trauer und depressive Tendenzen), der soziokulturellen Ebene (Unmöglichkeit der Teilnahme an Konzertbesuchen) und vielen anderen Ebenen bewegen. Beratung kann also bei weitem nicht so spezifisch und eingegrenzt sein, wie das gegebenenfalls bei bestimmten psychotherapeutischen Verfahren der Fall ist – vielmehr muss Beratung flexibel und bedürfnisgerecht unterschiedliche Ebenen in ihr Sichtfeld nehmen.

Beratungsmethoden

Damit ist Beratung auch hinsichtlich der angewandten Methoden eklektizistisch, also am Problem und den Feldern und Ebenen orientiert, in denen sich das Problem – oder besser gesagt: die Probleme – manifestieren. Das schlägt sich auch in einer Vielfalt möglicher Methoden nieder, die – je nach Beratungsebene und klientenspezifischen Bedürfnissen – zur Anwendung kommen. Lessmann (zit. in Galuske/Rauschenbach 2009, 172f) nennt in diesem Zusammenhang Methoden wie „aufmerksames Zuhören, Problemannäherung in bewältigbaren Schritten, Schutz vor Überlastung, Übung, Reflexion von Vergangenem, Planung von Zukünftigem, Entspannung, Konfrontation und Überlegungen zum Überdenken, Modelllernen, Alternativen aufzeigen, Zusammenfassen, Anbieten von eigenen Interpretationen, unzentrierte Ideensammlung, Provozieren etc.“. Lessmann führt fort, dass nicht die Methode, sondern das Problem und die Lebensumstände die Vorgehensweise und den Verlauf der Beratung bestimmen.

Beratung spielt sich keineswegs nur zwischen Klienten und professionellen Beratern ab – etwa 80%, so schätzt Nestmann (zit. in Galuske/Rauschenbach 2009, 198), aller Menschen, die Beratung suchen, tun dies in informeller Form, indem sie Ehepartner, Familienmitglieder, Freunde oder Nachbarn befragen. Allerdings finden sich in einer postmodernen Gesellschaft nicht nur zunehmend professionelle Beratungsangebote, sondern auch Menschen, die diese suchen und annehmen.

Informelle und professionelle Beratung

Eine professionelle psychosoziale Beratung ist zum einen dadurch gekennzeichnet, dass im Gegensatz zur informellen Beratung, beispielsweise durch Freunde, die Rollen fixiert und nicht wechselnd sind. Neben der interaktiven Kommunikation, dem Sprechen, Hören und Verstehen – ein Kennzeichen eines jeden Beratungsprozesses – ist natürlich bei der professionellen psychosozialen Beratung die beruflich-fachliche (bzw. instrumentelle), die soziale sowie die reflexive Kompetenz des Beraters von spezifischer Bedeutung.

Instrumentelle, soziale und reflexive Kompetenz

So werden bei psychosozialen Problemen im Kontext von Krankheit medizinisch-pflegerische, psychologische, soziale und rechtliche Kenntnisse von Nöten sein. Die in diesem Buch vermittelten Kenntnisse sind hoffentlich ein Fundament für professionell im Beratungsprozess tätige Pädagogen, Sozialarbeiter und

Krankenpfleger/-innen. Die soziale Kompetenz zeigt sich unter anderem in der Fähigkeit, Nähe und Distanz zu regulieren. Einerseits soll ein Berater durchaus empathisch auf die Nöte seines Klienten eingehen – man spricht auch von teilnehmender Beratung, andererseits muss er sich so weit distanzieren können, dass er aus einer gewissen Distanz heraus den Überblick behält und zu einer Klärung des Problems sowie der Anbahnung erster Lösungsschritte beitragen kann, anstatt sich im emotionalen Dickicht zu verfangen.

Da es sich bei einer psychosozialen Beratung um ein kommunikatives und emotionales Geschehen zwischen zwei (oder bei Gruppenberatung auch mehreren) Menschen handelt, spielen immer auch persönliche Sichtweisen, biografische Erfahrungen und ein emotionales Mitschwingen des Beraters eine Rolle, was zwar in der Regel förderlich, im Einzelfall aber auch durchaus problematisch ist. So wie es in vergleichbaren therapeutischen Situationen zu Übertragungs- und Gegenübertragungsreaktionen kommen kann, so kann auch im Beratungsprozess eine Situation entstehen, in der sich der Berater emotional verstrickt. Insofern ist auch im Beratungsprozess eine reflexive Kompetenz, auch und gerade hinsichtlich eigener biografischer Erfahrungen von Krankheit und Leid, gefordert und eine Supervision unabdingbar.

Schließlich sei noch darauf hingewiesen, dass Beratung durchaus auch andere Formen sozialer und pädagogischer Interventionen mit berücksichtigt – beispielsweise Netzwerkarbeit, Casemanagement, Empowerment und andere in diesem Kapitel vorgestellte Interventionen.

1.10 Psychoedukation

Psychoedukation ist ein relativ neues Verfahren in der Behandlung und Begleitung von Menschen mit unterschiedlichen, sowohl somatischen als auch psychischen Erkrankungen. Charakteristisch ist die Verknüpfung von Informationsvermittlung über eine bestimmte Erkrankung mit Hilfen zur emotionalen Aufarbeitung der damit verbundenen Schwierigkeiten.

Psychoedukation findet in der Regel in Gruppen statt. Sie kann sich zum einen an Betroffene, beispielsweise Menschen mit Depression, oder an Angehörige, beispielsweise von schizophren Erkrankten, wenden – die Fragestellungen und Themen sind dementsprechend unterschiedlich.

Setting

In der Regel handelt es sich um Gruppen von etwa 8–12 Mitgliedern, die von meistens zwei Gruppenleitern (am besten einer Frau und einem Mann) aus jeweils einem therapeutischen Feld (Arzt, therapeutischer Psychologe) und einem Vertreter des sozialen oder pädagogischen Feldes (Sozialpädagogin, Sozialarbeiterin, Psychiatriekrankenschwester) geleitet wird. In aller Regel umfassen psychoedukative Angebote 10–12 Sitzungen, die über sechs bis 12 Wochen verteilt sind und ein freiwilliges, bei Teilnahme allerdings verpflichtendes Angebot beinhalten. Dieses ist thematisch aufgebaut, folgerichtig strukturiert, und oft finden sich die wichtigsten Informationen in Begleitmanualen.

Themen der Psychoedukation

In der Regel wird über die biologische, psychische und soziale Dimension der Krankheit (beispielsweise der Krebserkrankung oder Depression) informiert, es wird auf die wichtigsten diagnostischen und therapeutischen Aspekte eingegangen, es kommen aber auch typische Krisensituationen, soziale Schwierigkeiten, Erschwernisse im Bereich des Wohnens, der Freizeitgestaltung oder der Arbeit sowie familiäre Aspekte zur Sprache. Dabei wird weniger doziert und Faktenwissen weitergegeben, als vielmehr von den Erfahrungen der Kursteilnehmer ausgegangen. Diese werden als Experten in eigener Sache verstanden und es ist durchaus sinnvoll, dass auch die professionellen Kursleiter von den Kursteilnehmern lernen und nicht nur umgekehrt. Andererseits fassen die Kursleiter die als Symptome, Krisen oder Life-Events von den Patienten geschilderten Erlebnisse systematisch zusammen und bringen sie in einen übergeordneten Zusammenhang – so wird bei der Frage, warum bestimmte Kursteilnehmer auf Verlusterlebnisse nicht nur mit Trauer, sondern auch mit Depression reagieren, beispielsweise auf das Vulnerabilitäts-Stress-Modell, also eine emotionale Dünnhäutigkeit, hingewiesen. Letztlich führt diese Art der Informationsgewinnung nicht nur zu einem besseren Verständnis und der Möglichkeit der Teilnehmer, eigenständiger mit ihrer Erkrankung und den damit verbundenen Problemen umzugehen, sondern auch zu einer besseren emotionalen Verarbeitung des in der Krankheit Erlebten. Dieser emotionalen Entlastung kommt eine besondere Bedeutung zu. So werden nicht nur Krisen und Schwierigkeiten, sondern vor allem auch positive Entwicklungslinien, Selbstheilungskräfte und Coping- (bzw. Problemlösungs-) Strategien thematisiert, wobei die Gruppenteilnehmer auch an Erfahrungen der Peergruppe partizipieren können.

Compliance

Ein weiterer Vorteil der Psychoedukation wird in der Stärkung der „Compliance“ gesehen, worunter man die Bereitschaft versteht, notwendige Maßnahmen zur Heilung nicht nur zu akzeptieren, sondern aktiv zu unterstützen. Als Negativum wird mitunter gesehen, dass unter Compliance oftmals recht reduktionistisch die Akzeptanz ärztlicher Anweisungen oder gar eine relativ unkritische Zustimmung zur Pharmakotherapie verstanden werden kann. So berechtigt solche kritischen Einwände im Einzelfall sind, die grundsätzliche Stärkung von Selbstheilungskräften und Ressourcen, die Krankheit zu überwinden oder ihr zumindest konstruktiv zu begegnen, ist sicher ein begrüßenswertes Ziel der Psychoedukation.

Psychoedukation beinhaltet also nicht nur medizinisch-psychotherapeutische, sondern vor allem auch informative und letztlich pädagogische Vorgehensweisen, wobei insbesondere didaktischen Momenten (Gruppenpädagogik, methodische Aufarbeitung bestimmter Lehrinhalte, emotionale Unterstützung) eine große Rolle zukommt. Insofern ist Psychoedukation keineswegs nur eine Domäne psychologisch-therapeutischer, sondern auch sozialer und pädagogischer Berufe. Zwar wird sie oft unter die psychotherapeutischen Verfahren subsumiert, doch kann man sie ebenso gut der pädagogischen Begleitung krankheitsbedingter Krisen zuordnen. Da die pädagogische Dimension so wichtig ist, sollte auch ein gleichberechtigter Führungsstil, wenn es sich um eine gemischt professionelle Führung handelt, vorherrschen.

Die Bedeutung psychosozialer und pädagogischer Berufe zeigt sich aber nicht nur in Didaktik und Methodik, sondern auch in den Inhalten selbst: Psychoedukative Gruppen für an Schizophrenie Erkrankte thematisieren keineswegs nur

Krankheit, Diagnostik und Therapie, sondern auch die unterschiedlichsten psychosozialen Hilfsangebote, beispielsweise betreutes Wohnen, die Möglichkeit von Krisenintervention, Begleitung durch psychosoziale Dienste und anderes mehr – dies alles sind allerdings Themen, die genuin in die Sozialarbeit, Sozialpädagogik und Psychiatriekrankenpflege gehören.

1.11 Casemanagement

Casemanagement (Unterstützungsmanagement oder Fallmanagement) wurde als Erweiterung der Einzelfallhilfe in den 1970er Jahren in den USA entwickelt, um eine Zersplitterung sozialer Dienstleistungsangebote Einhalt zu gebieten. In Deutschland setzte es sich ab Ende der 1980er Jahre verstärkt durch, wobei Casemanagement zunächst vor allem in die Behindertenhilfe, die Hilfe für chronisch Kranke sowie die Altenhilfe Einzug hielt, also vor allem in Gesundheitswesen und Pflege von Bedeutung war. Allerdings änderte sich das etwa ab der Mitte der 1990er Jahre, so dass Casemanagement inzwischen in fast allen Feldern der Sozialarbeit anzutreffen ist.

Letztlich ist Casemanagement eine Domäne der Sozialarbeit, der Sozialpädagogik sowie des Pflegemanagements. Casemanagement soll Fachkräfte im Sozial- und Gesundheitswesen befähigen, Hilfsmöglichkeiten auch unter komplexen Rahmenbedingungen abzustimmen, wobei vorhandene Ressourcen in der Gemeinde sowie spezielle professionelle Ressourcen koordinierend herangezogen werden sollen. Casemanager stellen nicht nur den Bedarf fest und beraten ihre Klienten, wo sie welche Hilfen bekommen, sondern setzen sich aktiv für die Organisierung des zu leistenden Angebots sowie die Kontrolle der Durchführung und die Überprüfung der Qualität ein – insofern geht Casemanagement über eine beratende Tätigkeit hinaus.

Fall- und Systemmanagement

Nach Kirchner et al. (2004) kann Casemanagement noch einmal in Fallmanagement und Systemmanagement unterteilt werden – unter Fallmanagement versteht man eine Optimierung notwendiger Hilfe im konkreten Fall und unter Systemmanagement eine Optimierung der Versorgung im Zuständigkeitsbereich. Vier Funktionen sind nach Lowy, (zit. in Galuske/Rauschenbach 2009, 162) kennzeichnend für das Casemanagement: Zum einen die Erfassung der Aufgabenstellung und die Analyse der spezifischen Situation des Klienten mit der sich daraus ergebenden Hilfsbedürftigkeit (Assessment), zum zweiten die Planung der Dienstleistung, gegebenenfalls zusammen mit dem Klienten (Serviceplanning). Bei dem Brokering Services geht es um die konkrete Vermittlung der Unterstützung, die zudem in den kommunalen Kontext eingebettet sein soll (community intervention).

Beim Casemanagement geht es also um eine möglichst optimale Unterstützung des Klienten. Im Gegensatz hierzu versteht man unter Sozialmanagement die Bemühung einer Einrichtung, effizient und effektiv zu arbeiten.

Care- und Diseasemanagement

Caremanagement bezieht sich ebenfalls auf institutionenbezogene Hilfen und unter Diseasemanagement versteht man fallgruppenbezogene Regelverläufe von Hilfen, beispielsweise wenn in einer Entgiftungsklinik alkoholkranke Menschen nach einem ganz bestimmten, elaborierten Therapieschema möglichst effektiv und effizient behandelt werden.

Casemanager sind, so wurde bereits gesagt, in der Regel Sozialpädagogen, Sozialarbeiter oder Pflegemanager – mitunter aber auch Angehörige anderer Berufsgruppen. Ihre primäre Aufgabe ist weniger die eigenständige, konkrete, möglicherweise therapeutische Hilfestellung (wenngleich dies nicht grundsätzlich ausgeschlossen ist), als vielmehr die Gewährleistung solcher Hilfen durch eine strukturierte und koordinierte Leitung des Hilfeprozesses, die in der Regel von einer Person, nämlich dem Casemanager, manchmal auch einem kleinen Team, übernommen wird. Dabei gilt es vor allem, professionelle Hilfsangebote, im weitesten Sinne aber auch andere Hilfen, die im Sozial- und Lebensraum sowie im Sozialen Netzwerk als Ressourcen zu identifizieren sind, zu nutzen und gegebenenfalls zu koordinieren. Der Schwerpunkt liegt allerdings bei der Koordinierung professioneller Hilfen, weswegen Casemanagement in diesem Lehrbuch auch nicht unter der Rubrik „Netzwerkarbeit“, sondern unter der Rubrik „Hilfe und Hilfeplanung“ erläutert wird.

Leitlinien des Casemanagements sind unter anderem, dass sich ihre Unterstützungsangebote an dem Bedarf des Klienten orientieren, der auch zur Übernahme eigener Verantwortung ermutigt wird. Lebensweltnähe ist ein weiteres Kennzeichen und rückt Maßnahmen des Casemanagements in den Kontext von Lebensraum und Lebensweltorientierung (s. o.). Die angebotenen Hilfen können physischer, psychischer oder sozialer Natur sein und tragen der Mehrdimensionalität des Menschen Rechnung. Darüber hinaus orientieren sie sich nicht nur an Defiziten, sondern auch an vorhandenen Ressourcen, sowohl denen des Klienten als auch denen seines unmittelbaren Umfeldes. Die Selbstbefähigung soll im Sinne des „Empowerments“ verstärkt werden – hierauf wird im folgenden Abschnitt noch eingegangen.

Interprofessionalität

In fachlicher Hinsicht zeichnet sich Casemanagement in der Regel durch Interprofessionalität aus – in die Begleitung von Menschen mit chronischen Krankheiten sind in der Regel Ärzte, Pflegekräfte, Sozialarbeiter, Psychotherapeuten und eine ganze Reihe anderer Berufsgruppen involviert. Deren Leistungen – auch in komplexen Zusammenhängen – muss transparent sowie effektiv sein: Sie soll also die größtmögliche Wirkung erzielen.

Effizienz und Effektivität

In Abgrenzung zur Effektivität versteht man unter Effizienz den ökonomischen Einsatz von Unterstützungsleistungen, so dass hier auch das Preis-Leistungs-Verhältnis zu beachten ist. Casemanagement greift nachrangig ein, nämlich dort, wo Eigenhilfe und Nachbarschaftshilfe nicht mehr ausreichen, wobei sie dem Grundsatz „ambulant vor teilstationär vor stationär“ folgt.

Fünf Phasen des Hilfeprozesses

Der Hilfeprozess im Rahmen des Casemanagements kann in fünf Phasen gegliedert werden: In einer ersten Einstiegsphase geht es um das „case finding“ also das Suchen nach jenen Klienten, die der Hilfe bedürfen sowie die Vorprüfung (pre-screening) zur Feststellung eines besonderen Unterstützungsbedarfs. Nach Lowy (Galuske/Rauschenbach 2009, 164) geht es in der zweiten Phase um die Einschätzung der Lage des Klienten im Rahmen eines „Assessment-Prozesses“, wobei Befragungen, Suche nach bisherigen und zukünftigen Lösungsmustern, Zielsetzungen, Wertvorstellungen, Suche nach Ressourcen und natürlichen

Netzwerken und anderes mehr zu nennen sind. In der dritten Phase kommt es zum planmäßigen Einsatz notwendiger sozialer Hilfen und Dienstleistungen sowie dem Verknüpfen (linkage) von „Klientensystem und Hilfeleistung", wobei unter anderem ein Hilfeplan oder ein „care plan" erstellt wird. In dieser Phase ist zu fragen, ob nicht auch Selbsthilfegruppen eine wesentliche Rolle spielen können. Sie bieten Menschen mit ähnlichen Krankheitserfahrungen die Möglichkeit, nicht nur wichtige spezifische Informationen auszutauschen, sondern auch emotionale Kraft in der Begegnung mit anderen Menschen, denen ähnliches widerfuhr wie ihnen, zu finden. Darüber hinaus haben Selbsthilfegruppen oft auch eine politische Dimension und treten als Interessenvertretung und Pressure-Group in die Öffentlichkeit. Die vierte Phase umfasst die Ausführung des Casemanagements, wobei der Klient umfassend informiert werden muss. Außerdem muss er mitunter befähigt werden, Hilfsangebote überhaupt in Anspruch zu nehmen, und schließlich muss darauf geachtet werden, ob Klientenverhalten und Hilfsangebote tatsächlich zueinander passen. In der fünften Phase schließlich geht es um Kontrolle und Evaluation der erbrachten Hilfsleistungen im Hinblick auf das angestrebte Ziel. Es wird also überprüft, ob und inwieweit die durchgeführten Hilfen zu einer Verbesserung der Klientensituation geführt haben und ob und in welcher Form eine solche Hilfe noch weiter geführt werden soll.

Grundsätzlich unterliegen die Angebote des Casemanagements, die Strukturen des Dienstleistungssystems sowie die eingesetzten Arbeitsinstrumente einem Qualitätsmanagement, die Ergebnisse werden häufig standardisiert ausgewertet und dokumentiert.

Casemanagement hat zunehmend Eingang gefunden in die Planung und Koordinierung von Hilfeleistungen im Gesundheits- und Sozialbereich. Kritisch wird angemerkt, dass ein solches Vorgehen nicht immer zieloffen ist und dass mitunter sehr genau auf die Freiwilligkeit des Klienten zu achten ist. Galuske und Rauschenberg (2009) beispielsweise zeigen eine gewissen Skepsis gegenüber dem Boom, den sie hinsichtlich des Casemanagements festzustellen meinen und befürchten, dass sich Casemanagement gegebenenfalls auch als ein „sozialtechnologisches Instrument der Anpassung Sozialer Arbeit an den neuen, neoliberalen Zeitgeist des aktivierenden Sozialstaates, der auf mehr Konkurrenz, Effizienz und Kontrolle setzt …" erweisen kann.

So sinnvoll und hilfreich Casemanagement bei der Koordinierung vielfältiger und zum Teil sonst unübersichtlicher Hilfsangebote sein kann (bespielsweise in der Jugendhilfe im Fall von Kindesmisshandlung, in der Sozialpsychiatrie bei der Begleitung chronisch psychiatrischer Kranker, in der Suchthilfe oder in der Rehabilitation): Sie darf nicht als ein lediglich kostenorientiertes Instrumentarium zur Budgetierung oder gar Reduzierung von Hilfsleistungen in Zeiten knapper Finanzen missverstanden oder missbraucht werden.

1.12 Empowerment

Das Konzept des „Empowerments“ kommt ursprünglich aus der US-amerikanischen Bürgerrechtsbewegung und hat seit den 1990er Jahren auch in der Bundesrepublik Fuß gefasst. Es umfasst im Sinne von Selbstbefähigung des Menschen die Förderung selbst bestimmten Handelns durch Ermutigung, Informationsvermittlung, Beratung und Unterstützung, wobei Eigenkräfte und Kompetenzen gefördert werden sollen (DGCC 2009).

Paradigmenwechsel

Sozialarbeiter, Pädagogen und Krankenpfleger/schwestern beispielsweise im sozialpsychiatrischen Bereich oder der Behindertenhilfe müssen ihre Sichtweise generell verändern, wenn sie sich diesem Konzept verpflichtet fühlen: Sahen sie im Rahmen anderer Paradigmen ihre Klienten möglicherweise als Hilfe suchende Menschen mit bestimmten Leidenszuständen, Nöten oder Defiziten, so gilt es im Rahmen des Empowermentkonzepts vor allem die Ressourcen, Wünsche nach Eigenständigkeit und Autonomie in den Blick zu nehmen. Die Stärken und Kompetenzen des Einzelnen, aber auch sich in einer Gruppe solidarisch zusammen findender Menschen sind von besonderer Bedeutung. Auch wenn ein Mensch mit Behinderung oder chronischer Krankheit möglicherweise biologisch-funktionale Einschränkungen, z. B. der Motorik, hat, stehen seine Stärken, Kompetenzen und Wünsche im Vordergrund. Im Bereich der „Behindertenhilfe und Rehabilitation“ kommt dies besonders zum Ausdruck: Hier hat sich die Diskussion im Rahmen verschiedener Paradigmenwechsel verändert.

Normalisierungsprinzip

So war das vorherrschende und auch heute noch relevante Paradigma der 1960er Jahre das „Normalisierungsprinzip“, in dem erstmals formuliert wurde, dass sich auch und gerade Menschen mit Behinderung ein am normalen Alltag ihrer nicht behinderten Mitmenschen orientiertes Leben so normal wie möglich führen sollten. So sollte durch Barrierereduktion und Teilhabe am Arbeitsprozess auch eine Integration in das soziokulturelle Leben einer Gesellschaft ermöglicht werden, wobei das Integrationsparadigma wesentliche Gedanken des Normalitätsprinzips aufwies und um den Gedanken der Partizipation erweiterte.

Assistenzprinzip

Schließlich war das „Assistenzprinzip“ ein weiterer paradigmatischer Fortschritt: Heilpädagogen, Ärzte, Sozialarbeiter, Krankenschwestern und andere Berufsgruppen wurden nun zunehmend als professionelle Dienstleister verstanden, die von Menschen mit Behinderung in Anspruch genommen werden konnten, wobei der Behinderte der Auftraggeber war. Das Assistenzprinzip beinhaltet also wesentliche Aspekte der Autonomie und Selbstbestimmung behinderter Menschen, die selbst am besten einschätzen können, was hilfreich für sie ist.

Inklusionsparadigma

Das Inklusionsparadigma schließlich geht noch über den Gedanken der Integration hinaus: Menschen mit Behinderung, so kann man vereinfachend formulieren, partizipieren nicht nur an einer Gesellschaft, sondern sie sind einer ihrer essentiellen Bestandteile und definieren sie mit. Eine Gesellschaft, in der für Menschen mit Behinderung kein Platz ist oder nur Randplätze vorgesehen sind, wird kälter und unmenschlicher – und zwar für alle ihre Mitglieder. Die Inklusion von Menschen mit und ohne Behinderung in einer sich als soziokulturelle Einheit verstehenden Gemeinschaft ist also für das Funktionieren einer humanen Gesellschaft unabdingbar.

Am Beispiel sich verändernder Paradigmen in der Diskussion um Behinderung und Teilhabe wurde etwas detaillierter erläutert, was Empowerment für Einzelne sowie in einer Gruppe bedeuten kann. Ein anderes Beispiel wäre die Organisation „psychiatrieerfahrener Menschen", die sich erfolgreich gegen Stigmatisierung von Menschen mit psychiatrisch relevanten Erkrankungen wendet und zudem im Erleben und manchmal auch der Überwindung von Psychosen wichtige biografische Erfahrungen sieht, die keineswegs ausschließlich durch Not und Leid gekennzeichnet sein müssen.

Wenn Empowerment zu einem solchen Selbstverständnis des Einzelnen, aber auch einer Gruppe mit ähnlichen Erfahrungen führt, kann dies zur Bewusstseinsveränderung einer weiteren Öffentlichkeit genutzt werden. Hier führt Empowerment auch zu politischem und bürgerrechtlichem Engagement, beispielsweise, wenn es um Forderung HIV-positiver Menschen hinsichtlich der Überwindung von Stigmatisierung und Ressentiments geht.

Bis zu einer solchen selbstbewussten und sich politisch artikulierenden Organisation ist es allerdings oft ein weiter Weg. Am Anfang dieses Weges stehen meist Prozesse, in denen vielfältige Schwierigkeiten bewältigt werden müssen: Soziale Ressourcen sind nötig, um soziale Beziehungen aufzubauen und zu festigen, psychologische Ressourcen sollen das Selbstwertgefühl (self-esteem) und das Bewusstsein, Schwierigkeiten und Probleme kontrollieren zu können (mastery) fördern und einer eventuellen Selbstabwertungstendenz (self-deintegration) entgegen wirken. Die Erfahrung, Probleme und Krisen bewältigen zu können (coping) ist ein wichtiger Schritt auf dem Weg des Empowerments. Alle Formen sozialer und pädagogischer Arbeit, die diese Kräfte stützen, können letztlich auch unter dem Gesichtspunkt des Empowerments-Konzepts gesehen werden. Dabei gibt es durchaus Wechselwirkungen zu anderen Ansätzen der Sozialen Arbeit, die bereits genannt wurden – beispielsweise der Netzwerkarbeit, der Sozialraumorientierung und dem Casemanagement.

Vier Phasen im Empowerment-prozess

Von Stark (zit. in Galuske/Rauschenbach 2009) wird der Empowermentprozess in vier Phasen unterteilt: In der Mobilisierungsphase beginnen sich Menschen bei schmerzhaften Ereignissen gegen ihr Schicksal zu wehren und aktiv zu werden, in der Phase des Engagements und der Förderung geht es nun um eine Konsolidierung dieses Engagements. Eine dritte Phase dient der Entwicklung einer gewissen Routine, die überleitet zu einer vierten Phase, in der sich sowohl eine Organisations- wie auch Konfliktfähigkeit entwickelt hat. Viele Selbsthilfegruppen, aber auch übergeordnete Interessenvertretungen und Organisationen, die im Rahmen dieses Buches vorgestellt werden, haben solche oder ähnliche Phasen durchlaufen: beispielsweise die AIDS-Hilfe, Organisationen behinderter Menschen wie „people first", Zusammenschlüsse psychose-erfahrener Menschen und andere mehr.

Letztlich ist Empowerment keine Methode (oder gar Technik) sozialer oder pädagogischer Arbeit, sondern eine Grundhaltung, die das Selbstbestimmungsrecht des Menschen in den Vordergrund stellt und zu fördern versucht.

1.13 Literaturhinweise und Vertiefungsfragen

Miketta, G. (1994): Netzwerk Mensch. Den Verbindungen von Körper und Seele auf der Spur. Rowohlt TB, Stuttgart

Sachlich fundiertes, sehr informatives und gut zu lesendes Buch, in dem neuere Denkansätze über das Funktionieren unseres Körpers in Gesundheit und Krankheit dargestellt werden. Dabei wird der Körper als vernetztes System verstanden.

Mitscherlich, A. (2010): Kranksein verstehen. Ein Lesebuch. Suhrkamp Taschenbuch, Berlin

Wichtige Texte des Arztes und Psychoanalytikers Alexander Mitscherlich (1908–1982), der Krankheit als Ergebnis nicht nur organischer, sondern auch lebensgeschichtlicher und sozialer Ursachen begreift.

Vertiefungsfragen

1.1 Welche Krankheitsmodelle kennen Sie und worin unterscheiden sie sich von primär naturwissenschaftlichen Paradigmen?

1.2 Erläutern Sie den Gesundheitsbegriff der WHO!

1.3 Beschreiben Sie die Stressreaktion und gehen Sie auf Zusammenhänge von Stress und Krise ein.

Multiple-Choice-Fragen zu diesem Kapitel finden Sie unter www.reinhardt-verlag.de und www.utb-mehr-wissen.de.

Arbeitsfeld Jugendhilfe, Sozialpädiatrie, Kinder- und Jugendpsychiatrie

2 Deprivation, Kindesmisshandlung, sexueller Missbrauch

2.1 Definition und Epidemiologie

Gewalt gegen Kinder umfasst nach den „Leitlinien der Deutschen Gesellschaft für Kinder- und Jugendpsychiatrie und Psychotherapie" von 2007 zunächst drei große Gruppen: Zum Ersten die Vernachlässigung, zum Zweiten die Misshandlung, und zum Dritten den sexuellen Kindesmissbrauch. Die Vernachlässigung kann in einer ersten Annäherung wiederum in körperliche sowie emotionale Vernachlässigung unterteilt werden. Auch die Misshandlung kann in körperliche und emotionale Kindesmisshandlung eingeteilt werden, wobei zusätzlich noch das Münchhausen-by-Proxy-Syndrom sowie das Battered-Child-Syndrom hinzukommen. Beim sexuellen Missbrauch liegt eine Einteilung in Hands-on- und Hands-off-Taten sowie eine Unterscheidung in familiäre und extrafamiliäre Missbrauchsformen nahe. Wenden wir uns den einzelnen Definitionen noch etwas näher zu:

Körperliche Vernachlässigung

Eine körperliche Vernachlässigung liegt vor, wenn Kinder nicht hinreichend versorgt werden oder keine ausreichende Gesundheitsfürsorge bekommen: Dies kann zu massiven Gedeih- und Entwicklungsstörungen bis hin zum psychosozialen Minderwuchs (der häufig auch mit auffälligem Essverhalten korreliert) einhergehen. Wenngleich Gedeihstörungen zweifellos auch andere Ursachen haben können (Frühgeburt, Infektionsschäden, Magen-Darm-Resorptionsstörungen, Stoffwechselerkrankungen und anderes mehr), sollten Sozialarbeiter beim Vorliegen von Gedeihstörungen von Kindern zumindest die Differentialdiagnose einer körperlichen Vernachlässigung im Hinterkopf haben, vor allem wenn sich Fragen hinsichtlich Hygiene, Ernährung, allgemeinener Fürsorge sowie regelmäßigem Kontakt zu Kinderärzten Fragen stellen.

Emotionale Vernachlässigung

Hand in Hand kann eine solche körperliche Vernachlässigung mit emotionaler Vernachlässigung gehen, die früher auch als Verwahrlosung (ein heute seltener gebrauchter Begriff) oder als Deprivation (lat. deprivare: berauben) bezeichnet wird. Hierunter versteht man ein nicht hinreichendes oder ständig wechselndes und dadurch nicht ausreichendes emotionales Beziehungsangebot. Die Kinder erhalten also nicht die für sie notwendige emotionale Wärme, Geborgenheit und Verlässlichkeit, die zum einen für das Ausbilden eines Urvertrauens und einer sicheren Bindung notwendig ist, zum anderen aber auch die Grundlage darstellt für die adäquate und ungestörte Entwicklung vielfältiger anderer Funktionen, beispielsweise den sprachlichen Ausdruck, die kognitive Entfaltung, das emotionale Wohlbefinden, soziale Kompetenz und anderes mehr. Vernachlässigungen finden sich häufig im Kontext extremer Armut und sozialer Randständigkeit, mitunter aber auch bei psychischer Erkrankung der Eltern, beispielsweise bei Depression, bei geistiger Behinderung sowie Alkohol- oder Drogenproblemen. Vernachlässigungen sind deutlich häufiger als die übrigen Formen von Gewaltanwendung, auf die im Folgenden eingegangen wird.

Unter einer körperlichen Kindesmisshandlung versteht man die direkte Gewalteinwirkung auf das Kind durch Schlagen, Verbrennen, Verätzen oder Schütteln, aber auch durch die Schädigung durch Intoxikation (Vergiftung) eines Kindes. Dabei ist die körperliche Misshandlung, anders als ein Unfall, eine nicht zufällige, physische Schädigung, die zu Verletzungen, Entwicklungshemmungen oder zum Tode führen kann und das Wohl und die Rechte des Kindes beeinträchtigt oder bedroht. In diesem Zusammenhang ist auf zwei Spezialbegriffe einzugehen: Zum Schütteltrauma kommt es durch Ungeduldsreaktionen der Eltern. Beispielsweise wird ein schreiendes Kind an den Armen gepackt und hin und her geschüttelt. Neben den mitunter typischen Griffmarken an den Armen oder am Rumpf (die unbedingt Beachtung finden müssen) drohen zerebrale Symptome: Die verletzlichen Blutgefäße der Hirnhäute können durch das Schütteltrauma reißen. Das im Gefolge entstehende subdurale Hämatom (Blutung) kann, falls erst spät erkannt, zu Hirnschädigungen führen.

Von einem Battered-Child-Syndrom spricht man bei einer besonders schweren Form wiederholter/chronischer körperlicher Kindesmisshandlung, bei der nicht selten auch im Röntgenbild multiple und aus unterschiedlichen Zeiten stammende Brüche (mit zeitlich bedingten unterschiedlichen Heilungsfortschritten) resultieren.

Wie schon gesagt sind emotionale und körperliche Misshandlungen nicht immer zu trennen, und die emotionale Kindesmisshandlung ist nicht ganz eindeutig definiert: Sie zeigt Überschneidungen mit der emotionalen Vernachlässigung (s. o.) und kann leicht mit körperlicher Kindesmisshandlung einhergehen. In einer ersten Annäherung kann man unter einer emotionalen Kindesmisshandlung entwürdigende und das Selbstwertgefühl des Kindes herabsetzende sowie verängstigende Erziehungsmethoden verstehen, bei denen ein chronisches Klima von Angst und Herabsetzung innerhalb der Familie entsteht.

Ein Sonderfall der körperlichen Misshandlung ist das sogenannte „Münchhausen-by-Proxy-Syndrom“: Seinen Namen verdankt das in der älteren deutschen Literatur auch als „Münchhausen-Stellvertreter-Syndrom“ bekannte Phänomen der Anlehnung an das Münchhausen-Syndrom, bei dem Menschen sich gezielt durch die Einnahme von Gift oder einer anderen Schädigung Krankheitssymptome zufügen und dadurch ärztliche Aufmerksamkeit erlangen. Stellvertretend kann dies auch durch Schädigung der Kinder erfolgen. Beim Münchhausen-by-Proxy-Syndrom handelt es sich also um eine Misshandlungsform, bei der Bezugspersonen durch Vorspielung falscher Krankheitssymptome des Kindes Aufmerksamkeit für ihr Kind, vor allem aber auch für sich selbst, bei Ärzten und anderen medizinisch Tätigen erringen. Die häufigste Form solcher Schädigungen besteht in der Gabe von schädigenden Substanzen/Giften oder der Überdosierungen von Medikamenten. Hinzu kommen unnötige und zum Teil auch schädigende, wenngleich unfreiwillige Belastungen durch zahllose, medizinisch unnötige, diagnostische Interventionen oder inadäquate therapeutische Maßnahmen, bis ein solches Syndrom als solches erkannt ist.

Ein sexueller Missbrauch liegt vor, wenn gegenüber einem Kind oder einem Jugendlichen ein sexuelles Verhalten erzwungen wird, bzw. wenn es zu sexuellen Aktivitäten zwischen dem Kind/Jugendlichen und einem deutlich älteren Menschen unter Ausnutzung der Abhängigkeit und der relativen seelischen Unreife des Kindes kommt. Das Kind bzw. der Jugendliche ist noch nicht zu einer abgewogenen Zustimmung zu diesen Verhaltensweisen in der Lage. Man kann zwischen sexuellem Missbrauch im familiären Nahbereich sowie außerfamiliärem Missbrauch unterscheiden. Zum anderen können sogenannte Handson-Taten (sexuelle Handlungen mit Körperkontakt insbesondere im Brust- und Genitalbereich, Berührungen der kindlichen Genitalien, Aufforderung zur Masturbation, Vaginal-, Oral- oder Analverkehr sowie Vergewaltigungen) von sogenannten Hands-off-Taten unterschieden werden: Hierzu zählen beispielsweise das Vorzeigen von pornografischem Material, bzw. das Herstellen von pornografischen Fotos oder Filmen, Exhibitionismus und andere Formen der sexuellen Grenzüberschreitung, ohne dass es dabei zu Körperkontakt kommen muss.

Sexueller Missbrauch ist nicht nur eine Straftat, sondern auch ein Offizialdelikt (wird es Polizei oder Staatsanwaltschaft bekannt, muss es auch dann strafverfolgt werden, wenn das Opfer die Anzeige zurückzieht). Von strafrechtlich besonderer Relevanz sind Handlungen unter Ausnutzung von Abhängigkeitsverhältnissen, beispielsweise in Schule oder Beruf. Ausgenommen sind gleichrangige Liebesbeziehungen unter Jugendlichen und Heranwachsenden.

Epidemiologie

Epidemiologische Aussagen über Häufigkeit und Verteilung zu machen, erweist sich als außerordentlich schwierig. Dies liegt zum einen an den nicht immer ganz trennscharfen Definitionen, zum anderen am bereits genannten Phänomen, dass es zum Teil auch kultur- und epochenspezifisch ist, ab wann man von einer Vernachlässigung, einem sexuellen Missbrauch (in Abgrenzung zur sexuellen Belästigung) oder von einer körperlichen Misshandlung (Beispiel: elterliche Ohrfeige) spricht. Hinzu kommt, dass im Gegensatz zu den Vereinigten Staaten von Amerika in der Bundesrepublik keine Meldepflicht für Gewalttaten gegenüber Kindern besteht (die Begründung liegt darin, dass man befürchtet, dass bei Strafnotwendigkeit Meldungen unterbleiben und insbesondere Eltern noch weniger als bisher um Hilfe ersuchen). Die Folge ist, dass die polizeilichen Statistiken immer nur einen sehr geringen Anteil der eigentlichen Quelle von Gewaltanwendungen wiedergeben. Solche „harten", aber völlig unzureichenden Daten müssen also zum einen verglichen werden mit klinischen und therapeutischen Untersuchungen (so sie denn vorliegen), die aber immer eine ausgewählte Klientel darstellen – nämlich diejenigen, die behandelt werden und deren Behandler in anonymisierter Form wissenschaftlich publizieren und Daten zur Verfügung stellen. Eine dritte Möglichkeit besteht in retrospektiven soziologischen Befragungen größerer Bevölkerungsgruppen nach ihren Gewalt- bzw. Missbraucherfahrungen in Kindheit und Jugend. Zum einen können solche Befragungen durch Vergessen, Verdrängen und Tabus sowie andere Erinnerungsphänomene verzerrt sein, zum anderen sind solche Studien nie ganz repräsentativ, weil beispielsweise eine Kohorte von Studenten möglicherweise andere Erfahrungen macht als andere Bevölkerungsschichten, die vielleicht in geringerer Frequenz befragt werden. Überträgt man Daten aus Ländern, bei denen eine Meldepflicht vorliegt (beispielsweise den USA) kann man sich zu Recht fragen, ob sich solche Daten wegen der kulturellen Unterschiede der zu vergleichenden Länder so ohne weiteres übertragen lassen. Dies alles führt dazu, dass die Dunkelziffer in der Regel erheblich größer ist als die Zahl der bekannten Straftaten, andererseits schwanken diese Dunkelfeldschätzungen aus den eben genannten Gründen beträchtlich.

2.2 Biologische Grundlagen

Über biologische Grundlagen von Kindesvernachlässigung, Kindesmisshandlung und sexuellem Missbrauch nachzudenken, ist ein heikles Unterfangen. Zum einen handelt es sich bei diesen Themen – anders als bei allen anderen übrigen Kapiteln dieses Buches – nicht um Krankheitsbilder, sondern um Gefährdungen, die Betroffenen angetan werden und in deren Gefolge natürlich körperliche wie seelische Erkrankungen vorkommen. Zum anderen sind diese Themen emotional sehr stark besetzt und allzu leicht gerät man in die Gefahr, als biologischer Reduktionist missverstanden zu werden, wenn es um Erklärungsansätze dieser Phänomene geht.

Wie wir im weiteren Verlauf dieses Kapitels noch sehen werden, sind wesentliche Bedingungsgefüge, die zur Gewaltanwendung gegenüber Kindern führen, sozialer Natur bzw. Ausdruck schwerer psychosozialer Krisen. Dennoch soll in diesem Teilkapitel der Frage nachgegangen werden, ob es nicht auch biologische Faktoren gibt, die ein Auftreten von familiärer Gewalt insbesondere gegenüber Kindern begünstigen bzw. ob es Resilienzfaktoren gibt, die dem entgegen wirken.

Lange Kindheits- und Jugendphase des Menschen

Der menschliche Säugling ist ein „Tragling", der ein volles weiteres extrauterines Jahr braucht, um in etwa den Entwicklungsstand vergleichbarer Spezies nach ihrer Geburt zu haben. Dies hängt insbesondere mit der außerordentlichen relativen Kopfgröße des Menschen (bedingt durch die Differenzierung seines Gehirns) sowie die Gefährdung des Geburtsprozesses durch die natürlichen Grenzen des mütterlichen Beckens zusammen. Zwar hat der Säugling, wenn er auf die Welt kommt, alle 100 Milliarden Gehirnzellen, die er im späteren Leben braucht, doch ist die Ausreifung und die Verknüpfung dieser Synapsen noch unvollständig. In prägenden Phasen, insbesondere im ersten Lebensjahr, reift in der Interaktion mit Stimulation durch die Umwelt das Gehirn heran und in einem stürmischen Prozess werden wichtige Fähigkeiten wie das visuelle und akustische Erkennen, die Grob- und Feinmotorik und sogar die Sprache angebahnt, so dass der einjährige Mensch ein wesentlich größeres Repertoire emotionaler, motorischer, kommunikativer und sozialer Fähigkeiten besitzt als der Neugeborene. Das lange Lernen setzt sich über die gesamte Kindheit und Pubertät fort. Dabei kommt es immer wieder zu Umstrukturierungen und Reifungsprozessen im Gehirn: Synapsen werden dauerhaft gefestigt, nicht gebrauchte Synapsen verschwinden, der Bestand an kognitiven, motorischen und emotionalen Fähigkeiten steigt ständig, festigt sich und führt zu zunehmender Autonomie des Menschen.

Von alldem ist der Säugling zum Zeitpunkt seiner Geburt noch weit entfernt. Er ist voll und ganz auf den Ersatz der uterinen „Urhöhle" angewiesen und bedarf der Nahrung, der Wärme, des Schutzes, der emotionalen Zuwendung sowie der Förderung in Wahrnehmungs-, kognitiven, motorischen und sprachlichen bzw. kommunikativen Bereichen. Wie im Vorkapitel bereits gesagt, sprechen wir von Vernachlässigung, Verwahrlosung, Deprivation oder Neglekt, wenn ihm diese Bedürfnisse ganz oder teilweise verweigert werden bzw. nicht erfüllt werden können.

Wie jeder weiß, der Kinder hat, stellen insbesondere die ersten Lebensjahre eine hohe physische wie psychische Herausforderung an die Mutter bzw. die Eltern dar.

Belastungen der Eltern

Durchwachte Nächte, Sorgen bei Krankheit, körperliche Anstrengung bei der Versorgung des Kindes/der Kinder, lautes Schreien, permanente Anforderungen auf unterschiedlichen Kanälen (im Sinne des Multitasking) und anderes mehr können nur zu leicht zu (zum Glück oft vorübergehenden) Erschöpfungssituationen der Eltern führen. Auf der anderen Seite berichten Eltern (vor allem im Nachhinein) von anrührenden und sie beglückenden Erlebnissen, so dass viele Menschen einen Kinderwunsch verspüren und die meisten Eltern diese Phase ihrer Biografie nicht missen möchten.

Sichere emotionale Bindung

Die Natur mischt hier eifrig mit. Bowlby, Psychiater, Psychoanalytiker und der Evolutionspsychologie verpflichteter Forscher, hat bereits in den 1950er Jahren eine heute noch grundlegende Theorie der frühkindlichen Bindung vorgelegt, in der er beschreibt, dass eine sichere emotionale Bindung an haltgebende Bezugspersonen (insbesondere auch die Mutter) entscheidend für die körperliche, emotionale und soziale Entwicklung des Kindes ist und sich auf das gesamte weitere Leben auswirkt. Er formulierte als erstes, dass sich im Laufe der menschlichen Evolution körperliche Merkmale sowie emotionale Verhaltensbereitschaften auf Seiten der Eltern wie der Kinder herausgebildet haben, die der „Environment of Evolutionary Adaptiveness", also den zu erwartenden Umweltbedingungen, weitestgehend angepasst sind. Zu erwartende Umweltbedingungen waren in jener Zeit aber Gefahren vor Raubtieren, Hunger, Schutzlosigkeit – also Faktoren, die eine enge Bindung an die Mutter erforderten, wollte das Kind überleben. Auch die Hilfe im Sozialverband (der familiären Gruppe bzw. des Stammes) sowie Nahrungsbeschaffung und Verteidigung durch männliche Mitglieder der Gruppe, insbesondere den Vater, waren von Bedeutung.

Auf Seiten des Kindes führte dies zu einer Reihe von körperlichen Merkmalen und Verhaltensmustern, die dieser Adaptation förderlich sind: Die enge Bindung zur Nahrung gebenden, stillenden Mutter wird unmittelbar belohnt, beispielsweise durch Dopamin- und Endorphinausschüttung während des Stillens. Säuglinge erleben im wahrsten Sinne des Wortes „das Land, in dem Milch und Honig fließt", wenn sie die süße und fetthaltige Muttermilch zu sich nehmen und gleichzeitig durch endokrine Faktoren belohnt werden (was vermutlich ein rauschhaftes Erleben beinhaltet). Aber auch die stillende Mutter wird häufig mit

„Lustgefühlen" belohnt, die durch Prolaktin und vor allem das Bindungshormon Oxytocin mit beeinflusst werden. Stillhindernisse von Seiten des Kindes (Schluckschwierigkeiten, Unreife, Gedeihstörungen) sowie der Mutter (beispielsweise Entzündungen der Brust) können dazu führen, dass man (sinnvollerweise) auf adaptierte Nahrung ausweicht. Dies ist, das Einhalten bestimmter ernährungsphysiologischer Punkte vorausgesetzt, völlig unproblematisch und führt keineswegs zu einer Schädigung der Mutter-Kind-Beziehung. Allerdings ist natürlich zu beachten, dass andere Parameter wie Körpergeruch, Hautkontakt, Face-to-Face-Kontakte, gegenseitige Zuwendung und anderes, was beim Stillen (en passent) stattfindet, durch Aktivitäten anderer Art geschehen (beim Toben, Ankleiden, Baden usw.).

Bindungsverhalten zwischen Mutter und Kind (und anderer Bezugspersonen, insbesondere Väter, aber auch Großmütter!) ergibt sich auch durch sehr basale Sinnesmodalitäten – man gewöhnt sich an den Geruch, das Aussehen, der Frequenz der Stimme, Kinder erkennen mitunter sogar den Herzrhythmus der Mutter, wenn sie an deren Brust gelegt werden. Will man die Bindung zwischen Müttern und ihren Kindern unterstützen, liegt die beste Hilfe darin, den Müttern für eine gewisse Zeit den „Rücken frei zu halten": Gerade die ersten Monate sind für Mutter und Kind ein kostbares Geschenk, was die emotionale Zuwendung und Bindung, das sich aufbauende Vertrauen und die damit verbundenen Gefühlsdimensionen angeht. Das sich hier entwickelnde Urvertrauen des Kindes ist eine Mitgift, die das ganze Leben lang tragen kann. Natürlich nehmen im Laufe des ersten Lebensjahres auch andere Bezugspersonen, insbesondere der Vater und mitunter auch die Großmutter, einen wichtigen Stellenwert ein. Und auch hier gilt, dass (auf einer anderen Ebene) es kaum etwas Wichtigeres gibt, als auch diesen Bezugspersonen „den Rücken frei zu halten" und ihnen zu ermöglichen, mit ihren Kindern Bindung aufzunehmen.

Konsequenzen für die Soziale Arbeit

Für die soziale Arbeit heißt das, dazu beizutragen, dass äußerliche Not (Überschuldung, unhygienische und beengte Wohnbedingungen, Arbeitsstress, Angst vor Arbeitslosigkeit oder anderen Schicksalsschlägen, Flucht, Vertreibung und vieles mehr) Faktoren sind, welche die Bindungsaufnahme von Eltern zu Kindern erschweren können. Auch in einer anderen Hinsicht sind diese Gedanken der möglichst ungestörten Zeit der Bindungsaufnahme von Bedeutung: Sollte aus unterschiedlichen Gründen ein Kind nicht bei seinen leiblichen Eltern bleiben können, wäre es fatal, wenn es im ersten Lebensjahr permanent die Bezugspersonen wechselt, indem es beispielsweise von einem zum anderen Heim, Pflegenest, verschiedene Pflegeeltern, zurück zu den leiblichen Eltern und schlussendlich zu Adoptiveltern käme.

Evolution und Mutterliebe

Nun könnte man den Eindruck gewinnen, als ob, schon biologisch bedingt, Mütter naturgegeben ihre Kinder annehmen, sich für sie aufopfern, Mutterliebe also etwas naturgegebenes und quasi instinkthaftes sei (wie es beispielsweise Erich Fromm andeutet). Die renommierte Evolutionsbiologin Sarah Blaffer-Hrdy zeigt in ihrem Buch „Mutter Natur" eindrücklich auf, dass die Dinge so einfach nicht sind. Etwas vereinfacht gehen Soziobiologen und Evolutionspsychologen davon aus, dass sich eine Bindung von Mutter zu Kind (übrigens auch von Vater zu Kind) unter günstigen Umständen einstellt. Solche günstigen Umstände sind dann gegeben, wenn das Kind mit großer Wahrscheinlichkeit gesund heranzuwachsen verspricht sowie die materiellen Ressourcen, die sozialen Rahmenbedingungen und die mütterlichen bzw. parentalen Kräfte ausreichen, um das Kind großzuziehen. Ist dies nicht der Fall, so findet sich häufig im Tierreich (also bei Schimpansen und Gorillas) das Phänomen der Aussetzung, der Nichtaufnahme von Kontakt, ja sogar von Verhaltensweisen, die eine Bindung unmöglich machen. Blaffer-Hrdy schildert zahlreiche anthropologische Beobachtungen in Stammesgesellschaften, die darauf hinweisen, dass dies auch bei Menschen der Fall sein kann. Wichtig in diesem Gedankengang ist, dass Vernachlässigung, Aussetzung oder sogar Kindestötung nicht zwangsläufig Ausdruck einer gestörten Persönlichkeit oder psychischen Erkrankung von Frauen (und im weiteren Verlauf auch von Männern) sein muss, sondern im biologischen Sinne eine Reproduktionsstrategie darstellen kann – nämlich dann, wenn die bereits lebenden Kinder sowie die für die Versorgung der Kinder unabdingbar notwendigen Eltern durch eine Familienvergrößerung gefährdet werden. Um nicht missverstanden zu werden: Kindesvernachlässigung oder sogar Kindestötung ist in unserer heutigen Gesellschaft zu Recht ein Verbrechen und ethisch wie moralisch in keiner Weise gut zu heißen. Wir müssen mit allen uns verfügbaren Kräften dagegen angehen. Biologische Verhaltensdispositionen können aber umso mehr kompensiert und in eine ethisch akzeptable Richtung gelenkt werden, je mehr man sich offen mit ihnen auseinander setzt. Es ist also bedenkenswert, dass bei einem Teil von Müttern, die keine Bindung zu ihren Kindern aufnehmen, keineswegs zwangsläufig eine Psychopathologie vorherrscht, die man gegebenenfalls psychotherapeutisch behandeln könnte oder müsste. Vielmehr kann es sein, dass sie durch die materiellen, realen, sozialen Situationen so überfordert sind, dass ihr Handeln in einer gewissen Weise folgerichtig (noch einmal: ethisch nach wie vor in keiner Weise zu rechtfertigen) ist. Die Konsequenzen sind natürlich ganz andere, sie bestehen beispielsweise in einer materiellen Entlastung oder/und dem Aufbau eines sozial tragfähigen Helfersystems sowie der Entwicklung von Perspektiven.

Evolutionsbiologen gehen davon aus, dass Eltern unbewusst auch die „Kosten und Nutzen" abwägen, die mit der emotionalen Zuwendung und der Pflege bzw. Aufzucht von Kindern verbunden sind (ein letztes Mal: Dies ist nicht im Sinne einer ethisch-moralischen Rechtfertigung gemeint, sondern im Sinne archaischer Verhaltenstendenzen, die sich in einigen Millionen Jahren herangebildet haben und die es gerade im Sinne einer zu entwickelnden Ethik zu beachten gilt).

Kindchenschema

Kinder bringen eine Reihe biologisch angelegter Merkmale und Verhaltensweisen mit, um ihre Eltern „positiv" zu stimmen: Ein rundes Gesicht, pausbäckige Wangen und runde Körperformen signalisieren Fettvorräte, die ein Überleben wahrscheinlicher machen. Auf emotionaler Ebene rührt uns das damit verbundene „Kindchenschema", das kulturell überformt auch bei Teddys, Puppen oder Comicfiguren genutzt wird. Makellose Haut zeugt von Resistenz gegenüber Parasiten, ein nicht entstelltes Gesicht und wohlgeformte Körperproportionen signalisieren das Fehlen von Behinderung oder Fehlentwicklungssyndromen. Dies alles sind Faktoren, die Eltern beeinflussen, ohne dass es ihnen bewusst werden muss. Kritisch ist nun, dass das Fehlen solcher Faktoren möglicherweise negative Beeinflussungen zur Folge haben kann: Frühgeborene und mangelernährte Kinder, Kinder mit als fehlerhaft empfundenen Proportionen, Kinder mit äußerlich sichtbaren Stigmata, die auf Behinderung schließen lassen, haben von der Biologie einen Teil dieser die Eltern beeinflussenden Resilienzfaktoren nicht im gleichen Maße mitbekommen. Natürlich führt dies nicht zwangsläufig zur Ablehnung der Kinder. Man sollte sich solche Faktoren und vorübergehende ambivalente Gefühle aber bewusst machen und darüber sprechen, um sie, sollten sie größere Ausmaße annehmen, überwinden zu können. Lippen-Kiefer-Gaumenspalten beispielsweise, die dank des heutigen Standes der operativen Technik keine Probleme mehr machen, sind äußere Stigmata, die mitunter als belastend erlebt werden können. Bei Gedeihstörungen kommt noch hinzu, dass Eltern mitunter gekränkt sind, dass trotz all ihrer Bemühungen die Kinder nicht an Gewicht und Körpergröße zunehmen, was mitunter zu Resignation und Aggression führen kann.

Das „permanente Schreien von Kindern“ belastet zum einen physisch, vor allem hinsichtlich der Schlaflosigkeit oder der Belastung, die durch den damit verbundenen Stress entsteht. Darüber hinaus können aber schrilles Schreien und andere akustische Phänomene als in besonderem Maße unangenehm erlebt werden. Ein leichtes Jammern oder Weinen von Kindern rührt uns zunächst einmal. Es gibt Hinweise, dass es sich spezielle Neuronenverbände in der auditiven Kortex gibt, die in besonderer Weise signalisieren, dass es sich um ein schutzbedürftiges Kind handelt, wenn in bestimmten Frequenzen geweint wird. Auch dies ist ein – dem visuellen Kindchenschema entsprechender – anthropologisch angelegter Schutzmechanismus. Abweichungen von diesem Muster, beispielsweise schrilles Schreien, kann möglicherweise in besonderer Weise irritierend sein.

Von vielen Eltern wird das erste reziproke Lächeln ihres Kindes, eindeutig spätestens nach dem zweiten Lebensmonat, als besonderes Ereignis und darüber hinaus als sehr beglückend wahrgenommen. Das Ausbleiben einer solchen Interaktion ist möglicherweise ebenfalls ein Faktor, der das Bindungsverhalten und die Fürsorge negativ beeinflussen kann. Häufig sind angespannter Gesichtsausdruck, die Unfähigkeit zu lächeln, eine sorgenvolle „frozen watchfullness“ (also ein eingefrorenes, ängstliches Umherschauen nach möglichen Gefahren) und andere Gesichtsausdrücke bereits Folge von, zumindest aber Hinweise auf Deprivations- bzw. Gewalterfahrungen. Schließlich können auch besonders unruhige Kinder, beispielsweise im Rahmen eines Aufmerksamkeitsdefizit-Syndroms oder einer Hyperkinäsie, zu Ungeduld, Überlastung und Erschöpfung von Eltern führen, was im Einzelfall als weiterer Risikofaktor anzusehen ist.

Kindesmisshandlung: Risikofaktoren

Schaut man sich die Liste des Kinderschutzbundes von Risikofaktoren an, die manche Kinder in besonderer Weise gefährden, Opfer elterlicher Gewalt zu werden, so finden wir unter anderem: Permanentes Schreien, Unruhezustände, Kind lacht nicht, Kind freut sich nicht über Eltern (!), Kind kann noch nicht sprechen, laufen, gehen, Kind gibt Liebe nicht wieder, Kind gedeiht nicht, sieht anders aus – kurz: Es erfüllt nicht die latenten Erwartungen der Eltern. Um es noch einmal klar zu stellen: Die Verantwortung für das kindliche Wohlergehen liegt bei den Eltern, und nur und ausschließlich bei ihnen. Das Fehlen bestimmter, das elterliche Wohlbefinden unterstützender Merkmale rechtfertigt keinerlei

Form von Vernachlässigung oder Gewalt. Es zeigt sich jedoch, dass solche, offensichtlich auch biologischen Faktoren ernst genommen werden müssen. Dies gilt vor allem dann, wenn noch relativ unreife Eltern sich insgeheim von ihrem Kind eine Stabilisierung ihres emotionalen Haushaltes, ihrer Beziehung oder ihrer sozialen Situation erhoffen – Kinderpsychiater sprechen etwas respektlos vom „Messiaskomplex". Erfüllt das Kind die in es gesetzten Erwartungen nicht (und naturgemäß kann es das nicht), kann dies zu enttäuschten Reaktionen der Eltern führen. Diese können durch die oben genannten biologischen Faktoren verstärkt werden.

„Helferinnen am Nest" und „Allo-Eltern"

Über einige hunderttausend Jahre menschlicher Stammesgeschichte haben vermutlich soziale Netzwerke insbesondere der Frauen innerhalb kleiner familiärer und stammesbezogener Gruppen eine große und reziproke Rolle bei der Pflege, Versorgung und Erziehung von Kindern gespielt: Die Tendenz pubertärer Mädchen, sich um kleine Kinder zu kümmern, ist kulturübergreifend zu finden. Verlässliche Beziehungen im Familien- und Stammesverband ermöglichten es Müttern, auf Nahrungssuche zu gehen, was nicht nur ihnen, sondern auch ihrem Nachwuchs direkt zugute kam. Das Suchen nach unterstützenden Netzen, nach (wie es die Biologen formulieren) „Allo-Eltern", die zumindest temporär an Elternstatt die Versorgung der Kinder übernehmen, findet in modernen Zeiten seinen Wiederhall in Au-pair-Mädchen, Tagesmüttern und Kinderhorten.

Bisher wurde darauf eingegangen, dass die Vernachlässigung von bzw. Gewaltanwendung gegenüber Kindern Ausdruck situativer, materieller und sozialer Überforderung sein kann und in gewisser Hinsicht eine evolutionsbiologische Dispositionsbereitschaft des Menschen darstellt – einerseits Nachhall einer biologisch mitbedingten Reproduktionsstrategie, andererseits auf keinen Fall ethisch hinnehmbar.

Elterliche Erkrankung als Risikofaktor

Darüber hinaus gibt es natürlich andere biologische Faktoren, insbesondere psychische bzw. körperliche Erkrankungen von Eltern, die eine sichere Bindung sowie eine Versorgung ihrer Kinder erschweren bzw. verunmöglichen. Bei einem großen Teil (etwa 1/3 aller Misshandlungsfälle) ist Alkohol mit im Spiel, der bekanntlich enthemmend wirkt. Alkoholabhängigkeit ist also als ein außerordentlich großer Risikofaktor hinsichtlich der Kindesvernachlässigung anzusehen (Kap. 9). Ähnliches gilt für die Abhängigkeit von illegalen Drogen, insbesondere Heroin, wobei hier auch die soziale Entwurzelung (Straffälligkeit, Wohnungslosigkeit, AIDS-Gefährdung etc.) erschwerend hinzukommt. Aber selbst die Spielsucht und Computerspielsucht kann entweder zur materiellen Verelendung und Überschuldung, oder zur völligen Inanspruchnahme durch das virtuelle Computerspielen führen, was mit einer Vernachlässigung der Kinder einhergehen kann. Auch Depressionen mit ihren amotivationalen Syndromen, der niedergedrückten Stimmung und der Unfähigkeit, Dinge in Angriff zu nehmen, können zur Vernachlässigung von Kindern führen.

Wochenbettdepression

Eine besondere Form der Depression ist die Wochenbettdepression, die immerhin bei 5–10% aller Frauen zu beobachten ist. Es kommt hier zu einer heftigen Entgleisung der Neurotransmittersysteme, insbesondere des Serotoninsystems, das sich in den Symptomen einer schweren Depression, mit Niedergeschlagenheit, Hoffnungslosigkeit, Avitalität usw. äußert (Kap. 8.4). Sobald man die Diagnose einer Depression gestellt hat, ist klar, dass solche Mütter beim besten Willen nicht in der Lage sind, in dieser Zeit ihre Kinder adäquat zu versorgen. Ein Teil von Vernachlässigung, ja sogar Kindestötung, in den Medien oft verständnislos und lautstark-polemisch kommentiert, mag im Einzelfall auf eine solche Depression zurückgehen. Es ist also außerordentlich wichtig, eine solche Erkrankung rechtzeitig zu erkennen und zu behandeln. Nach erfolgreicher Behandlung, die in der Regel nur einige Wochen dauert, sind die Mütter in der Lage, ihre Kinder liebevoll und adäquat groß zu ziehen.

Baby-Blues

Nebenher sei erwähnt, dass bis zu 50% aller Frauen vorübergehende depressive Schwankungen nach der Geburt haben (die allerdings bei weitem nicht das Ausmaß einer Wochenbettdepression ausmachen), was als „Baby-Blues" bezeichnet wird und möglicherweise als Relikt einer biologisch verankerten, hormonell und durch Neurotransmitter getriggerten latent aggressiven und von Erschöpfung begleiteten Abwehrhaltung der Mütter gegen mögliche Umweltgefahren anzusehen ist. Auch wenn in heutigen Zeiten keinerlei Notwendigkeit einer solchen vorübergehenden und Stress erzeugenden Reaktion besteht, spiegeln sich in den hormonellen Schwankungen möglicherweise noch Auswirkungen längst vergangener Zeiten wieder.

Auch schwere psychische Erkrankungen wie Psychosen oder Wahnerkrankungen (Kap. 7) können im Einzelfall zu Vernachlässigung oder Gewaltanwendung gegenüber Kindern führen. Umso wichtiger ist bei solchen Gefahrenkonstellationen eine Begleitung nicht nur des erwachsenen Patienten, sondern auch eine Begleitung der Familie und insbesondere der Kinder, beispielsweise durch eine sozialpädagogische Familienhilfe, damit im psychotischen Schub möglicherweise Gefahren abgewendet werden können.

So wichtig das Wissen um biologische Grundlagen vernachlässigenden, gewaltanwendenden oder missbrauchenden Verhaltens auch ist – es erklärt nur einen Teil der Faktoren und Bedingungen, die letztlich zur Gewalt gegen Kinder führt. Entscheidender sind sicherlich psychische Krisen, biografische Faktoren (beispielsweise das Erleben eigener Gewalterfahrung in der Kindheit) und soziale Faktoren wie Verelendung, mangelnde soziale Unterstützung oder Perspektivlosigkeit.

2.3 Ursachen und Auslöser

Gewaltanwendung gegenüber Kindern und Jugendlichen findet grundsätzlich in allen gesellschaftlichen Schichten statt. Insbesondere bei den Formen sexuellen Missbrauchs ist darauf hinzuweisen, dass diese ebenso auch in „wohlsituierten" Familien vorkommen können. Allerdings gibt es, was die Vernachlässigung von Kindern angeht, eine relative Häufigkeit zu den low-income-groups, die zum einen mit räumlicher Enge, materieller und finanzieller Not sowie schwierigen Formen von Kommunikationsstörungen zusammenhängen kann – zum anderen fallen solche Familie als häufigere Adressaten sozialer Arbeit vielleicht eher auf als Mittel- oder Oberschichtfamilien. Aber allgemein gelten Arbeitslosigkeit,

Verschuldung, niederes Einkommen, beengte Wohnverhältnisse, instabile Partnerschaftsbeziehungen und andere Belastungen der Partner (Sucht, psychische Erkrankung, familiäre Isolation bei Sprachproblemen) als Risikofaktoren für Vernachlässigung und zum Teil auch für Misshandlung. Mehrere Studien weisen darauf hin, dass massive Not, das Fehlen basaler materieller Ressourcen und fehlende Hilfsmöglichkeiten hochsignifikante Risiken für eine Vernachlässigung von Kindern darstellen. Geht man davon aus, dass vernachlässigte Kinder überdurchschnittlich häufig auch Opfer von körperlichen Gewalttaten oder sogar sexuellem Missbrauch werden, wird die besondere Bedeutung dieser materiellen Faktoren deutlich. Auch Integrationsprobleme, Isolation gegenüber Nachbarschaft, schwierige Wohnmilieus, schlechte soziale Infrastruktur, Isolation der eigenen Familie auch von der Verwandtschaft, ungewollte Trennung oder dysfunktionale Aktionsmuster einer Familie, die tradiert worden sind, können Kindesvernachlässigung und -misshandlung beeinflussen.

Dem Alleinerziehen allerdings kommt per se kein Risikofaktorstatus zu. Stigmatisierungen alleinerziehender Elternteile sind in den letzten Jahrzehnten weitestgehend verschwunden. Zwar können materielle Not und Überbelastung unter Umständen gehäuft bei Alleinerziehenden auftreten, doch stellt dies für sich genommen noch keinen erhöhten Risikofaktor dar. Erst bei zusätzlichen Faktoren, insbesondere psychischen Erkrankungen/Suchterkrankung des Alleinerziehenden oder bei sehr jungen unerfahrenen „Teenagermüttern“, wird eine höhere Gefährdung angenommen.

Psychopathologisches Erklärungsmodell

Während die meisten Autoren ein multidimensionales Bedingungsgefüge angegeben, infolgedessen es letztendlich zu einer Vernachlässigung bzw. einer Kindesmisshandlung kommt, unterzieht sich Engfer (in Egle et al. 2005, 3ff) der Mühe, die gängigen Erklärungen zur Kindesmisshandlung drei paradigmatischen Erklärungsmodellen zuzuordnen. In einem „psychopathologischen Erklärungsmodell“ werden vor allem elterliche Persönlichkeitsprobleme für das Auftreten von Gewaltanwendung verantwortlich gemacht, wobei die mehrgenerationale Weitergabe von Gewalt als zentrale Ursache genannt wird. So geben in einer Studie von Wetzels aus dem Jahr 1997 (zit. in Egle et al. 2005, 3ff) nahezu zwei Drittel der Eltern mit Gewalterfahrung in der eigenen Kindheit diese Gewalterfahrung an ihre Kinder weiter. Allerdings eben nicht alle: Einer nicht zu unterschätzenden Anzahl von Menschen mit Gewalterfahrung gelingt es aufgrund einer guten Schulbildung, gelingender Beziehungen im späteren Leben oder therapeutischer Anstrengungen, diesen Teufelskreis der Generationen übergreifenden Gewalttraditionen zu durchbrechen. Dies gilt insbesondere für Formen schwerer Gewalt, aber auch leichtere Formen von Gewaltanwendung (gelegentliche körperliche Züchtigung) haben sich in den letzten Jahrzehnten deutlich verringert und gelten nicht mehr als erlaubt (und sind seit dem Jahr 2000 eine Straftat). Zu diesem ersten Modell der seelischen Belastung Gewalt anwendender Eltern gehören auch psychische Störungen oder Erkrankungen, insbesondere Depressionen, psychische Labilität oder erhöhte Irritierbarkeit, die einen gelassenen und geduldigen Umgang mit Kindern auch in Krisensituationen erschweren, sowie Anfälligkeiten für Sucht, Psychose, Stressintoleranz und anderes mehr.

Soziologische Erklärungsansätze

Demgegenüber betonen soziologische Erklärungsansätze gesellschaftliche Billigung von Gewalt in der Erziehung von Kindern, die in den letzten Jahrzehnten deutlich abgenommen hat. Aber auch Lebensbelastungen wie Armut oder Arbeitslosigkeit und andere Faktoren, die Familien überfordern, insbesondere der Mangel an sozialer Unterstützung vor allem in Krisenzeiten, spielt hier eine Rolle. Wie eben schon gesagt, sind solche soziologischen Erklärungsansätze, insbesondere soziale Isolation und Mangel an sozialer Unterstützung für alle Formen von Gewaltanwendung ein wichtiger Faktor, spielen aber insbesondere bei der Vernachlässigung eine größere Rolle.

Sozial-situationale Erklärungsmuster

Schließlich wird als drittes Modell das sozial-situationale Erklärungsmuster genannt, in dem Kindesmisshandlung als Endpunkt eskalierender Konfliktsituationen gesehen wird. Kindliche Verhaltensprobleme sind der vordergründige Anlass für ausufernde Bestrafungen. Vor allem Quengeligkeit, Unruhe und Abhängigkeitsverhalten scheinen größere Belastungen zu sein, die bei Eltern, die aufgrund von Persönlichkeitsfaktoren und/oder erschwerter Lebensbedingungen bereits überfordert sind, das Risiko zur Gewaltanwendung erhöhen. Nach Engfer (2009) besteht für geistig/oder körperlich behinderte bzw. verhaltensauffällige Kinder beispielsweise ein mehr als dreifach erhöhtes Risiko, misshandelt zu werden.

Risikofaktoren

Unabhängig von dem zugrunde liegenden paradigmatischen Modell gibt es eine Reihe von Faktoren, die möglicherweise ein Auftreten intrafamiliärer Gewalt wahrscheinlicher machen können. Auf Seiten der Eltern schlagen einmal die eben schon genannten psychiatrischen oder psychischen Probleme zu Buche, zum anderen haben viele der misshandelnden Eltern in ihrer eigenen Kindheit unter psychosozialen Entbehrungen und körperlicher Gewalt zu leiden gehabt. Autoritäre Erziehungsstile sowie traumatische Deprivationserfahrung werden so tradiert.

Viele der misshandelnden Eltern fühlen sich hilflos und überlastet, sei es dass sie zu jung sind, zu viele Erziehungsaufgaben haben oder übernehmen müssen, sei es, dass sie unter großem finanziellen oder psychosozialen Druck stehen. Auch ungeklärte oder überfordernde Wünsche an das Kind, die dieses nicht erfüllen kann, können zu elterlicher Frustration und Enttäuschung und in der Folge zu Ungeduld und Misshandlungen führen. Eine Misshandlungssituation geht auch bei den Eltern praktisch immer mit tiefen Selbstwertkrisen einher, die dann erst sekundär als Schuldvorwurf auf das Kind projiziert werden. Der Eltern-Kind-Kontakt ist häufig durch wenig befriedigende und emotionale Wärme und elterliche Enttäuschung gekennzeichnet.

Wohl gemerkt: Eigentlich sind es die Eltern, die aufgrund ihrer eigenen Biografie oder Lebenssituation inadäquate Erwartungen an die Kinder stellen. Merkmale der Kinder, wie beispielsweise häufiges Schreien, Unruhe, Quengeligkeit und anders mehr, sind nicht per se Ursachen, sondern die selbst sehr verletzten und überforderten Eltern können nicht adäquat mit den Kindern und ihren besonderen Bedarfen umgehen. Elterliche Äußerungen wie „das Kind ist tollpatschig und ungeschickt", „es gehorcht nicht", „ist frech und vorlaut/verschlossen", „kommt nie und umarmt mich", „kann noch nicht einmal stehen/laufen" weisen darauf hin, dass solche Enttäuschungssituationen hinsichtlich der

Entstehung von Gewalt nicht zu unterschätzen sind. Missgebildete Kinder, vor allem mit äußeren Stigmata (z. B. im Gesichtsbereich), früh geborene und entwicklungsverzögerte Kinder, Kinder mit Gedeihstörungen, unruhige und häufig schreiende Kinder und Kinder mit wiederholten und die Eltern belastenden Krankheiten können besonders gefährdet sein, in Situationen von elterlicher Ungeduld und Überlastung misshandelt zu werden. Ähnliches gilt für einnässende oder einkotende Kinder (deren Symptomatik bereits Folge einer Deprivation sein kann), sowie für Kinder, die aus einer früheren Beziehung eines Partners stammen, vor allem, wenn die Ablehnung/Enttäuschung/Rivalität noch nicht verarbeitet werden konnte. Auch die vermeintliche oder tatsächliche Belastung eines nicht (oder zu diesem Zeitpunkt noch nicht) gewünschten Kindes kann Ausgangssituation einer Misshandlung sein. Schließlich muss darauf hingewiesen werden, dass viele Misshandlungen im Zustand elterlicher Alkoholisierung vorgenommen werden. Auch sind die Lebensumstände und schwierigen psychosozialen Faktoren zu beachten, wobei insbesondere schlechte Wohnsituation, Verschuldung ,Armut, Arbeitslosigkeit, Gewalt in der Nachbarschaft, mangelnde Hilfe und Unterstützung bei der Erziehung durch Partner, Freunde oder Familie, soziale Isolation und anderes eine Rolle spielen

Zusammenwirken unterschiedlicher Faktoren

Das Zusammenwirken dieser unterschiedlichen Ebenen wird in einem interaktionären Ansatz zur Erklärung von Kindesmisshandlung herangezogen: Auf der elterlichen Ebene haben diese aufgrund ihrer biografischen Erfahrungen oder psychischen Belastungen nicht gelernt, mit schwierigen Situationen in der Erziehung fertig zu werden. Oft wurden sie früher selbst misshandelt. Auf der Ebene der Kinder weisen diese mitunter besondere Merkmale auf, die sie leichter als andere zu Opfern von Misshandlung werden lassen (beispielsweise psychomotorische Unruhe). Hieraus resultiert drittens eine die Gewaltausübung begünstigende soziale Interaktion, die krisenhaften Situationen schaukeln sich quasi auf. In einer solchen Belastungssituation innerhalb einer Familie können viertens Umgebungsfaktoren hinzukommen, beispielsweise Isolierung der Familie, niedriges Einkommen, Statusverlust und anderes mehr, so dass es schlussendlich zur eskalierenden Gewaltausübung kommt. Vorteil eines solchen interaktionellen Herangehens ist es sicherlich, auf mehreren Ebenen intervenieren zu können und die volle Breite familientherapeutischer, materiell unterstützender, psychotherapeutisch behandelnder und anderer Interventionen nutzen zu können.

Zuvor aber soll noch kurz auf Erklärungsmodelle des sexuellen Missbrauchs eingegangen werden. Engfer (2009, 15) weist darauf hin, dass es wirklich ausgereifte Modelle zur Erklärung sexuellen Missbrauchs kaum gibt. Für relativ allgemein und nicht zwingend überzeugend hält sie die These einer geschlechtsspezifischen Sozialisation von Männern mit daraus resultierenden Männlichkeitsbildern und einseitiger Auffassung von Sexualität, aber auch die Erotisierung von Kindern in Medien und der Werbung oder dem Missbrauch aus Ausgleich der Machtungleichheit zwischen Tätern und Opfern.

Finkelhor stellt ein Modell der vier Voraussetzungen auf Seiten des Täters beim Zustandekommen sexuellen Missbrauchs vor (König/Fegert 2009):

- Motivation zu sexuellem Missbrauch
  (z. B. emotionale Kongruenz, sexuelle Erregung, Blockierung alternativer Möglichkeiten)
- Überwindung innerer Hemmungen
  (z. B. durch Alkohol, Impulsstörungen, aber auch allmähliche Steigerung der Übergriffe etc.)
- Überwinden äußerer Hemmfaktoren
  (Möglichkeit, mit dem Kind allein zu sein, Isolation etc.)
- Überwindung des kindlichen Widerstandes
  (z. B. Schwächung der kindlichen Gegenwehr durch emotionale und/oder materielle Zuwendung).

Dieses Modell wird von anderen Autoren (Kolbshorn/Brockhaus 2002) erweitert, indem auch Perspektiven des sozialen Umfeldes mitberücksichtigt werden (beispielsweise familiäre Schutzfaktoren oder deren Fehlen, soziokulturelle Einflüsse usw.).

Reinszenierung sexueller Gewalterfahrung

Von Seiten des Täters können eigene sexuelle Gewalterfahrungen in der Beziehung zu Kindern reinszeniert werden. Nach Fergusson (1999; zit. nach Engfer 2009, 16) sind etwa 30% der Täter selbst Opfer von sexuellem Missbrauch gewesen (im Umkehrschluss heißt das, dass die Mehrzahl der Täter nicht missbraucht wurde!). Engfer weist allerdings darauf hin, dass sich die Interpretation solcher Daten wegen schwieriger Stichproben und hoher Tabuisierungstendenz schwierig gestalten kann.

Ähnlich wie bei Kindesmisshandlung lassen sich auch Ansätze zur Erklärung des sexuellen Missbrauchs verschiedenen paradigmatischen Ansätzen zuordnen: In einem individuumzentrierten Ansatz wird insbesondere auf die denkbaren Störungen der Täter eingegangen, bei denen es sich beispielsweise um introvertierte, passive, zurückhaltende und/oder sozial isolierte Männer, häufig aus dem sozialen Nahraum der Opfer handelt, die mitunter selbst unter psychischer oder sexueller Misshandlung in ihrer Kindheit gelitten haben und insbesondere wenig ausgeprägte Fähigkeiten zu zwischenmenschlichen Beziehungen aufweisen. Auch Pädophilie scheint eine Rolle zu spielen.

Familienzentrierte, systemtheoretische oder interaktionistische Ansätze betrachten den sexuellen Missbrauch insbesondere innerhalb einer Familie auch unter dem Blickpunkt der Störung des gesamten Familiensystems, schwieriger oder nicht eindeutiger Grenzen, hoher Tabuisierung, gestörter Interaktionsmuster, starrer Grenzen nach außen und Isolierungstendenzen. Die Gefahr solcher Ansätze besteht allerdings darin, möglicherweise die Verantwortungen nicht eindeutig dem Täter zuzuordnen und das Kind zusätzlich zu viktimisieren. Soziologische Ansätze fokussieren neben wirtschaftlichen Faktoren und ungünstigen Sozialisationsbedingungen die Tabuisierung der Sexualität, Verwischung zwischen erlaubten und unerlaubten sexuellen Handlungen, Zunahme von Ehescheidung, unvollständigen Familien und Patchwork-Familien, Zunahme der sozialen Isolation von Familien und, so es sich um feministische Klärungsansätze handelt, die patriachalische Gesellschaftsstruktur und eine Verknüpfung von Macht und Gewalt als Basis sexuellen Missbrauchs.

Missbrauch im familiären Nahbereich

Sexueller Missbrauch kann im familiären Nahbereich, aber auch im familiären Fernbereich oder von Fremden begangen werden. Handelt es sich um Missbrauch durch einen der Familie Fremden, so ist der sexuelle Missbrauch in der Mehrzahl der Fälle ein einmaliger Übergriff. Sind die Opfer von nahen Angehörigen missbraucht worden, handelt es sich oft um Wiederholungstaten, die sich über Wochen, Monate oder Jahre hinziehen.

Hingewiesen werden muss noch auf die Tatsache, dass es ein Teil der Täter gezielt darauf anlegt, im Verwandten- oder Bekanntenkreis, im sozialen Nahbereich, bei sportlichen Aktivitäten oder auch im Beruf Kontakt zu Kindern und Jugendlichen aufzubauen, um sie sexuell zu missbrauchen. Dies trifft tragischerweise auch auf Berufe zu, die in besonderer Weise Kindern und Jugendlichen Schutz und Obhut gewähren sollten: Sozialpädagogen, Erzieher, Pfarrer, Therapeuten, Sportlehrer oder Trainer. In den letzten Jahrzehnten hat sich zudem gezeigt, dass es kriminelle Zusammenschlüsse ungeahnten Ausmaßes gibt, um pornografisches Material von Kindern herzustellen und kommerziell zu verbreiten, was nicht zuletzt auch durch die Technik des Internets möglich wird.

Bei allen eben geschilderten Ansätzen zur Erklärung möglicher Ursachen des sexuellen Missbrauchs soll nicht vergessen werden, dass rechtlich wie ethisch die Verantwortung für den sexuellen Missbrauch eindeutig und ausschließlich beim Täter liegt. Zwar sind Täter möglicherweise durchaus ihrerseits belastet (z. B. können sich in ihrer Vorgeschichte Misshandlung, Deprivation, Alkoholkrankheit oder schwere Sexual- und Beziehungsstörungen finden), doch ist dies keine Entschuldigung für ihre Straftat.

2.4 Erscheinungsformen, Symptome, Schweregrade

So vielfältig die Form von Gewaltanwendung gegenüber Kindern und Jugendlichen ist, so unterschiedlich sind auch mögliche Symptome.

Vernachlässigung

Die Vernachlässigung kann beispielsweise für einen Mangel an körperlicher Fürsorge stehen, was unter Umständen zur Unterernährung und nicht organisch bedingten Gedeihstörungen führt, zum Teil auch zu heftigen wiederkehrenden Infektionen, ungepflegtem Äußeren oder einer schmutzigen und belastenden Wohnsituation. Ein solcher Mangel kann mit unzureichender medizinischer Fürsorge korrelieren – man achte beispielsweise darauf, ob Kinder nach Unfällen oder Krankheiten rechtzeitig zum Arzt gebracht werden, Vorsorgeuntersuchungen, Impfungen und Zahnprophylaxe durchgeführt werden, Seh- oder Hörschwierigkeiten und Infektionskrankheiten frühzeitig erkannt und behandelt werden. Auch ein Mangel an häuslicher Routine, Regeln und Aufsicht kann sich belastend auf die kindliche Entwicklung auswirken: Einnässen und Einkoten ohne organische Ursache, Umgang mit gefährdenden Kinder- und Jugendgruppen, ein Nichtanbahnen von sozialen Regeln und anderes sind hier zu nennen. Der Mangel an emotionaler Wärme und Verfügbarkeit führt oft zu Bindungs- und Beziehungsstörungen, so dass es den Kindern schwer fällt, tragfähige Freundschaften zu schließen, ein ausreichendes Selbstwertgefühl aufzubauen oder ein notwendiges Maß an sozialen Interessen und Aufgeschlossenheit zu zeigen.

Emotionaler Missbrauch Der emotionale Missbrauch geht weiter als die emotionale Vernachlässigung: Hier kommt es zu einer Feindseligkeit und extremer Kritik sowie Zurückweisung und Liebesentzug gegenüber dem Kind. Mangel an Wärme und Körperkontakt, Zurückweisung von Annäherungsversuchen, vernichtende Kritik und völlig überfordernde Kommentare, Aufmerksamkeitsentzug und Ignorieren des Kindes, auch wenn es sich „konstruktiv" verhält, führen oft zu verzweifelter Frustration, Niedergeschlagenheit oder Misstrauen. Es kommt im Gefolge zur Rückzug oder aber zu einem verzweifelten Suchen nach Nähe um jeden Preis. Auch Drohungen, das Kind zu verlassen, sowie Unbeständigkeit, beispielsweise das Wechseln zwischen heftiger Kritik und Bestrafung einerseits und anschließender Zuwendung, ohne dass hier eine Regelhaftigkeit zu erkennen ist, gehören dazu. Nebenbei bemerkt sei darauf hingewiesen, dass solche emotionale Unbeständigkeit häufig auch Ausdruck einer Persönlichkeitsstörung oder psychischen Erkrankung (z. B. Borderline-Persönlichkeitsstörung, Depression oder Sucht) der Eltern ist.

Emotionale und soziale Vernachlässigung gehen mitunter auch mit anderen Gefährdungen einher, z. B. Kampfhunden in der Wohnung, offenem Feuer, ungesicherten Treppen, einem Schlafbereich, in dem das Kind nicht in Ruhe einschlafen kann, sondern beispielsweise durch Geräusche (Fernsehen, Computer) oder Giftstoffe (Tabakrauch) permanent gestört und eingeschränkt wird.

Körperliche Misshandlung Die körperliche Misshandlung lässt sich häufig durch relativ typische Symptome am Körper feststellen. Ein Teil dieser Symptome sind spezifisch, andere nicht.

Symptome Körperliche Hinweise für das Vorliegen einer Kindesmisshandlung können Veränderungen und Verletzungen der Haut, wie Hämatome, Striemen, Schlagspuren, Verbrühungen oder Bissverletzungen sein. Bei den Hämatomen ist die Ausprägung und Lokalisation von Wichtigkeit: Blaue Flecken am Schienbein kommen häufig nach Stürzen vor, während solche am Gesäß, an der Brust, am Rücken oder Gesicht eher an eine Kindesmisshandlung denken lassen. Körperliche Hinweise für eine Kindesmisshandlung sind:

- Verletzung an untypischen Stellen (Gesäß, Rücken, Genitale, Innenfläche der Oberschenkel)
- Auffällige Verletzungsmuster (z. B. kreisrunde Zigarettennarben, Spuren der Herdplatte, Verbrühungen, Hand- oder Stockabdrücke, Abschürfungen, stumpfe Bauchtraumata)
- Schlechter, manchmal sogar ein vital gefährdender reduzierter Allgemeinzustand und katastrophaler hygienischer Zustand bei der körperlichen Untersuchung (v. a. bei massiv körperlich vernachlässigten Kindern)

Schütteltrauma Relativ selten sind direkte Schädeltraumen durch Schlag oder Stoß auf den Kopf, die vor allem im Säuglingsalter als Unfallfolge verschleiert werden. Häufiger kommt es zum Schüttel-Trauma, bei dem ein Kleinkind hin und her geschüttelt wird (auf Griffmarken am Oberarm achten!), wobei die Gefahr einer Hirnblutung durch Blutgefäßabriss mit daraus resultierendem Erbrechen und Bewusstseinstrübung als erste Symptomatik besteht.

Skelettverletzungen, äußerlich manchmal an Schwellungen, Schmerzen und Bewegungseinschränkungen zu erkennen, finden sich vor allem an Armen, Beinen, den Rippen und dem Schädel. Wiederholte oder ungünstig gelegene Verletzungen können, wenn sie Wachstumszonen der Röhrenknochen betreffen, zu Wachstumsstörungen führen

Manchmal lassen sich Brüche verschiedenen Alters in unterschiedlichen Heilungsphasen röntgenologisch nachweisen: Bei begründetem Verdacht auf eine Kindesmisshandlung ist daher eine Röntgenuntersuchung indiziert, weil dadurch eine chronische Misshandlungssituation (Battered-Child-Syndrom) aufgedeckt werden kann. Andererseits lassen sich akute Brüche in selteneren Fällen auch erst nach einigen Wochen durch die dann eingetretene Verkalkung nachweisen, so dass mitunter eine zweite Röntgenaufnahme notwendig ist. Schließlich sei auch auf die Möglichkeiten innerer Verletzungen durch stumpfe Schläge auf den Leib hingewiesen, bei denen es zu einer Schädigung der inneren Organe, z. B. des Darms oder der Nieren kommen kann.

Unfall oder Misshandlung?

Wenngleich ein Großteil der hier genannten körperlichen Schädigungen mit einer großen Wahrscheinlichkeit auf eine Misshandlung zurück zu führen ist, gibt es doch oft keine spezifischen oder gar beweisenden Kriterien, so dass im Einzelfall immer die Gesamtsituation, das Verhalten des Kindes und der Eltern, der soziale Kontext, das häusliche Umfeld usw. berücksichtigt werden muss. Natürlich müssen differentialdiagnostische Überlegungen angestellt werden: Blutergüsse können unfallbedingt sein oder auf eine erschwerte Blutgerinnung hinweisen, ein körperlicher Mangelzustand kann auf Verdauungsstörungen, Herz- oder Lungenschwierigkeiten hinweisen und Schädelbrüche können durch den Sturz von einer Wickelkommode verursacht sein. Hinweise für eine Misshandlung ergeben sich (bei vorliegenden pathologischen Befunden) mitunter aus dem elterlichen bzw. kindlichen Verhalten: Das Kind wird beispielsweise mit einer Verletzung vorgestellt, deren Ursache von unterschiedlichen Personen verschieden beschrieben wird. Solche Berichte sind oft vage, es fehlt an spezifischen Details, während unwichtige Einzelheiten vehement geschildert werden – insbesondere werden häufig Vorwürfe gegenüber dem Kind erhoben. Unfallfolgen können unter Umständen mit den vorgebrachten Unfallhergängen nicht in Übereinstimmung gebracht werden: Beispielsweise, wenn ein Kind mit Knochenbrüchen angeblich auf einen Teppichboden gefallen sein soll oder wenn ein Brillenhämatom durch einen Schneeball („Eisball") erzeugt worden ist.

Frozen Watchfullness

Häufig wirken misshandelte Kinder traurig, zurückgezogen oder ängstlich, mitunter zeigen sie das Bild der „Frozen Watchfullness", sie sind also in ständiger angespannter „Hab-Acht-Stellung", weil auch schon kleine, angebliche Fehler zur nächsten Bestrafung führen können. Auch können die Kinder selbst Andeutungen machen, die auf eine Misshandlung hinweisen. Wir sehen: Nicht nur die medizinische Diagnostik, sondern auch die Anamnese und die Situationsanalyse können wesentlich zur Diagnose einer Misshandlung beitragen.

Münchhausen-by-Proxy-Syndrom

Beim Münchhausen-by-Proxy-Syndrom können die herbeigeführten Erkrankungen unterschiedlichste Symptome zeigen: Am häufigsten sind Atemstörungen nach Erstickungsversuch, Vergiftungen, Anfallsleiden, Blutungen aus unterschiedlichsten Körperöffnungen und Hautausschläge. Auch hypertone

Blutdruckkrisen können auftreten. Letztlich führt die Diagnostik erst weiter, wenn die misshandelnde Bezugsperson keinen Zutritt zum Kind mehr hat. Wenn ein Kind im Rahmen eines stationären Aufenthaltes oder einer Fremdunterbringung sehr schnell an Körpergewicht zunimmt und eine Verbesserung seines Allgemeinzustandes zu konstatieren ist, liegen misshandlungsbedingte Fehlernährungen und Gedeihstörungen nahe.

Sexueller Missbrauch

Körperliche Symptome, die auf einen sexuellen Missbrauch hinweisen können, sind rektale oder genitale Verletzungen, Fremdkörper im Urethral-, Genital- oder Rektalbereich, Verletzungen an Brüsten, Gesäß, Schenkel oder den Geschlechtsteilen. Manchmal können genitaler Juckreiz, Genitalpilz oder Geschlechtskrankheiten ein Hinweis (allerdings kein Beweis) sein. Noch unspezifischer als die körperlichen Symptome sind Verhaltensweisen und Auffälligkeiten, die auf einen sexuellen Missbrauch hinweisen können: Hierzu gehören unangemessene Verhaltensweisen gegenüber Männern, Trennungsängste und Regressionen, depressive Verhaltensweisen, Weglaufen, plötzliches Schulleistungsversagen, die Weigerung, am Sportunterricht teilzunehmen, suizidale Tendenzen, Ängste und Spannungszustände, soziale Isolation, Insuffizienzgefühle, Beziehungsstörung und Vertrauenskrisen.

Folgestörungen

Auch im Rahmen von Vernachlässigung sowie emotionaler und körperlicher Misshandlung kann es zu psychopathologischen Symptomen kommen. Die Deutsche Gesellschaft für Kinder- und Jugendpsychiatrie nennt in ihren Leitlinien aus dem Jahr 2003 unter anderem charakteristische Auffälligkeiten der Interaktion, beispielsweise das bereits genannte eingefrorene Lächeln bzw. die eingefrorene Wachsamkeit, eine Störung der Nähe-Distanz-Regulation, massive Störungen im Bereich der Ernährung, des Trinkens oder des Schlafens sowie Angst in Situationen, die an den Misshandlungskontext erinnern (beispielsweise gebadet oder geduscht zu werden), altersinadäquate Ängste bei körperlicher Untersuchung oder auffällig sexualisiertes Verhalten. Schließlich kann es zu psychiatrischen Erkrankungen im eigentlichen Sinne kommen. Bei früh massiv deprivierten Kindern wird beispielsweise häufig eine Bindungsstörung zu diagnostizieren sein, die im Erwachsenenalter in eine Persönlichkeitsstörung übergehen kann. Schwere Misshandlungs- und Missbrauchstraumen gehen häufig mit posttraumatischen Belastungsstörungen einher. Unter misshandelten oder sexuell missbrauchten Jugendlichen findet man öfter Drogenabhängigkeit, Alkoholkrankheit, Angststörungen, Depression oder Suizidalität sowie selbstschädigendes Verhalten. Es besteht ein außerordentlich hohes Risiko für die Entwicklung einer Depression.

Misshandlungsbedingte Entwicklungsstörungen

Im Kindesalter kann eine Reihe weiterer Entwicklungsstörungen daraus resultieren: Ein Kind, das permanent darauf achten muss, ob ihm von Seiten der Eltern oder anderre Bezugspersonen unmittelbare Gefahr droht, das wenig bis keine emotionale Wärme oder Zuspruch bekommt, keine Stimulation erhält, wird in vielen Bereichen unteroptimal gefördert und hat auch nicht die nötigen Rahmenbedingungen, um unbeschwert spielerisch lernen zu können. Dies führt häufig zu Problemen und Schwierigkeiten in der Anbahnung von Sozialverhalten und dem Erwerb sozialer Kompetenz. Aber auch erhebliche Sprachentwicklungsverzögerungen oder -störungen können die Folge sein. Auf emotionale Störungen, insbesondere Isolationsverhalten, Rückzug oder Depression wurde bereits hingewiesen. Umgekehrt ist häufig aber auch ein reaktiv-aggressives Verhalten, unkritische Distanzlosigkeit und inadäquates Sozialverhalten zu beobachten, was ebenfalls auf erhebliche Bindungsschwierigkeiten schließen lässt. Weitere Störungen zeigen sich mitunter in der Motorik, in der allgemeinen körperlichen Entwicklung (beispielsweise den bereits beschriebenen Wachstumsverzögerungen) und schließlich in der kognitiven Entwicklung, so dass eine Reihe der Kinder später unter einem ihm prinzipiell möglichen, kognitiven Niveau leben und auch die schulische wie berufliche Situation letztlich sehr unbefriedigend bleibt.

Schwere der Misshandlung

Es ist schwierig, eine Schweregradeinteilung vorzunehmen bei Formen der Gewalt, die allesamt abzulehnen sind und häufig beim Betrachter, auch beim professionellen Helfer (Sozialarbeiter, Arzt) zur emotionalen Abwehr führen. Dennoch soll auf eine Schweregradeinteilung der Deutschen Gesellschaft für Kinder- und Jugendpsychiatrie (2003) eingegangen werden, die sich sowohl auf die Intensität als auch auf das Ausmaß der Folgen bezieht. Demnach sind leichtere Formen der Misshandlung wiederholte körperliche Züchtigung, emotional feindselige Ablehnung einem Kind gegenüber, eine nicht hinreichend Erfahrung vermittelnde Erziehung sowie sexuelle Handlungen wie Berühren der Brüste oder auch Kontakt mit Exhibitionisten.

Schwere Formen der Vernachlässigung von Kindesmisshandlung können Kinder in akute Lebensgefahr bringen und zu bleibenden, schweren Schädigungen führen. Juristisch gesehen sind Vergewaltigungshandlungen sowie Handlungen mit Verletzungen und dem Einsatz brutaler körperlicher Gewalt (um die Gegenwehr des Opfers zu brechen) von besonderer Bedeutung. Aber auch Taten, bei denen die Beziehung zum Kind und die Machposition missbraucht werden, sind besonders belastend. Generell gilt, dass chronische Taten belastender sind als einmalige und dass die Nähe des Täters zum Kind, also Taten durch Bezugspersonen, insbesondere aus der Familie, schädigender sind als die durch externe Täter. Für die Beurteilung des Schweregrades ist auch die Kombination von Misshandlungsformen relevant – viele Misshandlungen treten in Begleitung von Vernachlässigung und/oder emotionalen Misshandlungen auf – und auch sexueller Missbrauch geht mitunter (nicht immer) mit Deprivation einher: Unter den Folgen solcher kombinierten Gewalterfahrungen leiden Kinder besonders.

2.5 Diagnostik und Diagnose

Meldung einer Misshandlung beim Jugendamt

Die Meldung des Verdachts auf einen Missbrauch nehmen in der Regel Mitarbeiter des Jugendamts, also Sozialpädagogen/Sozialarbeiter entgegen. Es ist wichtig, bereits bei der Aufnahme einer solchen Verdachtsmeldung in diagnostischen Kategorien zu denken. Besteht der Melder nicht auf Anonymität, sollten Adresse und Telefonnummer für mögliche Rückfragen und seine Beziehung zum Kind festgehalten werden. Wichtig ist, wen die Gewaltanwendung betrifft, was genau beobachtet wurde, ob es sich um Hypothesen oder um Fakten handelt, wie häufig Gewalt angewandt wurde und wie der Gefährdungsgrad eingeschätzt wird. Auch die Einschätzung der aktuellen Situation (handelt es sich um eine Krise?)

ist von Wichtigkeit. Schließlich wird erfragt, ob bereits andere Stellen mit der Problematik befasst sind und ob die Eltern bzw. Gewaltverursacher von der Meldung informiert wurden.

Anamnese

Liegt ein Verdacht auf Kindesmisshandlung oder Missbrauch vor, ist eine mehrdimensionale Diagnostik notwendig, um abzuschätzen, ob sich hieran eine ärztliche Versorgung, eine Krisenintervention, weitere Maßnahmen des Jugendamtes oder eine psychotherapeutische Behandlung anschließen. Zunächst erfolgt meist eine ausführliche Anamnese des Kindes, der Familie und weiterer Bezugspersonen wie Lehrer, Hausärzte etc. Die Anamnese des Kindes gestaltet sich mitunter schwierig. Kinder und Jugendliche stehen oft in einem Ambivalenz- bzw. Loyalitätskonflikt zu ihren (gegebenenfalls Gewalt anwendenden) Eltern. Es dauert mitunter einige Zeit, ehe sie Vertrauen in die Situation und den Untersucher fassen. Bisweilen ist es auch hilfreich, bei dringendem Gefährdungsverdacht eine Diagnostik im stationären Setting vorzunehmen. Jedenfalls ist es sinnvoll, Kinder nicht nur im Beisein ihrer Eltern, sondern auch alleine zu befragen. Es ist wichtig, sich abfälliger Kommentare oder erschrockener Reaktionen zu enthalten, offene Fragen zu stellen, gezielt zuzuhören (und nicht zu kommentieren), keine Ja-Nein-Fragen (wegen der damit verbundenen Suggestibilität) sondern allenfalls Fragen mit mehrfachen Antwortmöglichkeiten zu stellen. Insgesamt hat sich gezeigt, dass die frei formulierte Antwort bereits bei Kindern ab dem dritten oder vierten Lebensjahr den bestmöglichen Aufschluss auf das Geschehen gibt. Symbolische Hilfen wie Malen, Puppenspiel, bei sexuellem Missbrauch das Nutzen anatomisch korrekter Puppen und anderes mehr können zwar ergänzende diagnostische Verfahren sein, sind aber erstens nicht beweisend und werden zweitens in ihrer Bedeutung auch überschätzt.

In der Akutsituation müssen medizinische Behandlungsmöglichkeit und die Bedrohung des Betroffenen eingeschätzt werden, um Schutz und Behandlung oder gegebenenfalls eine Inobhutnahme (falls notwendig) einzuleiten. Es ist außerordentlich wichtig, auf eine vertrauensvolle Beziehung zu den befragten Kindern zu achten und ihren Aussagen Glauben entgegen zu bringen. Abwertungen, ungläubiges Erstaunen oder andere negative Konnotationen (nicht nur verbaler, sondern auch nonverbaler, gestischer oder mimischer Art) können dazu führen, dass sich das Kind mit seinen Nöten und durchgemachten Gewalterfahrungen nicht mehr öffnet.

Elternanamnese

Die Eltern- bzw. Familienanamnese sollte zunächst einmal berücksichtigen, dass alle Eltern das vermeintlich Beste für ihr Kind wollen (auch wenn ihr Verhalten möglicherweise sehr schädigend ist) und dass insbesondere nach einer Gewalttat oder einer anderen Form der Misshandlung Scham- und Schuldgefühle häufig zu Verdrängung und Projektion auf das vermeintlich „unmögliche Kind" führen. Es sollte versucht werden, im Anamnesegespräch ein Klima der Akzeptanz elterlicher Bemühungen (natürlich nicht der Akzeptanz der Gewaltanwendung) herzustellen und auch Raum für die Nöte, Sorgen und Belastungen der Eltern zu lassen. Gleichzeitig muss Wert darauf gelegt werden, ein möglichst klares, präzises und stimmiges Bild über den geschilderten Vorfall zu bekommen und bei Widersprüchen – beispielsweise des vermeintlichen Unfallhergangs – durch nochmaliges Fragen (ohne Vorwürfe) das Geschehen zu präzisieren.

Eine möglichst detaillierte Dokumentation (während des Gesprächs), spätestens als Gedächtnisprotokoll direkt nach dem Gespräch, ist sehr sinnvoll.

Bereits im ersten Gespräch mit den Eltern kann neben dem akuten Anlass zur Vorstellung des Kindes auch die familiäre Lebens- und Belastungssituation erfragt werden, wobei zum Beispiel auch auf Erziehungs- und Beziehungssituationen, ein vorhandenes oder nicht vorhandenes soziales Netzwerk, bisherige Hilfen und deren Grenzen, Abklärung der akuten Situation sowie die Akzeptanz der Problematik sowie notwendige Hilfe eruiert werden.

Fremdanamnese

Die Fremdanamnese berücksichtigt Aussagen des weiteren Umfeldes, beispielsweise Lehrer, Hausärzte, Erzieher, gegebenenfalls (unter Beachtung rechtlicher Vorschriften der Schweigepflicht und der Verhältnismäßigkeit) auch entferntere Verwandte. Hier geht es darum, Hintergrundwissen über schulische Probleme, Isolation der Familie, Verhaltensauffälligkeiten der Kinder, medizinisch erhobene Vorbefunde und anderes zu erhalten. Das Erheben solcher Daten ist nicht immer ganz unproblematisch, stellt es doch eine Grenzüberschreitung dar, die verhältnismäßig und für das Wohl des Kindes unabdingbar sein muss.

Beobachtung

Neben der Anamnese kommt der Beobachtung des Kindes und seiner Eltern eine gewisse Bedeutung zu. Inadäquate Reaktionen der Eltern auf eine Verletzung, widersprüchliche Berichte, ablehnendes oder feindseliges Verhalten gegenüber dem Kind und anderes mehr sind wichtige, die Diagnostik ergänzende Beobachtungen. Auch aus dem Verhalten des Kindes, einer zu beobachtenden Ängstlichkeit oder Depressivität, einem mangelhaften Pflege- oder Ernährungszustand, ängstlichen Verhaltensweisen oder der Frozen Watchfullness können wichtige, wenngleich natürlich nicht beweisende, Rückschlüsse gezogen werden.

Körperliche Untersuchung

Natürlich ist auch die Untersuchung des Kindes wichtig. So muss das gesamte Kind, und zwar auch im unbekleideten Zustand, untersucht werden, wobei insbesondere auf Verletzungen an der Haut, des Schädels auf den Allgemein-, Ernährungs- und Pflegezustand eingegangen werden muss. Gewicht und Ernährungszustand sollten, wenn möglich, mit den Befunden im Vorsorge-Untersuchungsheft verglichen werden. Wunden, Blutergüsse, Verbrennungsspuren und andere Zeichen an der Haut lassen je nach Lage und Aussehen unter Umständen schon Rückschlüsse auf Gewaltanwendungen ziehen, beispielsweise wenn Striemen auf einen Stock oder einen Gürtel hinweisen, Brandnarben von Zigaretten herrühren oder Verbrennungen auf heißes Wasser, Füttern mit zu heißer Nahrung unter Gewaltanwendung oder Pressen an die Heizung hinweisen. Sie sollten genauestens dokumentiert und fotografiert werden, wobei dem Kind der Sinn dieser Maßnahme zu erklären ist (da sie möglicherweise schon Opfer pornografischer Aufnahme geworden sind). Überhaupt sollte man bei der körperlichen Untersuchung mit großem Taktgefühl vorgehen, Befragungen und Untersuchungen, die dies erlauben, zunächst im bekleideten Zustand vornehmen, vorher erklären, warum eine weitere Untersuchung auch der anderen Körperteile notwendig sind und bei der darauf hin folgenden Untersuchung die Schamgefühle des Kindes bzw. Jugendlichen beachten.

Bei schwerer Vernachlässigung und unklarer Befundlage wird auch eine Laboruntersuchung nötig sein. Im Urin und im Blut lassen sich viele Parameter für Gerinnungsstörung, Ernährungsstörung und anderes mehr feststellen. Es sollte gegebenenfalls auch auf Drogen, Medikamente und Intoxikationen hin untersucht werden (vor allem beim Münchhausen-by-Proxy-Syndrom).

Das Spiegeln des Augenhintergrundes kann Hinweise auf erhöhten Hirndruck und andere Formen eines Schütteltraumas geben. Bildgebende Verfahren, insbesondere Röntgenaufnahmen, aber auch Computertomogramm und Kernspintomogramm sind vor allem bei Verdacht auf Schütteltraumen und den damit verbundenen subduralen Hämatomen (s. o.) notwendig. Aber auch bei Verdacht auf Knochenbrüchen, sowie insbesondere auf multiple und chronische Misshandlungen über einen längeren Zeitraum, ist es notwendig, gegebenenfalls auch wiederholte Röntgenaufnahmen mitunter des gesamten Skelettes einschließlich des Schädels zu erstellen.

Eine gründliche neurologische Untersuchung sowie die Überprüfung wichtiger Entwicklungsparameter (allgemeine Übersicht über die Intelligenz, das Sozialverhalten, die Sprachentwicklung, die motorische Entwicklung) runden die medizinische Diagnostik ab.

Bei Verdacht auf einen akuten sexuellen Missbrauch kann eine gynäkologische Untersuchung sinnvoll sein, wenn zur Überführung eines Täters Sperma bzw. genetisches Material gewonnen werden soll, was oft nur innerhalb von 48 Stunden möglich ist. Oft allerdings ist, insbesondere bei Verdacht auf chronischem Missbrauch, eine hektische diagnostische Betriebsamkeit nicht indiziert, sondern ein geplantes, wenn auch einige Zeit in Anspruch nehmendes Vorgehen sinnvoller. Wenn eine gynäkologische Untersuchung indiziert ist, sollte sie von einer sehr erfahrenen Ärztin durchgeführt werden, die spezifisch auf anatomische und psychische Besonderheiten insbesondere von Kindern Rücksicht nehmen kann.

Wegen der Vielgestaltigkeit der körperlichen und vor allem der psychosozialen Symptome gestaltet sich die Diagnostik des sexuellen Missbrauchs außerordentlich schwierig – sexuell missbrauchte Kinder stehen mitunter unter einem heftigen Loyalitätskonflikt oder werden massiv seelisch unter Druck gesetzt. Hinzu kommen Scham- und Schuldgefühle, die zwar ungerechtfertigt, nichtsdestotrotz sehr wirksam sind. Sie können dazu führen, dass die Kinder bzw. Jugendlichen nur sehr zögernd, mitunter gar nicht über ihre Not sprechen können. Nicht selten können sie erst nach einer langen Anlaufzeit einer Person ihres Vertrauens, beispielsweise einem Lehrer andeutungsweise über ihre Not berichten – oft symbolisch verkleidet. Es ist wichtig, auf solche zaghaften Kommunikationsversuche einzugehen. Berichten Kinder von sexuellem Missbrauch, ist es besonders wichtig, ihnen zu glauben und glaubhaft zu vermitteln, dass man auf ihrer Seite steht. Tut man dies nicht, so ist eine wesentliche Chance im Vertrauensverhältnis zwischen Kind und Pädagoge vertan.

Medizinischer und sozialpädagogischer Diagnosebegriff

Am Ende dieses Kapitels soll noch kurz auf gewisse Unterschiede des Diagnosebegriffs in ärztlicher bzw. sozialpädagogischer Verständnisweise eingegangen werden. Medizinische Diagnosen orientieren sich stark an einen reproduzierbaren, überprüfbaren Befund, dem eine gewisse Objektivität zukommt. Laborbefunde, bildgebende Verfahren wie beispielsweise Kernspintomogramm oder Röntgenaufnahme, fotografisch dokumentierte Symptome der Haut und anderes mehr dienen der Dokumentation erhobener Befunde und sind Ausgangspunkt gezielter medizinischer und in gewisser Hinsicht auch späterer psychotherapeutischer Maßnahmen. Solche Befunde können gegebenenfalls auch für Strafverfolgungsbehörden wichtige Hinweise geben. Letztlich sind sie unverzichtbar, wenn es darum geht, eine schädigende Situation für das Kind zu beenden und auch im Sozialbereich eine zielgerichtete Krisenintervention (Inobhutnahme, Trennung von Gewalttätern usw.) einzuleiten.

Den Mitarbeitern des Jugendamtes, also im Wesentlichen Sozialarbeitern und Sozialpädagogen, geht es ebenfalls um das Erkennen einer Gefährdung des Kindes. Neben den medizinischen Befunden im o. g. Sinne sollen auch die vielfältigen Erscheinungsformen fehllaufender Entwicklungsprozesse, deren Ursache und Verlauf sowie den Beeinflussungsmöglichkeiten, entwicklungsbeeinträchtigende Sozialisationsprozesse, Faktoren, die zur Entstehung oder Aufrechterhaltung ungünstiger Bedingungen beitragen sowie Möglichkeiten zur Veränderung untersucht werden. Diagnostik und Diagnose berücksichtigen bereits mögliche Ressourcen zu einer positiven Veränderung in der Familie, und Gefährdungsrisiken werden, anders als in Medizin und Psychologie, nicht primär als Statusdiagnostik, sondern eher als ein diagnostischer Prozess gesehen. Weniger der Blick auf Schwächen und Risiken als vielmehr auf Stärken und Ressourcen ist erforderlich, um positive Erziehungsperspektiven zu erarbeiten. Eine sich prozesshaft verstehende, nicht nur das geschädigte Kind, sondern auch die Nöte und Belastungen der Eltern in den Blick nehmende Diagnose, die zudem den Beziehungsaspekt der Beteiligten sowie das vernetzte weitere Umfeld in den Blick nimmt, ist sehr viel weiter gefasst, allerdings auch nicht so trennscharf wie eine medizinisch orientierte Diagnose, die beispielsweise die akuten Auswirkungen körperlicher Gewalt fokussiert. Beide Herangehensweisen sind allerdings erforderlich, um den Bedürfnissen des misshandelten Kindes und seiner Familie gerecht zu werden. So wichtig es ist, in einer ganzheitlich orientierten Sichtweise die unterschiedlichen Dimensionen der vorliegenden Problematik zu erfassen – bei einer akuten Gefährdung des Kindes, die nicht zuletzt eine objektivierende Befunderhebung erfordert, ist rasches und eindeutiges Handeln (medizinische Notfallversorgung, Inobhutnahme) erforderlich. Und umgekehrt – will man Kindern (und wenn möglich auch ihren Eltern), langfristig und nachhaltig vor weiteren Gewalterfahrungen schützen, ihnen helfen, Traumen aufzuarbeiten, will man sie kognitiver, sprachlicher, insbesondere aber emotionaler und sozialer Hinsicht fördern, so wird man nicht bei einer akuten Krisenintervention stehen bleiben, sondern längerfristig und nachhaltig intervenieren, was eben auch ein sich prozesshaftes Beziehungsgefüge berücksichtigen muss.

2.6 Therapie und Prognose

In diesem Kapitel soll kurz auf einige therapeutische Aspekte bei Vernachlässigungs-, Misshandlungs- und Missbrauchssyndromen eingegangen werden. Zunächst werden in einer Übersicht allgemeine Maßnahmen (die im weiteren Sinne als therapeutisch anzusehen sind) vorgestellt und auf die entsprechenden detaillierten Informationen in den einzelnen Folgekapiteln hingewiesen. Sodann soll auf die spezifische Psychotherapie bei den Opfern, also den betroffenen Kindern und Jugendlichen, eingegangen werden.

Akute Hilfsmaßnahmen

Alle therapeutische Maßnahmen können letztlich nur dann greifen, wenn die Gefährdung des Kindes oder Jugendlichen in Zukunft unterbunden werden und ein sicherer Schutz gewährleistet ist. Nach der entsprechenden, in Kapitel 2.4 beschriebenen Diagnostik stellt sich also zunächst die Frage, ob eine akute Krise vorliegt, die einer gezielten Krisenintervention bedarf. Liegt beispielsweise bei einer Vernachlässigung eine akute Gefahr der Mangelernährung oder der Dehydratation vor, ist eine sofortige Einweisung in eine Kinderklinik erforderlich. Dasselbe gilt bei akuten Misshandlungen und insbesondere Schütteltraumen. Emotionale Vernachlässigung oder Misshandlung kann, ebenso wie sexueller Missbrauch, möglicherweise mit schwerer Depressivität oder Suizidalität einhergehen, was einer kinder- und jugendpsychiatrischen Notfallbehandlung bedarf. Mitunter kann die akute Krisensituation nur dadurch entschärft und die Gewaltsituation deeskaliert werden, wenn das Kind – zumindest vorübergehend – aus der Familie genommen wird. Auf diese und andere Aspekte einer Krisenintervention, einer möglichen Inobhutnahme oder eine Akutbehandlung wird in Kapitel 2.8 detailliert eingegangen.

Mittel- und langfristig geht es unter anderem darum, weiteren Gefährdungen vorzubeugen und den Kindern und Jugendlichen langfristig Schutz zu gewähren. So können vom Jugendamt eingeleitete familienstabilisierende Maßnahmen ebenso wie Maßnahmen, die Kindern und Jugendlichen langfristig eine neue Heimat und ein neues Bezugssystem (Pflegefamilie, Wohnnest etc.) bieten, unter therapeutisch wirksamer Maßnahmen im weiteren Sinne subsumiert werden.

Umweltbezogene Maßnahmen können sich im weitesten Sinne „heilsam" und damit therapeutisch auswirken: Besondere Hilfen durch Schule und insbesondere durch Vertrauenslehrer, spezielle Förderung im Kindergarten oder im Hort, das Einbinden von Kindern und Jugendlichen in Hobby, Musik, Theater, Sportgruppen oder dergleichen mehr.

Auch wenn etliche Schritte vielleicht nicht primär therapeutisch indiziert sind, können sie im Einzelfall doch von Bedeutung sein: Zum einen muss man immer abwägen, ob eine Strafanzeige gegen die Eltern oder andere Bezugspersonen Einfluss auf das Wohlbefinden sowie einen eventuellen therapeutischen Prozess, in dem sich das Kind oder der Jugendliche befindet, hat. Zum anderen kann, wenn keinerlei Einsicht des Täters vorliegt und die Situation anderweitig nicht zu ändern ist, eine strafrechtliche Maßnahme möglicherweise sinnvoll sein, um entweder ein Umdenken einzuleiten oder anderenfalls für Eindeutigkeit und Klarheit zu sorgen. Dies alles wird natürlich im Einzelfall zu überlegen sein. Wie dem auch sei: Juristische Maßnahmen können im weitesten Sinne als „ergänzende Maßnahmen" des Jugendamtes verstanden werden.

Fördermaßnahmen haben nicht nur pädagogische, sondern auch therapeutische Dimensionen. Bei deprivierten, vernachlässigten Kindern kann es beispielsweise darum gehen, die noch nicht altersgemäß entwickelten sprachlichen, motorischen, wahrnehmungsbezogenen oder sozialen Kompetenzen zu fördern. Hinsichtlich der emotionalen und intellektuellen Entwicklung kann Förderbedarf bestehen. Die Grenzen zwischen (eher pädagogisch orientierten) Fördermaßnahmen zum Erreichen eines bestimmten Entwicklungsniveaus und der Maßnahmen mit „therapeutischem Charakter" sind naturgegeben fließend – dies gilt insbesondere für die emotionale Förderung.

Hilfeplan

Alle bisher genannten Maßnahmen sollten in einem Hilfeplan, an dem vor allem Sozialpädagogen und andere Mitarbeiter des Jugendamtes, aber auch Gesundheitsberufe (Ärzte, Gemeindeschwestern, Förderpädagogen) beteiligt sein können, erstellt werden. Auf die Abstimmung solcher Maßnahmen, die Ziele und die interprofessionelle Umsetzung wird gezielt in Kapitel 2.11 eingegangen, das sich mit Netzwerkarbeit und Casemanagement befasst.

Eine besondere Bedeutung kommt der Arbeit mit den Familien zu, da diese häufig ganz wesentlich in die belastenden Faktoren involviert sind, die letztendlich zu Vernachlässigung, Gewaltanwendung und Missbrauch führen. Auf solche familiären Zusammenhänge wird in Kapitel 2.9 gezielt eingegangen.

An aufklärender, beratender und therapeutischer Arbeit sind zunächst einmal Elterngespräche und gezielte Elternberatung und Elternschulung zu nennen, in deren Rahmen Eltern vermittelt wird, mit den sie belastenden Faktoren anders als bisher umzugehen und adäquatere Erziehungsmodi und Problemlösungsstrategien zu entwickeln.

Mitunter kann aber auch, um eventuelle Spannungen abzubauen, eine Paartherapie möglich sein. Sind die biografischen Belastungen eines Elternteils erheblich an dem Zustandekommen der Kindesmisshandlung beteiligt oder ist einer der Elternteile schwerwiegend psychiatrisch erkrankt (schwere Depression, Sucht etc.), ist eine Einzel-(Psycho-)Therapie dieses Elternteils indiziert.

Parallel hierzu wird in der Regel systemisch mit der Familie gearbeitet. Dies kann zum einen beratend, zum anderen im Rahmen einer sozialpädagogischen Familienhilfe geschehen. Hier wird die Familie regelmäßig (meist mit 10 bis 20 Wochenstunden) in ihrem eigenen Haushalt begleitet, um in alltäglichen Situationen neue Problemlösungsstrategien zu entwickeln und in den Alltag zu transferieren.

Eine weitere wichtige Form der Familienarbeit besteht in der systemischen Familientherapie, die oft eine Umstrukturierung der bisher dysfunktionalen Familiengrenzen, die Entwicklung einer entwicklungsfördernden Familienkommunikation sowie einer Auseinandersetzung mit familiären Regeln, Delegationen und Traditionen zum Ziel hat. Auch auf diese Formen der Familienarbeit wird in Kapitel 2.9 noch näher eingegangen.

Therapie: alters- und entwicklungsspezifisch

Im Folgenden soll nun auf einige Aspekte der Therapie mit den Opfern, also der Kinder und Jugendlichen mit Misshandlungs- oder Missbrauchserfahrungen eingegangen werden. Hierzu zunächst einige Vorüberlegungen: Eine Therapie, die sich an die Opfer, also an die betroffenen Kinder oder Jugendliche wendet, muss alters- und entwicklungsspezifisch erfolgen. Kleinere Kinder, insbesondere im Vorschulalter, sind also am ehesten durch spieltherapeutische Maßnahmen zu erreichen. Szenisches Spiel, Ausagieren von Angst oder Wut, Trauer oder Zuneigung im Spiel mit Puppen, das Vorlesen von Geschichten, über die Kinder eine Karthasis und Erleichterung erfahren, das Ansehen von Bildern oder Bilderbüchern und anderes mehr gehören hierzu. Im Grundschulalter können zusätzlich Rollenspielelemente wichtig werden, insbesondere in der Gruppentherapie. Je älter die Kinder werden, desto mehr werden Gespräche und gesprächspsychotherapeutische Elemente (im weitesten Sinne) bedeutsam. Zum Zeitpunkt der beginnenden Pubertät sind vor allem sehr konkrete, im weiteren Entwicklungsverlauf aber auch abstraktere und allgemeinere Themen (wie beispielsweise Rollenerwartungen an Frauen, grundsätzliche Konfliktlösungsmodelle usw.) wichtig.

Nicht nur die Methodik des Vorgehens ist alterspezifisch, sondern mitunter auch die fokussierten Themen. So kann es sein, dass im Kleinkind-, Vor- und Grundschulalter das Ausmaß eines sexuellen Missbrauchs und vor allem dessen Bedeutung noch gar nicht in seiner vollen Tragweite erfasst werden. In einer von Therapeuten mitunter als „Latenzzeit" bezeichneten Phase kann es sein, dass die Kinder relativ wenig Symptome zeigen und ihr eigentlicher Leidensdruck erst dann anfängt, wenn sie sich mit zunehmender Reife und Entwicklung, insbesondere in der Pubertät, bewusst werden, welches Leid ihnen angetan wurde. Möglicherweise ist erst jetzt, nun allerdings im besonderen Maße, eine Aufarbeitung emotionaler Krisen notwendig.

Gruppen- oder Einzeltherapie?

Grundsätzlich gilt es zu überlegen, ob die Therapie als Gruppen- oder Einzeltherapie durchgeführt werden sollte. Vorteile der Gruppentherapie liegen unter anderem darin, dass die Kinder erfahren, dass anderen ähnliches widerfahren ist, dass sie in der Gruppe andere Erfahrungen als Isolation, Geheimhaltung und Scham entwickeln und zeigen können, dass (im Idealfall) ihre soziale Kompetenz erweitert wird und nicht zuletzt in der Erfahrung, anderen etwas geben zu können (also nicht in der Opferrolle zu verharren). Auf der anderen Seite können Angst, Scham oder Trauer so stark sein, dass man sich in der Gruppe nicht öffnen kann. Zudem besteht die Gefahr, problematische Verhaltensweisen (wie gewalterfahrungsbedingte Aggression, Resignation oder Depression, aber auch sexualisierte Verhaltensweisen von anderen Gruppenmitgliedern zu übernehmen bzw. sie zu imitieren. Und schließlich können je nach Gruppenkonstellation manche Kinder mit ihren spezifischen Problemen möglicherweise zu wenig gesehen werden.

In aller Regel empfiehlt es sich, zunächst eine Einzeltherapie durchzuführen, die später von einer Gruppentherapie abgelöst wird.

Allerdings wird das in jedem Einzelfall unterschiedlich zu erwägen sein. Wie überhaupt festzustellen ist, dass allgemeingültige „Therapiemanuale" für die Behandlung misshandelter oder missbrauchter Kinder wenig sinnvoll sind, weil jedes Kind seine eigene, individuelle Entwicklungs- und Leidensgeschichte hat.

Jedes therapeutische Arbeiten mit Kindern und Jugendlichen sollte nicht nur die erfahrenen Leidenszustände und Schwierigkeiten, sondern insbesondere auch die Stärken und positiven biografischen Faktoren mit in den Blickpunkt nehmen. Insbesondere Resilienzfaktoren und geglücktes Copingverhalten gilt es zu benennen und positiv zu bewerten.

Anforderungen an den Therapeuten

Kinder und Jugendliche haben ein außerordentlich gutes Gespür dafür, wie belastbar der Therapeut/die Therapeutin ist, wie weit man sich öffnen kann, wo unterschwellige Hemmungen oder Schwierigkeiten des Therapeuten zum Thema bestehen. Umso wichtiger ist es, dass sich erfahrene Therapeuten dieser verantwortungsvollen Aufgabe widmen und bei auftretenden emotionalen Schwierigkeiten Hilfe durch externe Supervision holen. Therapeuten sollen empathisch und mitfühlend, gleichzeitig aber klar und strukturierend agieren und hierdurch den Kindern und Jugendlichen Halt geben und direkt wie indirekt verdeutlichen, dass sie sich in der therapeutischen Situation sicher fühlen können. Insbesondere bei problematischen Verhaltensweisen der Opfer (stark aggressives Verhalten, starke Depressivität und Rückzugstendenzen, stark sexualisiertes Verhalten) ist eine ebenso empathische wie klar strukturierende Grundhaltung des Therapeuten von Wichtigkeit. Aber nicht nur der Beziehungsaufbau zum Kind, sondern auch der zu den Eltern ist wichtig: Wie in der eigentlichen Familienarbeit und Familientherapie (Kap. 2.9) kommt es bei der die Kindertherapie begleitenden Information und Beratung der Eltern darauf an, einerseits empathisches Verständnis für die Belastungssituation der Eltern zu entwickeln und zu zeigen, andererseits eindeutig Stellung zu beziehen, wenn es darum geht, das Kind vor weiteren Übergriffen zu schützen. Dieser Spagat zwischen Akzeptanz der Persönlichkeit der Eltern und Nichtakzeptanz schädigenden Verhaltensweisen dem Kind gegenüber ist eine besondere, auch emotionale Herausforderung für den Therapeuten. Diese Ambivalenz zeigt sich aber nicht nur in der Arbeit mit den Eltern, sondern auch in der Arbeit mit den Kindern. Diese haben häufig eine ambivalente Stellung gegenüber den Eltern: Einerseits wollen sie „gute Kinder" sein und ihre Eltern nicht enttäuschen oder gefährden und sind oft bestrebt, die Schuld für die Belastungen innerhalb der Familie bei sich selbst zu suchen. So haben sie mitunter das Gefühl, selbst Schuld an der Kindesmisshandlung (Stichwort: „gerechte Bestrafung") oder dem Missbrauch zu sein. Zudem haben sie möglicherweise nicht nur belastende, sondern auch liebevolle, fördernde und Zuneigung bekundende Verhaltensweisen ihrer Eltern kennen gelernt, zumindest sehnen sie sich nach solchen Zeichen einer geglückten Familiensituation. Auf der anderen Seite sind sie häufig verängstigt und traurig über die desolate Familiensituation oder reagieren aggressiv auf das ihnen zugefügte Leid. Emotional können sie zwischen der Ambivalenz von Zuneigung zu den Eltern und Ablehnung der Eltern hin und her gerissen sein, was innerhalb der Therapie genauso thematisiert werden sollte wie Loyalitätskonflikte („Ich darf nichts Schlechtes über meine Eltern denken oder sagen").

Psychotherapie bei Opfern elterlicher Gewalt

Kommen wir noch zu einigen spezifischen Anmerkungen zur Psychotherapie bei Opfern elterlicher Gewalt. Bei der Bearbeitung schwieriger Deprivations- und Vernachlässigungserfahrungen geht es zum einen um das sogenannten Re-Parenting, in dessen Verlauf durch intensive und langfristige Zuwendung im therapeutischen Kontakt emotionale Defiziterfahrungen aufgrund frühkindlicher Vernachlässigung zumindest teilweise kompensiert und insbesondere depressive Entwicklungen verändert werden sollen. Vor allem bei langfristigen Deprivationserfahrungen und eventuell konsekutiven depressiven Störungen gestaltet sich dieser therapeutische Weg mitunter schwierig.

Aber auch das Erlernen zuvor nur unzureichend entwickelter Fähigkeiten (sprachlich, motorisch, kognitiv oder sozial) kann therapeutisch begleitet werden, beispielsweise wenn deutlich wird, in welchem Ausmaß man solche Fähigkeiten bisher vermisst hat.

Das Aufarbeiten belastender Traumen sowie die psychotherapeutische Behandlung von Angstzuständen und Depressionen steht auch im Vordergrund der Behandlung chronischer Misshandlungserfahrungen. Darüber hinaus geht es darum, unberechtigte, aber dennoch vorhandene Schuld- oder Schamgefühle abzubauen, ein verändertes und positives Körper- und insbesondere Selbstwertgefühl zu entwickeln und aus den bisherigen Insuffizienz- und Ohnmachtgefühlen heraus zu kommen. Schließlich gilt es, neben dem so zu entwickelnden Selbstvertrauen, auch konkrete Fähigkeiten im sozialen Umgang mit anderen Menschen neu zu entdecken, zu entwickeln und auszubauen sowie die eigenen Emotionen wahrzunehmen und so mit ihnen umzugehen, dass sich dies entwicklungsfördernd und nicht weiter schädigend auswirkt. Hierbei ist zu beachten, dass zeitweilig Wut und Ärger, Angst oder Depression/Trauer auch innerhalb des therapeutischen Prozesses so groß werden können, dass es sinnvoll oder zwingend geboten ist, solche schmerzhaften Erkenntnisse und Erfahrungen behutsam zu händeln – mitunter ist es sinnvoll, das solche Gefühle und die sie auslösenden Erinnerungen zeitweilig noch abgewehrt werden und vorläufig nicht in voller Tragweite ins Bewusstsein kommen.

Abgesehen von den altersspezifischen Vorgehensweisen (zum Beispiel Spieltherapie versus Gesprächstherapie) gibt es zum einen kognitiv-behaviorale Therapieansätze, zum anderen tiefenpsychologisch bzw. psychodynamisch orientierte Ansätze. Vor allem den kognitiv-behavioralen Ansätzen wird häufig der Vorzug gegeben, da sie mitunter durch Training sozialer Kompetenzen und anderes rasch verhaltenswirksam werden und im Hier und Jetzt Erleichterung sowie Ansätze zur Weiterentwicklung bieten. Psychologisch orientierte Behandlungsmethoden alleine können problematisch werden, wenn sie keine Konsequenzen für die Umsetzung in konkrete Verhaltensweisen aufzeigen. Auf der anderen Seite haben sie natürlich ihre Berechtigung, wenn es darum geht, sich mit emotionalen Erlebnissen einer durch Gewalt oder Missbrauch geprägten Vergangenheit auseinander zu setzen, wenn dies in emotionalen Krisen indiziert und möglich ist. Grundsätzlich sollte eine Therapie nicht den Anspruch erheben, alle anstehenden Probleme lösen zu wollen. Mit Kind oder Jugendlichen sollte zusammen überlegt werden, welche Themen momentan die wichtigsten und – hinsichtlich einer Veränderung – die Erfolg versprechendsten sind. Gerade erste Erfolge wirken sich häufig sehr motivierend aus, wenn es darum geht, eine Therapie fortzusetzen.

Bei der Bearbeitung von Traumata spielte in den letzten Jahren die „eye-movement-desensitation and reprocessing“ (EMDR) eine zunehmende Rolle. Bei diesem Verfahren werden die Klienten dazu gebracht, sich auf die schwierigsten Aspekte einer belastenden Erinnerung zu konzentrieren und gleichzeitig die Augen hin und her zu bewegen, wobei den Bewegungen des Therapeuten mit einer Hand gefolgt wird. Es wird angenommen, dass hierdurch eine synchrone Arbeitsweise beider Hirnhälften bewirkt wird. Einerseits erweist sich dieses Vorgehen bei einer Reihe von Klienten in der Praxis als hilfreich, andererseits muss darauf hingewiesen werden, dass es bisher noch keine empirisch gesicherten Erkenntnisse zu diesem umstrittenen Verfahren gibt.

Eine pharmakotherapeutische Behandlung nach Gewalt- oder Missbrauchserfahrung ist in der Regel nicht indiziert. Im Einzelfall kann allerdings eine vorübergehende anxiolytische Behandlung von Angst- und Erregungszuständen (nicht länger als 14 Tage, da Beruhigungsmittel die große Gefahr der Sucht beinhalten) sinnvoll sein. Mittelgradige oder schwerere Depressionen können unter anderem auch eine Behandlung mit Antidepressiva, beispielsweise selektiv wirkenden Serotoninwiederaufnahmehemmer, behandelt werden, deren Wirkung im Kindes- und Jugendalter allerdings unterschiedlich und zum Teil umstritten ist.

Psychotherapie nach sexuellem Missbrauch

Schließlich soll noch auf einige Besonderheiten der Psychotherapie von Kindern und Jugendlichen nach sexuellen Missbrauchserfahrungen eingegangen werden. Während ein einmaliger sexueller Missbrauch durch familienexterne Fremde manchmal schon nach relativ kurzer Therapie verarbeitet werden kann, bedarf der chronische sexuelle Missbrauch im Familienkontext meist einer langfristigen Einzel-, später Gruppenpsychotherapie (bei Kindern oft Spieltherapie). Daneben müssen natürlich die familiären Strukturen eindeutig nachhaltig geändert werden, soll eine spätere Familienzusammenführung ermöglicht werden.

Die zentralen Themenbereiche einer Psychotherapie bestehen unter anderem darin, Emotionen hinsichtlich des Missbrauchserlebnisses ausdrücken zu können – also Ärger, Angst, Niedergeschlagenheit oder Ambivalenz zwischen Zuneigung und Ablehnung äußern zu dürfen. Weiter geht es darum, Missverständnisse, fälschliche Schuldgefühle, Selbstvorwürfe usw. zu bearbeiten. Den Kindern und Jugendlichen soll deutlich werden, Herr ihres eigenen Körpers zu sein und Übergriffe eindeutig abzulehnen. Schließlich wird es darum gehen, Isolations- und Stigmatisierungsgefühle, so vorhanden, zu überwinden. Bei einer solchen Aufarbeitung sollten allerdings Abwehrtendenzen respektiert werden, da sie möglicherweise, zumindest temporär und in bestimmten Entwicklungsphasen, wie zu Beginn der Pubertät, zur Stabilisierung der eigenen Persönlichkeit nötig sein können. Es geht also nicht um eine „Aufarbeitung um jeden Preis", sondern um ein problemspezifisches, individuell angemessenes und dem jeweiligen, insbesondere emotionalen Entwicklungsstand entsprechendes Vorgehen, das den Betroffenen eine adäquate emotionale und soziale Weiterentwicklung ermöglicht. Auch bei der Therapie des sexuellen Missbrauchs kommen einerseits kognitiv-behaviorale Aspekte, die den Umgang mit erlebten Emotionen, der Erweiterung sozialer Fähigkeiten und konkreten Handlungsschritten beinhalten, zum Tragen. Zum anderen können psychodynamische und tiefenpsychologische Verfahren dazu beitragen, die belastenden Erlebnisse in der eigenen Biografie zu bewältigen. Sowohl in der Einzel- als auch in der Gruppentherapie geht es sodann um den Aufbau von Selbstwertgefühl, die Verbesserung von Problemlösungsfähigkeiten sowie der Förderung der Kommunikationsfähigkeit, vor allem wenn es darum geht, eigene emotionale Bedürfnisse zu äußern und Grenzüberschreitungen durch andere abzuwehren. Wichtige konkrete Themen können der Ausdruck von Gefühlen, Suche nach individuellen Stärken, die Fähigkeit, Grenzen zu erkennen und sie durchzusetzen oder das Erlernen von Selbstsicherheit sein. Auch eine altersadäquate Sexualaufklärung sowie die Thematisierung des „Rechts am eigenen Körper" können Themen im therapeutischen Setting sein.

Beenden der Therapie

Ihr (zumindest vorläufiges Ende) findet die Psychotherapie, wenn Kinder und Jugendliche äußern, dass es ihnen nun besser gehe, wenn sie wieder Anschluss an alterstypische Aktivitäten und Gruppen haben, wenn sich Fortschritte in ihrer emotionalen, kognitiven, sozialen und kommunikativen Entwicklung zeigen, wenn sie neben alterspezifischen Sorgen und Ängsten zunehmend auch wieder Freude, insbesondere an ihrer Körperlichkeit, aber auch an anderen Leistungen, Spiel, Hobbys, Sozialkontakten empfinden und sie angeben, auf weitere Gespräche (zumindest zunächst) verzichten zu wollen. Dies schließt nicht aus, dass zu einem späteren Entwicklungszeitpunkt eventuell im Rahmen einer weiterführenden Therapie andere, bisher noch nicht behandelte Themen aufgegriffen werden können.

2.7 Psychodynamik und Psychosomatik

Es gibt keine „typischen" Misshandlungs- oder Missbrauchs-Folgesyndrome in dem Sinne, als dass es unausweichlich zu eindeutigen und gewalterfahrungs- bzw. missbrauchsbedingten seelischen Störungen kommt. Wie sehr sich das Trauma einer Gewalterfahrung oder eines sexuellen Missbrauchs auswirkt, hängt von unterschiedlichen Einflussgrößen ab: von der Entwicklungsstufe und dem Alter zum Zeitpunkt der Schädigung, der Dauer der Schädigung (einmaliges Trauma oder konstant über längere Zeit sich hinziehende Vernachlässigung, Gewalterfahrung oder Missbrauch), der familiären Unterstützung oder deren Fehlen, ganz allgemein dem sozialen Kontext und einer Reihe anderer Schutzfaktoren bzw. deren Fehlen.

Dennoch gibt es einige zu beobachtende seelische Gefahren, auf die im Folgenden eingegangen werden soll.

Bindungsstörungen

Bei chronischer Kindesmisshandlung kann es zu Beziehungsstörungen kommen, wobei die betroffenen Kinder entweder Misstrauen und Zurückhaltung oder distanzlose Anhänglichkeit zeigen. Letztlich ist in beiden Reaktionsformen das Eingehen einer tiefen und verlässlichen Beziehung gestört, was mit den bisherigen, enttäuschenden Beziehungserfahrungen zusammenhängt. Im Extrem spricht man von Bindungsstörungen des Kindesalters mit Enthemmung. So kommt es zum Beispiel zu nicht selektierendem diffusen Bindungsverhalten, bei dem Kinder ein allgemeines Anklammerungsverhalten und ein Aufmerksamkeit suchendes Verhalten zeigen.

Während einmalige Gewaltanwendungen nicht zwangsläufig zu seelischer Schädigung führen, können sich dauerhafte und chronische Gewalterfahrungen, permanente körperliche oder seelische Kindesmisshandlung sowie häufig damit verbundene Vernachlässigung dramatisch auf die kindliche Entwicklung auswirken – wobei darauf hinzuweisen ist, dass häufig Kindesmisshandlung und -vernachlässigung Hand in Hand gehen. Auf biologischer Ebene kann es beispielsweise infolge jahrelangen Misshandelns zu einer Veränderung limbischer Strukturen (in denen der Gefühlshaushalt reguliert wird) kommen – insbesondere Veränderungen am Hippocampus wurden mit Hilfe bildgebender Verfahren beobachtet. Hinzu kommt eine Veränderung der hormonellen Stressbearbeitung mit vermehrter Cortisolausschüttung, die häufig Zeichen von Erschöpfung, Resignation und depressiver Verarbeitungsbereitschaft ist (nachdem im akuten Stress die Adrenalin- und Noradrenalinausschüttung im Vordergrund gestanden hat).

Damit gehen häufig negative Gefühle einher: Erregbarkeit bei Belastungen, Furcht und mitunter auch Feindseligkeit. Dabei wirken manche Kinder wenig aufgeschlossen gegenüber neuen sozialen Situationen, zeigen eine gedrückte Stimmung mit trauriger Mimik, Rückzug und lustlosem Spielverhalten, neigen zu emotionaler Labilität mit Gefühlsschwankungen sowie mitunter zu einem von Wut geprägtem Gefühlszustand und häufigen Wutausbrüchen. Ihre Bindungsmuster sind häufig unorganisiert und durch Furcht und Desorientierung sowie Schwankung zwischen Annäherung und Abwendung gekennzeichnet. Auch das Selbstkonzept kann Schaden leiden – die Kinder zeigen mitunter ein geringes Selbstwertgefühl und eine geringe Selbstkompetenz. Das Spielverhalten kann verarmen und insbesondere das soziale Spiel beeinträchtigt sein. Dies wirkt sich wiederum negativ auf die soziale Bindung und den Kontakt zu Gleichaltrigen aus.

Im weiteren Verlauf der Entwicklung können als Folge nicht verarbeiteter chronischer Gewalterfahrung in der Adoleszenz stärkere Pubertätskrisen auftreten (Kap. 3). Vor allem soziale Anpassungsstörungen, Suizidalität, Depression aber auch selbstverletzendes Verhalten sind hier zu nennen. Ein (geringerer!) Teil ehemals misshandelter Kinder kann Gewalt tradieren und an die nächste Generation weiter geben.

Unterschiedliche Folgen sexuellen Missbrauchs

Auch zum sexuellen Missbrauch ist zu sagen, dass es kein „typisches Missbrauchssyndrom" gibt. Ob sexueller Missbrauch zu psychischen Auffälligkeiten oder weitergehenden Störungen führt, hängt von einer Reihe von Faktoren ab. So liegt das Risiko für spätere Auffälligkeiten besonders hoch, wenn der sexuelle Missbrauch vor dem 10. Lebensjahr des Kindes begonnen hat. Auch die Häufigkeit des Missbrauchs, die emotionale und verwandtschaftliche Nähe des Täters (die sich als besonders erschwerend auswirkt), die Frage nach emotionaler und körperlicher Gewaltanwendung, der familiäre Rückhalt nach Aufdecken des sexuellen Missbrauchs bzw. das Fehlen desselben sowie weitere psychosoziale protektive bzw. belastende Umstände haben starken Einfluss auf die späteren Folgen. Dies führt dazu, dass es keine spezifischen seelischen Störungen oder Erkrankungen gibt, die obligat nach einem sexuellen Missbrauch auftreten. Andererseits kann es keinen Zweifel daran geben, dass das Trauma eines sexuellen Missbrauchs mit einem deutlich erhöhten Risiko verschiedenster psychischer Folgen einhergeht – auch wenn sie im Einzelfall nicht spezifisch sind. Dies gilt insbesondere für den intrafamiliären sexuellen Missbrauch, der in der Regel kein einmaliges Geschehen ist, sondern über lange Zeit, mitunter Jahre, besteht und zudem häufig eine Tendenz zu fortschreitendem Loyalitätsmissbrauch und Geheimhaltung aufweist. Die Opfer werden durch subtile oder offene Drohung davon abgehalten, sich anderen zu offenbaren. Nicht selten werden die Kinder sozial isoliert. Kindliche oder pubertäre Schuldgefühle werden geweckt und instrumentalisiert (wobei die alleinige Verantwortung eindeutig beim Täter, nicht beim Opfer liegt – aber gerade das wird oft verzerrt). Die betroffenen Kinder bzw. Jugendlichen können ihre Situation als ausweglos erleben, was zu tiefer

Resignation und Verzweiflung führen kann. Schuldgefühle, ein geringes Selbstwertgefühl und die Erfahrung, sich nicht in ausreichendem Maße selbst behaupten und schützen zu können, können sowohl zu einer übermäßigen Anpassung als auch zu aggressiven oder dissozialen Verhaltensweisen führen. Die in der Kindheit und Jugend erfahrene soziale Isolation kann sich nachhaltig auf das spätere Sozialverhalten auswirken.

Paradoxerweise zeigen Kinder gerade in der Phase des akuten sexuellen Missbrauchs oft wenig bis keine Symptome, was mitunter daran liegt, dass sie die Tragweite des Geschehens möglicherweise noch nicht ganz erfassen. Mitunter kommt mit der Erkenntnis des ihnen angetanen Verbrechens erst später die krisenhafte Verarbeitung dieses Geschehens.

Grundsätzlich lassen sich kurzfristige von langfristigen Folgen sexuellen Missbrauchs unterscheiden. Zu den kurzfristigen Folgen gehören körperliche Verletzungen, Schmerzen, Enttäuschung, Misstrauen, Resignation, Depression, Selbstwerterschütterung sowie Gefühle der Ohnmacht und des Ausgeliefertseins, Leistungsversagen in der Schule, sozialer Rückzug oder Suizidalität. Mittelfristig und langfristig treten vor allem drei mögliche Schädigungen auf: Zum einen kann es langfristig zu Beeinträchtigung der sexuellen Zufriedenheit sowie zu Partnerschaftsstörungen kommen. Da die ersten Erfahrungen mit Sexualität äußerst negativ und dem Selbstwertgefühl abträglich sind, fällt es auch später schwer, darauf zu vertrauen, dass lustvolle Sexualität gekoppelt mit gegenseitigem Respekt und Liebe möglich ist. Zum zweiten kann es zu Störungen der Identitätsentwicklung kommen. Vor allem die emotional mitunter notwendige Abspaltung von Gefühlen, die sonst unerträglich wären (Schmerz, Angst, Ohnmacht usw.) erschweren den emotionalen Zugang zur eigenen Identität. Schuld- und Schamgefühle (völlig unberechtigt, da nicht die Opfer Verantwortung tragen – dennoch häufig anzutreffen) können zu schweren Störungen des Selbstwertgefühls und der eigenen Identität führen. Schließlich kann es zu psychischen Störungen und Erkrankungen kommen, wobei hier vor allem depressive Verstimmungen, Appetit- und Schlafstörungen, Suizidalität, Leistungsstörungen, soziale Anpassungsstörungen oder auch Alkoholismus oder andere Formen der Sucht zu nennen sind. Auch Menschen in der Prostitution berichten mitunter über sexuellen Missbrauch in ihrer Kindheit oder Jugend.

2.8 Krisen und Krisenintervention

Vernachlässigung, Kindesmisshandlung und sexueller Missbrauch bedrohen und schädigen in erheblichem Maße die betroffenen Kinder und fügen ihnen schweres Unrecht zu. Insofern ist es wichtig, solche Sachverhalte frühzeitig und eindeutig zu ermitteln, zu ändern und die Kinder vor weiteren Gewalttaten zu schützen, sowie gegebenenfalls weitere Behandlungsmaßnamen einzuleiten.

So abstoßend oft die den Kindern gegenüber verübten Gewalttaten sind, so ist es doch sinnvoll, sich ein möglichst tragfähiges und objektives Bild von der Gesamtsituation zu schaffen, so dass hektische Betriebsamkeit und vorschnelle Interventionen fehl am Platze sind. Vielmehr kommt es oft darauf an, eine vertrauensvolle Beziehung zum Opfer zu bekommen – das häufig genug in Loyalitätskonflikte verstrickt ist. Auch gilt es zu beachten, dass die beispielsweise misshandelnden oder vernachlässigenden Eltern aus ihrer Sicht in Stress- und Notsituationen gehandelt haben, so dass es hilfreich sein kann, auch zu ihnen eine vertrauensvolle Beziehung aufzubauen. Respekt vor der Situation der Eltern ist allerdings nicht gleich zu setzen mit Verständnis oder gar Billigung ihrer gewalttätigen Handlungen. Weder sollte den Eltern falsche Versprechen gegeben werden, was beispielsweise die teilweise notwendige Kontrollfunktion von Jugendamtsmitarbeitern sowie eventuelle eingreifende Maßnahmen, sollte das Kindeswohl gefährdet sein, angeht, noch sollte den Kindern „das Wahren eines Geheimnisses" versprochen werden, wenn dies aus Sorge um das Kindeswohl nicht gehalten werden kann. Andererseits kann und sollte Eltern wie Kinder in ihrer schwierigen Situation Respekt entgegen gebracht werden. Dem Recht und der Pflicht der Eltern, ihre Kinder zu fördern und zu erziehen, misst das Grundgesetz sowie das KJHG große Bedeutung bei. Maßnahmen, die dieses Recht einschränken, müssen durch eine nicht anders zu beeinflussende Notfallsituation gerechtfertigt sein.

Clearing

Auf der anderen Seite gibt es aber jene sich krisenhaften zuspitzenden Notfallsituationen, die ein unmittelbares Handeln erfordern. Solche Situationen zu erkennen und hier zielgerichtet zu handeln ist eine der vordringlichsten und verantwortungsvollsten Aufgaben der Sozialpädagogen im Setting des Jugendamtes. Die Frage, ob eine Gefährdung vorliegt, ist also eine vordringlich zu beantwortende. Sie setzt eine hohes Verantwortungsgefühl, großes zeitliches und fachliches Engagement sowie eine gute theoretische wie praktische Ausbildung und multidisziplinär verankertes Handeln voraus. Bereits bei der Meldung eines Verdachts auf Kindesmisshandlung sollte man sich also fragen, ob es Hinweise auf eine akute Selbst- oder Fremdgefährdung bzw. eine hilflose und unversorgte Person gibt, ob Hinweise auf akute, massive körperliche oder sexuelle Gewalt vorliegen und ob es sich um eine Krise handelt, die sofort aufgegriffen werden muss. In einem sogenannten Clearing-Prozess muss sofort geprüft werden, ob und wie akut gefährdend die Situation ist. Hierzu wird die Familiensituation begutachtet. Die Sozialpädagogin/der Sozialarbeiter muss sich an Ort und Stelle von der Situation überzeugen, insbesondere auch die betroffenen Kinder alleine, also in vorübergehender Abwesenheit der Eltern, befragen und die Situation beurteilen. Es wird eine Gefährdungsstufe festgestellt, die zu unterschiedlichen Ergebnissen führt. In einer Gefährdungsstufe 1 (Prozessstandard 1) liegt eine unzureichende Förderung des Kindes vor. Die verantwortliche Fachkraft, beispielsweise ein Sozialpädagoge, trägt die Verantwortung für die konkrete Begleitung. Verbindlich muss dafür gesorgt werden, dass die Familie ein Beratungsangebot erhält, dessen Annahme in dieser Stufe zunächst freiwillig ist. Bei der Gefährdungsstufe 2 handelt es sich um eine langfristige physisch oder psychisch schädigende Lebenssituation. Hier erscheint die Gefährdung so hoch, dass unter Einschaltung des Vorgesetzten bzw. des Teams des die Familie begleitenden Pädagogen ein Hilfeplan mit und für die Familien entwickelt werden muss. Ist diese nicht zur Zusammenarbeit bereit und besteht weiterhin eine Gefährdung, ist das Familiengericht einzuschalten. Die Gefährdungsstufe 3 erfasst eine akut schädigende Situation, in der eine Krisenintervention erforderlich ist, da sofortiger Handlungsbedarf besteht. Wenn nicht anders abwendbar, ist der Gefahr durch Inobhutnahme oder durch Unterbringung des Kindes zu begegnen. Auch in dieser Stufe soll der die Familie begleitende Pädagoge oder Sozialarbeiter seinen Vorgesetzten informieren und fachlich weitergehende Hilfen in Anspruch nehmen.

Akute Gefährdung

Welches aber sind Faktoren, die eine akute Gefährdung des Kindes oder Jugendlichen befürchten lassen? Der Pflege- und Ernährungszustand kann so desolat sein, dass eine unmittelbare Gefährdung vorliegt, beispielsweise wenn Kinder nicht ausreichend zu essen oder zu trinken bekommen. Insbesondere die Dehydratation (Entwässerung), die häufig durch Flüssigkeitsmangel, Schweiß- und Speichellosigkeit, eingefallene Augen, zunehmende Apathie und bei Säuglingen durch eine eingesunkene Fontanelle gekennzeichnet ist, bedarf der unmittelbaren intensivmedizinischen Behandlung, weil sie sonst innerhalb von Stunden zu irreparablen Schäden oder zum Tod führen kann. Aber auch deutliche Anzeichen von Fehl- und Unterernährung sind als klinischer Notfall einzustufen.

Der Verdacht auf akute Traumen, insbesondere Knochenbrüche, bedarf ebenfalls der sofortigen medizinischen Hilfe. Vor allem gilt dies für das sogenannte Schütteltrauma, das oben bereits erläutert wurde: Ein im Kontext einer möglichen Gewaltanwendung zunehmend apathisch werdendes Kind, ein Kind das Kopfschmerzen hat, erbricht oder die typischen Griffmarken aufweist, muss sofort einem Arzt vorgestellt werden. Analoges gilt für alle Verletzungen, die den Kopf betreffen, auch wenn sie als Unfälle deklariert werden („Sturz von der Wickelkommode").

Jeder Hinweis auf eine akute Misshandlung ist letztlich als Notfall und Krisensituation anzusehen. Aber auch extreme psychische Belastungen, die sich in Stress, schwerer Aggressionsbereitschaft, oder erheblicher Ängstlichkeit auf Seiten des Kindes zeigt, trägt die Kennzeichen der Krise in sich. Mitunter lassen sich drohende Gewaltsituationen nur durch eine vorübergehende Trennung der Betroffenen deeskalieren. Suizidalität eines Kindes oder Jugendlichen, die im Übrigen nicht immer einfach zu erkennen ist, ist ebenfalls als Krisenindikator anzusehen. Jede suizidale Äußerung muss ernst genommen werden. Gehen Jugendliche von sich aus auf Jugendamtsmitarbeiter zu und bitten um Inobhutnahme, ist dem sofort Folge zu leisten. Das heißt, das Bedürfnis des Jugendlichen nach Schutz und in diesem Fall nach Trennung von den Eltern ist vorrangig. Allerdings sind die Eltern umgehend von der Inobhutnahme zu informieren. Stimmen sie dieser nicht zu und lassen sich auch auf keine die Situation klärende und entschärfende Beratungs- und Gesprächsangebote ein, muss sofort das Familiengericht eingeschaltet werden. Hierzu wird gleich noch weiteres zu sagen sein.

Krisenintervention bei sexuellem Missbrauch

So dringend die Intervention bei akuter Lebensbedrohung und bei Kindesmisshandlung ist – beim sexuellen Missbrauch, bei dem selbstverständlich auch eine akute Krisenintervention indiziert sein kann, ist meist eine genauere Planung mittelfristig wirksamer Maßnahmen indizierter. Pädagogen, die von einem sexuellen Missbrauch erfahren, stehen in der Verantwortung, zu einer Beendigung dieses kriminellen und Entwicklung zerstörenden Verhaltens beizutragen.

Dies bedeutet nicht unbedingt, dass man die schnellstmögliche Lösung herbeiführen und in hektischer Betriebsamkeit verfallen sollte. Viel wichtiger ist es, ein tragfähiges und interdisziplinäres Setting zu schaffen, in der der sexuelle Missbrauch besprochen und die notwendigen Interventionen durchgeführt werden können. So muss herausgefunden werden, welche psychotherapeutischen Hilfen für das betroffene Kind oder den Jugendlichen zur Verfügung stehen, wer gegebenenfalls Rechtsberatung leisten kann, welche Gynäkologin zu Rate gezogen werden kann und vieles mehr. In der erst dann stattfindenden Intervention gilt es den sexuellen Missbrauch unmissverständlich aufzudecken. In der Regel versuchen Täter zunächst zu leugnen. Gelingt dies nicht mehr, wird die Häufigkeit oder die Art des sexuellen Missbrauchs heruntergespielt. Schließlich wird möglicherweise versucht, den Therapeuten oder Berater „auf die Seite des Täters zu ziehen“, indem um Empathie geworben wird. Selbst wenn biografische Gründe für ihr Verhalten mitverantwortlich sind, ist dies keine Entschuldigung für ihre Straftat. Sie tragen die volle und alleinige Verantwortung für den sexuellen Missbrauch, dies muss allen Familienmitgliedern unmissverständlich und deutlich gemacht werden. Häufig wird es nach einer solchen Krisenintervention vorübergehend zu einer Trennung vom missbrauchten Kind und Mutter einerseits und dem Täter andererseits kommen. Erst wenn die familiären Strukturen und Offenheit der Kommunikation gewährleisten, dass definitiv jede weitere Form von sexuellem Missbrauch ausgeschlossen ist, kann möglicherweise eine Familienrekonstruktion erfolgen.

Nicht nur bei sexuellem Missbrauch, sondern auch bei anderen Fällen von Kindesmisshandlung und -vernachlässigung sind auch in der Krisensituation Ruhe und Zeit von Wichtigkeit: Schuldvorwürfe sollten möglichst ebenso wie aggressive Konfrontationen und Vorhaltungen an die Eltern vermieden werden, die Gesprächsführung sollte sich vor allem an Schutz und Sicherheit des Kindes orientieren.

Alle Handlungsschritte im Rahmen einer Krise sind, spätestens in der darauf folgenden Phase, genau zu dokumentieren, da es später oft genug zu rechtlich relevanten Rückfragen kommt. Insgesamt sollten nur vertretbare Risiken eingegangen werden. Wenn die Gesamtsituation unklar ist oder/und massive psychische oder körperliche Belastungen bestehen, ist es oft notwendig, vorübergehend das System zu entlasten, indem die Kinder bzw. Jugendlichen temporär von ihren Eltern getrennt werden. Hierbei geht es um Sicherheit und Schutz für die Kinder, was diesen und ihren Eltern auch deutlich gemacht werden sollte.

Interventionen zum Schutz des Kindes

Alles in allem sollte man sich klar machen, dass es bei der Krisenintervention um primäre Kinderschutzintervention geht. Sie bringen also das Kind vorübergehend vor schädigenden Einflüssen der Familie in Schutz – und schützen damit auch die Eltern vor weiterer Eskalation. Man beachte, dass dies bei Eltern Schuldgefühle, aber auch Aggressionen hervorrufen kann, bei den Kindern ebenso. Oft haben diese das Gefühl, selbst an der „Herausnahme aus der Familie“ sowie an dem „Zerbrechen der Familie“ Schuld zu sein, was in Gesprächen und therapeutischen Maßnahmen aufgegriffen werden muss. Die therapeutische Intervention, die nicht immer identisch ist mit der des Kinderschutzes, umfasst also andere Maßnahmen und findet vor allem in mittel- und langfristigen therapeutischen Settings statt, auf die in Kapitel 2.6 bereits eingegangen wurde. Die Strafintervention schließlich ist eine ebenfalls wichtige Dimension, sollte aber – zumindest in der Krisensituation – nicht im Vordergrund stehen. Insgesamt steht die Krisenintervention im Zusammenhang mit mittel- und langfristigen Maßnahmen zum Schutz des Kindes und wenn möglich zur Normalisierung der familiären Situation. Dies sollte auch Eltern und Kindern deutlich gemacht werden. So notwendig möglicherweise im Einzelfall eine, zumindest vorübergehende, Trennung von Eltern und Kind sein kann, so wichtig ist es aber doch, weitere Perspektiven aufzuzeigen, die eine Verbesserung der Situation und eine Veränderung eingeschliffener Verhaltensmuster ermöglichen. Mittelfristig geht es also um eine interdisziplinäre Zusammenarbeit von Ärzten, Psychologen, Sozialpädagogen, Lehrern und eben auch den Eltern, zu einer Stärkung ihrer Erziehungskompetenz, einer Veränderung ihrer belastenden Situation, bei gleichzeitiger Eindeutigkeit, dass weitere Gewalttaten gegenüber den Kindern nicht hinzunehmen sind. Sozialpädagogen stehen hier in der schwierigen Situation, einerseits helfen zu wollen, andererseits kontrollieren zu müssen, dass den Kindern keine weitere Gefahr droht.

Ambivalenz von Hilfe und Kontrolle

Dies alles ist in der Krisensituation mitunter nur schwer zu vermitteln, doch sollte diese Intention (Akzeptanz der Eltern und ihre Bemühungen, Nichtakzeptanz der Gefährdung des Kindes) immer wieder deutlich werden. Anzustreben ist eine Situation, in der die Eltern Hilfen der Jugendamtsmitarbeiter annehmen und mit Sozialpädagogen und Kindern gemeinsam die nächsten Schritte zur Deeskalation und Situationsverbesserung planen – wobei gegebenenfalls auch eine freiwillige vorübergehende Trennung von Eltern und Kinder indiziert sein kann. Darüber hinaus geht es aber auch um weitere entlastende Faktoren, wie sie in Kapitel 2.10 noch näher erläutert werden. Mitunter aber sind Eltern in Krisensituationen nicht zur Kooperation fähig, es kommt zur offenen Konfrontation, die Eltern leugnen den Misshandlungsverdacht, sie gehen keine Koalitions- und Zusammenarbeitsangebote ein oder es kommt sogar zu massiven Gegenvorwürfen der Eltern. Besteht weitere Gefahr, und sind die Eltern nicht bereit und in der Lage, bei der Abschätzung des Gefährdungsrisikos mitzuwirken, ist die Anrufung des Familiengerichts gemäß § 8a Abs. 2 SGB XIII indiziert.

Gefährdungsschwelle

Die sogenannte „Gefährdungsschwelle“ wurde abgesenkt, das heißt, bereits gewichtige Ansatzpunkte einer Kindeswohlgefährdung indizieren bereits eine solche Maßnahme – nicht erst der Nachweis einer bereits erfolgten Kindeswohlgefährdung. Nach §1666 BGB sind Eingriffe in das verfassungsrechtlich geschützte Recht der Eltern zulässig, wenn eine körperliche, seelische oder geistige Gefährdung des Kindes oder Jugendlichen eingetreten ist oder erkennbar unmittelbar bevorsteht und die Eltern aktiv hieran beteiligt sind, oder wenn bei ihnen mögliche andere Hilfen versagen und die Interventionsmaßnahmen nicht angemessen sind. Den Eltern können Teile des Sorgerechts, zum Beispiel das Aufenthaltsbestimmungsrecht, vorübergehend aberkannt werden, sie können auch gegen ihren Willen dazu veranlasst werden, das Kind in eine Klinik zu bringen, oder das Sorgerecht kann ihnen ganz aberkannt werden. Da der Gesetzgeber das grundgesetzlich verankerte Elternrecht sehr ernst nimmt, sind solche Einschränkungen der elterlichen Sorge nur statthaft, wenn eine Gefährdung des Kindeswohls sehr wahrscheinlich ist und anders nicht abgewendet werden kann.

Bestandsaufnahme und Dokumentation

Dies muss genau dokumentiert und benannt werden. Insbesondere müssen Sozialarbeiter Form, Ausmaß und Häufigkeit der Misshandlung angeben, Anlass und Auswirkung der gewaltsamen Handlung auf das Kind benennen und Hinweise über das Verhalten der Eltern, die Prognose hinsichtlich der weiteren Entwicklung der Situation, persönliche familiäre und außerfamiliäre Ressourcen sowie bisherige Hilfen und Maßnahmen sowie deren Grenzen angeben. Neben den Sachverhalten und Fakten soll dem Gericht auch nachvollziehbar dargelegt werden, wie die Familie in die aktuelle Krise kam (Stichwort: Überforderung), vor welchem lebensgeschichtlichen Hintergrund dies geschah (beispielsweise Überforderung oder Depressivität der Eltern), welche strukturellen Belastungen (Arbeitslosigkeit, Verschuldung, Wohnsituation etc.) oder familienstrukturellen Probleme (beispielsweise konflikthafte Rollenbeziehungen) eine Rolle spielen und auf welche Schwierigkeiten von Seiten des Kindes eingegangen werden muss. Ebenso ist auf eventuelle Folgen und Auswirkungen der gefährdenden Situation auf das Kind einzugehen, beispielsweise auf schon eingetretene oder zu erwartende Entwicklungsstörungen, psychische Störungen oder körperliche Verletzungen, einen schlechten Gesundheitszustand und anderes. Außerdem muss dargelegt werden, inwieweit eine Herausnahme aus der Familie die einzig sinnvolle, weil Gefahr reduzierende, Maßnahme darstellt. Unabhängig davon, ob die (vorübergehende oder mittelfristig bis längerfristige) Trennung einvernehmlich mit den Eltern oder unter Inanspruchnahme familiengerichtlicher Entscheidung stattfindet, gilt es noch kurz, die möglichen Maßnahmen zumindest aufzulisten:

Außerfamiliäre (stationäre) Hilfen

Zum einen kommt eine Unterbringung des Kindes in eine Kinderklinik infrage, beispielsweise zur diagnostischen Abklärung medizinischer oder psychologischer Fragestellungen sowie zur akutmedizinischen Behandlung. Andererseits kann auch eine ambulante Vorstellung in einer Kinderklinik oder einem Kinderhort mit anschließender verbindlicher Absprache über das weitere Procedere zwischen Eltern und Jugendlichen erwogen werden. Auch die ambulante sowie stationäre Behandlung in einer kinder- und jugendpsychiatrischen Klinik kann indiziert sein, wenn weniger somatische, als vielmehr psychische bzw. psychiatrische Störungen im Vordergrund stehen. Darüber hinaus kann ein gefährdetes Kind oder ein gefährdeter Jugendlicher auch vorübergehend in einer Schutzstelle (sogenannte Inobhutnahmeeinrichtung) untergebracht werden. Für die Betreuung von Säuglingen und Kleinkindern gibt es darüber hinaus qualifizierte Bereitschaftspflegefamilien oder entsprechende altersspezifische Einrichtungen in Kleinstheimen. Außerdem kann ein zu schützender Elternteil (oft die Mutter) mit dem Kind Aufnahme finden, nicht nur in Krankenhäusern, sondern beispielsweise auch in einem Frauenhaus oder in einer Mutter-Kind-Einrichtung. Ambulante Kriseninterventionszentren, beispielsweise in Trägerschaft des Kinderschutzbundes, sind ebenfalls geeignet, für eine kurzfristige Krisenintervention sowie ein mittelfristiges engmaschiges Betreuungs- und Kontrollnetz durch verbindlich damit beauftragte Personen (Sozialpädagogen, Säuglingsschwestern etc.) zu sorgen.

2.9 Beratung und Psychoedukation

In diesem Teilkapitel soll spezieller auf Beratungs- und Förderangebote eingegangen werden, die im weitesten Sinne eine Prävention zur Aufgabe haben.

Primär- und Sekundärprävention

Hierbei muss man zwischen Primär- und Sekundärprävention unterscheiden. Primärprävention beinhaltet Aufklärung und andere Maßnahmen, die ganz generell bei allen Eltern und übrigen Erziehern sowie den ihnen anvertrauten Kindern und Jugendlichen Einsichten und Kompetenzen vermitteln wollen, die das Auftreten von Gewaltanwendung, Grenzüberschreitungen und Kindeswohlschädigung mindern bzw. verhindern soll. Entsprechende Programme und Bildungsangebote wenden sich also grundsätzlich an eine breite Öffentlichkeit oder eine allgemeine Zielgruppe (beispielsweise grundsätzlich an alle werdenden Eltern im „Geburtsvorbereitungskurs" oder Teilnehmer einer „Familienbildungsmaßnahme"). Darüber hinaus gibt es Programme und Beratungsangebote, die sich speziell an „Risikogruppen" wenden, also entweder an Eltern, die Gefahr laufen, in der Erziehung ihrer Kinder Gewalt anzuwenden oder wesentliche Bedürfnisse ihrer Kinder nicht zu beachten, oder gar an „potentielle Täter" eines sexuellen Missbrauchs. Darüber hinaus gibt es spezielle Angebote für Kinder und Jugendliche, die Opfer von Gewaltanwendung und insbesondere sexuellen Missbrauch geworden sind. Solche Angebote entweder beratenden und/oder therapeutischen Inhalts gehören zur Sekundärprävention, also der Prävention weiterer und zusätzlich schädigender Einflüsse.

Eine gute Übersicht über im weitesten Sinne präventive Angebote bietet Manfred Cierpka (2009) in seiner Übersichtsarbeit „Ansätze zur Prävention der Langzeitfolgen früher Stresserfahrungen". Hierbei unterscheidet er personenzentrierte Präventionsansätze, also solche, die sich entweder an Kinder und Jugendliche wenden, von solchen, die eine familienzentrierte Prävention zum Ziel haben. Schließlich geht er auf ökologische Interventionen ein. Auf einige dieser Programme soll in gebotener Kürze eingegangen werden.

„Wie wird das zu Dritt wohl alles werden" ist der Titel eines Programms, das aus einem Handbuch für Hebammen, einem Anleitungsheft und Videobeispielen besteht und das Ziel hat, Paare auf ihre Elternschaft vorzubereiten, sie für Signale des Säuglings zu sensibilisieren und die Eltern-Kind-Beziehung zu fördern. Neben entwicklungspsychologischem Wissen werden auch Eltern-Kind-Kommunikation und Partnerschaftsentwicklung thematisiert. Nicht nur Hebammen, sondern auch Kinderkrankenschwestern, Sozialpädagogen oder Erzieherinnen können in einem entsprechenden Setting einen solchen Kurs (gegebenenfalls auch interdisziplinär) anbieten.

Das Programm „STEEP" wendet sich an Eltern (insbesondere, aber keineswegs nur an Mütter) von Kindern im Säuglings- und Kleinkindesalter und will durch eine Interaktionsbeobachtung mit Videoaufzeichnung den Aufbau einer sicheren Bindung zwischen Eltern und Kind fördern. Als „psychotherapy in the kitchen" will dieses Programm alltagsbezogen unterstützen und kann sowohl in Hausbesuchen als auch in Einzel- und Gruppensettings angewandt werden.

Auch das Programm „Triple P" wendet sich an die Zielgruppe der Eltern mit Kindern im Säuglings- und Kleinkindesalter. Hier handelt es sich um ein mediengestütztes (Video-)Programm mit Kurzberatung, aktivem Training sowie Familieninterventionen, das dazu anleitet, eine sichere und interessante Umgebung zu kreieren, eine positive und anregende Lernatmosphäre zu schaffen, sowie auf die Bedürfnisse der Kinder sowie die eigenen Bedürfnisse zu achten. Im Wesentlichen geht es um Informationen, Beratung und Training von Erziehungsverhalten.

Das Programm „Starke Eltern – Starke Kinder", dessen Zielgruppe Eltern von Kindern im Kindergarten- und Schulalter sind, wurde vom Kinderschutzbund entwickelt, besteht aus einem Handbuch und inzwischen auch digitalen Materialien für Kursleiter und Eltern und fokussiert die Kommunikation in der Familie, gewaltlose Grenzsetzungsmethoden und Sicherheit im Umgang miteinander. Hervorzuheben ist insbesondere eine klare Struktur mit Inhalten, die auf acht bis 12 Kursabende verteilt wird. Die Grundinhalte dieses Elternkurses fokussieren zum einen das Thema der Gewaltfreiheit. Hierunter versteht der Deutsche Kinderschutzbund den Respekt, miteinander und voneinander zu lernen, Gleichheit, Vertrauen und Anerkennung. Unter dem „Modell anleitender Erziehung" wird die Anerkennung nach Selbstverwirklichung und Unabhängigkeit verstanden. Jeder einzelne ist fähig, mit den Aspekten seines Lebens konstruktiv fertig zu werden, bedarf aber hinsichtlich der Selbstentfaltung mitunter Unterstützung. Dieses Modell der anleitenden Erziehung greift wesentliche Begriffe der humanistischen Psychologie und insbesondere der entwicklungsorientierten Familientherapie von Virginia Satir auf, wenn es beispielsweise die Homöostase und damit die Balance zwischen Bindung und Autonomie, kommunikative Prozesse in der Erziehung sowie Bausteine einer entwicklungsfördernden Familienatmosphäre berücksichtigt. In der konkreten Anleitung werden Eltern geschult, die Rolle und Verantwortung als Erziehende unter Achtung der Kinderrechte wahrzunehmen und den Kindern damit alters- und entwicklungsangemessene Spielräume und Grenzen zu geben. Der Elternkurs ist in fünf Stufen aufgebaut: In einem ersten Schritt geht es um die Klärung der Wert- und Erziehungsvorstellungen in der Familie, in einem zweiten um die Festigung der Identität als Erziehende. Sodann soll das Selbstvertrauen zur Unterstützung kindlicher Entwicklungsprozesse gestärkt und klare Kommunikationsregeln in der Familie gefördert werden. Schließlich geht es um die Befähigung zur Problemerkennung und -lösung.

Wie in vergleichbaren psychoedukativen Angeboten besteht auch dieses Angebot des Deutschen Kinderschutzbundes aus einer Kombination von Theorievermittlung und praktischen Übungen, wobei die theoriebezogenen Inputs relativ kurz und der jeweiligen Zielgruppe angemessen sein sollten. Auch in anderen psychoedukativen Angeboten sind vor allem Beispiele und Bedürfnisse der Kursteilnehmer ausschlaggebend für den Theorie-Praxis-Transfer. Schließlich weist der Kinderschutzbund noch auf die große Bedeutung der Kursleiter hin, die auch Modellfunktion haben, wenn es um anleitende und entwicklungsfördernde Erziehung geht. Eine große Rolle spielt auch die soziale Komponente und der Erfahrungsaustausch innerhalb der Gruppe, wie in anderen Hilfe- und Selbsthilfegruppen, wenn beispielsweise deutlich wird, dass Krisen und Grenzen in der Erziehung der Kinder ein häufig zu beobachtendes Phänomen sind (also nicht nur die eigene Familie betrifft) und wenn unterschiedliche Lösungsmodi im Gruppenprozess erfahren und kommuniziert werden können. Unverzichtbar ist die Einbettung der Lernerfahrungen in den konkreten Alltag der Eltern.

2.10 Familie und systemische Familienarbeit

Wie bei anderen sozialen, pädagogischen und therapeutischen Maßnahmen geht es auch bei der Familienarbeit zum einen darum, den Schutz des Kindes vor weiteren Übergriffen zu schützen. Zum anderen geht es um die Veränderung der offensichtlich dysfunktionalen Familienbeziehungen. Wir kennen dieses Spannungsfeld bereits vom ambivalenten Verhalten des Kindes kennen, das einerseits die erfahrene Gewalt seiner Eltern ablehnt, sich andererseits loyal zu seinen Eltern verhalten möchte und auf diese angewiesen ist. Die Ambivalenz bei der Familienarbeit besteht darin, mit der notwendigen Klarheit und Konsequenz dafür zu sorgen, dass zukünftig und auf Dauer Kinder vor Gewalteinwirkungen und sexuellem Missbrauch geschützt sind, auf der anderen Seite muss man sich vergegenwärtigen, dass auch Gewalt anwendende Eltern bemüht sind, gute Eltern zu sein, und für ihre Kinder das vermeintlich Beste wollen. Es ist also wichtig, Verständnis für die psychische und soziale Notlage und den subjektiven Druck der Eltern zu entwickeln. Die Schwierigkeit besteht darin, ihnen mit Akzeptanz und Verständnis für ihre Situation zu begegnen, ohne damit ihre gewaltsamen Interventionen zu akzeptieren. Eine pädagogische Begleitung und Therapie wird also die gesamte Familie mit in den Blick nehmen – entweder als familienunterstützende Maßnahme oder als Familienberatung bzw. systemische Familientherapie. Dies gilt sogar dann, wenn der Schutz des Kindes nur durch eine Herausnahme des Kindes zu gewährleisten ist.

Familienarbeit bei Fremdunterbringung

Oft ist eine solche „Heimunterbringung“ nur vorübergehend im Sinn einer akuten Krisenentlastung indiziert. Selbst dann werden Kinder im Rahmen ihres Loyalitätskonflikts dies als sehr belastend empfinden oder sogar als Strafe auffassen. Immer muss sich auch nach einer Trennung des Kindes von seinen Eltern eine therapeutische Arbeit mit der gesamten Familie anschließen. Meist gilt es zu klären, wann und unter welchen Umständen ein Weiterleben in der Familie möglich ist. In der möglichst zu vermeidenden, dauerhaften Trennung muss die Trauer, Verzweiflung, die Enttäuschung und der Schmerz gezeigt werden können: Auch Eltern, die nicht in der Lage sind, ihre Kinder groß zu ziehen, lieben diese und für die Kinder ist es von ausschlaggebender Bedeutung, dies zu wissen. In den überwiegenden Konstellationen, in denen das Kind bei den Eltern bleiben kann, gilt es, die familiären Beziehungen so zu gestalten, dass Enttäuschung verarbeitet, Missverständnisse geklärt und Überforderung vermieden werden können. Dazu muss zunächst einmal ein Arbeitsbündnis gefunden werden, das auf ehrlicher, kongruenter und die Gewalt bzw. Missbrauchssituation beim Namen nennender Kommunikation besteht.

Elterliche Schuld- und Schamgefühle

Viele Eltern neigen aus verständlichen Schuld- und Schamgefühlen sowie Angst vor Sanktionen dazu, das Ausmaß der Situation zu leugnen und so möglicherweise belastende Interventionen abzuwehren. Oftmals wird beispielsweise die „Schuld" auf das vermeintliche Fehlverhalten des Kindes projiziert. Eltern können den Misshandlungsverdacht leugnen und versuchen, unterschiedliche Helfer gegeneinander auszuspielen. Eine andere Strategie kann darin bestehen, auf einer oberflächlichen Ebene den Umgang mit dem „schwierigen Kind" einzufordern, ohne sich auf wirkliche Veränderungen auch des persönlichen Erlebens und Verhaltens einzulassen. Eine Aufspaltung des Familiensystems in beispielsweise die „gute und beschützende Mutter" und den „die alleinige Schuld für die schwierige Situation tragenden Vater" kann ebenfalls eine Abwehrstrategie darstellen. Selbst übertriebene Fürsorge mit bindendem Verhalten kann im Einzelfall Ausdruck einer „Fassade" sein, hinter der sich ambivalentes oder feindseliges Verhalten gegenüber dem Kind verbirgt. Schließlich können Eltern den Kontakt abbrechen, beispielsweise umziehen und für längere Zeit das ehemalige und das zukünftig zuständige Jugendamt darüber im Unklaren lassen. Dies alles gilt es zu bedenken, wenn man mit Familien längerfristig arbeiten will.

Familienbezogene Maßnahmen können auf mehreren Ebenen stattfinden: Zum einen geht es darum, die Eltern von zugrunde liegenden Notsituationen finanzieller oder sozialer Art zu entlasten – Schuldnerberatung, Hilfen zur Anbahnung einer gegebenenfalls notwendigen Suchttherapie, notwendige Behördengänge beispielsweise zur Beschaffung einer der Familie angemessenen Wohnung, Sachhilfen (Waschmaschine) und anderes mehr sind hier zu nennen.

Familienberatung

Ein weiteres Hilfsangebot kann in der Familienberatung bestehen. In sogenannten „Komm-Strukturen" wird auf unterschiedlichen Ebenen Familienberatung angeboten, beispielsweise schon bereits in Geburtsvorbereitungskursen, Familienferienfreizeiten, Eltern-Kind-Sportgruppen und vielem mehr. Hier können durchaus auch kritische und belastende Lebenssituationen „en passent" und relativ „normal" thematisiert werden – letztlich handelt es sich also um präventive Arbeit. Auch in „aufsuchenden Strukturen" kann primärpräventiv gearbeitet werden, beispielsweise wenn zunehmend in manchen Kommunen Hebammen, Kinderkrankenschwestern oder Sozialpädagoginnen nach der Geburt eines Kindes ihre Beratung im Rahmen eines Hausbesuchs anbieten.

Beide Formen der Beratung können natürlich bei Bedarf sehr viel intensiver durchgeführt werden, wenn sich einige der oben genannten Risikofaktoren herausstellen sollten. Auf ein Programm des Kinderschutzbundes „Starke Eltern – starke Kinder" wird in Kapitel 2.10 explizit eingegangen).

Sozialpädagogische Familienhilfe

Ein intensiverer Schritt besteht in konkreten, mittelfristigen Unterstützungs- und Beratungsangeboten der Eltern (oder der allein erziehenden Mutter/des allein erziehenden Vaters) innerhalb der Familie, beispielsweise im Rahmen der sozialpädagogischen Familienhilfe. Für 10 bis 20 Stunden in der Woche sucht der Sozialpädagoge/die Familienhelferin die Familie auf, um im konkreten Alltag belastende Situationen, Krisenmomente, dysfunktionelle Kommunikationsformen, aber auch akute Missstände zu erkennen und zusammen mit der Familie zu verändern. Neben der Beratung ist es vor allem die Vorbildfunktion, die hier eine große Rolle spielt. Viele Eltern haben vielleicht in ihrer eigenen Sozialisation nicht gelernt, wie man respektvoll auch in Belastungssituationen miteinander umgeht und wie man, ganz basal, auf Bedürfnisse und Herausforderungen von Kindern reagiert.

Das Erlernen solcher Sozialkompetenzen, die für die Pflege, Erziehung und Förderung von Kindern unabdingbar sind, kann im Bedarfsfall auch in anderen Settings, beispielsweise in stationären Mutter-Kind-Therapien oder ähnlichem angebahnt werden.

Systemische Familientherapie

Kommen wir kurz zur systemischen Familientherapie im eigentlichen Sinne. Diese geht davon aus, dass von den Schwierigkeiten immer alle beteiligten Familienmitglieder betroffen sind. Oft wird die „Schuld" oder die „Verantwortung" auf ein Familienmitglied, den „identifizierten Patienten" projiziert – meist das „verhaltensauffällige und herausfordernde" Kind, mitunter aber auch auf ein anderes Familienmitglied. Systemische Familientherapie versucht, solche monokausalen und linearen Schuldzuweisungen zu unterbrechen und zu verdeutlichen, dass die jeweiligen Aktionen, Einstellungen und Erlebnisse der Familienmitglieder voneinander abhängen und miteinander agieren.

Allparteilichkeit bedeutet nicht die Akzeptanz von Misshandlung

Die dabei notwendige „Allparteilichkeit" zeigt sich auch im Kommunikationsstil des Therapeuten, der alle betroffenen Familienmitglieder zu Wort kommen lässt und jede Meinung ernst nimmt. Um einem häufigen Missverständnis vorzubeugen: Allparteilichkeit heißt bei der Arbeit mit gewalterfahrenen Familien, die Persönlichkeit, die Notsituation, die Sichtweise des Problems und die Anstrengungen, ein gutes und für andere wertvolle Familienmitglied zu sein, bei allen Mitgliedern wahr- und ernst zu nehmen. Allparteilichkeit heißt nicht, Gewalt, Grenzüberschreitungen, Vernachlässigung oder gar sexuellen Missbrauch zu akzeptieren oder die Verantwortlichkeit der Eltern zu relativieren. Eltern als „Architekten" der Familie sind immer und ausschließlich für den Schutz der ihnen anvertrauten Kinder verantwortlich und verpflichtet, sich bei eventueller Überforderung Hilfen zu holen.

Grenzen in Familiensystemen

Damit kommen wir zu den Grenzen innerhalb von Familien, die bei Gewalt anwendenden oder missbrauchenden Familien häufig verwischt sind. Es kommt darauf an, die Eltern- und Kinderebene und die damit verbundenen Aufgaben und Verantwortungen eindeutig wahrnehmen zu lassen. Enge, starre Grenzen führen häufig zu einem rigiden, schablonenhaft-zwanghaften und Gewalt förderndem Verhalten. Diffuse Grenzen führen oft dazu, dass Kinder in die Erwachsenenposition hineingebracht werden (um beispielsweise für die alkoholkranke Mutter zu sorgen) und dass ihnen Verantwortung (beispielsweise beim sexuellen Missbrauch) zugesprochen wird, die ihnen eindeutig nicht zukommt. Notwendig hingegen sind adäquate, eindeutige und flexible Grenzen, die den Erziehungsauftrag und die Verantwortung der Eltern ebenso berücksichtigen wie ein Austausch von Emotionen, Zuwendung oder Zärtlichkeit.

Phasen der Familienentwicklung

Eine systemische Familientherapie wird sich auch mit phasentypischen Schwierigkeiten befassen, beispielsweise wenn nach der diadischen Phase der Eltern ohne Kinder in der Triade Konflikte, Konkurrenz, Eifersucht, vermeintliche Zurücksetzung, der unausgesprochene Kampf um die knappen Ressourcen Geld oder Zeit oder anderes im Raume steht. In der Phase der Kleinkinder- und Schulzeit geht es unter anderem um das „Öffentlich-werden der Familie", die sich spätestens im Rahmen von Kindergeburtstagen, Elternabenden und ähnlichem mit anderen Familien vergleichen lassen muss. Die Pubertät wiederum hat eine ganze Reihe von Herausforderungen, die in Kapitel 3.2 ausführlich beschrieben werden. All diese phasenspezifischen Herausforderungen können durchaus mit Krisen einhergehen, die bei einer anderweitig erhöhten Belastung der Familie im Einzelfall problematisches Verhalten mit verursachen können.

Selbstwert und Kommunikation

Das Selbstwertgefühl der einzelnen Familienmitglieder steht in engem Zusammenhang mit ihrem Kommunikationsverhalten. Von Virginia Satir (2009), der Nestorin der entwicklungsorientierten Familientherapie, stammt der Hinweis auf vier mögliche Formen verzerrter Kommunikation: Eine anklagende Kommunikation, in der das Selbstwertgefühl durch Streit, Vorwürfe, Anklagen oder Gewalt gegenüber anderen Familienmitgliedern (erfolglos) zu stabilisieren versucht wird, ist ebenso problematisch wie ein alle Konflikte unter den Teppich kehrendes „beschwichtigendes“ Verhalten, wenn hinter einer solchen Pseudoharmonie Ambivalenzen, Ablehnung und Feindseligkeit übermächtig werden und sich gelegentlich symmetrisch oder asymmetrisch (durch gegenseitige Gewalt oder Gewalt des Einen gegen den unterwürfigen Anderen) entladen. Andere Formen verzerrter Kommunikation bestehen in irrelevantem, ausweichendem und Grenzen verwischendem Verhalten sowie im „computing“, also dem rationalisierendem Kommunikationsstil, der keine wirkliche emotionale Begegnung ermöglicht. Das Verändern und Erweitern festgefahrener Kommunikationsmuster innerhalb von Familien kann erheblich zur Steigerung des Selbstwertgefühls der Familienmitglieder beitragen.

Familienregeln und Delegation

Schließlich geht es um Familienregeln. Diese können funktional und dysfunktional, implizit und explizit sein. Funktional sind alle Familienregeln, die jedem Einzelnen der Familie ein größtmögliches Maß an altersspezifischer Weiterentwicklung ermöglichen. Explizit sind solche Regeln, die allen bekannt sind und damit prinzipiell veränderbar sind, implizit solche Regeln, über die man nicht spricht, die möglicherweise noch nicht einmal bewusst sind, dennoch sehr wirksam sein können („die Meyers streiten grundsätzlich nicht“). Eng verbunden mit impliziten Regeln sind Delegationen, also „Aufträge“, die mitunter über mehrere Generationen weiter gegeben werden sowie damit verbundene Familien-, Männer- oder Frauenbilder („Ein Mann weint nicht, zeigt Härte, eine Frau erduldet“ oder was dergleichen dysfunktionale Delegationen noch sein mögen). Delegationen sind nicht unbedingt schädlich, müssen aber im Laufe der Zeit überdacht und den Bedürfnissen der Betroffenen angemessen sein, soll es nicht zu familiären Verzerrungen kommen.

Familientabus

Oft scheitert dies allerdings an Familiengeheimnissen und Tabus, die sich sehr häufig auf Gewalterfahrung, sexuelle Übergriffe, Vorfälle, die Scham- und Schuldgefühle auslösen, Alkoholismus, Suizidalität, Depression und anderes beziehen. Im Rahmen einer auch solche Delegationen und Tabus aufgreifenden Familientherapie müssen sich manchmal Eltern mit ihren psychischen Vermächtnissen auseinandersetzen, die Folgen ihrer eigenen Deprivation sind. Das Erkennen, das ein Großteil der tief verwurzelten Enttäuschungen nicht von den Kindern, sondern von den eigenen Eltern herrührt, führt in der Regel zu seelischen Krisen, die einer behutsamen familientherapeutischen Begleitung, manchmal einer gezielten psychotherapeutischen Behandlung bedürfen.

Familientherapie bei sexuellem Missbrauch

Schließlich soll noch kurz auf einige Besonderheiten der Familientherapie beim intrafamiliären sexuellen Missbrauch eingegangen werden. Nicht immer ist eine Familientherapie indiziert. Besondere Schwierigkeiten treten auf, wenn es bei den Tätern zu einer (nicht seltenen) Verleugnungsstrategie kommt. Zunächst wird durch offene oder versteckte Gewaltandrohung, die Ausnutzung der Loyalitätsbedürfnisse oder abgeforderte „Versprechen" versucht, den sexuellen Missbrauch geheim zu halten. Gelingt dies nicht mehr, so wird die Häufigkeit oder die Art des sexuellen Missbrauchs oft herunter gespielt. Schließlich wird versucht, den Therapeuten oder den Berater auf seine Seite zu ziehen, indem um Empathie geworben wird. Aber auch offene Abwehr und Feindseligkeit ist möglich. Jedenfalls wird deutlich, dass eine klare und eindeutige Verantwortung für den sexuellen Missbrauch lange nicht übernommen wird. Eine Konfrontation mit dem aufzudeckenden Familiengeheimnis des sexuellen Missbrauch bedarf also einer guten Vorbereitung. Erst wenn klar ist, wo das Kind/der Jugendliche therapeutische, beratende, juristische oder medizinische Hilfe bekommt, wo es gegebenenfalls wohnen kann, sollte eine Trennung von Familie erforderlich sein, und wie eine stützende Begleitung gewährleistet ist, sollte ein klärendes Familiengespräch nötig und möglich sein. Beide Eltern tragen Verantwortung für das Allgemeinwohl des Kindes/des Jugendlichen, doch sind die Konsequenzen unterschiedlich. Für den Täter bedeutet dies, für die geschehenen sexuellen Übergriffe die Verantwortung zu übernehmen und damit das Opfer von Schuldgefühlen zu entlasten, wobei sich seine Verantwortung nicht nur auf den sexuellen Missbrauch, sondern auch auf die Verschleierung desselben bezieht. Für den anderen Elternteil (meist die Mutter) heißt dies, eindeutig zur sexuell missbrauchten Tochter zu stehen. Beide Eltern haben dafür Sorge zu tragen, dass die Familiengrenzen eindeutig und klar werden und es zukünftig nicht mehr zu sexuellem Missbrauch kommt. Dazu ist meist notwendig, dass der Täter zumindest vorübergehend die Familie verlässt. Voraussetzungen für eine Wiederzusammenführung der Familie sind, dass das Opfer mehrfach zum Ausdruck bringt, sich vor weiteren Übergriffen sicher zu fühlen, dass allen Familienmitgliedern klar ist, worin die besonderen Gefährdungen in der Familie liegen, dass sich hinsichtlich der wichtigsten Faktoren eine Veränderung angebahnt hat (beispielsweise hinsichtlich des Alkoholismus des Täters), dass die Tatsache des Missbrauchs von keinem Familienmitglied abgestritten wird und dass eine regelmäßige, weitere Vorkommnisse verhindernde Kontrolle durch externe Personen stattfindet und von allen Familienmitgliedern akzeptiert wird. In der eigentlichen Behandlungsphase geht es dann um die Etablierung eindeutiger Grenzen, die Enttabuisierung belastender Familiengeheimnisse, die Klärung auf der Ebene der Eheleute (gegebenenfalls auch im Rahmen einer Ehetherapie außerhalb und neben der die Kinder einbeziehenden Familientherapie), die mögliche Einbeziehung der Herkunftsfamilie (in der vielleicht auch schon Gewalt und Grenzüberschreitung eine Rolle gespielt haben) sowie eine Anbahnung Grenzen respektierender, entwicklungsfördernder Beziehungsmuster.

Fazit Systemische Familientherapie ist nicht immer möglich oder grundsätzlich indiziert. Manchmal sind praktische Hilfen, Elternberatung, Casemanagement oder auch die Herausnahme des Kindes die sinnvolleren Vorgehensweisen. Wie bereits gesagt, sollten solche Maßnahmen aber auch familiensystemische Aspekte berücksichtigen. Wo eine systemische Familientherapie im eigentlichen

Sinne möglich ist, kann sie im Einzelfall einen wertvollen Beitrag zur Veränderung festgefahrener Kommunikations- und Beziehungsmuster auch bei Gewalt anwendenden oder Grenzen überschreitenden Familien bieten.

2.11 Netzwerkarbeit und Casemanagement

Grundsätzlich braucht man, wie ein afrikanisches Sprichwort sagt, zur Kindererziehung „ein ganzes Dorf", also ein soziales Geflecht von näheren und weiter entfernten Familienmitgliedern bzw. Verwandten, Nachbarn, Freunden und Peers. Neben den jede Familie mehr oder weniger umgebenden Sozialen Netzen wie Freunde, Nachbarn, Schule usw. können bei Familien mit Gewalterfahrung oder Grenzüberschreitung mitunter noch andere Sozialinstanzen in Erscheinung treten – beispielsweise Justiz und Polizei, Presse/Medien sowie eine Reihe von professionellen Helfern und Behörden.

Die Grenzen zwischen sozialem Netzwerk in herkömmlichem Sinne und professioneller vernetzter Hilfe im Sinne eines gesteuerten Casemanagements können an dieser Stelle verwischen. Die Schule beispielsweise ist in erster Linie als Bestandteil des „normalen Netzes" zu sehen, kann aber über Vertrauenslehrer oder andere Bezugspersonen durchaus auch professionelle Hilfe leisten und in einer Helferkonferenz und weiteren Maßnahmen des Casemanagements vernetzt sein. Zunächst wollen wir uns mit den nichtprofessionellen sozialen Netzwerken befassen.

Der Verdacht auf Gewaltanwendung und Grenzüberschreitung kann von Familienangehörigen (Großeltern, Geschwistern etc.) oder aus dem sozialen Umfeld der Familie (Nachbarn, Hausmeister, Arbeitgeber, Bekanntenkreis, Freunde) kommen. Im weiteren Sinne gehören zum sozialen Netz, aus dem heraus eine Meldung erfolgen kann, auch Kinder- und Hausärzte, ErzieherInnen in Kindertagesstätten oder Lehrer. Viele solcher Meldungen erfolgen anonym oder mit der Bitte um strenge Vertraulichkeit. In anderen Konstellationen sind die Betroffenen bereit, aktiv am Hilfeprozess mitzuarbeiten. In jedem Fall stehen Menschen, die aus Sorge um das Wohl eines Kindes das Jugendamt über Missstände informieren, unter einem hohen emotionalen Druck, oft auch unter Loyalitätskonflikten. Es ist wichtig, respektvoll, auf Wunsch auch die Anonymität zusichernd, mit solchen Meldungen umzugehen und gleichzeitig – wenn möglich – darauf hinzuwirken, die Freunde, Bekannten oder Verwandten auf der ihnen möglichen Weise zur Hilfestellung für die belastete Familie und das bedrohte Kind zu gewinnen. Dass es (in seltenen Fällen) auch ungerechtfertigte Meldungen und Denunziationen gibt, sei nicht verschwiegen. Auch bei der Risikoabklärung, also der Frage, ob ein Kind über längere Zeit vernachlässigt worden ist und ob im sozialen Kontext Gefahr droht, können unter Umständen Verwandte, Lehrer, Erzieher und Ärzte zur Beurteilung mit herangezogen werden, jedenfalls mit Einwilligung der Eltern.

Unterstützung durch das soziale Netz

Wichtiger als die Mithilfe in diagnostischer Hinsicht ist die stützend-supportive und entlastende Funktion sozialer Netzwerke. Schon der Besuch einer Kindertagesstätte, eines Kindergartens, die teilweise Betreuung eines Kindes durch

Pflegepersonen, die Entlastung der Mutter im Haushalt, nachbarschaftliche Gespräche, Einbeziehung der Eltern im Nachbarschaftsgefüge und „im Kiez", Hobby- und Sportgruppen, an denen nicht nur Kinder, sondern gegebenenfalls auch Eltern teilnehmen, Einbindung in die Pfarrgemeinde und anderes mehr können erheblich dazu beitragen, zumindest emotional, mitunter auch sozial oder materiell Entlastung und Unterstützung zu erfahren. Der Aufbau eines solchen sozialen Umfeldes fällt vor allen Dingen bisher isolierten Familien oder Eltern mit psychischen Vorerkrankungen nicht immer ganz leicht und kann und sollte gegebenenfalls von Sozialpädagogen unterstützt werden.

Bedeutung von Peergruppen

Ähnliches gilt für das Einbinden misshandelter oder gefährdeter Kinder in entsprechende Peergruppen (Hobbygruppen, Musikgruppen usw.). Gerade im Jugendalter kommt der Peergruppe eine nicht zu unterschätzende Bedeutung zu, wenn es darum geht, sich von ungesunden familiären Strukturen zu lösen bzw. sich trotz widriger familiärer Umstände emotional und sozial zu entwickeln. Verwandte, beispielsweise Großeltern oder Paten, leisten oft eine ganze Menge, wenn es darum geht, gefährdete bzw. auffällige Kinder auf ihrem Weg zu einer adäquaten Entwicklung zu unterstützen und den Familien Hilfestellung zu geben. Wie aber auch bei den anderen sozialen Netzen, muss im Einzelfall auch im Verwandtenkreis gefragt werden, ob die Beziehungen förderlich oder manchmal eher hinderlich bzw. zusätzlich belastend sind. Familientraditionen, großelterliche Delegationen, sowie von Gewalt und Ablehnung, Demütigung oder abfällige Bemerkungen geprägte Erziehungsstile können sich, wie in Kapitel 2.9 schon erwähnt, in die nächste Generation tradieren und nicht jedes verwandtschaftliche Beziehungsmuster ist hilfreich. Es kommt also auch hier weniger auf Intensität und Quantität als vielmehr auf die Qualität der Beziehung an. Dies mit den betroffenen Eltern bzw. Kindern zu reflektieren, kann eine weitere Aufgabe sozialpädagogischer Arbeit sein. Schließlich muss darauf hingewiesen werden, dass sich Täter körperlichen und sexuellen Missbrauchs auch im verwandtschaftlichen sowie näheren sozialen Umfeld der Familien und Kinder befinden können: In etwa 5–10% haben wir es mit Gewalteinwirkungen oder sexuellen Übergriffen durch Nachbarn, Babysitter, Sportrainer, Lehrer, Psychotherapeuten, Sozialpädagogen, Jugendleiter, Pfarrer, Freunden der Familie, entferntere Verwandte usw. zu tun (um kein Missverständnis aufkommen zu lassen: Dies bedeutet natürlich keinesfalls, dass 5–10% der eben genannten Personengruppen übergriffig wären!). Bei aller berechtigten Vorsicht liegt eine große Gefahr darin, überängstlich oder generalisierend misstrauisch zu werden. Aber es muss natürlich im Bewusstsein von Eltern und Öffentlichkeit bleiben, dass sich sexuell übergriffige oder gewaltbereite Menschen mitunter gerade solche Berufe und soziale Situationen suchen, die sie an wehrlose Kinder herankommen lässt.

Sozialkontrolle vs. Isolierung

In der überwiegenden Mehrzahl wirken sich Sozialkontakte fördernd auf die Entwicklung des Kindes aus, insbesondere weil sie die Isolation durchbrechen und Kinder hier gegebenenfalls Ansprechpartner außerhalb der Familie haben. Genau darin sehen gewaltbereite bzw. grenzüberschreitende Eltern bisweilen aber auch eine Gefahr. So versuchen Täter bei sexuellem Missbrauch oft, ihre Opfer zu isolieren, von Peers und anderen Sozialkontakten fern zu halten und tragen mit ihren Geheimhaltungsbestrebungen und dem Aufbau massiven emotionalen Drucks dazu bei, dass der sexuelle Missbrauch weiterhin unentdeckt bleibt. Analog werden Kinder mit blauen Flecken nach Körpermisshandlung vom Sportunterricht fern gehalten, dürfen nicht zu Kindergeburtstagen gehen oder Klassenkameraden nach Hause einladen, weil sonst eine Misshandlungs- und insbesondere auch Vernachlässigungssituation sichtbar würde. Familiäre Isolierung ist also ein zwar nicht beweisendes, aber wichtiges Indiz für eine mögliche Gefährdung.

Leider besteht nicht nur bei Eltern, sondern auch bei Nachbarn, Freunden, Verwandten und weiteren Menschen des sozialen Kreises teils eine erhebliche Bereitschaft zur psychischen Abwehr, also zum Nichthinsehen. Man fühlt sich nicht zuständig, will nicht wahrnehmen, was an Gewalt oder Vernachlässigung offensichtlich ist, weicht aus, gibt die Verantwortung ab und zeigt sich oft erst nach einer akuten Krise, nicht selten mit schwerer Gefährdung oder Todesfolge des Kindes, tief betroffen, dass man von alldem nichts geahnt habe. Generell gilt es, eine breite Öffentlichkeit darüber aufzuklären, dass es Vernachlässigung, Gewaltanwendung und Grenzüberschreitung gibt, wie man solche Phänomene erkennt und an wen man sich, gegebenenfalls auch anonym, wenden kann. Grundsätzlich empfiehlt sich auch eine Beratung von Schulen, Kindergärten und ähnlichen Einrichtungen hinsichtlich des Umgangs mit von Gewalt oder Missbrauch gefährdeten Kindern.

Schließlich soll noch erwähnt werden, dass sich im sozialen Nahbereich auch Stigmatisierung und Diskriminierung finden lässt – einerseits können Familien aufgrund von Armut, Migrationshintergrund, Sprachschwierigkeiten oder psychischen Krankheiten diskriminiert, stigmatisiert und isoliert werden, was wiederum ein Risiko für eine Kindeswohlgefährdung beinhalten kann. Andererseits kann es sich für ein Kind stigmatisierend auswirken, wenn die Umgebung erfährt, dass in seiner Familie Gewalt angewandt oder sexuellen Grenzen überschritten worden sind. Pädagogische Interventionen, Psycho- und Familientherapie sowie eine systemische Familienberatung sollten auch solche Themen aufgreifen.

Aufgaben des Jugendamtes

Für die Mitarbeiter des Jugendamtes, in der Regel Sozialpädagogen oder Sozialarbeiter, ergibt sich in der akuten Notsituation die Frage, ob das Kind vorübergehend in eine Kinderklinik oder Kinder- und Jugendpsychiatrie gebracht oder in einer Kinder- bzw. Jugendschutzstelle (Inobhutnahmeeinrichtung) Aufnahme findet. Eine andere Alternative ist beispielsweise das Frauenhaus, wenn auch die Mutter bedroht ist. Wie wir in Kapitel „Krisenintervention" gesehen haben, ist das Jugendamt auf Nachfrage des Jugendlichen oder bei einer festgestellten Bedrohung zu einer solchen Inobhutnahme verpflichtet, muss aber die Eltern informieren und sich bei deren mangelndem Einverständnis bzw. weiter bestehender Gefährdung direkt an das Familiengericht wenden.

Mittelfristig wirksame Hilfen, die häufig vom Jugendamt vermittelt oder koordiniert werden, bestehen zum einen in der Sicherung des Besuchs von Kindergarten, Kinderhort oder zeitweise Betreuung beispielsweise in einer Tagespflege. Weitergehende Maßnahmen bestehen in familienunterstützenden oder -ergänzenden Hilfen wie einer Erziehungsbeistandschaft oder der bereits in Kapitel 2.9 erläuterten sozialpädagogischen Familienhilfe. Unter Umständen kann auch eine Betreuung in einer heilpädagogischen Tagesstätte oder eine ähnlichen Einrichtung hilfreich sein.

Die schon besprochenen Familienberatungsangebote in Erziehungsberatungsstellen oder spezifischen Kinderschutzzentren können ebenfalls vom Jugendamt initiiert oder koordiniert werden. Und schließlich sind Jugendamtsmitarbeiter auch zuständig, wenn es darum geht, langfristig einen Ersatz für die dysfunktionalen familiären Strukturen zu finden, wenn Kinder in einem Pflegenest, in einer Pflegefamilie oder Jugendliche in eine Jugendwohngemeinschaft oder ähnlichen Einrichtung auf Dauer betreut werden sollen. Wenn therapeutische Maßnahmen (stationär beispielsweise in kinder- und jugendpsychiatrischen Kliniken, ambulant von niedergelassenen Kinder- und Jugendpsychiatern, Psychotherapeuten oder Psychologen) durchgeführt werden sollen, kann die Anbahnung einer solchen Therapie ebenfalls vom Jugendamt ausgehen, und auf alle Fälle sollten Therapeuten und Sozialarbeiter voneinander und ihrer jeweiligen Arbeit wissen.

Schließlich obliegt dem Jugendamt die Kontrolle, ob das Kindeswohl gewährleistet ist, wenn das Kind bei den Eltern bleibt. Helferkonferenzen, auf die weiter unten noch eingegangen wird, und regelmäßige, zum Teil auch unangemeldete Hausbesuche können zu einem solchen Schutz vor erneuter Gefährdung beitragen. Hausbesuche, die Akzeptanz der Eltern vorausgesetzt, werden in manchen Kommunen auch durchgeführt, wenn lediglich eine erhöhte Belastung (beispielsweise junge und überforderte Eltern, allein Erziehende in prekären Situationen) vorliegt, um es gar nicht erst zu einer krisenbedingten Eskalation kommen zu lassen.

Rechtliche Aspekte

Schließlich soll noch auf die rechtlichen Aspekte eingegangen werden. Das Familiengericht entscheidet zunächst über die Notwendigkeit einer Inobhutnahme, sollten die Eltern mit einer solchen Maßnahme nicht einverstanden sein. Besteht eine längerfristige Gefährdung, kann es zudem in das elterliche Sorgerecht eingreifen und beispielsweise das Aufenthaltsbestimmungsrecht der Eltern einschränken oder eine notwendige medizinische bzw. psychotherapeutische Behandlung anordnen.

Bleibt die Frage, ob eine Strafanzeige gestellt werden soll. Einerseits ist mit einer bloßen Bestrafung des Täters oft nicht viel erreicht, und der Leitsatz „Therapie statt Strafe“ kann prinzipiell auch bei familiärer Gewaltanwendung oder Grenzüberschreitung hilfreich sein. Andererseits gibt es immer wieder Situationen, in denen die Täter nicht eindeutig die Verantwortung für ihre Taten übernehmen, oder weiterhin das Kindeswohl gefährden, so dass eine Strafanzeige auch aus therapeutischer Sicht indiziert ist. Gleichzeitig muss bedacht werden, dass unser Strafrecht nicht primär dem Opferschutz, sondern der Ahndung von Normverletzungen dient. Einmal bei Polizei und Staatsanwaltschaft gemeldet, besteht für diese Behörden die Notwendigkeit, diese Taten im öffentlichen Interesse aufzuklären und zu ahnden – auch wenn das Opfer die Anzeige wieder zurückziehen möchte. Man muss also genau überlegen, ob die mit einem solchen Strafverfahren verbundenen Umstände (Zeugenbefragung) dem Opfer zuzumuten sind.

Für Pädagogen und Therapeuten besteht keine grundsätzliche Anzeigepflicht gegenüber Polizei und Justiz, allerdings haben professionelle Helfer, die von einer Kindeswohlgefährdung erfahren, eine Garantenposition, sie haben also die Verpflichtung, dafür zu sorgen, dass das Kind keinen weiteren Schaden erleidet.

Schweigepflicht

In diesem Zusammenhang ist auch kurz auf die Schweigepflicht einzugehen: Alle, die von Berufs wegen intime Kenntnisse über ihre Patienten oder Klienten bekommen, unterliegen der beruflichen (Ärzte beispielsweise der ärztlichen) Schweigepflicht. Darüber hinaus haben Ärzte im Rahmen ihrer Schweigepflicht vor Gericht auch ein Aussageverweigerungsrecht. Dieses haben Sozialarbeiter wegen des mit ihrer Profession verbundenen Doppelmandats nicht, es sei denn, sie arbeiten und handeln in ärztlicher Delegation, beispielsweise als Mitarbeiter einer ärztlich geleiteten Kinderschutzstelle. Die ärztliche Schweigepflicht ist aber ebenso wie die Schweigepflicht anderer Berufsgruppen (Sozialpädagogen) keine absolute Norm. In Notstandsituationen ist abzuwägen, die Schweigepflicht zu brechen, um eine akute Gefahr abzuwenden. In jedem Fall sollten die Argumente, die für oder gegen das Brechen der Schweigepflicht aufgrund einer vermuteten Notsituation sprechen, genauer und detailliert dokumentiert werden – nicht zuletzt für den Fall, dass es zu späteren juristischen Auseinandersetzungen kommt.

Interdisziplinarität

Halten wir einen Augenblick inne und überlegen, welche Berufsgruppen in die bisher genannten Aufgaben involviert sein können: Auf der „rechtlichen“ Seite ist das die Polizei, Juristen des Familiengerichts, gegebenenfalls der Staatsanwaltschaft und des Strafgerichts. Auf Seiten der öffentlichen Jugendhilfe und des Jugendamtes sind es deren Mitarbeiter, in der Regel Sozialarbeiter, Sozialpädagogen, Erzieher, Gemeindeschwestern, Familienhelfer und andere. Diese Berufsgruppen sind oft auch bei Trägern der freien Jugendhilfe tätig (Caritas, Diakonie, Arbeiterwohlfahrt, DPWV, Sozialdienst katholischer Frauen usw.), die vom Jugendamt mit unterschiedlichen Aufgaben, beispielsweise der sozialpädagogischen Familienhilfe oder Erziehungsbeistandschaft betraut werden können. Und schließlich haben wir Angehörige ambulanter oder stationärer medizinischer bzw. therapeutischer Einrichtungen, beispielsweise Psychiatrie- oder Kinderkrankenschwestern, klinische Sozialarbeiter, Psychotherapeuten, Kinder- und Jugendpsychiater, Sozialpädiater und andere.

Gefahr der „diffusen Verantwortlichkeit“

Es wird deutlich, dass eine solche Vielzahl potentieller Helfer in irgendeiner Weise Kontakt zueinander aufnehmen muss, soll es nicht zu erheblichen Schwierigkeiten kommen. Es besteht nämlich die Gefahr einer „diffusen Verantwortlichkeit“ – mitunter erklären sich die einen oder anderen Stellen für nicht verantwortlich oder schieben die Verantwortung einem anderen Amt zu.

Mangelnde Kommunikation und fehlende Kooperationsbereitschaft zwischen unterschiedlichen sozialen oder therapeutischen Diensten können ebenfalls verheerende Auswirkungen haben, wenn beispielsweise ein substitutionsbehandelter drogenabhängiger Vater dekompensiert, zwischen dem ihn behandelnden Arzt und der sein gefährdetes Kind begleitenden Sozialpädagogen jedoch keine ausreichende Kommunikation besteht (so geschehen im tragischen und tödlich geendeten Fall „Kevin“ in Bremen 2007).

Akute Krisen treten in der Regel nicht zu „gängigen Dienstzeiten“ auf, was in einem entsprechenden Helfersystem berücksichtigt werden muss – beispielsweise durch Notdienste und das Wissen um die entsprechenden Wege. Mitunter sind die angebotenen Maßnahmen (Maßnahmenkatalog) der Spiegel der Leistungsfähigkeit der entsprechenden Träger, berücksichtigen aber nicht in ausreichendem Maße die eigentlichen Bedürfnisse der Familie.

Hinzu kommt ein weiteres: Nicht nur die konkreten Sozialarbeiterinnen und Sozialpädagogen (wie alle anderen Helfer) stehen in dem Dilemma, einerseits Verständnis für die Belastungen Gewalt anwendender Familien entwickeln zu müssen, andererseits für den Schutz des Opfers zu sorgen. Ein solcher „Spagat" zwischen Empathie und Kontrolle, der oft nicht leicht auszuhalten ist, kann auch im Helfersystem insgesamt zu Spaltungen führen: Hier das „böse kontrollierende Jugendamt" –dort die „gute verständnisvolle Kinderschutzgruppe" oder hier: die parteiliche Beratungsstelle – dort die allparteiliche Familientherapie. Die Beispiele könnten fortgeführt werden. Solche Abspaltungen können sowohl intrasystemisch, also unter Kollegen ein und derselben Dienststelle, als auch intersystemisch, also zwischen unterschiedlichen Dienststellen, auftauchen, und es ist wichtig, um solche Phänomene zu wissen, soll es nicht zu Abwertungen, Delegationen, Abschiebung der Verantwortung oder Konkurrenz zwischen Einrichtungen kommen, die spätestens bei dem Einschalten der Presse zu sehr unproduktiven Situationen führen können. Auch die „Imagesicherung" bzw. die Profilierung gegenüber anderen Dienststellen ist ein in solchen Zusammenhängen festzustellendes Phänomen. Sind solche Phänomene schon für die beteiligten professionellen Helfer schädigend, so wirkt sich dies ganz besonders negativ auch auf die Opfer aus, so dass man etwas zugespitzt von einer sekundären Viktimisierung sprechen könnte. Jedenfalls sollte unbedingt verhindert werden, dass die Opfer familiärer Gewalt oder Grenzüberschreitung zusätzlich im institutionellen Kompetenzgerangel Schaden nehmen. Zu einer solchen (und zu vermeidenden!) Viktimisierung kann auch das verständliche, dennoch problematische Phänomen beitragen, dass Helfende angesichts des Elends, das sie sehen, mit massiven Gefühlen wie Wut, Angst, Strafbedürfnis oder Hilflosigkeit reagieren. Jeder, der in diesem Bereich arbeitet, wird immer wieder mit solchen Gefühlen konfrontiert und muss sich der damit verbundenen Gefahren bewusst sein – was eine regelmäßige und gute, persönlichkeitsbezogene Supervision (neben der Fall- und Teamsupervision) erforderlich macht.

Die hohe Komplexität vorhandener und notwendiger Helfersysteme sowie die eben aufgezeigten Gefahren bei einem unkoordinierten Agieren legen folgende Schlussfolgerungen nahe: Zum einen ist ein „wilder Aktionismus" zu vermeiden. Um einen unkoordinierten und wilden Aktionismus unterschiedlichster Hilfssysteme zu verhindern, ist ein Casemanagement gerade im Bereich der Hilfen für misshandelte und missbrauchte Kinder und Jugendliche unabdingbar. Es reicht keineswegs, allgemein von „Vernetzung" zu sprechen, sondern es gilt, Zuständigkeiten zu klären, konkrete Schritte einzuleiten und alle Beteiligten davon zu informieren, das Familiengericht wenn möglich rechtzeitig einzuschalten und vor allem einen Koordinator einzusetzen, der den Prozess steuert und alle Beteiligten immer wieder informiert. Sinnvoll sind in diesem Zusammenhang regelmäßige Fallbesprechungen, an denen sehr unterschiedliche Berufsangehörige teilnehmen sollten, da keine Profession für sich alle anstehenden Probleme lösen kann. Ärzte können beispielsweise keine Inobhutnahme oder andere soziale und pädagogische Maßnahmen des Jugendamtes veranlassen, Lehrer sind in ihren diagnostischen und mitunter auch therapeutischen Möglichkeiten eingeschränkt, Jugendamtsmitarbeiter sind im Falle eines sexuellen Missbrauchs oder einer Kindesmisshandlung auf ärztliche Begutachtung angewiesen – die Beispiele wären beliebig weiter zu führen. Zwar wird jede einzelne Berufsgruppe die in ihr Fachgebiet fallenden Entscheidungen letztendlich selbst verantworten müssen, doch können Maßnahmen besser aufeinander abgestimmt und möglichen Fehlentwicklungen frühzeitig gegengesteuert werden. Es ist sinnvoll, jemanden mit der Feder führenden Koordination solcher Fallbesprechungen zu betrauen, wobei prinzipiell jede Gruppe zu solcher Koordination in der Lage ist und es in der Regel von der individuellen Problemlage und dem Fokus der zu leistenden Hilfe abhängt, wer die Leitung des Casemanagements übernimmt. Schließlich ist im Einzelfall noch zu klären, ob die Eltern an solchen Fallbesprechungen teilnehmen, was prinzipiell zu begrüßen wäre, im Einzelfall jedoch abgewogen werden muss.

Hilfeplanverfahren

Während interdisziplinäre Fallbesprechungen von unterschiedlichen Professionen koordiniert werden können, obliegt das Hilfeplanverfahren in der Regel den Mitarbeitern des Jugendamtes. Grundlage dieses Geschehens ist der Anspruch der Eltern auf Erziehungshilfen, wenn sie die Erziehung eines Kindes nicht gewährleisten können (§36 SGB VIII). Unter Beteiligung von Eltern, Kindern und sozialpädagogischen Fachkräften werden der aktuelle Hilfebedarf festgestellt und notwendige Schritte zur Hilfe eingeleitet. Solche Schritte können beispielsweise das Einsetzen einer sozialpädagogischen Familienhilfe, einer Schuldnerberatung, eine pädagogische Förderung und andere Maßnahmen sein, die wir bereits kennen gelernt haben. In diesem Zusammenhang ist nun wichtig, dass sowohl das diesen Prozess leitende Jugendamt als auch die jeweiligen Fachkräfte, welche die Maßnahmen durchführen, regelmäßig evaluieren müssen, ob und in welcher Weise die von ihnen und den Eltern gemeinsam erarbeiteten und festgelegten Ziele erreicht worden sind bzw. erreicht werden können. Übrigens verpflichten sich auch die Eltern, im Rahmen ihrer Möglichkeiten an diesem Prozess mitzuwirken. Das Feststellen notwendiger Hilfen, das gemeinsame Erarbeiten von Zielen, fortlaufende prozessuale Gespräche und die Evaluation des Erfolgs der durchgeführten Maßnahmen sind wesentliche Aufgaben des Jugendamts und damit der Sozialen Arbeit.

2.12 Soziokulturelle Aspekte

Kinder und Heranwachsende sind Erwachsenen zunächst körperlich unterlegen, zudem emotional, sozial und materiell von ihnen abhängig und schutzbedürftig. Machtgefälle und Abhängigkeit bergen latent die Gefahr des Machtmissbrauchs in sich. In allen Zeiten der Kulturgeschichte, beispielsweise in der Antike, wird von Kindesaussetzung und Kindestötung, von Gewalt (vorwiegend von Männern) gegenüber Kindern sowie von sexueller Ausbeutung beispielsweise in Form idealistisch erhöhter „Knabenliebe“ berichtet. Kinder waren vor allem in Krisenzeiten immer wieder die schwächsten Glieder einer Gesellschaft und hatten am meisten unter Hunger, Krankheit und Entbehrungen zu leiden. Das betrifft nicht nur die Kriege vergangener Zeitalter, sondern auch beispielsweise den ersten Weltkrieg, an dessen Ende tausende Kinder des damaligen Deutschen Reiches unter erbärmlichsten Bedingungen, Fehlernährung, schlechten Wohnbedingungen und Tuberkulose ausgesetzt, ihr Dasein fristen mussten. Dies gilt aber auch für Flüchtlingskinder heutiger Kriege, für Opfer von Landminen oder perfide eingesetztem Spielzeug mit Sprengstoffinhalt. Kinder waren in Zeiten des wirtschaftlichen Umbruchs vermehrt gefährdet, Opfer von Ausbeutung zu werden, beispielsweise in Fabriken und Bergwerken Englands des 19. Jahrhunderts (man vergleiche die Erzählungen von Charles Dickins) oder an den Webstühlen Schlesiens. Auch heute findet die Ausbeutung kindlicher Arbeitskraft in großem Maße in sogenannten „Billiglohnländern" statt und nicht zuletzt Kunden reicher Industrienationen bereichern sich daran. Kindersoldaten hat es immer wieder gegeben, auch die deutsche Wehrmacht hat am Ende des Zweiten Weltkrieges Kinder mit Panzerfäusten gegen eine übermächtige Armee angehen lassen und ihr Leben sinnlos geopfert.

Körperliche Züchtigung war je nach Gesellschaftsform und geschichtlicher Epoche gefordert, erlaubt oder geduldet. „Wer sein Kind liebt, der züchtigt es" – nach diesem aus dem Buch der Sprüche entnommenen Bibelzitat wurde guten Glaubens gehandelt. Das Bürgerliche Gesetzbuch von 1896 erlaubt es dem Vater „kraft des Erziehungsrechts angemessene Zuchtmittel gegen das Kind anzuwenden". Diese Formulierung wurde 1957 leicht abgeändert, statt des Vaters sind die Eltern ermächtigt und aus den Zuchtmitteln werden Maßregeln – der Tenor ist aber derselbe. Erst 1979 befindet das Sorgerechtsgesetz, dass entwürdigende Erziehungsmaßnahmen unzulässig sind. Es dauert weitere zwanzig Jahre, bis im Jahr 2000 (!) jede Form körperliche Gewalt mit §1631 Abs. 2 BGB unter Strafe gestellt wird. Im Artikel 19 Abs. 1 UN Kinderrechtskonvention heißt es sinngemäß, dass die Vertragsstaaten alle geeigneten Gesetzgebungs-, Verwaltungs- und Sozial- sowie Bildungsmaßnahmen treffen, um Kinder vor jeder Form körperlicher oder geistiger Gewaltanwendung, Schadenszufügung oder Misshandlung, vor Verwahrlosung oder Vernachlässigung, vor schlechter Behandlung oder Ausbeutung einschließlich des sexuellen Missbrauch zu schützen.

Wir sehen, der Umgang mit Gewalt und Grenzüberschreitung gegenüber Kindern und Jugendlichen ändert sich im Laufe der Zeit und ist in hohem Maße abhängig von gesellschaftlichen und kulturellen Einstellungen und Rahmenbedingungen. Es ist sicherlich zu konstatieren, dass sowohl Grenzüberschreitungen wie der sexuelle Missbrauch als auch Gewalt gegen Kinder, ja auch Kindesvernachlässigung im allgemeinen Bewusstsein der deutschen Bevölkerung negativ konnotiert und geächtet werden. Kaum jemand, der körperliche Züchtigung gut heißt oder toleriert (wenngleich immer noch die Rede von dem „Klaps, der noch niemandem geschadet hat" die Runde macht). Kaum vorstellbar, dass es jemand richtig fände, wenn ein Lehrer Kinder schlägt (noch in den 1960er Jahren wurden Schüler vom Lehrer verprügelt, wobei Eltern dies nicht weiter problematisch fanden). Neben den Fortschritten im öffentlichen Bewusstsein und einer (längst fälligen) Veränderung in Pädagogik, Medizin, Justiz und Kirche bleibt aber festzuhalten, dass Maßnahmen zur Verhinderung von Schädigung mitunter halbherzig sind. Wenn ein Kind verhungert aufgefunden wird, ein besonders dramatischer Fall von sexuellem Missbrauch bekannt wird, wenn Kinder völlig verelenden oder es zu spektakulären und abscheulichen Gewalttaten kommt, ist die Presse meist nicht fern und es kommt im Gefolge regelmäßig zu stürmischen Entrüstungen in der Bevölkerung und der Ankündigung der Politik, nun schnell etwas unternehmen zu wollen. Stärkere Kontrollen gefährdeter Familien, eine verschärfte Gesetzgebung und anderes mehr sind dann erste Maßnahmen, die möglicherweise sogar sinnvoll sein können. Die eigentliche Lösung des Problems bestünde allerdings darin, in die Bildung bisher bildungsferner Schichten zu investieren, den Skandal der Kinderarmut (1 Million deutscher Kinder lebt unterhalb der Armutsgrenze) zu bekämpfen, wirksame und regelmäßige Unterstützung für gefährdete Familien und solche, die in prekären Umständen leben anzubieten – und was dergleichen Maßnahmen mehr sind. Das kostet allerdings sehr viel mehr Geld als hektischer und medienwirksamer Aktivismus, der oft genug nach einiger Zeit wieder einschläft. Dies würde letztlich bedeuten, Stellen in Jugendämtern aufzustocken, mehr Stellen der Kinder- und Jugendpsychotherapie einzurichten, Mitarbeiter in Jugendämtern in besonderer Weise zu qualifizieren und gemäß ihrer Qualifikation zu vergüten, die fähigsten jungen Menschen für diese Berufsgruppen zu begeistern, was auch mit einem Zuwachs von Prestige und insbesondere einer adäquateren Bezahlung dieser Berufe zusammenhinge. Genau das Gegenteil ist der Fall: Stellenstreichungen allenthalben, besonders im sozialen Bereich, Kürzung der Mittel im Bereich der Jugendarbeit, Kürzung der Unterstützung beratender Angebote, Inkaufnahme einer zunehmenden Verelendung ganzer Alterskohorten von Jugendlichen (etwa 20% aller Jugendlichen werden mehr oder weniger aufgeben, da man letztlich nichts wirklich Entscheidendes unternimmt, um ihre prekäre Bildungs- und Ausbildungssituation ernsthaft zu verbessern). Es ist nur eine Frage der Zeit, dass, aller Veränderung im öffentlichen Bewusstsein zum Trotz, die Gefährdung von Kindern und Jugendlichen wieder zunimmt.

Wir können und müssen festhalten, dass der Schutz von Kindern und Jugendlichen vor Gewalt und Grenzüberschreitung kein selbstverständliches Phänomen ist, auch in einer modernen und reichen Gesellschaft nicht. Gerade weil Erwachsene um ihren eigenen Vorteils- und Gewinnstrebens wegen mitunter Rechter anderer, insbesondere Schwächere, missachten und gerade weil Kinder naturgegeben über lange Jahre ihrer Entwicklung körperlich unterlegen und sozial wie emotional und materiell von Erwachsenen abhängig sind, bedarf es einer permanenten – auch politischen – Anstrengung, für den Schutz des Kindeswohls Sorge zu tragen.

2.13 Literaturhinweise und Vertiefungsfragen

Egle, U. T., Hoffmann, S. O., Joraschky, P (Hrsg.) (2009): Sexueller Missbrauch, Misshandlung, Vernachlässigung. Erkennen, Therapie und Prävention der Folgen früher Stresserfahrungen. Schattauer, Stuttgart
Umfassendes Lehrbuch, das detailliert und fundiert auf die wesentlichen Aspekte der Folgen von Gewaltanwendung gegenüber Kindern eingeht.

Enders, U. (Hrsg.) (2009): Zart war ich, bitter war's. 3. Aufl., Kiepenheuer & Witsch, Köln
Klassiker zum Thema Sexueller Missbrauch

Jacobi, G. (Hrsg.) (2008): Kindesmisshandlung und Vernachlässigung: Epidemiologie, Diagnostik und Vorgehen. Hans Huber, Bern
Breit gefächertes, engagiertes und informatives Fachbuch

Vertiefungsfragen

2.1 Was verstehen Sie unter „Frozen Watchfulness" und inwiefern kann sie zu Entwicklungshemmungen beitragen?

2.2 Erläutern Sie den Ambivalenzkonflikt vieler misshandelter Kinder zu ihren Eltern.

2.3 Erläutern Sie, wie Scham- und Schuldgefühle der Opfer eines sexuellen Missbrauchs mitunter vom Täter zur Geheimhaltung der Tat missbraucht werden.

Multiple-Choice-Fragen zu diesem Kapitel finden Sie unter www.reinhardt-verlag.de und www.utb-mehr-wissen.de.

3 Krisen und psychiatrische Erkrankungen im Jugendalter

3.1 Definition und Epidemiologie

Neben der frühen Kindheit ist keine Entwicklungsphase des Menschen für seine emotionale Entwicklung so entscheidend wie die Pubertät, die Phase der körperlichen und seelischen Reifung, der Neuorientierung in Gruppe und Gesellschaft und der Suche nach der Identität. Die in einem relativ kurzem Zeitraum auf den Jugendlichen einstürmenden Veränderungen führen mitunter zu einem Sturm der Gefühle, völlig neuen emotionalen Erlebnisdimensionen, die verarbeitet und in die Persönlichkeit integriert werden müssen, um auch eine emotionale Reifung zu ermöglichen.

Pubertät und Adoleszenz

Im Allgemeinen Sprachgebrauch versteht man unter „Pubertät" die Zeit der Geschlechtsreife, unter „Adoleszenz" die Entwicklungsphase vom Jugend- zum Erwachsenenalter. Nach Ansicht des Kinder- und Jugendpsychiaters Remschmidt (1988, 292) hingegen umschreibt der Begriff Pubertät „in erster Linie die körperlichen Aspekte", während sich der Begriff Adoleszenz eher „auf die psychosozialen Veränderungen in der Jugendzeit bezieht". Wie in Kapitel 3.2 noch genauer zu erläutern ist, kommt es zu einer Reihe einschneidender körperlicher und emotionaler Veränderungen.

Die Phase der Adoleszenz ist durch vielfältige Entwicklungsschübe, Umbrüche und Herausforderungen gekennzeichnet. Adoleszentenkrise, Reifungskrise, adoleszente Entwicklungskrise und andere Begriffe werden oft synonym gebraucht und können eine „normale Krise", die keine Krankheit darstellt, sondern zum normalen Entwicklungs- und Reifungsablauf gehört, bezeichnen. So gesehen ist weniger die Krise in der Pubertät als vielmehr ihr Ausbleiben außergewöhnlich und mitunter bedenklich.

Andererseits wird der Begriff der „Adoleszentenkrise" in der Psychiatrie mitunter auch als ein besorgniserregender, entwicklungshemmender und in seinem Ausgang ungewisser Zustand bezeichnet. Es handelt sich also um einen nicht eindeutigen und der Klassifikation bedürftigen Ausdruck.

Krise als Übergangsphänomen

Der Begriff „Krise" kommt aus dem griechischen (krinein: trennen, unterscheiden), bezeichnet eine entscheidende Wendung und bedeutet eine schwierige Situation, die den Höhe- und Wendepunkt einer gefährlichen Entwicklung darstellt. Insofern sprechen wir von Krisen, wenn wir mit einem bis dato zumindest in dieser Ausprägung ungekanntem Ereignis konfrontiert sind, das eine Entscheidung verlangt und ein Problem darstellt, für dessen Lösung wir keine hinlänglichen Erfahrungen und bewährten Lösungsstrategien (Coping-Strategien) haben oder zu haben meinen. Insofern führen solche neuen Situationen zu erheblichen Unsicherheiten, Ängsten und Aufregung, stellen andererseits aber auch eine Herausforderung dar, nach deren Meisterung wir uns (emotional, körperlich, seelisch und kognitiv) auf einem höheren Niveau befinden. Krisen sind typische Phänomene des Übergangs. Sie sind allgegenwärtig, kommen in jeder Lebenssituation vor und sind letztlich nicht zu vermeiden. In der Pubertät treten sie als „phasentypische Übergangskrisen“ auf, beispielsweise, wenn der erste Samenerguss oder die erste Menstruation erlebt wird, eine besondere Abschlussprüfung ansteht, der Auszug aus dem Elternhaus zu bewerkstelligen ist oder was andere derartige Übergangssituationen angeht. Zusätzlich kann es durch – nicht obligate, individuell auftretende oder gesellschaftlich bedingte – Auslöser zu Krisensituationen kommen: Hierzu zählen beispielsweise gesellschaftlich bedingte, sich aber individuell auswirkende Arbeitslosigkeit, Krieg, Flucht und Vertreibung, Naturkatastrophen, soziale Verwerfungen und andere Traumata.

Wir können zunächst einmal festhalten, dass Krisen in der Pubertät allgegenwärtig sind und ein „normales, entwicklungstypisches Phänomen“ darstellen.

Drei Formen von Pubertätskrisen

Einem Vorschlag von Häfner und Helmchen folgend, kann man von drei unterschiedlichen Krisen oder aber von Krisen unterschiedlicher Ausprägungen sprechen. An der Basis finden sich „normale“ Krisen, beispielsweise Reifungskrisen in der Pubertät. Sie sind wesentlich dadurch gekennzeichnet, dass Jugendliche erstmalig mit bestimmten Erlebnissen oder Situationen konfrontiert sind, für die sie noch nicht ausreichend gerüstet sind. Diese leichte Überforderung führt zu krisenhaftem Erleben, zu Verunsicherung, zu emotionalen Stimmungsschwankungen und teilweise zu Auffälligkeiten, die auch von der Umgebung als „krisenhaft“ erlebt werden. In der Regel gelingt es den Jugendlichen und zum Teil auch ihrem Umfeld, insbesondere der Familie, diese Krisen mit nichtprofessioneller Hilfe zu überwinden. Elterliche Erfahrungen, Auseinandersetzungen mit Freunden und anderen Peergruppen, Anleitung durch Lehrer, Orientierung durch gesellschaftlich vermittelte Werte (Fernsehsendungen, Zeitschriften), soziale Unterstützung beispielsweise in Sportvereinen, Hobbygruppen in der Musikszene und anderes mehr helfen Jugendlichen, mit den jeweils sehr unterschiedlichen Erfahrungen (hinsichtlich der Sexualität, der Auseinandersetzung mit den Eltern, der schulischen Problematik usw.) mehr oder weniger gut fertig zu werden, sich nach überstandener Krise auf einem neuen Entwicklungsniveau zu erleben und an der Gesellschaft zu partizipieren.

Eine andere Dimension erreicht die Krise (die mitunter als „pathologisch“ bezeichnet wird), wenn es zu ernsten Schwierigkeiten, eventuell sogar zum Zusammenbruch von Lösungsmöglichkeiten des Jugendlichen bzw. seines ihn unterstützenden Umfeldes kommt und insbesondere dann, wenn anstehende Aufgaben der Pubertät nicht gelöst und altersentsprechende Entwicklungen nicht erreicht werden können – oder das Erreichen eines Entwicklungsschrittes zu scheitern droht.

Wenn also beispielsweise Schulängste, die Sorge um das nicht Erreichen von schulischen Leistungen oder nicht Akzeptanz durch Mitschüler gelegentlich zur Schulunlust oder zu gelegentlichem Fehlen in der Schule, bzw. heftigen Auseinandersetzungen mit den Eltern führen, stellt dies in der Regel eine „normale“ – wenngleich für alle Seiten durchaus belastende – Krise dar. Wenn ein Schüler über viele Monate die Schule nicht besucht bzw. nicht besuchen kann, ist seine weitere Entwicklung nicht nur in schulischer, sondern auch in sozialer Hinsicht möglicherweise gefährdet. In einer solchen, im Wesentlichen durch drohende Entwicklungshemmung gekennzeichneten Krisensituation wird man in der Regel auch auf professionelle und externe Hilfe angewiesen sein. Sie wird wesentlich durch Sozialpädagogen und Sozialarbeiter, durch Lehrer, durch Hausärzte und andere professionelle Anbieter von Hilfen gewährleistet werden. Nach wie vor kommt aber den Eltern und auch den übrigen, dem Jugendlichen nahestehenden Personen eine große Bedeutung bei der Bewältigung solcher Krisen zu. Demgegenüber kann sich eine Krise soweit zuspitzen, dass sie in eine psychische Erkrankung oder in einen Notfall mündet. Hier ist in der Regel gezielte therapeutische Hilfe, beispielsweise durch Kinder- und Jugendpsychiater, Erwachsenenpsychiater (je nach Alter), Kinder- und Jugendpsychotherapeuten usw. notwendig. Im Einzelfall reicht dann manchmal auch die ambulante Begleitung und Behandlung nicht aus, sondern es wird eine stationäre Aufnahme erforderlich.

Handelt es sich um eine langfristige Entwicklungsstörung oder psychiatrische Erkrankung mit immer wieder aufflackernden Krisensituationen, kann auch die Notwendigkeit einer langfristigen pädagogischen Begleitung oder therapeutischen Hilfe bestehen. Auf diese Fragestellungen wird in den Folgekapiteln noch näher eingegangen.

Spitzt sich die Krise mit Krankheitscharakter zu einem akuten Notfall zu, besteht häufig die Notwendigkeit einer kurzfristigen stationären Behandlung. Dies ist beispielsweise bei akuter Drogenintoxikation, akuter suizidaler Gefährdung, massiven Erregungszuständen oder auch bei akuter Lebensbedrohung im Rahmen einer Pubertätsmagersucht (Anorexia nervosa) der Fall.

In den letzten beiden Stufen der Krisenentwicklung kann man auch von einer psychischen Krise sprechen, die in klinischer Psychologie und Psychiatrie als ein überraschendes Ereignis mit schmerzhaft seelischem Zustand bezeichnet wird. Vor allem dem Versagen bisheriger Problemlösungsmethoden kommt in dieser Definition eine besondere Bedeutung zu. Eine Krise in diesem Sinne äußert sich als plötzliche oder fortschreitende Verengung der Wahrnehmung sowie der Handlungs- und Problemlösungsfähigkeit. Bisherige Erfahrungen, Normen, Ziele und Werte werden in Frage gestellt. Eine solche Krise ist meist zeitlich begrenzt und hat für den Betroffenen einen bedrohlichen Charakter.

Die „dritte Stufe der Krise", zu der unter anderem auch die Notfälle gehören, geht mit Störungen einher, deren Grenzen zu psychisch relevanten Erkrankungen verwischen können bzw. fließend sind.

Diese „Kriseneinteilung" ist nicht unumstritten. Zum einen wird, wie bereits erwähnt, eine zunehmende Medikalisierung bzw. Problematisierung normaler, entwicklungsbedingter, kritischer Lebensereignisse befürchtet, wenn die Grenzen fließend werden. Zum anderen wird postuliert, dass klinisch relevante seelische Krankheiten entweder eindeutig klassifiziert werden sollten (beispielsweise nach den üblichen Klassifikationsschemata ICD-10 oder DSM IV), man ansonsten aber solchen Verhaltensweisen keine pathologischen Zuschreibungen geben sollte.

Auf der anderen Seite lässt sich eine Reihe von psychischen Schwierigkeiten erst in der Langzeitbeobachtung eindeutig zuordnen. Die praktische Erfahrung mit Jugendlichen zeigt, dass die Grenzen zwischen „normalen, wenn auch von dem Betroffenen durchaus als belastend erlebten kritischen Ereignissen", beginnender Entwicklungsbeeinträchtigung und sich zuspitzender Krise mit Zügen krankhafter Veränderung oder einem akuten Notfall durchaus fließend sind. An einigen Beispielen soll das kurz aufgezeigt werden.

Abusus und Abhängigkeit

Erfahrungen mit Rausch und Extase. Im Rahmen gelegentlich kritischer Übergangsstufen kann es zu Experimenten mit Alkohol oder Drogen in Verbindung mit Gleichaltrigen kommen, bei denen es durchaus zu „binge drinking", Regelüberschreitungen oder anderen sozial kritisch bewerteten Auffälligkeiten kommt, ohne dass dem ein krankhaftes Attribut zuzuschreiben wäre. Krisenhaft im Sinne der „zweiten Stufe" wird dies, wenn der zeitweilige Gebrauch oder auch Missbrauch von Drogen, bzw. Alkohol, primär dazu dient, seine Identität zu finden und ein zentrales Moment in der Regulation von Wohlbefinden und Selbstachtung wird. Mit anderen Worten: Man ist beispielsweise auf Alkohol angewiesen, um sich in der Gruppe wohl zu fühlen oder mit den allfälligen Schwierigkeiten der Pubertät fertig zu werden. Im „dritten Stadium" droht die Alkoholkrankheit bzw. das Abgleiten in die Drogenabhängigkeit. Während dies bei Alkoholmissbrauch durchaus mehrere Jahre dauert, kann bei Heroinkonsum aufgrund der Eigenwirkung der Droge möglicherweise schon innerhalb von wenigen Monaten eine körperliche und seelische Abhängigkeit mit der Unfähigkeit, aus eigener Kraft aus dieser Erkrankung heraus zu kommen, vorliegen.

Sexualität und Sexualstörungen

Sexualerleben und Sexualstörungen. In Zeiten der sexuellen Entwicklung und sexuellen Orientierung, kommt es gelegentlich zu sexuellen Experimenten mit gleichaltrigen Jungen oder Mädchen, zu Gefühlen von Schüchternheit oder Unsicherheit, zu „inadäquatem Draufgängertum" und anderem, was sowohl in der Eigen- wie in der Fremdwahrnehmung als kritisch gesehen werden kann, gleichwohl nicht als gefährdend oder problematisch anzusehen ist. In ein Stadium der Krise gerät dieses Verhalten, wenn zeitweilig promiskuitive sexuelle Beziehungen zu bemerken sind, Jugendliche also wahllos und mitunter sich selbst oder andere gefährdende sexuelle Kontakte haben (so sind beispielsweise eine mögliche Ansteckung mit AIDS, Geschlechtskrankheiten oder ungewollte früher Schwangerschaft eine ernst zu nehmende Gefährdung). Aber auch die extreme und völlige Abkapselung von anderen Jugendlichen kann krisenhaften Charakter annehmen. Von Sexualstörungen im eigentlichen Sinne hingegen spricht man erst, wenn es zur dauerhaften Unfähigkeit einer sexuellen Beziehung kommt, zu schwerwiegenden sexuellen Funktionsstörungen oder zu bestimmten Formen der Paraphilie, also dem Ausleben bestimmter sexueller Vorlieben, die andere schädigen (zu nennen ist hier beispielsweise die Pädophilie, wenn sie mit dem sexuellen Missbrauch anderer einhergeht).

Emotionale Schwankungen, Angst

Unruhe, Unsicherheit, allgemeine Unzufriedenheit, emotionale Schwankungen („Himmel hoch jauchzend – zu Tode betrübt") sind häufig zu beobachtende Phänomene in der Pubertät. Viele neue Situationen werden als befremdlich oder bedrohlich erlebt: Der erste Urlaub ohne die Eltern, die erste Trennung von den Eltern, die erste große Liebe, anstehende Prüfungen – sie alle können verängstigen und mitunter auch verwirrend sein. Krisenhaft ist dies, wenn man von der Angst meint, überwältigt zu werden, sich bestimmten Prüfungen in der Schule gar nicht mehr zuwendet (sondern diese vorzeitig verlässt), das Risiko eines Flirts aus Angst, abgewiesen zu werden, gar nicht erst eingeht und was dergleichen entwicklungsgefährdende Verhaltensweisen mehr sind. Schließlich sprechen wir von Angstkrankheiten, wenn es zu akuten und mitunter als bedrohlich erlebten Panikattacken, zu massiven und generalisierten Ängsten oder isolierten, aber heftigsten Phobien mit starkem Vermeidungscharakter kommt. In solchen sich krisenhaft zuspitzenden Situationen, die zum Teil therapeutischer Hilfe bedürfen, können die Betroffenen möglicherweise nicht mehr das Haus verlassen, jedenfalls nicht mehr an den normalen Aktivitäten teilnehmen, so dass hier eine erhebliche Gefährdung entsteht, was ihre weitere Entwicklung und gesellschaftliche Partizipation, aber auch ihre seelische Gesundheit angeht.

Emotionale Stimmungsschwankungen, Depressivität und Suizidalität

Dass Jugendliche mitunter „himmelhoch jauchzend" an Dinge herangehen, dabei sich selbst überschätzen und meinen, Bäume ausreißen zu können, andererseits häufig tief verzagt sind, sich sehr melancholisch fühlen, dem Weltschmerz hingeben oder zutiefst traurig oder niedergeschlagen sind, ist normal. Längere Phasen von Depressivität, Isolations- und Rückzugsverhalten, die Unfähigkeit, das Leben zu genießen, ja sogar lähmende depressive Zustände können aber ein Ausmaß annehmen, dass nicht von den Jugendlichen, sondern auch von ihrem Umfeld als kritisch erlebt wird und – ähnlich wie die eben benannten Ängste – eine Entwicklung blockieren und das Lösen bestimmter anstehender Aufgaben verhindern können. Zur klinisch relevanten Krankheit bzw. zum Notfall kann es kommen, wenn sich hier – möglicherweise situativ ausgelöst, aber auf dem Boden anderer Schwierigkeiten vorbereitet – eine Depression im klinischen Sinne anbahnt, bei der das Denken auf die vermeintlich hoffnungslose Situation verengt ist, der Jugendliche antriebs- und hoffnungslos ist, schwere körperliche Störungen wie Schlaflosigkeit, Veränderung des Appetits, somatische Beschwerden usw. zeigt, Einschränkungen im Antrieb und Interessen aufweist, die Stimmung massiv gedrückt ist oder sogar einer inneren Leere Platz gemacht hat. Vor allem die suizidale Gefährdung stellt dann einen akuten Notfall dar, auf den in Kapitel 3.8 noch näher eingegangen wird.

Störungen des Sozialverhaltens

Wie noch zu zeigen sein wird, gehört die emotionale Ablösung von den Eltern und die Distanzierung von Autorität gebenden Personen und Strukturen zu einer der wesentlichen Aufgaben der Pubertät. Letztlich kommt es darauf an, in dieser wichtigen Entwicklungsphase Verantwortung für das eigene Handeln zu entwickeln. In der emotionalen Trennung von bisherigen Autoritäten, insbesondere der Eltern, kommt es durchaus auch zu aggressiv getönten Auseinandersetzungen und Konflikten. Gelegentlich kann das Verhalten gegenüber Eltern und gesellschaftlichen Strukturen (Schule, Polizei) durch Provokationen und überzogenes Verhalten gekennzeichnet sein. In der Musik, in der Kleidung, im Freizeitverhalten, in den Aktivitäten, in der Suche neuer Freunde und sozialer Zusammenhänge kann es zu erheblichen Auseinandersetzungen kommen. Dies alles ist möglicherweise für beide Seiten sehr belastend, und mitunter können einige Regelverstöße (schwarz fahren, Graffitti, Sachbeschädigung) auch strafrechtliche und damit bedenkliche Folgen haben. Pathologisch im eigentlichen Sinne ist dies jedoch nicht. Andererseits kann sich diese krisenhafte Auseinandersetzung zuspitzen. Insbesondere dann, wenn in Peergruppen provokantes oder aggressives Verhalten verlangt wird, kann der Gruppendruck so groß sein, dass ein sich im Grunde schwach fühlender Jugendlicher hier nicht abzugrenzen weiß und aggressive Handlungen vollzieht, die er alleine nicht durchgeführt hätte. Dies kann mit erheblichem Leid anderen gegenüber, aber auch erheblichen Konsequenzen für die eigene Person (Strafverfolgung, Abbruch von Lehre und Ausbildung, sozialer Stigmatisierung etc.) verbunden sein. Kurz: Aggressivität und nicht sozial verträgliches Verhalten kann ein solches Ausmaß annehmen, dass es zur Fremd- und Selbstschädigung kommt. Auch dissoziales Verhalten kann ein solches Ausmaß annehmen, dass dies, jedenfalls in der Ansicht einiger Autoren, Anzeichen einer Krankheit aufweist. Hier sind insbesondere die dissozialen Persönlichkeitsstörungen zu nennen, die entweder mit mangelndem Einfühlungsvermögen oder mit nicht zu kontrollierendem impulsivem und aggressiv getöntem Verhalten einhergehen. Vor allem erste aggressive Erregungszustände führen mitunter dann zu einer Aufnahme in der Kinder- und Jugendpsychiatrie bzw. im Erwachsenenalter in einer psychiatrischen Klinik. Es ist wichtig festzuhalten, dass man von einer dissozialen Persönlichkeitsstörung nach ICD-10 erst im Erwachsenenalter spricht und dass sie auch nur einen geringen Teil der Bevölkerung (max. 4% umfasst). Häufiger und weit weniger eindeutig, was Ursache und Prognose angeht, sind die im Jugendalter diagnostizierten „Störungen des Sozialverhaltens“, wobei es sich um eine heterogene Gruppe von Kindern und Jugendlichen mit solchen Störungen handelt. Die hier zu findenden aggressiven Verhaltensweisen gegenüber Menschen und Tieren, Zerstörungen von Eigentum und Betrug oder Diebstahl sowie schwere Regelverstöße führen nicht zwangsläufig dazu, dass diesen Jugendlichen kinder- und jugendpsychiatrisch Hilfe zuteil wird. Mitunter sind auch/oder hauptsächlich pädagogische Maßnahmen bzw. Maßnahmen der Jugendhilfe notwendig und sinnvoll.

Schwierigkeiten der Identitätsfindung

Das Finden der eigenen Identität ist nach Erikson die Kernaufgabe in der Phase der Adoleszenz. Auch hierbei kann es phasenbedingt zu Schwierigkeiten kommen, die als kritisch erlebt werden, aber typische Durchgangsstadien sind: Die Frage nach dem richtigen Aussehen, des „Zu-dick- oder Zu-dünn-seins“, die Schwierigkeiten bei der Übernahme unterschiedlicher Rollen, das Hin- und Hergerissen sein zwischen Lust und Askese, die Akzeptanz elterlicher Maximen, so wie der Wunsch nach der Übertretung derselben – dies und noch vieles mehr kann Jugendliche vorübergehend in heftige Krisen und Identitätsschwierigkeiten bringen. Verzweifelt versucht man sich sozial an Vorbildern zu orientieren, merkt aber schnell, dass man ihnen nicht gerecht werden kann. Krisenhaft werden solche Ereignisse dann, wenn sie zeitweilig zu ungeordnetem Denken führen, als heftigst erlebten ethischen Niederlagen, zu sich dauernd aufdrängenden Suizidgedanken oder massiven narzisstischen Kränkungen führen, bei denen man sich dauerhaft nichts mehr zutraut. Schließlich können solche, bereits die Entwicklung gefährdenden kritischen Verlaufsformen im Laufe der Zeit auch in seelische Erkrankungen übergehen, beispielsweise in dissoziative Bewusstseinsstörungen, in dissoziative Störungen vom Konversionstypus, in Persönlichkeitsstörungen, insbesondere Borderline-Persönlichkeitsstörungen, die auch traumatisch bedingt sein können, sowie mitunter auch in psychotische Störungen (insbesondere vom schizophrenen Formenkreis). Manchmal kann erst nach einer längeren Zeit entschieden werden, ob es sich um eine möglicherweise dramatische, letztlich aber doch transitorische Krise im Jugendalter handelt oder ob sich hier eine der eben genannten seelischen Krankheiten anbahnt.

Trotz der eingangs genannten, berechtigten Kritik am Begriff der „Jugendkrise“ stimme ich Streeck-Fischer und anderen (Fegert et al. 2009, 183ff) darin zu, dass es sinnvoll und der Jugendphase angemessen ist, an dem Begriff der Adoleszentenkrise festzuhalten. Dabei handelt es sich bei Krisen keineswegs zwangsläufig nur um „negative und gefährliche“ Ereignisse, sondern Krisen können auch und gerade in der Pubertät durchaus den Charakter von Chancen und Herausforderungen haben. Zu beachten sind der Zeitfaktor (also wann und wie lange eine Krise auftaucht), der adoleszenzspezifische Auslöser für das kritische Geschehen, die mit der Krisensituation verbundenen und von ihr mitunter blockierten Entwicklungsaufgaben sowie die Frage, ob eine schwere psychische Dekompensation vorliegt – was in der Regel nicht mehr als Jugendkrise, sondern als eigenständige und psychiatrisch zu klassifizierende Erkrankung zu bezeichnen wäre.

3.2 Biologische Grundlagen

Die Pubertätsentwicklung beginnt und endet bei Mädchen etwa zwei Jahre früher als bei Jungen. Die körperliche Entwicklung zwischen etwa dem 10. und 19. Lebensjahr ist zunächst durch ein zunehmendes Längenwachstum charakterisiert. Zudem kommt es zu einer Ausreifung der Sexualorgane sowie zu einer schrittweisen Ausreifung charakteristischer sekundärer Geschlechtsmerkmale (wie beispielsweise Schambehaarung, Brust- oder Penisentwicklung). Schließlich geht damit eine massive hormonelle Umstellung einher, die nicht nur körperliche, sondern auch emotionale Konsequenzen hat. Und letztlich muss in diesem Zusammenhang auch auf Veränderungen der Körperproportionen und damit verbundenen emotionalen und mitunter auch sozialen Unsicherheiten eingegangen werden.

Pubertät bei Mädchen

Bei Mädchen ist die Zunahme des Längenwachstums, eine erste Brustknospung und die Reifung der Vaginalschleimhaut oft bereits mit 10 oder 11 Jahren zu beobachten, gefolgt von einem starken Wachstum der äußeren und inneren Genitale und einer zunächst unregelmäßigen, noch ohne Eireifung verbundenen Monatsblutung, der eine Behaarung der Achselregion sowie eine weitere Ausreifung der sekundären Geschlechtsmerkmale (Brustentwicklung und Schambehaarung) folgt. Erste regelmäßige, mit Eisprung verbundene Monatsblutungen mit der Möglichkeit einer Schwangerschaft können erheblich variieren und sind häufig im 14. und 15. Lebensjahr zu finden. Die volle Ausreifung der sekundären Geschlechtsmerkmale, Epiphysenschluss und Wachstumsstillstand kann mit etwa 16 oder 17 Jahren erwartet werden.

Pubertät bei Jungen

Beim Jungen hingegen kommt es etwa ab dem 11. oder 12. Lebensjahr bei zeitgleicher Zunahme des Längenwachstums zu einem starken Wachstum von Hoden und Penis und einer leichten Brustdrüsenschwellung, die nicht selten zu beobachten ist. Das stärkste Längenwachstum findet sich in der Mitte der Pubertät mit etwa 14 oder 15 Jahren, gefolgt von der beginnenden Behaarung der

Oberlippe, Entwicklung der Axillarbehaarung, dem Stimmbruch (beim Jungen um eine Oktav, bei Mädchen kaum merkbar um eine Terz) sowie dem Ausreifen von Hoden und Penis, was mit der Produktion von reifen Spermien einhergeht. Mit der Zunahme von Gesichts- und Körperbehaarung, der männlichen Stirn-Haargrenze und dem Schluss der Wachstumszonen an den Extremitäten (Epiphysenschluss) sowie dem damit verbundenen Wachstumsstillstand ist die körperliche Seite der Pubertätsentwicklung etwa mit dem 19. Lebensjahr beendet. Der Zeitpunkt der ersten Ejakulation kann beträchtlich variieren und liegt oft eineinhalb Jahre vor der mit 15 oder 16 Jahren zu erwartenden vollen Ausreifung der Hoden und damit der Zeugungsfähigkeit.

Bei Mädchen wie Jungen kommt es zu hormonellen Veränderungen, die durch die „oberste Hormondrüse“, die Hypophyse eingeleitet werden. Hierbei kommt es zu einem komplexen, genetisch vorprogrammierten und miteinander vernetzten Ablauf von Hormonausschüttungen. Im Wesentlichen sind hier das Wachstumshormon Somatotropin sowie Hormone, die das Wachstum und das Ausreifen der Geschlechtsorgane beeinflussen (Gonadotropin, Follikelstimulierendes Hormon) sowie die eigentlichen weiblichen (Gestagene, Östrogene) und männlichen Hormone (Testosteron und seine Derivate) von Bedeutung. Sexualhormone können direkt und indirekt auch das Wachstum beeinflussen und leisten außerdem einen Beitrag zur Veränderung des emotionalen Erlebens. Einige der in der Pubertät erstmalig auftretenden emotionalen Erlebnisdimensionen können auch durch das Anfluten von Hormonen, insbesondere Sexualhormonen, in bisher nicht erlebter Konfiguration und Ausmaß mit erklärt werden – man denke an orgiastische Erlebnisse.

Die bisher beschriebenen körperlichen und insbesondere hormonellen Veränderungen müssen verarbeitet und in das Leben des Adoleszenten integriert werden. Mädchen beispielsweise könnten die Entwicklung der Brust und eventuelle transitorische Asymmetrien mit großer Sorge beobachten. Auch übermäßige oder angeblich inadäquate Rundungen an Bauch, Hüfte oder Gesäß oder andere noch nicht endgültig einzuordnende Veränderungen am eigenen Körper werden mitunter mit Sorge und Bestürzung wahrgenommen. Auch die bereits erwähnte transitorische Brustdrüsenschwellung bei Jungen oder vermeintliche vorübergehende „Unterentwicklung“ des Penis (insbesondere wenn dieser im Unterhautfettgewebe noch etwas verdeckt ist) können dementsprechend irritieren. Die bange Frage, ob man zu groß oder zu klein, zu dick oder zu dünn, kurz: ob man „okay“ ist, beschäftigt die meisten Jugendlichen vorübergehend mehr oder weniger und ist mit Selbstbild, Selbstwertgefühl sowie der Identität verknüpft. So können auch vergleichsweise harmlose Auffälligkeiten wie eine vorübergehende Akne subjektiv als Leid empfunden werden, zumal sie im Gesichtsbereich für jedermann sichtbar ist. Auch manche psychosomatische Störungen in dieser Phase, insbesondere Angst vor Krankheiten, kann auf das Konto solcher Unsicherheiten gehen.

Mit den neu gewonnenen Körperkräften muss man umzugehen lernen. Insbesondere Jungen und junge Männer nutzen, und dies scheint evolutionsbiologisch mit angelegt zu sein, ihre überschießenden pubertären (auch körperlichen!) Kräfte, um andere (insbesondere Mädchen!) zu beeindrucken. Dies kann ausgenutzt bzw. missbraucht werden: Sowohl in Fitness-Studios als auch am Arbeitsplatz. So sind Jugendliche davor zu schützen, am Arbeitsplatz Raubbau mit ihrem Körper zu treiben, beispielsweise indem sie zu lange zu schwere Lasten tragen, Lärmschutz oder Atemschutz bei entsprechenden Gefahrensituationen missachten oder anderes mehr. Auch in Kriegszeiten werden regelmäßig männliche Jugendliche und junge Männer körperlichen Strapazen ausgesetzt, die schädlich für sie sind. Sinngemäß gilt dies auch für Mädchen, wenngleich die Akzente etwas anders gesetzt sein können. Vor allem die Erwartungen an das körperliche Aussehen, gesteuert durch Modezeitschriften, medialer Suche nach dem „Supermodel" und andere exzessive „Schönheitsideale" können sich gesundheitlich verheerend auswirken und unter anderem zu einer Pubertätsmagersucht oder auch zu einer Bulimie beitragen.

Sexualität

Letztlich wird es darauf ankommen, in der Lebensphase der Pubertät den eigenen Körper wahrzunehmen, zu pflegen, zu genießen und sinnvoll zu gebrauchen. Dies gilt auch für die Integration des neuen sexuellen Erlebens. Die Entdeckung der eigenen Sexualität und die Suche nach den Geschlechterrollen kann bei Jungen in der Pubertät zu sexuellen Reaktionen oder Episoden mit gleichgeschlechtlichen Peers (z. B. Duldung homosexueller Befriedigung) führen. Solche nicht seltenen Episoden sind fast immer situations- oder phasenbedingte, temporäre Übergangsphänomene, können im Einzelfall aber mit schweren Ängsten, Schuldgefühlen oder Identitätskrisen einhergehen, die dann der Beratung oder therapeutischen Hilfe bedürfen.

Kognitive Entwicklung in der Pubertät

Neben der körperlichen Entwicklung soll noch kurz auf die kognitive Entwicklung eingegangen werden, die nach Piaget (1995) vor allem durch das Stadium der „formalen Operation" charakterisiert ist. Deren Kennzeichen ist die Fähigkeit, abstrakt und logisch zu denken und Hypothesen zu überprüfen. Jugendliche können nun, anders als in vorherigen Stadien der konkreten Operation, Lösungshypothesen für Probleme theoretischer und hypothetischer Natur aufstellen. Abstrakte Regeln und Gesetze der Logik (Mathematik, Physik, Philosophie) können erkannt und benutzt werden, erarbeitet, begriffen und übernommen werden. Mit der Möglichkeit, komplexe Operationen höherer Ordnung durchführen zu können, kommen Jugendliche in die Lage, allgemeine Problemlösungsstrategien zu entwickeln. Diese neu entwickelte Fähigkeit wirkt sich auf das Selbsterleben und die Reflexion über die eigene Person, aber auch auf das Sozialsystem aus. Das eigene Denken, Fühlen und Handeln kann zum Gegenstand von Reflektionen werden. Das führt im Einzelfall manchmal auch zu der Möglichkeit, stundenlang über ein Problem nachzudenken oder zu grübeln, anstatt mit jemandem anderes darüber zu sprechen oder gar durch Handeln zu überprüfen, ob die eigenen Einschätzungen oder Sorgen zutreffen. Man kann sich in seine eigene Gedankenwelt zurückziehen, was nicht immer unproblematisch ist. Auch die Konstruktion von Idealen ist ein hiermit eng assoziiertes Phänomen in der Adoleszenz. Die neu entwickelten kognitiven Fähigkeiten – mit den sich daraus zu ergebenen neu zu entdeckenden Welten – können mitunter dazu führen, dass der Jugendliche sich und diese Fähigkeiten überschätzt. Dann kann es zu hohen Anforderungen und Idealen kommen, denen man in der Realität nicht immer gerecht wird. Solche idealistischen Vorstellungen, die sich manchmal auch in ideologischen oder politischen Anschauungen, aber auch im asketischen Aspekt der Pubertätsmagersucht ihren Ausdruck finden können, sind geradezu typisch für diese Entwicklungsphase.

Neurobiologische Aspekte

Letztlich ist gerade die Pubertät (nach der frühen Kindheit) die Zeitspanne, in der das Gehirn die meisten Entwicklungsschübe und strukturellen Veränderungen mitmacht. Vor allem die modernen Methoden funktioneller Bildgebung haben gezeigt, dass es gerade in der Pubertät zu einem gewaltigen Schub an Myelinisierung kommt: Mit dem weißen, fetthaltigen Mark werden Nervenzellverbände umkleidet, und dies gilt in der Pubertät insbesondere für die höchsten Kortikalregionen, die des frontalen Kortex-Bereiches. Während das Stammhirn und andere tiefer gelegene Zentren zum einen Teil schon bei der Geburt myelinisiert sind, zum anderen Teil in der Kindheit mit Myelin versehen werden, wird die vollständige Myelinisierung insbesondere der frontalen Kortexbereiche in der Pubertät vervollständigt (wobei neuere Untersuchungen auch noch von einer wenn auch geringfügigen, Myelinisierungen in den nächsten weiteren Lebensjahrzehnten ausgehen).

Der renommierte Neurobiologe und Psychiater Manfred Spitzer (2009) weist darauf hin, dass diese „späte Hirnreifung“ – jedenfalls verglichen mit den Reifungsvorgängen bei anderen Primaten – ein großer Vorteil ist. Lernprozesse und Hirnentwicklung interagieren in beträchtlichem Maße innerhalb der ersten zwei Jahrzehnte der kindlichen bzw. pubertären Entwicklung. Wenn in der Pubertät also insbesondere die frontalen Großhirnbereiche endgültig reifen und myelinisieren, so sind dies exakt die Strukturen, die mit den höheren und höchsten geistigen Leistungen wie dem Planen von Zukunft, Verfolgen langfristiger Ziele sowie repräsentierter Bewertungen korrelieren. Ihr Reifen ermöglicht zum Beispiel den Aufschub kurzfristiger Belohnungen und damit das Unterdrücken reflexartiger impulsiver Handlungen. Somit korreliert das Frontalhirn letztendlich mit der Individualität der Person und der Reifung der Persönlichkeit.

Man kann die neueren neurobiologischen Befunde wie folgt zusammenfassen: Unterschiedliche Hirnareale reifen zu unterschiedlichen Entwicklungsphasen des Kindes bzw. des Jugendlichen. Die Synapsenzahl, die Anzahl der Verbindungen der Nervenzellen untereinander nimmt beispielsweise nicht regelmäßig zu, sondern steigt zunächst massiv an, um anschließend geringfügig abzuflachen. Nachdem zunächst die Synapsenzahl sprunghaft steigt, was ein breites Aneignen von Wissen ermöglicht (wir bezeichnen das als Lernen), kommt es durch anschließenden leichten Synapsenabbau zu einer Verfestigung des Wissens, auf das es wirklich ankommt und einer Verfestigung der hierfür wesentlichen synaptischen Strukturen. Dies ermöglicht ein präzises Handeln, präzises Denken und schnelles und effizientes Arbeiten, insbesondere bei der Entscheidungsfindung.

Solch komplexe Fähigkeiten sind abhängig vom Wechselspiel der Gehirnreifung und Lernerfahrungen insbesondere in der Jugend. Spitzer (2009) weist in diesem Zusammenhang darauf hin, dass insbesondere die moralische Entwicklung der Persönlichkeit auf Lernerfahrungen in der für sie wichtigen und prägenden Jugendphasen angewiesen ist. Werte lernen wir, so Spitzer, nicht durch Predigten, sondern durch das Leben in einer Wertegemeinschaft, woraus er schlussfolgert, dass Jugendliche die Gelegenheit haben müssen, zu bewerten, zu entscheiden und zu handeln. Hierzu brauchen sie Halt und Orientierung gebende Strukturen, Vorbilder sowie Gelegenheiten, ihr Handeln auszuprobieren. Insofern muss Erziehung durchaus auch die Möglichkeit des Scheiterns zulassen, wie es unter anderem Bueb, (zit. in Spitzer 2006) formuliert. Die Frage, ob und unter welchen Umständen man beispielsweise einen Jugendlichen/eine Jugendliche mit ihren Peers (und ohne die Eltern) in den Urlaub fahren lässt, ist also mit der Abwägung von Risiken verbunden – es ist das Wesen von Entscheidungen, so Spitzer, dass sie unbestimmt sind und folglich „auch daneben gehen können".

Die hier kurz skizzierten Zusammenhänge der Hirnreifung in der Pubertät wurden in den letzten Jahren durch bildgebende Verfahren, insbesondere die Positronen-Emissions-Tomografie, zu einem großen Teil verifiziert. Sie haben praktische Konsequenzen: Gerade in der Pubertät handelt es sich um eine wichtige und prägende Phase der Persönlichkeitsreifung, die durchaus auch störungsanfällig ist. Wenn das Gehirn zeitweilig einer Baustelle gleicht und bis zu 15% aller Synapsen neu geschaffen werden, wenn es darüber hinaus zu einer Festigung und Präzisierung von Bahnen dadurch kommt, dass größere Teile von Synapsen abgebaut werden (wodurch vorübergehend auch kognitive Leistungen verlangsamt werden können), dann bedeutet dies auch, dass das Gehirn in dieser Prägephase besonders vulnerabel ist. Vor allem toxische Einflüsse, insbesondere Alkohol, aber auch Haschisch können das Gehirn umso nachhaltiger gefährden, je früher sie chronisch oder im Übermaß eingenommen werden: es ist ein erheblicher Unterschied, ob ein „exzessives Binge-Drinking" im 13. oder 19. Lebensjahr stattfindet. Darüber hinaus schlagen die sozialen Erfahrungen, die Jugendliche machen, in besonderem Maße zu Buche, was auch hinsichtlich der pädagogischen Begleitung und Erziehung von Jugendlichen berücksichtigt werden muss. Vor allem in der Pubertät ist es besonders wichtig, dass Menschen in einer Wertegemeinschaft mit klaren Spielregeln und ethischen Normen aufwachsen können. Zu Recht verweist Spitzer (2009) darauf, dass man das Sprechen nur lernt, wenn man in einer Sprachgemeinschaft mit klarer Grammatik aufwächst und das Analoges für das Aufwachsen in einer Wertegemeinschaft gilt. Gerade gesellschaftlich verbindliche und im sozialen Nahbereich verlässlich erfahrbare Impulse vermisst man aber mitunter. Hinzu kommt, dass an die Stelle Orientierung gebender sozialer Naherfahrungen häufig ein kritikloser und viele Stunden des Tages in Anspruch nehmender Medienkonsum getreten ist, dessen Inhalte mitunter höchst bedenklich sind.

Berücksichtigt man die neurobiologischen Erkenntnisse der letzten Jahre, wird vielleicht etwas verständlicher, warum Jugendliche mitunter sich selbst und anderen vorübergehend unverständlicher werden. Dies liegt nicht nur an den völlig neuen hormonellen Erfahrungen oder den vielfältigen, soeben besprochenen Entwicklungs- und Lebensaufgaben, sondern zumindest zum Teil auch daran, dass sich die neuen Sozialerfahrungen auch im Gehirn widerspiegeln, das sich in einer stürmischen Umbruch- und Entwicklungsphase befindet. Die äußerlich schon häufig erwachsen wirkenden Jugendlichen sind dabei noch keineswegs so selbständig und unabhängig, wie sie mitunter vorgeben. Gelegentliche Krisen, auch heftiger Natur, sind vor diesem Hintergrund nur zu verständlich.

3.3 Ursachen und Auslöser

Wie wir gesehen haben, ist die Pubertät durch eine Vielzahl von körperlichen und emotionalen Veränderungen gekennzeichnet, die verarbeitet und ins Erleben integriert werden müssen. In der emotionalen Sphäre zeigt sich eine erhebliche Unsicherheit. Die Gefühle in ihrer neuen Dimension werden zwar wahrgenommen, können aber noch nicht immer adäquat beschrieben, ausdrückt, in Handlungen umgesetzt oder kontrolliert werden, so dass es unter Umständen zu überschießenden Aggressionen, Depressionen oder Rückzugstendenzen kommen kann. Solche oft stürmisch verlaufende Gefühlsschwankungen haben auch noch eine andere Bedeutung: In den heftigen Aggressionen eines Autoritätsprotestes gelingt es dem Jugendlichen, sich abzulösen und eigenständig zu werden. Depression, Rückzug und infantile Regression schützen ihn mitunter davor, sich vorschnell auf neue und überfordernde Wagnisse einzulassen – ähnliches gilt für Ängste. Dabei ist die Heftigkeit, mit der Emotionen in der Pubertät auftreten, nicht etwa als Unreife in einer Übergangsphase, sondern als eigenständige Qualität zu sehen: Sie spricht für Kraft und Vitalität, für Entwicklung und eine sich zunehmend konsolidierende Identität des Jugendlichen. Nicht die emotionale Krise in der Pubertät, sondern ihr Ausbleiben ist bedenklich. Andererseits können Pubertätskrisen, wir sahen es bereits, unter ungünstigen Bedingungen eine Eigendynamik entwickeln, die entwicklungshemmend wirkt. Und schließlich können solche Krisen nicht nur entwicklungshemmend sein, sondern ihrerseits Störungen und Krankheiten anbahnen, die der externen Hilfe bedürfen, soll es nicht zu nachhaltigen Schädigungen kommen.

Am Beispiel der Pubertätsmagersucht (Anorexia nervosa) soll exemplarisch etwas ausführlicher der Zusammenhang von Entwicklungsaufgaben und emotionalen Krisen in der Pubertät sowie deren Umschlagen in eine Krankheit aufgezeigt werden. Zunächst einige Hinweise zum Krankheitsbild an sich: Die Pubertätsmagersucht ist eine Erkrankung, die typischerweise mit extremer Abmagerung und einer mehr oder weniger drastischen Nahrungsverweigerung einhergeht. In der Verkennung des eigenen Körperbildes und der falschen Ansicht, übergewichtig zu sein, wird die Nahrung verweigert. Die Kalorien werden gezählt, die Jugendlichen (zu über 90% sind Mädchen betroffen) greifen auf kalorienarme, aber durch starke Gewürze schmackhafte Nahrung zurück, nach gelegentlichen Heißhungerattacken wird erbrochen, mit Hilfe von „Muntermachern" (Amphetaminen) oder Abführmitteln (Laxantien) wird das Gewicht weiter reduziert. Auf der körperlichen Ebene fallen neben der extremen Abmagerung eine insbesondere bei Kälte leicht eintretende Blaufärbung der Extremitäten, Kreislaufstörungen und Schwindel auf. Ansonsten sind die Mädchen über lange Zeit erstaunlich leistungsfähig und leistungsbereit – erst im schweren Stadium einer Anorexie kann es dann zum plötzlichen Zusammenbruch und zu lebensgefährlichen Krisensituationen kommen. Dann kann eine Anorexie im schlimmsten Falle tödlich verlaufen. Eine sekundäre Amenorrhoe, das Ausbleiben der Monatsblutung, tritt bei den Betroffenen oft schon auf, bevor es zu deutlicher Abmagerung kommt.

Wie wir gesehen haben, geht es in der Pubertät vor allem um das Finden der eigenen Identität und damit die Übernahme für die Verantwortung des Gelingens des eigenen Lebens. Hiermit hängen eine Reihe von psychischen und sozialen Reifungsschritten bzw. – wenn man so will – pubertätsspezifischen „Aufgaben" zusammen. Beispielsweise müssen sich Jugendliche mit den körperlichen Veränderungen auseinander setzen und das neu entstehende Körperbild in das eigene Erleben integrieren – nicht zuletzt auch deswegen, um den eigenen Körper, so wie er ist, zu akzeptieren und sinnvoll zu nutzen und zu pflegen. In der Pubertätsmagersucht drückt sich möglicherweise eine Störung dieses Prozesses aus: Es gelingt den Jugendlichen eben nicht, die die neuen Veränderungen, insbesondere der sekundären Geschlechtsmerkmale, zu integrieren. Nicht nur Mädchen, sondern auch Jungen (die mitunter einem exzessiven Bodybuilding frönen, Anabolika einnehmen, erhebliche Strapazen auf sich nehmen um an unterschiedlichsten Stellen Muskulatur fördern bzw. sich exzessiv bräunen) versuchen, ein Outfit zu bekommen, das ganz bestimmten, gesellschaftlich bedingten Modeidealen entspricht, zum Teil aber der eigenen Natur und vor allem der Gesundheit zuwider laufen kann. Beim Mädchen finden sich völlig überzogene Schlankheitsideale, wobei hier vor allem die Vermeidung bestimmter weiblicher Attribute (Gesäßrundung, Brustentwicklung) im Vordergrund zu stehen scheint.

Eine weitere Aufgabe der Pubertät ist die Entdeckung der eigenen Erotik und Sexualität, die ebenfalls in der Anorexia nervosa gestört sein kann. Neuere und reifere Beziehungen mit Altersgenossen zu erreichen und eine männliche bzw. weibliche Rolle zu entwickeln, hängt eng mit der Akzeptanz des eigenen Körpers zusammen, geht aber darüber hinaus. Die Erfahrung sexueller Lust, neuer erotischer Gefühlsdimensionen, aber auch die der Sexualität innewohnenden aggressiven, expansiven Tendenz, die Angst vor Verschmelzung oder Kontrollverlust, die Sorge vor kränkenden oder demütigenden sowie der Umgang mit Ungewissem, mit Scham oder Schuldgefühlen kann möglicherweise ebenso wie das Erleben von Intimität nicht adäquat verarbeitet werden. Dies alles kann vielleicht auch zu einer körperlichen Regression führen und den Stillstand bestimmter körperlicher Entwicklungen mit beeinflussen.

Ein zentrales Problem anorektischer Mädchen oder junger Frauen scheint darüber hinaus darin zu liegen, die weibliche Geschlechterrolle nicht übernehmen zu können (was eine weitere Aufgabe der Pubertät ist). Möglicherweise werden die damit vorgestellten Rollenzuschreibungen, die durch die Gesellschaft, eventuell aber auch durch nahe Bezugspersonen, wie Mutter, Großmutter oder Schwester übermittelt werden, als so wenig attraktiv bzw. so bedrohlich erlebt, dass dies zum Problem wird. Mitunter können aber auch Erfahrungen sexuellen Missbrauchs oder anderer Grenzüberschreitungen einen solchen Prozess mit beeinflussen.

Eine weitere für die Pubertät typische Entwicklungsaufgabe besteht in der emotionalen Trennung vom Elternhaus, was anorektischen Jugendlichen mitunter nur schwer gelingt. Die mit der Heranreifung verbundene emotionale Ablösung tangiert dabei nicht nur die Jugendlichen, sondern auch ihre Familie. Insofern können familiäre Beziehungsschwierigkeiten oder symbiotische Konflikte als mögliche Faktoren zu finden sein. Außerdem kann die Anorexie auch ein Ausdruck eines familiären Machtkampfes sein, wenn aggressiv getönte Konflikte nicht offen und fair ausgehandelt werden können, wenn beispielsweise eine starre Familienregel dauerhafte Harmonie verlangt. Dann zeigt sich in der Anorexie die Ambivalenz zwischen Nähe und Distanz als Versuch, Zuwendung zu bekommen, andererseits aber auch durch die Anorexie „auszubrechen“ (und sei es in die Therapie oder in die Klinik). Übrigens ist die familiäre Sorge um die pubertätsmagersüchtige Tochter oder Schwester dann meist durch eine Ambivalenz von Mitgefühl und Trauer aber auch bis dato unterdrückten Ärger gekennzeichnet.

Dazu wird die Neueingliederung in die soziale Peergruppe einschließlich erster Freundschaften manchmal als so bedrohlich und angstbesetzt erlebt, dass es zu einer psychischen, sozialen und somatischen Regression kommt und die Reifung zur erwachsenen Frau stagniert.

Schließlich spielen auch kulturelle und gesellschaftliche Erwartungen in der Pubertät eine große Rolle. Wie ein Mann oder eine Frau idealtypisch zu sein haben, wird sehr stark kulturell definiert. Rollenzuschreibungen schlagen sich in Idolen, Literatur und Musik nieder. Epochenspezifische Schönheitsideale, Anforderungen an sogenannte „Supermodells“ oder in Casting-Shows vor allem von Jugendsendern promovierte und Jugendlichen propagierte „Superstars“ vermitteln unrealistische und zum Teil unheilvolle Erwartungen an Jugendliche, vor allem was das körperliche Aussehen angeht.

Die bisher genannten Entwicklungsaufgaben können also derartig belastend für Jugendliche sein, dass sie zu Entwicklungsstörungen, teilweise auch zur Krankheit, hier zur Anorexia nervosa führen. Da diese emotionalen Krisen zumindest zeitweilig nicht überwunden werden können, fehlt oft die persönliche Erfahrung dieses Erfolges, so dass sich ein tragfähiges Selbstwertgefühl und Konzept nicht oder nicht ausreichend entwickeln kann. Drohende Identitätskrisen gehen aber mit Insuffizienzgefühlen (also dem Gefühl, den Anforderungen nicht gewachsen zu sein), manchmal auch mit Depressionen oder Identitätsstörungen, ja sogar mit suizidalen Krisen einher. In dem Bemühen, das Selbstwertgefühl einigermaßen stabil zu halten, können Jugendlichen ihre anstehenden Probleme durch vermehrte Leistung zu lösen versuchen – ein prinzipiell sinnvolles, im Einzelfall jedoch problematisches Verhalten: Freude an der Sexualität oder Mut zum Risiko, inklusive der Möglichkeiten eines Scheiterns, lassen sich nicht immer durch Leistung kompensieren. Gerade anorektische Jugendliche sind oft über lange Zeit ihrer Erkrankung außerordentlich leistungsbereit, sowohl im körperlichen wie auch im kognitiven Bereich.

Anpassungsphänomene, also das Verändern des eigenen Erlebens oder Verhaltens anstelle des Versuchs etwas durchzusetzen sowie evasive Verhaltensweisen, also das Ausweichen vor Konflikt- oder Spannungsfeldern, können vorübergehend sehr hilfreich sein, verabsolutiert aber auch zur emotionalen Schwierigkeiten führen: Vor allem Angst und Depressionen können Begleiterscheinungen solcher sich verfestigender Problemlösungsstrategien sein. Aggressive Herangehensweisen haben den Vorteil, dass Konflikte in Angriff genommen werden, können andererseits aber ihrerseits die Gefahr von Destruktivität oder erheblicher Sanktion beinhalten. Bei der Anorexie findet sich mitunter ein aggressiv getöntes Essverhalten, das eher indirekt und symbolisch daherkommt, andererseits sowohl die Betroffenen als insbesondere auch die Familie sehr belasten kann.

Schließlich besteht eine Aufgabe der Pubertät darin, Werte und Lebensmaximen zu entwickeln, die man selbst verantwortet. Das stürmisch reifende Gehirn versetzt den Jugendlichen/die Jugendliche in die Lage, auch komplexe und moralisch schwer zu fassende Fragestellungen anzugehen, was von Piaget als formal-operationales Denken bezeichnet wird. Es wurde schon darauf hingewiesen, dass hier die Gefahr besteht, Probleme fern des Realitätsbezugs durch Grübeln lösen zu wollen, was nicht immer gelingt. Zudem können sich Jugendliche durch Idealvorstellungen überfordern, was ein weiteres Problem mit sich bringt, nämlich zunehmende Insuffizienzgefühle und das Erfahren „ethischer Niederlagen".

Pubertätsaskese

Durch asketische Ideale, Selbstbeherrschung, Disziplin und Verzicht kann aber das Selbstwertgefühl auch gestärkt werden. Dies kann im weltanschaulichen und politischen Bereich, aber auch im Verzicht auf Nahrung seinen Ausdruck finden. Das mit solchen asketischen Idealen verbundene, manchmal anzutreffende „hoheitsvolle" Verhalten gegenüber der Umwelt wird von dieser mitunter als Arroganz wahrgenommen, was eine weitere Aufgabe der Pubertät, die Integration in die Gruppe Gleichaltriger, nicht gerade vereinfacht. Andererseits finden sich gerade auch im Internet Gruppierungen und Strömungen, die in zum Teil sehr verhängnisvoller Weise die psychische Labilität anorektischer Mädchen ausnutzen: In Pro-Ana-Foren wird Jugendlichen angeboten, einer virtuellen, exklusiven Gemeinschaft anzugehören, deren strenge und sektenähnliche Regeln eine völlige Hingabe an die typische Symptomatik der Anorexie fordern. Hier wird deutlich, dass es auch soziokulturelle Faktoren gibt, die eine Anorexie begünstigen können. Gerade Jugendliche sind in ihrer Suche nach Orientierung und Halt in dieser Hinsicht besonders vulnerabel.

Mit diesem Beispiel sollte verdeutlicht werden, dass bei der Bewältigung typischer, phasenspezifischer Aufgaben Krisen auftreten können, die möglicherweise so stark werden, dass sie die altersgemäßen Herausforderungen übersteigen und Ausgangspunkt für psychische Fehlentwicklungen sein können. Kommt es zur Ausprägung einer psychischen Erkrankung, hier einer Anorexie, spielen allerdings andere Faktoren ursächlich eine wesentliche Rolle. Bei der Anorexie können dies unter anderem hormonelle Faktoren, frühkindliche Bindungsstörungen, schwere familiäre Kommunikations- oder Beziehungsstörungen, Persönlichkeitsstörungen (wie sie weiter unten noch beschrieben werden) oder langfristige seelische Traumata wie beispielsweise sexueller Missbrauch oder Misshandlungsformen sein – um nur einige mögliche Ursachen zu nennen.

Analog kann bei vielen anderen Pubertätskrisen und damit korrelierenden psychischen Störungen oder Erkrankungen ein Zusammenhang zwischen missglückten Entwicklungsaufgaben und Anbahnung einer krisenhaften Entwicklung vermutet werden.

3.4 Erscheinungsformen, Symptome, Schweregrade

Übersicht Folgt man der in diesem Kapitel vorgeschlagenen These, dass sich „normale Krisen“ bei der Bewältigung jugendspezifischer Aufgaben unter bestimmten Vulnerabilitätsgegebenheiten zu schwerwiegenden entwicklungshemmenden und aus eigener Kraft nicht mehr zu lösenden Krisen entwickeln können, die bei weiterer Gefährdung, gegebenenfalls auch Komorbidität und ungünstigen psychosozialen Umständen zu klinisch manifesten Krankheiten führen können, so erscheint es sinnvoll, nicht nur die Übergänge zu einer solchen Entwicklung, sondern auch in groben Umrissen die Symptomatik und mögliche Verlaufsformen der aus solchen Krisen entstandenen psychischen Störungen und Krankheiten aufzuzeigen.

Alkohol in der Pubertät In der Pubertät werden Emotionen, auch die angenehmer Art (Lust, unterschiedliche Formen von Liebe und Freude, Interesse usw.) entwicklungs- und hormonbedingt in anderen Dimensionen erfahrbar als das während der Kindheit der Fall ist. Vor allem die positiv getönten Emotionen und der damit verbundene „Flow“ bzw. „Kick“ muss in das Erleben integriert werden. Auf der Suche nach solchen beeindruckenden Erlebnissen spielt mitunter auch die Peergruppe eine große Rolle – nicht selten wird der Umgang mit Alkohol oder anderen Rauschdrogen neben dem individuell bedeutsamen Ereignis auch zu einem Gruppenereignis mit einer eigenen Dynamik (beispielsweise der „Mutprobe“ oder des Gemeinschaftserlebens). Gelegentliche Rauschzustände, die Suche nach Extase, das Experimentieren mit Unbekanntem kann also durchaus als phasenspezifische Erscheinung (freilich unter unterschiedlichen Rahmenbedingungen und kulturellen Prämissen) gesehen werden. Wie bereits in Kapitel 3.1 erwähnt, wird dies problematisch, wenn die Ablösung vom Elternhaus, das Finden der Stellung in der Peergruppe oder das Suchen nach Identität zunehmend und wesentlich mit der Einnahme von Rauschdrogen, beispielsweise Alkohol, verbunden ist – ja zum unverzichtbaren Faktor in der Bewältigung solcher Aufgaben dient. Eine entsprechende Vulnerabilität vorausgesetzt kann diese Krisensituation, insbesondere unter belastenden akuten psychosozialen Umständen, verschärft werden. Zum einen spielen hier soziale Faktoren eine große Rolle: Broken-home-Situationen, unzureichende elterliche Zuwendung und dysfunktionale familiäre Strukturen, insbesondere latente Ausstoßungstendenzen, familiäre Gewalterfahrungen, Selbstwertkrisen, ungünstige Einflüsse durch drogenabhängige Peergruppenmitglieder, massive Schulprobleme, Versagensängste, Schulabbrüche oder berufliche Perspektivlosigkeit, schwere Orientierungs- und Bindungsstörungen und anderes mehr können dazu beitragen. Gleichzeitig ist darauf hinzuweisen, dass Drogenmissbrauch und Abhängigkeit in hohem Maße mit einer Reihe anderer kinder- und jugendpsychiatrisch relevanter Störungen bzw. Erkrankungen korreliert, so dass wir von Komorbidität sprechen, beispielsweise bei zusätzlichen Störungen des Sozialverhaltens, Angststörungen und sozialphobischen Störungen, beginnenden Persönlichkeitsstörungen insbesondere vom Borderline-Typ, Depressionen und Psychosen. Zum einen kann der Drogenmissbrauch zum Teil die eben genannten Erkrankungen und Störungen hervorrufen oder fördern: Bei einem gewissen Prozentsatz vor allem männlicher

Cannabis-Konsumenten kann mehrmaliger oder dauerhafter Gebrauch psychotische Schübe auslösen. Auch ist bekannt, dass Alkoholmissbrauch eine Depression verstärken oder auslösen kann. Auf der anderen Seite kann der Griff zur Rauschdroge auch ein (freilich insuffizienter) Versuch der „Selbstbehandlung" sein, so dass sich hinter einer Drogen- oder Alkoholabhängigkeit eine beginnende andere psychische Erkrankung, beispielsweise eine schwere Persönlichkeitsstörung oder sich anbahnende Schizophrenie verbergen kann.

Schädlicher Gebrauch und Abhängigkeit

Von einer Krankheit im psychiatrischen Sinne sprechen wir, wenn der Grad der Drogenabhängigkeit eine Form angenommen hat, die entweder den „schädlichen Gebrauch" (dies entspricht in etwa dem früheren Terminus des Missbrauchs) oder das Abhängigkeitssyndrom (was in etwa dem früheren Terminus der Sucht entspricht) erreicht hat.

Akute Vergiftung, beispielsweise beim exzessiven Trinken mit Bewusstseinstrübung, späterem Kater oder hang-over beweist alleine noch nicht einen bleibenden Gesundheitsschaden, sondern kann im Einzelfall noch im Vorfeld einer solchen Erkrankung angesiedelt sein. Von schädlichem Gebrauch im eigentlichen Sinne spricht man laut ICD-10 dann, wenn es zu einer tatsächlichen Schädigung der physischen oder psychischen Gesundheit gekommen ist und das schädliche Konsummuster häufig von anderen kritisiert wird und unterschiedliche negative soziale Folgen hat. Abzugrenzen ist ein solcher „schädlicher Gebrauch" von einem Abhängigkeitssyndrom im eigentlichen Sinne oder anderen psychischen und physischen Erkrankungen. Solche gesundheitlichen Schäden, die in Kapitel 9 ausführlich beschrieben werden, bestehen beispielsweise in organischen Schädigungen des Magen-Darm-Trakts, der Leber, der Konzentrationsfähigkeit, des Gedächtnisses oder anderer zerebraler Leistungen. Im seelischen Bereich kommen möglicherweise affektive Verflachungen, Interessenwandel oder -verlust, amotivationales Syndrom, Oberflächlichkeit oder Beziehungsstörungen zum Tragen, die negativen sozialen Folgen können sich unter anderem in Leistungsversagen, Entwicklungsstörungen bzw. -stillstand, schädigenden sozialen Beziehungen, alkoholinduzierten Gewalt- oder Straftaten, massiven Verkehrsdelikten, der Unfähigkeit, einen Beruf zu erlernen und ihn durchzuhalten manifestieren.

Abhängigkeitssyndrom

Das Abhängigkeitssyndrom unterscheidet sich vom bisher Gesagten durch den zusätzlichen starken Wunsch oder einer Art Zwang, die psychotrope Substanz oder den Alkohol zu konsumieren, was als „Craving" bezeichnet wird (Kap. 9.4). Die Fähigkeit, den Beginn oder die Menge des Alkohols zu kontrollieren wird vermindert und erlischt zusehends, es kommt also zum Kontrollverlust. Häufig finden sich körperliche Entzugssyndrome, vor allem beim Alkohol, sowie eine Toleranzentwicklung: Um das angestrebte Wohl- oder Lustgefühl zu erreichen, muss mehr zu sich genommen werden. Zusehends werden andere Interessen zugunsten des Substanzkonsums, der oft verheimlicht wird, vernachlässigt, so dass der Abhängige im Wesentlichen damit beschäftigt ist, Alkohol (oder andere Suchtstoffe) zu besorgen. Und schließlich wird am Substanzkonsum festgehalten, obwohl sich die oben bereits skizzierten negativen Folgen eindeutig und nachteilig und schädlich auf den Betroffenen, seine Entwicklung und sein Alltagsleben auswirken.

Beim Abhängigkeitssyndrom kommt es zweifellos zu zahlreichen Krisensituationen, wie sie in Kapitel 9.8 (Alkoholkrankheit) beschrieben werden. Dennoch geht das Abhängigkeitssyndrom über eine Krise im bisher genannten Sinne hinaus: Zweifellos handelt es sich um eine tief greifende, sich körperlich, seelisch wie soziale manifestierende Erkrankung, die grundsätzlich der geplanten professionellen Hilfe bedarf und aus der sich der Jugendliche, auch mit Hilfe sozialer Netze und pädagogischer Begleitung, in der Regel alleine nicht mehr befreien kann.

Sexualität und Sexualkrisen

Da die Reifung der primären und sekundären Geschlechtsorgane, das Ausbilden eines differenziert aufeinander abgestimmten Hormonsystems und schließlich die Reproduktionsfähigkeit ein wesentliches Charakteristikum der Pubertät ist, besteht eine der Hauptaufgaben Jugendlicher darin, die hiermit verbundenen körperlichen und emotionalen Veränderungen in ihr Leben zu integrieren, lust- und verantwortungsvoll mit ihrem Körper auch hinsichtlich der Sexualität umzugehen und ein ich-syntones, individuell stimmiges Bild zur eigenen Sexualität zu bekommen. Hierbei gibt es mitunter Krisen, wenn beispielsweise Schüchternheit oder Unsicherheit zum einen, „inadäquates Draufgängertum“ zum anderen oder Überforderung mit vermeintlich gesellschaftlich oktruierten Postulaten umzugehen sowie Unsicherheit, Scham oder Angstgefühle das sexuelle Interesse überlagern. Solche sexuellen Krisen, häufig gekoppelt mit sexuellen Experimenten, sind oft zu beobachten und bedürfen neben einer sexualpädagogischen Aufklärung vor allem vertrauensvoller Gespräche zwischen den Jugendlichen und ihnen wohlwollend, gleichzeitig nicht aufdringlich begegnenden Erwachsenen, die nicht immer die eigenen Eltern sind. Darüber hinaus ist der Gedankenaustausch in der Peergruppe sicherlich ein ebenso wichtiges Element bei der Überwindung gelegentlicher Krisen. Schwieriger gestaltet sich eine solche Krise, wenn es zu promiskuitiven sexuellen Beziehungen kommt oder Jugendliche sich und andere gefährden, beispielsweise in eine sexuelle Ausbeutung zu geraten oder sexuell übertragbare Krankheiten wie beispielsweise AIDS zu bekommen. Auch können Jugendliche Opfer sexueller Ausbeutung durch Erwachsene sowie sexueller Misshandlung werden (Kap. 2).

Störungen der Sexualentwicklung

Schließlich kann es zu krisenhaften Zuspitzungen kommen, die zu Störungen der Sexualentwicklung und des Sexualvermögens führen. Meistens werden Jugendliche aber nicht wegen solcher zum Teil schwerwiegenden Störungen, sondern eher mit komorbiden Störungen wie Angst, Depression, Zwangsverhalten oder Suizidalität in eine therapeutische Einrichtung kommen. Die mitunter dahinter liegenden Störungen der Sexualentwicklung und des Sexualverhaltens sind unter anderem die sexuelle Reifungskrise, der Transsexualismus (also eine Störung der Geschlechtsidentität mit dem unveränderlichen Wunsch, dem jeweils anderen Geschlecht anzugehören, bis hin zum Ziel eine geschlechtsumwandelnde Operation durchführen zu lassen), ich-dystone Sexualorientierung und Störungen der Sexualpräferenz (Paraphilien, beispielsweise der Fetischismus, der Exhibitionismus, der Voyeurismus, der Sado-Masochismus oder die Pädophilie). Gerade bei den Störungen der Sexualpräferenz ist darauf hinzuweisen, dass einige dieser Verhaltens- und Erlebnisweisen im Verlauf der letzten Jahrzehnte unterschiedlich beurteilt wurden. Sofern niemand dadurch geschädigt wird, wird Fetischismus beispielsweise nicht mehr zwangsläufig als ein behandlungswürdiges Syndrom angesehen.

Angst

In der Adoleszenz sprechen wir von klinisch relevanten Angstkrankheiten, wenn Ängste altersgemäß unrealistisch und übertrieben sind, über längere Zeit anhalten und zu einer deutlichen Beeinträchtigung der Entwicklung führen bzw. diese gefährden. Etwa 10% aller Jugendlichen (die Angaben schwanken allerdings beträchtlich) leiden vorübergehend unter einer solch schweren Form der Ängste, womit diese Störung nach den Depressionen zu den häufigsten psychischen Störungen der Adoleszenz überhaupt gehören. Angst äußert sich in körperlichen, psychischen und sozialen Phänomenen. Insbesondere vegetativ sind Herzklopfen, Schwitzen, Mundtrockenheit, Erstickungsgefühl, Atemnot (bis hin zur Hyperventilation), Beklemmungsgefühle, Schwindel, Gefühlsstörungen und anderes zu nennen. Psychisch manifestiert sich die Angst hauptsächlich in Erregung (bei gleichzeitigen Lähmungs- und Ohnmachtsgefühlen) und hier insbesondere dem Gefühl des drohenden Kontrollverlustes. Mitunter kann es auch zu Depersonalisations- und Derealisationserscheinungen kommen. Im Einzelnen können sich Ängste in der Adoleszenz als Sozialphobie, als Phobie anderer Manifestationen, als Panikstörung oder als generalisierte Angststörung manifestieren. Phobien sind in Abgrenzung zu anderen Manifestationen der Angst objektbezogen. Beispielsweise kommen typische Ängste vor Tieren, vor bestimmten Situationen, engen Räumen, die Höhenangst oder die Angst vor unterschiedlichen Katastrophen vor. Mitunter haben Phobien „Stellvertretercharakter“: Die einer Höhenangst zugrunde liegende Angst kann beispielsweise darin liegen, zu befürchten, zu Tode zu stürzen, also autoaggressive Tendenzen nicht kontrollieren zu können. Ängste vor engen Räumen (Fahrstuhl, Flugzeug) korrelieren oft mit Ängsten, Situationen nicht kontrollieren zu können und sich anderen ausliefern zu müssen. Die soziale Phobie ist besonders zu nennen. Sie beginnt häufig im Jugendalter und geht mit der Vermeidung angstbesetzter Situationen einher. Vor allem fürchten sich die Jugendlichen, der prüfenden Betrachtung durch andere nicht standhalten zu können. Vor allem in kleinen Gruppen (Schule, mitunter Peers) kommt es auch zu Furcht vor Schamgefühlen. Jugendliche mit sozialer Phobie fühlen sich häufig einsam, traurig und von Versagensängsten geplagt. Oft können sie die ihnen innewohnenden Kräfte (auch intellektueller Art) nicht voll entfalten (man spricht von schulischen oder beruflichen „Underachievern“). Soziale Kontakt- und Bindungsstörungen sowie weitere psychische Auffälligkeiten, beispielsweise Depressionen, sind möglich.

Depressionen

Bei Depressionen handelt es sich um eine Krankheitsgruppe unterschiedlicher Ausprägung und Manifestation, bei der die Hauptsymptomatik eine Veränderung der Stimmung und des Antriebs beinhaltet. Niedergeschlagenheit, Unglücklichsein, Verlust von Interesse und Freude, Ermüdbarkeit, Verminderung des Antriebs und Einschränkung von Aktivitäten werden begleitet von verschiedenen kognitiven und vegetativen Syndromen (Konzentrationsstörung, Schlafmangel usw.). Eine spezifische Färbung finden Depressionen im Jugendalter dadurch, als hier aufgrund der pubertären Entwicklung einerseits Trauer und Niedergeschlagenheit massiv erlebt werden, andererseits zum ersten Mal entwicklungsbedingt Verluste in ihrer ganzen Tragweite wahrgenommen werden können (wobei die Erstmaligkeit beispielsweise von Liebeskummer oder anderen existentiellen Verlusterlebnissen zur Intensität der Niedergeschlagenheit beitragen kann). Emotional schlägt im Jugendalter eine Depression durch Niedergeschlagenheit und dem Gefühl innerer Leere, gedrückter Stimmung und Freudlosigkeit, Interessenverlust und Antriebsmangel sowie einer Einschränkung der Aktivität zu Buche. Körperlich kann es zu Ermüdbarkeit, Morgentief, Schlafstörung, Appetitstörung oder Kopfschmerzen sowie Bauchschmerzen kommen. In kognitiver Hinsicht sind Konzentrationsmangel, Selbstvorwürfe, eine pessimistische Lebenseinstellung, das Fehlen von Zukunftsperspektiven sowie überbordende und drückende Schuldgefühle zu nennen. Hinzu kommen grüblerische und eingeengte Gedanken (man kreist immer wieder um eingefahrene, destruktive Gedanken). Suizidgedanken können in Suizidhandlungen übergehen. Interessenverlust und Antriebslosigkeit gehen oft mit einem verminderten Selbstvertrauen, Insuffizienzgefühlen und dem generellen Gefühl von Wertlosigkeit einher. In sozialer Hinsicht kommt es häufig zu Kommunikationsstörungen, Versagensängsten, Rückzug und Isolation und anderen Formen des sozialen Kompetenzverlustes.

In einer Entwicklungsphase, in der sich Jugendliche zunehmend vom Elternhaus ablösen, ihre eigene Rolle in Peergruppe und weiterer Sozietät finden und soziale Verhaltensweisen „einüben und ausprobieren" müssen, kommt es zwangsläufig immer wieder auch zu überschießenden und mitunter krisenhaften Auseinandersetzungen, Konflikten und sozialen Schwierigkeiten. Andererseits kann sich eine solche krisenhafte Auseinandersetzung zuspitzen, beispielsweise unter sozialem Peergruppendruck und zu erheblichen Entwicklungseinschränkungen des betroffenen Jugendlichen, akuten Schädigungen von ihm oder anderen führen. Insofern können Störungen des Sozialverhaltens derart eskalieren, dass auch sie zu einem klinisch relevanten Störungsbild führen. So werden im ICD-10 Störungen des Sozialverhaltens charakterisiert als ein sich wiederholendes und andauerndes Muster dissozialen, aggressiven und aufsässigen Verhaltens, das mit Verletzungen altersentsprechender sozialer Erwartungen verbunden ist und länger als sechs Monate besteht.

Störungen des Sozialverhaltens

Unter anderem gehören zu diesen Störungsbildern ein deutliches Übermaß an Streit oder tyrannisierendem Verhalten, ungewöhnlich häufige oder schwere Wutausbrüche, Grausamkeiten gegenüber Menschen oder Tieren, erhebliche Destruktivität beispielsweise gegenüber Eigentum, Stehlen oder häufiges Lügen, Schulschwänzen oder Weglaufen von Zuhause (Remschmidt 2008, 337).

Störungen, die im Jugendalter als aggressiv-dissoziales Verhalten imponieren, entstehen nicht selten auf dem Boden eines bereits in der Kindheit vorhandenen Aufmerksamkeitsdefizit- und Hyperaktivitätssyndroms. In Krisensituationen in der Pubertät kann es auf dem Boden dieser Vulnerabilität zu Störungen des Sozialverhaltens im hier besprochenen Sinne kommen, vor allem dann, wenn sozial ungünstige Bedingungen hinzukommen. Hier ist vor allem an wenig strukturgebende Familien, erhebliche Beziehungsstörungen in der Familie, Angst vor Schulversagen, Schulabbruch, Perspektivlosigkeit zu denken. Es gibt erhebliche Verbindungen zur Drogengefährdung. Das Phänomen der sozialen Verhaltensstörung oder gegebenenfalls des dissozialen Verhaltens ist also nicht nur und keinesfalls ausschließlich auf Persönlichkeitsmerkmale zurück zu führen, sondern zeigt sich immer auch in der Interaktion mit der sozialen Umgebung sowie den gesellschaftlichen Rahmenbedingungen, die in skandalöser Weise relativ indifferent einer beruflichen und gesellschaftlichen Chancenlosigkeit von bis zu 20% aller Jugendlichen begegnet.

Identitätsstörungen

In einer letzten Betrachtung wollen wir uns den Schwierigkeiten bei der Identitätsfindung im Jugendalter zuwenden. Bei dieser eigentlichen Kernaufgabe der Adoleszenz kann es phasenbedingt zu Schwierigkeiten kommen, die als Krise erlebt werden. Schließlich können sie sich zu seelischen Erkrankungen im eigentlichen Sinne verdichten, vor allem, wenn traumatische (Vor-)Erfahrungen vorliegen. Sie werden zu besonderen Krisen, wenn sie zeitweilig zu ungeordnetem Denken führen, in deren Gefolge man sich nichts mehr zutraut. Schließlich können sie sich zu seelischen Erkrankungen im eigentlichen Sinne verdichten. Hierbei sind unter anderem an dissoziativee Störungen des Bewusstseins oder dissoziative Störungen vom Konversionstypus, an Persönlichkeitsstörungen (insbesondere vom Borderline-Typ) oder gegebenenfalls sogar an psychotische Störungen zu denken. Sie alle gehen, allerdings auf unterschiedlichem Niveau, mit Störungen des Identitätsbewusstseins einher.

Dissoziative Störungen

Nach Delink (Remschmidt 2008, 266) sind dissoziative Störungen „gekennzeichnet durch eine Störung der normalerweise integrierten Funktion der Identität des Gedächtnisses und des Bewusstseins sowie der unmittelbaren Empfindung und Kontrolle von Körperbewegungen". Hierbei werden nach ICD-10 zwei Subgruppen unterschieden, zum einen dissoziative Bewusstseinsstörungen, zum anderen dissoziative Störungen vom körpersomatischen Typus, sogenannte Konversionsstörungen. Bei den Bewusstseinsstörungen finden sich unter anderem häufig eine dissoziative Amnesie, bei der man sich an Details der eigenen Lebensgeschichte nicht mehr erinnern kann. So entfernen sich die Betroffenen plötzlich und unerwartet von Zuhause und finden sich an anderer Stelle wieder, ohne sagen zu können, wie dies geschehen ist (dissoziative Fugue). Zur dissoziativen Identitätsstörung kommt es, wenn unterschiedliche Persönlichkeitszustände auftreten und sich die Persönlichkeit zeitweilig in unterschiedlichen Identitäten zeigt. Anders zeigt sich das Depersonalisations- sowie das Derealisationssyndrom: Ersteres zeigt sich vor allem in Form von Entfremdungserleben, wobei das eigene Selbst als auch der Körper als unwirklich und fremd erlebt wird. Auch das eigene Denken, Vorstellen oder Erinnern kann als fremdartig oder unbekannt bezeichnet werden. Im Gegensatz zu Psychosen des schizophrenen Formenkreises ist aber die Realitätsprüfung intakt, die Betroffenen wissen, dass diese Entfremdung merkwürdig und „nicht normal" ist – in der Psychose fehlt dieses Wissen.

Wird die Umwelt als fremd, unbekannt oder verändert wahrgenommen, spricht man von Derealisationsphänomenen, die aber ebenfalls als absonderliches Phänomen erkannt werden, während es bei der Psychose dazu kommt, dass die Realität anders wahrgenommen wird, ohne dass dies vom Betroffenen hinterfragt werden kann.

Auch die Konversionsstörungen werden heutzutage den Dissoziationsstörungen zugeordnet. Sie äußern sich unter anderem durch einen Verlust der Bewegungsfähigkeit (teilweise oder vollständig), Koordinationsstörungen, Störungen zu Gehen oder zu Stehen, Sprech- bzw. Artikulationsstörungen, Sehveränderungen (insbesondere im Sinne eines „Tunnelsehens", Skotom), dissoziativen Sensibilitäts- und Empfindungsstörungen sowie psychogenen Anfällen, die dem Bild einer Epilepsie ähnlich sind, ohne dass es sich um ein hirnorganisches Geschehen handelt. Differentialdiagnostisch ist natürlich an vielerlei andere, insbesondere neurologoische Störungen zu denken, die unbedingt ausgeschlossen werden müssen, um einen Behandlungsfehler zu verhindern. Typisch für Dissoziationsstörungen vom Konversionstypus ist aber, dass es sich eben nicht um organisch nachweisbare Störungen handelt, sondern die eben genannten Funktionsstörungen im Bereich der Sinne und der Motorik Ausdruck tiefer liegender, emotional und vegetativ relevanter Konflikte und Krisen sind. Im Gegensatz zur Simulation, bei der bewusst eine Störung vorgetäuscht wird, um im Sinne sekundären Krankheitsgewinns Erleichterung zu erreichen, verlaufen Konversionsstörungen unbewusst, der Betroffene gerät in einen Zustand, der ihn die oben genannten Funktionsstörungen als organisch real erleben lässt.

Borderline-Persönlichkeitsstörung

Ganz anderer Art sind Störungen im Selbstbild und damit des Identitätsbewusstseins bei der Borderline-Persönlichkeitsstörung. Hauptmerkmal dieser Störung ist ein tiefgreifendes Muster an Instabilität in zwischenmenschlichen Beziehungen, im Selbstbild und in Affekten sowie eine deutliche Impulsivität. Hierbei ist die Instabilität das Hauptmerkmal dieser Erkrankung, und nach DSM IV müssen mindestens fünf der folgenden Kriterien erfüllt sein, um von einem Borderline-Syndrom zu sprechen:

1. verzweifeltes Bemühen, tatsächliches oder vermutetes Verlassenwerden zu vermeiden.
2. zwischenmenschliche Beziehungen pendeln zwischen den Extremen der Idealisierung und der Entwertung
3. das Selbstbild ist von andauernder Instabilität gekennzeichnet,
4. die Betroffenen zeigen Muster selbstschädigender Impulsivität sowie autoaggressive Symptome (z. B. Suizidalität oder selbstverletztendes Verhalten sowie Substanzmittelmissbrauch)
5. affektive Instabilität
6. heftige Wut und
7. ein chronisches Gefühl der inneren Leere.

Es wird deutlich, dass ein Teil dieser Symptome durchaus transitorisch im Rahmen noch nicht krankheitsrelevanter Jugendkrisen vorkommen kann und dass erst die Zusammenballung mehrerer Symptome über einen langen Zeitraum den diagnostischen Blick in Richtung einer Persönlichkeitsstörung lenkt. In der Regel sind solche Störungen erst am Ende der Pubertät bzw. im frühen Erwachsenenalter zu diagnostizieren, wenn diePersönlichkeit ausreichend gereift ist.

Schizophrenie

Eine weitere Störung im Identitätsfinden findet sich bei einem psychiatrischen Krankheitsbild völlig anderer Art, nämlich bei den Psychosen aus dem schizophrenen Formenkreis. Hierbei handelt es sich um schwerwiegende seelische Erkrankungen, die zu einer Desintegration der Persönlichkeit führen, teils akut und teils schleichend auftreten und mit sogenannten positiv auffälligen Symptomen (beispielsweise Wahn oder Halluzination) sowie sogenannten Negativsymptomen wie Isolation, Rückzug, Affektabbau und anderem einhergehen. Sie unterscheiden sich grundlegend von anderen eher psychoreaktiven Störungen und insbesondere auch von den eben genannten Persönlichkeitsstörungen sowie dissoziativen Störungen dadurch, dass es bei Psychosen zum Realitätsverlust kommt. Wahnhafte Überzeugungen beispielsweise werden in der Psychose nicht hinterfragt und der Betroffene sieht hierzu auch keinerlei Notwendigkeit, da er jegliche Krankheitseinsicht verliert.

Bei der Psychose des schizophrenen Formenkreises hat die Identitätsstörung eine Form angenommen, die die bisher geschilderten Krankheitsbilder nicht aufweisen. Es kommt in der Hochphase des psychotischen Schubs zu einem „Zerfließen des Ich", wobei durchaus gesunde und kranke Anteile nebeneinander stehen können und sich die Fähigkeit des Betroffenen, sich als handelndes Ich wahrzunehmen, variieren kann. Näheres hierzu, insbesondere auch mögliche Ursachen dieser schweren Erkrankung, werden in Kapitel 7 ausführlich dargestellt, weswegen hierauf an dieser Stelle nicht näher eingegangen wird.

Pubertätskrise oder psychische Erkrankung

Zusammenhänge zwischen „normalen", zeitlich begrenzten und als Durchgangsphänomen zu verstehenden Krisen, entwicklungshemmenden Krisen und eigentlichen psychiatrischen Krankheiten sind, wie bereits in der Einleitung formuliert, nicht unumstritten. Vor allem ist darauf hinzuweisen, dass schwere psychische Erkrankungen, wie sie in den letzten Seiten beschrieben wurden, eine Eigendynamik entfalten, denen mit pädagogischen oder sozialen Maßnahmen alleine in der Regel nicht mehr zu begegnen ist und die meist eine sehr spezifische, mehrdimensionale und durchaus auch pharmakologische Therapie bedürfen. Um feststellen zu können, ob es sich „noch" um eine Pubertätskrise oder „schon" um eine manifeste psychiatrisch relevante Erkrankung handelt, ist oft eine längerfristige Beobachtung der Entwicklung des Jugendlichen notwendig. Zu sehr schwanken Verhaltensweisen und Entwicklungszustände in der Pubertät, als dass punktuell und kurzfristig bereits eine oft weitreichende Diagnose gestellt werden kann. Die Diagnose einer Jugendkrise bzw. einer schweren psychischen Erkrankung gestaltet sich häufig recht schwierig, ist dennoch natürlich sehr wichtig, um durch angemessene pädagogische Begleitung oder spezifische Psychotherapie einen ungünstigen Verlauf der Entwicklung zu verhindern.

3.5 Diagnostik und Diagnose

Jugendkrisen können, wie bereits mehrfach betont, ein solches Ausmaß annehmen, dass es zu einer psychischen Erkrankung im kinder- und jugendpsychiatrischen Sinne kommt. Hier geht es nun nicht nur um die Feststellung individuell bedeutsamer Krisensituationen, das hierzu führende Bedingungsgefüge und die allgemein pubertärspezifischen Aufgaben, die offensichtlich überfordernden Charakter haben (obwohl all dies auch bei psychischen Störungen im Jugendalter eine wichtige Rolle spielt). Wesentlich geht es darum, die Tiefe der psychischen Störung und die Bedeutung dieses Geschehens auf die weitere Entwicklung zu erfassen, körperliche, seelische und somatische Aspekte zu würdigen und auf all diesen Ebenen eine adäquate Therapie vorzubereiten. Oft ist auch eine Zuordnung zu einem klinisch relevanten Krankheitsbild mit standardisierten Leitlinien zur Therapie, Aussagen zur Prognose und Beurteilung des Heilungserfolgs sinnvoll. Wir werden gleich sehen, dass auch bei einem solchen, medizinisch orientiertem diagnostischen Vorgehen (das von Pädagogen nicht unkritisch gesehen wird), soziale pädagogisch relevante und familiäre Aspekte in der Diagnose berücksichtigt werden müssen. Eine Reihe von diagnostischen Verfahren, beispielsweise strukturierte Interviews, aber auch projektive Verfahren sowie Verhaltens-, Beobachtungs- und Situationsanalysen sind durchaus geeignet, über den sozialen, pädagogischen und als Jugendkrise relevanten Zusammenhang Aufschlüsse zu bekommen. Aber darüber hinaus geht es eben auch um die Erfassung eines psychiatrischen Krankheitsbildes und eine Zuordnung nach medizinisch relevanten Klassifikationsschemata. Eine solche psychiatrische Diagnostik ist kategorial und dimensional. Kategorial werden Symptome erfasst, die letztlich zu einer Krankheitsdiagnose führen – oder eben nicht.

Klassifikation psychischer Erkrankungen im Kindes- und Jugendalter

Nach gängigen Skalierungen, beispielsweise der ICD-10, kann beispielsweise von einem Subtypus der schizophrenen Psychose ausgegangen werden, wenn eine bestimmte Anzahl typischer Symptome für einen definierten Zeitraum vorliegt – anderenfalls eben nicht. Dimensionale Diagnostik hingegen umfasst die spezielle Ausprägung sowie den Schweregrad bestimmter Symptome, der oft in einer Skalierung auf seine Merkmalsausprägung untersucht wird (z. B. starke, mäßige, leichte Depressivität), wobei ein gewisses Kontinuum der Merkmalsausprägung angenommen wird. Um psychische Störungen zu klassifizieren, liegen mehrere Klassifikationsschemata vor, deren wichtigste die der International Classification of Diseases (ICD-10), des Diagnostic and Statistic Manual for Mental Disorders (DSM IV) sowie in der Kinder- und Jugendpsychiatrie das multiaxiale Kinder- und Jugendpsychiatrische Klassifikationssystem (MAS) sind.

In klinischer Hinsicht hat sich vor allen Dingen das multiaxiale kinder- und jugendpsychiatrische Klassifikationssystem durchgesetzt. Auf einer ersten Achse wird das „klinisch-psychiatrische Syndrom" angegeben, das auf einer definierten Anzahl von Symptomen, bezogen auf einen definierten Zeitraum, basiert. Achse 2 befasst sich mit umschriebenen Entwicklungsstörungen – was vor allem bei Jugendkrisen und daraus resultierenden psychiatrischen Erkrankungen von Wichtigkeit ist, will man eben jene Entwicklungsstörungen oder Abbrüche positiv beeinflussen. Mit dem Intelligenzniveau sowie der möglichen körperlichen Symptomatik befassen sich die dritte und vierte Achse und gehen damit wesentlich auf ein ganzheitliches und dem bio-psycho-sozialem Modell verpflichtetes Denken ein. Die fünfte Achse schließlich befasst sich mit aktuell abnormen (vielleicht sollte man besser sagen: erschwerenden) psychosozialen Lebensumständen und trägt insbesondere bei Jugendkrisen der Tatsache Rechnung, dass diese – unbeachtet einer erhöhten Vulnerabilität – gerade eben in besonderen, belastenden und durchaus sozial schwierigen Situationen auftreten können und ihrerseits psychosoziale Auswirkungen haben. Die sechste Achse schließlich geht auf die psychosozialen Einbindungen und Kompetenzen des Jugendlichen ein und befasst sich damit auch wesentlich mit pädagogischen und sozialen Fragestellungen.

Funktion und Grenzen von Diagnosen

Ziel einer Diagnostik ist es, ein fundiertes und für den Betroffenen relevantes Wissen über die Störung zu erlangen, um darauf aufbauend einen möglichst mehrdimensionalen, synergistischen Behandlungsplan zu entwickeln, der neben medizinischen und primär therapeutischen Aspekten durchaus sozialtherapeutische, milieutherapeutische und familienbezogene Elemente umfasst und letztendlich nicht nur die Institutionen von Therapie und Jugendpsychiatrie, sondern auch die der Jugendhilfe involviert. Wichtig bleibt, dass eine Diagnose nicht um ihrer selbst willen gestellt werden sollte, sondern grundsätzlich therapiegewichtet und den spezifischen Bedarfen des Jugendlichen geschuldet sein sollte. Mit einer reinen Klassifikation, die schnell genug zur Etikettierung verkommen kann, ist niemandem gedient. Diagnosen, insbesondere medizinisch-psychiatrische, sind nur dann statthaft, wenn sie unmittelbare Relevanz für Therapie und anderweitige Förderungen haben.

Die Diagnostik psychischer Störungen bei Jugendlichen beschäftigt sich nicht nur mit den Jugendlichen, sondern auch mit dessen Eltern und anderen Bezugspersonen, beispielsweise Lehrern. Sie ist in der Regel mehrdimensional und umfasst psychische, somatische und soziale Aspekte. Ihre Informationen resultieren aus der direkten Beobachtung des Untersuchers, Angaben aus Sicht des Jugendlichen sowie der Eltern und zahlreicher anderer Informationen.

Anamnese

An erster Stelle einer Diagnostik psychischer Störungen, aber auch allgemein seelischer Krisen im Jugendalter stehen Anamnese, Exploration und Interviews. Das Anamnesegespräch wird in der Regel mit den Eltern, meist auch mit dem Jugendlichen geführt. Neben allgemeinen Angaben, beispielsweise Name, Adresse, Alter, Schule etc. geht es zunächst um Angaben zum Beratungsgrund: Um welche Fragen geht es? Welche Wünsche oder Anliegen, welche möglichen Befürchtungen existieren? Wer hat den Kontakt angebahnt? Sodann kommt es zur Schilderung der eigentlichen Probleme (wobei die Problemsicht bei Betroffenen und engsten Bezugspersonen, z. B. Eltern, durchaus unterschiedlich sein können). Hierbei werden aktuelle Probleme oder Auffälligkeiten, die Entwicklung solcher Probleme sowie gegebenenfalls frühere Schwierigkeiten thematisiert. Hinsichtlich der Familienanamnese geht es unter anderem auch um Belastungen (u .a. psychische Belastung in Folge der Erkrankung) weiterer Familienmitglieder, beispielsweise der Eltern oder Geschwister. Die biografische Anamnese umfasst bei Pubertätskrisen die bisherigen Entwicklungen und Veränderungen des Jugendlichen, seine Einstellung auf körperliche Veränderungen, seine emotionalen Reaktionen sowie Veränderungen des sozialen Kontaktverhaltens zu Gleichaltrigen und in der Familie. Schließlich geht es um die Charakterisierung des Jugendlichen, einschließlich seiner Stärken, Schwächen und Interessen. In einem nächsten Schritt wird der aktuellen Familiensituation und den Umfeldbeziehungen nachgegangen: Wie lebt die Familie im Moment zusammen, welche sozioökonomische Situation liegt vor, gibt es außerfamiliäre Beziehungen und Integration der Familie in der Nachbarschaft? Wie stellen sich familiäre Beziehungen dar? Gab es in der letzten Zeit besondere Ereignisse, insbesondere belastender Art usw.?

Neben der Anamnese spielt die Exploration (Befragung) des Jugendlichen eine besondere Rolle. Ein solches Gespräch sollte empathisch, transparent, deutlich und flexibel sein. Dabei müssen Jugendliche Sicherheit gewinnen. Oft stehen sie Diagnostik und Therapie eher reserviert und ablehnend gegenüber, fühlen sich in ihrer Autonomie beschnitten und sind sich unsicher, was Schweigepflicht oder Informationsweitergabe angeht. Der Untersucher sollte altersgemäß mit Jugendlichen umgehen und authentisch bleiben, was zu einer Echtheit und Klarheit der Gesprächssituation beitragen kann.

3.6 Therapie und Prognose

Therapeutische Angebote umfassen die biologische, psychische sowie in gewissem Umfang auch die soziale Dimension einer psychischen Erkrankung. Neuerdings sind insbesondere die sozialtherapeutischen Maßnahmen, auf die am Ende dieses Kapitels eingegangen wird, eng mit Angeboten der Jugendhilfe und der Pädagogik verknüpft.

Wenden wir uns zunächst der medikamentösen und damit biologisch wirksamen Therapie zu. Unter Psychopharmakotherapie bezeichnet man die medikamentöse Behandlung psychischer Störungen, die für einen Teil psychischer Störungen eine spezifische, zumeist jedoch eine breitere und nicht ganz spezifische Indikation aufweisen. Eine Psychopharmakotherapie muss stets eingebettet sein in eine ärztliche Begleitung, aber auch in eine medizinische Beratung, eine Psychoedukation (also Aufklärung über Wirkung und Nebenwirkung der Medikamente und die Zusammenhänge mit anderen therapeutischen und pädagogischen Maßnahmen), eine Psychotherapie im engeren Sinne sowie soziale und integrative, letztlich also auch pädagogische Maßnahmen. Bei den Aufklärungs- und psychoedukativen Gesprächen geht es unter anderem darum, Vorurteile zur Psychopharmako-Therapie abzubauen, unrealistische Ängste, aber auch Hoffnungen zu benennen und zu relativieren und das Verhältnis von pharmakologischen, psychotherapeutischen und pädagogisch-sozialen Angeboten aufeinander abzustimmen – dies in erster Linie mit dem Betroffenen, also dem Jugendlichen, dessen Akzeptanz von ausschlaggebender Bedeutung ist, naturgemäß (insbesondere wegen des phasenspezifischen und mitunter oppositionellen Verhaltens gegenüber Erwachsenen und Autoritäten) jedoch zeitweilig nicht gegeben ist. Darüber hinaus müssen aber auch Begleiter, insbesondere Eltern, Lehrer, Erzieher, Sozialarbeiter und andere informiert und in den Beratungsprozess mit einbezogen werden.

Die wichtigsten Gruppen der in der Jugendpsychiatrie angewandten Psychopharmaka sind Antidepressiva und Tranquilizer (angstlösende, entspannende oder schlafinduzierende Medikamente).

Nur ein Teil der in dieser Abhandlung vorgestellten krisenhaften psychischen Erkrankungen im Jugendalter bedarf einer pharmakologischen Behandlung – und auch die ist nicht immer obligat. Andererseits werden schwach wirksame Neuroleptika vorübergehend durchaus auch bei akuten Krisen, beispielsweise mit aggressiver Tönung, vorübergehend gegeben, auch wenn dies nicht eine klassische Indikationsstellung ist und keinesfalls die wesentlich wichtigeren sozialtherapeutischen Maßnahmen ersetzt.

Psychotherapie

Damit wollen wir uns den psychotherapeutischen Interventionen zuwenden. Wenn an dieser Stelle vor allem auf die individuelle Psychotherapie eingegangen wird, soll doch darauf hingewiesen werden, dass vor allem auch familienbezogene Maßnahmen in der kinder- und jugendpsychiatrischen Behandlung eine ausschlaggebende Bedeutung einnehmen – doch wird auf solche familienbezogenen Maßnahmen im Folgekapitel näher eingegangen.

Bei der Psychotherapie im eigentlichen Sinne handelt es sich um einen bewussten und geplanten interaktionalen Prozess, mit dessen Hilfe seelische Leidenszustände oder Verhaltensstörungen mit psychologischen Mitteln behandelt werden. Wesentliche Kriterien einer Psychotherapie sind nach Mattejat eine sozial geregelte Interaktion, also ein gemeinsames Handeln mit klaren Rollenverteilungen zwischen Patient und Therapeut, eine zu definierende Zielsetzung hinsichtlich der behandlungsbedürftigen Störung, eine wissenschaftlich orientierte theoretische Fundierung der psychotherapeutischen Methode sowie die prinzipielle empirische Überprüfbarkeit des Ergebnisses.

Einteilung

Die moderne Psychotherapie basiert auf Therapieansätze, die in fünf große Gruppen eingeteilt werden können und alle mehr oder weniger im 20. Jahrhundert entstanden sind. Das sind zum einen die humanistischen Therapien, denen unter anderem die klientenzentrierte Gesprächspsychotherapie (Rogers) und die Spieltherapie, aber auch die Gestalttherapie und das Psychodrama zuzuordnen sind. Zu den psychodynamischen Therapien gehören psychoanalytische sowie tiefenpsychologische Therapieverfahren in ihren unterschiedlichen Ausprägungen, beispielsweise als Kurz- oder Langzeitpsychoanalyse oder Individualtherapie nach Adler. Die dritte Gruppe umfasst die kognitiv-behavioralen Therapien, zu denen unter anderem auch die Desensibilisierung, die kognitiven Verhaltenstherapien, Problemlösungstherapien, aber auch das Training sozialer Kompetenzen zu zählen sind. Interpersonale und systemische Therapien umfassen vor allem die systemische Familientherapie sowie die Paartherapie. Und schließlich gibt es ergänzende spezielle Therapieverfahren, zu denen beispielsweise Entspannungsverfahren wie das autogene Training, aber auch kreative Verfahren wie beispielsweise die Musik- oder Kunsttherapie sowie Bewegungs- und körperorientierte Verfahren zu zählen sind. Zu den Theorien, Konzepten und Methoden dieser „klassischen fünf Therapierichtungen" einschließlich ihrer eben aufgelisteten Untergruppen kann an dieser Stelle nicht näher eingegangen werden, verwiesen sei hier auf den bereits zitierten Beitrag von Mattejat. Stattdessen soll darauf hingewiesen werden, dass vor allem in der Kinder- und Jugendpsychiatrie bzw. -psychotherapie die Tendenz zu beobachten ist, sich von allzu starrer Orientierung an festgelegten Therapieschulen zu verabschieden und stattdessen die vielfältigen Möglichkeiten, die sich aus der sinnvollen und synergistischen Kombination einzelner Aspekte dieser „großen Fünf" ergeben, zu nutzen.

Therapeutischer Eklektizismus

Ein solcher, Patient- und situationsorientierter Eklektizismus führt im Wesentlichen entweder zu störungsspezifischen oder generischen Therapiekonzepten.

Störungsspezifische Therapieansätze

Mittlerweile gibt es für die wichtigsten psychischen Störungen empirisch überprüfte Behandlungsansätze, deren Wirksamkeit untersucht wurde. Dies gilt insbesondere für die häufigsten Störungen im Kinder- und Jugendalter, nämlich Angststörungen, depressive Störungen, ADHS sowie Störung des Sozialverhaltens. Hieraus resultieren Therapierichtlinien, die beispielsweise als deutschsprachige Leitlinien der Deutschen Gesellschaft für Kinder- und Jugendpsychiatrie und Psychotherapie unter www.uni-duesseldorf.de abgerufen werden können. Solche elaborierten Leitlinien bei der Behandlung von Jugendkrisen (insbesondere auch zur Psychose des Jugendalters liegen neuere und interessante Kenntnisse vor) stützen sich zwar nicht ausschließlich, aber doch ganz wesentlich auf Bausteine, konzeptionelle Ansätze und Methoden der kognitiv-behavioralen Therapiegruppe. Dennoch folgen sie nicht einseitig dieser (oder irgendeiner anderen) psychotherapeutischen Schulrichtung, sondern orientieren sich an der Frage, welche Behandlung bei einer bestimmten Diagnose zu empfehlen ist. Damit reihen sie sich in das Bemühen der Medizin allgemein um evidenzbasierte therapeutische Maßnahmen ein.

Generische Therapiekonzepte

Einen tendenziell etwas anderen Ansatz verfolgen generische Therapiekonzepte, bei denen es vor allem um die Wirkfaktoren und Wirkmechanismen psychotherapeutischer Ansätze geht. Jenseits traditioneller Schulen sollen also die Wirkmechanismen herauskristallisiert und genutzt werden, die ganz allgemein einen positiven Einfluss auf belastende Situationen bei Jugendkrisen oder psychischen Störungen im Jugendalter haben. Wirkprinzipien, die vielen Therapieansätzen gemeinsam sind, sind nach Graber et al. (zit. in Mattejat 1994, 51) zum einen die Perspektive der konkreten Problembewältigung. Hier geht es darum, dem Jugendlichen bei der Bewältigung eines ihn belastenden Problems ganz konkret zu helfen und zum Erwerb neuer Kompetenzen und bisher nicht genutzter Fähigkeiten beizutragen. Zum anderen geht es um die „Klärungsperspektive“, bei der es darum geht, dass der Jugendliche sein Leben besser ausdrückt, sich besser in all seinen Facetten versteht und dadurch sein Verhaltensrepertoire erweitern kann. Letztlich geht es also auch um Emotionsverarbeitung und Bewusstseinserweiterung. In der Beziehungsperspektive hingegen wird betont, dass die Beziehungsqualität zwischen Therapeut und Jugendlichem ein ausschlaggebender Faktor des Therapieerfolg ist. Dies gilt auch für die in ihrer Intention anders gelagerten Interaktionen von Pädagogen und Jugendlichem, die umso entwicklungsfördernder sind, je besser die Beziehung zwischen Pädagoge und Jugendlichem ist.

Entwicklungsdimensionen in der Therapie

Die klassischen Therapieschulen übergreifenden Ansätze störungsspezifischer oder generischer Therapiekonzepte werden im Bereich der Kinder- und Jugendpsychotherapie durch einige andere Überlegungen ergänzt. Zum einen muss die Entwicklungsdimension bei der Behandlung Jugendlicher beachtet werden: Entwicklungsprozesse verlaufen schneller und tiefgreifender als bei Erwachsenen und beeinflussen psychische Störungen. Es wurde bereits in den Vorkapiteln gezeigt, wie eng psychische Störungen mit normalen Entwicklungsaufgaben, aber auch krisenhaften Zuspitzungen in der Pubertät zusammenhängen, was es insbesondere in der Psychotherapie zu beachten gilt. Insofern müssen psychotherapeutische Konzepte, die sich an Jugendliche wenden, auch an der normalen und insbesondere an der gestörten Entwicklung in der Pubertät orientieren. Ein theoretisches Rahmenkonzept hierfür bietet die Entwicklungswissenschaft (die sich aus Elementen der Entwicklungspsychologie, Neurobiologie, Sozialpsychiatrie, Pädagogik und Kulturwissenschaft speist) sowie die Entwicklungspathologie (bzw. klinische Entwicklungspsychologie), die sich vor allem auch mit Fehlentwicklungen im biografischen Reifungsprozess befasst.

Resilienzfaktoren

Die vor allem integrative Sichtweise von biologischen, psychologischen und sozialen Faktoren richtet die Aufmerksamkeit allerdings nicht nur auf belastende und krankheitsfördernde Aspekte bzw. Risikofaktoren, sondern soll vor allem auch protektive bzw. Resilienzfaktoren und förderliche Entwicklungsbedingungen beachten. Wichtige Resilienzfaktoren sind beispielsweise eine positive Selbstwahrnehmung, Selbstwirksamkeitsüberzeugung, soziale Kompetenzen, das Verfügen über geeignete Problemlösungsfähigkeiten, die Fähigkeit, angemessen mit Stress umzugehen, sowie eine angemessene Selbststeuerungsfähigkeit (Fröhlich-Gildehoff/Rönnau-Böse 2009).

Indem Entwicklung als eine aktive Auseinandersetzung des Jugendlichen mit den Anforderungen und Belastungen in dieser spezifischen Entwicklungsphase gesehen wird, die auch mit Krisen einhergehen kann, können diese Ansätze therapeutische Interventionen um diese Dimension erweitern und sie für den Jugendlichen in seinen vielfältigen entwicklungsspezifischen Kontexten nutzbar machen.

Systemische Therapiefaktoren

Darüber hinaus spielt sich auch die Psychotherapie im eigentlichen Sinne bei Jugendlichen in einem systemischen Kontext ab. Jugendliche sind wesentlich auf Schutz, Halt und Struktur durch ihre Umgebung sowie funktionale Beziehungen in ihren Bezugsgruppen angewiesen. Deswegen ist es auch so wichtig, dass sich psychotherapeutische Maßnahmen nicht nur und ausschließlich an die Jugendlichen, sondern auch an deren Familien richten und dass selbst eine individuumzentrierte Psychotherapie mit Jugendlichen familiäre Faktoren, Einflüsse der Peergruppe, schulische Situation und weitere soziale Ressourcen wie Belastungen im Freizeitbereich, Sport, Hobby usw. berücksichtigt.

Patient-Therapeut-Beziehung

Schließlich ist die Beziehung zwischen Therapeut und Patient bzw. Klient von ausschlaggebender Bedeutung. Gerade im Jugendalter kommt es nun darauf an, dass Jugendliche gemäß ihrem Entwicklungsstand in die Entscheidung über therapeutische Prozesse und ihre Ziele mit einbezogen werden. Gerade Jugendlichen, deren spezifische Aufgabe unter anderem darin besteht, zunehmend autonom zu werden gegenüber Erwachsenen und als Autorität erlebten Personen, fällt es zum Teil schwer, Zustände der Hilflosigkeit oder Ratlosigkeit einzugestehen, geschweige denn an einer Therapie teilzunehmen. Dies gilt es zu berücksichtigen und behutsam aufzugreifen. Die Balance zwischen Akzeptanz der Eigenverantwortlichkeit, gleichzeitig aber auch dem mitunter struktur- und haltgebenden Klären spezifischer Probleme und dem Aufzeigen möglicher Wege aus einer Krise erfordert also ein besonderes „Fingerspitzengefühl".

Schließlich muss bei der Therapie mit Jugendlichen berücksichtigt werden, dass diese auch in kognitiver und emotionaler Hinsicht zwar auf dem Weg zum Erwachsenen, aber noch nicht erwachsen sind. Die Möglichkeiten der Reflektion von Krisen oder psychischen Erkrankungen sowie der Integration der hiermit verbundenen Emotionen in das eigene Erleben befindet sich in einem Entwicklungsprozess und der Therapeut muss mit großem Sachverstand und nötiger reflexiver Kompetenz eruieren, welche Verständnis- und Integrationsmöglichkeiten dem Jugendlichen zur Zeit zur Verfügung stehen, damit sie nutzbar gemacht werden können.

An konkreten Verfahren stehen der Therapie mit Jugendlichen in erster Linie die therapeutische Gesprächsführung zur Verfügung, deren allgemeine Ziele die Förderung der Reifung der Person, die Stärkung der Ich-Identität sowie Hilfen bei der Selbstverwirklichung sind.

Therapeutische Methoden

Zu den ressourcenfördernden Methoden gehören insbesondere sogenannte „Stressbewältigungs-Programme", die unter anderem der Identifikation von Stressreaktionen sowie Stress auslösender Situationen, dann aber vor allem auch der Vermittlung von (gegebenenfalls neuen) Stressbewältigungsstrategien dient. Zu den entspannenden Verfahren werden das Autogene Training und die Progressive Muskelrelaxation sowie das Bio-Feedback gezählt, die als unspezifische therapeutische Methoden gelten können und adjuvent nicht nur bei Ängsten oder aggressiv-emotional aufwühlenden Situationen eine große Rolle spielen können. Das soziale Kompetenztraining einschließlich des Rollenspiels wird den kognitiv-behavioralen Ansätzen zugeordnet. Es gibt eine ganze Reihe von „Programmen und Manualen", die zum Teil störungsspezifisch, zum Teil übergreifend sehr unterschiedliche soziale Kompetenzen in entsprechenden Entwicklungsphasen von Jugendlichen thematisieren und durch konkrete Übungen, nicht zuletzt durch therapeutisches oder pädagogisches Rollenspiel, solche „social skills" anbahnen. In der Regel werden solche Maßnahmen in Gruppen durchgeführt. Die Grenzen zwischen therapeutischen und pädagogischen Maßnahmen (sowohl das soziale Kompetenztraining als auch das Rollenspiel können eher pädagogisch oder eher therapeutisch angelegt sein) sind mitunter fließend. So werden einige Elemente des sozialen Kompetenztrainings in den unterschiedlichen Psychoedukationsmanualen bei psychischer Erkrankung Jugendlicher wieder zu finden sein.

Ähnliches gilt für kognitive Methoden, Selbstinstruktionsmethoden und Problemlösungstrainings: Sie werden in der Regel den kognitiv-behavioralen Therapien zugeordnet, weisen aber auch Überschneidungen zur Psychoedukation und anderen eher pädagogisch orientierten Begleitmaßnahmen auf. Bei den kognitiven Methoden geht es um eine Modifikation innerer Erwartungen, Einstellungen, Wahrnehmungen oder emotionaler Prozesse. Bei der Depression beispielsweise versuchen kognitive Ansätze automatisierte Selbstabwertungen oder generalisierte negative Erwartungen und Zuschreibungen zu durchbrechen, indem zunächst solche Gedanken und Einstellungen wahrgenommen, dann aber kritisch auf ihren Realitätsgehalt und die praktischen Konsequenzen überprüft und in einem weiteren Schritt modifiziert werden, bevor die neu entwickelten Interpretationsschemata in neue Handlungsmöglichkeiten, möglichst auch im realen Leben, umgesetzt werden. Kognitive Verfahren sollen also vor allem kognitive Verzerrungen positiv beeinflussen (beispielsweise ein übertriebenes Schwarz-weiß- bzw. Alles-oder-nichts-Denken, eine Übergeneralisierung nach dem Motto „Es ist immer so", realitätsferne negative Interpretationen, Ignorierung positiver Tendenzen oder der Hang, bestimmte Ereignisse zu „katastrophisieren“).

3.7 Psychodynamik und Psychosomatik

Funktionen von überschießenden Emotionen

Die vielfältigen Veränderungen in der Pubertät und die damit verbundenen Herausforderungen schlagen auch emotional zu Buche und führen mitunter zu einer erheblichen Unsicherheit. Die Gefühle (beispielsweise der Liebe) in neuer Dimension werden zwar wahrgenommen, können aber noch nicht immer adäquat beschrieben, ausgedrückt, in Handlung umgesetzt oder kontrolliert werden. Die überschießenden Aggressionen, Depressionen bzw. Rückzugstendenzen, die Explosivität von Gefühlen (himmelhoch jauchzend oder zu Tode betrübt) und die häufigen, oft stürmisch verlaufenden Gefühlsschwankungen sind so zu erklären. Neben solchen proximaten Erklärungsversuchen (beispielsweise des sich noch in Konsolidierung befindlichen Systems der Einordnung und Steuerung von Gefühlen) haben solche Emotionen aber wohl auch ultimaten Sinn: In den heftigen Aggressionen eines Autoritätsprotestes gelingt es dem Jugendlichen, sich abzulösen und eigenständig zu werden. Depression, Rückzug und infantile Regression andererseits schützen ihn mitunter davor, sich vorschnell auf neue und ihn überfordernde Wagnisse einzulassen. Ähnliches gilt auch für Ängste.

Identitätsentwicklung

Wie bereits erwähnt, gilt die Identitätsentwicklung als das führende Charakteristikum der Adoleszenz. Erst mit zunehmender Reife, mit dem Durchstehen zum Teil erheblicher emotionaler Krisen und der persönlichen Erfahrung, diese überwunden zu haben, entwickelt sich ein solches tragfähiges Selbstwertgefühl und -konzept. Drohende Identitätskrisen innerhalb dieses Prozesses gehen mit Insuffizienzgefühlen (also dem Gefühl, den Anforderungen nicht gewachsen zu sein), Depressionen oder Identitätsstörungen einher. Auch suizidale Krisen können auftreten.

Leistungsverhalten

Im Bemühen, das Selbstwertgefühl einigermaßen stabil zu halten, können Jugendliche zum einen ihre anstehenden Probleme durch vermehrte Leistung zu lösen versuchen – ein prinzipiell sinnvolles, im Einzelfall aber problematisches Verhalten: Freude an der Sexualität oder Mut zum Risiko (inklusive der Möglichkeit eines Scheiterns) lassen sich nicht immer durch Leistung kompensieren.

Anpassung

Anpassungsphänomene, also das Verändern des eigenen Erlebens oder Verhaltens anstelle des Versuchs, etwas durchzusetzen, sowie evasive Verhaltensweisen, also das Ausweichen vor Konflikt- oder Spannungsfeldern, können vorübergehend hilfreich sein, führen verabsolutiert aber auch zu emotionalen Schwierigkeiten: Vor allem Angst und Depressionen können Begleiterscheinungen solcher sich verfestigender Problemlösungsstrategien sein.

Aggressives Verhalten

Aggressive Herangehensweisen schließlich haben den Vorteil, dass Konflikte in Angriff genommen werden, können andererseits aber die Gefahr vor Destruktion oder erheblichen Sanktionen beinhalten.

So schwierig einzelne Phasen in der Pubertät mitunter sein mögen und so sehr sie als Belastung erlebt werden können – die meisten Jugendlichen (nach der Shell-Studie weit über 80%) haben keine wesentlichen Schwierigkeiten in der

Pubertät. Sie erfahren eine großen Zuwachs an Fähigkeiten, Kräften und Kompetenzen, es gelingt ihnen, Anschluss an Gleichaltrige zu finden, sie identifizieren sich weitgehend mit den Idealen ihrer Eltern und der Gesellschaft (freilich ohne sie vollständig 1:1 zu übernehmen) und erleben die Pubertät keineswegs als ein „Durchgangsstadium", noch dazu eines, dass möglichst schnell überwunden werden sollte, um „dem eigentlichen Erwachsenenleben" Platz zu machen.

Pubertät – eine Entwickungsphase

So bleibt am Ende dieses Kapitels festzuhalten, dass die Pubertät und Adoleszenz eine Entwicklungsphase voller körperlicher, seelischer und sozialer Veränderungen ist. Die Aufgaben der Integration neuer körperlicher, emotionaler und sozialer Erfahrung, die Neuorientierung im sozialen Rahmen einschließlich der Ablösung vom Elternhaus und die Konsolidierung eines tragfähigen Selbstwertgefühls, die zum Teil stürmisch verlaufenden Emotionen, die zu Krisen führen können, die häufig wechselnden und zumeist ambivalenten Gefühle sowie die zum Teil völlig neuen Erlebnisdimensionen solcher Affekte sind nicht nur Folge der bereits beschriebenen Veränderungen und Anforderungen, sondern zugleich ein Zeichen vitaler Kraft und dynamischer Neuorganisation. So gesehen ist die Jugendzeit zwar eine stürmische, mitunter auch krisenbesetzte, aber eben vor allem lebendige und besonders dynamische Phase unseres Lebens.

3.8 Krisen und Krisenintervention

Etwas paradox ist es ja schon, wenn in einem Buchabschnitt, der sich bereits mit Jugendkrisen beschäftigt, ein eigenes Unterkapitel zu finden ist, das noch einmal Krisen- und Kriseninterventionen thematisiert. Zum einen wird hier dem allgemeinen Ductus und Aufbau des vorliegenden Lehrbuchs gefolgt. Zum anderen soll aber auch verdeutlicht werden, dass es innerhalb krisenhafter Situationen in der Adoleszenz auch Situationen und Zustände gibt, die mit einer nochmaligen Krisenzuspitzung einhergehen. Im Folgenden soll also weniger auf die allgemeine und – wenn man so will – alltägliche Form krisenhafter Erlebnisse im Jugendalter, auch nicht auf Krisen, die sich langfristig negativ auf die Entwicklungsaufgaben und -lösungen spezifischer Jugendaufgaben einwirken, eingegangen werden.

Krisen mit Notfallcharakter

Stattdessen geht es hier um die sich akut und dramatisch zuspitzenden Krisen mit Notfallcharakter, die entweder eine intensive und stationäre pädagogische, oder eine kinder- und jugendpsychiatrische Behandlung erfordert. Krisensituationen in diesem Sinne machen also ein unmittelbares und rasches Handeln erforderlich. Oft sind sie auch mit einer vorübergehenden Einschränkung der persönlichen Freiheit verbunden und bedürfen des stationären Kontextes und vor allem eines sehr spezifischen Krisenmanagements. Etwa die Hälfte aller Aufenthalte im kinder- und jugendpsychiatrischen Bereich finden ihre Indikation in einer solcherart definierten Krise (wobei aber nur ein geringer Teil mit einer Aufnahme gegen den Willen des Beteiligten einhergeht). Dennoch sei hierauf kurz eingegangen: Jugendliche, die noch keine 18 Jahre alt sind, können – wie Erwachsene – nach öffentlich-rechtlichen Prinzipien auch gegen ihren Willen stationär behandelt werden, wenn ihr Zustand eine akute Eigen- oder Selbstgefährdung zur Folge hat. Die Aufnahme erfolgt dann in der Regel nach den PsychKG-Richtlinien der jeweiligen Bundesländer. Da es sich um eine freiheitsentziehende Maßnahme handelt, muss nicht nur ein ärztliches Gutachten, sondern vor allem auch ein richterlicher Bescheid vorliegen bzw. baldmöglichst nachgereicht werden. Zivilrechtlich überschneidet sich – anders als bei erwachsenen Patienten – bei Jugendlichen die Möglichkeit der Inobhutnahme durch das Jugendamt mit der Unterbringung in eine Klinik, was über den §40 SGB VIII geregelt ist. Desweiteren können nach §1631 BGB Sorgeberechtigte Jugendliche auch gegen ihren Willen stationär behandeln lassen, wobei ein Antrag beim Familiengericht gestellt und eine richterliche Genehmigung erteilt werden muss.

Eigengefährdung

Eine ganze Reihe von Schwierigkeiten, Krankheiten oder belastenden Konstellationen können zu einer plötzlich und sich akut zuspitzenden Krise führen, die einer vorübergehenden intensiven und oft auch stationären Behandlung bedarf: Bei der Eigengefährdung sind vor allem suizidiale Krisen zu nennen, die zum einen im Rahmen bereits vorher vorhandener Erkrankungen, beispielsweise Depressionen, zum anderen auch mit akuten Lebenskrisen (z. B. nach Straftaten oder in erheblichen Beziehungskrisen) auftauchen können. Hierauf wird weiter unten noch eingegangen. Zum anderen gehören in die Gruppe der mit Eigengefährdung einhergehenden Störungen sogenannten parasuizidale Handlungen, beispielsweise Unfälle, gehäufte Selbstverletzungen oder das bewusste In-Kauf-nehmen von Risiken, die ein erhebliches Gefährdungspotential mit sich bringen, beispielsweise das immer wieder epidemiologisch auftretende „sich an eine U-Bahn anhängen" mit mitunter fürchterlichen Verletzungen oder Todesfolge wären ein solches Beispiel. Im weiteren Sinne sind auch lebensbedrohliche Dekompensationen, beispielsweise bei einer Pubertätsmagersucht, eigengefährdenden Situationen zuzuordnen – einerseits wenn durch die Fehlernährung eine akute körperliche Dekompensation droht, andererseits wenn die Anorexie und die damit verbundenen emotionalen und sozialen Probleme ihrerseits zum Suizid führen, was häufig genug der Fall ist.

Psychische Dekompensation

Eine zweite Indikationsgruppe sind akute psychische Dekompensationen, beispielsweise im Rahmen einer rezidivierenden psychotischen Erkrankung (im Jugendalter eher selten, immerhin aber möglich), bei schweren Stressreaktionen, vor allem im Zusammenhang mit dissoziativen Erkrankungen oder als Rückfall mit Selbstgefährdung im Rahmen einer Suchterkrankung.

Fremdgefährdung

Und schließlich können Krisen mit Fremdgefährdung einhergehen, insbesondere bei Störungen des Sozialverhaltens, im Grunde aber auch als Ausdruck der Dekompensation unterschiedlichster Erkrankungen. Kommt es hierbei zu körperlichen Angriffen auf Familienangehörige, Mitschüler oder andere, ist mitunter eine solche Krisenzuspitzung gegeben, so dass keine andere Möglichkeit als die vorübergehende klinische Behandlung bleibt. Dies sind besonders häufige Indikationsstellungen, die von pädagogischen Mitarbeitern aus Jugendeinrichtungen gestellt werden, wenn ein im Heim oder in der Wohngruppe lebender Jugendlicher ein solches akut belastendes und gefährdendes Maß an Aggression zeigt, dass kein anderer Ausweg als eine vorübergehende Fremdplatzierung unter therapeutischen Aspekten sinnvoll scheint. So richtig und mitunter notwendig ein solches Prozedere ist, es sollte doch nicht vergessen werden, dass dies immer nur eine temporäre Lösung darstellt, die darüberhinaus therapeutisch indiziert sein muss. Der Tapetenwechsel reicht also nicht aus – es muss schon eine Notwendigkeit zu einem gezielten stationären, beispielsweise gruppen- und milieutherapeutischen, jedenfalls therapeutisch ausgerichteten Prozedere und einer entsprechend geplanten Krisenintervention bestehen. Außerdem muss darauf hingewiesen werden, dass Psychiatrien grundsätzlich kein Lebensaufenthalt für Jugendliche sein können, was eine schnellstmögliche Entlassung in die pädagogische Einrichtung notwendig macht. Im Folgenden soll zunächst auf einige dieser eben genannten Indikationsstellungen eher kursorisch eingegangen werden, bevor am Beispiel des Suizids etwas genauer auf therapeutische wie pädagogische Maßnahmen eingegangen wird.

Parasuizidales und selbstverletzendes Verhalten

Parasuizidales Verhalten besteht in selbstgefährdenden und selbstverletzenden Handlungen, bei denen der eigene Tod zwar nicht angestrebt, dennoch mitunter riskiert wird. Solche Verhaltensweisen finden sich nicht nur bei latenter Depression, sondern auch vor allem bei Persönlichkeitsstörungen (insbesondere vom Borderline-Typ). Bei diesem Personenkreis kommt es darüber hinaus oft auch zu selbstverletzendem Verhalten, worunter man eine sozial nicht akzeptierte, selbst zugefügte Schädigung des eigenen Körpers ohne suizidale Absicht versteht. Abgesehen von einer adäquaten Wundversorgung kann eine stationäre Aufnahme auch dazu dienen, den Teufelskreis aus negativem Verhalten, inadäquater Zuwendung und dem Aufrechterhalten dieses Verhaltens zu durchbrechen. Ein vorübergehend stationäres Setting ermöglicht gezielte, auch milieutherapeutische Interventionen, die Spannungsabbau, alternative Reize (Eiswürfel, Chilischoten) oder Medikation ermöglichen. Da die Ursache selbstschädigenden Verhaltens oft in überbordenden Emotionen zu suchen ist, die von den Jugendlichen momentan nicht adäquat und anderweitig bewältigt werden können, geht es vor allem um emotionsregulierende Verfahren und ein Setting, das eine Reduktion emotionalen Überbordens ermöglicht. Auch durch das Training sozialer Kompetenzen und das Einüben alternativer Handlungsstrategien in kritischen Situationen kann die Notwendigkeit selbstverletzenden Verhaltens reduziert werden. Bei der Medikation, insbesondere wenn diese aus Beruhigungsmitteln (Benzodiazepinen wie beispielsweise Valium® oder Tavor®) besteht, ist darauf zu achten, dass sie möglichst nicht länger als 14 Tage erfolgt, weil sonst eine körperliche wie psychische Abhängigkeit angebahnt werden kann.

Fremdgefährdung und Deeskalation

Wie bereits gesagt, besteht eine häufige Indikation einer vorübergehenden stationären psychiatrischen Behandlung in der Aggression und akuten Fremdgefährdung, die einerseits eine eigene Störung, andererseits Ausdruck einer anderweitigen psychischen Erkrankung sein kann. Kommt es zu einer stationären Aufnahme, ist es nicht nur für die Therapeuten, sondern auch und gerade für die pädagogischen Mitarbeiter der Einrichtung wichtig, sich anbahnende, aggressiv getönte Krisensituationen so früh zu entdecken, dass sie vor einer Eskalation möglichst entschärft werden können. Schepker und andere (2009, 45/590) empfehlen ein dreistufiges Deeskalationsschema, das unter anderem aus einer sogenannten Talk-Down-Intervention, gezielten Time-Out-Operationen und gegebenenfalls medikamentöser Akuttherapie besteht. In einer ersten Stufe der

Krisenintervention wird dem Betroffenen zunächst sein problematisches Verhalten rückgemeldet, wobei nach einer Deeskalation gegebenenfalls später die Situation noch einmal besprochen wird. In einer zweiten Stufe geht es um die Aufforderung, das Zimmer aufzusuchen oder sich anderweitig aus der Situation zu begeben. In einer dritten Stufe wird eine Medikation zur Spannungsauflösung und Beruhigung notwendig. Es ist besonders wichtig und insbesondere in Nachbesprechungen erforderlich, die Funktion des aggressiven Verhaltens zu thematisieren, da Aggressionen nicht nur einen Auslöser, sondern auch einen funktionellen Grund haben (der die Aggression natürlich nicht zwangsläufig rechtfertigt). So wichtig es also einerseits ist, die aggressive Eskalation zu beenden, um eine Eigen- oder Fremdgefährdung zu verhindern, so wichtig ist es auch, den Sinn dieser Maßnahme dem Jugendlichen zu erklären und auf der anderen Seite die Gründe, die zu diesem Verhalten geführt haben, zu würdigen, zu respektieren und im Sinne einer kausalen und nachhaltigen Veränderung ernst zu nehmen.

Psychotische Dekompensation

Wie bereits erwähnt, können Entgleisungen und Dekompensationen unterschiedlichster psychiatrischer Erkrankungen ebenfalls zu akuten Notfallsituationen führen, die einer stationären Therapie bedürfen. Dies gilt beispielsweise für einen akuten psychotischen Schub, der aufgrund beispielsweise der Wahnentwicklung, der quälenden Halluzinationen, der drohenden Suizidalität, vor allem aber der möglicherweise bisher erlebten emotionalen Dichte und der Reizüberflutung eine vorübergehende stationäre Aufnahme sinnvoll erscheinen lässt – hier kann ein therapeutisches Milieu geschaffen werden, das den Betroffenen zur Ruhe kommen lässt, ihn vor emotionaler Enge und Bedrängnis ebenso wie vor Reizüberflutung schützt und zudem für klare und der Situation angemessene Kommunikation und Struktur sorgt. Darüber hinaus ist ein kombiniertes milieutherapeutisches wie pharmakotherapeutisches Vorgehen geeignet, zu einer Stabilisierung der inneren und äußeren Welt des Patienten beizutragen.

Vergiftungen mit Drogen bzw. Alkohol

Auch akute Intoxikationen mit Alkohol oder anderen Drogen bedürfen mitunter neben der initialen intensivmedizinischen Betreuung einer oft wenige Tage andauernden psychiatrischen bzw. psychotherapeutischen stationären Behandlung, weil die mit dem exzessiven Trinken oder der Intoxikation verbundenen Selbstwertkrisen, Scham- und Schuldgefühle oder Depressionen teils zu einem sofortigen weiteren Rückfall, möglicherweise mit erheblichen körperlichen Gefährdungen, führen können. Eine intensive Zusammenarbeit pädagogischer, pädiatrischer und kinder- und jugendpsychotherapeutischer Fachleute ist hierbei unabdingbar.

Suizid

Schließlich soll anhand des Suizids auf die Grundlagen pädagogischer wie therapeutischer Interventionen bei notfallmäßigen Krisen eingegangen werden. Das Erkennen einer suizidalen Gefährdung sowie einer schnellen und adäquaten Krisenintervention ist mit eine der verantwortungsvollsten Aufgaben nicht nur von Ärzten und Therapeuten, sondern auch von Sozialarbeitern. Suizide können Appellcharakter haben, gleichzeitig aber auch Ausdruck des ernsthaften Wunsches nach Beendigung des Lebens sein, wobei in der Regel nicht eindeutig zwischen appellativen oder „ernst gemeinten“ Suizidversuchen unterschieden werden kann. Das liegt zum einen daran, dass Jugendlichen mitunter das Bewusstsein für Gefahren, Wirkung und Nebenwirkung von Medikamenten oder risikoreichem Verhalten fehlt. Eine versehentliche „Unterdosierung" kann kaschieren, dass es sich um einen ernsthaften Wunsch handelt, das Leben zu beenden, andererseits können Jugendliche die synergistische Wirkung von Alkohol und Beruhigungsmitteln (es droht die Atemlähmung) unterschätzen, wenn sie es im Rahmen parasuizidaler Handlungen „darauf ankommen lassen" und sich in der Dosierung vertun. Analoges gilt auch bei zugefügten Verletzungen durch das sogenannte „Ritzen", wenn senkrechte Verletzungen an der Hauptschlagader in der Regel wegen der sofortigen Blutgerinnung, im Gegensatz zur längsseitigen Öffnung des Blutgefäßes, nicht zum Tode führen.

Suizidale Jugendliche sind Menschen in schwersten Krisen und Ausnahmesituationen. In solchen Situationen kann nicht erwartet werden, dass sie genau wissen was sie wollen und zielgerichtet danach handeln. Neben der Möglichkeit sein Leben zu beendigen, haben Suizidversuche immer auch Appellcharakter, beispielsweise wenn auf seelische Not, unzureichende Geborgenheit, Lieblosigkeit, Beziehungslosigkeit oder existentielle Krisen aufmerksam gemacht werden soll. Manche Jugendliche geben später an, eigentlich nicht ihr Leben beendet haben zu wollen, sondern lediglich „so nicht weiterleben zu wollen".

Auto- und Heteroaggression

Oft hat Suizidalität einen stark autoaggressiven, aber auch einen hetereoaggressiven Charakter. Die Autoaggression zeigt sich darin, dass sich depressive oder aggressive Tendenzen gegen das eigene Ich oder das eigene Leben wenden. Anstatt mitunter berechtigte Wut an andere zu wenden, wird sie als Ausdruck von Aggressionshemmung gegen sich selbst verwandt. Andererseits implizieren Suizidversuche mit den damit verbundenen Schuldgefühlen naher Angehörige, beispielsweise der Eltern, auch eine indirekte und versteckte Aggression („Das hast du jetzt davon").

Auslösende Momente und Ursachen

Die auslösenden Anlässe eines Suizidversuchs sind in der Regel nicht identisch mit tiefer liegenden Ursachen für die Suizidalität. Die als Ursachen angegebenen Schulprobleme oder der Liebeskummer mögen die Auslöser sein, in der Regel liegen dem Suizidversuch jedoch entweder psychiatrische Erkrankungen (beispielsweise eine Depression, eine Persönlichkeitsstörung, eine sich dekompensierende Sucht, eine Schizophrenie oder anderes) zugrunde oder es handelt sich um tiefe Erschütterungen des Selbstwertgefühls, wie sie beispielsweise nach Strafverfolgung auftreten können, wenn diese mit unerträglichen Schuld- oder Schamgefühlen einhergeht.

Dynamische und situative Einengung

Im Vorfeld eines Suizids kommt es oft zu einer situativen und dynamischen Einengung. Situativ, weil der Jugendliche in seiner persönlich erlebten Situation keinen Ausweg mehr sieht – dynamisch, weil es in den Beziehungsmustern und im kognitiv-affektiven Prozess des Erlebens kein flexibles Umgehen mit dem vorherrschenden Problem zu geben scheint. Ein strenges und rigides Über-Ich, ein hohes Ideal mit entsprechenden Anforderungen (wie es, wie bereits gezeigt, in der Jugend nicht selten ist), eine schnelle Verunsicherung des Selbstwerterlebens und noch unsichere, ambivalente soziale Beziehungen können weitere Risikofaktoren sein. Aber auch Angst vor Verlassenheit, das Gefühl, keine familiären und sozialen Hilfen mehr zu haben und mit der Situation vollends überfordert zu sein, kann als Risikofaktor angesehen werden.

Bedingungsgefüge suizidaler Gefährdung

Anlässe und Ursachen für eine suizidale Gefährdung sind vielschichtig und heterogen. Häufig anzutreffende Teilfaktoren eines suizidalen Bedingungsgefüges sind Broken-home-Situationen, Delinquenz und Strafverfolgung (s. o.), quälende Insuffizienz- und Schuldgefühle, soziale Stigmatisierung und vor allem Identitäts- und Selbstwertkrisen, wie sie gerade im mittleren Jugendalter nicht selten anzutreffen sind. Dazu kommt oft ein Versagen bisheriger Problemlösungsstrategien und das subjektive Gefühl, die als völlig neu erlebte Krise nicht mehr aus eigener Kraft und auch nicht mit Hilfe sozialer Unterstützung lösen zu können.

Warnsymptome

Warnsymptome für eine suizidale Gefährdung sind unter anderem selbstabwertende Gedanken, gezielte oder ungezielte Suiziddrohungen (Merke: Jede Suizidankündigung muss ernst genommen werden!), Suizidphantasien oder Vorbereitungen suizidaler Art. Aber auffällig ist auch eine plötzliche, scheinbare Gelassenheit, die „Ruhe vor dem Sturm", obwohl sich an der Problemlage nichts geändert hat. Dies einzuschätzen ist oft gar nicht so einfach und eine wichtige Aufgabe auch und gerade des Pädagogen oder Sozialarbeiters, der die belastende soziale Gesamtsituation oft besser als beispielsweise der Arzt beurteilen kann.

Krisenintervention

Der entscheidende Punkt der Krisenintervention besteht zunächst darin, den Betroffenen zu entlasten und ihm zu helfen, Distanz von der als krisenhaft erlebten Situation zu gewinnen. Dabei kann es durchaus notwendig sein, vorübergehend hilfreich-autoritär und damit entlastend aufzutreten, anstehende Probleme zunächst von Helfern lösen zu lassen und eine akute Gefährdung zu verhindern (was, wie bereits beschrieben, oft auch eine vorübergehende stationäre Aufnahme erfordert). In einem zweiten Schritt allerdings sollten zunächst einfache, später komplexere Probleme mit dem Klienten zusammen und zunehmend durch den Klienten alleine gelöst werden. Nach jedem einzelnen Schritt ist mit dem Jugendlichen zu überlegen, welche neuen Erfahrungen er gemacht hat und was daran neue Lösungsstrategien beinhaltet. Auch kleine Fortschritte können gebührend gewürdigt und positiv konnotiert werden. Da die von den Jugendlichen erlebten Krisen häufig mit sozialen Überlastungssituationen einhergehen, ist es hilfreich, Übungen zur Stärkung der Kompetenz und Sozialkompetenz nicht nur unter therapeutischen, sondern zunehmend auch unter sozialpädagogischen Gesichtspunkten zu sehen. Schließlich kommt es ja darauf an, die krisenhaft erlebte, soziale Situationen auch ohne suizidale Gefährdung zu bewältigen, oder wenn dies nicht gelingt, rechtzeitig soziale oder therapeutische Unterstützung zu holen.

Pädagogen werden zudem auch häufig das Familiensystem mit einbeziehen: Zum einen, weil hier wichtige Ressourcen zur Weiterentwicklung der Jugendlichen zu sehen sind. Zum anderen aber auch, weil mitunter die bisherige Kommunikationsstruktur oder andere familiäre Faktoren einen Beitrag zur Suizidalität leisteten. Manchmal glauben Jugendliche, sich nur durch solch drastische Aktionen wie einen Suizidversuch Gehör verschaffen zu können. Dies gilt insbesondere für Familien, in denen bereits andere Angehörige Suizidversuche unternommen haben.

Krisenbilanz

Am Ende einer Krisenintervention sollte auch eine Bilanzierung des suizidalen Vorfalls und der sich daran anschließenden Phasen erfolgen: Welche Vor-

und Nachteile hatte der Suizidversuch, was hat sich seither geändert – auch im sozialen Beziehungsgefüge? Zu dieser Bilanzierung gehört auch, sich klar zu machen, dass nicht nur der Tod, sondern auch bleibende Behinderungen oder Verstümmelungen Folgen eines Suizidversuchs sein können. Der Preis, der für die vermeintliche Problemlösung durch Suizidversuch zu zahlen ist, ist hoch – und dies sollte dem Jugendlichen nicht nur kognitiv, sondern auch emotional bewusst sein. Die Erfahrung, pädagogische Hilfe gefunden zu haben und noch mehr die Erfahrung, teilweise aus eigener Kraft Lösungswege gefunden zu haben, ermöglicht es den meisten ehemals suizidalen Jugendlichen, zukünftige Krise auf andere, adäquatere Weise zu bewältigen.

3.9 Beratung und Psychoedukation

Selbst wenn die Krisen in der Bewältigung pubertätsspezifischer Aufgaben für Jugendliche ein solches Ausmaß annehmen, dass sie therapeutischer Hilfe bedürfen und als Krankheit im kinder- und jugendpsychiatrischen Sinne klassifiziert werden: Es ist wichtig, sich klar zu machen, dass auch dann Jugendliche verschiedene Facetten des Handelns, Wahrnehmens und Erlebens zeigen, dass sie sich keineswegs primär und in erster Linie als krank verstehen oder gar verstehen sollten und dass sie deshalb selbst in einem stationär-psychiatrischen Feld nicht in erster Linie als Patienten, sondern als Jugendliche zu sehen sind, mithin als Menschen mit spezifischen Entwicklungsaufgaben, Sorgen und Fähigkeiten und vor allen Dingen sehr unterschiedlichen facettenreichen Rollen, als Freund, Sohn, Geliebter, Schüler, und vieles andere mehr. Dies ist umso wichtiger, als aus verständlichen und durchaus nachvollziehbaren Gründen vor allem dem klinischen Setting ein Primat der Medizin und der Therapie vorherrscht. Nun ist es zweifellos sinnvoll und notwendig, neben einer gezielten und mehrdimensionalen Diagnostik einer psychiatrisch relevanten Erkrankung auch medizinisch wie psychotherapeutisch anzusetzen: Eine schwere Depression des Jugendalters bedarf mitunter durchaus der Behandlung mit Antidepressiva, Lichttherapie, gezielter physiotherapeutischer Maßnahmen, kognitiv-behavioraler Psychotherapie und anderen in Kapitel 3.6 beschriebenen Maßnahmen. Aber es soll und darf deswegen nicht vergessen werden, dass nach wie vor viele Erlebnisweisen und emotionale Befindlichkeiten, in diesem Fall insbesondere auch die Trauer, aber auch Sehnsüchte, Hoffnungen, freudige Erlebnisse, Verliebtheit, Melancholie und anderes zum „normalen“ entwicklungstypischen Repertoire von Jugendlichen gehört. Neben dem therapeutischen Prozess, der Heilung und Gesundung intendiert, gilt es, ein breites pädagogisches Spektrum zu beachten. Pädagogik nun ist nicht im primären Sinne therapeutisch angelegt – wenngleich eine gute Pädagogik durchaus auch heilsam sein kann. Pädagogik meint aber in erster Linie die Förderung der Entwicklung von Jugendlichen, die Bildung des Menschen auf dem Weg zu einem eigenverantwortlich gestalteten Leben. Pädagogen sind weniger Therapeuten als vielmehr „Entwicklungshelfer“, auch dann, wenn die Entwicklung in Krisenzeiten (oder auch in Zeiten psychischer Erkrankung) vorübergehend blockiert ist. Aber auch im Vorfeld möglicher sich krisenhaft zuspitzender Ereignisse, also in den Feldern der „alltäglichen Pädagogik", sowie im Nachhinein, also bei der Rehabilitation und Reintegration von ehemals psychisch erkrankten Jugendlichen in Familie, Schule, Peer-Gruppe und andere Strukturen, spielt Pädagogik eine wesentliche Rolle.

Wesentliche Elemente pädagogischen Handelns sind Bildung, Beratung und Förderung. Methoden sind Gespräch, das gemeinsame Handeln, die Gruppenarbeit, Erlebnispädagogik und anderes mehr.

Beratung

Beraten werden Jugendliche, mitunter aber auch ihre Eltern oder die Familie insgesamt. An Beratungsstellen wenden sich Jugendliche oder ihre Eltern bzw. Familien oft mit ganz spezifischen Problemstellungen: So finden wir spezifizierte Drogenberatungsstellen, schulpsychologische Beratung, Erziehungsberatung, Beratung bei Überschuldung, bei unterschiedlichen nicht stoffgebundenen Süchten wie beispielsweise Spiel- oder Internetsucht, Berufs- und Ausbildungskrisen und vieles mehr. Beratung sucht und erhält, wer in bestimmten Lebensbereichen alleine oder mit Hilfe der bisherigen ihm nahe stehenden Menschen nicht aus einer Problemsituation heraus kommt und deswegen fachlichen Rat sucht bzw. benötigt. Dies impliziert nicht zwangsläufig ein Gefühl von umfassender Ohnmacht, Störung, Krise oder Krankheit – wenngleich die Grenzen hier fließend sein können. Im Laufe einer Drogenberatung mag sich durchaus herausstellen, dass die Abhängigkeit (beispielsweise von Alkohol) bereits einen Grad erreicht hat, der nicht nur eine Beratung, sondern auch therapeutische Hilfe für sinnvoll erscheinen lässt.

Psychoedukation

Da wir uns in diesem Kapitel mit Grenzsituationen beschäftigen, bei denen Krisen von „quasi-normalen, die Pubertät begleitenden Phänomenen" in entwicklungshemmende und krankmachende sowie Leid erzeugende Umstände umschlagen können, soll im Folgenden vor allem auch auf den Schnittpunkt zwischen pädagogischen und im weitesten Sinne damit auch eher beratend-bildenden sowie therapeutischen Vorgehensweisen eingegangen werden: Einen solchen Schnittpunkt bildet die Psychoedukation. Wie bereits in anderen Kapiteln aufgezeigt, handelt es sich hierbei generell um ein Verfahren, dass systematisch-didaktische, beratende und pädagogische Elemente ebenso wie psychotherapeutische Interventionen zusammenfasst (bei letzteren vorwiegend auf kognitiv-behavioraler sowie gesprächspsychotherapeutischer Ebene). Hinzu kommen Elemente des Kompetenztrainings und des Einübens neuer Kommunikationsformen, die im weitesten Sinne auch als sozialtherapeutische Maßnahmen bezeichnet werden könnten. Was leistet Psychoedukation? Zunächst einmal geht es um die Information über die Erkrankung bzw. über Krisen und ihre Zusammenhänge mit den jeweiligen pubertätsspezifischen Aufgaben. Eine Depression kann interagieren mit Liebeskummer, sie kann sich auf die Motivation zu einer Berufsausbildung auswirken – um nur zwei denkbare Beispiele zu nennen. Es wird also darauf ankommen, über Spezifika von Jugenddepressionen zu sprechen und gleichzeitig die individuelle Bedeutung für das eigene Erleben zu fokussieren. Damit kommen wir zu einem zweiten Punkt, der Förderung von Krankheitsverständnis und selbstverantwortlichem Umgang mit der Erkrankung, der Krise und den damit verbundenen und zu bewältigenden Entwicklungsaufgaben. Wenn beispielsweise eine Depression Medikamente erfordert, deren Nebenwirkung in Gewichtszunahme und ggf. im metabolischem Syndrom liegt, wird eine diätetische Beratung berücksichtigen müssen, dass sich Selbstwertgefühl, das Bangen um das eigene Aussehen und Rollenschwierigkeiten in der Pubertät in besonderer Weise darstellen. Ähnliches gilt beispielsweise für Medikamente, die die Fahrtauglichkeit (eventuell verbunden mit einem erheblichen Statussymbol im Jugendalter) oder die Potenz beeinträchtigen können. Hinsichtlich der Unterstützung bei der Krankheitsbewältigung geht es, um beim Beispiel der Depression zu bleiben, unter anderem darum, wie man in und vor allem auch nach der Depression damit umgeht, dass man von dieser Störung betroffen war und möglicherweise auch in Zukunft noch einmal mit einem depressiven Schub zu rechnen hat. Dies in das erst aufzubauende Selbstbild und Selbstwertkonzept einzubauen, ist sicherlich gerade bei Jugendlichen eine besondere Herausforderung. Analoges gilt natürlich auch für andere Krisen und Erkrankungen im Jugendalter.

Kognitiv-behaviorale Elemente aus dem eher therapeutischen Bereich interagieren in der Psychoedukation bei Jugendkrisen häufig mit sozialen und pädagogischen Maßnahmen, beispielsweise, wenn es darum geht, sich in Peergruppen zurecht zu finden, sich dort zu behaupten oder in vielfältigen Situationen soziale Kompetenz zu erwerben. Das stufenweise Herantasten an bis dato ängstigende Situationen kann bei Angstsyndromen im Jugendalter pädagogische wie auch sozialtherapeutische Aspekte beinhalten, beispielsweise wenn es darum geht, fiktiv im Rollenspiel oder real in der Freizeit Kontakt zu anderen Menschen aufzunehmen, mit oder ohne Umtauschzettel im Warenhaus auf einen Umtausch zu drängen und in vergleichbaren Situationen. Wie bei anderen Indikationen der Psychoedukation gilt auch bei der Begleitung von Jugendlichen in Pubertätskrisen, dass die Informationen zirkulär vermittelt werden sollten: Es kommt weniger darauf an, Jugendliche über ihre Situation zu belehren, als vielmehr ihre kritische Situation von ihnen zu erfahren, insbesondere ihre eigene, höchst individuelle und subjektive Sichtweise. Hinzu kommt, dass vielleicht weniger die Krankheit und die Krise, als vielmehr die anstehenden Aufgaben im Vordergrund des jugendlichen Erlebens stehen bzw. stehen sollten: Nicht die momentan erlebte Unfähigkeit, die Schule zu besuchen, als vielmehr Vorlieben und Abneigungen in der Schule, Auseinandersetzung mit Peers und Lehrern sowie mit den Erwartungen der Eltern und dem Lernstoff, Talente und auch erlebte Insuffizienzen, können hier wichtiger sein als „Krankheitssymptome". Analoges gilt für andere Entwicklungsaufgaben, beispielsweise das Erleben des eigenen Körpers, die Findung der Rolle als Mann oder als Frau, die Einordnung in der Peergruppe, die Suche nach dem Sinn des Lebens und was dergleichen Fragestellungen sind. So kann es vielleicht in einer Krankheits- und Krisenmuster übergreifenden „Mädchen- bzw. Frauengruppe" eher darum gehen, das Selbstbild als junge Frau zu thematisieren, als primär die Bulimie, die Magersucht oder die Angstneurose in den Fokus zu nehmen. Andererseits werden die Teilnehmerinnen möglicherweise sehr bald auch Verbindungen zwischen den generellen Aspekten dieses Themas und den sie betreffenden, spezifisch ausgeprägten Symptomen knüpfen können.

Notwendigerweise sind nicht nur die Grenzen zwischen Therapie und Pädagogik sondern auch zwischen Psychoedukation und verwandten Interventionen fließend: beispielsweise anderen therapeutischen bzw. pädagogischen Gruppenangeboten, dem bereits erwähnten sozialen Kompetenztraining, Selbsthilfegruppen, Peergruppengesprächen und anderem mehr. Relativ spezifisch für die Psychoedukation ist die bewusste Dichotomie von therapeutischen und pädagogischen Ansätzen und der Fokus auf dem Erkennen und Überwinden von krisenhaft bzw. krankmachenden Faktoren. Vor allem aber sind die meisten Psychoedukationsangebote deutlich strukturiert: Sie bestehen oft aus 10 oder 12 thematisch vorgegebenen Sitzungen, verbindlichen Regeln der Teilnahme, einer konstanten Gruppenstruktur, Manualen, die Themen nahe legen, zwei Gruppenleitern, von denen der eine eher pädagogisch und der andere eher medizinisch-therapeutisch orientiert ist – kurz: Elementen, die wir auch in anderen Kapiteln dieses Lehrbuchs bereits kennen gelernt haben. Das Besondere an psychoedukativen Angeboten für Jugendliche ist zum einen, dass sie nicht nur „klassische" Krankheiten, vor allem im kinder- und jugendpsychiatrischen Bereich, fokussieren, sondern insbesondere auch die entwicklungsspezifischen Aufgaben in der Pubertät thematisieren. Auch methodisch wird mitunter Neuland betreten, beispielsweise wenn das Internet zur Information genutzt wird, Filme oder Videoclips Anwendung finden, Jugendliche bewegende Texte und insbesondere Musik zum Einstieg in ein Thema benutzen und was dergleichen Ansätze mehr sind.

Pädagogische Hilfen

Im einfachsten und häufigsten Fall sind Jugendkrisen dergestalt, dass sie im Rahmen der den Jugendlichen innewohnenden Selbstheilungskräften sowie den des Familiensystems und des weiteren Umfelds (Schule, Freunde) gemeistert werden, gelegentlich mit Beratung und Unterstützung von ußen. Bei den pathologischen, weil entwicklungshemmenden und sich auf die weitere Entwicklung des Jugendlichen auswirkenden, Krisen sind gezielte Interventionen nötig. Diese sind in der Regel pädagogischer Natur: Es geht darum, Entwicklungshemmnisse als solche zu erkennen und aus dem Weg zu räumen und Jugendlichen dabei zu helfen, den nächsten für sie anstehenden Entwicklungsschritt zu gehen. Gegebenenfalls sind auch ihre Familien oder andere Bezugssysteme gezielt dabei zu unterstützen. Im weitesten Sinne sind dies Aufgaben der Jugendhilfe, deren vielfältige Funktionen und konzeptionellen Ansätze weiter unten noch etwas detaillierter beschrieben werden.

Therapeutische Hilfen

Kommt es im Rahmen einer Jugendkrise zu einem Notfall (beispielsweise einem Suizidversuch) oder droht aus der Jugendkrise eine manifeste psychiatrische, möglicherweise langfristige Störung bzw. seelische Behinderung zu erwachsen, so sind in der Regel therapeutische Maßnahmen indiziert. Diese können pharmakologischer oder psychotherapeutischer Natur sein und im ambulanten wie im stationären Rahmen stattfinden. Der zweite große Strang hinsichtlich der Begleitung von Jugendlichen in Krisensituationen ist also der „medizinisch-therapeutische" Strang, der andere Vorgehensweisen als die eben genannte Jugendhilfe aufweist, von anderen Kostenträgern getragen wird und auch institutionell anders verankert ist.

Sozialarbeiter und Sozialpädagogen können in beiden Bereichen arbeiten, nicht zuletzt wegen ihrer Schnittstellenkompetenz, die vor allem deswegen zum Tragen kommt, weil es sich oft um ein und dieselben Jugendlichen handelt, die zum Teil medizinisch-therapeutisch, zum Teil pädagogisch im Rahmen der Jugendhilfe begleitet oder betreut werden. Wie eng die Überschneidungen sind, zeigt sich unter anderem darin, dass 60–90% der Heimkinder Vernachlässigungs- und Misshandlungserfahrungen (und damit die Notwendigkeit auch einer medizinisch-therapeutischen Behandlung) aufweisen. Etwa 30% aller Jugendlichen, die massiver, zum Teil auch stationärer Hilfen durch die Jugendhilfe bedürfen, sind vorübergehend auch Patienten einer kinder- und jugendpsychiatrischen bzw. kinder- und jugendpsychologischen Behandlung. Umgekehrt findet sich bei etwa der Hälfte der Kinder, die in kinderpsychologischer bzw. kinder- und jugendpsychiatrischer Behandlung sind, die Notwendigkeit einer Nachbegleitung und Nachbetreuung durch die Jugendhilfe. Psychosoziale Hilfsysteme spielen gerade in der Versorgung psychisch erkrankter Adoleszenten mit ihren unterschiedlichen Entwicklungsaufgaben eine besondere Rolle, da in dieser Lebensphase einerseits wichtige Entwicklungsaufgaben anfallen, andererseits viele psychische Störungen langfristig die gesellschaftliche Teilhabe und die Autonomie behindern oder zumindest einschränken können. Darüber hinaus kann eine psychotherapeutische Maßnahme nur dann wirksam sein, wenn psychosoziale Gefährdungen, beispielsweise durch misshandelnde Eltern oder ungünstige psychosoziale Rahmenbedingungen (Schulabbruch, schädigender Peergruppendruck, Suchtmilieu etc.) behoben werden – und dies ist oft Aufgabe der Jugendhilfe.

Einrichtungen der Jugendhilfe und medizinisch-therapeutisches System

Zur Jugendhilfe zählt das Jugendamt, Erziehungsberatungsstellen, ambulante Hilfen zur Erziehung sowie die Möglichkeiten von Tagesgruppen sowie Heimeinrichtungen oder andere Formen der Wohngruppen. Das Jugendwohlfahrtsgesetz und insbesondere das achte Buch des Sozialgesetzbuches (SGB VIII) bieten hierfür die gesetzliche Grundlage. Hinsichtlich der Sozialhilfe ist vor allem das 9. Sozialgesetzbuch (SGB IX) richtungsweisend. Hinzu kommen noch das SGB V, das sich mit der gesetzlichen Krankenversicherung (GKV) befasst sowie das SGB IX, dessen Gegenstand die Rehabilitation und Teilhabe behinderter Menschen ist. Weitere Gesetze, die von Bedeutung sein können, sind das Berufsförderungsgesetz (BAFöG), das Wohngeldgesetz (WGG) sowie die Erlasse zu Kindergeld und Erziehungsgeld.

Die psychosoziale Beratung wird vor allem durch freie Wohlfahrtsverbände, beispielsweise Beratungsstellen der Kirchen (Caritas/Diakonie), der Arbeiterwohlfahrt und anderer Träger vorgenommen. Ambulante Krankenbehandlung wird durch niedergelassene Ärzte und andere Gesundheitsberufe, insbesondere nichtärztliche Kinder- und Jugendpsychotherapeuten durchgeführt. Zu diesen gehören neben Psychologen auch Pädagogen und Sozialpädagogen mit Master-Abschluss und mehrjähriger therapeutischer Ausbildung. Kostenträger für solche Maßnahmen (unter anderem auch kinder- und jugendpsychiatrische ambulante Behandlung) sind die gesetzlichen sowie privaten Krankenkassen. Diese übernehmen auch die stationäre Behandlung, in der Regel in kinder- und jugendpsychiatrischen Kliniken, zum Teil auch in Kliniken der Erwachsenenpsychiatrie bzw. psychosomatischen und rehabilitativen Kliniken in unterschiedlichen Trägerschaften.

Die rehabilitative Versorgung umfasst die medizinische, berufliche, soziale und schulische Rehabilitation und wird je nach Zuständigkeit von Arbeitsverwaltung, gesetzlichen Krankenkassen, Rentenversicherungsträgern, Berufsgenossenschaften, Jugendhilfe oder Sozialhilfeträgern übernommen. Die Hilfen der Erziehung umfassen die Erziehungsberatung, die soziale Gruppenarbeit, Erziehungsbeistandschaft, die sozialpädagogische Familienhilfe, Erziehung in einer Tagesgruppe sowie die Vollzeitpflege, Heimerziehung oder die intensive sozialpädagogische Einzelbetreuung. § 35a SHG der Hilfen zur Erziehung bietet darüber hinaus auch noch die Möglichkeit einer Eingliederungshilfe.

Nach diesem ersten Überblick soll auf einige der hier vorgestellten Angebote noch etwas näher eingegangen werden. Eine Krankenbehandlung (§ 27 SGBV) dient der Erkennung, Heilung, Verhütung der Verschlimmerung einer Krankheit oder der Linderung von Krankheitsbeschwerden. Ziel von Rehabilitation ist es, die Auswirkung einer Erkrankung oder seelischen Behinderung auf die persönlichen, beruflichen und sozialen Lebensbedingungen auf ein Minimum zu reduzieren. Sämtliche Leistungen von psychiatrischen bzw. kinder- und jugendpsychiatrischen Kliniken, aber auch die Arbeit von niedergelassenen Ärzten, beispielsweise Kinder- und Jugendpsychiatern, sowie Kinder- und Jugendpsychotherapeuten erfolgen im Rahmen der gesetzlichen Krankenversicherung (SGB V), das heißt, sie werden über eine gesetzliche oder private Krankenkasse finanziert. Zu diesen therapeutischen Maßnahmen gehören im ambulanten Bereich die diagnostische Abklärung sowie die pharmakologische (ärztlich vorbehalten) sowie die gezielte psychotherapeutische Behandlung, falls es sich um eine seelische Krankheit (klassifiziert nach ICD-10, bzw. DSM IV) handelt. Die Soziale Arbeit und Pädagogik als Berufsgruppe kann nach entsprechender therapeutischer Zusatzausbildung therapeutisch tätig werden kann.

Pädagogik in der Kinder- und Jugendpsychiatrie

Im Rahmen der stationären Kinder- und Jugendpsychiatrie finden Sozialpädagogen und Sozialarbeiter ein wichtiges Arbeitsfeld in der pädagogischen stationären Begleitung und insbesondere in dem Schaffen eines reflektierenden und therapeutischen Milieus unter Beachtung und Förderung pädagogischer und entwicklungsfördernder Maßnahmen, die eine wichtige Ergänzung zur Therapie darstellen (Kap. 3.10). Vor allem an der Schnittstelle zwischen Familie, Trägern der Jugendhilfe und Klinik spielen sie eine wichtige Rolle – mit anderen Worten: Bei der Aufnahme und bei der Entlassung. Die Kooperation zwischen Therapeuten und Pädagogen, zwischen ärztlich-therapeutischen System und der Jugendhilfe wird maßgeblich von der Schnittstellenkompetenz der entsprechenden Mitarbeiter und insbesondere der hier tätigen Sozialarbeiter beeinflusst.

Hilfen zur Erziehung

Die Leistungen nach dem Kinder- und Jugendhilfegesetz sind in SGB VIII geregelt. Wichtig sind vor allem die eben schon erwähnten Hilfen zur Erziehung. Der Erziehungsberatung, die oft von Trägern der freien Wohlfahrtspflege durchgeführt wird, die aber auch vom Jugendamt angeboten und durchgeführt werden kann, kommt eine besondere Bedeutung zu, wenn es um das Erkennen und Lösen von Krisen in Übergangssituationen kommt. Bei den unterschiedlichsten Jugendkrisen, beispielsweise im Suchtbereich, kann soziale Gruppenarbeit eine wichtige, Therapie ergänzende, gleichwohl unter pädagogischen Prämissen stattfindende Maßnahme sein. Sie wird nach § 29 SGB VIII geregelt. Bedarf ein Jugendlicher in einer kritischen Lebenssituation aufgrund seiner Schwierigkeiten besondere Hilfen, beispielsweise weil er zu aggressiven Lösungsstrategien greift und Impulse schlecht steuern kann, kommt eine Erziehungsbeistandschaft bzw. das Einsetzen eines Betreuungshelfers in Frage, was nach §30 SGB VIII geregelt ist. Hierbei kann es sich auch um einen Sozialarbeiter/eine Sozialarbeiterin handeln. Analoges gilt für die sozialpädagogische Familienhilfe (§31) auf die in Kapitel 3.10 bereits eingegangen wurde. Mit den unterschiedlichen Möglichkeiten einer Fremderziehung, sei es in einer Tagesgruppe, sei es im Rahmen der Heimerziehung oder sonstiger betreuender Wohnformen befassen sich die §§33–34 SGBVIII. Hier handelt es sich um ein klassisches Wirkungs- und Arbeitsfeld von Sozialpädagogen, beispielsweise in speziellen Jugendwohngruppen für Jugendliche mit Persönlichkeitsstörungen, schweren psychischen Erkrankungen oder Depressionen oder Einrichtungen, die sich an ehemals drogenabhängige oder suchtkranke Jugendliche wenden. Aber auch Jugendliche mit aggressiven Anpassungsstörungen, dissozialen Verhaltensweisen oder anderen Problemen finden in speziellen sozialpädagogisch stationären Wohnformen und Wohngruppen adäquate Hilfe. Von besonderer Bedeutung sind intensive sozialpädagogische Einzelbetreuungen, die nach §35 ebenfalls in den Katalog der Jugendhilfe gehören.

Eingliederungshilfe

Durch den §35a KJHG ist geregelt, dass ein Kind bzw. ein Jugendlicher Eingliederungshilfe erhält, wenn er zum einen eine seelische Behinderung (also eine chronische seelische Störung, die über mehr als sechs Monate andauert) aufweist oder von einer solchen bedroht ist, und wenn zum Zweiten aufgrund dieser Behinderung oder Bedrohung von einer solchen die Teilhabe am gesellschaftlichen Leben ernsthaft gefährdet ist. Die Feststellung der seelischen Behinderung bzw. der Bedrohung einer solchen sowie die hochgradige Wahrscheinlichkeit von daraus resultierender Exklusion wird in der Regel von kinder- und jugendpsychiatrischen Fachärzten, gelegentlich auch durch nichtärztliche Kinder- und Jugendpsychotherapeuten gestellt. Die Entscheidung über die Bewilligung dieser Maßnahme obliegt dann allerdings dem Jugendamt. Solche Maßnahmen können beispielsweise Einzelförderungen sein, die nicht von der Krankenkasse oder anderen Kostenträgern bezahlt bzw. nicht durch andere Institutionen wie die Schule abgedeckt werden können, z. B. gezielte Förderung bei Lese-Rechtschreib-Schwäche. Schließlich sei noch erwähnt, dass nach §41 SGB VIII auch Hilfen und Nachbetreuungsmaßnahmen für junge Volljährige möglich sind, wenn und solange diese zur Erlangung einer eigenverantwortlichen Lebensführung noch notwendig sind. Meist wird die Hilfe nur bis zur Vollendung des 21. Lebensjahres gewährt, doch kann sie in begründeten Einzelfällen für einen begrenzten Zeitraum darüber hinaus fortgesetzt werden. Vor allem Übergänge in die Selbständigkeit können so begleitet werden, wobei die Intensität des Betreuungsangebotes schrittweise zurück gefahren wird. Beispielsweise können junge Erwachsene lernen, selbständig zu wohnen und den Haushalt zu führen. Auch der Umgang mit Arztterminen oder Behördengängen sowie mit Finanzen, Kontoführung, Verhütungsmitteln, Konfliktregulierung am Arbeitsplatz und anderem will gelernt werden. Viele Jugendliche und junge Erwachsene mit durchstandenen Krisensituationen drohen sonst an diesen übergangsspezifischen Aufgaben erneut zu scheitern. Auch soziale Gruppenarbeit, Erziehungsbeistandschaft oder Beratungsangebote können über die Hilfe für junge Volljährige gewährt werden.

Jugendhilfe und Therapie

Nachdem deutlich geworden ist, dass je nach Ausmaß, Ursache und Umfang der Krise sowohl medizinisch-therapeutische als auch pädagogische Maßnahmen sinnvoll sind und eine Vernetzung der beiden Hilfssysteme unabdingbar ist, soll nun auf einige Aspekte dieser Vernetzung eingegangen werden. Insbesondere sollen die Notwendigkeit von der Kooperation, aber auch mögliche (und mitunter typische) Schwierigkeiten und Konfliktsituationen aufgezeigt werden. Beide Hilfssysteme sind, vor allem im Hinblick auf das Wohl der ihnen anvertrauten Jugendlichen, aufeinander angewiesen. Wie schon erwähnt, ergibt sich nach einer stationären kinder- und jugendpsychiatrischen Behandlung häufig die Notwendigkeit, die betroffenen Jugendlichen außerhalb ihrer Herkunftsfamilie wohnen zu lassen – unter anderem möglicherweise wegen dysfunktionaler Familienverhältnisse, Gewalt- oder Suchtstrukturen bzw. anderer sozialpsychologisch gefährdender Momente. Aber auch im Falle einer Rückkehr ins Elternhaus können Maßnahmen der Jugendhilfe, beispielsweise sozialpädagogische Familienhilfe oder Erziehungsbeistandschaft, ungeachtet einer eventuell zusätzlich erfolgenden ambulanten Psychotherapie notwendig sein. Die Therapeuten der Klinik, nicht zuletzt aber auch die klinischen Sozialarbeiter, müssen also dafür Sorge tragen, dass neben den psychotherapeutischen auch die entsprechenden notwendigen sozialpädagogischen und jugendfürsorglichen Hilfen gewährleistet sind. Umgekehrt sind auch Träger der Jugendhilfe auf kinder- und jugendpsychiatrische Unterstützung angewiesen, beispielsweise dann, wenn ein in einer Wohngruppe oder anderen stationären pädagogischen Einrichtung lebender Jugendlicher in akute suizidale oder aggressiv getönte Krisensituation kommt, die ein solches Ausmaß annehmen, dass sie mit pädagogischen Maßnahmen alleine nicht mehr bewältigt werden können. Hier ist möglicherweise eine schnelle Krisenintervention und therapeutische Hilfe, auch stationärer Art, erforderlich.

Kommunikationsprobleme

Auf beiden Seiten wird zunächst über lange Wartezeiten und Schwierigkeiten bei der Kommunikation geklagt. Mitunter lassen sich beispielsweise nur schwer ortsnahe kinder- und jugendpsychiatrische Kliniken mit „Aufnahmepflicht“ finden, mitunter kommt es zu langen Wartezeiten. Aber auch reziprok gilt dies: So erforderlich es beispielsweise nach der Entgiftung wäre, direkt im Anschluss daran eine Entwöhnungsbehandlung durchzuführen – mitunter sind lange Wartezeiten zu verzeichnen. Kontraproduktiv ist auch, wenn ein Jugendlicher und seine Eltern sich für eine notwendige Trennung voneinander entschieden haben und aufgrund institutioneller Engpässe für längere Zeit keine geeignete Jugendwohngruppe gefunden werden kann.

Pädagogisierung vs. Medikalisierung

Hinzu kommen unterschiedliche Paradigmen und Klassifikationen von Krankheiten bzw. Auffälligkeiten – mit anderen Worten: unterschiedliche Deutungsmuster. Kliniker und Therapeuten fühlen sich oft einem medizinisch-therapeutischem Vokabular sowie den gängigen Klassifikationen nach ICD-10 und DSM IV verpflichtet. Mitarbeiter pädagogischer Dienste mahnen nicht zu Unrecht an, auf überflüssige Medikalisierung auch terminologischer Art zu verzichten und befürchten Stigmatisierungen. Hier gilt es Verständnis und Respekt für die jeweilige Sichtweise zu entwickeln. Eine medizinische Diagnose, beispielsweise einer Depression, ist notwendig und hilfreich, so lange sie gezielte therapeutische Konsequenzen und differentialdiagnostische Überlegungen zur

Folge hat, die ohne Diagnosestellung nicht erfolgen würden. Es ist aber richtig, dass eine Festlegung aller Verhaltensweisen und Erlebnisse auf die einmal gestellte Diagnose einer „Depression" kontraproduktiv und stigmatisierend ist – auch nach einer Depression können Menschen erschöpft sein, Liebeskummer haben oder andere Formen der Trauer zeigen. Die Übergänge zwischen alltäglichen und im normalen Leben stattfindenden Krisen und Störungen, die einer Krankheit gleich kommen, sind mitunter fließend. Beide Berufsangehörige, medizinisch-therapeutische wie pädagogische, sollten von ihren jeweils unterschiedlichen Sichtweisen und Maximen sowie der jeweils nur begrenzten Nützlichkeit derselben wissen und dies respektieren.

Unterschiedliche Erwartungen

Ein weiterer Punkt sind unterschiedliche Erwartungen an die jeweils andere Seite. Werden diese ungenau benannt oder nicht explizit ausgedrückt, sind Enttäuschungen an der Tagesordnung. Häufige „Vorurteile" seitens der Therapeuten sind beispielsweise, Jugendhilfeeinrichtungen wollten nur schwierige Jugendliche möglichst schnell „loswerden" und benutzten (bzw. missbrauchten) psychiatrische Kliniken als eine Art „Feuerwehr". Auch wird oft beklagt, dass fachkundige Hilfe viel zu spät und grundsätzlich erst in aussichtslos erscheinenden Krisensituationen anberufen werde. Dies verunmögliche dann eine ambulante und vielleicht sinnvollere therapeutische Vorgehensweise. Auch wird beklagt, dass mitunter Jugendliche nach erfolgter stationärer Behandlung nicht in ihre Ausgangswohngruppe zurückkehren könnten, was die Perspektive der Jugendlichen erheblich beeinträchtige. Auf der Gegenseite wird oft der Vorwurf erhoben, man werde von den Therapeuten und Ärzten zuwenig informiert, geschweige denn in den therapeutischen Prozess mit einbezogen. Kommentarlos, so der Vorwurf, werden die Jugendlichen nach erfolgter stationärer Behandlung wieder in die Einrichtung der Jugendhilfe gebracht, ohne dass es zu einem aussagekräftigen Austausch oder gar einer Helferkonferenz komme, mitunter merke man gar keinen therapeutischen Erfolg. Dies wiederum mögen die Therapeuten nicht auf sich sitzen lassen, die nun ihrerseits ... Kurz: Der Missverständnisse und Vorwürfe gibt es viele. Folgende Erwartungen kann man an eine gelingende Kooperation stellen: Es sollte sich unbedingt um eine Kooperation unter gleichberechtigten Partnern handeln.

Voraussetzungen für Kooperation

Dies schließt berufsständische Überheblichkeit und Abwertung der jeweils anderen Sichtweise aus. Beide Hilfssysteme und die hier Tätigen sollten sich klar darüber sein, dass es ein gemeinsames Handlungsfeld gibt, nicht zuletzt deswegen, weil die Adressaten ihrer Arbeit ein- und dieselben Jugendlichen sind.

Die Kooperation sollte sich für alle kooperierenden Partien lohnen. Es ist wichtig sich klar zu machen, dass therapeutische Hilfen nur wirken können, wenn der soziale Rahmen weitere Schädigungen verhindert und das umgekehrt pädagogische Maßnahmen und „Entwicklungshilfen" nur tragen können, wenn psychische Erkrankungen oder Notfälle im Rahmen einer Jugendkrise therapeutisch behandelt werden. Dann kann sich eine solche Kooperation auf gemeinsame Überzeugungen und Ziele stützen, insbesondere wenn man sich klar macht, dass es um die Ermöglichung eines eigenverantwortlichen, selbständigen, gelingenden und teilhabenden Lebens der Jugendlichen und jungen Erwachsenen geht. Kooperation benötigt gemeinsames Vertrauen und Transparenz in die jeweilige

Arbeit. Sie ist oft personenabhängig. Es ist sehr hilfreich, wenn pädagogische Mitarbeiter der Jugendhilfe und Therapeuten der „anderen Seite“ einander kennen und einen guten Draht zueinander haben. Vieles kann, ist ein solches Vertrauensverhältnis erst einmal da, „auf dem kleinen Dienstweg“ abgesprochen und erledigt werden. Auch für die Jugendlichen ist es hilfreich zu erleben, dass Therapeuten und Pädagogen miteinander und nicht nebeneinander oder gegeneinander arbeiten.

Gesprächs- und Begegnungskultur

So hilfreich solche persönlichen Kontakte sind: Ihr Aufbau ist zeitaufwändig und wird in Zeiten geforderter Effizienz und vermeintlicher Ressourcenknappheit zunehmend erschwert. Es ist aber besonders wichtig, einander nicht nur in Krisensituationen und bei Notaufnahmen von Jugendlichen zu begegnen, sondern eine Gesprächs- und Begegnungskultur zu entwickeln, die über die Zeit hinweg kontinuierlich aufgebaut wird. So hilfreich es ist, wenn die Chemie stimmt: Kooperation muss auch stattfinden können, wenn dies einmal nicht der Fall ist. In beiden Systemen findet sich leider eine hohe Fluktuation der Mitarbeiter. Stations- und Assistenzärzte wechseln dauernd, da sie in der Weiterbildung sind. Auch Jugendämter zeichnen sich leider durch einen hohen Wechsel ihrer Mitarbeiter aus. Insbesondere in Heimen, Wohngruppen und anderen Einrichtungen der stationären Jugendhilfe wäre es sehr wünschenswert, wenn pädagogische Teams zumindest in ihrem Kern über lange Zeit konstant bleiben würden. Die Zufriedenheit pädagogischer Mitarbeiter und eine langjährige, verlässliche Arbeit innerhalb einer solchen Gruppe ist ein entscheidendes, wenn nicht sogar das entscheidende Gütekriterium einer Einrichtung.

Wie dem auch sei: Der Beziehungspflege zwischen den beteiligten Institutionen und ihren Mitarbeitern kommt eine besondere und ausschlaggebende Bedeutung in der Begleitung hilfsbedürftiger Jugendlicher zu. Dies gilt insbesondere bei der Gestaltung der Hilfeplanung und eventueller Übergänge von einer in die andere Einrichtung oder von einer in die andere Lebensphase. In der Regel sind beispielsweise durch aggressive Verhaltensweisen auffallende, vom Schulabbruch bedrohte und für Suchtmittel gefährdete Jugendliche in sehr unterschiedlichen pädagogischen und behandelnden Settings verankert: Im Rahmen einer Helferkonferenz können Lehrer, begleitende Sozialarbeiter (SPFH, Erziehungshilfe), übergeordnete steuernde oder beratende Mitarbeiter des Jugendamtes, Ärzte, Psychotherapeuten und andere wichtige Bezugspersonen und Hilfe leistende Menschen, nicht zuletzt aber auch Eltern und Jugendliche selbst an einem „Round-Table“-Gespräch teilnehmen. Dies wäre der Idealfall. Eine „kleinere Lösung“ wäre eine gezielte Helferkonferenz ausgewählter Hilfe leistender Begleiter. Allerdings scheitern solche Hilfeleistungen nicht zuletzt häufig an dem Zeitdruck und manchmal auch an mangelndem Kooperationswillen der Beteiligten. Im Übrigen muss bedacht werden, dass nicht kritiklos sämtliche verfügbaren Informationen einfach ausgetauscht werden können oder sollen. Es sollte grundsätzlich mit den Sorgeberechtigten, meist den Eltern, aber auch mit dem Jugendlichen selbst das Vorgehen abgesprochen werden.

3.10 Familie und systemische Familienarbeit

In der Pubertät durchlaufen Jugendliche, wie wir gesehen haben, eine Reihe von Entwicklungsschritten, in deren Folge sie sich verselbständigen und von ihren Eltern ablösen. Dabei befinden sie sich naturgemäß im Spannungsfeld der „Bindung" und der beginnenden „Ablösung", was auch die Regeln in der Familie nicht unberücksichtigt lässt.

Familie zwischen Bindung und Ablösung

Neben den Familienregeln bzw. Delegationen spielt auch die familiäre Homöostase, also das Gleichgewicht der sozialen und emotionalen Kräfte, eine große Rolle. Dieses wird vor allem in der Pubertät und Adoleszenz vor gewisse Herausforderungen gestellt. Noch einmal sei daran erinnert, dass sich die anbahnende Trennung von Eltern und Kindern im Spannungsfeld von Bindung und Ablösung manifestiert. Generell ist dieses Spannungsfeld kennzeichnend für den gesamten Familienzyklus. Das „System Familie" ist nicht statisch, sondern von Anfang an dynamisch und auf Wachstum angelegt. Das System Familie ist immer in Veränderung und es ist seine Bestimmung, sich letztendlich aufzulösen. Weil jedes einzelne Familienmitglied auf Wachstum und Entfaltung drängt, kann nichts in der Familie auf Dauer angelegt sein. Das gilt für die Regeln und Bilder einer Familie, aber auch für die Emotionen und Stimmungen. Versuche, den Augenblick, der so schön ist, für immer zu halten, führen paradoxerweise regelmäßig zu Verfestigung, Verkrustungen und Pseudoharmonien, die mehr Leid mit sich bringen als das Loslassen. Manchmal führen Übergänge von einer Entwicklungsphase in die nächste bei den Familienmitgliedern, aber auch beim Familiensystem insgesamt zu einer Krise. Einschulung, Arbeitslosigkeit, Krankheit, aber eben auch die typischen Konflikte der Pubertät oder die notwendigen Trennungen der erwachsenen Kinder von ihren Eltern können als krisenhaft erlebt werden. Nun gehen, wie wir gehört haben, Krisen mit unangenehmen Gefühlen einher – in der Regel mit Angst, Verzweiflung, Ärger, Trauer oder Wut. Dennoch können sie, so bedrohlich sie erscheinen mögen, als eine Entwicklungschance, ja als Voraussetzung für Entwicklung verstanden werden. So wichtig Krisen im familiären Kontext sind, so sehr versucht man, sie aus verständlichen Gründen zu vermeiden.

Morphostatische Kräfte

Auf der Suche nach einem familiären Fließgleichgewicht, der eben schon genannten Homöostase, schwanken Familien zwischen den Polen morphogenetischer, also Gestalt neuschaffender und verändernder, und morphostatischer, also Gestalt erhaltender, bewahrender und beschützender, Kräfte hin und her. In Zeiten des Übergangs und der Krise neigen sie in der Regel eher dazu, auf die morphostatische Seite zu gehen und sich vor Veränderungen zu fürchten. Begleiter und Therapeuten sind gut beraten, dies zu akzeptieren und ihrerseits eher zu bremsen („Vielleicht ist es besser, in der nächsten Zeit noch nicht an einen Auszug und das Erlernen eines Berufes der Tochter / des Sohnes zu denken – noch brauchen sie einander sehr"). Erst in der Erfahrung, in ihren morphostatischen Wünschen verstanden und akzeptiert zu sein, gelingt es Familien, den dann notwendigen verändernden Schritt zu gehen. Wie stark morphostatische Kräfte insbesondere beim Übergang zur letzten Phase der Familienentwicklung, der beruflichen und familiären Eigenständigkeit der Kinder mit eigener Familiengründung, und der Kontraktionsphase der Eltern, in der diese wieder als Paar (oder auch nicht) zusammen leben, sind, zeigt sich vor allem dann, wenn es zu krisenhaften Zuspitzungen kommt. Mitunter schaffen Studierende die letzte und entscheidende Prüfung nicht, obwohl sie alle vorherigen Prüfungen mit Bravour gemeistert haben. Weiterführende Gespräche ergeben manchmal, dass nicht nur die Angst vor der Eigenständigkeit und mangelndes Zutrauen in die eigenen Kräfte, sondern auch familiäre Bindungen und Loyalitätskonflikte nach dem Motto: „Ich kann meine Eltern nicht alleine lassen!" entwicklungshemmend und krisenverstärkend sind. Manchmal sind die jungen Erwachsenen ehrlich erstaunt, wie gut ihre Eltern, bei allen Ängsten, Trauer und Sehnsucht, letztlich doch mit ihrer neuen Lebensphase zu Recht kommen.

Pubertätskrisen und Familiensystem

Pubertätskrisen entstehen unter anderem dann, wenn Jugendliche in dem Bemühen um emotionale und soziale Ablösung (naturgemäß!) über das Ziel hinaus schießen. Die bereits genannten und beschriebenen Pubertätskrisen, beispielsweise Autoritätsproteste, heftige Ablehnung, Trauerreaktion, aber auch anklagendes Verhalten oder kindliche Regression sind oft Ausdruck einer Ambivalenz zwischen Nähe und Distanz zu den Eltern. Diese Ambivalenz und Unsicherheit findet sich auf der elterlichen Seite ebenfalls. Die Familiendynamik in der Pubertät ist geprägt von der Bewältigung des beginnenden familiären Ablösungsprozesses. Nicht nur die Jugendlichen, auch die Eltern stehen vor dem Widerspruch, einerseits einander zu brauchen und andererseits die Ablösung vorzubereiten. Dieser Ablösungsprozess steht im Spannungsfeld von zentripitalen Bindungskräften, die den Jugendlichen in der Familie halten und ihm Halt geben sowie zentrifugalen Ausstoßungskräften, die ihn aus der Familie in die Eigenständigkeit schicken. Sind die Ambivalenzen und die damit verbundenen emotionalen Spannungen zu stark, können also Wut, Ärger, Trauer oder Sehnsucht nicht mehr ausgehalten werden oder besteht Angst davor, dass man selbst oder der Partner dies nicht verkraften könne, so kann das Pendel zur einen oder anderen Seite ausschlagen. Die Familie hält den Spagat zwischen Verantwortung füreinander und Eigenständigkeit nicht mehr aus.

Familiäre Ausstoßungsprozesse

Im Falle der Ausstoßung kommt es zu einem vorzeitigen Ablösungsprozess, wobei die Eltern möglicherweise ihre noch vorhandene Verantwortung nicht übernehmen und die Jugendlichen vorschnell in die sie überfordernde Situation entlassen. Dies ist beispielsweise der Fall, wenn eine 16-Jährige, die mehrere Male Heroin genommen hat, mit den Worten: „Mach doch was du willst, du bist alt genug" aus der elterlichen Verantwortung entlassen wird (wobei es Aufgabe des Therapeuten ist, den Eltern ihre noch vorhandene Verantwortung wieder zuzumuten und sie dabei zu unterstützen).

Familiäre Bindung

Eine Gegenposition nimmt ein, wer die gestalterhaltenen (morphostatischen) Bindungskräfte eines Familiensystems über Gebühr und inadäquat beansprucht. Dies ist nicht im Sinne einer einseitigen Schuldzuweisung, sondern im Sinne eines zirkulären und sich selbst verstärkenden Prozesses zu verstehen: Sowohl die Eltern können etwas davon haben, wenn sich ihre Tochter oder ihr Sohn noch nicht ablöst, als auch das Kind kann an diesem Prozess aktiv und mit vermeintlichem Gewinn beteiligt sein. Übermäßige Bindung ist Zeichen mangelnden Selbstwertgefühls und mangelnden Zutrauens in die eigenen Kräfte und die des jeweils anderen. Die Tochter, der Sohn mag besorgt sein, die Eltern würden, als Paar allein gelassen und der Elternfunktion enthoben, nicht miteinander zurecht kommen, die Eltern wollen ihr Kind vor vermeintlichem Leid und Gefahren schonen und muten ihr das Risiko zunehmender Eigenständigkeit nicht zu. Änderungsversuche sind typischerweise mit starken Ängsten verbunden, während das Verharren in einmal gefundenen Bindungsmustern nicht selten depressive Züge annimmt. Das Verharren in Bindungsmodi führt langfristig zu Entwicklungs- und Reifungsverzögerung sowie zur Hemmung der emotionalen und sozialen Entwicklung – mit anderen Worten: zu einer Verfestigung der eigentlich nur temporär krisenhaften Situation.

Je älter Jugendliche werden, desto mehr spielen auch außerfamiliäre Beziehungen und Gruppen eine immer größer werdende Rolle. Gerade auch bei Pubertätskrisen und der Begleitung von Jugendlichen in diesen Krisen kann es wichtig sein, außerfamiliäre Beziehungsmuster unter systemischer Gesichtsweise zu betrachten.

3.11 Netzwerkarbeit und Casemanagement

In der Begleitung von Jugendlichen in Krisensituationen kommt es darauf an, ihnen dabei zu helfen, selbst eine Perspektive zu entwickeln, Zugänge zu den eigenen Kräften und Ressourcen zu bekommen und eine Sichtweise zu bekommen, die eine Weiterentwicklung ermöglicht. Wenn eine ambulante oder gar stationäre Therapie erforderlich ist, sollte sie zeitlich auf das notwendige Maß begrenzt sein und nicht unbedingt die Lösung aller anstehenden Probleme zum Ziel haben. Es geht darum, den Jugendlichen aus seiner akuten Krise heraus zu führen, weitere Entwicklungsschritte zu ermöglichen und eine drohende seelische Erkrankung zu verhindern, eine bereits bestehende Erkrankung zu behandeln und ihrer Chronifizierung entgegen zu wirken. Nicht mehr –aber auch nicht weniger.

Jugendliche in unterschiedlichen Rollen und Beziehungen

Selbst in der kinder- und jugendpsychiatrischen Klinik, erst Recht in allen anderen Settings (beispielsweise Einrichtungen der Jugendhilfe) ist es außerordentlich wichtig, den Jugendlichen nicht nur in seiner „Krankenrolle", seinen vermeintlichen oder tatsächlichen Defiziten und Schwierigkeiten, zu sehen. Insbesondere im medizinischen Sektor, in dem allzu oft das Primat der Mediziner und Therapeuten spürbar ist, wird oft vergessen, dass Jugendliche weitaus mehr als „Patienten" sind. Sie sind Söhne und Töchter ihrer Eltern, Geschwister, Mitschüler, Schüler und Schülerinnen, Mitglied in einer Peergruppe, Freund oder Freundin, verliebt, Käufer und Konsumenten, Adressaten von Werbebotschaften, Sportlerinnen und Sportler, Musikliebhaber – kurz, sie haben vielfältige Rollen und Aufgaben. Vor allem im Krankenhausbereich kommt der Sozialen Arbeit, der Pädagogik und der pädagogisch orientierten Pflege eine immens wichtige Rolle zu – gilt es doch, insbesondere diese vielfältigen Rollenaspekte zu würdigen und zu fördern sowie zu verhindern, dass die „Patientenrolle" zu sehr in den Vordergrund gedrängt wird und an Dominanz gewinnt. Mindestens 23 Stunden am Tag ist auch an einem stationären Setting der Jugendliche „nicht in Therapie", jedenfalls nicht in einem engeren therapeutischen Sinne. In diesem Rahmen ein Milieu zu schaffen, dass dem Wachstum und Entwicklung des Einzelnen förderlich ist, dabei zwar seine Defizite Krisen und Erkrankungen berücksichtigt, vor allem aber auf die entwicklungsspezifischen Aufgaben und Stärken des Jugendlichen eingeht, ist eine wesentliche Aufgabe pädagogischer Arbeit – unter anderem auch Gruppenarbeit.

Pädagogik vs. Therapie?

Es mag verführerisch sein, diese Arbeit auch als primär therapeutisch zu klassifizieren (natürlich hat pädagogische Arbeit in diesem Setting immer auch einen verändernden und heilsamen Aspekt, den man als therapeutisch bezeichnen kann). Wer aber, wenn nicht Pädagogen, sollten dafür sorgen, die „Normalität" und die natürlichen Kräfte des Jugendlichen in seinen alltäglichen Aufgaben und Beziehungen zu fördern, und zwar bewusst nicht in therapeutischer, sondern in pädagogischer Hinsicht? In der Pädagogik geht es weniger darum, Defizite zu beheben oder Krankheiten zu heilen, als vielmehr darum, Entwicklungshindernisse abzubauen und Jugendlichen dazu zu verhelfen, die anstehenden und notwendigen Entwicklungsschritte (kognitive, emotionale, soziale) zu tun. Dabei begleitet sie der Pädagoge, der insofern als eine Art „Entwicklungshelfer" fungiert. Es ist mitunter wichtig, explizit nicht therapeutisch zu arbeiten: Manchmal wollen Jugendliche keine Reittherapie, keine Schreibtherapie, keine Musik-, Tanz- oder Kunsttherapie, sondern „einfach nur reiten, musizieren oder tanzen". Dies gilt es nicht nur zu berücksichtigen, sondern aktiv zu fördern!

Indem Jugendliche beispielsweise auch im Rahmen eines therapeutischen Settings (z. B. einer stationären Aufnahme in der Kinder- und Jugendpsychiatrie) erfahren, welche sportlichen, kreativen oder sozialen Kräfte in ihnen schlummern, gelingt es ihnen zunehmend, ihren Erfahrungshorizont zu erweitern. Zunächst in der sozialen Gruppenarbeit in der Station (der Musikgruppe, der Theatergruppe, der Sportgruppe), möglicherweise aber auch später in entsprechenden Konstellationen „draußen", gelingt es ihnen, dass so erkannte Potential dauerhaft zu nutzen. Gerade auch in der nachstationären bzw. nachtherapeutischen Phase kann es wichtig sein, als Mitglied einer Band, einer Fußballmannschaft, einer Bürgerinitiative oder anderen politischen Formation, in einem Tanzkurs, in Vereinen oder Interessengruppen Fuß zu fassen, was nicht nur der weiteren Entfaltung der soeben entdeckten Möglichkeiten, sondern auch dem Aufbau neuer Beziehungen und Sozialkontakte dient. Sozialpädagogen und Sozialarbeitern kommen hier besondere Schnittstellenfunktionen zu: Zum einen können und sollen sie dem Jugendlichen behilflich sein, solche Interessen und Kompetenzen an sich zu entdecken und bei deren Umsetzung auch gelegentliche Frustrationen zu überwinden. Zum anderen kann gerade in der Übergangsphase von der therapeutischen zur nachtherapeutischen Phase eine gewisse Begleitung oder zumindest Beratung, was das Suchen und Einbinden in oben genannte Aktivitäten angeht, hilfreich sein.

Peergruppenorientierung

Wie in den ausgezeichneten Ausführungen von Rotthaus und Schweitzer (2009) deutlich wird, orientieren sich Jugendliche stark an der Gruppe der Gleichaltrigen, den Peers. Mit ihnen entwickeln sie eigenständige Positionen, die mitunter Gegenpositionen der Erwachsenenwelt darstellen. Der Einfluss dieser Freunde führt zu (teilweise berechtigten) Sorgen der Eltern oder anderer Pädagogen. Tatsächlich bleibt festzuhalten: Es gibt durchaus Besorgnis erregende soziale Einflüsse, wenn Jugendliche sich unkritisch Jugendbanden, religiösen Sekten, Gruppen drogenabhängiger Menschen oder rechtsradikaler politischer Gruppierungen zugesellen. Da das Bestreben nach Loslösung vom Elternhaus und bisherigen Autoritäten naturgegeben groß, andererseits die damit verbundene Unsicherheit und „Heimatlosigkeit" in manchen Situationen schwer auszuhalten ist, kann eine Peergruppe mitunter relativ unkritisch zur „Ersatzheimat" gewählt werden.

Für Pädagogen besteht hier die Aufgabe, mit den Jugendlichen trotz dieser bedenklichen Entwicklungen nicht nur im Gespräch zu bleiben, sondern ihre Suche nach neuen Kontakten zu akzeptieren. Allerdings wäre es wünschenswert, den sozialen Radius zu erweitern und auch hier Wahlfreiheiten zu erarbeiten, die es ermöglichen, in unterschiedlichen Gruppen und Beziehungen Halt zu finden.

Die Mehrzahl der Bindungen, die Jugendliche eingehen, sind, zumindest teilweise, förderlich, jedenfalls nicht schädlich. Mit Freunden und Bekannten, kurz den Peers, in Kontakt zu kommen, ihre Ansichten zu hören und ihre Meinung wertzuschätzen, mindestens aber die Meinungsäußerung zu respektieren, können wichtige Erfahrungen für Jugendliche sein.

Netzwerkanalyse

Soziale und pädagogische Netzwerkarbeit mit gefährdeten Jugendlichen besteht also unter anderem darin, zunächst einmal eine Übersicht über die Netzwerke zu bekommen, in denen diese Jugendliche eingebunden sind. Jugendliche mit Isolationstendenzen und dem Bemühen, sich zurück zu ziehen, kann möglicherweise dabei geholfen werden, die ersten Schritte zu anderen Jugendlichen aufzunehmen. Jugendlichen aufzuzeigen, welche Möglichkeiten es in ihrem Umfeld gibt und wie sie Kontakte aufnehmen können, ist also eine wesentliche Aufgabe pädagogischer Jugendarbeit. Gleichzeitig gilt es zu reflektieren, wie der Jugendliche seine Beziehungen wahrnimmt. Er selbst kann und soll ein Gespür dafür entwickeln, welche Beziehungen und welche Begegnungen ihm gut tun und welche nicht – und woran er (nicht der Erzieher!) dies festmacht.

3.12 Soziokulturelle Aspekte

„Wir sind die Leute, vor denen uns unsere Vorfahren immer gewarnt haben!"

(anonym)

Bei allen Auseinandersetzung und kritischen Verlaufsformen, auf die in einem Lehrbuch der Sozialmedizin naturgemäß eingegangen wird, darf nicht vergessen werden, dass ein Großteil der Jugendlichen diese Lebensspanne als wenig belastend empfindet, keinen wesentlichen Aufruhr durchmacht und gute Beziehungen zu Eltern und Gleichaltrigen hat.

Und dennoch ist die Jugend eine Umbruchphase im individuellen Erleben, insofern werden auch gesellschaftliche Umbrüche wesentlich an der Entwicklung der Jugend deutlich. Dies heißt nun nicht, dass solche Umbrüche zwangsläufig von der Jugend selbst und primär ausgehen, wohl aber, dass sie sich häufig in ihr manifestieren. Dabei ist häufig zu beobachten, dass gesellschaftliche Strömungen sich Jugendbewegungen zunutze machen, die Jugendlichen in gewisser Hinsicht sogar ausgenutzt werden können. Dies zeigt sich zum Beispiel im ideologischen Bereich, wenn Jugendbewegungen für staatliche oder weltanschauliche Ziele gebraucht oder besser gesagt missbraucht werden – man denke beispielsweise an den Reichsjugendführer v. Schirach und die von ihm aufgebaute Hitlerjugend (sowie den Bund deutscher Mädchen), die die jugendliche Begeisterung für nationalsozialistische Ziele sowie die Kriegsvorbereitung zu nutzen verstand (Stichwort: „Hart wie Kruppstahl, zäh wie Leder, schnell wie ein Windhund"). Auch nach dem Zweiten Weltkrieg hat es zahlreiche Indoktrinationen großer Anteile von Jugendlichen gegeben, man denke an die chinesische Kulturrevolution oder an regimefreundliche „Studentenproteste" im Iran. Die Jugendphase ist eben eine Zeit, in der Jugendliche voller Idealismus ihre eigene Weltanschauung entwickeln, wobei sie insbesondere auch durch Idole von außen beeinflusst werden – was ganz natürlich ist, aber missbraucht werden kann.

Eine Sozialpädagogik, die sich mit Problemen und Krisen von Jugendlichen befasst, wird politische Strömungen und ihre Auswirkungen auf das Empfinden und Befinden Jugendlicher nicht außer Acht lassen können. So haben nicht nur die „Studentenunruhen der 1968er Jahre" tiefe individuelle wie auch gesellschaftliche Spuren hinterlassen und sind zum Teil als Antwort auf Verdrängungsmechanismen der vorherigen Generation, was die Auseinandersetzung mit Aggressivität und Schuld im Nazi-Regime angeht, anzusehen. Auch spätere Generationen Jugendlicher in Deutschland spiegeln gesellschaftliche Entwicklungen wider (Stichworte: Friedensbewegung, „Generation Golf", „Generation Praktikum").

Dass beispielsweise das Bestreben von Jungen in der Pubertät bzw. jungen Erwachsenen nach Anerkennung und erfolgreichem Imponiergehabe ausgenutzt werden kann, zeigt sich unter anderem darin, dass es relativ leicht ist, junge Männer zu organisiert aggressivem Verhalten, also Krieg, zu beeinflussen, was nicht nur die Nationalsozialisten in perfider und perfekter Weise zu nutzen verstanden haben. Auch im Arbeitsbereich können Jugendliche ausgenutzt werden, so dass dem Jugendschutz mit der Überwachung von Arbeits- und insbesondere Ruhezeiten, dem Verhindern körperlicher Überlastungen oder dem Einhalten von Lärmschutzmaßnahmen eine wichtige Rolle zufällt (so mancher junge, auf Baustellen arbeitender Mann hat jenseits des 30. Lebensjahres mit erheblichen Hör- und Wirbelsäulenschäden zu rechnen). Die Ausnutzung pubertätstypischer Sehnsüchte und Orientierungsbemühungen zeigen sich auch in Fitnessstudios sowie Schlankheits- und Schönheitsidealen, die in Werbung, in Illustrierten oder im Fernsehen propagiert werden (man denke nur an die Suche nach Supermodels).

Wohl bemerkt: Jugendspezifisch ist lediglich die Suche nach Anerkennung, Rollenfindung, körperlicher Identität und Wirkung auf das andere Geschlecht – die Ausnutzung solcher Tendenzen geschieht hingegen aus politischem Machtinteresse oder kommerziellem Gewinnstreben. Hier gegen zu wirken, ist ebenso notwendig wie schwierig.

Beruf und Ausbildung

Kurz soll auch auf die Bedeutung der beruflichen Aus- und Weiterbildung eingegangen werden, wobei die Frage der Berufswahl in der Adoleszenz eine zentrale Lebensentscheidung betrifft und eng mit der Entwicklung der eigenen Identität einhergeht. Einerseits hat es die Flexibilität im Bildungswesen ermöglicht, dass deutlich mehr Jugendliche als beispielsweise vor 30 Jahren studieren können. Andererseits lässt sich gerade in den letzten 10 Jahren wieder eine deutlich zunehmende gesellschaftliche Spaltung in Jugendliche aus „bildungsferner Herkunft" und Jugendliche, die in vielerlei Hinsicht eine besondere Förderung erfahren durften, feststellen. Erstere haben deutlich weniger Chancen auf dem Arbeitsmarkt. Parallel hierzu steigen die Anforderungen in kognitiver, emotionaler und sozialer Hinsicht, und auch gut ausgebildete junge Erwachsene finden häufig genug keine Festanstellung oder geraten von einem Praktikum und einer Fördermaßnahme in die nächste. Die eigene Familiengründung wird infolge dessen weit in die 1930er Jahre verschoben, was letztendlich einer „Protrahierung der Jugend" gleichkommt. Für das Entwickeln einer Identität als Erwachsener kann sich dies als schwierig erweisen.

Da das „Nicht-dazu-gehören" zu sozial und politisch relevanten Gruppierungen sowie das Gefühl, nicht gebraucht zu werden oder nicht in ausreichendem Maße angesehen zu sein, zu heftigen Insuffizienz- und Minderwertigkeitsgefühlen führt, ist die Gefahr randständiger Jugendlicher groß, für politische (oder religiöse) Strömungen anfällig zu werden, die auf eine sehr unheilvolle Art das Selbstwertgefühl zu stärken anbieten: Dies gilt beispielsweise für rechtsradikale oder rassistisch geprägte Gruppierungen, bei denen durch eine Abwertung oder Verfolgung anderer das eigene Ego gestärkt wird.

Wie sehr gesellschaftliche Veränderungen auch die Jugend prägen und sich in ihrem Leben niederschlagen, zeigt sich vor allem an den Veränderungen der Medien- und Informationstechnik. Die geänderten Medien und Fernsehgewohnheiten (ein durchschnittlicher Jugendlicher hat bis zu 10 Stunden täglich Medienkontakt, wobei allerdings das „Mitlaufen" von Computern mitberücksichtigt ist), hinterlässt Spuren im Gehirn von Jugendlichen und ihren Verhaltensweisen. Heftig diskutiert werden eine Reihe von Fragen, die sich damit beschäftigen, ob die oben skizzierten Veränderungen der medialen Welt Jugendkrisen verstärken können: Dies gilt beispielsweise für den Konsum von Gewaltfilmen, Filmen pornografischen oder rassistischen Inhalts, sogenannten „Shooterspielen", die in Zusammenhang mit Amokläufen gebracht werden, das Verstärken suizidaler Tendenzen durch „Suizidforen" (analoges gilt für die Pro-Ana-Foren und die Anorexie), alle möglichen Erscheinungen von Sucht (Spielsucht, Sexsucht, süchtiges Versinken in virtuelle Welten wie beispielsweise „Second World" oder „World of Warcraft"), das Verstärken von Sozialphobien, in deren Gefolge man sich vorwiegend oder nur noch virtuell in Chat-Räumen trifft, zunehmend aber nicht mehr in der Lage ist, tatsächliche menschliche Kontakte einzugehen, eine Veränderung der Lese- und Wahrnehmungsgewohnheiten, hin zum Multitasking, aber auch weg vom konzentrierten und vertiefenden Durchdringen eines anspruchsvollen Stoffes und eine ganze Reihe anderer Themen, auf die hier aus Platzgründen nicht eingegangen werden kann.

Es bleibt festzuhalten, dass diese fundamentale Veränderung der Lebensgewohnheiten durch neue Medien und damit verbundene Kommunikationstechniken tägliche Auswirkungen auf das Leben und die Entwicklung von Jugendlichen haben. Diese müssen nicht zwangsläufig negativ sein – sie bieten Jugendlichen eine Möglichkeit der Flexibilität sowie des Kennenlernens anderer Sicht- und Denkweisen, die Generationen vor ihnen in dieser Form nicht möglich waren. Sie können aber, ungünstige familiäre und soziale Faktoren vorausgesetzt, eine bereits entstehende Pubertätskrise auf unterschiedlichste Weise verstärken und negativ beeinflussen, was sowohl in der Pädagogik als auch in der Psychotherapie zunehmend berücksichtigt werden muss.

Wie wir gesehen haben, sind die vielfältigen Veränderungen in einer globalisierten, durch die postmoderne, westlich geprägten Weltpolitik, Wirtschaft, Technik, Informationstechnik und vielen anderen Bereichen spürbar und spiegeln sich insbesondere in der Jugend wieder. Diese kann aus politischen oder kommerziellen Gründen missbraucht werden. Jugendliche können mit der Aufgabe der Adaption solcher sich rasant weiter entwickelnden Strömungen auch überfordert werden. Andererseits besteht gerade in der Erneuerung gesellschaftlicher Strukturen, der Übernahme neuer Ideen und neuer Technologien sowie dem Potential junger Menschen, sich solche Ideen nutzbar zu machen, auch eine große Chance. Jugend trägt wesentlich zur Erneuerung und Vitalität einer Gesellschaft bei. Und so soll dieses Kapitel mit einem häufig zitierten Bonmots eines offensichtlich älteren Menschen beendet werden:

„Das größte Problem der Jugend ist,
dass wir nicht mehr dazu gehören."
(anonym)

3.13 Literaturhinweise und Vertiefungsfragen

Fegert, J. M., Streeck-Fischer, A. Freyberger, H. (Hrsg.) (2009): Adoleszentenpsychiatrie: Psychiatrie und Psychotherapie der Adoleszenz und des jungen Erwachsenenalters. Schattauer, Stuttgart
Umfassendes, breit angelegtes, interdisziplinäres Lehrbuch, das die spezifischen Probleme und Störungen an der Schnittstelle vom Jugend- zum Erwachsenenalter behandelt.

Remschmidt, H. (2008): Kinder- und Jugendpsychiatrie: Eine praktische Einführung. 4. Aufl. Thieme, Stuttgart
Allgemein verständliche und umfassende Einführung in das Gebiet der Kinder- und Jugendpsychiatrie. Ein Standardwerk.

Strauch, B. (2004): Warum sie so seltsam sind. Gehirnentwicklung bei Teenagern. BvT Berliner Taschenbuchverlag, Berlin
Populärwissenschaftlich gehaltenes, kurzweiliges und dennoch fundiertes Buch, das auf biologische Hirnreifungsprozesse und damit verbundene Alltagsphänomene in der Pubertät eingeht.

? Vertiefungsfragen

3.1 Wie erklären Sie sich die überschäumende, wechselnde und teilweise inadäquat anmutende emotionale Erlebens- und Verhaltensweise in der Pubertät?

3.2 Nennen Sie die wichtigsten Entwicklungsaufgaben in der Pubertät. Inwieweit können sie von emotionalen Krisen begleitet sein?

3.3 Was vesteht man unter einer „Pubertätskrise“, und warum ist dieser Begriff nicht unumstritten?

3.4 Erläutern Sie anhand von Symptomen und unzureichend gelösten Entwicklungsaufgaben, dass man die Anorexia nervosa auch als Ausdruck einer Pubertätskrise verstehen kann.

Multiple-Choice-Fragen zu diesem Kapitel finden Sie unter www.reinhardt-verlag.de und www.utb-mehr-wissen.de.

Arbeitsfeld Krankenhaus und integrierte Versorgung

4 Koronare Herzkrankheit

4.1 Definition und Epidemiologie

Das Herz ist ein recht einfach konstruiertes Organ: Vor allem ist es eine Pumpe, die für den Transport des Blutes und den damit enthaltenen Sauerstoff sowie Nährstoffen verantwortlich ist. Neben dieser eher ernüchternden biologischen Funktion wird ihm mitunter eine eher mystische Bedeutung beigemessen – ein gutes Herz zu haben ist erstrebenswert. Wer mutig ist, ist „beherzt", und ein „gebrochenes Herz" wird mit Liebeskummer und Depression assoziiert.

Epidemiologie

Obwohl die Sterblichkeit bei der koronaren Herzkrankheit in den letzen zwanzig Jahren deutlich abgenommen hat, ist die Anzahl der herz- und kreislaufbedingten Krankheiten angestiegen. Sie stehen in den Industrieländern heute an der Spitze der Erkrankungen und Todesursachen: Um die Jahrtausendwende starben ca. 400.000 Menschen in der BRD an Herz-Kreislauferkrankungen (was knapp 50% ausmacht). Herz-Kreislauferkrankungen treffen sowohl das Herz als auch die peripheren Gefäße. Sind letztere geschädigt, so kann sich dies einerseits in einer peripheren Verschlusskrankheit, zum anderen in Bluthochdruckerkrankungen äußern. Beides wird in Kapitel 12 ausführlich behandelt.

Erkrankungen des Herzens lassen sich zunächst in Schädigungen der Herzklappen, entzündliche Erkrankungen des Herzens, Störungen der Erregungsleitung (Herzrhythmusstörungen), Herzschwäche (Herzinsuffizienz) sowie die koronare Herzkrankheit einteilen.

Herzklappenfehler

Herzklappenfehler können zum einen angeboren sein, zum anderen können Herzklappen aufgrund von Vernarbungen nach entzündlichen Prozessen möglicherweise nicht mehr dicht schließen und verlieren somit ihre „Ventilfunktion": Die Folge ist, dass sich die Blutzufuhr nicht eindeutig in die vorgesehene Richtung kanalisieren lässt – es kommt zu Strömungsanomalien und Turbulenzen, mitunter zu schweren Kreislaufbeeinträchtigungen. Eine Vielzahl der Herzklappenfehler ist heute operativ behandelbar. Es gibt zudem die Möglichkeit, künstliche Herzklappen einzusetzen, sei es aus tierischem Material (Schweineherzklappen) oder seien es Kunststoffimplantate.

Entzündliche Herzerkrankungen

Auch die entzündlichen Erkrankungen des Herzens (vor allem die Myokarditiden) sollten kurz genannt werden, obwohl sie nicht Hauptgegenstand dieses Kapitels sind. Hierbei handelt es sich um schwere Erkrankungen im Rahmen entzündlicher, oft bakterieller Prozesse, die intensivmedizinisch und antibiotisch behandelt werden können und müssen.

Herzinsuffizienz und Herzrhythmusstörungen hingegen fallen in das folgende

Kapitel, weil sie auch im Vorfeld bzw. im Gefolge der koronaren Herzkrankheit im eigentlichen Sinne auftreten.

Die koronare Herzkrankheit (KHK; Coronary Heartdisease, CHD) umfasst eine Gruppe von mehreren Erkrankungen des Herzens, deren überwiegende Ursache die Arteriosklerose der Herzkranzgefäße ist. Diese ablagerungsbedingte Verengung der Herzkranzgefäße führt zu einer Minderversorgung des Herzens mit Blut, was zu unterschiedlichen Formen der koronaren Herzkrankheit führt.

Zunächst kann man eine stabile Angina pectoris vom akuten Koronarsyndrom unterscheiden. Dieses wiederum beinhaltet zum einen die instabile Angina pectoris, zum anderen den Myokardinfarkt.

Stabile Angina pectoris

Bei der stabilen Angina pectoris, der „Brustenge", handelt es sich um kurzzeitige Brustbeschwerden bzw. Schmerzen, die häufig durch körperliche Belastung, emotionale Anspannung, Kälte oder ausgiebige Mahlzeiten ausgelöst werden. Angina-pectoris-Anfälle sind unangenehm, können mit Schmerzen und Engegefühl einhergehen, reagieren aber meistens unmittelbar auf die Gabe von Nitratpräparaten (s. u.), die regelmäßig innerhalb von Minuten zu einer Besserung der Symptome führt.

Instabile Angina pectoris

Anders sieht das bei der „instabilen" Angina pectoris aus, die bereits zum akuten Koronarsyndrom gezählt wird. Sie zeigt ein instabiles Bild der pectanginösen Beschwerden und ist nicht selten ein Vorläufer des sich hieran anschließenden akuten Herzinfarktes (in etwas 20% der Fälle). Sie sind Folgen beginnender Minderversorgung einzelner Herzbezirke mit Blut (und damit Sauerstoff), weil zuführende Arterien verengt bzw. verstopft sind und die von ihnen abhängigen Herzbezirke nicht mehr ausreichend (allerdings noch ein wenig) versorgt werden. Erweitern sich die Gefäße und löst sich der Gefäßspasmus (die Verkrampfung), was nach Nitrogabe bei stabiler Angina pectoris der Fall ist, so ist die Versorgung der Herzwand mit Sauerstoff wieder gewährleistet.

Infarkt

Im Gegensatz dazu handelt es sich bei einem Infarkt um einen vollständigen und zunächst (jedenfalls ohne adäquate Therapie) irreversiblen Prozess, in dessen Gefolge Herzmuskelgewebe nachhaltig nicht mehr versorgt wird. Oft hat ein Thrombus, ein Blutgerinsel, die bereits vorgeschädigte und verengte Blutbahn völlig verstopft. Das dahinter liegende und zu versorgende Herzmuskelgewebe stirbt ab und wird durch einfacheres, nicht funktionsfähiges Bindegewebe ersetzt, es infarziert. Ein solches Geschehen kann, wenn es große Bezirke des Herzens umfasst, mit dem völligen Zusammenbruch des Herz-Kreislaufsystems einhergehen, was dann zum plötzlichen Herztod führen kann. Daran beteiligt sind nicht zuletzt auch Herz-Rhythmusstörungen, die ebenfalls als Komplikation eines Herzinfarktes auftreten können.

Herzrhythmusstörungen

Hierbei kann es zum einen zu einer Verlangsamung des Herzrhythmus, bradykarder Rhythmusstörungen kommen. Ist die elektrische Weiterleitung gestört, spricht man von einem AV-Block (die Verbindung zwischen Vorhof und Kammer ist gestört). Im Gegensatz zur Bradykardie spricht von Tachykardie, wenn die Herzfrequenz deutlich zunimmt. In beiden Fällen, sowohl bei der Brady- als auch Tachykardie kann es zusätzlich zu Herzschlag-Unregelmäßigkeiten, Arrhythmien kommen. Extrem tachykarde Herzaktionen mit Pulsfrequenzen von über 250 Schläge pro Minute, die keine adäquate Herzaktion mehr ermöglichen, werden als Kammerflattern (ventricular flutter) bezeichnet, völlig chaotisches, unkoordiniertes Kontraktionsverhalten als Kammerflimmern (ventricular fibrilation). In beiden Fällen handelt es sich um einen lebensbedrohlichen Zustand, der mit rasch einsetzender Bewusslosigkeit einhergeht und in der Regel der Herz-Kreislaufwiederbelebung sowie meist der externen Defibrillation (Elektroschock, s. u.) bedarf.

Herzinsuffizienz

Schließlich soll noch kurz auf die Herzinsuffizienz eingegangen werden: Hierbei handelt es sich um eine Reduktion der Pumpfunktion, also die Unfähigkeit des Herzens, trotz ausreichender „Füllung“, den Bedarf des Organismus an Blut zu fördern. Herzinsuffizienz kann durch unterschiedliche Grunderkrankungen bedingt sein, beispielsweise durch Herzrhythmusstörungen, Herzklappenfehler, Gefäßschäden, Überwässerung und Nierenfunktionsstörungen. In den meisten Fällen handelt es sich aber bei der Herzinsuffizienz um einen Folgeschaden vorhergehender Sauerstoffunterversorgung des Herzens, letztlich also einer Folge der koronaren Herzkrankheit. Wie die koronare Herzkrankheit ist auch die chronische Herzinsuffizienz eine echte Volkserkrankung. Jenseits des 45. Lebensjahres verdoppeln sich die Neuerkrankungen in jedem weiteren Jahrzehnt. Die Überlebenswahrscheinlichkeit über fünf Jahre hinweg beträgt insgesamt nur etwa 40–50%, wenn es sich um eine schwere Herzinsuffizienz handelt.

Kardiogener Schock

Die Maximalausprägung des Herzversagens ist der „kardiogene Schock“, bei dem der Kreislauf zusammenbricht. Seine Letalität ist mit 70% sehr hoch.

Zusammenfassend kann gesagt werden, dass es sich bei der koronaren Herzkrankheit um eine Durchblutungsstörung im Bereich der Herzkranzgefäße (Koronargefäße) handelt. Während die stabile Angina pectoris nur zu vorübergehenden Durchblutungsstörungen führt, sind die wesentlich gefährlicheren instabilen pectanginösen Zustände sowie der Herzinfarkt im eigentlichen Sinne lebensbedrohlich. Bei letzterem kommt es zu einem Verschluss der Herzkranzgefäße mit konsekutivem Zelluntergang.

Die Infarktausdehnung hängt ab von der Lokalisation des Gefäßverschlusses, dem Umfang der Blutminderversorgung, dem Zustand der übrigen Gefäße, dem Alter des Patienten und natürlich der mehr oder weniger einsetzenden, adäquaten Therapie.

Stummer Infarkt

Dass die Herz-Kreislauferkrankungen an der Spitze der Mortalität stehen, wurde bereits erwähnt. Neben den jährlich 100.000 Todesfällen durch Herzinfarkt erleiden etwa 300.000 Menschen einen nicht tödlichen Herzinfarkt. Darüber hinaus verläuft aber jeder dritte Infarkt maskiert und wird nicht erkannt („Stummer Infarkt“), so dass man mit einer Erkrankungsrate von mindestens 500.000 Menschen pro Jahr rechnen muss. In diesem Zusammenhang sei darauf hingewiesen, dass die koronaren Risikofaktoren, auf die weiter unten noch genauer eingegangen wird, ebenfalls epidemiologisch Grund zur Besorgnis geben: Etwa 27% der Bevölkerung raucht, bei den 15–19-Jährigen liegt der Prozentsatz bei fast 20%. Von Übergewicht sind etwa 49% der bundesrepublikanischen Bevölkerung betroffen, von körperlicher Inaktivität etwa 35%. 40% der Deutschen über 35–65 Jahre leiden unter Hypertonie (setzt man strenge Kriterien zugrunde, Kap. 12) und die Zahl des Typ-II-Diabetes, zur Zeit mit 5% bei hoher Dunkelziffer, steigt stetig.

Sowohl die koronare Herzkrankheit als auch die ihr zugrunde liegenden Risikofaktoren haben in einer Wohlstandsgesellschaft offensichtlich ein epidemisches Ausmaß angenommen.

4.2 Biologische Grundlagen

Das Herz, das im Brustkorb zwischen den Lungenflügeln und dem Zwerchfell sitzt, wiegt beim Erwachsenen etwa 300 g und ist im zusammengezogenen (systolischen) Zustand etwa so groß wie die Faust seines Besitzers.

Das Herz kann letztlich als Hohlmuskel mit Pumpfunktion verstanden werden. Dieser besteht aus insgesamt vier Hohlräumen, zwei Vorhöfen oder Atrien sowie zwei Kammern oder Ventrikeln. Das sauerstoffarme, verbrauchte Blut kommt über die obere und unterer Hohlvene (Arteria pulmonalis) in den rechten Vorhof. Von hier aus gelangt es durch die ihre Ventilfunktion wahrnehmende Pulmonalklappe in die rechte Herzkammer (das rechte Atrium) und gelangt schließlich in den „kleinen Kreislauf", den Pulmonalkreislauf. In den Lungenbläschen findet der Gasaustausch statt, und das nun sauerstoffgesättigte Blut gelangt in den linken Vorhof des Herzens, von hier aus über die Mitralklappe in die rechte Herzkammer, um schließlich nach Passage der Aortenklappe über die Hauptschlagader das Herz zu verlassen und in die Periphere zu gelangen. Verschließen sich die Herzklappen nicht ordnungsgemäß (wegen anlagebedingter Anomalien oder postinfektiös aufgrund von Vernarbungen), so können die Blutströme nicht adäquat weiter geleitet werden (s. o.).

Systole und Diastole

Die Phase, in der sich das Herz kontrahiert (zusammenzieht), wird als Systole bezeichnet. In dieser Phase pumpt es das Blut in die Peripherie. Das Herz selbst kann in dieser Phase nicht durchblutet werden, weil die Kranzarterien, durch die es versorgt wird, selbst ausgepresst werden. Sich selbst ernähren kann das Herz ausschließlich in der Entspannungsphase, der Diastole, wenn sich der Herzmuskel entspannt und die Herzkammern wieder mit Blut füllen. Die Eigenversorgung des Herzens ist also umgekehrt proportional der Körperperipherie-Versorgung: Je länger die Systole andauert, je größer die Pumpleistung des Herzens, desto relativ geringer die Zeit, in der es selbst versorgt werden kann. Dies ist beim gesunden Menschen kein Problem, kann sich bei vorgeschädigtem Herzen aber als ein Risikofaktor erweisen. Umgekehrt: die Durchblutung der Herzkranzgefäße hängt von der Pulsfrequenz ab. Schlägt das Herz langsamer, so ist die Erschlaffungsphase länger, und das Herz kann besser durchblutet werden. Macht man sich klar, dass die Herzarbeit unter körperlicher Belastung auf das Sechs- bis Achtfache ansteigt, der Blutfluss andererseits aber nur um das Vierfache zunehmen kann, so kann man sich vorstellen, dass bereits unter normalen Bedingungen die Herzdurchblutung bei extremer körperlicher und psychischer Belastung an ihre Grenzen gelangt – erst recht bei Vorschädigung des Herzens.

Die Herzkranzgefäße (Koronargefäße, lat. corona: die Krone, der Kranz) legen sich wie ein Kranz um den Herzmuskel und erreichen so auch den kleinsten Herzbezirk. Die linke Koronararterie transportiert vier Fünftel des Blutes. Bei starker körperlicher Arbeit, es wurde bereits gesagt, verbraucht der Herzmuskel soviel Nährstoffe und Sauerstoff, dass die Durchblutung der Herzkranzgefäße um das Vierfache zunimmt.

Erregung und Erregungsleitung

Schließlich ist auch die Erregung der Zellmuskulatur eine wesentliche Voraussetzung für eine adäquate Herzfunktion. Die Erregung des Herzmuskels nimmt ihren Ausgang vom Sinusknoten, der im rechten Vorhof gelegen ist. Er generiert autonom und vom Willen unabhängig einen regelmäßigen und situationsangemessenen Herzschlag. Von außen wird er stimuliert durch das vegetative Nervensystem, das letztendlich wiederum vom Hirnstamm beeinflusst wird. In Erregung, unter Stress, bei Sauerstoffnot und körperlicher Beanspruchung wird der Sinusknoten also von außen veranlasst (getriggert), eine schnellere Herzfrequenz zu generieren. Seine Erregungen werden über Leitungsbahnen, insbesondere die Aschoff-Tavara-Schenkel sowie das HIS-Bündel, letztendlich zu allen Herzmuskelzellen weiter geleitet. Vom ersten Herzschlag in der Embryonalzeit bis zum letzten Herzschlag auf dem Sterbebett verrichten Sinusknoten und Reizweiterleitungssystem unablässig ihren Dienst, um eine adäquate und nie pausierende Herzaktion zu gewährleisten. Erkrankungen des Sinusknotens oder des Reizleitungssystems, die auch infolge von koronarer Herzerkrankungen entstehen können, gehen mit unregelmäßigem Herzschlag (Arrhythmien) sowie entweder mit einer verlangsamten Herzfrequenz (Bradykardie) oder einer erhöhten Herzfrequenz (Tachykardie) einher.

Wie bereits gesagt, wird die Ernährung des Herzmuskels durch die sich verästelnden Koronararterien gewährleistet. Die Durchblutung und damit die Versorgung mit Nährstoffen (insbesondere Zucker und Sauerstoff), die nicht länger als drei Minuten folgenlos unterbrochen werden darf, ist abhängig von der Herzaktion und damit der Herzkraft, dem Verhältnis von Systole und Diastole, also Erschlaffungs- und Anspannungsphase des Herzens, den Anforderungen, die an das Herz gestellt wird, also den Bedarf an Blutfluss, den Querschnitt der Koronargefäße und damit der Möglichkeit, Blut an alle Stellen des Herzmuskels anzufluten, dem Zustand der Herzgefäße und damit der Möglichkeit des Blutes, reibungslos zu fließen sowie dem Fehlen von – die Gefäße verstopfenden – Hindernissen.

Aufbau der Herzkranzgefäße

Normalerweise sind die Herzkrankgefäße durch ein glattes Endothel von innen ausgekleidet, das den Blutfluss ohne Turbulenzen gewährleistet. Diese Innenauskleidung, das Gefäßendothel, hemmt auch Blutplättchen und beugt somit einer Gerinnselbildung vor. Eine das Endothel umgebende Muskelschicht in der Arterie ermöglicht eine situationsangemessene Enger- oder Weiterstellung der Arterien, so dass je nach Bedarf Blutdruck und Blutfluss gesteuert werden können. Kommt es aus noch näher zu erörternden Gründen (Kap. 4.3) zu arteriosklerotischen Einlagerungen an den Gefäßen, so hat dies mehrere ungünstige Folgen: Zum einen wird das Endothel aufgerauht und verliert seine protektiv-schützenden Eigenschaften: Es kann leichter zu Mikroblutungen, zu einer erhöhten Gerinnungsbereitschaft und zur Bildung von Thromben führen. Diese können sich losreißen, fortgeschwemmt werden und kleinere Arterien verstopfen. Zum anderen verschlechtern sich die Fließeigenschaften, es kommt zu Hindernis-bedingten Turbulenzen und Strömungswirbelbildungen. Drittens kann die Gefäßwand erstarren, jedenfalls dann, wenn die fett- und kalziumhaltigen

Ablagerungen ein gewisses Ausmaß angenommen haben – die regulatorische Wirkung der Arterienmuskulatur entfällt. Bluthochdruck ist in der Regel eine Folge. Und schließlich kommt es zu einer teilweisen und progredient-zunehmenden Verengung der Arterienwände, die im Extremfall sogar zum völligen Verschluss führen kann – insbesondere dann, wenn ein verengtes und vorgeschädigtes Gefäß von einem Blutgerinnsel (Thrombus) „heimgesucht" und verstopft wird.

Angina pectoris

Aufgrund dieser Vorbemerkungen lassen sich die Vorgänge bei Angina pectoris und beim akuten Herzinfarkt nun besser verstehen: Bei der Angina pectoris liegt in der Regel ein mäßig arteriosklerotisch verengtes Herzkranzgefäß-System vor. Kommt es durch relative Überbelastung, beispielsweise körperliche Anstrengung, zu reichlichen Mahlzeiten, Kälte oder emotionalen Stress einerseits zu einem erhöhten Herzleistungsbedarf, andererseits aufgrund der verringerten diastolischen Entspannungsphase zu einer relativen Minderdurchblutung des Herzmuskels, so reicht das durch die Verengung der Herzkranzgefäße bereits verminderte Sauerstoffangebot nun in solchen Krisen- und Belastungssituationen nicht mehr aus, um den Herzmuskel ausreichend zu versorgen. Herzschmerzen und andere Symptome, die in Kapitel 4.4 noch beschrieben werden, sind die Folge. Da es sich hierbei nicht um eine absolute, sondern nur um eine relative Sauerstoffmangelversorgung handelt, reicht es aus, die Gefäße zu erweitern, was mit Nitropräparaten meist gelingt – unter Nitrolingualgabe lassen sich die Gefäße erweitern und die Symptomatik klingt ab.

Herzinfarkt

Beim Herzinfarkt hingegen hat sich an einer vorgeschädigten Stelle des Koronarsystems ein Blutgerinnsel gelöst, wird vom Blutstrom weiter geschwemmt und setzt sich in einem, bereits teilweise verstopften, kleineren Gefäß fest. Von da ab ist die Blutpassage unmöglich, und der poststenotische (hinter der Verstopfung liegende) Bezirk infarziert und geht letztlich zugrunde. In einem solchen Fall ist eine medikamentöse Gefäßerweiterung nicht mehr möglich.

Beim Herzinfarkt, aber auch der stabilen wie instabilen Angina pectoris, liegt zum einen (und wesentlichen!) also eine Schädigung und Verengung der Koronargefäße zugrunde. Zum anderen kommt es zur akuten Angina pectoris sowie zum akuten Koronarsyndrom und dem akuten Herzinfarkt unter körperlichen und seelischen Belastungen, die unter anderem auch mit Stressreaktionen assoziiert sind. Schauen wir uns die beiden Vorgänge noch einmal etwas genauer an:

Risikofaktoren

Die atherosklerotischen Veränderungen, die im übrigen nicht nur die Koronargefäße, sondern auch periphere Gefäße und Hirnarterien betreffen können, sind in der Regel abhängig von Risikofaktoren, die direkt oder indirekt zu einer Schädigung des Gefäßsystems führen. Risikofaktoren erster Ordnung und damit am wichtigsten sind das Rauchen, der Bluthochdruck, die Fettstoffwechselstörung und die Zuckerkrankheit. Risikofaktoren zweiter Ordnung sind Übergewicht, Bewegungsmangel und psychosozialer Stress. Vor allem dem Bluthochdruck, den Fettstoffwechselstörungen (nämlich einer Erhöhung des Gesamtcholesterins und der Triglyzeride und einem ungünstigen Quotienten von LDL und HDL), einer prädiabetischen Stoffwechsellage oder zumindest einer Insulintoleranz sowie Übergewicht und Bewegungsmangel kommen besondere Bedeutung zu, führen sie doch über kurz oder lang zu den bereits beschriebenen ateriosklerotischen Plaques und das Kreislaufsystem schädigenden Verengungen.

Metabolisches Syndrom

Da diese Auswirkungen einerseits nicht nur das Herz, sondern auch periphere Organe, insbesondere die Beine, die Nieren, vor allem aber auch das Gehirn (Schlaganfall!) betreffen, andererseits Faktoren wie Bluthochdruck, Fettstoffwechselstörung, Insulintoleranz, Übergewicht und Bewegungsmangel letztlich Folgen von ungünstigen Lebensgewohnheiten sind und schließlich eine herausragende epidemiologische Bedeutung haben, werden diese Faktoren als „metabolisches Syndrom" zusammen gefasst. Diese Zusammenhänge sind so bedeutsam, dass ihnen ein eigenes Kapitel (Kap. 12) gewidmet wird.

An dieser Stelle soll nur darauf hingewiesen werden, dass es sich bei diesen vier Faktoren des Metabolischen Syndroms (dem Übergewicht, der diabetischen Stoffwechsellage, dem Bluthochdruck und der Fettstoffwechselstörung) um die wichtigsten Risikofaktoren auch der koronaren Herzkrankheit handelt.

Zusätzlich zu diesem im „metabolischen Syndrom" zusammengefassten Risikofaktoren gilt es, auf das Rauchen und die Bedeutung des psychosozialen Stresses einzugehen.

Risikofaktor Rauchen

Die Rate eines plötzlichen Herztodes ist bei Rauchern fünf Mal höher als bei Nichtrauchern und die Gefahr eines Herzinfarktes ist direkt proportional zur Anzahl der pro Tag gerauchten Zigaretten. 90% der über 40-jährigen Infarktpatienten sind Raucher, 20 Zigaretten am Tag erhöhen das Herzinfarktrisiko um das Sechsfache. Welche Inhaltsstoffe der Zigarette am gefährlichsten sind, ist noch nicht sicher bekannt. Vermutlich interagieren Nikotin (das unter anderem eine gefäßzusammenziehende, also vasokonstritive Wirkung hat) mit anderen Risikofaktoren wie einem bereits bestehenden Bluthochdruck sowie beginnender Aterosklerose. Diese wiederum kann möglicherweise auch mit Ablagerungen von Teer und Kondensaten einhergehen. Mit großer Wahrscheinlichkeit greift das Zigarettenrauchen auch in den Fettstoffwechsel ein, möglicherweise verändert es auch die Blutgerinnung. Die positive Seite der Medaille ist, dass die Gefahr eines tödlichen Herzinfarktes durch fünfjährige völlige Nikotinabstinenz um 20 bis 50% herabgesetzt werden kann.

Risikofaktor Stress

Wie bereits gesagt, wird die Herzaktion und insbesondere die Herzfrequenz autonom und willensunabhängig durch den Sinusknoten gesteuert, der wiederum, je nach Sauerstoffbedarf an der Körperperipherie, vom Stammhirn veranlasst wird, eine adäquate Herzfrequenz vorzuhalten. Bei körperlicher Belastung, aber auch bei seelischer Anspannung, insbesondere bei drohender Gefahr und bei Schrecksituationen, steigen Herzfrequenz und Blutdruck. Wir sprechen von einer „sympathikotonen" Erregungslage im Stressgeschehen, die uns auf höchste körperliche Anstrengung vorbereiten soll, nämlich auf Kampf oder Flucht (Fight-or-flight-Reaktion). Dabei können sowohl physikalische wie auch psychosoziale Faktoren (Stressoren) ein Individuum belasten und eine Stressreaktion auslösen. Der Stressor wird von unserem Sensorium oder anderen Außenposten des Körpers aufgenommen, vom Zentralsystem als Stressor erkannt und führt zu einer Reaktion des Limbischen Systems, wodurch das Gefühl der Bedrohung, bei Hilflosigkeit das der Angst, bei möglichem Ausweg das der Energie, des Ärgers und der Wut entsteht. In einer Fight-or-flight-Reaktion wird nun die Ausschüttung von Stresshormonen ausgelöst, zu denen vor allem die Katecholamine Adrenalin und Noradrenalin gehören. Sind dem Individuum Flucht oder Angriff möglich, führt die hormonbedingte Aktivität von Herz-Kreislauffunktion, Lungenfunktion und motorischem System zu einer körperlichen Reaktion, die Energie verbraucht. In aussichtlosen Lagen hingegen kommt es zu einer lähmenden Erstarrung, die wir als panische Angst wahrnehmen.

Eine solche sympathikotone Stressreaktion ist insofern physiologisch, als dass sie dem Körper erlaubt, blitzschnell zu reagieren. Erhöhte Atemfrequenz, erhöhte Herzfrequenz und erhöhter Blutdruck führen zu einer erhöhten Leistungsbereitschaft, was sowohl der Flucht als auch dem Kampf förderlich ist. Auch ein Anstieg der Gerinnungsfähigkeit ist evolutionär sinnvoll, kann es doch leicht zu Verletzungen kommen, bei denen eine rasche Gerinnung einer Verblutung vorbeugt (andere Faktoren wie die Pupillenerweiterung zur Ausnutzung des Lichts und des Sehvermögens, eine Schweißsekretion zur Wärmeausstrahlung, Gänsehaut als Überbleibsel des Aufrichtens von Haarbalgs zur Abschreckung eines Gegners und andere Parameter der Stressreaktion sind in unserem Zusammenhang der Herzkreislauf-Erkrankungen weniger von Bedeutung).

Eustress und Dysstress

Nun ist der Mensch auf solche physiologischen, temporären und punktuellen Maximalbelastungen angelegt und wir sprechen von „Eustress“, dem wir gewachsen sind und der keine körperlichen Folgen hinterlässt. Befindet sich ein Individuum aber permanent in aussichtlosen oder als aussichtslos erlebten Situationen, kommt es über lange Zeit und pausenlos zu körperlicher und/oder seelischer Überbeanspruchung sowie zu emotionalen Dysregulationen im Sinne permanenter Angst- oder Wutzustände, die nicht adäquat abgebaut werden können, so sprechen wir von Dysstress. Eine permanente Überbeanspruchung des Herz-Kreislaufsystems kann an sich schon schädigend sein. Hinzu kommt, dass Menschen bei jahrelanger Dysstressfunktion möglicherweise auch ihr Ernährungs- und Rauchverhalten in unguter Weise verändern. Die hierdurch bedingten arteriosklerotischen Gefäßverengungen, eine anlagebedingte Disposition (kleine Gefäßquerschnitte, anlagebedingte Fettstoffwechselstörung, Tendenz zur Übererregung) und plötzliche seelische wie körperliche Überforderung können dann synergistisch zusammenwirken und eine koronare Herzkrankheit bzw. ein akutes Koronarsyndrom auslösen.

Die Kenntnis der normalen Herzfunktion, seiner Erregungsleitung, seiner Durchblutung durch die Koronargefäße sowie die Zusammenhänge von Beanspruchung des Herzens, Durchblutung seines Gewebes und dem Zustand der hierfür notwendigen Arterien sind wichtige Voraussetzungen für das Verständnis der Ursachen der koronaren Herzkrankheit. Ihnen wollen wir uns nun zuwenden.

4.3 Ursachen und Auslöser

Letztlich kann man die koronare Herzkrankheit als eine Koronarinsuffizienz, also ein Missverhältnis zwischen Sauerstoffangebot und Sauerstoffbedarf am Herzen definieren. Alles, was zu einer Verringerung des Sauerstoffangebotes führt, kann ebenso wie alles, was zu einer Erhöhung des Sauerstoffbedarfs führt, zur Angina pectoris und Herzinfarkt führen. Zu einer Verminderung des Sauerstoffangebotes kommt es vor allem durch eine Verengung der Koronararterien bei Atherosklerose, vor allem dann, wenn sie durch eine spastische Verengung der arteriosklerotischen Gefäße verstärkt wird oder sich Thromben hinzugesellen. Auf der anderen Seite können eine bereits bestehende Herzinsuffizienz (Minderleistung des Herzens, s. u.) sowie andere extrakardiale Erkrankungen und schließlich inadäquate körperliche wie psychosoziale Belastung zu einer übermäßigen Erhöhung des Sauerstoffbedarfs des Herzens führen, der nun nicht mehr gedeckt werden kann. Da die Koronarinsuffizienz und die ihr zugrunde liegende koronare Atherosklerose sicher die führende Ursache der koronaren Herzkrankheit ist, soll hierauf in besondere Weise eingegangen werden.

Wie bereits erwähnt sind Rauchen, Bluthochdruck, Fettstoffwechselstörungen wie Cholesterinerhöhung, Triglyzeriderhöhung, eine Erhöhung des schädigenden LDL-Blutfettbestandteils bei Verminderung des schützenden HDL-Blutfettbestandteils, bauchbetontes Übergewicht (was zu einer vermehrten Abgabe von Cholesterin in die Gefäße führt) sowie ein jahrelanges relatives Überangebot von Insulin, welches nun nicht mehr adäquat wirkt und über verschiedene Mechanismen an der Zellmembran wiederum zu einer Erhöhung von Fettablagerung in den Gefäßen führt, letztlich für diese arteriosklerotischen Umbauprozesse verantwortlich zu machen. Während der Begriff Arteriosklerose als Überbegriff für verschiedene degenerative Veränderungen arterieller Gefäße steht, wird mit Atherosklerose ein spezifischer und über Jahrzehnte ablaufender sich verengender Prozess bezeichnet, der vor allem an den großen und mittelgroßen arteriellen Gefäßen auftritt (Abb. 4.1). An den Herzkranzgefäßen kann er zur Minderdurchblutung oder zum Infarkt von Muskelzellen führen.

Entstehung der Arteriosklerose

Am Anfang des Geschehens steht eine lokale Funktionsstörung an der innersten Schicht der Arterienwand, die endotheliale Dysfunktion. Diese wird durch die bereits genannten Risikofaktoren hervorgerufen. Hierbei kommt es zu einer Veränderung der Durchlässigkeitseigenschaften sowie einer Veränderung

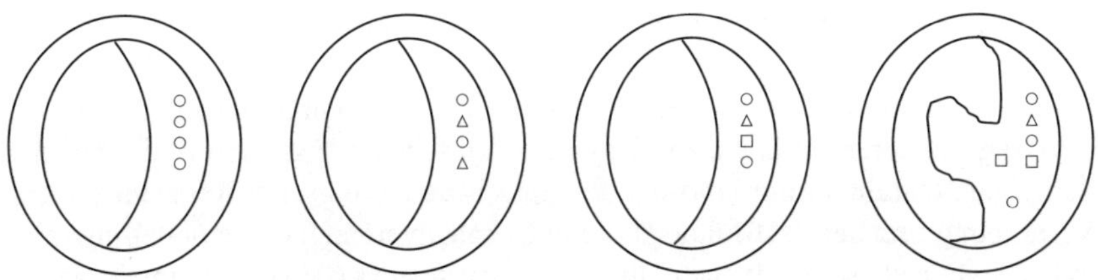

Abb. 4.1: Pathogenese der Atherosklerose (Pott 2007, 127; modifiziert n. Schäfer 1998)

von weißen Blutkörperchen und Thrombozyten, die für die Gerinnung zuständig sind. Bleibt diese endotheliale Dysfunktion bestehen, so kann es zu fortgesetzten Entzündungsprozessen und weißlichen Fettablagerungen kommen, die als „fatty streaks“ bezeichnet werden. Wachstumsfaktoren führen dazu, dass Muskelzellen unter diese Schicht einwandern (Schaumzellen) und ihrerseits modifiziertes LDL-Cholesterin einlagern. Hieran lagern sich wiederum Thrombozyten (Gerinnungsplättchen) an. Es handelt sich um eine frühe atherosklerotische Läsion. Der Prozess geht durch weitere Zellwanderung und Bildung von Kollagenstrukturen weiter, so dass man von einer fibrös-fettigen Läsion spricht. Im Laufe von vielen Jahren schreiten diese Läsionen fort und werden zu komplizierten Plaques (Spätläsionen), die zu einer zunehmenden Verengung des entsprechenden Gefäßabschnittes führen. Es bildet sich eine bindegewebige (fibröse) Kappe, die das Innere der Schädigung gegenüber dem Gefäßquerschnitt abdichtet. Man spricht nun von stabilen, fibrösen Plaques. Dies hat aber eine gestörte Regulation der Gefäßelastizität zur Folge. Eine Gefäßerweiterung, beispielsweise durch die Gabe von Stickoxyd (Nitroverbindungen) wird immer schwieriger. Schließlich können diese stabilen Plaques in instabile Plaques umgewandelt werden und reißen. Bei einer solchen Ruptur kann es zu Thrombenbildung kommen, wobei der Thrombus abgelöst und mit dem Blutstrom fortgeschwemmt werden kann. Im weiteren Verlauf kann der nun fortgeschwemmte Thrombus ein ebenfalls vorgeschädigtes Gefäß mehr oder weniger verstopfen. Bei einer Verengung von mehr als 50% findet sich dann eine deutliche Durchblutungsstörung jenseits der Verengung. Ob und inwieweit sich hieraus eine instabile Angina pectoris oder ein Infarkt entwickelt, hängt unter anderem vom Grad der Gefäßverstopfung, aber auch von der Stenoselänge, also der Länge der befallenen Arterienabschnitte und der Lokalisation der Verengung, ab. So kann man je nach verengten Koronararterien von Ein-, Zwei- oder Dreigefäß-Erkrankungen sprechen.

Entstehung des Herzinfarkts

Kommt es zum thrombotischen Verschluss eines Gefäßes, so resultiert hieraus in der Regel meist ein Herzinfarkt, dessen Entstehung wir uns nun zuwenden wollen. Körperliche Anstrengung und emotionaler Stress können an der Ausführung eines akuten Koronarsyndroms beteiligt sein, weil das Missverhältnis von Sauerstoffbedarf und Angebot einerseits und die akute Überbelastung andererseits möglicherweise eine Kettenreaktion in Gang bringen, an deren Ende bei bereits vorbestehender Gefäßverengung eine Thrombusablösung und Verstopfung kleinerer Gefäße steht. Das Infarktgeschehen lässt sich in die Stadien der frühen Durchblutungsstörung, des Gewebsuntergangs, der Reperfusion, der Vernarbung und der Postinfarktphase mit Umbauvorgängen (Remodelling) einteilen. In der Phase der frühen Durchblutungsstörung (frühe Ischämie) werden die Muskelzellen von der Energiezufuhr abgeschnitten und müssen sich ohne Sauerstoff (anaerob) energetisch versorgen, woraus eine Anhäufung von bestimmten Stoffen wie beispielsweise Laktat und eine Übersäuerung der Zellen resultieren. Vor allem die Kaliumverarmung führt zu typischen Veränderungen auch des EKGs. In einem zweiten Stadium des Zelluntergangs (Nekrose) kommt es zu einem Anschwellen der Muskelzellen mit anschließenden Rissen. Weitere zelluläre Strukturen werden nun durch Fettsäuren und freie Radikale geschädigt.

Nach vier Stunden lassen sich deutliche Zelluntergangsphänomene feststellen. In einer dritten Phase der „Reperfusion“, in der therapeutisch die Wiedereröffnung eines zuvor verschlossenen Herzkranzgefäßes eingeleitet wird (Kap. 4.6) kann es sekundär zu (unbeabsichtigten) weiteren Schädigungsmechanismen kommen. Schließlich kommt es in einer vierten Phase zu einer mehr oder weniger deutlichen Vernarbung von Muskelzellen, die irreversibel geschädigt sind. Nach zwei bis vier Wochen wird das grundlegend geschädigte und nicht mehr zu rettende Gewebe umgebaut und durch minderwertiges Gewebe (Fibroblasten/Kollagen) ersetzt. Kleinere solcher Art veränderte Herzmuskelbezirke bleiben folgenlos, bei größeren Bezirken leidet die Kontraktilität, also die Fähigkeit des Herzens sich zusammen zu ziehen, und kann mitunter, wenn die Vernarbung zu groß ist, lebensbedrohlich sein.

Folgeschaden Herzinsuffizienz

Eine letzte Phase besteht im „ventrikulären Remodelling“, worunter man Umbauvorgänge des gesamten linken Ventrikels versteht. Dabei nimmt die Wandstärke ab und der linke Ventrikel kann sich kompensatorisch ausweiten, was einerseits die Herzfunktion aufrecht erhält, andererseits letztendlich zu einer Herzinsuffizienz führt, also einer relativen Minderleistung des Herzens, was seine Pumpfunktion und seine Herzkraft angeht. Eine solche Herzinsuffizienz, also die Unfähigkeit des Herzens, adäquat das Blut durch den Körper zu pumpen, kann zwar viele andere Ursachen haben, doch ist die eben genannte einer instabilen Angina pectoris bzw. eines Herzinfarktes die häufigste. Eine lang andauernde Belastung des Herzens führt zu nachteiligen strukturellen Veränderungen, was Größe und Massenzunahme der Herzmuskelzellen sowie der Eiweißzusammensetzung ihrer Zellmembran angeht. Das steigert in einem zirkulären Prozess wiederum das Risiko für erneute Durchblutungsstörungen, aber auch das Risiko für Herzrhythmusstörungen.

Herzrhythmusstörungen können sehr unterschiedliche Ursachen haben. Unter anderem können sie auch auf Elektrolytstörungen oder Medikamenteneinwirkung, auf Entzündungen des Herzens oder angeborene Strukturanomalien des Herzens zurück zu führen sein. Aber auch Sauerstoffmangelversorgung, instabile Angina pectoris und Herzinfarkt können mit einer mitunter nur temporären und oft gut zu behandelnden Herzrhythmusstörung einhergehen (Kap. 4.6).

4.4 Erscheinungsformen, Symptome, Schweregrade

Enge und Schmerz im Brustkorb

Das wichtigste Symptom der koronaren Herzkrankheit ist ein Enge- und Schmerzgefühl im Brustkorb, das in die Arme, vor allem in den linken Arm, aber auch in den Rücken und in den Bauch ausstrahlen kann. Dieser Schmerz entsteht, wenn der notwendige Sauerstoffbedarf des Herzens nicht mehr ausreichend gesättigt werden kann, was besonders bei körperlicher Anstrengung (Belastungsangina) aber auch bei emotionaler Anstrengung auftritt. Auch Kälte oder ausgiebige Mahlzeiten können diesen Zustand auslösen.

Symptome stabile Angina pectoris

Das Beschwerdebild der stabilen Angina pectoris ist relativ konstant, Dauer und Intensität der Attacken sind über weite Zeit gleichbleibend und häufig auch typisch belastungsabhängig. Vor allem führt die Gabe von Nitropräparaten innerhalb von wenigen Minuten zu einer Besserung der Symptomatik. Dennoch sind natürlich diagnostische und therapeutische Anstrengungen zu unternehmen, um eine Angina pectoris, insbesondere die Gefäßverengung, zu beheben.

Symptome akutes Koronarsyndrom

Im Gegensatz zur stabilen Angina pectoris kommt es beim akuten Koronarsyndrom zu anhaltenden und durch Nitropräparate nicht mehr zu beeinflussenden thorakalen Schmerzen. Zu dem bereits genannten Enge- und Schmerzgefühl im Brustkorb mit Ausstrahlung in Nacken, Rücken und Arme tritt zusätzlich Angst, kalter Schweiß, Luftnot und Vernichtungsgefühl hinzu (allerdings können Herzinfarkte auch „stumm" verlaufen und kaum bzw. gar nicht bemerkt werden, was in etwa bei 20% der Fall ist).

Allein aufgrund der klinischen Symptomatik ist die instabile Angina pectoris nicht vom akuten Herzinfarkt zu unterscheiden, weswegen man beide zum „akuten Koronarsyndrom" zusammenfasst: Alle Patienten mit instabiler Angina pectoris und Herzinfarkt müssen intensivmedizinisch überwacht und behandelt werden. Zum Wesen der instabilen Angina pectoris gehört eine Zunahme der Intensität und Dauer des Schmerzes, sowie eine Zunahme der Zahl der Anfälle innerhalb von Wochen und Monaten. Bereits geringfügige Anstrengungen können nun pectanginöse Anfälle auslösen, die oft bereits in Ruhe auftreten. Eine instabile Angina pectoris kann jederzeit in einen Herzinfarkt übergehen. Zusätzlich kann es zu einem Pulsanstieg von Werten von über 100 Schlägen/min kommen. Wird er unregelmäßig, so ist dies ein prognostisch ernstes Zeichen, vor allem dauerhafte und schwere Rhythmusstörungen (Arrhythmien) müssen diagnostisch abgeklärt werden, da sie prinzipiell die Gefahr des Kammerflimmerns oder Kammerflatterns, also dem extremen Herzjagen ohne ausreichende Kontraktibilit und Pumpleistung des Herzens oder der vollständig chaotischen Herzaktion in sich bergen. Beides ist lebensbedrohlich.

Symptome Herzinfarkt

Der eigentliche Herzinfarkt (Myokardinfarkt) ist die „Spitze des Eisbergs Koronare Herzkrankheit" (Giannitsis 2006, 75) und die führende Todesursache in den Industrienationen, dem bereits im Akutstadium trotz Intensivtherapie bis zu 40% der Betroffenen zum Opfer fallen. Führendes Symptom des Herzinfarktes – wie auch der instabilen Angina pectoris – ist ein ausgeprägter Schmerz hinter dem Brustbein oder, seltener, in der Magenregion, der in der Regel intensiver und anhaltender als ein Angina pectoris-Anfall ist und oft länger als 20 Minuten andauert. Auch körperliche Ruhe verbessert den Verlauf nicht. Ausstrahlung in Arme, Bauchnabelregion, Rücken, Hals und Unterkiefer (vermeintliche Zahnschmerzen) sind möglich. Begleitet wird die Herzinfarktsymptomatik von Schwächegefühl, Kaltschweißigkeit, Blässe, Übelkeit, Erbrechen und Benommenheit. Bluthochdruck und Tachykardie (schnelle Herzfrequenz) treten häufiger bei Vorderwandinfarkten auf, während Hinterwandinfarkte eher mit Hypotonie (niedriger Blutdruck) und verlangsamte Herzaktion (Bradykardie) einhergehen. Die meisten Herzinfarkte manifestieren sich in Höhe des linken Ventrikels, der am muskelstärksten ist. Es wurde bereits darauf hingewiesen, dass sich ein Infarkt auf die gesamte Herzmuskelwand ausdehnen kann, was als transmuraler Infarkt bezeichnet wird. Diese Verlaufsform macht den weitaus größten Teil des Infarktgeschehens aus, die nicht transmuralen Infarkte sind demgegenüber seltener. Die Infarktausdehnung hängt wesentlich mit der Lokalisation des Gefäßverschlusses und dem Zustand übriger und benachbarter Gefäße (Kollateralen) ab.

Symptome Herzinsuffizienz

Kommt es im Gefolge eines Herzinfarktes zu einer Herzinsuffizienz, so kann sich diese je nach betroffenem Ventrikel in Linksherz- oder Rechtsherzinsuffizienz manifestieren (sind beide Ventrikel betroffen, so spricht man von einer globalen Herzinsuffizienz). Bei der Linksherzinsuffizienz, die in 70% der Fälle auf eine koronare Herzkrankheit zurück zu führen ist, liegt eine inadäquate Förderleistung vor, die sich unter anderem in Atembeschwerden (Dyspnoe) zeigt. Ihr Schweregrad wird nach der New York Heart Association (NYHA) in vier Stadien eingeteilt: Im ersten Stadium liegt bei normaler körperlicher Belastung völlige Beschwerdefreiheit vor. Je nach Verlauf kann sich eine Herzinsuffizienz akut (innerhalb von Minuten bis Stunden) oder chronisch (innerhalb von Tagen bis Monaten) herausbilden. Wirkt sie sich auf die Leistungsfähigkeit des Patienten nicht oder kaum aus, spricht man von einer kompensierten Herzinsuffizienz, während es bei einer dekompensierten Herzinsuffizienz zu deutlichen bis erheblichen Leistungsminderungen kommt. Die Maximalausprägung des Herz-Leistungsversagens manifestiert sich im „kardiogenen Schock“, bei dem der Blutdruck ebenso abnimmt wie das pro Zeiteinheit transportierte Blutvolumen. Jagender Puls, Kaltschweißigkeit und zunehmende Bewusstseinsstörungen gehen mit einem Schock einher, der unbehandelt zum Herzstillstand führen kann. Dies ist eine der beiden Möglichkeiten, via Herzinfarkt zum plötzlichen Herztod zu kommen.

Die andere tödliche Gefahr besteht in schweren und nicht mehr zu kontrollierenden Herzrhythmusstörungen. Normalerweise ist die Herzaktion regelmäßig mit einer Frequenz von 60–80 (oder 90) Schlägen pro Minute in Ruhe. Infolge einer Blutunterversorgung und daraus resultierender degenerativer Prozesse nicht nur des Herzmuskelgewebes, sondern auch der Erregungsbildungs- und Leitungssystems, vor allem bei Narbenbildung, kann es zu einer bradykarden Rhythmusstörung mit erheblicher Verlangsamung des Herzschlags kommen. Andererseits kann Sauerstoffmangel ebenso wie Elektrolytstörungen und endogen frei gesetztes Adrenalin zu tachykarden Rhythmusstörungen, also Pulsunregelmäßigkeiten bei gesteigerter Herzfrequenz führen.

4.5 Diagnostik und Diagnose

Anamnese

Die moderne Kardiologie stellt eine Vielzahl unterschiedlicher diagnostischer Methoden beim Vorliegen eines Verdachtes auf eine koronare Herzkrankheit zur Verfügung. Am Anfang der Diagnostik steht die Anamnese. So muss beispielsweise nach Medikamenten mit möglicherweise herzschädigenden Wirkungen gefragt werden.

körperliche Untersuchung

Besonders wird natürlich auf Beschwerden des Patienten oder Herzstolpern, Herzrasen, unregelmäßigem Pulsschlag, Schwindel oder Symptome der Atemnot, Ödemneigungen (z. B. abendliche oder dauerhafte Schwellung der Füße), nächtliches Wasserlassen und anderes eingegangen. Die körperliche Untersuchung ergibt oft wesentliche Informationen und befasst sich zunächst mit dem Gesamteindruck des Patienten, also beispielsweise seiner Bewusstseinslage, dem Ernährungszustand, der Beschaffenheit der Haut, seiner Atmung und eventuelle Atembeschwerden, einer möglichen Stauung der Halsvenen, dem Puls, der Halsschlagadern und dem Zustand der Extremitäten (beispielsweise Ödeme an Unterschenkeln und Füßen sowie den Fußpulsen. Hinsichtlich des Pulses werden die Herzfrequenz, Arrhythmie, Pulsdefizite und anderes beurteilt. Die Auskultation (das Abhören mit dem Stethoskop) an verschiedenen Stellen des Thorax gibt eine wichtige Übersicht nicht nur über die Herzfrequenz, sondern auch über Herztöne und ihre möglichen Auffälligkeiten. Nicht zuletzt können hier bereits Hinweise auf Herzklappen-Defizite, Blutströmungsanomalien und mitunter auch Durchblutungsstörungen im Sinne einer Aorteninsuffizienz gefunden werden. Trotz der imponierenden Möglichkeiten der apparativen Medizin kommt der Anamnese, dem Patientengespräch und der körperlichen Untersuchung nach wie vor eine entscheidende Rolle zu.

EKG Grundlage der apparativen Diagnostik ist in der Regel das EKG (Elektrokardiogramm).

Hierbei werden an verschiedenen Stellen der Brustwand mittels vorübergehend aufgeklebter Elektroden die elektrischen Potentialänderungen des Herzens aufgezeichnet, die anschließend ausgewertet werden können. Abbildung 4.2 zeigt ein normales EKG mit typischen Erhebungen (p-Welle, QRS-Komplex, T-Welle) sowie die „Strecken" (PQ-Strecke, ST-Strecke). Diese Charakteristika korrelieren mit den elektrischen und mechanischen Vorgängen während der Herzaktion und charakteristische Störungen können auf Veränderungen der Erregungsentstehung und Weiterleitung, aber auch eine durch Sauerstoffmangel bedingte Schädigung des Herzmuskelgewebes (also einen Myocardinfarkt) hinweisen. Das EKG gibt die am Herzen ablaufende Erregung wieder, sagt aber über die Kontraktionskraft des Herzens an sich noch nichts aus. Sie gibt allerdings

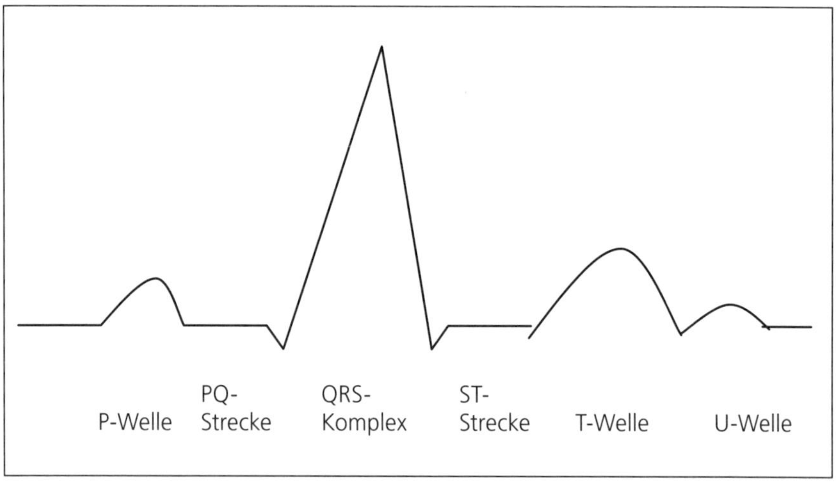

Abb. 4.2: EKG (in Anlehnung an Renz-Polster 2006, 51)

auch an, ob eine Mindestversorgung des Herzmuskels mit Sauerstoff vorhanden ist.

Belastungs-/ Langzeit-EKG

Da es falsch-negative Befunde gibt (bei fast 50% der Koronarkranken zeigt das Ruhe-EKG keine abnorme Veränderung), spielt bei Verdacht auf eine Sauerstoffunterversorgung des Herzens das Belastungs-EKG eine große Rolle. Solche Belastungsprüfungen werden heute in der Regel mit einem Spezialfahrrad (Ergometer) durchgeführt. Die Belastungsstufe wird alle zwei bis drei Minuten um 25 Watt gesteigert. Zeigt das Belastungs-EKG pathologische Veränderungen im Sinne einer Sauerstoffnot des Herzens, so spricht man von einem positiven Belastungs-EKG. Da die Aussagekraft und Sensitivität des Belastungs-EKGs auch nicht 100%ig ist, gibt es zusätzlich die Möglichkeit des Bandspeicher- oder Langzeit-EKGs, bei dem mit Hilfe eines tragbaren Aufnahmegerätes das EKG-Signal kontinuierlich über 24 Stunden aufgenommen wird (während der Patienten seinen gewohnten Tätigkeiten nachgeht). Nach Beendigung der Aufzeichnung werden diese computergestützt ausgewertet, um Herzrhythmusstörungen oder Hinweise auf eine Durchblutungsstörung aufzuspüren. Auch eine Überwachung per Sender (Telemetrie) ist prinzipiell möglich.

Wie bereits erwähnt, gibt das EKG lediglich über die Reizweiterleitung und grobe Auffälligkeiten der koronaren Versorgung Auskunft. Dezidierte Hinweise über den Durchblutungszustand des Herzens sowie seine Leistungsfähigkeit gibt es nicht. Hier kommen unterschiedliche bildgebende und physiologische Verfahren zur Anwendung.

Thorax-Röntgen-aufnahme

Das Röntgenbild des Brustkorbes gibt Auskunft über die Herzgröße: Eine Herzvergrößerung kann Ausdruck einer Herzmuskelschwäche sein, wobei der Herzmuskel aufgrund der Herzinsuffizienz nicht mehr genügend Leistung für die Durchblutung der Organe bringen kann. Selten können auch Verkalkungen der Koronararterien sichtbar werden. Auch der Zustand der Lunge (die sekundär gestaut sein kann) und der räumlichen Verhältnisse im Brustkorb können mit der Röntgenaufnahme des Thorax in zwei Ebenen (von vorne und von der Seite) oft beurteilt werden.

Echokardiografie

Bei der Echokardiografie handelt es sich um eine Ultraschalluntersuchung, die eine gute Aussage über die Größe und Funktion des Herzens erlaubt. Vor allem der Funktionszustand der linken Herzkammer lässt sich hiermit gut beurteilen, aber auch Aussackungen der Herzwand nach einem Herzinfarkt sowie postthrombotische Veränderungen können manchmal erkannt werden, ebenso bestimmte Herzklappenfehler. Bei relativ großer Aussagekraft über den Funktionszustand des Herzens hat die Echokardiografie den großen Vorteil einer nicht invasiven Methode, die den Patienten kaum belästigt und nebenwirkungsfrei ist. Sonderformen bestehen in der Farbdoppler- und Kontrastmittel-Echokardiografie sowie der noch relativ jungen Stressechokardiografie unter fahrradergometrischer oder medikamentöser Belastung.

Szintigrafie

Eine ebenfalls nicht invasive Untersuchung stellt die Herzmuskel-Szinitigrafie dar. Es handelt es sich um eine nuklearmedizinische Untersuchungsmethode, bei der radioaktiv markierte Substanzen, beispielsweise Thallium, intravenös gespritzt werden und sich im Herzmuskel abspeichern. Da Thallium nur von gesunden Herzmuskelzellen aufgenommen wird, können durchblutungsgestörte

Bezirke bzw. Narbenbezirke im Herzmuskel anhand fehlender Signale festgestellt werden. Dadurch kann man wichtige Rückschlüsse auf die Durchblutung des Herzens in Ruhe und unter Belastung gewinnen.

Herzkatheteruntersuchung

Nachdem bisher die nicht invasiven Verfahren vorgestellt wurden, soll nun kurz auf die Herzkatheteruntersuchung eingegangen werden. Dabei werden speziell geformte Katheter über einen Führungsdraht von eine peripheren Arterie (meist einer Beinarterie) in die Aorta, von dort aus in die rechte sowie in die linke Koronararterie eingeführt. Mittels der Einspritzung von Röntgenkontrastmittel können nun Verschlüsse und Verengungen von Herzkranzgefäßen festgestellt und genau dokumentiert werden. Solche Untersuchungen sind vor allem vor Überbrückungsoperationen (Bypass-Operationen, s. u.), aber auch vor einer eventuell geplanten Aufweitung eines verengten Gefäßes erforderlich. Während bei der Angina pectoris in der Regel eine invasive Katheterdiagnostik nicht notwendig ist, sieht das bei Patienten mit stabiler Angina pectoris anders aus, wenn zusätzliche Risiken vorliegen, beispielsweise Herz-Leistungs-Schwäche, Zustand nach Herzinfarkt bei deutlichen EKG-Veränderungen oder massive Herzrhythmusstörungen. Vor allem aber nach instabiler Angina pectoris sowie massiven Auffälligkeiten im Belastungs-EKG kann eine Katheteruntersuchung indiziert sein. Die Indikation dieser an und für sich gut beherrschbaren diagnostischen Technik, die eine Letalität von 1–2‰ hat und bei der Komplikationen wie Schlaganfall, Herzinfarkt oder Blutungen mit etwa unter 5‰ angegeben werden, muss in jedem Einzelfall abgewogen werden. Kontraindikationen sind ein gerade erfolgter Schlaganfall, Einschränkung der Nierenfunktion, Infektionen und Kontrastmittelunverträglichkeiten. Außerdem sind invasive Eingriffe nur indiziert, wenn die Befunde von therapeutischer Relevanz sind: Wenn es also um die Indikation einer Bypassoperation geht oder das Risiko einer solchen Operation mit dem einer Ballonerweiterung eines Gefäßes abgewogen werden muss (eine hier zu untersuchende Frage ist beispielsweise, wie viele Arterien an welchen Stellen und in welchem Grad von einer Verengung betroffen sind).

Zusammenfassend kann man sagen, dass eine Vielzahl wenig belastender sowie einige mit gewissen Risiken verbundenen diagnostischen Maßnahmen zur Verfügung stehen, um den Schweregrad einer koronaren Herzerkrankung, Herzinsuffizienz oder Herzrhythmusstörung festzustellen. Die labormedizinischen und apparativen diagnostischen Instrumentarien sind wichtige und wertvolle Hilfen, sollten aber gezielt eingesetzt, und, was die Katheteruntersuchung angeht, nach genauer Risikoabwägung indiziert werden. Bei allen Fortschritten in der labormedizinischen, elektrophysiologischen und bildgebenden Diagnostik darf nicht verkannt werden, dass der Zustand und das Befinden des Patienten im Vordergrund stehen und somit dem Gespräch, der Anamnese und der körperlichen Untersuchung nach wie vor eine wichtige Bedeutung zukommt – letztlich wird nicht das EKG, sondern der Patient behandelt.

4.6 Therapie und Prognose

Therapie der stabilen Angina pectoris. Bei der stabilen Angina pectoris, auf die in Kapitel 4.4 bereits eingegangen wurde, geht es zum Ersten um Allgemeinmaßnahmen (beispielsweise der Behandlung eines Metabolischen Syndroms), sowie einer konsequenten Behandlung von Begleiterkrankungen (beispielsweise Atemnot, Anämie oder anderem). Dysstress und zu große körperliche Anstrengung sollten ebenso wie psychische Überbelastung vermieden werden (nicht hingegen adäquater Sport und Eustress, Kap. 4.2). Regelmäßiges und angemessenes körperliches Training auf konstantem Niveau (Fahrradfahren, Schwimmen etc.) sind hier ebenso zu nennen wie Aufklärung über spezielle Risiken, mögliche auslösende Ursachen und Verhaltensmaßnahmen bei akuten Beschwerden.

Nitropräparate

Im akuten Angina-pectoris-Anfall wird in der Regel ein kurzwirksames Nitropräparat (z. B. Glyceroltrinitrat) als Spray oder Zerbeißkapsel die Symptomatik beheben können. Nitrate erweitern die Blutgefäße und senken den Blutdruck. Der Blutrückstrom zum Herzen wird vermindert, die Herzarbeit entlastet, der Herzmuskel braucht weniger Sauerstoff. Letztendlich wird durch Nitropräparate das Missverhältnis zwischen Sauerstoffangebot und -verbrauch verbessert. Nitroglyzerinzerbeißkapseln und Spray wirken sehr schnell, andererseits nicht sehr lang: Die Wirkungsdauer beträgt etwa eine halbe Stunde. Inzwischen gibt es Retardpräparate, die über einen Zeitraum von mehreren Stunden wirksam sind.

Ein dritter Behandlungsansatz der stabilen Angina pectoris besteht in einer medikamentösen Langzeittherapie, die zum einen der Verbesserung der Sauerstoffversorgung durch Senkung des Gefäßtonus in den Herzkranzgefäßen sowie eine Verlängerung der Diastole, zum anderen eine Verminderung des Sauerstoffbedarf des Herzens, unter anderem durch Senken der Herzfrequenz, dient. Darüber hinaus können und sollen die Risiken eines thrombotischen Koronarverschlusses (Blutgerinnung) reduziert sowie der LDL-Cholesterin Blutspiegel (einer der wichtigsten Risikofaktoren für die koronare Herzkrankheit) medikamentös herabgesetzt werden. Auf die Wirkweise und Indikation von Nitraten, die auch bei der medikamentösen Langzeitherapie eingesetzt werden können, wurde bereits eingegangen.

Beta-Blocker

Beta-Blocker sind in der Lage, den Blut- und Sauerstoffbedarf des Herzens zu reduzieren, da sie die Pulsfrequenz und den Blutdruck senken. Dadurch muss das Herz weniger arbeiten und benötigt deshalb weniger Sauerstoff. Das Herz schlägt sozusagen im Schongang, und die Neigung zu unregelmäßigen Schlägen (Herzrhythmusstörungen) wird herabgesetzt. Neben der medikamentösen Langzeittherapie bei stabiler Angina pectoris werden Beta-Blocker auch zur Verhinderung von Reinfarkten (nach bereits erlittenem Herzinfarkt) eingesetzt und haben insbesondere in den ersten vier Wochen nach durchgemachtem Herzinfarkt besonders schützende Eigenschaften.

Unter Angiotensin-Konversion-Enzym-Hemmern (ACE-Hemmer) versteht man Mittel, die stark gefäßerweiternd wirken und vor allem bei der Behandlung eines erhöhten Blutdrucks eingesetzt werden. Wegen ihrer gefäßerweiternden Wirkung werden sie zunehmend auch bei der koronaren Herzkrankheit eingesetzt.

Verzögerung der Blutgerinnung

Eine Standardmedikation zur Hemmung der Blutplättchenzusammenballung (Thrombozytenaggregation) besteht in einer niedrig dosierten Gabe von Acetylsalicylsäure (ASS). Andere gerinnungshemmende Mittel (Antikoagulantien) sind Heparin sowie Marcumar. Antikoagulantien verzögern die Blutgerinnung und verringern damit die Thrombosegefahr. Induziert sind sie vor allem bei Patienten, die in besonderer Weise thrombosegefährdet sind, unter anderem auch Patienten mit bzw. nach großem Herzinfarkt bei Flimmern des Vorhofs und anderen bestimmten Herzklappenfehlern sowie bestimmten Formen von Beinvenenthrombosen. Beim Heparin handelt es sich um einen körpereigenen Stoff, der in der Leber (Hepar) gebildet wird und, da der Stoff im Magen abgebaut wird, injiziert werden muss. Heparin wird vor allem im frischen Infarktstadium zur Thromboseprophylaxe eingesetzt, allerdings auch bei längerer Immobilität. Eine gerinnungshemmende Langzeitbehandlung wird meist mit Marcumar durchgeführt, das zur Gruppe der Kurmarine gehört und in Tablettenform eingenommen werden kann. Die gewünschte Herabsetzung der Blutgerinnung darf andererseits nicht soweit fortschreiten, dass es zu inneren Blutungen kommt. Eine regelmäßige Überprüfung der Blutgerinnungseigenschaften durch den Quick-Test oder Thrombo-Test ist erforderlich. Die Langzeiteinstellung mit Marcumar erfordert eine gute Zusammenarbeit zwischen Arzt und Patient, die auch eine Schulung des Patienten (beispielsweise im Rahmen der Psychoedukation) voraussetzt. Vor allem müssen Ernährungsgewohnheiten, Interaktionen mit anderen Medikamenten sowie der Umgang mit dem Quick-Selbsttest und eventuellen Komplikationen (Blutungen bei zu starker Markumarisierung) sowie akute Erste-Hilfe-Maßnahmen besprochen werden.

Senkung des Cholesterinspiegels

Kurz sei bei der medikamentösen Langzeittherapie noch auf die Cholesterinsynthese-hemmenden Medikamente hingewiesen. In Kapitel 12 wird darauf eingegangen, dass dem LDL-Cholesterin die Rolle als wichtigster Risikofaktor bei der Entstehung der koronaren Herzkrankheit zukommt. Oft kann man durch Diät und Veränderung der Lebensgewohnheiten diesen Faktor des Metabolischen Syndroms positiv beeinflussen. Mitunter gelingt dies durch Diät und Lebensführung nicht, so dass bei manifester koronarer Herzkrankheit möglicherweise eine Therapie mit einem Cholesterinsynthesehemmer notwendig ist. Solche Medikamente gehören zur Gruppe der „Statine" und werden zunehmend als Standardtherapeutika bei der koronaren Herzkrankheit angesehen. Allerdings können sie gelegentliche Nebenwirkungen, insbesondere muskelkaterähnliche Beschwerden sowie schwerwiegendere Muskelerkrankungen aufweisen. Der Gewichtsreduktion, der Veränderung der Lebensgewohnheiten und insbesondere der Ernährungsgewohnheiten kommt also, insbesondere im Vorfeld einer koronaren Herzkrankheit, immer noch eine bedeutende Rolle zu (Kap. 12).

Wiederherstellung der Herzmuskeldurchblutung

Wenden wir uns nun einer weiteren Gruppe therapeutischer Maßnahmen, den Revaskularisationen (der Wiederherstellung der Durchblutung) zu. Während beim akuten Herzinfarkt hier insbesondere auf die Fibrinolyse einzugehen ist (s. u.), haben wir es bei der stabilen Angina pectoris im Wesentlichen mit Katheterinterventionen oder mit der Bypass-Chirurgie zu tun. Zur Wiedereröffnung eines verengten Koronargefäßes können zum einen rotations- oder laserfräsende Instrumente, zum anderen Ballondilatation eingesetzt werden.

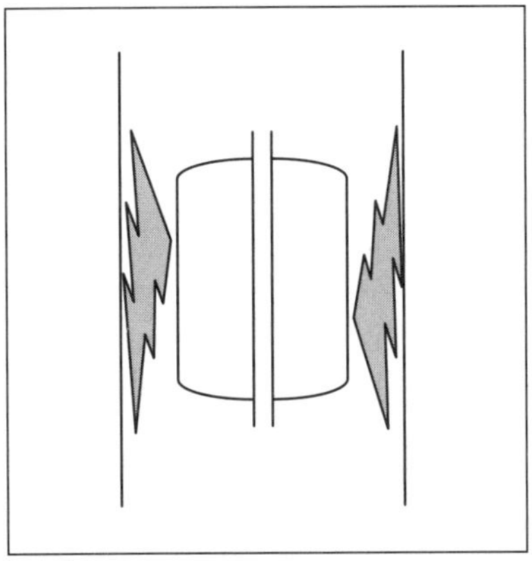

Abb. 4.3 a:
Wirkweise des Ballon-Katheters

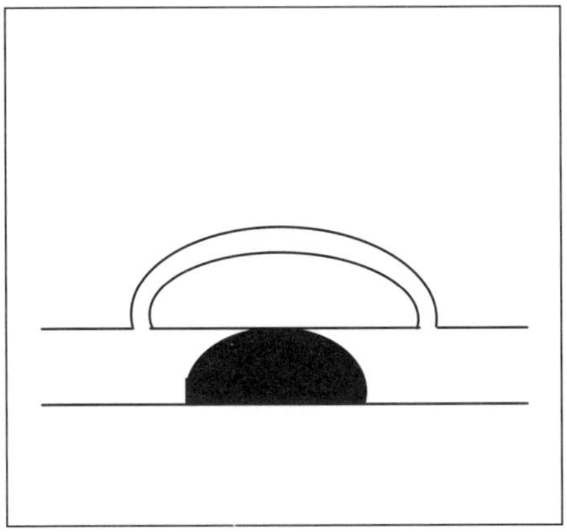

Abb. 4.3 b:
Schematische Darstellung eines Bypasses

PTCA/Ballondilatation und Stent

Letztere wird auch als PTCA (Percutaneous Transluminal Coronary Angioplasty) bezeichnet. Oft wird schlussendlich ein sogenannter Stent, eine Stützschicht in die Koronararterie eingelegt, so dass das zuvor durchgängig gemachte Gefäß offen gehalten wird.

Bei dieser Methode wird wie bei der Koronarangiografie (s. o.) mit einem Katheter das entsprechende Koronargefäß sondiert. Wie Abbildung 4.3a zu entnehmen ist, wird über diesen Katheter ein Ballon (mit Drucken von 3–12 Bar) aufgeblasen (die Prozedur ist in der Regel für den Patienten schmerzfrei). Ein geschultes Team mit regelmäßiger Erfahrung vorausgesetzt ist diese Methode inzwischen relativ risikoarm und wird zunehmend als indiziert angesehen. Schettler und Diem (1992) sprechen bereits seit 1991 – eine entsprechende Indikation vorausgesetzt – von einer Erfolgsquote von 90%. Bei einem sekundären Wiederverschluss kann die PTCA meist wiederholt werden. Bei den allermeisten Patienten kommt es zu einer Verbesserung der Lebensqualität sowie zu einer Senkung der Mortalitätsrate. Vielfach über Jahre hinweg wird die gleiche Verengung nicht wieder ausgebildet. Eine entscheidende Rolle spielt dabei allerdings auch die Änderung des zuvor risikoreichen Lebensstils des Patienten. Das Verringern der Risikofaktoren und die Langzeitbehandlung mit gerinnungshemmenden Medikamenten (meist ASS) wirkt sich positiv auf die Erfolgsbilanz einer Ballondilatation aus. Die Letalität dieses Eingriffs liegt bei unter 1% (in Notfalloperationen etwas höher).

Bypass

Zur zweiten Gruppe operativer Eingriffe zählt insbesondere die Bypass-Chirurgie, dabei wird der stenosierte (verengte bzw. verstopfte) Herzkranzgefäßbezirk durch eine Art „Umgehungsstraße“, bestehend aus körpereigenem venösen Material, ersetzt. Die Risiken dieser Operation sind in den letzten Jahren beträchtlich gesunken, eine entsprechende Indikation vorausgesetzt, kann sie auch die Lebensqualität des Patienten entscheidend verbessern. Zu den Hauptindikationen gehören eine starke Verengung des Hauptstamms der linken Koronararterie sowie bestimmte „Mehr-Gefäß-Erkrankungen". Da intraoperativ ein gewisses Infarktrisiko besteht (das sich allerdings therapeutisch gut behandeln lässt), wird die Indikation wesentlich von der individuellen Situation des Patienten abhängen und setzt eine gründliche Diagnostik sowie ein gewissenhaftes Abwägen therapeutischer Alternativen voraus.

Neben den bisher genannten Eingriffen und medikamentösen Therapien spielen die Nachbetreuung, die Rehabilitation, eine mögliche Anschlussheilbehandlung, Sport und Belastungstraining sowie die Umstellung der Lebens- und Ernährungsgewohnheiten des Patienten eine große Rolle. Auf diese Maßnahmen wird in den Kapiteln 4.9 und 4.11 noch gezielt einzugehen sein.

Therapie des akuten Koronarsyndroms. Wenden wir uns nun der Therapie des akuten Koronarsyndroms, mithin der instabilen Angina pectoris und dem akuten Herzinfarkt, zu. An erster Stelle dieses lebensbedrohlichen Geschehens steht das Erkennen und Ernstnehmen der Symptomatik und das rasche Hinzuziehen fachlicher Hilfe, also das Rufen des Notarztes. Viele Patienten verharmlosen (zum Teil aus biografischen und psychischen Gründen, s. u.) die Symptomatik und die damit verbundene Bedrohung, andere wiederum geraten verständlicherweise durch die Herzenge, Luftnot und schockähnliche Erscheinungen in Angst und Panik. Angehörige bzw. nichtärztliche Ersthelfer sollten also zur Beruhigung des Patienten beitragen, vor allem aber sofort ärztliche Hilfe anfordern.

Erste Hilfe beim Herzinfarkt

Im Falle einer Bewusstlosigkeit ist der Patient in die stabile Seitenlage zu bringen, wobei der Mund an der untersten Position gelagert wird, so dass gegebenenfalls Speichel oder Erbrochenes abfließen kann und die Atemwege nicht blockiert werden. Kommt es zum Atemstillstand, sind Wiederbelebungsmaßnahmen erforderlich: Dazu wird der Patient auf eine feste Unterlage (Fußboden) gebracht und das Brustbein mit 30 Herzdruckmassagen mit einer Drucktiefe von jeweils ca. 5 cm gesenkt. Die Frequenz der Herzdruckmassage sollte 100–120 pro Minute betragen. Diese Herzdruckmassage sollte im Wechsel mit 2 Atemspenden bei gestrecktem Hinterkopf erfolgen, bis der gerufene Arzt eintrifft.

Neuerdings befinden sich in vielen öffentlichen Gebäuden auch Defibrillatoren (auf deren Wirkung weiter unten noch eingegangen wird) und die gegebenenfalls bei Vorliegen eines Herzinfarktes auch von nichtärztlichen Ersthelfern eingesetzt werden können. An dieser Stelle kann hierauf nicht näher eingegangen werden, hinsichtlich der Defibrillation aber auch der mechanischen Herz-Kreislaufwiederbelebung wird dringend auf die Möglichkeit eines Erste-Hilfe-Kursus hingewiesen.

Ziel der allgemeinmedizinischen und basismedikamentösen Behandlung unter ärztlicher Obhut ist neben Bettruhe in halbsitzender Position und Sauerstoffgabe über Nasensonde vor allem die Schmerzlinderung, beispielsweise durch Valium®, eventuell auch durch Opiate. Nitroglyzerin kann ebenfalls vorübergehend hilfreich sein, Acetylsalizylsäure verringert eine weitere Thrombusverstärkung. Analoges gilt für Heparin (s. o.), Betablocker senken den Sauerstoffbedarf und stabilisieren gleichzeitig den Herzrhythmus, außerdem wird der Blutdruck und der Kreislauf kontrolliert (Intensivmonitoring), so dass eventuelle Sekundärstörungen (Herzrhythmusstörungen, Blutdruckentgleisungen, Fieber etc.) direkt behandelt werden können.

Zeitnahe Thrombolyse

Die wesentliche und letztendlich kausale Therapie besteht in der Thrombolysetherapie, dem Auflösen des Blutgerinnsels, das dem Infarktgeschehen zugrunde liegt. Diese Behandlung ist praktisch immer anzustreben (alternativ könnte gegebenenfalls die Arterie durch die bereits erwähnte PTCA durchgängig gemacht werden). Die Thrombolyse (Fibrinolyse, Auflösung des Blutgerinnsels) reduziert die Sterblichkeit und begrenzt die Infarktgröße sowie die Komplikation des Herzinfarktes. Sie wirkt hauptsächlich, wenn sie innerhalb der ersten drei Stunden erfolgt. In Verbindung mit einer anschließenden Salicylat- bzw. Heparintherapie beträgt das Risiko eines erneuten Wiederverschlusses lediglich 5–10%. Wie entscheidend der Zeitfaktor ist, zeigt sich darin, dass bei einer entsprechenden Therapie erst 12 Stunden nach Schmerzbeginn die Sterblichkeit nur noch um 10% verringert werden kann. Die sogenannte „door-to-needle-time", die Zeit also, die bis zur kausalen Behandlung vergeht, muss so kurz wie möglich sein. Da diese Therapie andererseits mit einer erhöhten Blutungsneigung einhergeht (was im Extremfall zu einer Hirnblutung führen könnte), ist eine intensivmedizinische Behandlung und Beobachtung angezeigt.

Auf die akute Wiederherstellung der Durchblutung durch eine PTCA wurde bereits hingewiesen. Sie erfordert allerdings entsprechende technische und personelle Voraussetzungen, insbesondere ein geschultes Notfallteam, was nicht in jeder klinischen Einheit vorhanden ist.

In der Folgezeit, nach Abklingen der akuten Beschwerden und bei Vorliegen weiterer Herz-Kranzverengungen, kann analog zum Vorliegen einer stabilen Angina pectoris eine weitere Revaskulisierung nötig sein: Zum einen durch PTCA/Ballonkatheter/Stent, nun aber nicht unter akuten Bedingungen, sondern im Rahmen des Vorgehens, das bereits beschrieben wurde. Zum anderen (ebenfalls bereits erwähnt) kann eine Bypass-Operation erwogen werden.

Nachbetreuung

An die akute Behandlung schließt sich die Nachbetreuung an, welche die Mobilisation, die diagnostische Abklärung weiterer Risiken und die Sekundärprophylaxe einschließt. Hierzu gehören unter anderem krankengymnastische Behandlung, die möglichst früh beginnen sollte und zunächst Bewegungsübungen und Atemgymnastik, später nach einem Stufenplan weitere Belastungen beinhaltet. Die Anschlussheilbehandlung wird meist in speziellen Rehabilitationskliniken durchgeführt und dient, vor allem bei jüngeren Patienten, der Wiedereingliederung des Berufslebens durch körperliches Training (Bewegungstraining, Koronarsportgruppen etc.) sowie der psychischen Betreuung zum Abbau von Ängsten, der Schulung hinsichtlich der Vermeidung von Risikofaktoren und der Psychoedukation zur Anbahnung adäquater Lebens- und Ernährungsgewohnheiten. Die Sekundärprophylaxe beinhaltet analog zur Vorgehensweise bei der stabilen Angina pectoris die Anwendung gerinnungsprotektiver Medikamente, insbesondere Aspirin®, blutdrucksenkender und herzaktionstabilisierender Medikamente wie insbesondere Beta-Blocker (und zum Teil auch ACE-Hemmer) eventuell die Gabe von Nitraten und die Senkung des Cholesterinspiegels. Auf all diese Maßnahmen wurde bereits eingegangen. Nachbetreuung, Anschlussheilbehandlung und Rehabilitation nach einem Herzinfarkt überschneiden sich weitgehend mit den entsprechenden Maßnahmen bei Vorliegen einer Angina pectoris, doch wird in besonderem Maße neben der Veränderung des Lebens- und Ernährungsstils auch der Umgang mit der besonderen Krisenerfahrung einer potentiell tödlichen Krankheit thematisiert werden müssen. Nicht selten wird ein akuter Herzinfarkt als eine das Leben in besonderer Weise belastende Krise erlebt, die einer entsprechenden Auseinandersetzung mit diesem Geschehen bedarf. Hierauf wird in Kapitel 4.8 noch näher eingegangen.

Therapie chronischen Herzinsuffizienz. Wenden wir uns nun kurz der Therapie der chronischen Herzinsuffizienz zu. Hierbei handelt es sich, wie bereits dargestellt, um eine Schwächung der Herzkraft, die zwar nicht nur, aber auch durch eine koronare Herzkrankheit bzw. einen Herzinfarkt (mit-)verursacht sein kann. Die Behandlungsmöglichkeiten lassen sich in Allgemeinmaßnahmen, medikamentöse Maßnahmen sowie chirurgische Maßnahmen einteilen. Zu den allgemeinen Maßnahmen gehört eine relative körperliche Schonung mit Vermeidung überbordenden psychischen und physischen Stresses sowie der Verzicht auf Alkohol und Nikotin und einer Reduzierung der Kochsalzzufuhr. Bei schwerer Herzinsuffizienz muss unter Umständen auch die Trinkmenge eingeschränkt werden. Die medikamentöse Therapie besteht zum einen aus den uns bereits bekannten ACE-Hemmern sowie den Beta-Rezeptorenblockern, auf die an dieser Stelle nicht mehr eingegangen werden soll. Digitalis-Präparate, die heute sehr viel seltener als früher eingesetzt werden, aber bei der chronischen Herzinsuffizienz vor allem mit bestimmten Herzrhythmusstörungen immer noch indiziert sind, unterstützen die Kontraktionskraft des Herzmuskels und führen zu einer Pulsverlangsamung. Unter Diuretika (von denen Lasix® eines der bekannteren ist) versteht man Medikamente, welche die Wasserausscheidung fördern. Dies kann mitunter bei erheblicher Ödemneigung (Wasseransammlung an den Beinen, manchmal aber auch im Bauch- oder im Brustraum) notwendig sein. Diuretika, Digitalispräparate (Herzglykoside) und Medikamente, die wie Beta-Blocker oder ACE-Hemmer Herzfrequenz und Leistung regulieren, werden nach inzwischen detailliert vorliegenden Stufenplänen je nach Symptomatik und Schweregrad gezielt kombiniert und eingesetzt, was eine gründliche kardiologische und internistische Diagnostik erfordert.

4.7 Psychosomatik und Psychodynamik

Wir Deutschen gelten als ein Volk der potentiell Herz- und Kreislaufkranken. Während Franzosen in Zeiten der Erschöpfung eher unter der crise du foir (Leberkrise) und Engländer unter einem Erschöpfungssyndrom (fatigue syndrome) leiden, spielen sich in Deutschland ein Großteil psychovegetativer Störungen im Herz-Kreislauf-System ab: Der Blutdruck ist zu niedrig, man hat Herzschmerzen, Herzrasen oder subjektive Atemnot. Möglicherweise hängt dies, kulturell gesehen, mit dem Erbe der deutschen Romantik zusammen – das Herz wurde immer als besonderes Organ und Träger der Gefühle angesehen (man nimmt sich etwas zu Herzen, Liebeskummer bricht einem das Herz, man ist einander herzlich zugetan). Wie dem auch sei – psychovegetative Störungen (manchmal auch als funktionelle Störungen, Somatisierungssyndrome oder somatoforme autonome Funktionsstörungen bezeichnet), können zwar unterschiedliche Organsysteme betreffen, doch ist das kardiovaskuläre System besonders häufig betroffen.

Herzphobie

So kann eine „Herzphobie" mit den Symptomen des Herzklopfens, des Herzstolperns, des Herzrasens, mit Druckgefühlen, Stechen in der Brust, Gefühlen einer drohenden Ohnmacht oder Atemnot einhergehen. Dem kann sich ein Hyperventilationssyndrom, also ein panikbedingtes schnelles Ein- und Ausatmen mit sekundären Ohnmachtszuständen und muskulärer Tetanie, hinzugesellen – ein Zustand, der subjektiv zwar dramatisch, letztlich aber harmlos ist und durch Gegenatmen in eine Tüte mit Hilfe des nun veränderten O^2/CO^2-Verhältnisses rasch behoben werden kann.

Die eben genannten Symptome können denen einer Angina pectoris bzw. eines manifesten Herzinfarkts sehr ähneln und werden wegen der damit verbundenen Ohnmachtsgefühle und subjektiven Lebensangst wird auch bei den somatisch gesehen harmlosen, psychovegetativen Störungen von den Betroffenen als sehr bedrohlich erlebt.

Im Gegensatz zu den koronaren Herzkrankheiten, dem eigentlichen Gegenstand dieses Kapitels, sind psychovegetative Störungen häufig diffus und wechselnd, manchmal durch Zureden oder Placebogabe beeinflussbar und korrelieren häufig mit situativ besonderen Belastungen (beispielsweise unangenehmen Situationen). Dennoch ist in jedem Fall auch an die Möglichkeit einer organisch bedingten koronaren Erkrankung zu denken und eine solche durch die entsprechende Diagnostik (Kap. 4.4) abzuklären. Finden sich keine organpathologischen Befunde, reicht dies allerdings noch nicht zur Annahme einer psychisch bedingten Störung aus. Stattdessen gilt es, Zusammenhänge zwischen Auftreten (Erstauftreten) dieser Symptome und damit korrelierenden, sozial oder psychisch belastenden Ereignissen und Situationen festzustellen, die dem Patienten meist zunächst nicht bewusst sind. Die eigentliche Behandlung der zugrunde liegenden Problematik ist eine psychotherapeutische, auf die hier nicht weiter eingegangen werden kann. Mitunter können aber bereits die ärztliche Feststellung, dass es sich um keine Koronarkrankheit handelt, die Erkenntnis von Zusammenhängen zwischen psychosozialem Konflikt und Beschwerden sowie unterstützende Maßnahmen (Bewegungstherapie, Entspannungsverfahren) ausreichend sein.

Psychosoziale Stressoren

Psychosoziale Probleme, insbesondere Überforderung und drohende Erschöpfung, können jedoch ein Ausmaß annehmen, dass sie sekundär tatsächlich zu Veränderungen des Gefäßsystems und letztlich der Herzfunktion beitragen können: Wie im Folgekapitel noch näher erläutert, kann man in Zeiten von Stress, Angst und Erschöpfung möglicherweise mehr fette, süße und vor allem reichliche Nahrung zu sich nehmen, als einem gut tut. Analoges gilt für den Konsum von Alkohol und insbesondere Zigaretten. Die Erschöpfung und Depression kann zu Bewegungsmangel führen. Dies alles sind aber Risikofaktoren, die, wie in Kapitel 4.3 bereits gezeigt, zu arteriosklerotischen Gefäßveränderungen und sekundär zur Herzinfarktentstehung beitragen können. Darüber hinaus können Stresshormone und insbesondere das Adrenalin direkt Gefäßwände verändern und es ist bekannt, dass auch die Blutgerinnung unter chronischem Dauerstress zunehmen kann. Vor allem lang anhaltender Dauerstress ohne ausreichende Erholungspausen, verbunden mit dem ohnmächtigen Gefühl, an der eigenen aussichtslos erscheinenden Situation nichts ändern zu können, können bei ansonsten sehr ehrgeizigen Menschen möglicherweise zu einem Infarktgeschehen beitragen – hierauf wird im Folgekapitel noch detailliert eingegangen.

Menschen, die aber viel von sich verlangen und stets Höchstleistungen geben müssen, sind möglicherweise auch in besonderer Weise gefährdet, die Anzeichen eines Herzinfarktes nicht ernst zu nehmen und – oft mit fatalen Folgen! – erst zu spät notärztliche Hilfe in Anspruch zu nehmen. Dieses Phänomen kann sich nach der Akutbehandlung fortsetzen, wenn sie beispielsweise nicht akzeptieren können, beruflich kürzer zu treten oder gar eine Pause, beispielsweise in Form einer Kur oder Rehabilitationsbehandlung, einzulegen. Die eigentlich dringend erforderliche Besinnung und Neuorientierung des Lebens-, Ernährungs- und Bewegungsstils, auf die in Kapitel 4.10 noch eingegangen wird, findet möglicherweise nicht statt, wenn im Selbsterleben des Betroffenen kein Platz für ein solches, auch Schwächen akzeptierendes Umdenken ist. Wir sehen: Psychodynamische und krankheitsbedingte Faktoren können einander rekursiv bedingen: Zum einen kann psychosozialer Stress zum Herzinfarktgeschehen beitragen, zum anderen kann ein stattgehabter Herzinfarkt seinerseits als „life-event" belasten und zu einer mit zusätzlichem Stress verbundenen Krise führen. Nun beinhaltet das Wort Krise nicht nur den Aspekt des Stresses und der seelischen Not, sondern auch den der Entscheidung, der Chance und des Umdenkens. Gerade nach einem Herzinfarkt besteht möglicherweise die Chance, die bisherige Lebensweise und die bisherigen Lebensziele zu überdenken und die krankheitsbedingte Krise als Möglichkeit einer persönlichen Kurskorrektur zu sehen.

4.8 Krisen und Krisenintervention

Nach einer Untersuchung der Wochenzeitung „Die Zeit" gehört die koronare Herzkrankheit und insbesondere der Herzinfarkt zu den „vorzeigbaren" und mit einem positiven Image verbundenen Erkrankungen (im Gegensatz beispielsweise zur Schizophrenie oder der Alkoholkrankheit). Meist wird damit ein „überforderndes Managerdasein" ohne Rast und Ruh, ein sich Verausgaben für mehr oder weniger hehre Ziele und anderes mehr assoziiert.

Die epidemiologischen Fakten halten dem nicht ganz stand: Wie wir noch sehen werden, betrifft die koronare Herzkrankheit zwar auch, keineswegs aber in erster Linie sozial hoch angesehene Entscheidungsträger oder Menschen mit Machtbefugnis und finanziellem Einfluss. In der Regel haben sie das Wissen, das Geld und die Möglichkeit, einiges für ihre Gesundheit zu tun – auch im Vorfeld einer koronaren Herzerkrankung – und vielfach können sie mit Stressfaktoren anders umgehen als Menschen der Mittel- und Unterschicht, diesen oft weitaus ohnmächtiger ausgesetzt sind.

Stress-Krise-Herzinfarkt

Sind Stress und Krisensituation andererseits tatsächlich für die koronare Herzkrankheit und das Entstehen eines Herzinfarktes verantwortlich oder zumindest mitverantwortlich? Einiges spricht dafür. Zwar ist unbestritten, dass es eine hereditäre (familiäre) Veranlagung gibt. Das gilt zum einen für den Zustand der Herzkranzgefäße sowie eine Veranlagung zum Bluthochdruck, zum anderen für bestimmte Stoffwechselstörungen und insbesondere für eine familiär auftretende Erhöhung des LDL-Cholesterins. Sind diese genetischen Faktoren vorhanden, sind psychosoziale Faktoren zweitrangig (können aber ihrerseits zusätzlich schädigend wirken). Andererseits steht außer Frage, dass Herz-Kreislauferkrankungen unter den stressenden Bedingungen einer hoch zivilisierten und hoch technisierten Gesellschaft deutlich zunehmen. Zumindest subjektiv, in vielen Fällen auch objektiv, gibt es durchaus Zusammenhänge zwischen chronischer Überforderung und sich krisenhaft zuspitzenden stressenden und erschöpfenden Ereignissen einerseits und einer koronaren Gefährdung andererseits. Über die Mechanismen wurde bereits in Kapitel 4.3 gesprochen: Die meisten Faktoren, die das metabolische Syndrom begünstigen, sind zumindest auch Möglichkeiten einer – allerdings inadäquaten – Stresskompensation: Rauchen, übermäßiger Alkoholgenuss, das Essen fetter süßer Speisen (zur Behebung von Depression und Frustration), Bewegungsmangel einerseits, Hektik am Arbeitsplatz und im Alltag andererseits – dies alles sind nicht nur Risikofaktoren für den Herzinfarkt, sondern gleichzeitig häufig auch Ausdruck eines Lebensstils, der außer Balance geraten ist und, zumindest sekundär, auf eine überdurchschnittliche und im Moment nicht austarierte Belastungssituation hinweisen kann.

Typ-A-Verhalten

Hinzu kommt das, was von dem amerikanischen Kardiologen R.H. Roseman als das „Typ A-Verhalten“ beschrieben wird: „Das Typ A-Verhalten ist kein Persönlichkeitsmerkmal, sondern umfasst eine Reihe verhaltenswirksame Elemente, die mit einer verstärkten adrenergen Reaktion auf Alltagserfahrungen einhergehen: Verhaltensdispositionen wie Ehrgeiz, Aggressivität, Rivalität und Ungeduld, spezifische Äußerungen wie Muskelspannungen, gespannte Aufmerksamkeit, schnelle und empathische Sprechweise und Beschleunigung vieler Aktivitäten, emotionale Reaktionen wie Irritierbarkeit und erhöhtes Potential für Feindseligkeit und Ärger… Typ A-Verhalten stellt eine charakteristisches Bewältigungsmuster angesichts von Belastungserfahrungen dar“ (Roseman 1983, zit. n. Siegrist 1992, 141f). Man sollte sich hüten, solche Zuschreibungen generell, pauschalisierend und kritiklos allen koronaren Herzpatienten zuzuschreiben. Ein gewiss nicht kleiner Teil zeigt ganz andere Verhaltensweisen, hat gelernt, sich zu entspannen, Dinge, die man nicht ändern kann, als solche anzunehmen und geht mit einer stoischen Gelassenheit durch die Welt – um möglicherweise trotzdem von koronaren Herzerkrankungen eingeholt zu werden. Andererseits gibt es eben doch Menschen, die in besonderer Weise darunter leiden, ihre Ziele nicht durchsetzen zu können, von anderen kontrolliert zu werden und die Dinge nicht selbst kontrollieren zu können und die in besonderer Weise unter ihren eigenen Anforderungen einerseits und den Hindernissen, ihre Ziele in die Tat umzusetzen, andererseits leiden. Es sei noch einmal betont: Insbesondere Angehörige unterer Einkommensschichten und mit wenig Gestaltungsspielraum sind hier bedroht, weil sie Erfolg, Anerkennung und adäquater Leistungsvergütung sowie

Bestehen in Konkurrenzsituationen nicht in adäquater Weise erfüllen können. Vor allem das Ausgeliefertsein gegenüber Willkürakten (des Chefs, Mobbing) sowie drohende Arbeitslosigkeit, möglicherweiser trotz hervorragender eigener Leistungen, schlägt hier zu Buche. Aber auch wer als Orchestermusiker trotz hervorragenden Talents immer wieder vom Konzertmeister willkürlich „gedeckelt“ wird, kann in eine solche Situation geraten.

„Belastungskarrieren“ und Erschöpfungssyndrom

In seinem ausgezeichneten Essay über psychosozialen Stress und Herzinfarkt geht Siegrist (1992) darauf ein, dass jeder Mensch eine bestimmte Menge belastender Erfahrungen verarbeiten kann, dass es aber Belastungskarrieren gibt, die so lang dauernd und schwerwiegend sind, dass die stressabwehrenden Bewältigungsmechanismen aufgezehrt sind bzw. zusammenbrechen. Kritische Phasen solcher „Belastungskarrieren“ sind dann oft persönliche und berufliche Wendepunkte, vor allem nach Verausgabung, beruflicher Abstieg oder Arbeitsplatzverlust, Partnerverlust, erzwungene Wohnortveränderung und anderes mehr. Sie kündigen sich durch erhöhte Reizbarkeit, Unfähigkeit abzuschalten, lang andauernde Verstimmungen, Energielosigkeit und Erschöpfung sowie in Störungen des körperlich-seelischen Gleichgewichts (u. a. in Schlafstörungen und Störungen des Sexuallebens) an. Solche Erschöpfungssyndrome können unter anderem in eine Depression, aber auch in eine koronare Belastungssituation münden. Wann aber kann ein Stressgeschehen sich in besonderer Weise herzkreislaufwirksam äußern? Psychosozialer Stress bedeutet hier nicht einfach Hektik oder starke Anstrengung, sondern geht mit Dysstress und damit nicht mehr zu bearbeitender Stresssituation einher (Kap. 4.2). Es kommt also zu einem Ungleichgewicht zwischen hoher Verausgabung auf der einen und niedriger Kontrolle bzw. Belohnung auf der anderen Seite. Erst diese ungünstige Bilanz, verbunden mit sehr negativen Gefühlen und erheblicher zentralnervöser Erregung führen schließlich zu den das Herz-Kreislaufsystem schädigenden dauerhaften Belastungen – man kann sich abmühen wie man will, man ist immer am kürzeren Hebel und anderen Gewalten hoffnungslos ausgesetzt.

Verausgabung als Lebensskript?

Hohe Verausgabung, verbunden mit nicht zu beeinflussendem externen Zwang ist also ein erster Faktor eines solchen Stressgeschehens. Zweitens können auch intrinsische Gründe ein solches Stressgeschehen fördern: Der Drang, etwas Besonderes zu leisten, besondere Herausforderungen zu meistern oder alles unter Kontrolle zu bringen, kann Ausdruck eines „Lebensskripts“ sein, das seine Wurzeln möglicherweise in der Kindheit hat. Nach meinen eigenen Erfahrungen in der familientherapeutischen Arbeit haben manche Patienten in der Kindheit inadäquate, vermeintliche Schutzfunktionen für die Eltern übernommen, beispielsweise, wenn diese alkoholkrank waren. Was immer solche Kinder taten – es war nicht genug, jedenfalls nicht genug, um die drohende Dekompensation der Alkoholkrankheit zu verhindern. Analoges mag durchaus auch bei stressbelasteten Eltern und anderen Konstellationen vorliegen. Wir sprechen von Parentifizierung, wenn Kinder eine Verantwortung aufgebürdet bekommen bzw. sich selbst aufbürden, die den Eltern obliegt und den Kindern nicht zusteht (und sie überfordert). Wer als Kind permanent an die Grenzen seiner Leistungsfähigkeiten geht, um seine Eltern zu erfreuen und damit vor Schlimmeren zu bewahren bzw. sie davon abzulenken, mag möglicherweise dieses „Lebensskript“ ins Erwachsenenalter tradieren, was zu der Erwartungshaltung führt, dass man immer das Beste leisten muss – und letztendlich reicht es nie!

Resilienzfaktoren

Selbst beim ungünstigen Vorliegen äußerer, einschränkender Lebensbedingungen und Lebensereignisse und einem überforderndem, biografisch bedingtem Lebensskript andererseits, muss dies noch nicht zwangsläufig zu einer chronisch und das Herzgefäßsystem schädigenden Stressbelastung führen. Entspannende Freizeit, abwechslungsreiche Sozialkontakte, Liebe und Geborgenheit in Familie und Freundeskreis, sozioemotionaler Rückhalt – dies alles sind schützende Faktoren, die zur Erholung beitragen können.

Chronische Überforderung

Fehlt allerdings ein solcher solider emotionaler Rückhalt, so kommen wir zum dritten Gefährdungspunkt, der in besonderer Weise zu einer chronischen, stressbedingten Überforderung beitragen kann: Dem Gefühl, keinerlei Hilfe in Notsituationen erhalten zu können. Ein viertes Merkmal spricht Siegrist mit der Zeit an: Wir alle, so führt er aus, kennen vorübergehende belastende Leistungssituationen, beispielsweise Prüfungen, die aber meist folgenlos überwunden werden. Erst wenn sie chronisch sind, erschöpfen sich die Bewältigungsressourcen. Das Fehlen von Pausen, das Nichtabsehenkönnen eines Endes dieser überfordernden Situation und die damit verbundene Hoffnungslosigkeit, das Fehlen von bewusst gesuchten Phasen der Entspannung, der Muße, das Fehlen von Sport und Musik, von Spiel, von Tanz, von Kreativität – dies alles ist als ein vierter belastender Faktor anzusehen.

Den meisten Menschen ist unmittelbar und intuitiv einsichtig, dass ein solches Lebensskript und ein solcher über lange Zeit anhaltender Dysstress sehr belastend sind und insbesondere auch Blutdruck und Herzkreislaufsituation negativ beeinflussen kann. Doch ist dies wirklich so? Plausibilität ist bekanntlich kein Beweis von Kausalität. Es gibt aber zumindest einige Hinweise einer Kopplung solcher sozio-emotional belastenden Faktoren und einer Schädigung des Herzkreislaufsystems. Dabei sei kurz an die Ausführungen des Kapitels 4.2 erinnert.

Verausgabung, Kontrollverlust und Stress begünstigen den Herzinfarkt

Verausgabung und Kontrollverlust zusammen aktivieren beide Stressachsen gleichzeitig: Einerseits wird das sympathische Nervensystem „angetriggert" und der Körper arbeitet permanent auf „Hochleistungsniveau" – mit den entsprechenden Parametern der Adrenalinausschüttung, der Herzfrequenzsteigerung, der Blutdrucksteigerung etc. Andererseits ist die erlebte Hoffnungslosigkeit in der Lage, Angst und Depression erfahrbar werden zu lassen, und triggert gleichzeitig auch das parasympathische Nervensystem an, was zu erheblichen Erschöpfungssituationen und -phänomenen führt. Unter Einfluss permanent erhöhter Stresshormone bildet sich die Arteriosklerose (die wie bekannt auch andere Teilursachen hat) schneller aus: eine Erkenntnis, die heute experimentell gesichert ist. Die Schädigungen an der Gefäßinnenwand sind also indirekt auch über Stresshormone beeinflusst. Dieser Prozess verstärkt sich, wenn gleichzeitig cholesterinreiche Nahrung zu sich genommen wird – was seinerseits eine (wenn auch inadäquate Antwort) auf Dauerfrustration sein kann. Aber die Blutfette an sich werden, unabhängig von der Ernährung, unter Stresshormoneinwirkung erhöht: LDL-Cholesterinwerte steigen signifikant unter Prüfungsstress oder bei erwarteten beruflichen Veränderungen an. Analoges wurde bei Industriearbeitern, die unter hohem Rationalisierungsdruck standen, festgestellt: War ihr

Arbeitsplatz ungesichert, wiesen sie einen erhöhten LDL/HDL-Quotienten auf (Kap. 12). Soweit die langfristig schädigenden Prozesse. Beim akutem Stress gilt es drei Mechanismen zu berücksichtigen: Zum einen können akute Herzrhythmusstörungen Ausdruck hormoneller Einflüsse sein, unter Umständen auch Zeichen einer Überlastung der Sauerstoffsituation am Herzen. Zum zweiten ändern sich die Fließeigenschaften des Blutes und der Blutplättchenaggregation, was zur Thromboseneigung führt. Stresshormone beeinflussen, wie in Kapitel 4.2 schon erwähnt, auch die Gerinnungsfähigkeit. Da aber beim Herzinfarkt nicht nur die Beschaffenheit des Herzkranzgefäßes, sondern auch die Größe eines Thrombus von Bedeutung ist, ist dies ein ernst zu nehmender Risikofaktor. Drittens können Stresshormone direkt den Herzmuskel schädigen und somit gefährliche Herzrhythmusstörungen auslösen. Nach Siegrist fanden sich bei 11 von 15 Opfern von Gewaltverbrechern ohne körperliche Verletzung, die nach dem Überfall verstorben waren, abgestorbene Zellbezirke im Herzmuskel vor, die „... von ursächlicher Bedeutung für den unter aktuem Stress eingetretenen Herztod waren." (Siegrist 1992). Wir können zusammenfassen: Zwischen emotionalem und inadäquatem Dys- sowie Dauerstress einerseits und koronarer Gefährdung besteht ein mittelbarer, zum Teil auch unmittelbarer Zusammenhang. Eine solche Überforderung durch Dysstress geht wesentlich mit besonderen psychosozialen Belastungen einher, die vom Individuum als Krise erlebt werden.

Krisenintervention

Welche praktischen Konsequenzen kann bzw. soll man aus all dem Ganzen ziehen? Erstes Ziel einer Krisenintervention ist es, den Patienten Distanz zu den von ihm als krisenhaft erlebten Ereignissen zu ermöglichen. Dies kann beispielsweise im Rahmen einer Anschlussheilbehandlung, einer Kur oder einer Rehabilitationsmaßnahme geschehen (sofern diese Veränderungen nicht bereits selbst wieder als Krise erlebt werden). In der Krise steckt, es wurde bereits genannt, durchaus auch die Chance der veränderten Sichtweise sowie einer veränderten Lebensführung. Dabei kommt es sicherlich darauf an, nicht nur sein Ess-, Bewegungs- und Arbeitsverhalten in Frage zu stellen, sondern auch nach Gründen für diese Verhaltensweise zu forschen. Eine Auseinandersetzung mit familiären Delegationen, überfordernden Ereignissen in Kindheit und weiterer Biografie und eine „Überarbeitung bzw. Revision des Lebensskripts" können durch eine krisenbedingte Reflexion möglicherweise angestoßen werden.

Umgestaltung der Lebensweise

Auch wenn sich sozioemotionaler Rückhalt, der zweifellos ein Schutzfaktor gegen koronare Herzkrankheit ist, nicht verordnen oder erzwingen lässt, so kann man doch das Leben in einem gewissen Umfang umorganisieren und neu gestalten, die möglicherweise eindimensionale Leistungsorientierung relativieren und andere Sozialkontakte in den Vordergrund stellen. Auch die persönliche „Kontroll- und Verausgabungsbereitschaft" ist zu hinterfragen: Welches sind die Gründe, die mich permanent an die Grenzen meiner Leistungsfähigkeit bringen, und wie kann ich mir anderweitig Respekt und Ansehen verschaffen? Ganz konkrete Maßnahmen sind Sport, Musik, kreative Betätigung und Entspannungsübungen.

Entspannung

Entspannung bietet die Möglichkeit, die alltägliche Stressbelastung abzubauen und ihr entgegen zu wirken, was auch regeneriert und dem Ausgleich von körperlichen und geistigen Belastungen dient. Die Methode der Progressiven Muskelrelaxation (PMR), auch bekannt als Progressive Muskelentspannung oder „Training nach Jacobson", ist eine von vielen hierfür geeigneten Methoden und beruht auf der Wechselwirkung zwischen muskulärer und psychischer Spannung sowie Anspannung. Die Lockerung der Muskulatur, die im Entspannungstraining hervorgerufen wird, führt im seelischen Erleben zu einem Ruhegefühl, das seinerseits zirkulär zu einer zunehmenden Muskelentspannung führt. Auch Meditation, Musikerfahrung und anderes mehr können entspannungsfördernd und stressabbauend wirken.

Gerade bei chronischer emotionaler Belastung und drohendem Erschöpfungssyndrom ist außerberuflicher Ausgleich wichtig: Das Besuchen von Konzerten, regelmäßige Treffen von Freunden, gemeinsame sportliche, musikalische und andere Aktivitäten, kurz die soziokulturelle Teilhabe, so sie als angenehm erlebt wird, kann dazu führen, nicht mehr nur und ausschließlich im beruflichen und leistungsbezogenen Bereich die Erfüllung des Lebens zu sehen.

Entlastung am Arbeitsplatz

Die Beeinflussung der strukturellen Seite des Stressgeschehens, also die beruflichen Anforderungen sowie mitunter das Gefühl, bestimmten Situationen ohnmächtig ausgeliefert zu sein, sind sicherlich am schwierigsten zu beeinflussen. Bestimmte Arbeitsbelastungen, Rationalisierungsdruck, Mobilitätsanforderung, Unsicherheit des Arbeitsplatzes und anderes mehr sind überindividuelle, gesellschafts- und wirtschaftspolitisch bedingte Phänomene, die nur bedingt vom Einzelnen zu beeinflussen sind. Umso wichtiger und gebotener wäre es, gerade hier anzusetzen und auf soziale und arbeitsbezogene Bedingungen zu pochen, die einem solchen Stressgeschehen entgegen wirken. Hierauf wird in Kapitel 4.12 noch einzugehen sein.

Emotions-regulierendes Coping

Lassen sich soziale und wirtschaftliche Bedingungen vom Einzelnen nicht wirklich beeinflussen und ändern, bleibt noch das „emotionsregulierende Coping", das Arbeiten an der Bewertung dessen, was man in der sozialen Situation erlebt. Eine gewisse stoische Grundhaltung angesichts dessen, was man nicht ändern kann, eine gewisse Gelassenheit im Umgang mit unabänderlichen Situationen ist möglicherweise, zumindest bis zu einem gewissen Grad, erlernbar.

Es bleibt festzuhalten, dass psychosozialer Dauerstress und krisenhafte Ereignisse nicht die einzigen, wohl aber bedeutende Faktoren sind, die zur koronaren Herzkrankheit beitragen können. Eine wichtige Quelle möglichen Stressabbaus und emotionalen Rückhalts kann die Familie sein, der wir uns im folgenden Kapitel zuwenden wollen.

4.9 Beratung und Psychoedukation

Wie wir gesehen haben, entsteht die koronare Herzkrankheit auf dem Boden mehrerer, zum Teil synergistisch wirkender Faktoren, die nicht unwesentlich auch von Biografie, Ernährungs- und Lebensstil mitgeprägt sind. Auch der Umgang mit der Erkrankung selbst ist von Biografie und psychosozialen Faktoren beeinflusst, ähnliches gilt somit auch für die Prognose einer chronischen koronaren Herzkrankheit. Eine Beratung und psychosoziale Begleitung des Patienten wird dies berücksichtigen. Sie kann der Primär-, Sekundär- und Tertiär-

Prävention zugeordnet werden. In erster Linie geht es bei der Primär-Prävention um die Erziehung zu und Förderung von gesunder Lebensweise möglichst ohne Risikofaktoren – eine solche Gesundheitsförderung wendet sich also an „jedermann", insbesondere an Menschen, die verstärktem Maß den Risikofaktoren des metabolischen Syndroms ausgesetzt sind. Psychoedukative Maßnahmen zielen in diesem Stadium also auf eine Veränderung der Lebens- und Ernährungsgewohnheiten, das Erkennen und frühzeitige Behandeln einer diabetischen Stoffwechsellage, eine Veränderung des Bewegungsmusters und anderes mehr (Kap. 12).

Sekundärprävention

Die Sekundärprävention hat die gleichen Risikofaktoren im Fokus, dient aber insbesondere der Früherkennung und Frühbehandlung dieser Faktoren und Erkrankungen, wenn sie zum Infarkt zu führen drohen. Die Thematik ist dieselbe, die Zielgruppe eine etwas andere.

Tertiärprävention

Die Tertiärprävention findet in der Regel nach einem stattgefundenen Infarkt statt, um Folgeerkrankungen zu verhindern. Insbesondere Koronarsportgruppen und Selbsthilfegruppen, aber auch Gesprächskreise für Betroffene und Angehörige dienen der gemeinsamen Aussprache und dem Training zur Verhaltens- und Einstellungsänderung. Neben der bisher genannten Thematik (im Wesentlichen die Vermeidung der Risikofaktoren im Gefolge des metabolischen Syndroms) geht es möglicherweise um gezielte Maßnahmen zur Verhinderung des Nikotinabusus und insbesondere um Stressabbau und Veränderung der inneren Einstellung zu Stressoren und Faktoren. Nach Schwarzer (2002, 134) sind neben der persönlichen Verhaltensänderung zur Vermeidung von Risiken auch Überlegungen zur Verbesserung der sozialen und beruflichen Situation Gegenstand solcher Gespräche.

Die bereits zitierten „Pocketleitlinien" zur Rehabilitation weisen ebenfalls auf die besondere Bedeutung psychologischer und psychoedukativer Maßnahmen hin, die als Hilfe zur Krankheitsverarbeitung, zur Reduktion der Risikofaktoren und zur Verbesserung der Lebensqualität fester Bestandteil einer Rehabilitation sein sollten. Vor allem bei erhöhtem Dysstress sollten Techniken zur Stressbewältigung und Entspannungsverfahren vermittelt werden. Auch individuelle und spezifische Bedürfnisse von Frauen mit koronarer Herzkrankheit müssten entsprechende Beachtung durch spezifisch angepasste psychoedukative Betreuung finden. Liegt zusätzlich eine Depression oder eine Angsterkrankung vor, reichen psychoedukative Maßnahmen nicht aus und müssen durch eine Psychotherapie ergänzt werden.

Themen der Psychoedukation

Allgemein beinhaltet die Psychoedukation herzkranker Patienten Aufklärung, Beratung, Schulung und Unterstützung bei Verhaltensmodifikation (Stichwort: Vermeidung von Risiken, Leben mit der Erkrankung, gesunder Lebensstil) und wird von Ärzten, Psychologen und Sozialpädagogen (vor allem mit Schulungen in der Erwachsenenbildung) durchgeführt. Elemente des Anti-Rauchtrainings können ebenso wie Entspannungstechniken, Krafttraining und sportliche Themen mit eingebaut werden. Um eine Nachhaltigkeit zu gewährleisten, können einige Einheiten auch die Lebenspartner mit einbeziehen und nicht nur auf eine kurzfristige, sondern auf eine langfristige Lebensstiländerung hinarbeiten. Auch eine konsequente und dem individuellen Risiko angemessene medikamentöse Behandlung sollte thematisiert werden. Dies gilt auch und insbesondere bei weiteren Erkrankungen im Umfeld der koronaren Erkrankung, beispielsweise der Adipositas (Übergewicht) oder einem bereits vorliegenden Diabetes. Themen zur Vermeidung bzw. Reduktion des Übergewichtes beziehen sich auf die Ernährungsberatung, regelmäßige körperliche Aktivität, kalorienreduzierende Mittelmeerkost, mäßigen Umgang mit Alkohol, ballaststoffreiche, fettarme Kost (ungesättigte Fettsäuren, hoher Anteil an Omega3-Fettsäuren!) und andere Hinweise, die in Kapitel 12 näher erläutert werden. Neben der Beratung sind insbesondere praktische Übungen (Lehrküche) in Gruppen hilfreich. Am wichtigsten ist zweifellos die Motivation des Patienten, an solchen Beratungen und Kursen zur Veränderung der inneren Einstellung und des Lebensstils überhaupt teilzunehmen. Dabei geht es um die Auseinandersetzung mit bisherigen Lebens- und Ernährungsgewohnheiten, aber auch um die Verarbeitung der oft als sehr beängstigend erlebten Erfahrungen während des Herzinfarktgeschehens. Ziel einer Psychoedukation ist also nicht nur die Information und die Förderung der Compliance (also der Bereitschaft, notwendige Maßnahmen eigenverantwortlich mit zu tragen), sondern auch das bewusste Annehmen der oft als Lebenskrise empfundenen Erkrankung und das Entwickeln der Fähigkeit zu einem gelingenden und selbst verantwortlichen, freudvollen Leben auch unter eventuell erschwerenden Bedingungen einer chronischen Erkrankung. Die Wiedererlangung des Selbstvertrauens ist dabei sicherlich ein zentraler Aspekt.

Rehabilitation

Oft wird Psychoedukation verbunden mit anderen rehabilitativen Elementen (beispielsweise Sport und Ausdauertraining, Ernährungsschulung, psychosomatische Betreuung, Entspannungsmethoden, Nichtraucherkurs, Informationsveranstaltungen mit medizinischen Inhalten, Notfall- und Reanimationsschulung sowie Optimierung der medikamentösen Therapie). Einzelne Module können sich mit Muskelrelaxation, Wirbelsäulengymnastik, Krafttraining oder Ernährungsfragen beschäftigen. Auf einige dieser Themen soll hier kurz eingegangen werden. Trainingsempfehlungen müssen auf die jeweilige Situation des Patienten (Leistungsfähigkeit, Compliance, familiäre und berufliche Gegebenheiten) abgestimmt werden, so dass der Psychoedukation und Beratung (neben dem aktuellen Training in Herzkreislauf-Gruppen) eine besondere Bedeutung zukommt.

Die Behandlung psychosozialer und insbesondere emotional relevanter Themen im Rahmen der Psychoedukation ist ebenfalls besondere Aufmerksamkeit zu schenken: Das Gesundheitsverhalten ist oft von lebensgeschichtlichen Erfahrungen, eigenen Motiven und inneren Werten stark beeinflusst. Individuelle Merkmale, zum Beispiel Überzeugung über die eigenen Handlungsmöglichkeiten, bzw. die eigene Ohnmacht und sozialpsychologische Prozesse spielen hierbei eine große Rolle. Vor allem der Umgang mit schwierigen sozialen Lebensbedingungen und Dysstress sollte thematisiert werden. Hierzu gehören auch die Bewältigung unangenehmer Erfahrungen und belastender Emotionen nach einem Herzinfarkt oder medizinisch-diagnostischem/therapeutischem Eingriff. Letztlich dienen solche Themenkreise der Steigerung der Lebensqualität, insbesondere durch das Entwickeln gesundheitsfördernder und emotionsverändernder Verhaltensweisen. Solche Verhaltensweisen werden sich günstigstenfalls in allen Bereichen der „Lebensstilmedizin“ (Ernährung, Essverhalten, Ernährung, Rauchen, Stressbewältigung) auswirken.

Den Empfehlungen der „Patienteninformation zur ambulanten kardiologischen Rehabilitation“ (Cardiomed 2008) sind auszugsweise folgende exemplarische Ziele zum persönlichen Umgang mit der koronaren Herzkrankheit entnommen:

- „Ich bewältige meine Krankheit, ich kann mit dem operativen Eingriff gut umgehen!“
- „Ich arbeite an der Verbesserung meiner Stresskompetenz“
- „Mit optimaler Motivation reduziere ich mein Gewicht bis zum … auf … kg!“
- „Ich entwickle einen Plan für mein konsequentes Bewegungstraining für meine gesunde Zukunft!“
- „Ich beschäftige mich intensiver mit meiner Entspannungsfähigkeit, lerne eine für mich passende Entspannungstechnik!“
- „Ich gehe mit neuen medizinischen Realitäten (z. B. Einnahme von Medikamenten) positiv um!“
- „Ich orientiere mich im Bereich meiner persönlichen Werthierarchie neu, z. B. ab jetzt: ich schaue auf mich, weil die anderen mich brauchen!“

Nichtraucherschulung

Gegebenenfalls können Elemente einer Nichtraucherschulung sinnvoll sein (dies hängt natürlich von der Zusammensetzung einer solchen Gruppe ab). Diese beinhaltet Informationen über Rauchen als Gesundheitsrisiko, fachmännische therapeutische (oft verhaltenstherapeutische) Betreuung, schrittweises Heranführen an die Rauchfreiheit durch bewusstes Ändern bisheriger Lebensgewohnheiten (kleine Pausen auch ohne Nikotin) und das Erlernen alternativer Verhaltensmuster, das Erlernen von Selbstkontrollmechanismen und insbesondere Strategien bei drohenden (und gelegentlich vorkommenden) Rückfällen.

Notfall-/Reanimationsschulung

Schließlich sei noch kurz auf die Notfall- und Reanimationsschulung hingewiesen. Sowohl die Patienten als auch ihre Angehörigen sollten wissen, was bei einem kardialen Notfall, einem drohenden Herzinfarkt und insbesondere beim Herzkreislaufstillstand zu tun ist. Neben der ganz konkreten praktischen und im Einzelfall lebensrettenden Bedeutung dieses Wissens (wie gesagt muss die Reanimation spätestens drei Minuten nach Beginn des Herzstillstandes einsetzen) kommt dem Wissen um informierte Angehörige, dem Ausarbeiten eines „Notfallplans“ oder dem Bereitlegen von Notfalltelefonnummern möglicherweise auch eine entängstigende Funktion zu (im Anschluss hieran empfiehlt es sich in jedem Fall, einen Erste-Hilfe-Kurs zum Erlernen auch erweiterter Erste-Hilfe-Maßnahmen einschließlich der Benutzung des Defibrillators zu besuchen).

Siegrist (1992) nennt weitere Themen der Beratung bei koronarer Herzkrankheit: So weist er auf die Bedeutung von unterschiedlichen Sportarten wie Gehen, Joggen, Wandern, Radfahren und anderem mehr hin und gibt zum Teil konkrete Hinweise auch beim Schwimmen, das bei Beachtung einiger Vorsichtsmaßnahmen auch für herzkranke Patienten möglich ist, andererseits im Einzelfall problematisch sein kann, so dass eine ärztliche Beratung notwendig ist (unter anderem darf das Wasser nicht zu kalt sei, Pressatmung sollte strikt vermieden werden, die Schwimmtechnik sollte stimmen). Ähnlich dezidiert äußert er sich zum „Schneeschaufeln", das auch bei Angina pectoris nicht immer so gefährlich ist, wie mitunter angenommen.

4.10 Familie und systemische Familienarbeit

Ein so einschneidendes Ereignis wie ein akuter Herzinfarkt, aber auch eine chronische koronare Herzerkrankung betrifft erfahrungsgemäß nicht nur den Erkrankten selbst (den natürlich in erster Linie), sondern auch sein näheres Umfeld und insbesondere die Familie. Dem Autor sind mehrere Beispiele bekannt, in denen gerade die Ehefrau (manchmal gegen den Widerstand des Betroffenen) beim akuten Herzinfarkt gerade noch rechtzeitig ärztliche Hilfe holte. Mit jemandem über die ureigenen Ängste und Nöte sprechen zu können, die Last nicht alleine tragen zu müssen und empathisches Verständnis sowie Unterstützung zu bekommen, ist für Menschen mit koronarer Herzkrankheit von außerordentlich großer Bedeutung. Auch kann die Ehepartnerin/der Ehepartner sowie die übrige Familie (Kinder, Geschwister, Eltern) bewusst machen, dass es mitunter wichtigere Dinge im Leben als Karriere, berufliches Fortkommen und finanziell vergütete Leistung geben mag. In der (äußerst spärlichen) Literatur, die sich mit familiären Aspekten koronarer Herzkrankheit befasst, findet sich dann auch immer wieder der Hinweis auf die emotionale Bedeutung des Familiensystems, beispielsweise, wenn Siegrist (1992) vom Nutzen „gegenregulierender, entspannender Kontakte im Freizeitbereich und Familienleben" spricht, und er fügt hinzu: „Guter sozialer emotionaler Rückhalt ist ein Stützfaktor gegen koronare Herzkrankheit." Im für Prävention und Behandlung von Herzkreislauferkrankungen herausgegebenen Pocketleitfaden zur Rehabilitation wird mehrfach betont, dass Angehörige in die Beratung einbezogen werden sollten (beispielsweise wäre es hilfreich, wenn auch sie aufhören würden zu rauchen), und auch bei der Psychoedukation und Gesundheitstraining (s. u.) sollten sie einbezogen werden. Bei der individuellen Bearbeitung des Krankheitsgeschehens spielen Partnerschaftsaspekte und -probleme durchaus eine Rolle – so der Pocketleitfaden – beispielsweise beim Rollenverhalten oder -zuschreibungen sowie bei „sexuellen Dysfunktionen" (auf die gleich noch weiter eingegangen wird). Auch wenn es um weitere soziale Kontakte (Freundschaften, Sport, Vereinsleben) geht, können und sollten Partner und Familie mit einbezogen werden. Eine Patienteninformation zur ambulanten kardiologischen Rehabilitation (Cardiomed 2008) betont unter anderem die Wichtigkeit familiärer Integration sowie den optimalen Umgang mit der emotionalen Reaktion der Angehörigen nach dem Ereignis (gemeint ist der Herzinfarkt) und hebt die Wichtigkeit auch der Angehörigenberatung hervor.

Familiäre Veränderung des Ernährungsstils

Ein konkretes Beispiel findet sich, wenn in Rehabilitationseinrichtungen nicht nur die Betroffenen selbst, sondern auch ihre Lebenspartner in einer Lehrküche lernen, den Ernährungsstil in Richtung „mediterrane Ernährung" zu verändern. Das gemeinsame Kochen, gemeinsames Essen, ein gemeinsamer Essens- wie Lebensstil ist häufig familiär tradiert und gemeinschaftsstiftend. Insofern ist eine Änderung derselben immer auch ein familiensystemisches Phänomen, das die gemeinsame Modifikation familiärer (Ess-)Traditionen voraussetzt. Letztlich gilt dies für viele Aspekte des „metabolischen Syndroms“: Auch das Verändern von Rauch-, Trink- und Bewegungsgewohnheiten wirkt sich zumindest sekundär auf das gesamte Familiensystem aus. In Kapitel 9 wird anhand des Beispiels des Alkoholmissbrauchs explizit auf solche systemischen Zusammenhänge, insbesondere bei der Veränderung von Gewohnheiten, noch dezidiert eingegangen. Beratung und Psychoedukation, wie sie in Kapitel 4.11 näher beschrieben werden, sollten also nicht nur dem Patienten, sondern auch der Familie zugute kommen.

Bisher sind wir davon ausgegangen, dass familiäre Bindungen einen protektiven Effekt auf die Erkrankung haben und sozioemotionalen Rückhalt bieten können. Epidemiologische Studien zeigen zudem, dass das Risiko verheirateter Menschen, an einem Herzinfarkt zu erkranken, deutlich geringer ist als bei Singles.

Problematische Familienbeziehungen

Entscheidend ist dabei nicht nur die Tatsache einer vorhandenen Familie, sondern auch deren Qualität, die sich im Umgang miteinander und in den „Beziehungs-, Kommunikations- und Bindungsqualitäten“ zeigt. So gibt es mitunter auch Familien, deren Bindungsmodus problematisch sein kann. Es wurde bereits darauf eingegangen, dass familiäre Tradition und Delegation (unbewusst weitergegebene Anforderungen und Vermächtnisse) zu einem das Individuum überfordernden Lebensskript führen, das es zu modifizieren gilt.

Ziel einer familiensystemischen Beratung bzw. familientherapeutischen Behandlung kann es sein, den Partnern bzw. Familienmitgliedern zur bezogenen Individuation zur verhelfen, also dazu, die Verantwortung für das Gelingen des eigenen Lebens in die eigene Hand zu nehmen und nicht an den jeweils anderen abzugeben, gleichzeitig aber nicht unberührt vom Schicksal und Entwicklungsstand des jeweils anderen zu sein, sondern sich dafür empathisch zu interessieren und ihm zur Seite zu stehen – mehr aber auch nicht!

Sexualität

Kurz soll noch auf die Sexualität und Probleme bei koronarer Herzkrankheit bzw. nach Herzinfarkt eingegangen werden. Nach Sikrist (19912) hat der bekannte Rehabilitationskardiologe Halhuber wiederholt auf Probleme gestörter Partnerschaft und Sexualität nach durchgemachtem Herzinfarkt hingewiesen und unter anderem aufgezeigt, dass zwei Drittel der von ihm begleiteten Infarktkranken eine zum Teil erhebliche Minderung der gewohnten sexuellen Aktivität aufzeigten, wofür er drei Ursachen verantwortlich machte: Zum einen Störung von Libido und Potenz durch periphere arterielle Durchblutungsstörungen (in diesem Fall der arteriellen Durchblutungsstörungen in Becken- und Beingefäßen). Zum Zweiten können Potenzstörungen auch durch Medikamente, beispielsweise Beta-Blocker oder manche Lipidsenker und Hochdruckmittel hervorgerufen werden. Ihm ist sicher zuzustimmen, wenn er die Hauptursache solcher Störungen aber im seelischen Bereich ausmacht. Zu den Hauptängsten gehören laut Halhuber die Angst vor der Angina pectoris beim Geschlechtsverkehr, die in der Regel allerdings weniger begründet ist, als dies den Anschein macht. Stress, Angst und Übererregung sind vermutlich weniger Ausdruck körperlich inadäquater Belastung bei der Sexualität, als vielmehr Zeichen von Beziehungsängsten und anderer Störungen (so sind z. B. Kasuistiken von Herzkreislaufstörungen bei als nicht erlaubt erlebtem oder gefährlichem Sexualverkehr bekannt). In einer gelungenen Partnerschaft kann ein befriedigendes Sexualleben im Gegenteil erheblich zur Entspannung und Stressreduktion beitragen.

4.11 Netzwerkarbeit und Casemanagement

Wie wichtig der sozioemotionale Rückhalt, beispielsweise in der Familie gerade auch für herzkranke Menschen ist, wurde bereits besprochen. Aber auch Freunde, Nachbarn oder Arbeitskollegen können ganz erheblich zu einem solchen emotionalen Rückhalt beitragen. Und so sieht Schwarzer (2002, 133) ein Ziel der Rehabilitation (neben der beruflichen Wiedereingliederung und der Entängstigung des Patienten) in der Anbahnung „... der Rückkehr in soziale, private wie berufliche Verhältnisse und deren notwendige Änderung...". Auch die bereits zitierte Patienteninformation zur ambulanten kardiologischen Rehabilitation widmet sich der sozialen Reintegration, weist aber auf einen weiteren Punkt hin: Es kommt auch darauf an, Erlerntes und Antrainiertes (beispielsweise neue Ernährungsgewohnheiten, Bewegung und Sport) in das alltägliche Umfeld der Familie bzw. des Arbeitsprozesses zu integrieren. Dabei ist es gar nicht so einfach, die „Lebensstiländerung im sozialen Kontext umzusetzen" (Cardiomed 2008, 14), wenn beispielsweise im Freundes- oder Kollegenkreis weiter geraucht wird, eine Ernährungsumstellung zu Unverständnis von Freunden oder Bekannten führt (oder als latenter Vorwurf erlebt wird) – analoges gilt möglicherweise auch für Veränderung von Mobilität und Bewegung (Fahrradfahren zum Arbeitsplatz etc.). Möglicherweise finden sich nach einem Herzinfarkt oder dem Bekanntwerden einer koronaren Herzkrankheit auch neue Gruppierungen und soziale Beziehungen, die nun in den Vordergrund rücken und wichtiger als alte Bekanntschaften werden: Im Sport, der koronaren Herzgruppe, im Austausch ebenfalls Betroffener (Kap. 4.16). Das führt aber möglicherweise dazu, dass andere Beziehungen wichtiger werden und bisherige Beziehungsmuster zum Teil an Bedeutung verlieren.

Berufliche Reintegration

Bei der beruflichen Reintegration kommt es unter anderem auch darauf an, mit den emotionalen Reaktionen des beruflichen Umfeldes, also der Kollegen, nach dem Infarktgeschehen in adäquater Weise umzugehen. Einerseits kommt es sicher darauf an, einer Stigmatisierung vorzubeugen – auch Etikettierungen, als besonders schonungsbedürftig zu gelten, können eine Belastung bedeuten. Andererseits hat es Konsequenzen, wenn man bisherigen beruflichen Überstress wie beispielsweise Nachtschichten, Mehrfachbelastung (Multitasking) und eine inadäquate Prioritätensetzung in Richtung Effizienz im Beruf überdenkt und modifiziert – dies bleibt nicht folgenlos, was die Beziehung im Kollegenkreis angeht. Sowohl wenn sich sozialstrukturelle Gegebenheiten ändern – beispielsweise die Zugehörigkeit zu einer bestimmten Schicht, die ergometrische Gestaltung des Arbeitsplatzes, das Belastungs- und Anforderungsprofil – als auch, wenn sich an diesen äußeren Gegebenheiten nichts ändern, wohl aber an der Einstellung zu solchen Faktoren, wird sich zumindest indirekt das Beziehungsgeflecht zu allen Beteiligten, mithin auch zu Kollegen und Freunden am Arbeitsplatz verändern, und es kann wichtig sein, diese Veränderungen wahrzunehmen und auszusprechen. Wenn beispielsweise bestimmte Wertentscheidungen, zum Beispiel eine eindimensionale Leistungsorientierung, erfolgreich durchbrochen werden, werden möglicherweise auch Freunde, Bekannte, Nachbarn und Kollegen ihre eigenen Verhaltensweisen überdenken (wenn auch nicht unbedingt ändern). In jedem Fall wirkt sich dies aber auf die Beziehung aus.

Erhalten sozialer Netzwerke

Bisher wurden qualitative Aspekte des sozialen Netzwerkes angesprochen. Zunächst geht es aber erst einmal darum, soziale Netzwerke zu erhalten bzw. neu zu schaffen. Gerade bei drohendem Verlust des Arbeitsplatzes oder krankheitsbedingte Veränderungen im Wohn- oder privaten Lebensbereich kommt es darauf an, möglichen Isolierungstendenzen und sozialen Verlusten entgegen zu wirken. So ist das Ziel einer kardiologischen Rehabilitation nicht nur eine individuell bestmögliche physische oder psychische Gesundheit, sondern auch, die soziale Integration wieder zu erlangen und langfristig aufrecht zu erhalten. Ziel einer solchen Rehabilitation ist nach SGB IX die Wiederherstellung und Sicherung der Teilhabe und insbesondere die Integration in Beruf, Familie und Privatleben sowie die Erhaltung der Selbständigkeit. Mitunter kann es für Betroffene schwierig sein, Sozialbeziehungen neu zu knüpfen oder so zu gestalten, dass sie im oben genannten Sinne gesundheitsfördernd sind.

B

Der Arzt und Kabarettist Hirschausen empfiehlt beispielsweise, in seinem Adressbuch die Menschen rot einzukreisen, die man in besonderen Belastungssituationen und bei Krankheit um sich haben möchte und sich zu überlegen, warum dies so ist. Sie zählen zweifellos zu den wichtigsten Bezugspersonen, und manchmal lohnt es sich zu fragen, wie man eine solche Beziehung festigen und fördern kann.

Gestaltung sozialer Bindungen

Eine Beratung zur Gestaltung von Sozialbeziehungen kann im Einzelfall sinnvoll sein, beispielsweise wenn die berufliche Wiedereingliederung oder die Berufsausübung gefährdet ist oder wenn besondere Belastungen im privaten oder beruflichen Umfeld vorliegen, durch die die Teilhabe eingeschränkt oder gefährdet ist. Eine solche Beratung kann zudem auch auf Fragen des alltäglichen Lebens eingehen (Freizeit, Hobby, Fliegen, Reisen oder Sexualität). Aber auch Fragen im Zusammenhang mit dem Autofahren können im Einzelfall von erheblicher Bedeutung sein, wenn es beispielsweise darum geht, räumlich entfernte Freunde zu besuchen oder im sozialen Umfeld mobil zu bleiben. Dies gilt auch für die Frage nach Flugreisen, die bei der Freizeit- und Urlaubsgestaltung mitunter eine wichtige Rolle spielen. Weil die Kabinenluft einen relativ geringen Druck aufweist, kommt es regulatorisch zu einer Blutdrucksteigerung, und auch die oft enorme Lufttrockenheit können zu Problemen führen. Während Koronarkranke, die bereits in Ruhe Beschwerden haben, im Allgemeinen keine Flugreisen mehr unternehmen sollten, können Patienten ohne Beschwerden bei normaler Belastung im Allgemeinen eine solche unternehmen, müssen aber bestimmte Vorsichtsmaßnahmen beachten, die individuell mit dem Arzt abzusprechen sind. Wichtig scheint mir, auf Freizeitaktivitäten, Urlaube, Hobbys und andere gemeinschaftsstiftende Aktivitäten nicht einfach krankheitsbedingt zu verzichten, sondern nach Möglichkeiten und Wegen zu suchen, solche Hobbys weiterhin zu pflegen, neue zu entwickeln und hierbei auch neu entstehende Sozialkontakte zu genießen. Dies gilt insbesondere auch für den Sport. Auf die koronaren Sportgruppen, Training sowie weitere sportliche Betätigung im Rahmen von Freizeit und Hobby wird weiter unten noch dezidiert eingegangen.

Nach der Weltgesundheitsorganisation (WHO Technical Report Series 831) ist die kardiologische Rehabilitation die „koordinierte Summe von Maßnahmen, die benötigt wird, um die bestmöglichen physischen, psychischen und sozialen Bedingungen zu schaffen, damit Patienten mit chronischer oder auf ein akutes Ereignis folgender, kardiovaskulärer Erkrankung aus eigener Kraft ihren gewohnten Platz in der Gesellschaft bewahren oder wieder einnehmen können, und durch verbesserte Lebensgewohnheiten das Fortschreiten der Erkrankung begrenzen oder umkehren können". Dies setzt die Koordination der erforderlichen Maßnahmen voraus, was eine wesentliche Aufgabe des Casemanagements ist.

Multiprofessionelle Rehabilitation

An den vielfältigen Maßnahmen auf medizinischer, rehabilitativer und psychosozialer Ebene sind unterschiedlichste Berufsgruppen beteiligt: Ärzte (insbesondere Kardiologen), Krankenschwestern und Pflegern, Ergotherapeuten, Mototherapeuten, Sportwissenschaftler, Physiotherapeuten, Ernährungsberater, Psychologen, Sozialarbeiter und -pädagogen oder Heilpädagogen. „Im Zentrum für Lebensstilmedizin" (Cardiomed 2008) obliegen organische Interventionen beispielsweise Ärzten und insbesondere Internisten, Trainingsinterventionen Ärzten sowie Sportwissenschaftlern, psychische Interventionen Psychotherapeuten und Psychologen, Ernährungsinterventionen Ärzten und Ernährungswissenschaftlern und soziale Interventionen Sozialpädagogen sowie Psychotherapeuten und Psychologen.

Akutbehandlung

Die Behandlung und Begleitung bei akuter Angina pectoris und insbesondere beim Herzinfarkt stützt sich auf drei Säulen: zum einen auf die medizinische – insbesondere notfall- und intensivmedizinische – Überwachung, Diagnostik und Behandlung während des akuten Anfallgeschehens. Insbesondere Reanimation, Fibrinolyse und intensivmedizinisches Monitoring sind wichtige Bestandteile dieser Behandlungsphase (Kap. 4.6).

Erste rehabilitative Maßnahmen

Daran schließen sich erste rehabilitative Schritte noch im Akutkrankenhaus an, beispielsweise die internistische Abklärung der Belastbarkeit (u. a. durch bildgebende Verfahren, sowie Ergometrie). Aber auch der ersten Beratung in sozialer, rechtlicher und finanzieller Hinsicht kommt bereits im Akutkrankenhaus eine große Bedeutung zu. In der Regel wird sie durch Mitarbeiter des Krankenhaussozialdienstes durchgeführt, die aufgrund ihrer Schnittstellenkompetenz auch ambulante oder stationäre Anschlussheilbehandlungen anbahnen können. Anträge auf Rehabilitation werden letztlich von Fachärzten der Kardiologie/Internisten gestellt, doch sind in diesem Prozess Krankenhaussozialarbeiter oft maßgeblich involviert. Nach Prüfung durch den zuständigen Sozialversicherungsträger erfolgt die Weitervermittlung in entsprechende stationäre oder ambulante Settings. Wesentliche Grundlagen für die Meldung und Begutachtung durch die Rentenversicherung bei Berufstätigen oder Krankenversicherung bei Rentner enthält das Sozialgesetzbuch IX (SGB IX), spezielle Rehabilitationsvorschriften finden sich in SGB V für die Krankenversicherung und in SGB VI für die Rentenversicherung. Grundsätzlich soll lt. SGB IX ambulante Rehabilitation Vorrang vor stationären Maßnahmen haben. Auch die Weitervermittlung an ambulante Maßnahmen und Langzeitnachsorgeprogrammen kann bereits in der Phase der akuten Behandlung thematisiert werden.

Stationäre Rehabilitation

Etwa 15% der Infarktpatienten partizipieren an einer mehrwöchigen stationären Rehabilitation. Sie besteht unter anderem in internistischer Begleitung, insbesondere der Abklärung fortbestehender koronarer Risiken und der Abklärung des Beschwerdebildes und der Belastungsfähigkeit, psychoedukativen Maßnahmen bzw. psychosozialer Beratung, wie sie bereits in Kapitel 4.11 ausführlich dargestellt wurde, ggf. einer psychotherapeutischen Behandlung insbesondere bei Vorliegen von Depressionen oder Ängsten, Gruppenangeboten, auf die weiter unten noch eingegangen wird, sowie Ausdauertraining und physiotherapeutischen Maßnahmen. Mehrfach wöchentlich, oft auch täglich, wird unter ärztlicher Kontrolle und oft unter Anleitung eines Sportwissenschaftlers ein individuell angepasstes, genau dosiertes Herz- und Kreislauftraining, oft in kleinen Gruppen, durchgeführt. Herzfrequenzkontrolle und Blutdruckmessung sind wichtige Voraussetzungen. Als Ergänzung werden häufig auch Muskelfunktionsgymnastik und Koordinations- sowie Dehnungsübungen durchgeführt. Eine genaue Dokumentation des Verlaufs gehört heute zum Standard akkreditierter Trainingsgruppen. Das Ziel der Trainingstherapie liegt im Anbahnen gesunden Bewegungsverhaltens, dem Abbau von Verunsicherung, dem Erfahren trainingsphysiologischer und medizinischer Zusammenhänge, der Mobilitätssteigerung (zunehmend auch in eigener Verantwortung) und Eigenkompetenz sowie dem Bestreben, „Bewegung zu einem fixen Bestandteil des individuellen Stils werden zu lassen".

Ambulante Rehabilitation

Auch die ambulante kardiologische Rehabilitation umfasst die soeben geschilderten Maßnahmen einer internistischen Begleitung, einer Aufklärung des Patienten und insbesondere strukturierter Trainingsmaßnahmen. Hierbei können ambulante Herzgruppen (früher auch als Koronargruppen bezeichnet) in mehrere Typen unterteilt werden, deren allgemeines Ziel immer ist, den Teilnehmern ein gemeinsames Bewältigen der Krankheit in der Gruppe zu ermöglichen. In Präventivgruppen sollen Risikofaktoren für Herz-Kreislauferkrankungen (Bluthochdruck, Diabetes, zu hoher Blutfettspiegel) abgebaut werden. Übungsgruppen dienen der Nachsorge im Rahmen einer umfassenden Rehabilitation nach Herzinfarkt und berücksichtigen die jeweilige Belastbarkeit (auf dem Fahrradergometer). Bei Trainingsgruppen ist eine gewisse Grundbelastbarkeit gegeben, die Patienten haben meist einen Herzinfarkt erfolgreich überstanden.

Neben dem körperliche Befinden und die Belastungsfähigkeit spielen auch das Gefühl, von anderen Betroffenen in besonderer Weise verstanden zu werden, für die Betroffenen eine besondere Rolle. Insofern können solche Gruppen auch Selbsthilfecharakter haben.

Selbsthilfegruppen und Diseasemanagement

Etwa 2.000 solcher Gruppen existieren in der Bundesrepublik. Ihnen kommt nicht nur bei der Anschlussheilbehandlung, sondern auch in einer möglichen Phase der Langzeit-Nachsorge und dem Disease-Management eine besondere Rolle zu. Auch nach überstandenem Herzinfarkt und intensiven stationären oder ambulanten Rehabilitationsmaßnahmen, die sich oft über ein halbes bis ein Jahr erstrecken, kann es sinnvoll sein, an solchen Gruppen teilzunehmen. Insbesondere Patienten mit ausgeprägtem Risikoprofil sollten solche Disease-Managementprogramme empfohlen werden. An überregional bedeutsamen Gesellschaften in der Bundesrepublik sind zu nennen: Die deutsche Gesellschaft für Prävention und Rehabilitation von Herz-Kreislauferkrankungen (DGPR), die Deutsche Gesellschaft für Rehabilitationswissenschaften sowie die Deutsche Gesellschaft für Sportmedizin und Prävention.

Zusammenfassend ist festzustellen, dass bei der Behandlung, Begleitung und Rehabilitation von Menschen mit koronarer Herzkrankheit dem Casemanagement eine besondere Rolle zukommt. Bei stationären Rehabilitationsmaßnahmen und in weiten Teilen auch des ambulanten Trainings kommt hier der ärztlichen Koordination eine große Rolle zu. Doch bereits in den Überlegungen zur Anschlussheilbehandlung wird der Krankenhaussozialberater wichtige Schnittstellenkompetenz übernehmen. Wesentliche Teile der beratenden und psychoedukativen Arbeit in ambulanter und stationärer Rehabilitation werden ebenfalls von Angehörigen pädagogischer und sozialer Berufsgruppen koordiniert und durchgeführt. Die Bedeutung der Sozialarbeit zeigt sich schließlich insbesondere bei der Begleitung von Selbsthilfegruppen, bei Bemühungen um soziokulturelle Teilhabe und schließlich bei Hilfen zur sozialen und vor allem beruflichen Wiedereingliederung.

4.12 Soziokulturelle Aspekte

Metabolisches Syndrom, koronare Herzkrankheit und andere Herz-Kreislauferkrankungen gehören zu den typischen „Zivilisationserkrankungen" und bei jährlich etwa 100.000 Todesfällen und etwa dem Dreifachen an nichttödlichen Infarktereignissen sowie mindestens 500.000 jährlich neu entdeckten Herzkrankheiten in der Bundesrepublik kann man von einem erheblichen Ausmaß an Leid und Verlust an Lebensqualität innerhalb unserer hoch zivilisierten und postmodernen Gesellschaft ausgehen. „Es kann keinem Zweifel unterliegen, dass wir uns heute rascher verbrauchen als unsere Voreltern. Der Konkurrenzkampf ist härter, die Arbeit strenger, die technischen Fortschritte stellen vermehrte Anforderungen; an alle dem lässt sich wenig ändern. Man lebt im Zeitalter der Eisenbahnen, Automobile, Aeroplane, Telegrafen und Telefone nur scheinbar bequemer als früher …" schreibt bereits der Tübinger Kliniker Müller 1909 in einer Abhandlung über Arteriosklerose. Andererseits stimmt es hoffnungsvoll, dass in den westlichen Industrienationen in den letzten Jahrzehnten die Todesrate nach Herzinfarkt um mehr als 25% abgenommen und sich auch die Lebenserwartung nach durchgemachten Herzinfarkt wesentlich verlängert hat. Dies liegt, es wurde bereits erwähnt, sicherlich auch an Präventivmaßnahmen und der Aufklärung der Bevölkerung, vor allem aber an Notarztwesen und Fibrinolyse sowie gezielter Rehabilitation (wären die Versorgungsmöglichkeiten beim Schlaganfall ebenso gut, hätte dies erhebliche positive epidemiologische Folgen. Möglicherweise ist das Bewusstsein für dieses, oft ältere Klientel nicht so ausgeprägt).

Ernährungs- und Mobilitätsveränderung

Die Zusammenhänge zwischen Fehl- und insbesondere Überernährung, Bewegungsmangel und koronarer Gefährdung und erhöhtem Herzrisiko wurden bereits ausführlich beschrieben. Es handelt sich hierbei auch um gesellschaftliche Phänomene. Der bewusste Verzicht auf das Auto, wo immer dies möglich ist, ist nicht nur ein Gebot des Umweltschutzes und des ökologischen Bewusstseins, sondern auch der eigenen Gesundheit dienlich. Dies setzt möglicherweise Radfahrwege und andere infrastrukturelle Maßnahmen voraus. Die Veränderung von Ernährungsgewohnheiten ist auch von Werbung, öffentlichen Vorbildern, unter anderem in den Medien, und gesellschaftlichen Traditionen abhängig. Dass die in diesem Kapitel bereits mehrfach angepriesene „mediterrane Ernährung" nicht nur eine Frage der Lebensmittel, sondern auch der kulturellen Lebensweise (Stichwort: geselliges Zusammensein beim Essen, Essen als bewusstes gemeinschaftsstiftendes und der Erholung dienendes Erlebnis usw.) dient, sei am Rande erwähnt.

Sozialer Status

Vor allem aber gibt es Zusammenhänge zwischen koronarer Herzkrankheit und gesellschaftlichen Status. Anders als es ein Vorurteil glauben macht, ist der Herzinfarkt eben keine „typische Managerkrankheit". So zeigen Schettler und Diehm (1992), dass Menschen mit hoher Schul- und Universitätsausbildung statistisch gesehen niedrigere Cholesterinwerte haben und dass, ebenfalls statistisch gesehen, das Herzinfarktrisiko bei ungelernten Arbeitern am höchsten liegt. Auch zeigt eine Untersuchung der Metropolitan Lebensversicherungsgesellschaft in den USA aus dem Jahr 1979, dass die Sterblichkeit an Herz-Kreislauferkrankungen bei Unversicherten und den unteren Sozialschichten angehörenden Männern um das doppelte höher lag als bei versicherten Männern (ausnahmslos aus der höheren Einkommensstufe). Bildung, Zugang zu medizinischer Versorgung, befriedigende soziale Kontakte, soziales Ansehen, soziale Sicherheit (insbesondere Arbeitssicherheit und finanzielles Auskommen) sind also wesentliche Voraussetzungen zur Vermeidung koronarer Herzkrankheit. Umgekehrt sind drohende Arbeitslosigkeit, Schicht-, Nacht- oder Fließbandarbeit, Bindungslosigkeit, nicht zuletzt auch durch übermäßig geforderte berufliche Mobilität, aber auch gesellschaftlich bedingter Traditionsverlust, exzessiver Medienkonsum (vor allem stundenlanges Spielen am PC bzw. Sitzen vor dem Fernsehgerät bei gleichzeitiger hochkalorischer Ernährung) und vieles mehr Risikofaktoren, die durch gesellschaftliche Faktoren mit beeinflusst werden. Es reicht also nicht aus, vom Einzelnen eine Veränderung seiner Lebens- und Ernährungsgewohnheiten zu fordern, solche soziokulturellen Faktoren hingegen außer Acht zu lassen.

Gesellschaftliche Teilhabe

Schließlich sei noch darauf hingewiesen, dass eine chronische koronare Herzerkrankung „mit einer sehr hohen Gefährdung der Teilhabe verbunden sein kann" (Pocketratgeber Rehabilitation). Der gleiche Ratgeber weist auf die Notwendigkeit der Rehabilitation bei Herz-Kreislaufkrankheiten insbesondere „zur Verhinderung der Progression chronischer Erkrankungen und damit zur langfristigen Sicherung der Teilhabe der Patienten" (DGPR 2008, 4). Dieses übergeordnete Ziel der Rehabilitation, nämlich die Wiederherstellung und Sicherung der Teilhabe wird auch im SGB IX ausdrücklich betont.

Das Wissen um die Zusammenhänge zwischen biografischen, individuellen und soziokulturellen Faktoren beim Auftreten von Zivilisationskrankheiten, insbesondere aber der koronaren Herzkrankheit ist also eine wichtige Voraussetzung nicht nur zur Prävention, sondern auch zur individuellen Bewältigung der körperlichen wie psychosozialen Folgen.

4.13. Literaturhinweise und Vertiefungsfragen

Deutsche Gesellschaft für Prävention und Rehabilitation von Herz-Kreislauferkrankungen e. V. (DGPR) (Hrsg.) (2008): Pocket-Leitlinie zur Rehabilitation von Patienten mit Herz-Kreislauferkrankungen; http://www.dgpr.de/fileadmin/user_upload/DGPR/Leitlinien/Pocket_Leitlinie_DGPR_HK.pdf, 6.7.2011
Umfassende Leitlinie zur kardiologischen Rehabilitation.

Giannitsis, E., (2006): Herz. In: Renz-Polster, H., Krautzig, S.: Basislehrbuch Innere Medizin, 26–187. Urban und Fischer, München
Praxisbezogene, detaillierte und fundierte Abhandlung über den heutigen Wissensstand der Kardiologie

Lown, B. (2004): Die verlorene Kunst des Heilens. Anleitung zum Umdenken. 9. Aufl. Suhrkamp, Frankfurt
Der renommierte Kardiologe und Nobelpreisträger geht in seiner beruflichen Autobiografie auf Grundlagen ärztlichen Handelns ein. Seine außerordentlich empathischen, kenntnisreichen und praxisbezogenen Erfahrungsberichte zeugen von einer tiefgehenden Auseinandersetzung mit menschlichen Grunderfahrungen und der Ambivalenz medizinischen Fortschritts.

Schettler, G., Diehm, C., (1992): Herzinfarkt. Vorsorge, Behandlung, Nachsorge. Ein Ratgeber für Gesunde und Patienten. Pieper, München
Immer noch lesenswerter, gut verständlicher und informativer Ratgeber für Patienten und Angehörige

Vertiefungsfragen

4.1 Inwieweit kann chronisch überfordernder psychosozialer Stress zum Entstehen einer koronaren Herzkrankheit beitragen?

4.2 Warum wird eine koronare Herzkrankheit oft in besonderer Weise als krisenhaft erlebt, und inwieweit kann das Überwinden einer solchen Krise zu einer Veränderung des Lebensstils beitragen?

4.3 Welche Risikofaktoren für eine koronare Herzkrankheit kennen Sie und welche Schlussfolgerungen hinsichtlich der Prävention (Primär-, Sekundär- und Tertiärprävention) wären hieraus zu ziehen?

Multiple-Choice-Fragen zu diesem Kapitel finden Sie unter www.reinhardt-verlag.de und www.utb-mehr-wissen.de.

5 Krebserkrankungen

5.1 Definition und Epidemiologie

Unter „Krebs“ verstehen wir bösartige Tumoren, die, im Gegensatz zu gutartigen, unkontrolliert und überschießend wachsen, zerstörend in ihre Umgebung einwachsen und in anderen Organen „Töchtergeschwülste“ (Metastasen) bilden. Andere, gleichbedeutende Begriffe sind „Malignom“, „Karzinom“ oder „Neoplasma“. Die medizinische Lehre von den Krebserkrankungen wird als Onkologie (griech. oncos: Geschwulst) bezeichnet.

Gut- und bösartige Tumoren

Unter „Tumoren“ versteht man ganz allgemein Geschwülste. Sie können gutartig und bösartig sein. Zwischen gut- und bösartigen Tumoren gibt es entscheidende Unterschiede. Gutartige Tumoren wachsen langsam, beeinflussen nur leicht das Allgemeinbefinden, bilden keine Metastasen und eine Entfernung derselben führt zur Heilung. Bösartige Tumore hingegen wachsen rasch, verschlechtern das Allgemeinbefinden, bilden fast immer Töchtergeschwülste und können nur geheilt werden, wenn wirklich alle Zellen vollständig entfernt werden – mitunter gelingt das nicht und es kommt zu Rezidiven. Auch im feingeweblichen Bild gibt es Unterschiede: Gutartige Tumoren sind scharf begrenzt und verdrängen ihr umgebendes Gewebe, ohne es zu zerstören. Sie sind hoch differenziert und lassen sich eindeutig dem Ursprungsorgan zuordnen. Demgegenüber sind bösartige Tumoren unscharf begrenzt, sie verdrängen nicht nur, sondern wachsen invasiv in das umgebende Gewebe, welches sie zerstören. Ihre Differenzierung ist sehr unterschiedlich. Bei höchster Entdifferenzierung kann das Ursprungsorgan im histologischen Bild nicht mehr eindeutig erkannt werden. Gutartige Tumoren haben also, was Symptomatik, Verlauf und Heilungsaussicht angeht, eine gute Prognose. Allerdings können auch sie gefährlich werden – beispielsweise wenn ein gutartiger Hirntumor durch die Raumforderung zu einem erhöhten Hirndruck führt, folglich operiert werden muss, andererseits an wichtige funktionale Hirnzentren grenzt, die bei der Operation in Leidenschaft gezogen werden.

Epidemiologie

Um die Jahrtausendwende starben in der BRD etwa 210.000 Menschen jährlich an Krebs, so dass Krebserkrankungen die zweithäufigste Todesursache nach den Herz-Kreislauferkrankungen bilden. Bei Männern ist der Bronchialkrebs, bei Frauen der Brustkrebs die häufigste Krebsform mit Todesfolge.

Im Hinblick auf die 5-Jahres-Heilungsraten einiger Krebsformen, bezogen auf die letzten 30 Jahre in Deutschland fällt auf, dass sich beim Magen- und Darmkrebs, beim Ovarialkarzinom oder beim malignen Melanom sowie bei Lymphknotenkrebs die Heilungsrate fast verdoppelt hat. Auch die Erfolge bei Brust- und Prostatakrebs sind offenkundig, während die Prognose bei Lungenkrebs nach wie vor schlecht ist. Hierzu ist allerdings einiges anzumerken: Zum einen ist die Situation beim Krebs im Kindesalter völlig anders und sehr unterschiedlich. Leukämien, bis vor 40 Jahren praktisch unheilbar, haben heute eine Heilungsquote von über 80%. Bei anderen kindlichen Tumoren ist es entscheidend, wie früh sie entdeckt und entfernt werden. Auch im Erwachsenenalter ist die frühzeitige Entdeckung eines Krebses, sein Verbreitungsstadium (insbesondere das Fehlen von Metastasen) bei der Erstbehandlung und natürlich die Art und Differenzierung des Tumors von ausschlaggebender Bedeutung. So gibt es bei Frühentdeckung durchaus bei Lungenkrebs Heilungschancen und ein spät diagnostiziertes (eigentlich gut zu behandelndes) Lymphom zeigt schlechte Prognosen. Schließlich sind Fünfjahres- sowie Zehnjahresüberlebensraten rein statistische Werte, die allerdings den großen Vorteil haben, dass man in großen Studien insbesondere kombinierte Therapien (s. u.) miteinander vergleichen und somit langfristig optimieren kann. Für den Einzelfall bedeuten sie wenig. Mit prognostischen Aussagen im Individualfall muss man also außerordentlich vorsichtig sein – nicht nur aus psychologischen, sondern auch aus medizinisch-statistischen Gründen.

5.2 Biologische Grundlagen

Zelluläres Wachstum

Wie schon erwähnt, handelt es sich bei Krebs um ein bösartiges, unkontrolliertes Wachstum. Um diese Vorgänge zu verstehen, ist es sinnvoll, sich zunächst die zellulären Wachstumsvorgänge zu vergegenwärtigen. Das Programm zur Steuerung dieser Vorgänge ist – jedenfalls beim Menschen – in der DNA im Zellkern gespeichert.

Abbildung 5.1 zeigt, dass die Information der DNA in zweierlei Hinsicht genutzt wird: Zum einen steuert die DNA die Proteinsynthese, also das Herstellen von Eiweißen, welche die mitunter spezialisierte Zelle funktionsfähig erhält. So wird DNA-Information auf RNA überschrieben (transkribiert) und diese steuert im Translationsprozess den Aufbau des Eiweißes, wobei jeweils drei RNA-Basenpaare einen Baustein des Eiweißes, eine Aminosäure, beeinflussen. Aus den so zur Synthese ausgewählten Aminosäuren werden die Eiweiße aufgebaut, welche die eigentlichen Funktionsträger der lebendigen Zelle sind.

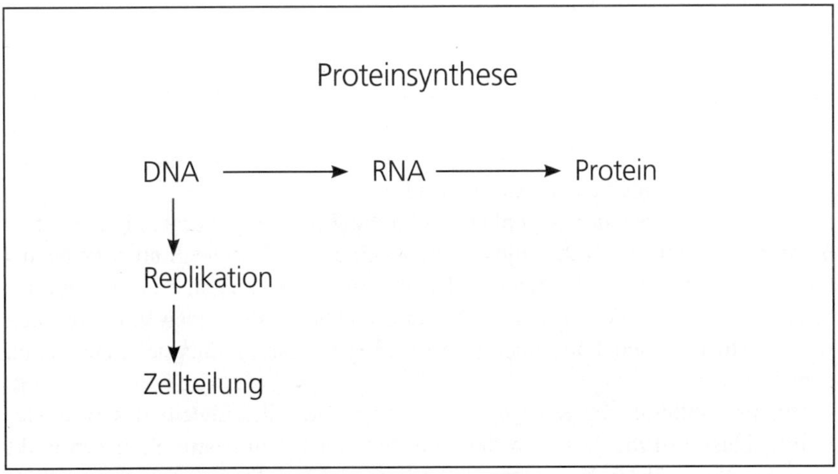

Abb. 5.1: DNA, Zellteilung und Proteinsynthese (Modif. n. Grundmann 2007, 55)

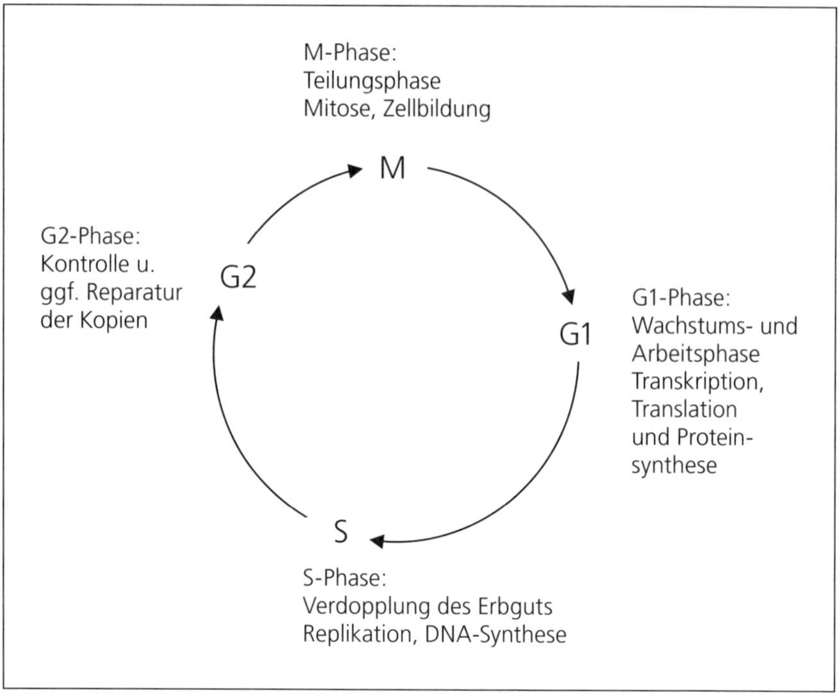

Abb. 5.2: Der Zellzyklus (in Anlehnung an Grundmann 2007, 56)

Zum anderen kann sich die DNA verdoppeln, was im Rahmen der Zellteilung geschieht. Dieser Vorgang wird als Replikation bezeichnet: Bei diesem Vorgang spalten sich letztendlich die beiden Stränge der Doppelhelix auf und die so getrennten Basenpaare lagen ihnen korrespondierende Basenpaare an, so dass jeder der „einzelnen Doppelstränge" ein spiegelbildliches Abbild seiner selbst wieder anlegt und komplimentiert. Aus den ursprünglich zwei halben Doppelsträngen entstehen wieder zwei vollständige DNA-Sätze, so dass jede der neuen Zellen in ihrem Kern den identischen DNA-Strang enthält. Bei dem Vorgang der DNA-Verdopplung im Rahmen der Zellteilung handelt es sich also um einen Kopiervorgang. Dabei können auch Fehler auftreten, die im Einzelfall auch bei der Krebsentstehung von Bedeutung sind.

Ruhephase der Zelle

In der Ruhephase, der Genophase, zeigt die Zelle keine Verdopplungsbestrebungen. Sie führt „in Ruhe" die ihr innewohnenden Stoffwechselvorgänge aus und arbeitet, wenn es sich um eine differenzierte Zelle handelt, im Rahmen ihrer Spezialisierung für den Gesamtorganismus (Nervenzellen leiten Informationen weiter, Muskelzellen kontrahieren, Fettzellen speichern Energie, Leberzellen entgiften usw.).

Teilungsphase der Zelle

Wie in Abbildung 5.2 zu sehen ist, sorgt ein spezielles Eiweiß, das pRB oder Rentinoblastom-Protein, dafür, dass die Zelle zu einem bestimmten Zeitpunkt in die G1-Phase übergeht, was die Zellteilung einleitet. Das pRB sorgt normalerweise dafür, dass die Zellteilung hinaus gezögert und die Arbeitsphase der Zelle verlängert wird, indem es die Transkription (Umschreibung) inaktiviert. Dass unter bestimmten Umständen die Reduplikation eingeleitet und die Arbeitsphase damit verlassen wird, ist normal. Dass dies vor der Zeit oder praktisch sofort ohne Unterlass geschieht, hingegen nicht. Hier kann beispielsweise eine Inaktivierung des pRB zugrunde liegen, wobei dieses Eiweiß möglicherweise dadurch geschädigt wurde, dass das Gen, das das Eiweiß herstellt, bereits geschädigt ist. Wir werden hierauf noch zu sprechen kommen.

Ist der Zyklus der Zellteilung in Gang gekommen, wird in der S-Phase die DNA verdoppelt und synthetisiert, in der G2-Phase beide neuen Kopien auf „ihre Richtigkeit“ kontrolliert und gegebenenfalls repariert, und in der m-Phase (Mitose) teilen sich die Zellen mit ihren jeweiligen kompletten DNA-Satz und bilden neue Tochterzellen, die im Normalfall in die G0- und somit Arbeitsphase übergehen. Im Fall einer bösartigen Erkrankung hingegen gehen die neuen (nun bösartigen) Tochterzellen direkt in die G1-Phase über und die Teilung beginnt aufs Neue.

Unsterblichkeit von Krebszellen

Normale Zellen einer Gewebskultur können sich nicht beliebig oft teilen – nach etwa 50–100 Zellteilungen erlischt die Fähigkeit, sich zu vermehren. Dies gilt allerdings nicht für Keimzellen und embryonale Stammzellen, sie sind ungebremst teilbar und in gewisser Hinsicht „unsterblich“, jedenfalls solange der Gesamtorganismus lebt. Diese relative Unsterblichkeit gilt leider auch für einen dritten Zelltypus – die Krebszelle. Ein Grund für die lang andauernde Teilungsfähigkeit besteht in einer veränderten Telomerase-Aktivität. Normalerweise gehen bei jedem DNA-Verdopplungsvorgang an den Enden der DNA-Stränge Abschnitte verloren. Da sich an diesen Enden Bestandteile befinden, die relativ funktionslos sind, beeinträchtigt dies die künftige Teilungsfähigkeit nicht, jedenfalls dann nicht, wenn solche unbedeutenden Enden, die Telomeren, durch die Aktivität von Telomerase wieder ersetzt werden. Dies geschieht wie gesagt bei den „unsterblichen Zellen“ und somit leider auch bei den Krebszellen.

Alle gesunden Zellen altern im Laufe der Zeit. Dabei können sie im einen Falle „schrumpfen und zerfallen“, ein Vorgang, der als Apoptose (griech.: das Fallen der Blätter im Herbst) bezeichnet wird. Zum anderen können sie vorzeitig zugrunde gehen, wobei es nach vorheriger Schwellung zu einer Auflösung kommt, ein Vorgang, der als Nekrose bezeichnet wird. So zugrunde gegangene Zellen werden dadurch ersetzt, dass Stammzellen (in manchen Geweben auch als Basalzellen bezeichnet) durch Teilung für „Nachkommen“ bzw. funktionalen Ersatz sorgen. Dies gilt natürlich in besonderem Maße für schnell alterndes Gewebe, beispielsweise Haarfollikel, Schleimhäute (z. B. des Magen-Darmtrakts) oder weiße wie rote Blutkörperchen, die relativ schnell altern und ersetzt werden. Prinzipiell gelten diese Vorgänge aber wohl für alle Zell- und Gewebstypen. Das Gleichgewicht zwischen Zelluntergang (Apoptose und Nekrose) und Zellneuentstehung wird als Homöostase (Fließgleichgewicht) bezeichnet. Im Normalfall ist es ausgeglichen.

Unkontrolliertes Wachstum

Bei unreguliertem, bösartigem Wachstum sieht dies anders aus: Hier vermehren sich bösartig veränderte Zellen (nicht zu verwechseln mit den Stammzellen!) deutlich mehr und verschieben das Verhältnis zwischen absterbenden und neu entstehenden Zellen zugunsten letzterer. Verantwortlich für das unkontrollierte Wachstum sind Fehlinformationen aus der DNA des Zellkerns. Ein (sehr geringer) Teil der DNA ist, wie wir bereits festgestellt haben, für die Bildung von Proteinen verantwortlich (5%). Ein verschwindend geringer Teil hiervon steuert Proteine, die ihrerseits die Zelle zur Zellteilung veranlassen oder diesen Vorgang verhindern. Noch einmal: Bestimmte Eiweiße beeinflussen, ob und wann eine Zelle sich teilt und damit auch die DNA verdoppelt wird. Der Aufbau dieser Eiweiße wird wiederum von bestimmten Genen der DNA gesteuert.

Mutationen

Die Genabschnitte, die hierfür verantwortlich sind, werden auch als „Protoonkongene" bezeichnet, denn wenn sie geschädigt werden, werden sie zu „Onkogenen", also krebserzeugenden Genen, die über die sekundäre Veränderung der Eiweiße zu irregulären Zellvermehrung (Zellproliferation) führen. Normalerweise also sind die besagten Genabschnitte intakt. Sie werden zu Onkogenen, wenn es zu versehentlichen Veränderungen in der DNA kommt – ein Vorgang, der als Mutation bezeichnet wird. Solche Mutationen können unterschiedliche Ursachen haben: Zum einen können Viren ihre Erbinformation unter Umständen in den Zellkern einbauen. Dieser Vorgang wird in Kapitel 9 ausführlich beschrieben. An dieser Stelle sei nur gesagt, dass in der Regel „nur" neue Viren produziert werden und die menschliche Wirtszelle abstirbt. In seltenen Fällen allerdings kann die Zelle erhalten bleiben und in permanente Teilungsphasen geraten, so dass Viren mitunter Krebs auszulösen in der Lage sind.

Strahlung und Mutation

Eine andere und häufigere Mutationsursache besteht in hochenergetischer Strahlung. Dabei stößt Energie aus elektromagnetischen Wellen auf ein Molekül und schlägt Elektronenhüllen aus ihm heraus. Hierbei entstehen Radikale, die ihrerseits aus anderen Molekülen Elektronen herausreißen können. Letztlich kommt es zu einem Molekülbruch. Sind diese Moleküle allerdings an der Basenbindung innerhalb der DNA beteiligt, kommt es zu Störungen oder Veränderungen an dieser Stelle der DNA. Diese können unterschiedliche Ausmaße haben, worauf gleich noch eingegangen wird. Zuvor sollen jedoch noch weitere Mutationsmuster aufgezeigt werden. Chemikalien können zur Mutation führen, nämlich dann, wenn sie sich an bestimmte Bindungsstellen der Basen innerhalb der DNA anlagern und somit Basenteile herauslösen oder Basensequenzen verändern. Es ist wichtig, zu verstehen, dass oft nicht der zugeführte Stoff selbst bereits den Krebs auslöst.

Prokarzinogen und Karzinogene

Hier handelt es sich zunächst um ein Prokarzinogen, also einen potentiell gefährlichen Stoff. Häufig wird er durch Stoffwechselvorgänge im Körper in ein „Karzinogen" umgewandelt, und erst dieses lagert sich in oben beschriebener Weise an und führt zur krebsauslösenden Mutation. Außerdem gibt es zahlreiche Prokarzinogene, die ihrerseits alleine nicht Krebs auszulösen in der Lage sind, in Zusammenarbeit mit anderen Prokarzinogenen aber schließlich zu den schädigenden „Karzinogenen" führen.

Erbfaktoren

Schließlich spielen Erbfaktoren bei der Entstehung von Krebs ebenfalls eine Rolle: Jede Erbeigenschaft liegt in der menschlichen Zelle zweifach vor, wir sprechen von „zwei Allelen". Ist nur ein Allel betroffen, kann häufig das gesunde Allel kompensieren, so dass es nicht zur Krebserkrankung kommt. Mutiert das zweite Allel, entfällt diese Kompensationsmöglichkeit und es kommt zum

Ausbruch des Krebses. Einer erblich bedingten „Vulnerabilität“ (also Verletzlichkeit) kommt bei der Entstehung eine große Rolle zu.

Alter als Risikofaktor

Ein letzter, wichtiger Faktor sei genannt: das Alter. Die meisten Mutationen entstehen erst nach jahrelanger Exposition, viele Mutationen werden erkannt und repariert (bereits auf molekularer Ebene), viele mutierte, krebsartig entartete Zellen werden erkannt und eliminiert (auf immunologischer Ebene) und erst das Zusammenspiel vieler Faktoren und mehrerer hintereinander geschalteter Mutationen führt letztlich zu Krebszellen, die sich invasiv verbreiten können. Dies alles erfordert Zeit und viele Vermehrungszyklen, so dass vom Auftreten einer „erfolgreichen“ Mutation bis zur Manifestation des Krebses Jahre, manchmal Jahrzehnte vergehen. Somit ist das Lebensalter ein weiterer Faktor. Die weitaus meisten Krebsarten entstehen jenseits des 60. Lebensjahres (wenngleich es natürlich zahlreiche Ausnahmen gibt).

Tumorsuppression

Es wurde bereits gesagt: Schon auf molekularer Ebene wird versucht, ein ungebremstes Zellwachstum zu verhindern, insbesondere durch Tumorsuppressor-Gene. Das Retinoblastom-Protein (es wurde zunächst bei bestimmten Netzhauttumoren entdeckt, daher der Name) verzögert den Eintritt in die Zelleintrittsphase. Ist das Gen, das seinen Aufbau steuert, mutiert und zum Onkogen geworden, kann möglicherweise eine permanente Zellteilung nicht mehr verhindert werden. Das wichtigste Tumorprozessorgen ist vermutlich das p53-Protein, das den Zellzyklus in der G1-Phase (Abb. 5.2) hemmt und somit Reparaturenzymen mehr Zeit zur Reparatur gibt. Mitunter wird es als „Wächter des Erbgutes“ bezeichnet. Ein zu hoher Gehalt des p53-Proteins signalisiert eine irreversible Schädigung der Zelle und führt häufig zu deren Nekrose vereinfacht kann man vielleicht sagen, dass dieses Protein die Zelle zum „Suizid auffordert“. Aber auch dieses Eiweiß kann, wenn das entsprechende Gen zum Onkogen mutiert ist, versagen. Prinzipiell gelten diese Vorgänge auch für das breast-cancer-protein, das die G1-Phase und Reparaturenzyme kontrolliert und außerdem eine wichtige Rolle bei der hormonellen Steuerung von Zellvorgängen spielt. Dieses Eiweiß wird durch ein BRCA-Gen in der DNA gesteuert. Ist dieses funktionsuntüchtig, kommt es zu erhöhten Krebsraten. Etwa 10% aller brustkrebserkrankten Frauen haben genetisch bedingte (also familiär weiter gegebene!) Funktionsstörungen an diesen Genorten, was zwar nicht zwangsläufig (Allelkompensation!), aber mit erhöhter Wahrscheinlichkeit zum Auftreten von Brustkrebs führen kann.

Punktmutation/ chromosomale Mutation

Wir haben gesehen, dass Mutationen letztlich die DNA und damit die Erbsubstanz schädigt. Prinzipiell kann dies auf zwei Arten geschehen: Zum einen kann nur eine einzige Base zerstört und geändert werden, wir sprechen hier von Punktmutation. Zum anderen können durch Verkettung ungünstiger Umstände ganze Teile des DNA-Strangs in Mitleidenschaft gezogen werden, wenn beispielsweise die Basensequenz um ein oder zwei Schritte „verrutscht“ und über weite Teile „nichts mehr zueinander passt“. Hier kann es zu Abbrüchen oder Umwandlungen längerer Ketten kommen, was als chromosomale Mutation bezeichnet wird. Überlebt die Zelle solche Mutationen und sind zufälligerweise Stellen betroffen, die man als Proonkogen bezeichnet, weil sie in die Steuerungsvorgänge involviert sind, so kann hieraus eine Mutation resultieren, die der Anfang eines Krebsgeschehens darstellen kann – allerdings nicht unbedingt muss.

Denn zunächst versuchen auf molekularer Ebene bestimmte Eiweißkörper eine überschießende Zellteilung zu verhindern und die Duplikationsfehler zu reparieren – im Extremfall leiten sie den Tod der betroffenen Zelle ein. Gelingt dies durch bestimmte, massive Mutation nicht mehr und sind beide Allele betroffen, so resultiert daraus eine Zelle, die sich wie ihre Tochterzellen hemmungslos vermehrt. Nun müssen andere Mechanismen greifen, beispielsweise die körpereigene Immunabwehr. Die Zelloberfläche von Krebszellen ist in der Regel verändert, so dass diese Zellen als „Fremdkörper“ (Antigene) erkannt werden. T-Lymphozyten und Killerzellen nehmen sich ihrer an und vernichten sie. Erst ein Übermaß an entarteten Krebszellen überfordert das Immunsystem, unter anderem, weil sich die antigenen Eigenschaften der Krebszellen so schnell ändern, dass „das Immunsystem nicht mehr mitkommt“. Auch andere Faktoren, die in Kapitel 5.3 erläutert werden, spielen eine Rolle bei der Frage, ob sich einzelnen veränderten Krebszellen ein das Leben limitierendes Krebswachstum verändern werden oder nicht.

Multifaktorielle Krebsentstehung

Mit der Abbildung 5.3 soll verdeutlicht werden, dass erst ein Zusammentreffen mehrerer Mutationen zum Krebs führt. Am Anfang steht die gesunde Zelle, hier durch einen leeren Kreis symbolisiert. Eine erste Mutation möge verdeutlichen, dass eine Zelle an einer Stelle leicht geschädigt ist, sich etwas rascher vermehrt, ansonsten aber „normal“ funktioniert. Bei einer zweiten Mutation (2 Punkte) teilt sie sich häufiger und kann DNA-Schäden nur noch bedingt reparieren. Die

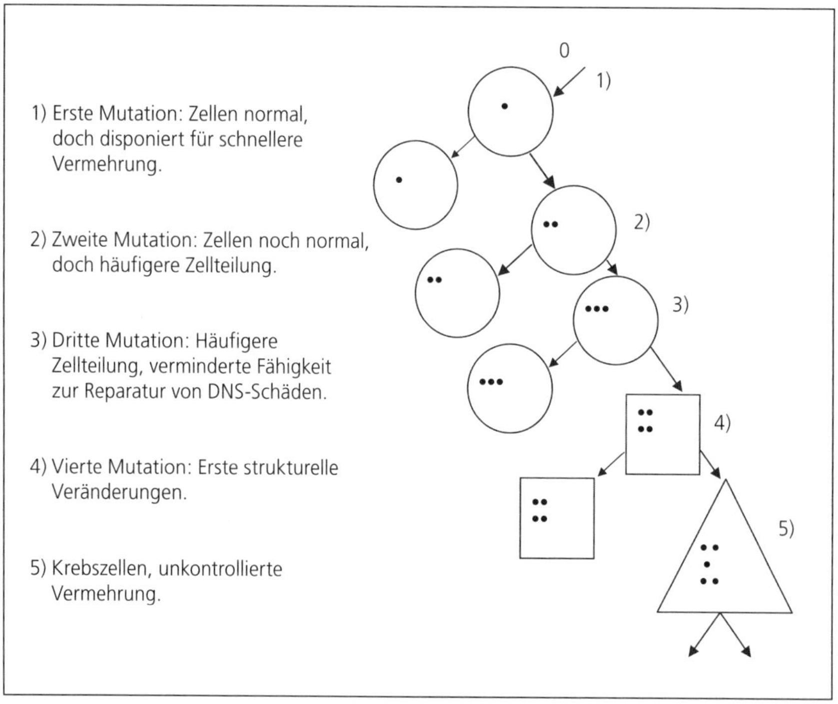

Abb. 5.3: Modell der klonalen Evolution (Modif. n. Grundmann 2007, 75)

dritte Mutation führt zu ersten strukturellen Veränderungen, die vierte Mutation zu einer nicht mehr zu kontrollierenden Proliferation: An dieser Stelle ist die Krebszelle im eigentlichen Sinne entstanden. Man kann also sagen, dass die Verkettung unglücklicher Umstände und nachgeschalteter synergistischer Mutationen letztlich zur Herausbildung von Krebszellen führt, deren Tochterzellen dann allerdings alle die unangenehmen Eigenschaften besitzen. Man nennt diesen Vorgang „Synkarzinogenese" und erklärt hierdurch, dass in der Regel mehrere Faktoren (Zigarettenrauch, Asbest, langjährige Strahlenexposition, hormonelle Umstellungen) zusammenwirken, um letztendlich einen Krebs herbei zu führen. Dass bestimmte Kanzerogene (Zigaretten!) in diesem Prozess eine führende Rolle spielen, steht auf einem anderen Blatt und wird unten noch beschrieben.

Diese langsame Umwandlung von normalem Gewebe über möglicherweise einen gutartigen Tumor und über bestimmtem Zwischenstadium zum Karzinom sind beim Dickdarmkrebs, aber auch bei Epithelkarzinomen, beispielsweise des Gebärmutterhalskrebs, nachgewiesen worden.

Dysplasie

So sehen wir am Anfang des Prozesses zunächst ein gesundes, normal und gleichmäßig geschichtetes Plattenepithel, das in einem zweiten Schritt in seiner Schichtung noch erhalten ist, aber bereits einige Unregelmäßigkeiten aufweist, was als Dysplasie bezeichnet wird. In einem dritten Schritt haben wir ein „carzinoma in situ", einen örtlich gebundenen Krebs, bei dem die Basalmembran aber noch intakt ist. Erst im vierten Schritt wird die Basalmembran zerstört, und die Tumoren können in das umlegende Gewebe eindringen. Hierauf wird im folgenden Kapitel noch etwas genauer eingegangen.

5.3 Ursachen und Auslöser

Disposition, Exposition, Alter

Wie wir gesehen haben, dauert die Entstehung eines manifesten Krebsleidens Jahre bis Jahrzehnte und hängt von vielen Einzelfaktoren ab, die in einer ersten Umschreibung als das Zusammenwirken von Disposition, Exposition und Alter dargestellt werden kann. Die Disposition ist die genetisch bedingte Vulnerabilität bestimmter Genorte in der DNA, die folglich anfälliger für zusätzliche Mutationen durch Kanzerogene unterschiedlichster Art ist. Hierauf wurde bereits eingegangen. Das Alter spielt insofern eine Rolle, als sich die Wahrscheinlichkeit von Mutationen durch aufgenommene Schadstoffe oder Strahlenbelastung im Laufe der Jahre und Jahrzehnte erhöht. Die Exposition betrifft alle präkanzerogenen, kanzerogenen und cokanzerogenen Stoffe, die zu Mutationen und letztendlich der Bildung von Onkogenen und damit einer Krebserkrankung führen. Solche Faktoren finden sich in krebserzeugenden Umweltfaktoren chemischer, biologischer und physikalischer Art. Auch die Ernährung kann eine große Rolle spielen.

Biologische Risikofaktoren

Wenden wir uns zunächst biologischen Reizen zu: Dass Tumorviren durch das Einschleusen genetischen Materials den Zellkern verändern und im Einzelfalle Krebs auslösen können, wurde bereits erwähnt. In unseren Breiten gilt dies vor allem für Papillomaviren, die zunächst gutartige Wucherungen an Haut und Schleimhaut verursachen, aus denen aber später Karzinome entstehen können.

Vor allem beim Gebärmutterhalskrebs sowie den Krebsarten der Scheide, des Penis, der Analregion und der Mund-Rachenschleimhaut können sie eine Rolle spielen. Auch das Hepatitis-Virus (Typ B und C) kann über die chronische Leberentzündung eine spätere Krebserkrankung anbahnen. Weitere Viren, die eine bedingte Rolle bei der Krebsentstehung spielen, sind bestimmte Herpes-Viren, das Epstein-Barr-Virus und das Cytomegalie-Virus. Es ist hier nicht der Platz, gezielt darauf einzugehen. Interessierte seien auf die weiterführende Literatur, insbesondere Gründer (2007) verwiesen. Dass das AIDS-Virus einen bestimmten Tumor, das Karposi-Sarkom, verursachen kann, wird in Kapitel 9.1 noch näher erläutert. Auch Bakterien können in Sonderfällen Krebs mitbedingen, wenn beispielsweise eine chronische Magenentzündung durch den Keim Helicobacter pylori zu sekundären bösartigen Veränderungen führt. Schließlich können bestimmte Schimmelpilze, insbesondere durch das Pilzgift Aphlatoxin, zu Krebs, beispielsweise Leberkrebs, führen.

Chemische Risikofaktoren

Chemische Substanzen können als Prokanzerogene, die durch biologische Vorgänge im Körper zu Kanzerogenen verändert werden können, sowie als Cokanzerogene in „Zusammenarbeit“ mit anderen Faktoren ebenfalls Krebs auslösen oder zu seiner Entstehung beitragen. So kann Asbest, der bei Bauberufen in Isoliermaterialen aber auch in Textilien eine Rolle spielte, Krebs in Lungen und Rippenfell hervorrufen. Aromatische Amine schädigen die ableitenden Harnwege, sie werden in Chemieberufen sowie in Malereien und Lackierereien verwandt. Polyzyklische Kohlenwasserstoffe, die in Teer und Kokereigasen sowie bei KFZ-Auspuffgasen vorkommen, können Lunge, Kehlkopf, Nase und Haut betreffen. Eichen- und Buchenholzstaub kann die Nasennebenhöhlen schädigen, Benzol und seine Verwandten wirken sich kanzerogen auf das Knochenmark und die Lymphknoten aus. Solche Stoffe finden sich vor allem in Chemieberufen. Hier kommt man möglicherweise auch mit Vinylchlorid und anderen halogenen Kohlenwasserstoffen in Kontakt, die Leberkrebs verursachen können. Nitrosamine treten auch in Nahrungsmitteln auf.

Zusammengefasst kann man sagen, dass die Mehrzahl der hier vorgestellten chemischen Stoffe (die nur eine kleine Auswahl darstellen), via Luftverschmutzung, Ruß, aber vor allem den Umgang mit Schadstoffen im Rahmen des Berufs, appliziert werden.

Risikofaktor Rauchen

Der wichtigste Schadstoff in dieser Reihe ist allerdings das Rauchen. In den Verbrennungsprodukten des brennenden Tabaks finden sich 50 verschiedene Karzinogene, z. B. polyzyklisch-aromatische Kohlenwasserstoffe, aber auch Nitrosamine und viele anorganische Verbindungen wie Nickel, Arsen, Chrom, Kadmium und Blei. 30% aller Tumoren sind überhaupt in den industrialisierten Ländern auf Rauchen zurück zu führen. Hier sind vor allem Kehlkopfkrebs, Bronchialkrebs und Mundschleimhautkrebs zu nennen. Auch solche der Speiseröhre (unter Umständen im Zusammenhang mit starkem Alkoholkonsum) sind hier aufzuführen. Sekundär können Nieren und Harnblase geschädigt werden, aber auch Leukämien scheinen bei Rauchern verstärkt aufzutreten. Dabei gibt es einen direkten Zusammenhang zwischen Lungenkrebsrisiko und der Anzahl der täglich gerauchten Zigaretten. Hören starke Raucher auf zu rauchen, so dauert es 15 Jahre, bis ihr Lungenkrebsrisiko wieder annähernd dem der Nichtraucherpopulation entspricht. Weitere schädigende Wirkungen des Rauchens werden in Kapitel 4 detailliert beschrieben.

Physikalische Risikofaktoren

Unter den physikalischen Reizen spielen Licht und insbesondere hoch energetische, ionisierende Strahlen (radioaktive Substanzen sowie Röntgenstrahlen) eine besondere Rolle. Die Einzelheiten der pathophysiologischen Vorgänge wurden bereits erläutert. Hier sei nochmals darauf hingewiesen, dass künstlich erzeugte ionisierende Strahlen (beispielsweise Röntgenstrahlen) über DNA-Punktmutationen direkt kanzerogen wirken können. Die Wahrscheinlichkeit steigt bei höherer und dauerhafter Exposition, doch prinzipiell kann jede (auch einmalige) Bestrahlung einen „unglücklichen Treffer landen". Nicht nur in der medizinischen Diagnostik eingesetzte ionisierende Röntgenstrahlung, sondern auch der Umgang mit radioaktivem Material kann krebsauslösend sein. Dies gilt zum einen für mangelhaft geschützte Arbeit in entsprechenden Laboratorien oder beispielsweise beim Uranabbau, zum anderen längere Expositionen radioaktivem Fall-outs (Atombombenabwurf, Reaktorunglücke in Tschernobyl/Fukushima), die neben den verheerenden akuten Schädigungen auch langfristig festzustellende Erhöhungen von Krebserkrankungen zur Folge haben. Zahlenmäßig nicht so bedeutsam, immerhin aber erwähnenswert ist die terrestrische Strahlung aus der Erdoberfläche (vor allem Radon) und die kosmische Strahlung, welche die Erdoberfläche erreicht (und bei Flügen in der Stratosphäre deutlich höher ist). Sonnenlicht, genauer: seine Anteile im ultravioletten Bereich, können die Hautoberfläche schädigen und Ursache eines bösartigen Hauttumors (malignen Melanoms) sein. Die Zahl dieser Tumoren hat durch die ozonlochbedingte verminderte Filterung dieses Wellenanteils sowie veränderte Freizeitgewohnheiten („bräunen") dramatisch zugenommen.

Ernährungsfaktoren

Als letztes sei kurz auf Ernährungsfaktoren eingegangen: Hier sind vor allem ein Übermaß an tierischen Fetten, Übergewicht sowie erhöhter Alkoholkonsum als Risikofaktoren zu nennen. Vor allem Fettleibigkeit beeinflusst vermutlich alle Krebsarten ungünstig. Alkoholabusus wirkt sich unter anderem auch auf Veränderungen der Speiseröhre und des Mageneingangs aus. Übermäßiger Fleischkonsum kann den Dickdarm schädigen, wohingegen eine gesunde Mischkost einschließlich der Zufuhr ausreichender Mengen von Ballaststoffen protektiv wirken. Ballaststoffe saugen wie ein Schwamm Wasser auf, vermehren die Stuhlmasse und führen zu einer beschleunigten Darmpassage, so dass der Kontakt der Darmschleimhaut mit möglichen Kanzerogenen minimiert wird.

Tumorwachstum

Noch einmal sei darauf hingewiesen, dass es häufig mehrere Kanzerogene und Cokanzergene sind, die an hintereinander geschalteten Mutationen beteiligt sind und schlussendlich zur Krebserkrankung führen. Kommt es zur Ausbildung einer Krebszelle und bleibt diese überlebensfähig (wird also nicht vom Immunsystem erkannt), so braucht sie durchschnittlich etwa dreißig Teilungen (also dreißig „Generationen"), um sich zu einem Tumor mit etwa 1 cm Durchmesser zu entwickeln, der dann (hoffentlich) als solcher erkannt wird. Zwei Drittel der Zeit, die ein Tumor wächst, bleibt er in der Regel unentdeckt. In der „klinischen Phase" kommt es weiterhin zum exponentiellen Wachstum, so dass der Tumor nun sehr schnell metastasiert oder nicht mehr vollständig operabel wird. Das Tumorwachstum wird beeinflusst durch Wachstumshormone, beispielsweise einen Epithelwachstumsfaktor (epidermal growth factor, EGF). Andere Faktoren hemmen den Gewebsuntergang, was sich ebenfalls sekundär auf eine relative Zunahme des Tumors auswirkt. Manche der heute entdeckten Wachstumsfaktoren steuern gezielt auch andere Organe, wie beispielsweise die Schilddrüse. Auf der anderen Seite gibt es eine Reihe von Stoffen, die den Tumor und sein Wachstum bremsen können, beispielsweise der Tumor-Nekrose-Faktor (TNF), der bestimmte Abwehrzellen (Granulozyten) stimuliert und so das Absterben von Tumorzellen fördert. Auch Interferone wirken hemmend auf das Tumorwachstum.

In den letzten Jahren wurde deutlich, dass auch die neu gebildeten Krebszellen mit Nährstoffen und Sauerstoff versorgt werden müssen. Letzteres kann über körpereigene Energiespeicher erfolgen, doch die Sauerstoffzufuhr kann für das weitere Wachstum problematisch werden. Tumoren können eine solche Größe erreichen, dass ihre innersten Schichten nicht mehr ausreichend mit Sauerstoff versorgt werden und nekrotisch absterben. Sie entwickeln mitunter eigene Stoffe, die die Neubildung von Blutgefäßen (Angiogenese) fördern. Neueste Entwicklungen in der Krebstherapie versuchen (bei Darmkrebs bereits erfolgreich), diesen Prozess zu stoppen. Durch das Verhindern der Neubildung von Blutgefäßen wird der Tumor von der Sauerstoffzufuhr abgeschnitten, was zu seinem Untergang führt.

Immunologische Krebsabwehr

Kurz sei noch auf die immunologische Krebsabwehr eingegangen: Gegen jeden Fremdkörper mit Fremdeiweißcharakter bildet der menschliche Körper spezifische Abwehrmoleküle, Antikörper. Dies gilt auch für Krebszellen, deren Oberflächenstruktur verändert ist. B-Lymphozyten produzieren im Blut kreisende Antikörper, auch solche gegen Tumorzellen. Die Killerzellen sind in der Lage, als fremdartig erkannte Tumorzellen zu umkreisen und aufzulösen (zu phagozytieren). Auf unterschiedlichsten Ebenen kann unser Immunsystem, zumindest zeitweilig, das Wachstum einer Tumorzelle hemmen. So kann die Zellteilung durch Blockierung von Wachstumsfaktoren sowie durch die Einleitung des Zelluntergangs verhindert werden. Die Zellen können durch Anlagerung von Antikörpern aufgelöst werden. Bestimmte, hoch spezialisierte T-Lymphozyten können gezielt Tumorzellen „vergiften", man spricht von zytotoxischen Effektorzellen. Andere Antikörper können an zwei oder mehreren unterschiedlichen Stellen die Tumorzelle angreifen. Man spricht von bispezifischen Antikörpern. Diese und zahlreiche andere hochkomplexe immunologische Vorgänge werden zur Zeit intensiv erforscht; ihre Ergebnisse sind möglicherweise in absehbarer Zeit auch in einer spezifischen Behandlung von Krebserkrankungen zu nutzen. Interferone werden zum Teil bereits gezielt eingesetzt. Allerdings sind viele der hier angedeuteten Ansätze erst im Stadium der vorklinischen Erprobung, so dass voreilige Schlussfolgerungen, wie sie mitunter in Boulevardpublikationen gezogen werden, mit großer Vorsicht betrachtet werden müssen.

5.4 Erscheinungsformen, Symptome, Schweregrade

Je nach Einteilung gibt es über 100 unterschiedlicher Formen bösartiger Tumoren. Gutartige Tumoren der Drüsen werden beispielsweise als Adenome bezeichnet. Aus ihnen können sich bösartige Adenokarzinome entwickelt. Die gutartigen Papillome des Deckgewebes können zu bösartigen Plattenepithelkarzinomen entarten. Muskelgewebe kann gutartige Myome oder bösartige Myosarkome, Knochengewebe gutartige Osteome oder bösartige Osteosarkome entwickeln. Bei Hirnhäuten können die gutartigen Meningeome von den bösartigen Menigosarkomen unterschieden werden. Bösartige Entartungen weißer Blutkörperchen werden unter dem Sammelbegriff der Leukämien zusammengefasst. An der Haut können pigmentierte Naevi (Singular: Naevus), die gutartig sind, zu bösartigen malignen Melanomen entarten.

Phasen der Tumorentstehung

Die Entstehung eines Tumors läuft phasenhaft ab. Bei einem Plattenepithelkarzinom beispielsweise haben wir in einer ersten Phase nur diskrete Veränderungen im Sinne einer vermehrten Proliferation und Formveränderungen – wir sprechen von einer Dysplasie. In einer zweiten Phase kommt es zur eigentlichen bösartigen Veränderung, doch ist der Tumor noch ortsgebunden, es handelt sich um ein „Karzinoma in situ" – dieses sollte so schnell wie möglich erkannt und vollständig entfernt werden. Gelingt dies nicht, kann der Tumor bestimmte Substanzen (Cadherine) bilden, die dazu führen, dass sich einzelne Tumorzellen ablösen und die bis dato den Tumor umgebende Membran zu durchdringen versuchen. Dabei bilden sie selbst Stoffe, die die Umgebungsmembran auflösen können. Kommt es zur Auflösung der Membran, können auch andere Tumorzellen invasiv das umgebende Gewebe besiedeln.

Der Prozess kann weitergehen, und die auswandernden Zellen können Anschluss an Blut- oder Lymphgefäße finden, deren Membran sie ebenfalls durchbrechen. Geschieht dies, so können sie mit dem Lymphstrom oder dem Blutstrom in weit entfernte Regionen abgeschwemmt werden.

Metastasierung

Der größte Teil der Tumorzellen wird von Lymphozyten des Abwehrsystem aufgehalten und vernichtet. Es reicht jedoch, dass einige wenige Zellen an andere Körperstellen gelangen, die Blutgefäße verlassen und Töchterkolonien, also Metastasen, bilden, um in diesem fortgeschrittenen Stadium zu einem letztlich nicht mehr aufzuhaltendem Krebsgeschehen zu führen. Die Metastasierung kann grundsätzlich über die Blutgefäße (hämatogen), über die Lymphgefäße (lymphogen) oder cavitär, das heißt durch den Einbruch in große Höhlen, beispielsweise in die Bauch- oder Brusthöhle, erfolgen. Jede Tumorart hat eine für sie typische Verbreitungsart. So gelangen Tumorzellen des Prostatakarzinoms beispielsweise vorzugsweise in die Wirbelsäule, Tumorzellen des Bronchialkarzinoms in Leber, Knochen und Gehirn (Lungentyp), Zellen des Dickdarmkrebses in die Leber (Lebertyp) usw. Beim Brustkrebs kommt es sehr frühzeitig zu einer Invasion in die umgebenden Lymphknoten. Diese sind in mehreren Schichten hintereinander angeordnet. Bei der operativen Entfernung des Primärtumors werden die nahe gelegenen „Wächterlymphknoten" (Sentinel-Lymphknoten) immer sicherheitshalber entfernt und in einem Schnellverfahren noch während der Operation histologisch untersucht. Sind sie bereits befallen, müssen auch die nächsten Lymphknotenstationen operativ entfernt werden. Die Absiedlungen in Lymphknoten und Fernmetastasen zeigen mitunter starke Ähnlichkeit und Verwandtschaft mit dem Gewebe des Primärtumors, dann handelt es sich um noch sehr differenzierte Zellen. Sie können aber bereits sehr undifferenziert sein, was prognostisch ungünstig ist. Mitunter kann man von ihrem Aussehen nicht mehr auf den Primärtumor und das ihm zugrunde liegende Gewebe schließen.

Bisher haben wir erfahren, dass es unterschiedliche Tumortypen (je nach Gewebeart) gibt, die mehr oder weniger differenziert (im histologischen Bild) sind. Ob sie stationär geblieben sind oder bereits metastasiert haben, spielt eine entscheidende Rolle bei der Behandlung und Prognose. Eine gezielte Diagnostik dient also dazu, den Tumor zu typisieren (also die Art des Tumors festzustellen), ihn zu graduieren (also den Grad seiner Differenzierung feingeweblich zu bestimmen) und den Fortschritt der Krebserkrankung (beispielsweise das Fehlen oder Vorhandensein von Metastasen) in einer Stadieneinteilung festzustellen. Hiermit sowie der Wichtigkeit des Erkennens von Früh- und Warnsymptomen befasst sich das folgende Kapitel.

5.5 Diagnostik und Diagnose

Krebsvorsorge

Bösartige Tumoren brauchen oft Monate bis Jahre, um ein Ausmaß anzunehmen, das der Diagnostik zugänglich ist. Andererseits kommt es darauf an, einen bösartigen Tumor so schnell wie möglich operativ zu entfernen, will man eine dauerhafte und nachhaltige Heilung erreichen. Der Vorsorge- und Frühdiagnostik kommt also eine besondere Bedeutung zu und es ist allgemein anzuraten, die entsprechenden Vorsorgeuntersuchungen bei eher leichter zugänglichen Frühmanifestationen von Tumoren (also beispielsweise bei Brustkrebs, Hodentumoren, Dickdarmkrebs, Hautkrebs oder Prostatakrebs) möglichst regelmäßig in Anspruch zu nehmen. Häufig gelingt es so, Tumore noch in einem Stadium zu erkennen, in dem eine vollständige und kausale Heilung möglich ist.

Warnsignale

Zwar gibt es keine krebsspezifischen Symptome, doch können Warnsignale auf eine Krebskrankheit hinweisen. Es ist dringend nötig, bei dem Auftreten einer der folgenden sieben Warnsymptome abzuklären, ob sich dahinter möglicherweise ein bösartiger Befund verbirgt (Schwarzer/Höhne-Best 2002, 137):

1 Bildung eines Knotens oder einer Verhärtung, besonders in der Brust
2 Auffällige Veränderung einer Warze oder eines Muttermals
3 Veränderungen der Darm- und Blasentätigkeit, immer häufiger auftretende Verdauungsstörungen, Nachweis von nicht sichtbaren Blut (Hämoccult) im Stuhl
4 Andauernde Heiserkeit oder hartnäckiger Husten
5 Anhaltende Schluckbeschwerden
6 Blutungen oder Ausfluss aus einer Körperöffnung, auch Blutungen außerhalb der Periode
7 Wunde, die nicht heilt, eine Schwellung, die nicht abklingt.

Grundsätzlich ist der Begriff des „Tumors“ allgemein und bezeichnet sowohl gutartige (benigne) wie auch bösartige (maligne) Schwellungen. Bösartige Tumorerkrankungen können hinsichtlich ihres Auftretens (Lokalisation), ihrer Ausbreitung (Staging), der Differenzierung des Gewebes (Grading) sowie der Art des Ursprungsgewebes eingeteilt werden.

Tumoreinteilung

So stammen 75% aller bösartigen Tumoren von Haut und Schleimhautgewebe ab. Sie werden als Karzinome bezeichnet. Die Tumoren, die von Fettgewebe, Muskelatur, Knorpel, Knochen oder Fasergewebe abstammen, werden als Sarkome bezeichnet. Unter den hämatologischen Erkrankungen finden wir zum einen die Leukämien, zum anderen maligne Lymphome, beispielsweise vom Hodgkin- oder Non-Hodgkin-Typ. Schließlich gibt es noch Keimzellentumore, bösartige Tumore des ZNS sowie solche der Haut.

Lokalisation

Neben der soeben besprochenen Einteilung nach dem Ursprungsgewebe können Tumore nach ihrer Lokalisation bezeichnet werden – sie wird durch die International Classification of Diseases (ICD) in Kapitel C beschrieben: So trägt der Gebärmutterhalskrebs beispielsweise die ICD-Nummer C53, der Hodenkrebs die ICD-Nummer C62.

Staging, TNM-Klassifizierung

Für die Therapie ist besonders entscheidend, wie weit sich der Tumor bereits im Körper ausgebreitet hat. Dieses Kriterium wird durch das „Staging“ eingeteilt, wobei die Stadien je nach Tumorart unterschiedlich sind und ihre Klassifizierungen immer wieder der neueren Forschung angepasst werden. Das TNM-Klassifikationsschema berücksichtigt die Ausbreitung des Primärtumors (T, Tumor), dem Befall von Lymphknoten (N, Nodes), sowie den eventuellen Befall weiterer Organe (M, Metastasen).

Dabei wird der Primärtumor in fünf Stadien eingeteilt: Beim Stadium 0 handelt es sich um ein Karzinoma in situ, also ein Karzinom, das noch keinerlei Anzeichen einer Invasion aufweist. Im Stadium 1 handelt es sich um einen lokal begrenzten Tumor, im Stadium 2 um einen solchen mit begrenzter lokaler Ausbreitung und minimalem regionalem Lymphknotenbefall. Im Stadium 3 ist es zu ausgedehnten lokalen Ausbreitung mit bedeutendem regionalen Lymphknotenbefall und im Stadium 4 zu einer starken Ausdehnung des Tumors, starkem Lymphknotenbefall sowie Fernmetastasen gekommen. Wenn der Tumor (beispielsweise nach der Operation) feingeweblich untersucht wurde, sichert dies das Staging ab, dann wird das entsprechende Stadium zusätzlich mit einem „p“ klassifiziert. Auch der Lymphknotenbefall (n) sowie das Vorhanden oder Nichtvorhandensein von Metastasen (m) wird durch entsprechende Zahlen charakterisiert. Ist keine Aussage möglich, so wird dies mit einem „x“ codiert.

Das Stadium pT4N0Mx bei einem Mamma-Karzinom bedeutet, dass der Tumor weit ausgebreitet ist (beispielsweise auf die Brustwand übergegriffen hat), wobei dies mikroskopisch gesichert ist (p), dass keine Lymphknotenmetastasen vorliegen und unklar ist, ob Metastasen in anderen Organen vorliegen.

Grading

Die histologische (feingewebliche) Untersuchung ermöglicht schließlich eine Klassifizierung des Tumors nach seiner Differenzierung. Je differenzierter er ist, desto ähnlicher ist er dem Ursprungsgewebe und umso günstiger ist die Prognose. Diese als „Grading“ bezeichnete Klassifizierung teilt den Tumor nach „Malignitätsgraden“ ein und ist von G1 (gut differenziert) bis G4 (undifferenziert) abgestuft – wobei eine unbekannte Differenzierung mit „x“ codiert ist.

Diagnostik

Um die hier beschriebenen Klassifikationen eines Tumors, die hinsichtlich der Therapie von großer Relevanz sind, vornehmen zu können, bedarf es einer gründlichen, zum Teil auch invasiven Diagnostik. Diese Art der Diagnostik ist für Patienten oft besonders unangenehm und belastend. Nach einer Untersuchung von Schwarz und Singer (2008, 193f) wünschen sich Patienten vor allem in dieser Phase (sowie in der Phase der Chemotherapie) eine besondere psychologische Betreuung. Für den Arzt als Routine imponierende Verfahren (beispielsweise Computertomografie) können subjektiv für Patienten sehr belastend sein, noch dazu in einer Situation, wo die Unsicherheit hinsichtlich ihrer Erkrankung, das Herausgeworfensein aus vermeintlicher bisheriger Gesundheit sowie die Angst um eine ungewisse Prognose besonders zu Buche schlägt.

Anamnese/ Untersuchung

Anamnese und klinische Untersuchung berücksichtigen Allgemeinzustand, Ernährungszustand, Hautveränderungen, Lymphknotenschwellungen, motorische oder sensible Ausfälle sowie spezifische Veränderungen (beispielsweise Prostatavergrößerung, Verhärtung in der Brust etc.). Vor allem wird auch nach allgemeiner Erschöpfung, schneller Ermüdbarkeit oder einem „Leistungsknick“ in den letzten Monaten zu fragen sein.

Biopsie

Die Biopsie mittels Nadel (Nadelbiopsie) oder auf chirurgischem Wege dient der pathologischen Bestimmung von Gewebe und letztlich der sicheren Tumordiagnostik. Endoskopische Verfahren sind solche, mit denen Körperhohlräume, oft mit Glasfaseroptik, untersucht werden. Bei der Gastroskopie handelt es sich um die Magenspiegelung, der Coloskopie der Darmspiegelung, aber auch die Laryngoskopie (Kehlkopfspiegelung) oder Bronchoskopie (Luftröhrenspiegelung) sind möglich. Diese Verfahren sind in der Regel belastend und unangenehm für den Patienten.

Bildgebende Untersuchung

Schließlich gibt es bildgebende Verfahren, welche die Darstellung von Organen und deren Funktionszuständen im Hinblick auf eine Tumorerkrankung ermöglichen. Im einfachsten Falle handelt es sich um Röntgenaufnahmen, beispielsweise der Brust (Mammografie) oder des Darms, zum Teil mit Kontrastmitteln. Ein Computertomogramm ermöglicht die Darstellung unterschiedlicher Schichten des Körpers. Die Computertomografie des Gehirns und Kopf-Hals-Bereichs ist wegen der besseren Auflösung weitestgehend von der Magnetresonanztomografie (Kernspintomografie, MRT) abgelöst worden. Zwar dauert diese Untersuchung länger (bis zu einer Stunde), andererseits sind die Befunde oft auch sehr viel detaillierter. Eine Strahlenbelastung fällt nicht an, weil diese Untersuchung auf Magnetfeldveränderungen basiert. Ultraschallwellen werden hingegen benutzt, wenn Tumoren durch Sonografie untersucht werden, was mitunter nur mit bedingter Genauigkeit gelingt, so dass hier oft erste Verdachtsdiagnosen gestellt werden, die weiter verifiziert werden müssen. Schließlich können Patienten radioaktive Substanzen (Tracer) verabreicht werden, die sich in unterschiedlicher Weise im Gewebe anreichern. Dieses Verfahren wird „Szintigrafie“ genannt – als Beispiel sei die Schilddrüsenszintigrafie zu nennen.

Tumormarker

Es gibt eine ganze Reihe von Stoffen (bis zu 70), die vom Krebs oder vom Körper in Reaktion auf ein Tumorwachstum vermehrt ausgeschüttet werden und als „Tumormarker" gelten können – beispielsweise das Alpha-1-Fetoprotein (AFP), das unter anderem auf Leberkrebs bzw. Lebermetastasen hinweisen kann, das Carzio-Embryonale-Antigen (CEA), das eine gewisse Bedeutung hinsichtlich bespielsweise des Colon-Karzinoms, des Bronchialkarzinoms, des Mamma-Karzinoms und andere hat, oder das Prostata-Spezifische Antigen (PSA). All diesen Tumormarkern ist gemeinsam, dass sie auch beim Gesunden vorkommen können, dass lediglich ihr Anstieg Hinweise auf Malignität gibt und dass sie somit in der Regel nicht zur Früherkennung bzw. zum Screening geeignet sind. Dahingegen wird dieses Verfahren oft in der nach-therapeutischen Phase angewandt, um möglichst frühzeitig ein eventuelles Rezidiv zu entdecken. Es ist wichtig, darauf zu achten, dass Patienten Schwankungen von Tumormarkern nicht mit übermäßiger Sorge bzw. Fehlinterpretationen begegnen.

5.6 Therapie und Prognose

In der Therapie der Krebserkrankungen sind in den letzten Jahrzehnten wesentliche Fortschritte erzielt worden – dies gilt insbesondere für einzelne Krebsarten, wie beispielsweise die Leukämie des Kindesalters, die vor 40 Jahren fast immer tödlich verlief und heute zu mehr als 80% heilbar ist. Auch bei Brustkrebs oder Prostatakrebs sind deutliche Fortschritte erzielt worden. Leider gibt es immer noch Krebsarten, wie den fortgeschrittenen Lungenkrebs, deren Prognose sich nicht wesentlich verbessert hat. Die onkologische Therapie stützt sich nach wie vor auf die drei wesentlichen Säulen chirurgische Behandlung, Strahlenbehandlung und Chemotherapie. Hinzugekommen sind Immun- und Hormontherapien. Abschließend wird noch kurz auf ergänzende Maßnahmen hingewiesen.

Kurative vs. palliative Tumoroperationen

Bei der Tumoroperation unterscheidet man die kurative von der palliativen Operation. Bei kurativen Maßnahmen wird versucht, den Tumor radikal, bis ins Gesunde hinein, zu entfernen, so dass dies gute Aussichten auf eine Heilung verspricht. Dem sind mitunter allerdings operationstechnisch und klinisch Grenzen gesetzt (s. u.). Wird keine Heilung erzielt, wohl aber eine Schmerzlinderung und Tumormassenreduktion intendiert, so spricht man von einer „palliativen" Maßnahme, beispielsweise, wenn ein Darmverschluss operativ behandelt wird, ohne dass der Primärtumor dadurch geheilt wird. Bei einer Tumorteilentfernung oder Tumormassenreduktion kann eine sich hieran anschließende Bestrahlung oder Chemotherapie so synergistisch (gleichgerichtet) wirken, dass es, je nach Tumorart, trotz primär nicht totaler Operation zu einer Heilung kommen kann.

Eine kurative, heilende Operation ist allerdings in der Regel nur möglich, wenn der Tumor einigermaßen begrenzt und operabel ist, gegebenenfalls auch noch, wenn die ersten Lymphknotenherde und gut abgegrenzte Metastasen vollständig entfernt werden. Die Entfernung des Primärtumors erfolgt in dreidimensionaler Hinsicht mit Einschluss einer „Sicherheitszone", die bis ins gesunde Gewebe geht. Danach werden die lokalen Lymphknoten nach möglichen regionalen Lymphknotenmetastasen untersucht und oft auch die häufigsten hämatogenen,

d. h. durch die Blutbahn zu erreichenden Metastasenorte untersucht (beispielsweise die Leber, wenn sie im entsprechenden Einzugsbereich liegt). Die chirurgische Inspektion wird, falls dies möglich ist, durch entsprechende bildgebende Verfahren ergänzt.

Beim **Magenkrebs** wie beim Dickdarmkrebs ist die Suche nach Metastasierung in den Lymphknoten und der Leber von großer Wichtigkeit, um entscheiden zu können, ob eine noch kurative oder lediglich palliative Operation möglich ist.

Beim **Brustkrebs** verzichtet man häufig auf die radikale Brustentfernung, da eine Resektion des Tumors mit „Sicherheitssaum" die Entfernung der erfahrungsgemäß besonders betroffenen Lymphknoten insbesondere der Achselhöhle sowie eine anschließende vorsorgliche Bestrahlung, evtl. in Kombination mit Chemotherapie, statistisch gesehen ähnlich gute Ergebnisse zeitigen wie die totale Resektion der Brust. Mitunter kann auch eine primäre Chemotherapie erfolgen, um die Masse des Tumors zu reduzieren, die Ausdehnung zu stoppen und den Tumor besonders operabel zu machen.

Hirntumoren zeigen besondere Probleme, als ihre Raumforderung einerseits schnell zum erhöhtem Hirndruck führen kann, weil das Gehirn von der festen Schädelkalotte umgeben ist. Operationen sind also schon wegen der notwendigen Druckentlastung häufig zeitnah durchzuführen. Außerdem verbietet sich mitunter eine Tumorresektion „bis ins gesunde Nachbargewebe", da dieses möglicherweise lebenswichtige oder funktional bedeutsame Zentren (beispielsweise motorische oder sprachliche Zentren) enthält. So kommt es häufig dazu, dass trotz gründlicher Operation Tumorzellen übrig bleiben, die gegebenenfalls strahlentherapeutisch behandelt werden. Insofern sind die Heilungschancen bei den bösartigen Hirntumoren (mit Ausnahme der Meningiome, Tumoren der harten Hirnhaut) ungünstiger als andere Krebsarten. Gutartige Hirntumore, die manchmal wegen drohenden Hirndrucks ebenfalls operiert werden müssen, haben hingegen eine sehr gute Prognose, da sie nicht metastasieren.

Tumorbestrahlung

Die zweite Säule der Tumortherapie besteht in der Bestrahlung. Etwa die Hälfte aller Krebspatienten sind hiervon betroffen. Die Bestrahlung macht sich zu Nutze, dass Zellen in der Teilungsphase, M-Phase, G2-Phase und frühe S-Phase (Abb. 5.3) besonders empfindlich auf ionisierende Strahlen reagieren. Da Krebszellen aber eine erhöhte Teilungsrate aufweisen, werden sie von Röntgenstrahlen stärker geschädigt als das umliegende gesunde Gewebe. Die Wirkung beruht auf Veränderungen an biologisch aktiven Molekülen, vor allem an der Zellmembran, sowie an der DNA. Die Dosierung der hochenergetischen Strahlen ist je nach Struktur des Tumors sehr unterschiedlich und wird von Fachärzten für Strahlentherapie individuell festgelegt. Leider wirken ionisierende Strahlen (zwar weniger, aber doch nachweisbar) auch auf gesunde Zellen, insbesondere dann, wenn diese sich relativ schnell teilen: beispielsweise Haarfollikel, Magen-Darm-Schleimhautzellen und andere. Übelkeit, Kopfschmerzen, der sog. „Strahlenkater" und Haarausfall sind also sehr unangenehme, wenngleich vorübergehende Nebenwirkungen der Strahlenbehandlung. Man versucht, die Nebenwirkungen möglichst gering zu halten, indem man in einem sehr komplexen Bestrahlungsplan, an dem neben Medizinern auch Mathematiker oder Physiker mitwirken, versucht, die schädigende Strahlung möglichst punktgenau auf das bösartige Gewebe zu zentrieren. Von verschiedenen Einfallswinkeln aus erfolgt die Bestrahlung so, dass der Tumor im zentralen Fokus liegt und höchstmöglich geschädigt wird, während das umgebende Gewebe nur einen Teil der schädlichen Strahlendosis aufnimmt und möglichst gut erhalten bleibt. Die Strahlendosis außerhalb des Tumors sinkt also steil ab. Auch Rotationsbestrahlungen, wo die Strahlungsquelle um den Tumor herum rotiert, tragen zu einer Selektion der schädigenden Nebenwirkung bei.

Strahlentherapie kann sowohl palliativ als auch kurativ erfolgen. Manche Tumoren, beispielsweise Lymphome und Hodentumoren sind außerordentlich strahlensensibel. Bei anderen Tumoren können Metastasen positiv beeinflusst werden oder Sekundärschäden wie beispielsweise Hirndruck vermindert werden. Hier handelt es sich also um palliative Maßnahmen. Schließlich sei noch erwähnt, dass auch die Implantation radioaktiver Isotope ins Gewebe durch die mit ihr verbundenen Strahlung lokale Tumore beseitigen oder vermindern kann – dies macht man sich beispielsweise beim Gebärmutterhalskrebs zu Nutze. Die Nuklearmedizin schließlich arbeitet mit radioaktiven Isotopen, die bestimmte Gewebe bevorzugen und dort ihre heilsame Wirkung entfalten – beispielsweise radioaktives Jod 131, das nach bereits erfolgter Operation der Schilddrüse in möglicherweise verbliebenen Restzellen angereichert wird und diese vernichtet.

Psychische Belastungen der Strahlentherapie

Nebenbei: Aus Strahlenschutzgründen finden sich Bestrahlungszentren in der Regel im Kellergeschoss von Universitätskliniken, was eine Bleiisolierung der Wände ermöglicht. Das medizinische Personal ist aus verständlichen Gründen während des Bestrahlungsvorgangs vom Patienten getrennt. Bestrahlungszentren sind sehr aufwändig und erfordern ein großes interdisziplinäres Team, so dass sie sich in der Regel in Schwerpunktkliniken, beispielsweise Universitätskliniken befinden. Dies führt dazu, dass Tumorpatienten wegen einer Strahlentherapie oft mehr oder weniger weit von ihrem Heimatort mehrfach in der Woche bestrahlt werden, lange Wartezeiten auf mitunter wenig einladenden Fluren verbringen müssen, wo sie zahlreiche Patienten in unterschiedlichen Krebsphasen begegnen und in der eigentlichen Phase der Bestrahlung allein sind. Diffuse Ängste und Nebenwirkungen wie Übelkeit und „Strahlenkater“ können ein übriges dazu beitragen, dass die Bestrahlung als sehr unangenehm erlebt wird.

Chemotherapie

Kommen wir nun zur dritten Säule der Tumorbehandlung, der Chemotherapie. Der Behandlung mit Zytostatika (bzw. Chemotherapeutika) liegt zu Grunde, dass gesunde und bösartige Zellen unterschiedliche Wachstumsraten aufweisen und das bestimmte Chemikalien und Gifte bei sich schnell vermehrenden Zellen mehr Schaden anrichten als bei anderen. Grundsätzlich hemmen Chemotherapeutika das Wachstum der Tumorzellen und zerstören sie, was zur Verkleinerung, manchmal zum Verschwinden des Tumors führen kann. Zunächst hatten sich diese Medikamente bei bösartigen Systemerkrankungen, beispielsweise Krebs in unterschiedlichen Leukämieformen, aber auch bei Lymphknotenkrebs bewährt. Bei Kindern liegt die Heilungsrate der lymphatischen (häufigsten) Leukämie bei fast 80%, vor 50 Jahren gab es keine Rettung. Auch bei Erwachsenen ist etwa die Hälfte der lymphatischen Leukämien zu heilen. Noch größer sind die Erfolge bei Lymphknotenkrebsen, deren Heilungsraten bei Erwachsenen bei zwei Drittel und bei Kindern zwischen 80 und 90% liegen. Wir sehen, auch die zytostatische Therapie kann kurativ, heilend sein. Dies gilt unter Umständen auch für eine kombinierte chirurgisch-chemotherapeutische Behandlung solider Tumoren, beispielsweise bei Brustkrebs, aber auch bei anderen Behandlungen, wo zunächst „zytoreduktiv" mittels Zytostatika die Tumorphase verringert wird, bevor man zur Operation schreitet, oder es wird nach erfolgter Totalresektion eines Tumors prophylaktisch zytostatisch abgeschirmt.

Zytostatika richten Schaden an – letztlich bei allen Zellen (worauf weiter unten noch eingegangen wird), vor allem jedoch bei den Zellen, die eine hohe Teilungsrate haben, also vor allem auch Krebszellen. Hinzu kommt, dass Krebszellen weniger Reparaturmechanismen aufweisen, also zytostatikasensibler sind.

4 Gruppen von Chemotherapeutika

Die heute üblichen Chemotherapeutika kann man, wie in Tabelle 5.1 zu sehen ist, grob in vier Gruppen einteilen. Antimetaboliten wirken auf DNA-Ebene. Teilweise werden sie als „Störfaktoren" in die DNA eingebaut und stören die weiteren Steuerungen aus dem Zellkern, teilweise hemmen sie bestimmte Enzyme (chemische Prozesse ermöglichende Eiweiße), so dass bestimmte Nukleinsäuren nicht mehr zusammengebaut (synthetisiert) werden können. Zu dieser Gruppe gehört das bekannte Metothrexad (MTX).

Einen etwas anderen Ansatz bilden die Alkylantien, die nicht bei der Synthese der DNA ansetzen, sondern zu Strangbrüchen der DNA führen. Sie verhindern durch solche Brüche eine Verdopplung der DNA und damit die Informationsübertragung auf die RNA, was in letzter Konsequenz bedeutet, dass keine neuen Eiweiße mehr gebildet werden können. Ein wichtiger Vertreter dieser Gruppe ist das Endoxan (Zyclophosphamid).

Tab. 5.1: Wirkungsweise wichtiger Chemotherapeutika (Modif. n. Grundmann 2007, 119)

Wirkungsort	Wirkungsweise	Beispiele
DNA-Synthese	Enzymhemmung, z. B. DNA-Polymerase Ribonukleotidreduktase Thymidilatsynthetase	Antimetabolite Ara-C Hydroxy-Harnstoff
DNA	Strangbrüche, z. B. Zwischenstrangvernetzung Interklation	Alkylanzien Anthrazykline Platinkomplexe
RNA	Blockade der m-RNA-Synthese Einbau in die RNA	Antimetabolite
Protein	Rezeptorenbindung Hemmung der Tubulin-polymerisation Proteinvernetzung Phosphorylierung	Hormone Alkylanzien Proteinkinase-C-Inhibitoren

Auch Stoffe, die ursprünglich Antibiotika sind, können die DNA von Krebszellen schädigen, wie beispielsweise das Aktimomycin D.

Eine dritte Gruppe behindert die Synthese der m-RNS oder generelle Stoffwechselvorgänge in der RNA. Hierzu gehören zum Beispiel Bleomycin oder Antimetabolite.

Eine vierte Gruppe schließlich greift nicht direkt am Zellkern an, sondern behindert die Stoffwechselvorgänge in der Zelle selbst, insbesondere die hier ausschlaggebenden Proteine. So können Vinca-Alkaloide, beispielsweise das Vinkristin, Vorgänge an den Mikrotubuli hemmen und die Polwanderung der Chromosomen kurz vor der Zellteilung behindern. Andere Stoffe behindern die Signalvorgänge innerhalb der Zellen.

Hormontherapie

Hormone schließlich können an bestimmte Rezeptoren, vor allem an der Zellwand, andocken und ihrerseits zelluläre Vorgänge verändern. Eine ganze Reihe von Tumoren, beispielsweise Brustkrebsarten, Gebärmutterkrebs und Prostatakrebs sind zu einem gewissen Teil hormonabhängig. Androgenentzug oder Östrogengabe kann Prostatakrebs günstigenfalls zum Stillstand bringen. Antiandrogene werden also bei Prostatakrebs in der Behandlung eingesetzt. Bei Brustkrebs werden bestimmte Antiöstrogene eingesetzt, die das Östrogen verdrängen und damit das Tumorwachstum stoppen können. Andere Wirkstoffe hemmen die Östrogenherstellung im Körper. Allerdings sind nicht alle Tumoren, auch nicht alle der primären oder sekundären Geschlechtsorgane, hormonabhängig. Oft ist auch eine Kombination aus klassischer Chemotherapie und Hormonbehandlung sinnvoll.

Speziell gegen Wachstumsfaktoren gerichtete Arzneimittel im Sinne einer zielgerichteten Therapie (targeted therapy) werden möglicherweise in Zukunft bei der Behandlung des Lungenkrebses und des Brustkrebses eine größere Rolle spielen.

Nebenwirkungen der Chemotherapie

Wie bereits gesagt schädigen chemotherapeutisch wirksame Substanzen leider nicht nur die Tumorzellen, sondern alle sich schnell entwickelnden und proliferierenden Zellen, also beispielsweise auch die Haarfollikel, die Schleimhäute des Magen-Darm-Traktes, das blutbildende System und andere mehr. Die Nebenwirkungen können dramatisch sein, sie reichen von (reversiblem) Haarausfall, der insbesondere bei Jugendlichen zu Identitätsproblemen führen kann, über schwere Verdauungsstörungen (die auch zu Ernährungsstörungen führen können) und Durchfällen bis hin zu schweren Gerinnungsstörungen (mit der potentiellen Gefahr innerer und mehrerer Blutungen) sowie erhöhter Infektionsanfälligkeit.

5.7 Psychodynamik und Psychosomatik

Krebserkrankungen sind zweifellos organische Erkrankungen, die sich auf das seelische Wohlbefinden und die psychosoziale Situation des Betroffenen auswirken. Wie ein Patient mit seiner Erkrankung, aber auch mit den Nebenwirkungen einer Therapie umgeht, welche Coping-Strategien (Lösungsmöglichkeiten) er für auftretende Krisen entwickelt, wie er das Krankheitsgeschehen also bearbeitet, hängt zweifellos auch von seiner psychischen Konstitution und einem psychosozial unterstützenden Umfeld ab. Insofern kann der Verlauf einer Erkrankung durch psychosoziale Maßnahmen unterstützt werden (s. u.).

Keine „Krebspersönlichkeit"

Ursächlich am Zustandkommen der Krebserkrankung sind psychische Faktoren aber vermutlich nicht beteiligt. Eine Reihe von Langzeitstudien haben ergeben, dass es keine wie auch immer geartete „Krebspersönlichkeit" gibt, die zu einer erhöhten Vulnerabilität und Anfälligkeit für Krebs führt. Dies ist insofern von Bedeutung, als manche an Krebs erkrankte Menschen sich mitunter fragen, ob sie durch Lebensweise, Persönlichkeitsstruktur oder psychische Schwierigkeiten belastet seien bzw. selbst zur Krankheit beigetragen haben. Hier kann eine Aufklärung darüber, dass eine Krebserkrankung im Wesentlichen genetische, biologische und physikalisch-chemische Ursachen hat, sich positiv auswirken.

Gleichwohl kann die Diagnose, die Behandlung und der weitere Verlauf der Krebserkrankung erhebliche psychosoziale Auswirkungen haben und reziprok können sich psychische Befindlichkeit und psychosoziale Unterstützung nicht nur auf die Akzeptanz medizinisch notwendiger Maßnahmen und das subjektive Krankheitserleben, sondern auch in gewissem Maße auf die Lebensqualität und Krankheitsbewältigung auswirken.

Sieben Phasen der Krebserkrankung

Psychische und soziale Anforderungen an die Krankheitsbewältigung bzw. psychische Krisen im Rahmen einer Krebserkrankung zeigen sich, je nach Phase der Erkrankung, unterschiedlich. Angenendt et al.. (2007, 53) unterscheiden sieben Phasen der Krebserkrankung:

Phase 1: Verdacht
Phase 2: Diagnose/Befund
Phase 3: Medizinische Therapie (Operation, Chemotherapie, Strahlentherapie)
Phase 4: Remissionsphase
Phase 5: Rezidiv
Phase 6: Fortschreiten der Erkrankung
Phase 7: Finalstadium

Krebsverdacht

Viele Betroffene haben Anfangs einen Verdacht, oft ausgelöst durch das Erkennen der bereits genannten Warnsymptome (z. B. eine Verhärtung in der Brust, Blutspuren im Urin, ein sich veränderndes Muttermal etc.). Dies kann (und sollte) dazu führen, frühzeitige medizinische Hilfe in Anspruch zu nehmen. Andererseits können Ängste und die Abwehr der mit einer möglichen Diagnose verbundenen Krise dazu führen, dass man es „lieber nicht so genau wissen will" und den Befund nicht abklären lässt.

Diagnosephase

Mit der Diagnose einer malignen Erkrankung geht in der Regel eine erhebliche Krise einher. Aus vermeintlich „völliger Gesundheit" gerät der Patient schlagartig in eine krisenhafte, mitunter auch als lebensbedrohlich erlebte Situation. Ebenso schlagartig sieht er sich einer Reihe für ihn noch nicht vertrauter und somit beängstigender Situationen ausgesetzt: Er muss meist zahlreiche diagnostische Verfahren über sich ergehen lassen (Probebiopsie, unterschiedlichste Röntgenaufnahmen, Kernspintomogramm, Blutuntersuchungen und vieles mehr).

Die Befunde, die zum Teil nur indirekte Hinweise auf ein Tumorgeschehen sind (z. B. Tumormarker oder Verschattungen in einem Röntgenbild) kann er weder interpretieren noch in ihrer Relevanz fassen. Möglicherweise bekommt der Patient von mehreren Fachleuten Auskünfte, die für ihn nicht ganz deckungsgleich sind. Viele Ausdrücke sind, unter anderem wegen der damit verbundenen Fachsprache, unverständlich. Hinzu kommt ein enormer Zeitdruck. Oft muss innerhalb kurzer Zeit entschieden werden, welche Behandlung die sinnvollste ist. Eventuell gilt es, eine zweite Meinung einzuholen. Sodann gilt es, eine geeignete Klinik bzw. ein Behandlungszentrum zu finden. Sind mehrere unterschiedliche therapeutische Verfahren (z. B. chirurgische Eingriffe und zusätzliche Bestrahlung) von Nöten, wird er es in der Regel mit einem therapeutischen Team zu tun haben. Auch gilt es, einen behandlungsführenden Onkologen, möglicherweise zusätzlich zum Hausarzt, für die Zeit nach der stationären Therapie zu finden. Dies alles, aber auch die Entscheidung, die zur Einwilligung in eine Operation oder andere belastenden Verfahren führt, fordern den Patienten stark heraus. Hieraus kann ein Gefühl der Unsicherheit und Verwirrung, der Hilflosigkeit und Orientierungslosigkeit resultieren. Von heute auf morgen von einem relativ autarken Leben in einen Status der (möglicherweise vorübergehenden) Hilflosigkeit und Abhängigkeit zu kommen, kann ebenfalls belasten. Die Patienten müssen also lernen, über Erkrankungen zu reden, Entscheidungen zu fällen und die damit verbundenen Belastungen zu akzeptieren und zu integrieren. Sie sind hierbei nicht nur auf verständliche und empathische Informationen (oft auch wiederholt, da sie aufgrund der Desorientierung und der seelischen Krisenstimmung mitunter nicht alle Informationen auf einmal verarbeiten können) angewiesen. Darüber hinaus brauchen sie auch stützenden, ermutigenden Kontakt, Hilfen bei der Entscheidungsfindung, Beratung und vor allem empathisches Zuhören und das Vertrauen, auch emotional nicht allein gelassen zu werden.

Behandlungsphase

In der Phase der medizinischen Therapie kommen einschneidende Veränderungen auf den Patienten zu. Wie wir bereits gesehen haben, haben die klassischen Methoden der Krebstherapie (Operation, Bestrahlung und Chemotherapie) erhebliche Folgen bzw. Nebenwirkungen. Auch schonende Operationen gehen letztlich mit Verlust von Gewebe, mitunter ganzer Organe einher. Darüber hinaus wird subjektiv möglicherweise ein Verlust von körperlicher Integrität erlebt, die verarbeitet werden muss. Analoges gilt für Nebenwirkungen der Bestrahlung oder der Chemotherapie, wenn beispielsweise der (vorübergehende) Verlust des Haares zu beklagen ist. Aber auch die anderen, bereits genannten Nebenwirkungen (Brechreiz, Infektionsanfälligkeit, Durchfall, Kopfschmerzen etc.) können als Verlust von Lebensfreude, Vitalität und Wohlbefinden in Erscheinung treten. In jedem Fall kommt es also in der Behandlungsphase zu mehr oder weniger dramatisch erlebten Verlusterlebnissen, die mit Trauer einhergehen. Dieser Trauer muss ausreichend Zeit gegeben werden. Über Verlustängste und die Trauer nach erfahrenen Verlusten muss man sprechen dürfen. Aber auch psychosoziale Verluste oder die Angst davor können zum Thema werden, beispielsweise wenn man beruflich oder familiär nicht mehr so belastet ist, befürchtet, den Beruf zu verlieren, sich in Folge einer Operation als unattraktiv empfindet oder sich allgemein in seiner Vitalität beeinträchtigt fühlt.

Remissionsphase Von der Phase der Remission sprechen wir, wenn der Tumor (soweit dies zu beurteilen ist) vollständig entfernt wurde und keine Metastasen nachweisbar sind. Zeitliche Festlegungen wie beispielsweise die „5-Jahresüberlebensrate" sind, wie eingangs erwähnt wurde, statistisch relevante Begriffe, die für die Epidemiologie und den Vergleich unterschiedlicher Therapieverfahren hilfreich sind. Im konkreten Erleben des einzeln betroffenen Patienten besagen sie nicht allzu viel. Dennoch kann der Patient (mit Recht) darauf hoffen, dass ein Wiederaufflackern des Tumors umso unwahrscheinlicher wird, je mehr Zeit verstreicht. Die Phase der Remission ist also einerseits von der Hoffnung, den Krebs überstanden zu haben geprägt. Auf der anderen Seite schwebt, jedenfalls in den ersten Jahren, noch immer das Damokles-Schwert eines Rezidivs und die damit verbundenen Ängste über dem Erleben des ehemals Erkrankten. Solche Ängste können durch jede Nach- oder Kontrolluntersuchung verstärkt bzw. reaktiviert werden. Auch kann in der Phase der Remission, in der das akute Geschehen in den Hintergrund rückt, möglicherweise verstärkt die Trauer über die erlittenen Verluste zum Ausdruck kommen. Angehörige mag es in so einer Situation zutiefst erstaunen, wie nachdenklich, melancholisch oder ängstlich der Betroffene ist, obwohl er doch „eigentlich geheilt" sei.

Rezidivphase Kommt es zu einem Rezidiv, also einem Wiederaufflackern des Krebsgeschehens bzw. der Manifestation von Metastasen, so wird das in Regel als tiefe, lebensbedrohliche, existentielle Krise erlebt. Schlagartig wird klar, dass nun und in Zukunft keine Heilung mehr möglich ist und alle therapeutischen Bemühungen palliativer, d. h. lebensverlängernder und Lebensqualität erhaltender, nicht aber heilender Natur sind. Dies geht in der Regel mit einer tiefen Depression einher. Die bisher gebrachten Opfer und Anstrengungen erscheinen nutzlos, die Lebensplanung ändert sich radikal, Existenzängste können übermächtig werden. Die mitunter tiefe Hoffnungslosigkeit mag sich dann nicht nur auf die Form der medizinischen Behandlung, sondern auch auf das soziale Netz erstrecken: Wer kümmert sich um mich? Gehöre ich noch dazu? Was hat das alles für einen Sinn? Um diese Phase psychisch überstehen zu können, ist es notwendig, den Befürchtungen und Ängsten, sofern der Patient darüber sprechen möchte, ausreichend Raum zu geben. Wie eine Behandlung unter den jetzt gegebenen Umständen aussehen soll, welche leidvermindernden und lebensverlängernden Maßnahmen sinnvoll sind, vor allem aber, was der Patient unter dem Begriff „Lebensqualität", die es möglichst lange zu erhalten gilt, versteht – dies alles muss behutsam thematisiert werden. Für den Patienten kommt es darauf an, seinen Lebensmittelpunkt auch unter den erschwerten Bedingungen einer zeitlich begrenzten Perspektive zu definieren und die ihm verbleibende Zeit in seinem Sinne sinnhaft zu nutzen.

Endphase In der Phase des fortgeschrittenen Krankheitsstadium sowie in der Finalphase (in der Phase, in der das Leben zu Ende geht) haben viele Patienten die Angst vor unerträglichen und nicht zu lindernden Schmerzen, vor Erstickungssyndromen, aber auch vor Einsamkeit und Verlassenheit. Die heutige Palliativmedizin ist fast immer in der Lage, auch in den letzten Phasen der Krebserkrankung für Schmerzfreiheit oder relative Schmerzarmut zu sorgen. Wurden Morphine früher fälschlich (wegen der Befürchtung einer Toleranzentwicklung) vorsichtig dosiert, so hat sich inzwischen gezeigt, dass die rechtzeitige und ausreichende Gabe von Schmerzmitteln, auch Morphin, bei Krebsschmerzen hilfreich und bis zum Tode möglich ist. Palliativmedizinische ambulante wie teilstationäre Einrichtungen und insbesondere Hospize haben, was die Pflege, die Schmerztherapie und die psychosoziale Begleitung Sterbender angeht, Pionierarbeit geleistet. Auch die Kombination von Schmerzmitteln, Antidepressiva und/oder angstlösenden Medikamente kann sinnvoll sein. Darüber hinaus kann nicht genug betont werden, dass die soziale Begleitung Sterbender, das Beisammensein von Familienmitgliedern und Freunden, Trost und Zuspruch nicht nur der Angst vor Vereinsamung entgegen wirken, sondern sich ihrerseits positiv auf das Schmerzempfinden auswirken können. Im Beisammensein mit nahen Angehörigen und guten Freunden können viele Krebskranke im Endstadium ihrer Erkrankung Trost und Geborgenheit finden. Eine gute Pflege, adjuvante Sauerstoffgabe, Atempflege, Lagerung und anderes mehr können dazu beitragen, dass ein Krebspatient in Würde und ohne zusätzliche Beeinträchtigung die letzte Phase seines Lebens verbringen kann. Nicht nur der Krebskranke in der letzten Phase seiner Erkrankung und im Sterbeprozess ist auf Hilfe angewiesen.

Hilfen für Angehörige

Mitunter sind auch die Angehörigen, die sich in einer erheblichen Krisensituation befinden, für Beratung und Hilfe dankbar. Die meisten Angehörigen wollen helfen, trösten und dem Sterbenden beistehen. In ihrem Bemühen, dem Kranken nicht unnötig weh zu tun, werden manchmal existentielle Fragen (zum Beispiel nach der Prognose der Erkrankung) tabuisiert oder umgangen. So verständlich dies ist und so liebevoll dies gemeint ist: Es kann dazu führen, dass sich der Kranke allein gelassen fühlt und niemanden hat, mit dem er über seine Ängste oder über seine Trauer wirklich sprechen kann. Aber auch die Angehörigen, die im Beisein des Erkrankten sich nicht zu weinen erlauben, können erhebliche Schwierigkeiten mit ihrer Trauer bekommen. Auch sie haben Zukunftsängste, wenngleich anderer Art als der vom Krebs Betroffene. Zusätzlich leiden sie möglicherweise unter den permanenten körperlichen und emotionalen Anforderungen, denen sie über längere Zeit ausgesetzt sind. Ihr berechtigter Wunsch nach anderen, freudigeren Erlebnissen kann möglicherweise in Scham- oder Schuldgefühle umschlagen, wenn sie sich diesen Wunsch nach Freude angesichts des Leidens ihres Angehörigen nicht gestatten wollen oder können. Um aber einem Sterbenden über längere Zeit beizustehen und ihn zu begleiten, und den damit verbundenen emotionalen und physischen Belastungen, aber auch den intensiven und befreienden Begegnungen gewachsen zu sein, ist es geboten, notwendig und hilfreich „für sich selbst zu sorgen“, bewusst auch angesichts der großen Herausforderung erholsame und beglückende Erfahrungen zu machen.

Letztendlich werden sowohl die Angehörigen als auch vor allem der Krebskranke selbst in der Endphase der Krebserkrankung immer wieder auch beglückende Erlebnisse und tiefe Begegnungen erleben können, und für die ihn begleitenden Angehörigen kann, auch im Nachhinein, diese Begleitung zu einer wichtigen und das gesamte weitere Leben positiv prägenden Erfahrung werden.

5.8 Krisen und Krisenintervention

In jeder denkbaren Phase der Krebserkrankung kommen unterschiedliche Herausforderungen auf den Patienten zu, die mitunter als Krise erlebt werden können. In der Phase der Diagnosestellung beispielsweise können Angst, Panik und Hilflosigkeit derartig stark erlebt werden, dass die Patienten verwirrt werden und für sie wichtige Informationen nicht verstehen, geschweige denn adäquat verarbeiten können. Mitunter kommt es zu einer relativen Aufhebung der Integration von Wahrnehmung, Denken, Fühlen und Handeln, so dass Situationen möglicherweise „wie im Film erlebt" oder als nicht die eigene Person betreffend interpretiert werden. An körperlichen Reaktionen sind Atemnot, Schweißausbrüche, Zittern und anderes zu nennen. Sinngemäß können solche Krisensituationen auch in den anderen oben genannten Phasen auftreten. Wie ein Patient eine Krise meistert und zu welchen Reaktionen er neigt, hängt nicht nur von der Schwere der Erkrankung, der Phase, in der er sich befindet oder der Prognose ab. Auch das soziale Netz, das Vorhandensein von liebevollen Familienangehörigen und Freunden, die bisher gemachten Erfahrungen mit Krankheit und Krise sowie die im Laufe des Lebens erworbenen Krisenbewältigungsstrategien spielen hier eine große Rolle. Wird die krisenhafte Belastung zu stark, kommt es zur psychischen Abwehr.

Verleugnung

Es sei am Beispiel der Verleugnung etwas näher ausgeführt.

B

Angenendt et al. (2007, 48ff) berichten von einer Patientin, der im Laufe einer Nachuntersuchung mitgeteilt wird, dass sie möglicherweise ein Brustkrebsrezidiv habe, jedenfalls eine Operation notwendig sei, dass diese daraufhin die Behandlung und den Kontakt zum Arzt abbricht und sich in eine psychologische Behandlung begeben will, da sie fest daran glaubt, durch die Kraft positiven Denkens wieder gesunden zu können. Sie verleugnet damit die biologische Dimension des Geschehens, vergibt aber auch die Möglichkeit, durch eine frühzeitige Operation (Metastasen sind nach wie vor nicht nachgewiesen worden) vielleicht doch noch zu einer Heilung zu kommen.

Einerseits ist die Verleugnung ein nachvollziehbares und oft psychisch notwendiges Moment, wenn Angst und Verzweiflung seelisch nicht mehr ausgehalten werden können. Wenn vorübergehend einige Aspekte der Erkrankung ausgeblendet und verleugnet, zumindest ins Unbewusste abgeschoben werden, und dies nur temporär der Fall ist, kann das durchaus hilfreich sein. Andererseits kann ein ständiges Verleugnen „schwerer Wirklichkeiten" (Hülshoff, 1996) dazu führen, dass Heilungschancen vertan und Möglichkeiten nicht genutzt werden.

Weitere Abwehrmechanismen

Andere Abwehrmechanismen bestehen im Verdrängen (die Erkrankung wird ausgeblendet, ist aber potentiell im Bewusstsein zugänglich oder verschoben: Nicht nur die Krebserkrankung, sondern auch die Umwelt wird als bedrohlich erlebt und gegebenenfalls „bekämpft"). Die Bagatellisierung („Das ist doch alles nicht so schlimm") leugnet einen Teilaspekt, nämlich den Schweregrad der Erkrankung. Die Rationalisierung ist der Versuch, der Erkrankung intellektuell zu begegnen und das Gefühl abzuspalten („Hauptsache, die Tumormarker steigen nicht an“). Auch Entwertung („Sie können mir sowieso nicht helfen“) oder Idealisierung („Alle meine Hoffnungen richten sich auf Sie“) können als spezielle Formen von Abwehr mit der Krankheit assoziierter Ängste interpretiert werden.

Coping-Strategien

Die Übergänge von Abwehrmechanismen zu Krankheitsbewältigungsstrategien (Coping-Strategien) sind fließend. Entscheidend ist, ob ein Verhalten oder eine innere Einstellung zu mehr Freiheitsgraden und Adaptationen an die notwendigen Veränderungen führen. Zu einem bestimmten Zeitpunkt kann ein vollständiges oder teilweises Verleugnen einiger Aspekte der Erkrankung sinnvoll und der seelischen wie körperlichen Gesundung dienlich sein – zu einem anderen Zeitpunkt ist gerade dies nicht der Fall. Insofern haben sowohl alle Abwehrmechanismen als auch alle Coping-Strategien ihre (manchmal bedingte, manchmal temporäre) Berechtigung. Schulze-Kreilkamp (2007, 51ff) spricht von passiven Coping-Dimensionen, wenn Betroffene absichtlich vermeiden, sich mit der Erkrankung auseinander zu setzen, abwarten und nicht aktiv werden, resignieren oder sich sozial zurückziehen. Das Vorwegnehmen von Krankheit (Antizipation), Selbstschuldzuweisungen oder Erklärungen für das Entstehen von Erkrankungen, das bewusste Einsetzen von Humor, das Relativieren, das positive Umdeuten („Jetzt weiß ich, wie sehr ich am Leben hänge“) oder der Versuch der Sinngebung in der Krankheit rechnet sie den kognitiven Coping-Strategien zu. Demgegenüber kann von der Krankheit abgelenkt werden, z. B. durch positive Phantasien, durch Wunschdenken, durch Kompensation, wie beispielsweise die Erfüllung von Bedürfnissen (Musik hören etc.) oder ablenkende Aktivität (mitunter bis hin zur hektischen Betriebsamkeit). Auch soziale Kontakte, das Suchen emotionaler Unterstützung oder soziale Ablenkung können als Ausdruck des Umgangs mit Krankheit verstanden werden. Unter Compliance versteht man die aktive Mitgestaltung von medizinischen Notwendigkeiten und die Akzeptanz derselben. Auch die Informationssuche ist hier zu nennen. Passive Compliance liegt vor, wenn man sich zumindest der Behandlungsanweisung fügt.

Neuere Untersuchungen haben gezeigt, dass, jedenfalls bei noch nicht allzu sehr fortgeschrittenem Tumorgeschehen, eine kämpferische Einstellung mit Auflehnung gegen das krankheitsbedingte Schicksal, die Übernahme von Eigeninitiative, das Vorhandensein von Optimismus und Hoffnung sowie die Suche nach Selbstbestätigung einem Heilungsprozess durchaus förderlich sind.

Wie bereits erwähnt, sind sowohl Abwehrmechanismen, die darauf zielen, als unerträglich erlebtes seelisches Leid, Ängste und Trauer aus dem bewussten Leben zu verbannen, als auch Coping-Strategien, die auf die Adaptation an die neue, krankheitsbedingte Situation zielen, individuell sehr unterschiedlich und keineswegs generell zu bewerten. Man muss sich also vor pauschalen Beschreibungen, die schnell in Etikettierungen münden, hüten.

Die von Elisabeth Kübler-Ross in den 1960er Jahren im Rahmen ihrer „Interviews mit Sterbenden“ entwickelten Phasen der Krankheitsbewältigung seien hier als Beispiel genannt. Nach Kübler-Ross (später wurden diese Modelle u. a. von Sporken und Schuchardt erweitert und differenziert) kann es bei unheilbaren Erkrankungen zu Phasen des Schocks und der Ungewissheit („Was ist los? Ist es bösartig?“), zur Verdrängung („Das kann nicht wahr sein, möglicherweise sind

Befunde vertauscht“) oder zur Aggression („Warum habe gerade ich Krebs?“) kommen. Ein weiteres Stadium sieht Kübler-Ross im Verhandeln („Wenn ich meinen nächsten Geburtstag noch erlebe, bin ich bereit zu sterben“), die von der tiefen Depression („Das hat doch alles keinen Sinn“) bis hin zur Annahme des Unabänderlichen reicht.

Eine Gefahr solcher Beschreibungen besteht darin, diese Phasen als obligat anzusehen. Dies ist nicht der Fall. Weder machen krebskranke Patienten in einer bestimmten Phase ihrer Erkrankung zwangsläufig alle diese Schritte durch, noch ist eine Reihenfolge obligat. Trauer und Hoffnung, Aggression und Passivität können durchaus einander abwechseln. Zum zweiten muss man sich vor falschen Etikettierungen hüten. Nicht jeder aggressive Krebspatient lehnt sich aufgrund aggressiv getönter Krankheitsbewältigung gegen seine Umwelt auf: Mitunter ist er zu Recht über unzumutbare Pflegefehler wütend. Andererseits kann das Erkennen solcher Krankheitsbewältigungsphasen im Einzelfall sinnvoll und hilfreich sein, beispielsweise wenn ein fürsorglich pflegender Angehöriger ungerechtfertigter Weise die Aggressionen seines erkrankten Familienmitglieds zu spüren bekommt und sich klar machen kann, dass er momentan eigentlich nicht gemeint ist.

Verhandeln als Bewältigungsstrategie

Auch das Stadium des Verhandelns gilt es mitunter zu erkennen, um schädliche Prozesse frühzeitig abzublocken. Ist man in einer solchen Situation nämlich bereit, auch die schwerwiegendste, schmerzhafteste und eigentlich nicht mehr medizinisch sinnvolle Chemotherapie zu ertragen, wenn man dafür etwas Hoffnung bekommt, und agiert man mit einem Arzt/Ärztin, die es in ihrer Ausbildung nicht gelernt hat, sinnlose, weil Leid erzeugende Therapien zu verweigern, ohne damit den Patienten als Mensch aufzugeben und ihm weiterhin unterstützend zur Seite zu stehen, so kann eine solche komplementäre Interaktion dazu führen, dass eine Leid erzeugende und sinnlose Chemotherapie zu lange durchgeführt wird.

Wir sehen: Das Erkennen, Ernstnehmen und Behandeln seelischer Krisen im Rahmen einer Krebserkrankung ist eine wichtige Herausforderung nicht nur für pflegende und therapeutische, sondern in besonderem Maße auch für pädagogische und soziale Berufe. Als relativ neues Fachgebiet hat sich die „Psychoonkologie“ etabliert, die den Bedürfnissen nach Krisenintervention, Beistand und Behandlung Rechnung trägt. Neben Methoden der Gesprächsführung, Gesundheitstraining nach Simonton, Entspannungsverfahren, Krisenintervention, Traumatherapie oder Stärkung der Coping-Kräfte hat sich in den letzten Jahren insbesondere die Psychoedukation bei krebskranken Menschen und ihren Angehörigen etabliert, auf die in Kapitel 5.9 etwas genauer eingegangen werden soll

5.9 Beratung und Psychoedukation

Es gibt, es wurde bereits betont, keine „Krebspersönlichkeit“, und eine Krebserkrankung wird durch psychische Faktoren weder verursacht noch ausgelöst. In der Verarbeitung der möglicherweise auftretenden schweren psychischen Krisen im Gefolge dieser schweren Erkrankung kann es gleichwohl zu sekundären psychischen Störungen kommen, die ihrerseits das Immunsystem beeinflussen und die Lebensqualität mindern können. Insofern hat die „Psychoonkologie", die psychische Begleitung an Krebs erkrankter Patienten, bei der Bearbeitung der Krisen und der psychosozialen Begleitung der Betroffenen eine große Bedeutung.

Psychoedukation

Besonders die Psychoedukation kann in der Einzelberatung (aber auch in der Gruppenbegleitung) eine große Rolle spielen. Im Folgenden wird ein von der Psychotherapeutin Gabriele Angenendt (2007, 128ff) erarbeitetes psychoedukatives Programm vorgestellt, das sich in besonderer Weise für Einzelberatungen eignet, dessen Maximen jedoch auch in gruppenedukativen Sitzungen berücksichtigt werden könnten. Als Ziele einer solchen psychoedukativen Maßnahme werden unter anderem das Bewusstsein der eigenen Leistungen und Leistungsgrenzen, das Erkennen eigener Bedürfnisse, das Wissen um schädigende oder heilende Verhaltensweisen, der Umgang mit begleitenden Symptomen, die Fähigkeit der Kommunikation mit dem sozialen Umfeld und die Fähigkeit mit Sexualität verändert umgehen zu können, genannt. Wie auch bei anderen Erkrankungen hat Psychoedukation hier eine zweifache Aufgabe: Zum einen geht es um das Vermitteln von Wissen, zum anderen um das Erfahren der eigenen Kräfte und das Entwickeln von Coping-Strategien, letztlich um die Akzeptanz des Lebens mit der Erkrankung bzw. deren Folgen. Psychoedukation ist also mehr als Informationsvermittlung; es handelt sich um ein Verfahren, das die Eigenkräfte der Patienten stärken soll. Zudem wird in psychoedukativen Sitzungen sehr viel Wert auf die eigenen Erfahrungen und die Eigenbeteiligung des Betroffenen gelegt. Der Patient soll da abgeholt werden, wo er gerade ist. Nicht nur der Patient lernt vom Therapeuten, sondern auch dieser vom Patienten. Patienten sind „Experten in eigener Sache" und können zunehmend Gespür dafür gewinnen, was ihnen gut tut.

Themen der Psychoedukation

In beispielsweise zehn Sitzungen können eine ganze Reihe von Themen fokussiert werden. In der ersten Stunde wird, einem Vorschlag von Angenendt folgend, zunächst auf gesundheitsfördernde Maßnahmen bei Krebserkrankungen eingegangen. Die zweite Einheit befasst sich mit Zusammenhängen von Krankheit und Stress, wobei die Stressparameter (Fight-or-flight-Reaktion, Adrenalinausstoß, Herz-Kreislaufaktivierung), die Begriffe Eustress und Dysstress sowie gängige emotionsregulierende sowie symptombezogene Stress-Coping-Strategien erläutert werden. Auch auf Zusammenhänge von Emotion und Stress wird eingegangen. Wichtig ist in jedem Fall, zu eruieren, was der Patient selbst unter Stress versteht und was die für ihn spezifischen Stressoren und stressenden Ereignisse sind. Schließlich können Grundlagen des autogenen Trainings oder der progressiven Muskelrelaxation (nach Jacobson) vorgestellt werden. Eventuell kann auch eine Einleitung zu einigen Elementen dieser stressreduzierenden und entspannenden Verfahren gegeben werden, sonst kann mit dem Patienten überlegt werden, wo er sich in dieser Hinsicht schulen lassen kann. Eine dritte Sitzung beschäftigt sich mit Coping-Strategien – also Möglichkeiten, die Krankheit und ihre Folgen besser zu verarbeiten und zu bewältigen. So können akute Belastungen ebenso wie emotionale Entwicklungen (beispielsweise Ärger, Wut und Feindseligkeit, Trauer, Depression, Angst) benannt werden und eigene Ressourcen sollten zur Sprache kommen. Dies wird in der vierten Sitzung vertieft, die Bedürfnisse und Ressourcen des Betroffenen zum Gegenstand hat. So kann gelernt werden, belastende und immer wieder kehrende Gedanken durch heilsamere, angenehmere auszutauschen – das kann gezielt geübt werden. Belastende soziale, medizinische oder sonstige Faktoren können zumindest benannt, eventuell sogar modifiziert werden. An Ressourcen sind neben den kognitiven und biografisch erworbenen Fähigkeiten auch Musik, Sport, kreatives Gestalten, Entspannungsmethoden, die Pflege sozialer Aktivitäten und Kontakte und vieles mehr zu nennen. Einige sehr praktikable und überzeugende Anregungen (für Angehörige, aber auch für von Krebs Betroffene) finden sich u. a. auch bei Wissing (in Dohr 2006).

Umgang mit Gefühlen

Der Umgang mit belastenden Gefühlen (die zunächst nicht steuerbar sind, da Gefühle wie Angst, Ärger oder Depression ohne unser Zutun kommen), ist Gegenstand der sechsten Sitzung. Es kann entlastend sein, Gefühle zuzulassen, da man an ihrem Zustandekommen eh nichts ändern kann. Das Sprechen über Gefühle, das Ausagieren, menschlicher Trost und sozialer Kontakt, aber auch bewusste, gezielte Strategien im Umgang mit Gefühlen können sehr entlastend wirken. Zu den Maßnahmen im Umgang mit Gefühlen gehören insbesondere auch körperliche Maßnahmen wie Sport, Entspannungsübungen, Tanz und anderes mehr.

Sehr wichtig ist auch der Umgang mit Freunden und Bekannten, sofern er hilfreich und wohltuend ist. Viele Krebspatienten haben Sorge vor Stigmatisierung (Kap. 5.13) oder befürchten, anderen lästig zu fallen, nicht verstanden zu werden oder bemitleidet zu werden. Die Folge ist, dass sie sich mitunter zurückziehen oder sich isolieren bzw. isoliert werden. Hierauf wird in Kapitel 5.12 noch näher eingegangen. An dieser Stelle ist es wichtig festzuhalten, dass es nicht nur darum geht, irgendwelche sozialen Kontakte zu haben: Die Art der Kontakte sollte hilfreich und unterstützend sein. In der Psychoedukation können sich Patienten darüber klar werden, welche Kontakte wohltuend sind und welche nicht – und welcherart die Beziehungspflege sein soll.

Umgang mit Müdigkeit

Eine achte Sitzung befasst sich mit dem Umgang tumorbedingter Fatigue (Müdigkeit). Hierunter wird ein Zustand ausgeprägter Müdigkeit, schwindender Energiereserven oder/und erhöhten Ruhebedürfnisses verstanden, das inadäquat zu vorausgegangenen Aktivitäten ist. Symptome der Fatigue sind unter anderem Müdigkeit, Lustlosigkeit, Schwäche, Traurigkeit und Hoffnungslosigkeit, seelische Erschöpfung, schwindende körperliche Belastbarkeit, Desinteresse und Motivationslosigkeit, Schlafstörungen, Angst, Konzentrationsstörungen oder latente Suizidalität sowie Isolation von Freunden und Familie. Neben seelischen Faktoren (im Gefolge der Krisenbelastungen, der Verlusterlebnisse und der krankheitsbedingten Ängste) können auch die somatischen Behandlungen und ihre Nebenwirkungen zu dieser Müdigkeit beitragen. So nimmt nach Chemotherapie die Müdigkeit nach jedem Behandlungszyklus zu, was bis zu 10 Tage nach Chemotherapie der Fall sein kann, anschließend nimmt sie wieder ab, um nach dem nächsten Therapiezyklus erneut anzusteigen. Eine chemotherapiebedingte Müdigkeit tritt in deutlich mehr als der Hälfte aller Behandlungen auf. Auch nach chirurgischen Eingriffen geben Patienten Müdigkeit an, die etwa 10

Tage nach dem Eingriff am stärksten ausgeprägt ist und innerhalb von einem Monat wieder abklingt. Nach und während Strahlentherapie tritt Müdigkeit als eine häufige Nebenwirkung auf. Sie nimmt bei jedem Behandlungszyklus zu und kann sich in bestrahlungsfreien Wochenenden bessern. In der Regel verschwindet sie drei Monate nach Beendigung der Strahlentherapie. Selbst bei der Immuntherapie kann, je nach Immunpräparat, Müdigkeit in Begleitung von Nebenwirkungen in Form eines grippeähnlichem Syndroms auftreten und erhebliche Ausmaße annehmen.

Unter einer kurativen Behandlung der Fatigue versteht man beispielsweise die Behandlung einer aufgetretenen Blutarmut (Anämie) und ähnliches. Kausal ist eine Behandlung beispielsweise bei Modifikation der Krebstherapie (z. B. Änderung des Behandlungsschemas). Symptomatisch kann auf eine Müdigkeit dadurch eingegangen werden, dass beispielsweise „Energien eingespart" werden. Ein „Energietagebuch", eine Auflistung der besonders belastenden Aktivitäten, eine Prioritätenliste für Aufgaben und anderes mehr, kann hier hilfreich sein. Auch besondere Ernährungshinweise, z. B. gezielte Beratung zu Flüssigkeits- und Kalorienzufuhr, sind mitunter angebracht, ebenso schlaffördernde Maßnahmen. Entspannungstechniken, Ablenkung, das Hören angenehmer Musik, das Pflegen von Hobbys und sozialen Kontakten heilen zwar keine Fatigue, können das Handlungsspektrum aber ergänzen. Eine wichtige Maßnahme ist auch der Sport. Mittlerweile ist es erwiesen, dass Sport – durchaus schon während der Chemotherapie – das Risiko einer Fatigue signifikant senkt.

Sexualität

Die neunte Sitzung befasst sich mit möglichen Problemen bei der Sexualität. Berater sollten möglichst vorurteilsfrei, ohne Scheu und Scham, kompetent auf Möglichkeiten der sexuellen Gestaltung des Intimlebens eingehen. Nach Krebsbehandlungen unterschiedlicher Art (Strahlenbelastung, Chemotherapie, Operationen bei primären oder sekundären Geschlechtserkrankungen) kann das Sexualleben beeinträchtigt sein. Dies kann von Patienten wie Partner als sehr quälend erlebt werden. Angenendt weist darauf hin, dass „die meisten Frauen, die vor einer Krebsbehandlung einen Orgasmus erreichen konnten, dies langfristig gesehen auch danach … können". Chirurgische Eingriffe an den Geschlechtsorganen, Nebenwirkungen chirurgischer Behandlungen, aber auch Schamgefühle und die Sorge um die körperliche Unversehrtheit können belasten. Insbesondere wird auf Probleme der Inkontinenz, der Schmerzen beim Geschlechtsverkehr, Hilfen beim Umgang mit einem eventuellen Urostoma (künstlichem Blasenausgang) sowie mit einem künstlichen Darmausgang und andere Probleme intensiv und offen gesprochen werden müssen. Ähnliches gilt natürlich auch für männliche Patienten. Hier kommt die Sorge vor vermeintlicher oder tatsächlicher nachlassender oder fehlender Erektionsfähigkeit, vorzeitigem Samenerguss und, ebenso wie bei weiblichen Patienten, Schmerzen beim Geschlechtsverkehr und Harninkontinenz zum Gespräch.

Selbsthilfegruppen

Eine letzte thematische Sitzung befasst sich mit Möglichkeiten der Selbsthilfe. Selbsthilfegruppen haben das Ziel, Anforderungen und Belastungen im Rahmen einer Krebserkrankung durch Gruppenmaßnahmen besser zu bewältigen. Dabei sollten persönliche Bedürfnisse und Ziele berücksichtigt und die Ressourcen des sozialen Umfeldes und des Gesundheitsystems genutzt werden. Neben der Information geht es ganz wesentlich auch darum, von anderen Menschen, die ähnliches durchmachen, verstanden zu werden. Schließlich ist die Aufklärung einer breiten Öffentlichkeit und das Einfordern von Rechten, beispielsweise finanzieller Art, sowie das Fördern von Forschungsvorhaben und neuen therapeutischen Ansätzen oft auch ein wichtiges Anliegen von Selbsthilfegruppen.

In einer abschließenden Sitzung kann auf die bisherigen Erfahrungen noch einmal eingegangen werden. Dabei kommt es weniger darauf an, ein umfassendes Wissen über Folgen von Krebserkrankungen und Therapie zu bekommen (wenngleich dies durchaus auch der Fall sein kann), als vielmehr darauf, ein besseres Verhältnis zum eigenen Körper – auch unter den erschwerenden Bedingungen einer Krebserkrankung nebst Therapie – zu bekommen und die eigenen Kräfte zu erkennen und zu stärken, um auch mit bzw. nach der Krankheit ein selbstbestimmtes, gelungenes Leben zu führen.

5.10 Familie und systemische Familienarbeit

Abwehrmechanismen von Angehörigen

Wie bereits gezeigt wurde, gehen Krebserkrankungen häufig mit erheblichen psychosozialen Krisen des Betroffenen einher. Aber auch die engsten Familienangehörigen, Ehepartner, Eltern oder Kinder können in erhebliche Krisen geraten, wenn ein geliebter Angehöriger an Krebs erkrankt. Oft sind diese Krisen ebenfalls in bestimmten Stadien von besonderer Bedeutung und zeigen typische Bewältigungsmechanismen und Abwehrmaßnahmen, die mit den krisenhaften Verläufen des Betroffenen korrelieren können (allerdings nicht müssen). Das Stadium des „Verleugnens“ kann sich auch bei Angehörigen zeigen, wenn sie die Schwere der Erkrankung nicht wahrhaben wollen oder Heilungsmöglichkeiten sehen, obwohl der Patient selbst die schwierige Prognose erkannt und akzeptiert hat. Mitunter finden sich auch Rationalisierungsmaßnahmen und eine Art von „hektischer Betriebsamkeit“ bei nahen Verwandten, die „Himmel und Hölle in Bewegung setzen“, um Heilung herbeizuführen. Da werden alternative Heilmaßnahmen offeriert, das Einholen von Expertenrat empfohlen, andere Kliniken kontaktiert und ergänzende Heilmaßnahmen vorgeschlagen – selbst dann, wenn der Krebskranke bereits einen Weg zur Behandlung gefunden hat und hierauf eingegangen ist. Für den Krebskranken ist es wichtig, nach Einholung einer (!) ärztlichen Zweitmeinung ein onkologisches Team zu finden, dem er die Behandlung anvertraut (die in der Regel aus den oben skizzierten schulmedizinischen Maßnahmen, ggf. auch einigen adjuvanten Therapien besteht). Zusätzlich braucht er einen behandelnden Hausarzt/eine Hausärztin, um mit Nebenwirkungen fertig zu werden sowie Behandlung in allen Phasen der Erkrankung sicher zu stellen. Darüber hinaus gehende Hilfen wie beispielsweise psychotherapeutische Begleitung oder bestimmte pflegerische Maßnahmen können ebenfalls wichtig sein. Verwirrende, weiter aufwühlende und divergierende Ratschläge sind, auch wenn sie gut gemeint sind, oft sehr belastend. Für Familienangehörige ist es wichtig, bei einer so gearteten hektischen Betriebsamkeit eigene und inadäquate Abwehrmechanismen in einer momentan überfordernden Krise zu erkennen und zu überwinden.

Das Verleugnen der Schwere einer Erkrankung kann auch dazu führen, dass mit dem Krebskranken nicht mehr offen gesprochen wird – oft um ihn vermeintlich zu schonen und ihm weitere Belastung zu ersparen. Nun ist es einerseits zweifellos richtig, Patienten nicht mit ungewollten Fakten über ungünstige Prognosen zu irritieren. Andererseits ist es weder sinnvoll noch machbar, Patienten, die über den Verlauf ihrer Krankheit Bescheid wissen wollen, dieses Wissen vorzuenthalten oder sie gar zu belügen. Man zahlt dafür unter anderem einen hohen Preis – nämlich den der Inkongruenz aufgrund einer verzerrten, unheilvollen Kommunikation. In Mimik und Gestik, Stimmung und Körperhaltung äußert sich die Trauer bei Verwandten wie bei Betroffenen, und es kann heilsam sein, diese Trauer einander zuzugestehen und hier auch im gemeinsamen Mitleid Trost zu finden. Es kommt also darauf an, einerseits nur Fragen zu beantworten, die tatsächlich gestellt wurden und Dinge zu thematisieren, von denen der Kranke dies will. Außerdem hat er ein Recht auf ehrliche Antworten und echte Kommunikation (manchmal wird auch verschlüsselt kommuniziert: hinter der Frage „Was wünscht du dir zum nächsten Weihnachtsfest?" kann die uneingestandene Hoffnung stehen, dieses erst in Monaten zu vergegenwärtigende Ereignis noch zu erleben).

Kommunikation mit Kindern

Echte kongruente Kommunikation ist auch im Umgang mit Kindern von Krebskranken notwendig: man schont sie nicht, wenn man ihnen den Grund für die besorgte Stimmung in der Familie verschweigt. In der Regel können Kinder sehr viel besser mit ernsten Erkrankungen ihrer Eltern umgehen, wenn ihnen liebevoll und empathisch, gleichzeitig aufrichtig und kindgemäß erklärt worden ist, um was es geht. Haben die Kinder nach wie vor familiären Rückhalt und Trost in ängstigenden und schwierigen Situationen, so werden sie in aller Regel ohne eigene Entwicklungsstörungen durch die Krise gehen können.

Zorn und Auflehnung gegen die Erkrankung findet sich nicht nur beim Patienten, sondern auch bei Angehörigen, die sich mitunter fragen, warum ausgerechnet sie, ihre Familie und ihr Angehöriger betroffen ist. Aber auch Ärger und Zorn des Betroffenen kann sich mitunter in ungerechtfertigter, aber verständlicher Weise, gegen die wenden, die er am meisten liebt, also seine nahen Familienmitglieder. Dies zu erkennen und offen damit umzugehen, ist eine wichtige Aufgabe begleitender Familienberatung.

Auch das „Verhandeln", der Wunsch, um des Familienerhalts oder der Rettung des Betroffenen willen große finanzielle oder zeitliche Opfer zu bringen, kann Ausdruck schwieriger Bearbeitungsstrategien seitens der Angehörigen sein. Schließlich können Angehörige ebenso wie der Krebskranke in eine tiefe Phase der Depression fallen. Hierbei kommt es manchmal auch zu „antizipatorischer Trauer", wenn in Vorwegnahme des Verlustes des Angehörigen bereits keine Lebensfreude mehr erlebt werden kann.

Phasenhafte Krise bei Angehörigen

Erfahrungsgemäß sind die hier nur skizzierten Krisen abhängig von der Phase, in der sich der Erkrankte befindet. Die Diagnosestellung bietet andere Aufgaben und Krisenmuster als die Phase des therapiebedingten Organverlustes. In der erstgenannten Phase ist auch der Angehörige von der Irritation, der Verwirrung und der Tatsache, dass nichts mehr so ist wie es war, betroffen. Das gesamte Familiensystem mit seinen bisherigen Regeln und vermeintlichen Gewissheiten kann in Unordnung geraten, das familiäre homöostatische Gleichgewicht muss sich erst mühsam wieder eintarieren. In der Phase des therapiebedingten Organverlusts ringt der Betroffene um seine körperliche Identität. Zur vermeintlichen Schonung seiner Angehörigen (z. B. vor vermeintlichen Ausdünstungen infolge der Chemotherapie oder vermeintlichen Entstellungen nach Amputationen) kann es zu Kommunikationsstörungen kommen, bei denen sich nicht nur der Krebskranke, sondern auch sein Partner abgelehnt fühlen kann. Hierzu zählen möglicherweise auch sexuelle Probleme. Die Phase des Rezidivs ist beim Erkrankten wie bei seinen Angehörigen von der Erkenntnis geprägt, das die Krebserkrankung dauerhaft nicht mehr zu heilen ist. Das Zusammenleben als Familie ist nun zeitlich begrenzt. Manche Betroffenen wollen „Haus und Hof in Ordnung bringen“, Finanzen müssen geregelt werden, darüber hinaus geht es um gemeinsame Erwartungen, Delegationen (also bewusste und unbewusste Aufträge an die nächste Generation), das Sagen von bisher Ungesagtem, Versöhnung bei familiären (auch oft lang zurück liegenden) Konflikten, die Aufarbeitung von Familiengeheimnissen und Tabus und vielem anderen mehr. Dies gelingt mehr oder weniger zufriedenstellend, wobei der Maßstab der Dinge der Krebskranke und die Angehörigen, nicht der Anspruch des Familienberaters ist. In der letzten Phase einer unheilbaren Krebserkrankung geht es letztendlich um das Abschiednehmen, das auf vielerlei Ebenen erfolgen kann. Es kann außerordentlich wichtig und für alle Betroffenen, insbesondere auch für die Familienangehörigen, eine bereichernde Erfahrung sein, den Sterbenden auch in seinen letzten Stunden und Minuten nicht allein gelassen und körperlichen Kontakt mit ihm gehalten zu haben. Schließlich ist auch die Begleitung der Familienangehörigen nach dem Tod eines krebskranken Patienten hilfreich, um tiefe Verzweiflung, Depressionen, noch nicht verarbeitete Schuldgefühle und vermeintliche Versäumnisse etc. zu thematisieren und bei ihrer Verarbeitung hilfreich zu sein.

Systemische Familienberatung

Die systemische Familienberatung mit krebskranken Menschen und ihren Familien hat nicht den Anspruch, das Familiensystem neu zu strukturieren. Sie begleitet Familien beim Prozess des gemeinsamen Weges mit ihren krebskranken Angehörigen, gegebenenfalls durch unterschiedliche Phasen in spezifischen Krisensituationen. Sie versucht Gespräche zu ermöglichen, in denen möglicherweise dysfunktionale Kommunikationsstile verändert werden können. Indem sie erlaubt, Dinge beim Namen zu nennen, kann sie wesentliche Erleichterung schaffen. Schließlich kommt es auch darauf an, Familienangehörige vor Erschöpfung und Erschöpfungsdepression zu bewahren – bzw. ihnen zu helfen, Symptome einer Erschöpfung zu erkennen und adäquat zu reagieren. Es kommt darauf an, über die gesamte Zeit des gemeinsamen Lebens miteinander und füreinander da zu sein. Das heißt aber auch, sich nicht aufzuopfern, zu verausgaben und sein eigenes Leben aus Mitleid und Sorge um den Krebskranken zu vernachlässigen oder zu negieren. Letztlich kann man auch emotional nur geben, was man hat. Wer über Jahre liebevoll mit seinem Partner zusammen leben möchte, in gesunden und insbesondere in kranken Tagen, muss die Beziehung und die Familienstruktur so gestalten, dass Entwicklungsprozesse für alle, also auch für den angehörigen Partner, möglich sind. Dazu gehört auch die

Individuation, also letztlich die Erkenntnis, den anderen nicht retten zu können und für seine Rettung nicht verantwortlich zu sein. Das gemeinsame Gehen des Lebensweges, gegebenenfalls bis an das Ende des Lebens, bedeutet nicht, das Leben des anderen zu verantworten. Konkret heißt dies, eigene Hobbys zu pflegen, sich über freudige Ereignisse und positive Entwicklung zu freuen, auch wenn der krebskranke Partner gerade eine schwierige Phase durchmacht, sein Leben und das der Kinder/der anderen Angehörigen genauso ernst zu nehmen, wie das des krebskranken Patienten. Letzter will in aller Regel übrigens nichts anderes, auch ihm liegt sehr am seelischen Wohlergehen seiner ihm lieb gewordenen Angehörigen.

5.11 Netzwerkarbeit und Casemanagement

Nicht nur die Familie, sondern auch Freunde sind für von Krebs Betroffene eine wichtige Stütze. Sie können in einer Situation, in der der Betroffene den Boden unter den Füßen zu verlieren droht, das Gefühl von Halt und Geborgenheit geben und leisten oft tatkräftige Unterstützung. Aber auch auf den Freundes- und Bekanntenkreis kann sich die Krebserkrankung indirekt auswirken.

Sprachlosigkeit und Missverständnisse

Gesunde Freunde haben manchmal das Gefühl, zu wenig oder das Falsche für den Kranken zu tun. Sie scheuen sich vor Kontakten, weil sie nicht wissen, was sie sagen oder tun sollen und befürchten, ungewollt Schaden anzurichten. Auch von Seiten des Krebserkrankten kann es zu Missverständnissen kommen. Die „Sprachlosigkeit" kann also auf beiden Seiten zu finden sein. Manche Patienten ziehen sich aktiv von Freunden zurück, weil sie ihre Belastungen anderen „nicht zumuten wollen". Dennoch: Kontakt und Austausch mit nahestehenden Personen tragen ganz wesentlich zur Krankheitsverarbeitung bei. Deswegen sollten sich Betroffene fragen, mit wem sie Kontakt halten oder intensivieren wollen und welche Freunde und Personen aus dem Bekanntenkreis als wohltuend erlebt werden. Auch die Art und Intensität der Kontakte (miteinander kochen und essen, Gespräche führen, Hobbys pflegen, Sport treiben usw.) sollten bewusst werden und zur Sprache gebracht werden. Oft ist es für bereits isolierte oder sich in Krisen befindende Betroffene nicht einfach, den ersten Schritt zu tun. Begleitende Sozialarbeit kann hier helfen, Kontakte anzubahnen, mit dem Betroffenen zu eruieren, was für ihn wünschenswert ist und eventuell auch (beispielsweise im Rollenspiel) Schwierigkeiten im sozialen Miteinander zu erkennen und zu überwinden – beispielsweise die Regulierung von Nähe und Distanz.

Nicht alle Krebspatienten bedürfen einer solchen sozialen Hilfe. Nicht wenige Menschen sind in der Lage, solche Probleme alleine oder mit Hilfe ihrer Freunde und Familienangehörige zu bewältigen. Das mindert jedoch nicht die Bedeutung einer solchen sozialen Unterstützung.

Zum Netzwerk gehören auch die Bereiche des Arbeitens und des Wohnens. Mitunter kann krankheitsbedingt der bisherige Beruf nicht mehr ausgeübt werden. Soziale Arbeit kann im Rahmen der Rehabilitation zur Klärung der weiteren beruflichen Tätigkeit und eventueller Schwierigkeiten beitragen. So kann sie auch in die Hilfe bei beruflicher Wiedereingliederung, eventueller stundenweiser Wiederaufnahme der Arbeit, einer Umgestaltung des Arbeitsplatzes oder Umschulungsmöglichkeiten beteiligt sein.

Krankenhaussozialdienst

Sozialarbeiter, die sowohl juristisch-administrativ als auch methodisch-beratend ausgebildet sind, können gezielt auf Einzelne mit ihren speziellen Problemen und Rehabilitationsanforderungen eingehen. Bereits im Krankenhaussozialdienst, also in der Phase der Diagnosestellung und der primären Therapie, können sie Kontakt zu Patienten aufnehmen und sie in dieser besonderen Lebenssituation begleiten. Sie tragen zur Klärung der psychosozialen Situation einschließlich der persönlichen, beruflichen und finanziellen Probleme bei. Neben Krisenintervention, Psychoedukation und Netzwerkarbeit, die bereits zur Sprache kam, geht es auch um sozialrechtliche Beratung bei schulischen oder beruflichen Schwierigkeiten, um die Vermittlung beruflicher, medizinischer oder schulischer Rehabilitation, Hilfestellung bei der Beantragung von Schwerbehindertenausweisen, Klärung von finanziellen Hilfen wie Wohngeld oder Arbeitslosengeld, Beihilfen und Hilfen nach dem Bundessozialhilfegesetz sowie Hilfen in besonderen Lebenslagen (beispielsweise Diätzulagen).

Bei chronischer Erkrankung und Überforderung der Familie oder des bisherigen sozialen Netzes geht es um die Indikationsstellung und Vermittlung von ambulanter Krankenpflege, Haus- und Familienpflege, Mahlzeitendienst, Haushaltshilfen, Hausnotrufdiensten und anderem mehr. Auch auf die Förderung der sozialen Integration durch Selbsthilfegruppen sollte hingewiesen werden. Selbsthilfegruppen ermöglichen es vielen Betroffenen, ihre Erkrankung dadurch besser zu bewältigen, dass sie mit ebenfalls Erkrankten im Austausch sind. Neben der Informationsbeschaffung und Vermittlung geht es auch um das Nutzen der sozialen Ressourcen, politische Aktivitäten, das Verstandenwerden von Menschen, die ähnliches durchmachen, und den emotionalen Halt in der Gruppe (Kap. 5.9).

Anschlussheilbehandlung

Oft besteht nach der primären Behandlung eines bösartigen Tumors die Möglichkeit einer Anschlussheilbehandlung (AHB), die nach drei Jahren wiederholt werden kann. Solche Anschlussheilbehandlungen sowie teilstationäre Behandlungen und Rehabilitationen werden im Rahmen der Renten- und gesetzlichen Krankenversicherungen finanziert. Solche Maßnahmen bekannt zu machen, einzuleiten, bzw. den Patienten bei der Antragsstellung behilflich zu sein, gehört ebenfalls zur Aufgabe sozialer Arbeit.

Krebsberatungsstelle

Wie bereits erläutert, spricht man von Heilung eines Krebsleidens, wenn innerhalb einer 5- bzw. 10-Jahresfrist kein Rezidiv und keine Metastasierung auftritt (wobei diese Jahresfristen rein statistische Größen sind, Kap. 5.1). Das bedeutet, dass auch beim gesunden Menschen in der nachtherapeutischen Phase über längere Zeit Ungewissheit über die Prognose vorliegen kann. Bei Patienten, bei denen ein Rezidiv auftritt, kommen zusätzliche, oft existentielle Probleme und Ängste hinzu. Krebsberatungsstellen leisten hier bei der Information, aber auch bei der Beratung und therapeutischen Hilfe im Rahmen der Psychoonkologie eine wichtige Arbeit. An dieser Arbeit sind oft auch Sozialarbeiter beteiligt.

Schließlich arbeiten Sozialarbeiter in der psychosozialen Nachsorge Krebsbetroffener auch in sozialen Diensten der Krankenkassen sowie bei freien Wohlfahrtsverbänden. Auch in Hospizen oder Palliativstationen sowie in ambulanten

Hausbetreuungsdiensten haben Sozialarbeiter teils administrative, teils pädagogisch-beratende bzw. begleitende Aufgaben.

Mehrdimensionale Behandlung und Begleitung

Die Behandlung von Krebserkrankung ist, wie bereits gesehen, mehrdimensional. Bereits auf der somatisch-medizinischen Ebene sind unterschiedliche Fachrichtungen der Onkologie und ihrer Berufsvertreter synergistisch tätig: Beispielsweise Strahlentherapeuten, Chemotherapeuten, Chirurgen, Hausärzte und Allgemeinmediziner – um nur die wichtigsten zu nennen, aber auch Fachärzte wie Gynäkologen, Urologen und andere mehr. Hinzu kommen eine Reihe paramedizinischer Berufe wie Ergotherapeuten oder Physiotherapeuten (und, beispielsweise bei Kehlkopfverlust nach Kehlkopfkrebs auch Logopäden). Die Koordination all dieser Maßnahmen obliegt in der Regel dem behandlungsführenden Hausarzt oder einem behandlungsführenden Onkologen.

Casemanagement

Auch die bisher beschriebenen psychosozialen Begleitmaßnahmen sollten koordiniert und aufeinander abgestimmt werden. Im Rahmen des „Casemanagements" können beispielsweise Sozialarbeiter mit den Betroffenen überlegen, welche Beratungs- und Hilfsangebote im Moment notwendig und sinnvoll sind (wie bereits erwähnt, kommen viele Krebspatienten auch völlig ohne eine solche Begleitung aus). Wenn aber der Wunsch nach Beratung besteht, kann der Sozialarbeiter hier wichtige Hilfestellungen bei der Strukturierung eines Hilfeprozesses geben. In dem Artikel „Sozialarbeit in der Tumorklinik" geht Röttger (1987) auf die vielfältigen und mehrdimensionalen psychosozialen Hilfen in der Sozialarbeit mit Krebspatienten ein und erläutert dies an einem konkreten Beispiel.

Zunächst wird eruiert, welches die dringendsten psychosozialen Probleme des Patienten sind, die der akuten Hilfe bedürfen. Dabei wird auf die psychosoziale Situation des Patienten, sein subjektives Krankheitserleben, die Folgen der Erkrankung (insbesondere beruflich und finanziell), die sozialen Beziehungsfelder des Betroffenen sowie seine aktuelle Lebenssituation eingegangen. Auch wird zwischen krankheitsbedingten und anderweitig entstandenen Konflikten oder Schwierigkeiten zu unterscheiden sein. Im Rahmen der psychischen Hilfen (heute würde man von Psychoonkologie sprechen) geht es auch um neue Verhaltens- und Verarbeitungsweisen sowie die Unterstützung realistischer Hoffnungen. In sozialrechtlicher Hinsicht können Sozialarbeiter auf Rehabilitationsmaßnahmen und eventuelle Berentung, auf medizinische Rehabilitation und Anschlussheilbehandlung eingehen. Auch die berufliche und schulische Rehabilitation kann vom Sozialarbeiter angebahnt werden. In Rentenfragen und in Sachen Schwerbehindertenausweis sowie mögliche anderweitige finanzielle Hilfen wie beispielsweise Wohngeld ist er ebenfalls ein wichtiger Ansprechpartner. Schließlich können häusliche Hilfen und weitere Unterstützungsmöglichkeiten aufgezeigt werden.

Begleitung im Hospiz

Kurz soll noch auf die mögliche Rolle der sozialen Arbeit im Hospiz eingegangen werden. Vor allem in der Endphase einer Krebserkrankung kann eine Situation eintreten, in der die Angehörigen emotional und/oder physisch mit der Pflege des am Krebs erkrankten Patienten überfordert sind. Hospize bieten die Möglichkeit, die letzte Phase des Lebens schmerzfrei (oder zumindest schmerzarm), würdevoll und in Geborgenheit zu verbringen. Wesentliche Kriterien sind eine gute palliative Pflege, eine adäquate und zur Schmerzfreiheit führende

Schmerztherapie sowie psychischer und sozialer, nicht zuletzt auch spiritueller Beistand. Die Behandlung und Begleitung des Patienten – vielfach wird auch von „Gästen" gesprochen – umfasst also nicht nur die somatische Dimension. Gerade in den vielfältigen und sich auf mehrere Dimensionen erstreckenden Anforderungen und Möglichkeiten liegt auch die besondere Chance einer sich genuin mehrdimensional verstehenden sozialen Arbeit.

5.12 Soziokulturelle Aspekte

Angst vor Stigmatisierung und Isolation

Die Diagnose „Krebs" geht wie kaum eine andere Diagnose mit schwerwiegenden Erschütterungen des Betroffenen, seines engeren Familien- sowie seines weiteren Sozialsystems einher. In breiten Teilen der (uninformierten) Bevölkerung löst diese Diagnose häufig ungerechtfertigte Ängste und vorurteilsbehaftete Vorstellungen aus, die möglicherweise auch zu Stigmatisierungen und sozialer Isolierung des Krebskranken führen können.

Dieser hat häufig nicht nur Angst vor den somatischen Folgen seiner Erkrankung, sondern auch vor der Isolierung, dem gesellschaftlichen Funktionsverlust, davor, anderen „zur Last zu fallen" oder Mitleidsreaktionen hervor zu rufen sowie stigmatisiert zu werden. Die Angst vor dem „vorzeitigen sozialen, also weit vor dem biologischen, Tod", die in den 1990er Jahren als Schlagwort in vielen Lehrbüchern zu finden war, ist mitunter nicht ganz unbegründet.

Vier vorurteilsbelastete Bilder

Vor allem Vorstellungen wie „Schmerzen, langes Siechtum und qualvolles Ende" leisten solchen Stigmatisierungsprozessen Vorschub. Dornheim (1983) nennt vier Hauptgruppen solcher vorurteilsbelasteter Bilder: Ätiologische Bilder beinhalten die falsche Vorstellung, Krebs sei erblich oder ansteckend – auch bei genetischer Belastung sind es letztlich Mutationen, die durch Kanzerogene und Co-Kanzerogene mit der genetischen Vulnerabilität interagieren, und die virus- wie bakteriengetriggerten Krebserkrankungen (s. o.) sind nicht ansteckend! Prognostische Bilder (so Dornheim) beinhalten ein „düsteres Ende" – eine Sicht, die angesichts etwa 50% völlig heilbarer Krebserkrankungen sowie der Möglichkeiten einer Palliativtherapie, die meist ein praktisch schmerzfreies Finalstadium ermöglichen, so nicht mehr generell gelten können. Topografische Bilder, insbesondere bei äußerlich sichtbarem Krebs, gehen mit der Vorstellung einher, Krebserkrankungen seien ästhetisch belastend und für engere Beziehungen problematisch. Auch dies ist kein zwangsläufiges Faktum. Und in „ontologischen Bildern" spiegelt sich die Vorstellung wieder, dass Krebs ein „bösartiges und heimtückisches Wesen" sei, das „wild gemacht werden kann", das man also tunlichst in Ruhe lasse, auch auf die Gefahr einer Krankheitsverleugnung und verspäteten Therapie. Wir sehen: Solche Vorurteile sind nicht nur leiderzeugend, sondern können im Extremfall sogar eine Heilung verhindern. Wenn „Krebs" den Beigeschmack des Unheimlichen, Hinterlistigen und Bösen hat, so kann eine Krebserkrankung leicht mit Strafe, Schuld oder Sühne konnotiert werden – mit verheerenden Folgen. Für Krebs gilt, was für alle anderen Erkrankungen auch gilt: Es handelt sich um ein biologisches Geschehen, dass der Tatsache geschuldet ist, dass wir sterbliche, für Krankheiten anfällige, alternde und in einer evolvierenden Naturgeschichte lebende Wesen sind. Krankheit (unter anderem Krebskrankheit) ist unter bestimmten Konstellationen unausweichlich, manchmal heilbar und die damit verbundenen Leiden sind medizinisch und psychosozial zu lindern. Krebs ist nicht Ausdruck einer biografischen Verfehlung. Es gibt keinerlei ernst zu nehmende Hinweise für eine „Krebspersönlichkeit", die mit ihren vermeintlichen psychischen Belastungen eine Krebserkrankung auslösen oder fördern könnte. Dies in aller Deutlichkeit auszusprechen ist wichtig, da Krebserkrankte unter solchen Vorstellungen häufig sehr leiden.

Wie bereits gesagt, ist bei über der Hälfte der Krebserkrankungen mit einer letztlich günstigen Prognose bei frühzeitigem Krankheitserkennen oft sogar mit Heilung zu rechnen. Keineswegs kann mit der Diagnose „Krebs" generell auf Invalidität, Berufsunfähigkeit und progredientes Leiden geschlossen werden.

Gleichwohl sind natürlich viele Krebserkrankungen letztlich nicht heilbar und gehen mit körperlichen sowie psychischen Einschränkungen, wiederholten Krankenhausaufenthalten, therapiebedingtem Organverlust und zunehmender Behinderung einher. Dann ist es von besonderer Wichtigkeit, dass therapeutische Maßnahmen nicht allein dem Überleben, sondern dem Erhalten von Lebensqualität und dem Leben in Würde geprägt sind.

Beratungen, Psychoedukation, Psychotherapie und nicht zuletzt Selbsthilfegruppen Betroffener können viel dazu beitragen, dass auch an unheilbarem Krebs Erkrankte würdig leben, am sozialen und kulturellen Leben teilhaben und auch die letzte Phase ihres Lebens als eine wichtige, bereichernde und von seelischer Entwicklung geprägte Phase erleben können. Ganz wesentlich gehört dazu, zu Krebserkrankungen genauso stehen zu können wie zu anderen Erkrankungen auch.

5.13 Literaturhinweise und Vertiefungsfragen

Angenendt, G., Schütze-Kreilkamp, U., Tschuscke, V. (2010): Praxis der Psychoonkologie, Psychoedukation, Beratung und Therapie. 2. Aufl. Haug, Stuttgart
Ausgezeichnetes, sehr praxistaugliches und konkret gehaltenes Fachbuch der Psychoonkologie

Grundmann, E. (2007): Das ist Krebs. Entwicklungen, Erkenntnisse, Erfolge. Zuckschwerdt, München
Der renommierte Onkologe gibt einen fundierten, detaillierten und dennoch gut verständlichen Überglick über den aktuellen Wissensstand der Onkologie

Niederle, N., Aulbert, E. (Hrsg.) (1987): Der Krebskranke und sein Umfeld. Thieme, Stuttgart.
Ein immer noch lesenswertes Buch, das vor allem auch auf soziale Aspekte von Krebserkrankungen eingeht.

Vertiefungsfragen

5.1 Erläutern Sie typische Krisen und Bewältigungsstrategien in den möglichen Phasen einer Krebserkrankung (Diagnosestellung, Therapie/Verlusterlebnisse, Remissionsphase, Rezidivprophylaxe, Finalstadium)!

5.2 Warum sind die Begriffe „Tumor" und „Krebs" häufig in besonderer Weise vorbelastet und welche Gefahren von Vorurteilsbildung, Tabuisierung und Stigmatisierung kennen Sie?

5.3 Welche grundsätzlichen Krebsbehandlungsformen kennen Sie und inwieweit kann sich eine begleitende Psychoedukation positiv auf die Behandlung und Krankheitsbewältigung auswirken?

Multiple-Choice-Fragen zu diesem Kapitel finden Sie unter www.reinhardt-verlag.de und www.utb-mehr-wissen.de.

Arbeitsfeld Altenhilfe, Gerontologie und Geriatrie

6 Alzheimer-Erkrankung

6.1 Definition und Epidemiologie

Unter einer Demenz versteht man eine erworbene, also erst im Laufe des Lebens eingetretene, anhaltende oder fortschreitende Funktionsstörung des Gehirns, die sich vor allem in Störungen des Gedächtnisses, des Denkens und anderer höherer zerebraler Leistungen manifestiert. Im Gegensatz zum Delir oder dem Koma kommt es hierbei nicht zu einer Bewusstseinstrübung, und im Gegensatz zur geistigen Behinderung treten die Störungen erst im Laufe des Lebens, meist im höheren Lebensalter auf. Zwar ist das Hauptsymptom der Demenz die Gedächtnisstörung, doch kommen auch Orientierungslosigkeit und Sprachverlust hinzu. Demenz geht oft mit Verwirrtheit einher, die sich in räumlicher, zeitlicher oder sozialer Desorientierung manifestiert.

Epidemiologie

Demenzzustände korrelieren eng mit dem Alter: Nur jeder hundertste 60-Jährige ist betroffen, während bei 80-Jährigen schon 10% und bei den über 90-Jährigen mehr als 30% betroffen sind. Zur Zeit leben in Deutschland etwa 1,2 Millionen Menschen, die von Demenz betroffen sind – und jedes Jahr kommen etwa 300.000 weitere hinzu. Aufgrund der demografischen Entwicklung (der zunehmenden Lebenserwartung) wird damit gerechnet, dass bis zum Jahr 2050 mindestens 2,5 Millionen Bundesbürger betroffen sind. Bei etwa zwei Drittel aller von Demenz betroffenen Menschen liegt ursächlich die Alzheimer-Erkrankung zugrunde.

Verschiedene Ursachen von Verwirrtheitszuständen

Differentialdiagnostisch ist aber auch an andere Ursachen zu denken, die hier zunächst kurz benannt werden sollen: Akute Verwirrtheitszustände können beispielsweise bei Erkrankungen, z. B. Entzündungen der Hirnhäute, Hirnstoffwechselstörungen (z. B. Schilddrüsenunterfunktion, einem nicht erkannten oder falsch eingestellten Altersdiabetes usw.), bei Vergiftungen (Alkohol- oder Medikamentenintoxikation) oder Ernährungsfehlern (z. B. bei einer akuten Dehydratation, also einem massiven Flüssigkeitsmangel) und einer Vielzahl anderer internistischer Erkrankungen auftreten. Es ist wichtig, solche Störungen grundsätzlich abzuklären, weil sie gar nicht so selten sind und natürlich im Prinzip behoben werden können, soweit man die Störung rechtzeitig erkennt und entsprechende Maßnahmen einleitet.

Demenzerkrankungen

Unter den klinischen sowie pathologisch-anatomisch definierten Demenzkrankheiten finden sich unter anderem die Demenz mit Lewey-Körperchen, die frontotemporale Lobär-Degeneration („Pick'sche Krankheit“) sowie die gefäßbedingte Demenz (hier insbesondere die Multiinfarktdemenz). Zusammen mit der Alzheimerschen Demenz machen diese Erkrankungen weit mehr als

90% aller dementiellen Zustände aus. Das Pick-Syndrom, das mit einer starken Schrumpfung der Stirn- und Schläfenlappenrinden verbunden ist, die frontotemporale Demenz insbesondere mit Sprachstörungen, die seltene Lewey-Körperchen-Demenz mit nachlassenden kognitiven Leistungen, Halluzinationen und parkinsonähnlichen Symptomen sind relativ selten.

Vaskuläre Demenzen

Die vaskulären Demenzen machen rund ein Viertel des Krankheitsbildes aus. Hier kommt es zu kognitiven, motorischen und emotionalen Veränderungen in Folge wiederholter, zum Teil reversibler, zunehmend jedoch irreversibler Gefäßschädigungen und kleinster „Infarkte", vor allem aber auch durch Demyelinisierungserscheinungen. Neben Parkinsonismus unterschiedlicher Stärke sowie motorischen Ausfallserscheinungen (Hemiparesen) kommt es vor allem zu Störungen der Merkfähigkeit, Aufmerksamkeit und Konzentration, affektiver Labilität und – jedenfalls im weiteren Verlauf – zu zunehmender Desorientierung. Ähnlich wie bei einem Schlaganfall besteht die Prophylaxe sowie das Bemühen um eine Verhinderung des Fortschreitens der Erkrankung in einer Regulierung der Grunderkrankung, beispielsweise der Thrombosegefährdung, der Behandlung kardiologischer Schäden, eines Bluthochdrucks sowie arteriosklerotischer Belastungen.

Alzheimer-Erkrankung

Die weitaus meisten Demenzen, vermutlich mehr als zwei Drittel, gehen auf das Konto der „Alzheimer-Erkrankung", wobei allerdings Mischformen und Überlappung zwischen vaskulärer Demenz und Alzheimererkrankung möglich sind.

Bei der Alzheimererkrankung handelt es sich um einen langsam fortschreitenden Untergang von Nervenzellen und ihren synaptischen Kontakten, der vor allem jene Teile des Gehirns betrifft, die für das Gedächtnis, das Denkvermögen, die Sprache und Orientierungsfähigkeit wichtig sind.

Ende des 19. Jahrhunderts wies Alois Alzheimer auf die mikroskopisch entdeckten pathologisch-morphologischen Hauptcharakteristika hin: Zum einen intrazelluläre Neurofibrillen, feine Proteinfäden innerhalb der, wie wir heute wissen, funktionsunfähigen Nervenzelle sowie „senile Plaques", von denen man heute weiß, dass es sich um ein Konglomerat von Eiweißfragmenten handelt (Kap. 6.3). Da sich die Zelluntergangsphänomene bei der Alzheimerischen Erkrankung zuallererst und in besonderer Weise auf das Gedächtnis auswirken, wollen wir uns zunächst den biologischen Grundlagen des Gedächtnisses und sodann möglichen Störeinflusses zuwenden.

6.2 Biologische Grundlagen

Damit Gelerntes im Gedächtnis verankert wird, müssen synaptische Verbindungen geändert und diese Veränderungen dauerhaft gefestigt werden. Dies geschieht dadurch, dass vernetzte Synapsen wiederholt synchron feuern, was zu einer zuverlässigen Verdrahtung des die Erinnerung repräsentierenden neuronalen Moduls führt: Im angelsächsischen spricht man vom Prinzip des „Fire and wire" – gemeinsames Feuern und Verdrahten. Geschieht diese auf Wiederholung basierende Festigung neuronaler Muster nicht, verblasst die Erinnerung und geht verloren: „use it or lose it“. Nun ist der Wissenserwerb und der Erfahrungszuwachs vor allem in der frühen Phase des menschlichen Lebens besonders wichtig. In dieser Phase braucht man zum Erwerb neuer Lernerfahrung „entspannte Lernfelder“, die sich vor allem im Spiel finden lassen. Spielerisches Lernen ist lustbetont. Erkenntnisgewinn führt zu einer Einspeicherung des bisher Neuen in bekannte Wissensschemata unseres Gedächtnisses, was subjektiv als „Aha-Erlebnis“ wahrgenommen wird und auf molekularer Ebene in der Regel mit Dopamin- und manchmal auch mit Endorphinausschüttung einhergeht, wodurch unser Belohnungssystem unwillkürlich stimuliert wird. Dies wiederum hat zur Folge, dass die Motivation nach neuen Lernerfahrungen und Aha-Erlebnissen gesteigert wird –Lernen hat Suchtpotential. In der Kindheit (insbesondere in der frühen Kindheit) sowie in der Pubertät erleben wir einen quasi explosionsartigen Wissenszuwachs, während Lernprozesse mit zunehmendem Alter langsamer verlaufen (gleichwohl lebenslang möglich sind).

Das schnelle Lernen in der Kindheit und das langsame Lernen im Alter, sind keine „Fehler“ bzw. pathologische Alterserscheinungen, sondern stellen einen sinnvollen Adaptationsmechanismus dar, der beispielsweise mit einer physiologisch im Alter abnehmenden Acetylcholinkonzentration einhergeht (während andere Neurotransmitter konstant bleiben).

Eine Verlangsamung des Lerntempos, eine Konzentrierung auf das Wichtigste und Neueste sowie diskrete Schwierigkeiten, Neues im Gedächtnis zu verankern können also als entwicklungstypische Phänomene gesehen werden, die bei einem Großteil der Bevölkerung anzutreffen und nicht als pathologisch anzusehen ist. Gleichwohl bleibt bei alten Menschen (wenn sie zur Mehrzahl derer gehören, die nicht unter einer Demenz leiden) ein Lernen bis ins hohe Alter möglich, Lerngelegenheiten und Motivation vorausgesetzt.

Jeder Sinnesreiz, alles was wir hören, sehen, riechen oder schmecken, wird über unsere Sinnesorgane aufgenommen, im Gehirn mit bereits vorhandenem, in Gedächtnisspeichern repräsentierten Wissen verglichen, verarbeitet, gegebenenfalls mit einer Handlung beantwortet und in modifizierter Form ins Gedächtnis integriert, sofern es von emotionaler Bedeutung ist. Lebenslanges Lernen bedeutet also die Fähigkeit, immer wieder Gedächtnisinhalte aufzurufen, mit der gerade erfahrenen Realität zu vergleichen, zu modifizieren und dem Gedächtnispool hinzuzufügen. Diese Fähigkeit setzt eine funktionale Vernetzung vieler Hirnmodule und der entsprechenden Millionen Nervenzellen, aus denen sie bestehen, voraus. Diese Vernetzungen benötigen zur Erregungsübertragung zwischen den Zellen Botenstoffe, von denen Acetylcholin, was die Gedächtnisstrukturen angeht, einer der wichtigsten ist. Bei der Alzheimererkrankung geht ein Teil der Nervenzellen, die für diese Regelkreise verantwortlich sind, zugrunde, und mit ihnen vermindert sich die Produktion des Neurotransmitters Acetylcholin. Auf diese Vorgänge soll nun näher eingegangen werden.

6.3 Ursachen und Auslöser

Wie wir in Kapitel 6.1 gesehen haben, kann man primäre von sekundären Demenzen unterscheiden. Letztere sind Ausdruck anderer Grunderkrankungen wie beispielsweise Wasserverlust/Dehydratation, Schilddrüsenunterfunktion, Vergiftungen, Fehlmedikation, alkoholbedingtes Korsakow-Syndrom, Parkinson-Syndrom u. a. m., die oft erfolgreich behandelt werden können – was eine gewissenhafte Differenzialdiagnose, gerade am Anfang einer Demenzerkrankung, dringend erforderlich macht.

Primäre Demenzerkrankungen werden mit weit über 60% meist von der Alzheimer-Erkrankung verursacht. Die zweithäufigste Ursache ist die vaskuläre Demenz, der wir uns zunächst kurz zuwenden wollen.

Durchblutungsstörungen

Vaskuläre Demenzen entstehen in der Regel schleichend und führen, anders als Alzheimer Demenzen, nicht primär zu Gedächtnisstörungen, sondern eher zu verlangsamtem Denken und Handeln sowie Stimmungsschwankungen. Sie sind Ausdruck eines Absterbens von Nervenzellen als Folge von Durchblutungsstörungen, wobei das Ausmaß der Demenz nicht unbedingt analog zum Ausmaß der Durchblutungsstörung ist. In der häufigsten Form vaskulärer Demenzen kommt es zu einer Wandverdickung der kleinen und die Tiefen des Gehirns versorgenden Blutgefäße. Zusätzlich kann es zu kleinen Infarkten (Lakunen) sowie einer Schädigung der Umkleidung der Nervenzellen (Marklagerschäden) kommen. Ob die Demyelinisierung (Entmarkung) mit ihren Auswirkungen auf die Kommunikation zwischen Nervenzellen letztlich ausschlaggebender Faktor dieser auf einer Mikroangiopathie (Schädigung der kleinen Gefäße) zurückzuführenden Demenz ist, oder ob es nicht vielmehr zu einer Interaktion zweier unterschiedlicher „Demenzformen", nämlich der soeben beschriebenen vaskulären Demenz und einer zusätzlichen Alzheimer-Erkrankung kommt, wird zur Zeit diskutiert.

Multi-Infarktdemenz

Eine Unterform der vaskulären Demenz wird als „Multi-Infarktdemenz" bezeichnet, bei der das Gehirn durch viele kleine Schlaganfälle geschädigt wird. Sie tritt seltener als die eben genannte Form der vaskulären Demenz auf.

Vaskuläre Demenzen beruhen also auf krankhaften Veränderungen von Hirngefäßen. Die Ursachen hierfür liegen, neben häufig langjährig bestehendem Bluthochdruck, u. a. in einer Fettstoffwechselstörung und Cholesterinerhöhung, Nikotinabusus sowie einem schlecht eingestellten Diabetes mellitus – also den typischen Risikofaktoren für die Entstehung von arteriosklerotischen Erkrankungen, auf die sowohl in Kapitel 4 (koronare Herzkrankheit) als auch und vor allem in Kapitel 12 (metabolisches Syndrom) gezielt eingegangen wird.

Gehirn-Schrumpfung

Bei der Demenz vom Alzheimer-Typ (Alzheimer-Demenz, AD) wirken erbliche Faktoren, Alterungsprozesse des Gehirns, zerebrale Vorerkrankungen und Umwelteinflüsse zusammen. So kommt es zu makroskopischen Veränderungen, insbesondere einer Schrumpfung des Gehirns, und einer Vertiefung der Furchen an der Hirnoberfläche, die durch bildgebende Verfahren wie CT oder MRT nachgewiesen werden können. Mikroskopisch lässt sich ein Verlust von Nervenzellen an vielen Orten des Gehirns, zunächst vor allem am Meynert-Basalkern feststellen. Hier wird normalerweise insbesondere der Neurotransmitter Acetylcholin erzeugt, so dass es, auch aufgrund eines Mangels an Cholinacetyltransferase, zu einem akuten Acetylcholinverlust kommt. Dass dieser Verlust teilweise medikamentös in den ersten zwei Jahren einer Alzheimer-Krankheit kompensiert werden kann, wird in Kapitel 6.6 noch näher beschrieben. Der Acetylcholinmangel ist ein wesentlicher Faktor für die initialen Gedächtnisstörungen bei der Alzheimer-Erkrankung.

Ablagerung von Eiweißbruchstücken

Charakteristisch für die Alzheimer-Erkrankung sind zwei typische Formen der Ablagerung von Eiweißbruchstücken im Gehirn: zum einen Neurofibrillen innerhalb der Nervenzellen, zum zweiten sog. amyloide Plaques außerhalb der Nervenzellen. Im ersten Fall, den Neurofibrillen, handelt es sich um Knäuel des Tau-Proteins, das normalerweise Anteil der Zellmembran ist. Bei der Alzheimer-Erkrankung kommt es zu einer übermäßigen Beladung mit Phosphatgruppen dieses Proteins, wodurch letztlich Transport- und Stabilisierungsprozesse an den Zellmembranen geschädigt werden, was zum Untergang der Zelle führt.

Die eben schon genannten amyloiden Plaques finden sich zwischen den Nervenzellen sowie mitunter auch an der Wand kleiner Blutgefäße (die möglichen Wechselwirkungen zwischen Alzheimer-Erkrankung und vaskulärer Demenz wurden weiter oben bereits erwähnt). Innerhalb der Plaques findet sich pathologisch verändertes Nervenzellmaterial sowie vor allem Amyloid, ein Spaltprodukt eines ehemaligen, größeren Eiweißmoleküls, das als Amyloid-Precursor-Protein (APP) bezeichnet wird.

genetische Faktoren

Die Codierung (Steuerung und Herstellung) dieses APP wird von einem Gen auf dem 21. Chromosom gesteuert. Möglicherweise korreliert dies mit einer signifikant erhöhten Wahrscheinlichkeit von Menschen mit Trisomie 21, an der Alzheimer-Demenz zu erkranken. Eine Variation des APP (Apolipoprotein E) wird vom ApoE-Gen des 19. Chromosoms gesteuert, das zwar signifikant mit Alzheimer-Demenz korreliert, zur Zeit jedoch weder eine notwendige noch hinreichende Voraussetzung der Erkrankung ist und damit kein Diagnostikum darstellt. Weitere Gene, die mit der Alzheimer-Demenz in Verbindung gebracht werden, sind Präsenilin 1 und 2 auf den Chromosomen 14 und 1.

Alterungsprozesse

Zwar kann eine erhöhte Vulnerabilität der eben genannten Gen-Orte zu einer erhöhten Auftrittswahrscheinlichkeit der Alzheimer-Erkrankung beitragen – insbesondere bei frühen Verlaufsformen weit vor dem 60. Lebensjahr (im Übrigen auch bei oft schnell progredient verlaufenden Erkrankungen). Je später jedoch eine Demenz auftritt, desto mehr scheinen altersbedingte „Verschleißerscheinungen“ sowie kaum abzuwendende Umweltfaktoren (freie Radikale, Spontanmutationen) eine führende Rolle zu übernehmen. Wie bereits erwähnt, liegt die Quote der an Demenz erkrankten Menschen jenseits des 90. Lebensjahres bei etwa 30 %. Die weitaus häufigste Ursache für dieses Phänomen ist sicherlich in Alterungsprozessen und nicht mehr in genetischen Faktoren zu sehen.

6.4 Erscheinungsformen, Symptome, Schweregrade

Die Alzheimersche Erkrankung beginnt, wie bereits beschrieben, meist im höheren Lebensalter. Daneben gibt es eine andere, familiär gehäufte, insgesamt aber seltenere Form, die zwischen dem 40. und 60. Lebensjahr beginnt und in der Regel schneller und stürmischer verläuft. Ansonsten erstreckt sich die Alzheimererkrankung auf einen längeren Zeitraum, im Schnitt auf 6 bis 10 Jahre.

Drei Stadien der Erkrankung

Demenzen vom Alzheimertypus werden in der Regel in drei Stadien (die leichtgradige, mittelschwere und schwere Demenz) eingeteilt. Zudem wird von einem Vorstadium, dem Stadium der leichten kognitiven Störung vom anamnestischen Typ, ausgegangen, das noch nicht einer Alzheimererkrankung, sondern einem langjährigen Vorstadium entspricht. Am problematischsten sind sicherlich die Abgrenzungen normaler Alterserscheinungen, was das Gedächtnis angeht, und einem solchen Vorstadium, wobei die Grenzen zum Teil fließend sind.

Physiologische Vergesslichkeit

So beschreibt Grond, dass die Übergänge vom normalen Altern zu Demenz anfangs fließend und Unterschiede zunächst nicht qualitativer, sondern quantitativer Natur sind. Bei einer physiologischen Veränderung des Gedächtnisses vergisst der alternde Mensch gelegentlich Neues und Unwichtiges, während der Demenzkranke häufig Neues, Altes und Wichtiges vergisst. Während der Gesunde mitunter Kleinigkeiten an üblichen Orten verlegt, verlegt der Demenzkranke Bedeutsames an unüblichen Plätzen. Alternde Menschen tun sich mitunter schwer, unter Zeitdruck zu lernen oder sich zu konzentrieren – Demenzerkrankten gelingt dies kaum noch. Während alternde Menschen in ihren Lernvorgängen etwas verlangsamt sein können, fällte es Demenzkranken zunehmend schwer, zu planen und zu organisieren, bis sie diese Fähigkeit ganz einbüßen. Aber wie gesagt – die Übergänge sind durchaus fließend.

Stadium der leichten kognitiven Störung

Besonders deutlich wird dies beim Stadium der leichten kognitiven Störung (amnestischer Typ), das sich über mehrere Jahre hinziehen kann. Vor allem Speicherung und Abruf neuer Informationen sind geringfügig beeinträchtigt. Die Entscheidungsfähigkeit der Betroffenen bei Rechtsgeschäften und Vorausverfügungen ist nicht eingeschränkt, ihre Funktionsfähigkeit im Alter ist erhalten. Allerdings kann es bei komplizierten Tätigkeiten zu ersten Schwierigkeiten kommen, beispielsweise, wenn komplexe Bedienungsanleitungen nicht mehr verstanden werden. Am Übergang eines solchen Prodromalstadiums zur leichtgradigen Demenz kann es zu sozialem Rückzug (Schweigsamkeit in größeren Runden), Interessenverlust oder Vereinfachung der Interessen (es werden keine Romane mehr gelesen, sondern Bildbände angeschaut), dem Aufgeben von als zu anspruchsvoll erlebten Hobbys oder komplexen Tätigkeiten (Ausfüllen der Steuererklärung), Rückzug von beruflichen Führungsaufgaben, Entscheidungsunsicherheit, häufigem Verlegen und Suchen von Dingen sowie Depressivität kommen.

Leichtgradige Demenz

Bei der leichtgradigen Demenz ist vor allem das Neugedächtnis für Fakten und Erlebnisse betroffen, insbesondere das Quellengedächtnis. Erhalten bleiben hingegen die Erinnerungen an frühere Ereignisse (episodisches Langzeitgedächtnis) und vor allem das prozedurale Gedächtnis (früh erlernte Fähigkeiten wie

Fahrradfahren und anderes mehr). Im Frühstadium der leichten Altersdemenz fällt es den Patienten schwer, sich Inhalte von Gesprächen oder Mitteilungen in Zeitungen und Fernsehen einzuprägen, wenn sie komplexer Natur sind. Handlungen von Krimis werden nicht mehr so gut verstanden, planendes und organisierendes Denken fällt schwer und es kommt zu ersten Wortfindungsstörungen und Unsicherheiten hinsichtlich der zeitlichen und örtlichen Orientierung. Insbesondere der Gedächtnisverlust wird von den Betroffenen oft registriert, sie versuchen dieses Phänomen zu verdrängen und nach außen hin eine Fassade aufzubauen. Scham- und Trauergefühle sowie Verunsicherung führen zu Verschleierung oder Verleugnung von Fehlleistungen sowie zum sozialen Rückzug. Insbesondere diagnostische und erste therapeutische Maßnahmen (Kap. 6.5), erfordern sehr viel Taktgefühl, um die Würde des Betroffenen nicht zu verletzen. Da komplizierte Tätigkeiten, beispielsweise Bankgeschäfte, oft aber auch der Beruf, nicht mehr ausgeführt werden können, kommt es hier zu einschneidenden sozialen Veränderungen. Auch die Fahrtauglichkeit muss überprüft werden, da viele Betroffene bereits im Stadium der leichten Demenzerkrankung gefährliche Situationen im Straßenverkehr herbeiführen können. Die Empfehlung, auf das Autofahren zu verzichten, kann aber auch zu großen Kränkungen führen, worauf respektvoll (wenngleich eindeutig) eingegangen werden muss.

Stadium der mittelschweren Demenz

Bei der mittelschweren Demenz kommt es zu deutlichen Einschränkungen von Gedächtnis, Denkvermögen und Orientierungsfähigkeit, was eine selbständige Lebensführung erschwert und schlussendlich unmöglich macht. Zunehmend benötigen die Betroffenen bei der Bewältigung der täglichen Aufgaben Hilfen (dies betrifft beispielsweise das Einkaufen, das Kochen, das Bedienen von Haushaltsgeräten, die Körperpflege, die Wahl passender Kleidung oder auch die Hygiene). Zwar wird Vertrautes erinnert, aber Neues wird innerhalb von wenigen Minuten vergessen. Die Betroffenen sind örtlich und zeitlich desorientiert, bringen Tagesdatum und Zeit durcheinander, verlieren zunehmend das Zeitgefühl, Verlaufen sich außer Haus, zunehmend auch innerhalb der eigenen Wohnung, und auch die Wahrnehmung des eigenen Krankseins geht weitgehend verloren. Schließlich erkennen sie Freunde und nahe Angehörige nicht mehr oder verkennen sie und erkennen ihr eigenes Spiegelbild nicht mehr. Sprachstörungen (Aphasien) zeigen sich vor allem in Wortfindungsstörungen, Apraxien in einer Handlungsunfähigkeit – die gezielte Handlung ist mehr und mehr erschwert. Vor allem seriale Handlungen sind nicht mehr möglich: Das Schälen von Kartoffeln, das Kleinschneiden derselben, das Vorwärmen und Salzen des Wassers sowie das Kochen der Kartoffeln als serialer Handlungskomplex kann als solcher nicht mehr durchgeführt werden, auch wenn die motorischen Einzelschritte durchaus noch zur Verfügung stehen. Unter einer Agnosie versteht man die Unfähigkeit, Sachen oder Mitmenschen wieder zu erkennen. Auch ein deutlicher Schwund intellektueller Fähigkeiten ist zu registrieren, insbesondere Schwierigkeiten bei Problemlösungsstrategien. Die Familienangehörigen leiden unter anderem auch darunter, dass der Betroffene sich körperlich immer weniger versorgen kann. Hinzu kommen ausgeprägte Verhaltensänderungen, die vor allem für die Familie besonders belastend sein können – beispielsweise eine hochgradige Unruhe, bei der die Patienten rastlos auf und ab gehen, ihren Bezugspersonen hinterher laufen, die Wohnung verlassen wollen oder aggressiv und zum Teil wahnhaft reagieren (unter anderem wähnen sie, dass sie bestohlen worden seien).

Stadium der schweren Demenz

Die stark einsetzende räumliche Desorientierung steht im Mittelpunkt der schweren Demenz, die sich mit Angst und Erregung paart und in ziellosem Wandern auch nachts niederschlägt. Die Betroffenen finden ihr Zimmer oder die Toilette nicht mehr, zunehmend kommt es zu Hilfsbedürftigkeit, mitunter auch schon zu Pflegebedürftigkeit. Die Sprache beschränkt sich auf wenige Worte, die Patienten sind bei allen Verrichtungen des täglichen Lebens auf Hilfe angewiesen, die Kontrolle über Blase und Darm geht verloren. Am Ende dieses dritten Stadiums der schweren Demenz kommt es zur Pflegebedürftigkeit im eigentlichen Sinne, die sich neben der Bettlägerigkeit auch in Schluckstörungen, Krampfanfällen, Gelenkversteifungen und anderem äußern kann.

Nicht die Alzheimersche Erkrankung selbst, sondern sekundäre Störungen führen letztendlich zum Tode, insbesondere die zunehmende Infektionsanfälligkeit. Die Lungenentzündung ist hierbei die häufigste Todesursache am Ende der Alzheimerschen Erkrankung.

Emotionale Krisen

Ergänzend sei noch darauf hingewiesen, dass die hier genannten kognitiven Symptome bzw. die der Merkfähigkeit in den unterschiedlichen Stadien auch von emotionalen Schwierigkeiten und Verhaltensauffälligkeiten begleitet werden können: Hier sind unter anderem Katastrophenreaktionen in Belastungssituationen zu nennen: Depression, Angst und Scham können zu emotionaler und motorischer Überreaktion und Aggressivität mit dem Versuch, der Situation zu entkommen, führen. Verkennungen und Wahrnehmungs-Verarbeitungsstörungen können – zusätzlich zur Demenzerkrankung – durch sensorische Deprivation, aber auch externe Ursachen (falsch eingestelltes Hörgerät oder unpassende Brille), schlechte Beleuchtung oder Akustik, Kontaktmangel usw. verstärkt werden. Veränderungen vegetativer Regulationen, insbesondere des Schlaf-Wach-Rhythmus bis hin zur Tag-Nacht-Umkehr, können zu Erschöpfung vor allem in den Nachmittagsstunden, dem „sun-downing" führen, werden aber auch durch mangelhafte Beschäftigungs- und Unterhaltungsmöglichkeiten während des Tages verstärkt. Verhaltensstereotypien (Wandern, Horten, Herumräumen, Schreien, Schaukeln) sind im fortgeschrittenen Stadium häufiger zu beobachten. Schließlich sei noch darauf hingewiesen, dass auch im mittleren und fortgeschrittenen Stadium einer Demenz davon auszugehen ist, dass die Betroffenen sehr viel mehr wahrnehmen und zum Teil auch, zumindest emotional, verstehen, als Außenstehende oft annehmen. Dies unterstreicht in besonderer Weise die Wichtigkeit einer Atmosphäre emotionaler Geborgenheit und respektvollen Umgehens mit dem Betroffenen.

6.5 Diagnostik und Diagnose

Leidet an älterer Mensch unter zunehmenden Gedächtnisstörungen, so geht das nicht nur mit Unsicherheit, Trauer um verloren gegangene Fähigkeiten und Scham einher, sondern ist oft auch mit der bangen Frage nach der Ursache und der Befürchtung, es könne sich um eine beginnende Demenz handeln, verbunden. Es ist zu respektieren, wenn jemand in einer solchen Situation es lieber nicht so genau wissen möchte.

Gründe für frühzeitige Diagnostik

Dennoch gibt es einige Gründe für eine medizinische Diagnostik, die kurz genannt werden sollen. Eine Reihe von Störungen des Gedächtnisses und des Denkvermögens sind behebbar, wenn sie rechtzeitig erkannt werden. Das gilt beispielsweise für Schilddrüsenunterfunktionen, Abflussstörungen der Hirnrückenmarkflüssigkeit (die operiert werden können), die sedierende oder verwirrende Wirkung verschiedenster, insbesondere psychotroper Medikamente, (wobei das Absetzen vieler Medikamente, von deren gleichzeitiger Gabe verschiedene und unterschiedlich behandelnde Ärzte oft gar nichts wissen, bereits zu einer Besserung des kognitiven Zustands führen kann) für Ernährungs- und Flüssigkeitsmangel, Tumoren und zahlreiche andere organische Erkrankungen. Dies gilt aber auch für psychische Erkrankungen, insbesondere die Depression, die mitunter zu Verwirrtheitszuständen führen kann und oft therapeutisch zu behandeln ist. Auch soziogene Faktoren wie Isolation, schwere Verlusterlebnisse beim Tod des Ehepartners, Entwurzelungssyndrom bei möglicherweise ungewolltem Einziehen in ein Alten- oder Pflegeheim und anderes mehr sollten erfasst und berücksichtigt werden, um vermeidbares Leid zu reduzieren oder zu verhindern.

Neben den hier genannten anderen Ursachen von Verwirrtheitszuständen, die es abzuklären gilt, um sie zu behandeln und damit den Verwirrtheitszustand aufzulösen, kann aber auch beim Vorliegen einer letztlich nicht zu heilenden Altersdemenz die Diagnostik hilfreich sein: Wie wir in Kapitel 6.6 noch sehen werden, richtet sich die Therapie, nicht zuletzt auch die medikamentöse Therapie, im Wesentlichen nach den vermuteten Ursachen einer Demenz und kann ihre zwar nicht kurative, wohl aber aufschiebende und Lebensqualität erhöhende Wirkung am besten entfalten, je früher sie stattfindet. Die Behandlung richtet sich also nach Schweregrad und zugrunde liegender Krankheit – bei einer Alzheimererkrankung bieten sich andere Behandlungsmöglichkeiten als bei einer Gefäßerkrankung und umgekehrt. Schließlich ist eine Diagnose oft auch eine Voraussetzung dafür, dass sich der Betroffene und seine Familie auf die Zukunft einrichten können und insbesondere der Betroffene wichtige Entscheidungen (beispielsweise das Verfassen eines Testamentes) zu einem Zeitpunkt fällt, in dem er dazu noch in der Lage ist.

Anamnese und Exploration

Zunächst gilt es festzustellen, ob Leistungseinschränkungen oder Verhaltensweisen vorliegen, die nicht alleine dem Alter zuzuschreiben sind, und ob solche Symptome eher einer leichten kognitiven Störung, einem Verwirrtheitszustand oder einer Demenz entsprechen. Danach gilt es, die Ursachen einer Demenz zu erfassen. Im Vordergrund stehen zunächst Gespräche mit dem Betroffenen selbst sowie seinen unmittelbaren Bezugspersonen – die Anamnese umfasst den Zeitpunkt und die Art der ersten Symptome, deren Entwicklung, Funktionseinschränkungen im Alltag, Abweichungen bisheriger Verhaltensweisen sowie Bildung und berufliche Tätigkeit des Betroffenen. Darüber hinaus wird auf Begleiterkrankungen, eingenommene Medikamente sowie familiäre Erkrankungen einzugehen sein.

Untersuchung

Bei der Untersuchung des Patienten geht es zum einen um eine gründliche internistische und neurologische Untersuchung, zum anderen um eine Prüfung von Gedächtnis, Denkvermögen, Sprache, Orientierungsfähigkeit und optisch-räumlicher Informationsverarbeitung, also um eine psychologisch-psychiatrische Untersuchung, die sich auch bestimmter Testverfahren bedient. Die körperliche Untersuchung umfasst unter anderem auch Laboruntersuchungen des Blutes (zum Ausschluss von Infektionen, sowie Hormonmangelzuständen) mitunter auch die spezifische Bestimmung von ß-Amyloid-Protein und -Protein in der Liquorflüssigkeit. Die neurologische Untersuchung trägt zur Differentialdiagnose anderer neurologischer Erkrankung, insbesondere der Parkinson-Krankheit oder des Schlaganfalls (Apoplex) in seinen unterschiedlichen symptomatischen Manifestationen bei. Eine Sonografie hirnversorgender Arterien kann Hinweise auf Blutgefäßverengungen und Strömungshindernisse und damit möglicherweise verbundene Hirndurchblutungsstörungen geben. Zur Differentialdiagnose dient ebenfalls das EEG (Elektroenzephalogramm), das bei einer Alzheimererkrankung eine (nicht spezifische) Verlangsamung des Grundrhythmus und eine verminderte Gleichförmigkeit der elektrischen Signale aufweisen kann. Zu den bildgebenden Verfahren zählt zum einen die Schichtaufnahme des Gehirns mit Hilfe der cranialen Computertomografie (CCT), zum anderen der Magnetresonanztomografie (MRT). Man kann hier Demenzen mit einer gewissen Wahrscheinlichkeit von anderen Schädel-Hirnerkrankungen, beispielsweise Verletzungen, Blutungen, Infarkten oder bestimmten Entzündungen und Autoimmunerkrankungen abgrenzen. Zudem kann man die Größenabnahme bestimmter Hirnstrukturen sowie gegebenenfalls Ansammlungen und Einlagerungen (Plaques, in bildgebenden Verfahren nicht spezifisch!) erkennen. Ergänzend kann die Stoffwechselaktivität bestimmter Hirnareale durch die Positronen-Emissions-Tomografie (PET) beurteilt werden. Solche bildgebenden Verfahren tragen, gemeinsam mit der Beobachtung des Verlaufs, den weiteren internistischen und neurologischen Befunden und dem Ausschluss anderer Erkrankungen sowie den psychologisch-psychiatrischen Tests erheblich zur Diagnosesicherung bei – in aller Regel kann durch eine solche umfassende Untersuchung die Diagnose mit annähernder Sicherheit gestellt werden. Eine definitive Befundsicherung ist allerdings erst post mortem durch die Autopsie möglich.

Kritische Abwägung apparativer Diagnostik

Hinsichtlich aufwändiger apparativer Verfahren ist anzumerken, dass eine basale Diagnostik in der Regel ein einmaliges CT umfasst, auf weitere und wiederholte apparative Untersuchungen, beispielsweise die PET, jedoch verzichtet werden kann und sollte, wenn diese einengenden Untersuchungen einen verwirrten Menschen ängstigen und möglicherweise zudem keine therapeutischen Konsequenzen haben. Ein „overtesting“ kann mitunter einen demütigenden Eingriff darstellen.

Psychologische Tests

Wahrnehmungstests können mitunter schon frühzeitig auf eine Altersdemenz aufmerksam machen. Verbaltests, bei denen aus einer Reihe sinnloser Worte ein sinnvolles herausgesucht werden muss, können der Frühdiagnostik dienen:

Nahle, Sahe, Nase, Nesa, Sehna
Kirse, Sirke, Krise, Krospe, Serise
Feudasmus, Fonderismus, Förderalismus, Födismus, Förderasmus.

Häufig eingesetzte Tests zur Erfassung kognitiver Fähigkeiten des Gedächtnisses sind der Mini-Mental-Status-Test (MMST), der Demenz-Dedektions-Test (DemTect), der Test zur Früherkennung der Demenz mit Depressionsabgrenzung (TFDD) und der Uhrentest, die innerhalb von wenigen Minuten durchgeführt werden können, während in speziellen Gedächtnissprechstunden oder Memory-Kliniken aufwändigere und längere Untersuchungsverfahren mit höherer Genauigkeit eingesetzt werden.

Neben den kognitiven Merkfähigkeiten gilt es auch Aufmerksamkeit, Ablenkbarkeit, depressive Verstimmtheit, Ängstlichkeit oder Stimmungsschwankungen sowie Unruhe und Antriebsminderungen zu beachten.

So sinnvoll und notwendig diagnostische Verfahren zur Abklärung einer Demenz sind – die Diagnose „Alzheimer“ kann sehr belastend sein. Grundsätzlich haben Patienten Anspruch darauf, über ihre Diagnose aufgeklärt zu werden – doch können sie sich auch entscheiden, es nicht so genau wissen zu wollen. Die Information über eine Alzheimersche Erkrankung fordert viel Fein- und Taktgefühl, das Beachten der Wünsche des Patienten über Art und Intensität der medizinischen Aufklärung (in einer Sprache, die ihm angemessen ist) sowie eine Begleitung des Patienten bei einer eventuellen Krise nach Diagnosestellung (Kap. 6.7). Oft empfiehlt es sich auch, die Befundergebnisse und Informationen zur Diagnose in mehreren Gesprächen schrittweise zu vermitteln, und im Übrigen ist es oft angezeigt, die Bezugspersonen des Patienten (sein Einverständnis vorausgesetzt!) mit einzubeziehen – ein Aspekt, der in Kapitel 6.8 noch zu erörtern sein wird.

6.6 Therapie und Prognose

Während gefäßbedingte Demenzen (Multiinfarktdemenzen) unter optimalen Umständen möglicherweise kausal zu behandeln sind, wie das auch beim Schlaganfall der Fall sein kann, lassen sich die überwiegende Anzahl der Demenzen, insbesondere vom Alzheimertyp, nicht heilen. Um also falsche Erwartungen zu vermeiden, sollte man mit dem Begriff „Therapie“ von Alzheimerkrankheiten vorsichtig umgehen.

Therapiebegriff relativieren

Die eigentliche Erkrankung lässt sich zur Zeit nicht heilen, und eine Reihe von therapeutischen Angeboten zielt eher dahin, durch pflegerische, betreuende und vor allem auch sozialpädagogische Förderung über weite Strecken das nach wie vor vorhandene Leid zu mildern und dazu beizutragen, den Betroffenen ein Leben in Würde zu ermöglichen, wobei es insbesondere auch auf Geborgenheit und emotionale Ausgeglichenheit ankommt.

Dennoch haben eine Reihe von medikamentösen, zum Teil auch verhaltenstherapeutischen und trainierenden therapeutischen Ansätzen in den letzten Jahren dazu geführt, die Befindlichkeit der Betroffenen vorübergehend zu verbessern.

In einer ersten Einteilung können therapeutische Maßnahmen in medikamentöse und nicht medikamentöse Maßnahmen eingeteilt werden.

Pharmakotherapie

Die Medikamente bei möglicher Demenz können eingeteilt werden in Antidementiva, also Medikamente zur Verbesserung oder Stabilisierung der geistigen

Leistungsfähigkeit und der Alltagsbewältigung, in Medikamente zur Milderung oder Behebung problematischer Verhaltensweisen (vor allem Neuroleptika und Antidepressiva) sowie Medikamente zur Prophylaxe und Behebung zerebraler Durchblutungsstörungen.

Antidementiva

Antidementiva sind Medikamente, die in den Neurotransmitterhaushalt eingreifen und somit vorübergehend die Signalübertragung von Nervenzellen zu verbessern helfen. Solche Medikamente setzen an den Folge- und Begleiterscheinungen des Zellnervenuntergangs an, indem sie beispielsweise Acetylcholin substituieren. Die Wirkung ist begrenzt, sie können das Fortschreiten der Symptome nur vorübergehend verzögern, erhalten aber auf diese Art die Lebensqualität des Betroffenen temporär aufrecht, auch wenn sie auf Dauer eine Progression der Krankheit nicht aufhalten können. Eine erste Gruppe dieser Wirkstoffe umfasst Domezepil (Arizept®), Rivastigmin (Exzelon®) sowie Galantamin (Reminyl®). Sie verbessern die Signalübertragung durch Acetylcholin und sind vor allem bei leicht- und mittelgradiger Alzheimererkrankung indiziert. Domezepil hemmt die Acetylcholinesterase, ein Enzym, welches das notwendige und noch vorhandene Acetylcholin spaltet. Durch eine Verhinderung der Spaltung steht dann letzendlich mehr Acetylcholin zur Verfügung. Rivastigmin und Galantamin wirken ähnlich, wenngleich es sich um andere Substanzgruppen handelt. Bei dreiviertel der Betroffenen im Anfangs- und mittelschweren Stadium können die Symptome vorübergehend gebessert werden, wobei sich dieser erfreuliche Befund etwa ein Jahr hält. Anschließend kommt es zur erneuten Zunahme der Symptome, doch gibt es Anzeichen, dass dieser Prozess langsamer verläuft als ohne die entsprechende medikamentöse Behandlung. Die häufigsten Nebenwirkungen sind vorübergehende Magen-Darm-Beschwerden (Appetitlosigkeit, Übelkeit und Durchfall).

Eine ganz andere Wirkweise haben Memantine (Axura®, Ebixa®). Diese Medikamentengruppe verbessert die durch Glutamat vermittelte Signalübertragung. Diese Substanz wird hauptsächlich bei mittelschweren und schweren Alzheimerstadien eingesetzt. Memantin wirkt als NNDH-Rezeptorblocker, der bei chronisch erhöhten Glutamatkonzentration entsprechende Rezeptoren blockiert und damit eine Übererregung verhindert.

Behandlung vaskulärer Demenzen

Während sich die bisher genannten Substanzen durch die Veränderung von Neurotransmittersystemen vor allem bei degenerativen Demenzen, insbesondere vom Alzheimertyp, zum Teil aber auch bei der Lewy-Körper-Demenz und der Pickschen Erkrankung auszeichnen, besteht die medikamentöse Behandlung vaskulärer Demenzen vor allem in einer Verringerung oder Behandlung der Risikofaktoren: Insbesondere der Regulierung des Blutdrucks, der Senkung des Cholesterinspiegels, der Normalisierung des Gewichts und der Einstellung eines eventuell vorhandenen oder latenten Diabetes kommen hier besondere Bedeutung zu – man vergleiche auch die Behandlung beim metabolischen Syndrom (Kap. 12). Ob Lipid-(Blutfett) bzw. Cholesterin-senkende Medikamente nur bei der vaskulären Demenz wirken, oder sie auch bei Mischformen, insbesondere bei Schäden der kleinsten zerebralen Gefäße und zusätzlicher Amyloidablagerung im Rahmen einer eventuellen Alzheimerdemenz wirksam sind, wird in der Literatur unterschiedlich beurteilt.

Neuroleptika

Wenden wir uns nun den Medikamenten zu, die zur Behandlung von Unruhe, schweren Schlafstörungen, Sinnestäuschungen, wahnhaften Überzeugungen und aggressiven Verhaltensweisen gegeben werden, den Neuroleptika. Wenn überhaupt, sollten eher atypische Neuroleptika wie beispielsweise Risperidon® gegeben werden (Kap. 7.6). Allerdings können sowohl typische wie atypische Neuroleptika den Dopaminhaushalt negativ beeinflussen, was problematisch werden kann. Vor allem bei Demenzen, die parkinsonähnliche Symptome aufweisen, insbesondere bei der Lewy-Körper-Demenz, kann eine medikamentös bedingte Senkung des Dopaminspiegels zu weiteren Verschlechterungen führen. Förstl (2003) spricht von einer hochgradigen Gefährdung solcher Patienten durch Gabe konventioneller Neuroleptika, die daher kontraindiziert ist. Es ist also nicht statthaft, ohne diagnostische Abklärung demente Menschen mit zeitweiliger Verwirrtheit und Halluzinationen unkritisch mit konventionellen (typischen) Neuroleptika zu behandeln. Aber auch die Behandlung mit atypischen Neuroleptika muss gut indiziert und hinsichtlich ihrer Nebenwirkungen beobachtet werden, da sie unter anderem auch mit Durchblutungsstörungen einhergehen kann – sie sollte grundsätzlich in möglichst geringen Dosen und nur über einen kurzen Zeitraum erfolgen.

Antidepressiva

Zur Behandlung depressiver Verstimmungen, insbesondere in der Anfangsphase einer Demenz, in der es häufig zu depressiven Reaktionen kommt, kann die Gabe von Antidepressiva hilfreich sein. Hier ist aber zu beachten, dass die älteren, „trizyklischen" Antidepressiva den Acetylcholinspiegel senken, so dass sie ebenfalls kontraindiziert sind. Wenn Antidepressiva gegeben werden, sollten sie auf das Serotoninsystem wirken: Mittel der ersten Wahl sind die selektiven Serotonin-Wiederaufnahmehemmer (Kap. 8.6). Vor allem auch bei der frontotemporalen Demenz (Picksche Erkrankung) werden sie des Öfteren eingesetzt.

Zukünftige Entwicklung in der Therapie

Neue Forschungsansätze befassen sich mit einer grundlegenden und kausalen Therapie der Alzheimererkrankung. Ein (zur Zeit noch fernes) Ziel ist es, die erhöhte Amyloidproduktion zu verringern, Amyloid vermehrt zu entfernen und seine Verklumpung zu verhindern. Solche Ansätze sind ebenso wie erste Impfungen durchaus Erfolg versprechend. Vor allem im Tierversuch haben Impfversuche deutliche Erfolge gezeigt, doch musste ein erster Versuch mit Probanden wegen erheblicher und gefährlicher Nebenwirkungen vorzeitig abgebrochen werden. Vorerst also ist dies noch Zukunftsmusik.

Behandlung der Multimorbidität

Hingegen ist daran zu denken, dass altersdemenzerkrankte Menschen auch weitere Erkrankungen haben können, die sie möglicherweise durch Demenz nur unzureichend äußern können. Auch mangelnde Krankheitseinsicht kann zum Problem werden. Folglich sollte regelmäßig überprüft werden, ob eine Zahnbehandlung notwendig ist, die Zahnprothese richtig sitzt und hinreichend gepflegt wird usw. Auch regelmäßige augen- und ohrenärztliche sowie gynäkologische bzw. urologische Untersuchungen sind notwendig. Wenn an Demenz Erkrankte schreien oder stöhnen, ohne dass dies für Pflegende bzw. Angehörige erklärbar ist, sollte auch an Schmerzustände gedacht und eine entsprechende Diagnostik eingeleitet werden. Viele Demenzerkrankte Menschen sind mehrfach erkrankt (Multimorbidität) und können beispielsweise neben der Demenz auch Diabetes,

Osteoporose oder eine Nierenerkrankung haben, so dass nicht nur die Demenz, sondern auch die anderen Erkrankungen behandelt werden müssen.

§ 3 Abs. 3 GG

Wenn es bei manchen Behandlungen auch durchaus sinnvoll ist, zu fragen, ob die eine oder andere Operation oder aufwändige Maßnahme wirklich noch der Lebensqualität des Patienten dient, kann andererseits nicht eindeutig genug betont werden, dass nach Artikel 3 Absatz 3 des Grundgesetzes niemand wegen seiner Behinderung benachteiligt werden darf. Auch an Demenz erkrankte Menschen haben selbstverständlich ein Recht auf eine umfassende und den allgemeinen Richtlinien entsprechende Therapie. Fehlende Hausbesuche, eine Nichtüberweisung zum Facharzt oder das Unterlassen einer Therapie, die man einem nicht dementen Menschen angedeihen lassen würde, sind also nicht hinzunehmende Zustände. Allgemein sollte nach den Empfehlungen der deutschen Alzheimergesellschaft als Grundprinzip die Frage nach Leidensminderung und Lebensqualität entscheidend sein.

Nicht-medikamentöse Therapie

Bei der nicht-medikamentösen Behandlung der Alzheimerkrankheit stehen Verfahren der Verhaltenstherapie, des kognitiven Trainings, der Realitätsorientierung und der Erinnerungstherapie zur Verfügung. Andere Maßnahmen wie beispielsweise die Kunsttherapie oder die Milieutherapie kann man einerseits den Therapieformen im weitesten Sinne, andererseits den ergänzenden bzw. umweltorientierten Maßnahmen zuordnen. Hierzu gehören auch die Physiotherapie, Ergotherapie und Logotherapie.

Verhaltenstherapie

Bei den Verhaltenstherapien geht es unter anderem um den Abbau von störendem Sozialverhalten, das Erreichen von größerer Selbständigkeit (beispielsweise beim Baden oder auch ganz allgemein in der Hygiene) sowie die eventuelle und temporäre Rückgewinnung von verloren gegangener Kompetenzen, beispielsweise selbständig zu essen oder sich zu waschen.

Kognitives Training

Kognitives Training, das man auch den Fördermaßnahmen zuordnen kann, versucht insbesondere innerhalb von Gruppenaktivitäten durch spielerisches Lernen zu trainieren. Dabei geht es weniger darum, „gegen den dementiellen Prozess anzutrainieren" – dies kann möglicherweise zu weiteren Depressionen und Misserfolgserlebnissen führen – als vielmehr darum, noch vorhandene Fähigkeiten zu nutzen und gegebenenfalls zu erhalten. So können praktische Fähigkeiten durch Übungen und Anleitungen zum Erhalt von Alltagstätigkeiten, beispielsweise beim Ankleiden, dienen. Auch können bei leichtgradiger Demenz gegebenenfalls Gedächtnishilfen dazu beitragen, durch feste Routine die Gedächtnisanforderung im Alltag zu vermindern – dadurch kann sich manchmal die Merkfähigkeit und die Bewältigung alltäglicher Aufgaben verbessern. Körperfitnessprogramme können sich positiv auf Beweglichkeit und Gleichgewicht sowie Eigenständigkeit und Alltagsfähigkeit auswirken, sollten den Patienten aber nicht überfordern.

Realitäts-Orientierungs-Training

Bei dem Realitäts-Orientierungstraining (ROT), das sich auch an Betroffene mit größeren Einschränkungen wendet, werden zum einen, insbesondere in Gruppen, grundlegende Informationen zu Person, Zeit und Ort immer wieder aufs Neue wiederholt. Lebensnäher ist ein Vorgehen, bei dem sich bei jeder bietenden Gelegenheit dem Patienten „Realitätsanker" geboten werden, sowohl optische als auch akustische Orientierungshilfen, beispielsweise, wenn vor dem

Gang ins Freie anhand von Kalenderbildern darauf hingewiesen wird, dass jetzt Winter ist und demzufolge ein Mantel angezogen werden sollte.

Erinnerungsanker

Mit Hilfe solcher Erinnerungsanker, z. B. alter Fotografien, typischer Musikstücke aus bestimmten Lebensabschnitten (insbesondere der Jugendzeit und des ersten Verliebtseins) oder auch besonders vertrauter Speisen und Gerüche aus der Kindheit können Episoden der fernen Vergangenheit wieder aufgerufen werden (wir erinnern uns: sie bleiben länger erhalten als neue Eindrücke). Dies kann zur Lebenszufriedenheit beitragen und wird unter anderem auch im Rahmen einer „Erinnerungstherapie" angeboten.

Lebensweltgestaltung

Der Lebensraum Betroffener (insbesondere Wohnräume, das Bad, aber auch der Garten) kann so gestaltet werden, dass er Geborgenheit und Orientierung bietet. Gleichzeitig können durch bestimmte Unterstützungen (Fotos an Wänden, besondere Hinweise an Toiletten und anderen Funktionsräumen, farbliche Marker und Kalender, Uhren etc.) krankheitsbedingte Leistungseinbußen in unterschiedlichen Bereichen jedenfalls ansatzweise kompensiert werden. Solche Maßnahmen werden im weitesten Sinne einer „Milieutherapie" zugeordnet. Einem vermehrten Bewegungsdrang kann durch Rundgänge oder sichere Wege in einem Garten Rechnung getragen werden.

Musiktherapie

Zu den kreativen Gestaltungsmöglichkeiten gehören insbesondere die Musik- und die Kunsttherapie, wobei vor allem der Musik eine besondere Bedeutung zukommt, weil sie als erstes Medium Zugang zu archaischen Gedächtnisinhalten hat und positive Emotionen zu wecken imstande ist. Dies gilt besonders für Lieder und Musikstücke prägender Entwicklungsphasen, insbesondere der Jugend, deren Melodie und Text oft lange behalten und wieder erkannt wird. Auch Aromatherapie, multisensorische Stimulation und Snoezelen wenden sich an basale Sinne, insbesondere den Gleichgewichtssinn, die taktilen Sinne sowie die Geschmacks- und Geruchssinne und können gegebenenfalls Unruhe und aggressives Verhalten positiv beeinflussen oder zur Entspannung und zu emotionalem Wohlbefinden beitragen. Hier sind allerdings die Grenzen zwischen Therapie im eigentlichen Sinne und fördernden Maßnahmen, die in den Folgekapiteln näher aufgezeigt werden, fließend. Insbesondere gilt es hier zu beachten, dass diese stabilisierenden und die Lebensqualität und Zufriedenheit erhöhenden Maßnahmen keine kausale Therapie darstellen – was ihre Bedeutung aber nicht schmälert.

6.7 Psychodynamik und Psychosomatik

Vor allem in der ersten Phase der Alzheimererkrankung kann das Erleben kognitiver Funktionseinbußen äußerst belastend sein und die Diagnose einer „Alzheimererkrankung" zu einer seelischen Erschütterung führen. Scham und Unsicherheit führen häufig dazu, dass eine Fassade aufgebaut wird und die Erkrankung lange Zeit vor anderen verborgen und vor sich selbst verdrängt wird. Möglicherweise hat dies aber auch eine verspätete medikamentöse Therapie zur Folge, weshalb die Deutsche Alzheimergesellschaft dringend zu einem frühzeitigen Arztbesuch rät.

Der Verlust von Fähigkeiten und die damit verbundenen Einschränkungen, beispielsweise der Verlust der Fahrerlaubnis, können zu tiefer Niedergeschlagenheit führen. Allerdings gelingt es Menschen mit einer beginnenden Alzheimerkrankheit häufig sehr bewusst mit dieser Erkrankung umzugehen, mit ihren Angehörigen darüber zu sprechen, frühzeitig wichtige Entscheidungen zu fällen und Unterstützung zu planen.

Im weiteren Verlauf kommt es zu einer Gefährdung des Persönlichkeitsempfindens, das durch vier Prozesse gekennzeichnet ist: Zum einen kann es zur Verletzung der personalen Kontinuität kommen (hierauf wird noch eingegangen), zum anderen kann Erlebnisarmut, zum dritten Veränderungen der Persönlichkeit und des Gefühlserlebens und zum vierten der Verlust des Selbstwissens eintreten. Die Verletzung der personalen Kontinuität sowie der Verlust des Selbstwissens sind eng mit dem Verlust biografisch-episodischer Gedächtnisinhalte verknüpft. Mit dem Schwinden dieser Fähigkeiten ist auch eine zunehmende Schwierigkeit in der zeitlichen Orientierung verbunden.

Orientierung in Zeit und Raum

In einer interessanten Abhandlung über Orientierung in Zeit und Raum verdeutlicht Pöppel (1993), dass wir Ereignisse nicht für sich allein stehend wahrnehmen, sondern einzelne Ereignisse zeitlich aufeinander beziehen und dadurch Vergangenes und Zukünftiges von der subjektiven Gegenwart, dem „Jetzt" abgrenzen. Die Differenzierung solcher zeitlichen Phänomene einerseits und die Integration zu einer Wahrnehmungsgestalt im Sinne eines zeitlichen Kontinuums andererseits ermöglicht uns eine zeitliche Orientierung und darüber hinaus das Erleben unserer zeitbezogenen Identität (ich war, ich bin, ich werde sein). Diese hochkomplexen psychischen Vorgänge, auf die hier nicht näher eingegangen werden kann, setzen aber ein Gedächtnis voraus. Ist dieses gestört, wenn wir also nur in der fernen Vergangenheit unseres Langzeitgedächtnisses leben, so kommt es zum Verlust des Zeitgitters und letztlich zum Verlust unserer zeitbezogenen Identität. Ein solcher Vorgang, der sich in den mittleren und späteren Stadien der Alzheimererkrankung entwickelt, ist außerordentlich schmerzhaft. Er führt zu hochgradigen Verwirrtheitszuständen und Ängsten, denn die zeitliche Orientierung ist eine elementare anthropologische Konstante, deren Verlust schicksalhaft ist. Auch rhythmisch orientierende Zeitfaktoren (Wochentage, Jahreszeiten, wiederkehrende Feste), die unserem Zeitempfinden dienen können, fallen beim Verlust des Gedächtnisses weitgehend aus.

Ein Nichterkennen von Menschen und Gegenständen, aber auch sozialer und komplexer Situationen, ist die Folge der bereits besprochenen Agnosien. Sie führt neben der zeitlichen Desorientierung auch zu einer räumlichen und später zu einer sozialen Desorientierung. Auch die räumliche Orientierungslosigkeit ist hochgradig angstbesetzt, da wir durch zahlreiche hirnphyisiologische verankerte Mechanismen auf eine Orientierung im Raum geprägt sind und deren Verlust mit Identitätskrisen einhergeht. Die Folge ist oft eine hochgradige Erregung, die sich unter anderem in rastlosem Wandern und hilflosem Suchen äußert, wobei die Alzheimerbetroffenen meist nicht angeben können, was sie eigentlich suchen. Im mittleren und späteren Stadium der Alzheimererkrankung, das wie bereits besprochen durch zunehmende Hilflosigkeit charakterisiert ist, kommt es zunächst einmal darauf an, sich klar zu machen, dass der Betroffene vieles von seiner Umwelt wahrnimmt, und sei es nur auf emotionaler Ebene. Es kommt also darauf an, ihn in Worten, Mimik und Gestik empathisch, verständnisvoll, wohlwollend und vor allem respektvoll zu begegnen und seine Würde nicht zu verletzen. Bei aller Bemühung um einen möglichst langen Erhalt kognitiver oder praktischer Fähigkeiten – wichtiger ist oft die soziale Begegnung und die emotionale Geborgenheit, die der Betroffene spüren sollte. Auch wenn die kognitiven Fähigkeiten bereits deutlich abgenommen haben, sind verwirrte alte Menschen oft empfänglich für die Stimmung ihrer Umgebung und empfinden in der Regel bis zu ihrem Lebensende Freude und Trauer, Angst und Geborgenheit, Ärger und Gelassenheit. Alle Übungsmaßnahmen und soziale Aktivitäten sollten darauf abzielen, zum emotionalen Wohlbefinden der Betroffenen beizutragen. Auch das passive Partizipieren an soziokulturellen Veranstaltungen und anderen Gruppenaktivitäten kann hierbei mitunter sinnvoll sein. Oft gelingt es, durch das Anknüpfen an lang zurückliegende Erlebnisse, die aktuelle Situation zu verbessern oder positive Emotionen zu wecken.

6.8 Krisen und Kriseninterventionen

Spricht man von Krisen im Gefolge von Alzheimerdemenz, so geht es zum einen um Situationen, die die Betroffenen selbst als Krisen erleben – dies kann je nach Stadium der Krankheit sehr unterschiedlich sein. Zum anderen geht es aber auch um Krisen, die pflegende Angehörige und mitunter sogar professionell Pflegende durchmachen, weil die damit verbundenen Belastungen übermächtig sein können.

Krisen in der Prodromalphase

Wenden wir uns zunächst den Betroffenen zu. In der Prodromalphase der Erkrankung werden die Betroffenen häufig von der Ahnung „beschlichen", ihre zunehmende Vergesslichkeit und zeitweilige Orientierungslosigkeit könne über das normale Maß von Altersvergesslichkeit hinaus gehen. Das erstmalige Verlaufen bzw. sich in der Stadt nicht orientieren zu können, auch wenn es nur temporärer Natur ist, wird oft als außerordentlich einschneidend und krisenhaft erlebt. Über längere Zeit wird mitunter versucht, die Schwere und Dramatik beispielsweise von Vergesslichkeit oder anderen Funktionseinbußen vor sich selbst und der Umgebung geheim zu halten, indem eine „Fassade" aufgebaut wird. Scham- und Angstgefühle sowie tiefe Niedergeschlagenheit zeichnen dieses krisenhafte Erleben aus. Diese Gefühle nehmen manchmal sogar noch zu, wenn die Diagnose einer „Alzheimererkrankung" gestellt wurde und dies dem Patienten auch im Hinblick auf die medikamentöse Therapie und frühzeitige Weichenstellung für das zukünftige Leben mitgeteilt wird. Schock, Verleugnung und Verzweiflung sind ebenso möglich wie das bewusste und offensive Herangehen, das Besprechen mit Angehörigen und das Planen der näheren und ferneren Zukunft.

Suizidgefährdung

Vermutlich ist aber die Suizidgefahr in keiner anderen Phase der Alzheimererkrankung so groß wie in der der beginnenden Gewissheit, an einer letztlich unaufhaltsamen progredienten Erkrankung geistiger Funktionen erkrankt zu sein.

Erregungszustände im mittleren Krankheitsstadium

Im mittleren Stadium der Erkrankung stehen, was den Betroffenen angeht, Ängste und Erregungszustände im Mittelpunkt, wenn es darum geht, krisenhafte Situationen zu beschreiben. Eine ganze Reihe von Verhaltensauffälligkeiten oder Symptomen, die für die Angehörigen oft neu sind, lassen sich letztendlich auf den Verlust der räumlichen, örtlichen und sozialen Orientierung sowie dem damit verbundenen quälenden Gefühl des zunehmenden Identitätsverlustes zurückführen (Kap. 6.4). Einige Kriterien, die auch zur Feststellung der Betreuungsbedürftigkeit genutzt werden, haben ein solches krisenhaftes Potential: Beispielsweise die Weglauftendenz, das Verkennen oder Verursachen gefährlicher Situationen (beispielsweise Brandgefahr bei nicht ausgeschaltetem Herd), tätlich oder verbal aggressives Verhalten und Verkennung einer sozialen Situation, beispielsweise auch gegenüber Pflegenden, ausgeprägt labiles oder unkontrolliert soziales Verhalten und anderes mehr. Wohl bemerkt – dies alles sind zunächst Hinweise darauf, dass sich der Betroffene selbst in einer für ihn kritischen Situation befindet. Es wird aber gleich noch darauf einzugehen sein, dass solche Verhaltensweisen, beispielsweise eine Fremd- oder Eigengefährdung, durchaus auch von den pflegenden und betreuenden Familienmitgliedern als Krise erlebt werden können. Eines der schwierigsten Probleme ist nach Angaben der Deutschen Alzheimergesellschaft die krankheitsbedingte, häufig auftretende Unruhe mit motorischer Überaktivität. Dabei können die Betroffenen oft ihren Weg nicht finden und Gefahren nicht richtig einschätzen. Es gilt, diese Krisensituation zu entschärfen und eine Eigen- bzw. Fremdgefährdung auszuschließen. Vor allem, wenn aus sozialen, emotionalen oder strukturellen Gegebenheiten eine permanente Begleitung (sowie der damit verbundene Schutz) nicht möglich ist, wird dieser Unruhe mitunter mit sedierenden Medikamenten, dem Abschließen von Türen oder der mechanischen Fixierung begegnet. Vor allem das Fixieren und die Sedierung sind medizinisch wie ethisch zu hinterfragen (auf die Gefahren von Neuroleptika bei manchen Unterformen der Demenz wurde ja bereits eingegangen). Vorrangiges Ziel sollte sicherlich sein, den Gefahren, die sich durch Unruhe oder das sich Verlaufen ergeben könnten, vorzubeugen. Mögliche Ursachen können sein: Eine permanente Handlungswiederholung aufgrund von Vergesslichkeit, Unsicherheit und Unruhe aufgrund von Orientierungsstörung, ein gestörter Tag-Nacht-Rhythmus, ein nicht adäquater Ausgleich was den neuen Bewegungsdrang angeht, eine überfordernde Veränderung äußerer Umstände, insbesondere der Zeitstruktur, der Verlust der gewohnten Umgebung und anderes mehr. Manchmal kann es ausreichen, diese Ursachen anzugehen: Die Umgebung beispielsweise sollte biografiegerecht und für den Kranken vertraut, der Tag strukturiert und die Tätigkeiten ritualisiert sein. Kalender, Uhren und anderes können Orientierungshilfen geben. Auf eine ausreichende Ernährung (insbesondere Flüssigkeit) ist zu achten. Eine gute Beleuchtung sowie Strukturen, die den Tag-Nacht-Rhythmus unterstützen, können hilfreich sein. Es ist sinnvoll, dem Betroffenen ausreichend Möglichkeit für körperliche Aktivität, insbesondere dem Wandern und Gehen zu geben: Manche Tageszentren haben beispielsweise zirkuläre Wanderwege. Sturzgefahren wie Schwellen oder lose Teppiche sollten beseitigt, Orientierungshilfen gegeben werden. Technische Hilfen wie Ortungssysteme, Türkontaktsysteme, Funksysteme und anderes können das Wiederfinden eines Betroffenen, der sich verlaufen hat, erleichtern.

Während das nächtliche Abschließen der Eingangstür rechtlich unbedenklich ist, sind Fixierungen jeglicher Art vorher vom Vormundschaftsgericht zu genehmigen. Genehmigungsbedürftig sind ferner Hindernisse mit mechanischen Vorrichtungen wie beispielsweise das Anbinden, Bettgitter, Beckengurt und andere Formen der Fixierungen. Analoges gilt für regelmäßige Freiheitseinschränkung über einen längeren Zeitraum. Auch medikamentöse Sedierung ist genehmigungsbedürftig und muss zudem medizinisch vertretbar sein, was Nebenwirkungen angeht.

Letztendlich sollte man sich immer wieder klar machen, dass Verhaltensauffälligkeiten Ausdruck des Gedächtnisverlustes und der damit verbundenen Orientierungslosigkeit sind.

So fiel eine verwirrte Bewohnerin eines Altenheimes oft durch lautes und mitunter lang andauerndes Beten und Singen religiöser Texte auf, was zu erheblichen Irritationen und Unruhe im Pflegeheim führte, so dass die ältere Dame sogar sediert wurde, nachdem sie sich auf aggressive Weise gegen Anforderungen gewehrt hatte, mit diesem Verhalten aufzuhören. Als eine Sozialarbeiterin, die sich damit nicht zufrieden geben wollte, in der biografischen Arbeit von ihrer Tätigkeit als Vorbeterin und Organistin in einer Kirchengemeinde hörte, konnte sie die Dame, die sich an diese Lebensphase (im Gegensatz zu aktuellen Ereignissen) sehr plastisch erinnerte, auffordern, über diese Zeit zu sprechen. Im Folgenden gelang es ihr immer wieder, der verwirrten Frau zu verdeutlichen, dass sie zur Zeit nicht in der Kirche sei – woraufhin das die Mitbewohner irritierende Verhalten unterblieb.

Krisenintervention

Der Internist und Geriater Grond geht in seinem grundlegenden Lehrbuch zur Pflege verwirrter, alter Menschen sowohl auf die Grundsätze als auch auf konkrete Hilfestellungen im Umgang mit kritischen Situationen ein (Grond 2008), beispielsweise auf Unruhezustände, auf den Notfall, der anzunehmen ist, wenn Bewohner vermisst werden, aggressive Verhaltensweisen, auf unangemessene Aktivitäten wie Enthemmung, beispielsweise auch sexuelle Enthemmung, häufiges Schreien, Rufen, Jammern und Klagen sowie psychiatrische Symptome im engeren Sinne, beispielsweise Angstzustände, Depressionen, Halluzinationen oder Wahnideen. In seinen Ausführungen finden sich zahlreiche Anregungen zur Entlastung solcher kritischer Situationen. Mace und Rabin (1988) schildern als besonders kritische Situation das Umherwandern, besonders in der Nacht, ungewöhnliches Sexualverhalten, ständiges Fragen oder Hinterherlaufen, Vorwürfe gegenüber Pflegenden, Angriffe gegenüber Pflegenden, schwere Depressionen einschließlich Apathie und Unlust und ähnliches mehr. Auch sie geben anhand detaillierter Situationsbeschreibungen wichtige Anregungen, solch kritische Situationen zu entschärfen. Weakland und Herr (1992) gehen auf eine andere Krise ein, die sie als „Wohnungskrise" bezeichnen. Sie tritt ein, wenn ein alleinstehender Alzheimer-Erkrankter nicht mehr in der Lage ist, alleine zu leben, dies aber nicht wahrnehmen kann und somit seine Angehörigen vor die

Frage stellt, wie sie mit dieser den Betroffenen zunehmend gefährdenden Situation umgehen sollen. Die Entscheidung für einen Umzug beispielsweise in die Familie der Kinder oder in ein Pflegeheim ist nicht nur für den Betroffenen selbst, sondern auch für die Angehörigen oft ein kritisches Lebensereignis. Bei der Krisenbewältigung (oder Verschlimmerung derselben) sowie der Entscheidung hinsichtlich des Wohnungswechsels spielen zahlreiche finanzielle, strukturelle, medizinische und soziale Gründe eine Rolle, durchaus aber auch familiäre Erwartungen, Delegationen und „emotionale Vermächtnisse“. Auf solche familiensystemischen Faktoren wird ausführlich im folgenden Kapitel eingegangen.

Umgang mit Unruhe, Angst, Depression

Kommen wir noch einmal kurz zu den oben bereits skizzierten problematischen Verhaltensweisen von Alzheimer betroffener Menschen zurück, die sich beispielsweise in Ängstlichkeit, sich wiederholenden Fragen, Aggressivität und Wutausbrüchen oder anderen Zeichen von Frustration und subjektiver Überforderung spiegeln. Die Deutsche Alzheimergesellschaft (2010) weist darauf hin, dass es wichtig ist, auslösende und begünstigende Faktoren, beispielsweise Ratlosigkeit, fehlende Bewegung oder Überforderung zu erkennen und zu beseitigen. Zudem sei es wichtig, selbst ruhig zu bleiben und auf den Gefühlszustand des Betroffenen einzugehen, beispielsweise indem der unruhige oder ängstliche Mensch abgelenkt und beruhigt und ihm emotionale Geborgenheit vermittelt wird. Dies ist zweifellos richtig – andererseits eine große Herausforderung, wenn man sich die permanente zeitliche und emotionale Belastung pflegender Angehöriger vor Augen führt. Erschwerend kommt hinzu, dass die Hilfsbedürftigkeit (anders als bei Kindern, die sich in einer Aufwärtsspirale ihrer Entwicklung befinden) im Laufe der Erkrankung zunimmt und letztendlich in Bettlägerigkeit und den Sterbeprozess mündet.

Überforderung von pflegenden Angehörigen

Manch pflegender Angehöriger gerät auch in Isolation, mag nach außen hin nicht zeigen, wie belastet er ist, oder stößt auf soziales Unverständnis. Hinzu kommt die Trauer darüber, dass der geliebte Elternteil diese doch schwerwiegende Veränderung seiner eigenen Persönlichkeit durchmacht. Wut und Trauer, Hilflosigkeit, aber auch Schuldgefühle können sich einstellen. Solche Schuldgefühle sind in der Regel unberechtigt. Was immer der pflegende Angehörige tut, es ist zu wenig, jedenfalls zu wenig, um das Leid des Betroffenen aufzuheben. Dies liegt aber am Krankheitsbild, nicht an der Insuffizienz des Pflegenden. Es ist außerordentlich wichtig, eine Überlastung pflegender Angehöriger rechtzeitig zu erkennen. Warnzeichen können Müdigkeit und Schlaflosigkeit, allgemeine Erschöpfung oder Neurasthenie sein. Hektische Betriebsamkeit und die zunehmende Unfähigkeit, mal „an etwas ganz anderes zu denken“, gesellen sich hinzu. Die soziale Isolation, der weitgehende Rückzug aus bisher wahrgenommenen Aktivitäten, ist ein nicht zu unterschätzendes, ernstes Warnsymptom. Depressionen und psychosomatische Beschwerden sollten ebenfalls als solche erkannt werden. Suchtverhalten, insbesondere der Missbrauch von Schmerz-, Schlaf- und Beruhigungstabletten, aber auch verstärkter Alkoholkonsum, sollten als Warnsymptom verstanden werden. Schließlich können aufgestaute Aggressionen zur Vernachlässigung des alten Menschen, manchmal sogar zu seiner Misshandlung führen. In diesen Situationen ist es wichtig, nicht mit Vorwürfen (oder Selbstvorwürfen), sondern mit Verständnis und dem Wissen zu reagieren, dass hier eine Pflegesituation zu belastend und überfordernd ist. Im Sinne des zu Pflegenden, aber auch des Pflegenden muss eine Veränderung initiiert und die Belastung abgebaut werden, auch wenn solche verändernden Schritte manchmal sehr schmerzhaft sind und als zusätzliche Krise erlebt werden. Ob es sich bei solchen entlastenden Maßnahmen (auf die im Übrigen in den folgenden Kapiteln noch eingegangen wird) „lediglich" um regelmäßige Treffen in einer Selbsthilfegruppe für pflegende Angehörige handelt (die außerordentlich kathartische Hilfe bedeuten können), ob man externe Hilfen (wie beispielsweise ambulante Dienste) rekruiert, oder ob die Unterbringung in einem Heim zwar schmerzliche, doch für alle Beteiligten notwendige Lösung ist, kann natürlich nur in der Einzelsituation entschieden werden.

Mace und Rabins (1988) beschreiben in ihrem Ratgeber „Der 36-Stunden-Tag" eine Reihe von überfordernde Situationen, gehen aber insbesondere auf gegensteuernde Maßnahmen ein. So legen sie großen Wert auf aktive Freizeitgestaltung, Entspannung, das Treffen von Freunden, die Vermeidung von Isolation und ein gezieltes Einplanen fachlicher Hilfen (das möglichst frühzeitig erfolgen sollte). Vor allem schildern sie, wie wichtig es ist, Warnsignale für eine Erschöpfung, beispielsweise verändertes Trinkverhalten, permanente Müdigkeit, psychosomatische Störungen, Ärger und Frustration usw. bei sich selbst zu erkennen und frühzeitig Beratung in Anspruch zu nehmen, um an der überfordernden Situation nicht ernsthaft Schaden zu nehmen. Ähnliches beschreibt auch Grond (2008), der besonders auf die emotionale Erschöpfung, bedingt durch Gefühle voll Angst, Enttäuschung, Ärger oder Hilflosigkeit sowie Resignation hinweist. Empathisch und fachkundig bespricht er auch viele Angehörige quälende Fragen („Wie lange noch? Ich kann nicht mehr!") oder moralische Erschöpfung durch Schuldgefühle und schlechtes Gewissen („Sie muss ins Heim, obwohl ich ihr versprochen habe, sie zu pflegen"). Verpflichtung, Mitleid, Ekel oder Ohnmacht können zum Burn-Out beitragen. Auch in der Sinnfrage („Wozu, welchen Sinn hat dieses Leiden?") fühlen sich Pflegende oft allein gelassen.

Es soll aber nicht vergessen werden, dass auch die physische Anspannung, also der durch Schlafmangel oder Pflegeleistungen entstandene körperliche Dauerstress krank machen kann. Und schließlich sind wohnungsbauliche Probleme (unzugängliches Bad, Barrieren unterschiedlichster Art) und erhebliche finanzielle Belastungen zu nennen, die zu einer akuten Krise bei pflegenden Angehörigen führen können.

Gleichzeitig ist die Familie aber für viele Alzheimer-Betroffene für lange Zeit eine Heimat, in der sie Geborgenheit, emotionale Wärme und strukturellen Halt erfahren können.

6.9 Beratung und Psychoedukation

Angesichts der Schwere der Erkrankung und den damit verbundenen psychosozialen Folgen brauchen nicht nur die Betroffenen, sondern auch ihre Angehörigen mitunter Beratung, worauf im Folgenden eingegangen wird.

Die Betroffenen geraten, wie bereits in Kapitel 6.7 beschrieben, vor allem in der ersten Phase der Alzheimererkrankung in eine Krise, wenn ihnen das Ausmaß der mit dieser Krankheit verbundenen Lebensumstände bewusst wird. In einem ausgezeichneten Ratgeber mit dem Titel „Alzheimer – Was kann ich tun? Erste Hilfe für Betroffene“ (Deutsche Alzheimer Gesellschaft 2010) gehen die Diplompsychologin Christa Matter und der Soziologe Hans-Jürgen Freter von der Geschäftsstelle der Deutschen Alzheimergesellschaft auf wichtige Fragen ein, die Betroffene in dieser Phase beschäftigen, beispielsweise Anzeichen und Diagnosen der Alzheimererkrankung.

Beratung und Selbsthilfegruppen

Sie geben Hinweise darauf, an wen man sich wenden kann, sowie erste Ratschlage zu Medikation, Aktivitäten und psychosozialer Unterstützung. In Deutschland gibt es nur wenige Selbsthilfegruppen, die sich an Demenzerkrankte direkt wenden (im Gegensatz zu den inzwischen zum Glück zahlreichen Selbsthilfegruppen für Pflegende und von pflegenden Angehörigen). Umso wichtiger sind Angebote an die Betroffenen selbst, in der Alzheimergesellschaft mit zu arbeiten, solange ihnen dies möglich ist. Auch der Hinweis über eine in Schottland tätige Patientengruppe und ihre Broschüre „Don’t make the journey alone. A message from fellow travellers“ ist ein wichtiges Zeichen gegen Resignation. Konkret wird der Ratgeber insbesondere bei Hilfen zur Strukturierung des Alltags: Zur Organisation beispielsweise von Tages- und Wochenablauf empfehlen die Autoren Merkzettel und andere Gedächtnishilfen, eine Vereinfachung der Alltagsaufgaben zuhause (z. B. das Aussortieren überflüssiger Kleidungsstücke und das Versehen der Kleiderschränke mit diversen Gedächtnisstützen) sowie Hinweise zur Mobilität und was zu tun ist, wenn man einmal nicht mehr den Weg nach Hause weiß (unter anderem sollte man die eigene Adresse und Telefonnummern nahestehender Personen bei sich tragen). Wichtig erscheinen auch Hinweise, frühzeitig Geldangelegenheiten und Steuerangelegenheiten etc durch eine Vertrauensperson regeln zu lassen, sowie Vorsorge dafür zu treffen, im Haushalt sicher zu leben (Stichwort: Schutz vor Überhitzung der Herdplatte, Sicherung zur Verhinderung auslaufenden Wassers usw.).

Vorsorgevollmacht, Betreuung, Patientenverfügung

Schließlich geht der Ratgeber unter der Rubrik „Für die Zukunft vorsorgen“ auch auf Rechtsfragen ein: Mit einer Vorsorgevollmacht können bestimmte Personen bevollmächtigt werden, in Geldangelegenheiten oder medizinische Behandlungen zu entscheiden, wenn man selbst dazu nicht mehr in der Lage ist. Als rechtliche Betreuer können Menschen im Rahmen einer Betreuungsverfügung vorgesehen werden, eine Patientenverfügung kann die Richtlinien ärztlicher Behandlung ansprechen (für eine Zeit, in der man hierzu nicht mehr in der Lage ist), und in einem Testament regelt man die Erbangelegenheiten. In seiner Klarheit und dem empathisch gehaltenen Stil ist diese kleine Ratgeberbroschüre sicherlich für eine Reihe der Betroffenen eine „Erste Hilfe“.

Beratung Angehöriger

Auch Angehörige sind in vielfacher Weise von einer Demenzerkrankung mit betroffen und bedürfen der Information und Beratung, sowohl was das eigentliche Krankheitsbild angeht, als auch hinsichtlich der hiermit verbundenen psychosozialen Folgen. Tschainer (2003) weist auf geschlechtsspezifische Unterschiede bei der Beratung hin: In einer Untersuchung von Forstel und Geiger-Kabisch (1995) wurde festgestellt, dass Ehefrauen und Töchter vor allem emotionale Unterstützung und Erfahrungsaustausch suchen, um Entlastung von ihren

Ängsten zu erfahren und zu lernen, ihr Schicksal leichter anzunehmen. Männliche Gruppenteilnehmer hingegen sind eher an Informationen über Ursachen und Behandlungsmöglichkeiten von Demenz sowie konkreten Handlungsanweisungen im Umgang mit den Patienten interessiert. In der Erstberatung legen nach einer Untersuchung des Alexianer-Krankenhauses in Münster sowohl die Partner als auch die Kinder an Demenz erkrankter Menschen vor allem Wert auf die Abklärung der Pflegesituation. Hinsichtlich psychosozialer Unterstützung brauchten die Partner/EhepartnerInnen Ermutigung, Hilfen zu nutzen, sowie Hilfen zur Reflektion von Gefühlen von erkrankten Partnern, während die wichtigsten Themen für Kinder dementiell Erkrankter neben der emotionalen Reflektion Entscheidungskonflikte hinsichtlich der Fortsetzung häuslicher Pflege waren (Franke 2000).

Beratungsangebote sollten zum einen emotionale Unterstützung, beispielsweise durch Gespräche, Trost, Anerkennung des bisher geleisteten geben – nach Steiner-Hummel (Tschainer 2003) waren erfahrungsbezogene Angebote, welche die persönlichen Anliegen der Pflegenden ernst nahmen und ihnen die Gelegenheit gaben, sich mitzuteilen und erholen, von besonderer Bedeutung. Laut Tschainer (2003) sind Probleme von Angehörigen, die häufig zur Sprache gebracht werden, der Umgang mit Normen und Einstellungen („das tut man nicht"), Gefühle der moralischen Verpflichtung, Angst der Angehörigen vor Ersetzbarkeit, Kontrollverlust oder Versagen, das Leugnen von Beeinträchtigung bei Erkrankten, Ringen um lang versagte Anerkennung durch die Erkrankten sowie finanzielle Schwierigkeiten. Viele Angehörige wünschen sich als zeitliche Entlastung Erholung, Ruhe und mehr Freizeit, während bei der emotionalen Unterstützung die Akzeptanz von Hilfe, emotionale Reflektion, Erfahrungsaustausch und Anerkennung im Vordergrund stehen. Informationsbedarf besteht hinsichtlich des Umgangs mit dem Patienten, der Abklärung der Pflegesituation sowie den häufig anzutreffenden finanziellen Fragen.

Information und Beratung

Eine erste Möglichkeit zur Information zum Krankheitsbild bieten öffentliche Informationsveranstaltungen, die auch eine gewisse Anonymität des Auditoriums ermöglichen und ihrerseits auf weiterführende Informations- und Beratungsangebote hinweisen können. Umfassende Beratungsangebote sollten zum einen die eben genannten Informationen liefern, zum anderen die Möglichkeiten einer emotionalen Unterstützung ermöglichen. Gleichzeitig sollten Beratungsangebote gekoppelt sein mit konkreten Möglichkeiten, stufenweise professionelle Hilfen in Anspruch zu nehmen – angefangen von niederschwelligen vorübergehenden Betreuungsangeboten bis hin zu umfassenden professionellen Hilfen.

Angehörigen-seminar

Ein besonderes Beratungsangebot bietet eine Seminarreihe für Angehörige der Deutschen Alzheimergesellschaft, die 2003 mit dem Oskar-Kuhn-Preis ausgezeichnet wurde und wichtige Elemente der Psychoedukation beinhaltet, ohne dass dies ausdrücklich so benannt wird. Diese unter dem Titel „Hilfe beim Helfen" 2007 in zweiter Aufl erschienene Schulungsreihe vermittelt nach eigenen Angaben „Informationen und will den Erfahrungsaustausch der Angehörigen untereinander fördern" (Deutsche Alzheimergesellschaft e.V.). Sie besteht aus 7 Modulen, die jeweils auf zwei Zeitstunden zugeschnitten sind. Im ersten Modul geht es um „Wissenswertes über Demenzerkrankungen, insbesondere die

Alzheimererkrankung". Neben den wichtigsten Fakten zur Erkrankung, Diagnose und Therapie geht es auch darum, sich gegenseitig kennen zu lernen und Vertrauen zu schaffen. Ein zweites Modul befasst sich mit den drei Stadien der Alzheimererkrankung und geht anhand praktischer Beispiele (z. B. Autofahren) auf konkrete und zunehmende Alltagsschwierigkeiten sowie Fragen nach konkreten Hilfen ein. In einem dritten Modul werden Konflikte und Belastungen innerhalb der Familie im mittleren Stadium der Erkrankung aufgegriffen, beispielsweise bei größerem Bewegungsdrang, gestörtem Essverhalten oder aggressiven Ausbrüchen der Erkrankten. Auch hier wird auf verschiedene Lösungsstrategien, beispielsweise auf den Umgang mit schwierigen Verhaltensweisen, eingegangen.

Im vierten Modul können sich Teilnehmer mit dem Stadium wachsender Hilflosigkeit auseinander setzen und wichtige, nun zu treffende Entscheidungen reflektieren. So geht es unter anderem um pflegerische Themen wie Waschen, Anziehen, Ernährung usw. sowie Rollenprobleme und Schwierigkeiten bei Überschreitungen von Intimgrenzen. Das fünfte Modul befasst sich mit Pflegeversicherung und Entlastungsangeboten, das sechste Modul geht auf rechtliche und ethische Fragestellungen ein, und ein siebtes Modul fokussiert Hilfen beim Helfen und verdeutlicht, dass Angehörige in ihrer Situation nicht allein sind, sondern im Kontakt mit anderen nicht nur Bestätigung erfahren können, sondern sich auch eine eventuelle Überforderung eingestehen und frühzeitig Hilfen in Anspruch nehmen können. Gedacht ist die Seminarreihe für ortsnahe Angebote in einer festen Gruppe von 18–16 Personen, das Material kann gegen eine Schutzgebühr von 10 Euro bei der Deutschen Alzheimergesellschaft bestellt werden.

6.10 Familie und systemische Familienarbeit

Nach wie vor spielt die Familie bei der Begleitung und Betreuung verwirrter alter Menschen die größte Rolle. Etwa 80% aller an Demenz erkrankten Menschen werden von ihren Angehörigen versorgt. Dabei werden über 70% der Erkrankten von nur einer Hauptpflegeperson versorgt, die oft rund um die Uhr zur Verfügung steht (Tesch-Römer 2000, zit. n. Tschainer 2003, 215). Die Familienangehörigen übernehmen eine schwere und verantwortungsvolle, sich oft über Jahre hinziehende Aufgabe. Zu Recht weist die Deutsche Alzheimergesellschaft aber darauf hin, dass diese Zeit durchaus als wertvoll und erfüllt erlebt werden kann. Es handelt sich um die letzten gemeinsamen Jahre, in denen man Kontakt zu den Eltern oder Ehepartnern hat, andere Facetten an ihnen kennen lernen kann, Dank zurück geben kann, dem Betroffenen auf einer bisher nicht gekannten, körperlichen und emotionalen Ebene begegnen kann, die auch in der späteren biografischen Erinnerung möglicherweise wertvoll ist. Damit eine solche Beziehungsgestaltung nicht nur für den von Demenz Betroffenen zum Erlebnis emotionaler Geborgenheit und dem Gefühl des Angenommenseins führt, sondern auch von den pflegenden und/oder begleitenden Angehörigen bei allen Krisen und eventuellen Überforderungen als letztlich gelungen erlebt wird, gilt es einige grundlegende Maximen zu beachten:

Information von Angehörigen

Zunächst sollten sich Angehörige gründlich über die Krankheit, die Ursachen, mögliche Symptome, therapeutische Chancen, aber auch deren Grenzen informieren, was vor Enttäuschungen bewahren kann. Insbesondere inadäquaten Schuldgefühlen, den Kranken nicht ausreichend zu fördern, kann beispielsweise mit dem Wissen um die Progredienz der Krankheit begegnet werden. Möglicherweise fällt es auch leichter, Geduld aufzubringen, wenn man sich immer wieder klar macht, was die Gründe für ständiges Fragen, Orientierungslosigkeit, Apraxie oder Erregungszustände sind.

Akzeptanz

Jeder Mensch, auch der an Demenz Erkrankte, soll so angenommen werden, wie er ist. Man kann von verwirrten Menschen nur eingeschränkt Einsicht und Lernfähigkeit erwarten und sollte auch Wünsche an Verhaltensänderungen realistisch hinterfragen. Die Akzeptanz des Gegebenen sowie die Befürchtungen weiterer Erschwernisse im Verlauf der Erkrankung fallen nicht leicht, und mitunter bedarf es auch externer Beratung oder Supervision.

Größtmögliche Autonomie

So sinnvoll es ist, den Verlust von Fähigkeiten demenzerkrankter Menschen zu akzeptieren, so notwendig ist es auch, Eigenständigkeit soweit wie möglich aufrecht zu erhalten und noch erhaltene Fähigkeiten zu fördern. Auch verwirrten Menschen muss und soll man nicht alle Aufgaben abnehmen, nur weil diese schwerer fallen oder mehr Zeit in Anspruch nehmen. Vor allem bei alltäglichen Aufgaben können Demenzerkrankte Menschen mitunter über längere Zeit auch ohne Hilfe oder mit wenig Hilfe zu Recht kommen. Analoges gilt für den Erhalt von Fähigkeiten, der dadurch gefördert werden kann, dass man komplexe Aufgaben wie beispielsweise das Zubereiten von Speisen in kleine Schritte unterteilt und die Betroffenen immer wieder anleitet. Letztlich stellt dies aber eine große Herausforderung an die begleitenden Angehörigen dar – und zwar sowohl in zeitlicher als auch in emotionaler Hinsicht.

Belastung von Angehörigen

Dies kann zu großen Belastungen führen. Solche Belastungen können unterschiedlicher Natur sein: Körperliche Belastungen resultieren möglicherweise aus der zunehmenden Schwierigkeit bei der körperlichen Pflege, insbesondere beim Waschen und Anziehen, bei der Ernährung und der Grundpflege. Aber auch das Suchen nach weggelaufenen verwirrten Menschen sowie die Notwendigkeit einer ständigen Bereitschaft zur Betreuung belasten und können zur Erschöpfung führen. Nach Kressel (1997, zit. n. Tschainer 2003, 215) wird von den meisten Angehörigen die Notwendigkeit ständiger Anwesenheit bzw. zu wenig Zeit für eigene Interessen als Belastungsfaktor genannt. Angehörige erleben ihren Alltag dann wesentlich bestimmt durch die Situation und Bedürfnisse des an Demenz Erkrankten. Zu den psychischen Belastungen zählen Scham- und Schuldgefühle, Angst vor der Zukunft sowie Überforderung durch die akute Beziehungssituation: Unberechtigte Vorwürfe von Seiten des Patienten, die zwar Resultat seiner Krankheit sind und auf Verständnis stoßen sollten, können dennoch sehr belasten. Auch die vom Pflegenden geforderte Geduld, beispielsweise die ständig zu wiederholenden Erklärungen bei der Aufteilung komplexer Arbeitsschritte in kleinste Einzelschritte erfordert viel seelische Kraft. Mace und Rabins (1988) weisen darauf hin, dass die Begleitung demenzerkrankter Menschen in der Familie neben konkreter Arbeit und finanziellen Opfern auch ein Akzeptieren der Tatsache erfordert, dass ein geliebter Mensch nie mehr so werden wird, wie er früher einmal war, ja, dass sich sein Zustand weiter verschlechtern wird.

Rollenwechsel

Auch die Rollenumkehr oder der Rollenwechsel können als problematisch erlebt werden, und zwar sowohl vom an Demenz Erkrankten als auch von seinen Angehörigen. Bei einer Erkrankung eines Ehepartners ändert sich das Verhältnis zwischen Mann und Frau. Wenn der erkrankte Partner beispielsweise die Finanzen nicht mehr übersehen kann und nun, anders als in den vorherigen Jahrzehnten, die Partnerin die Finanzgeschäfte übernimmt, kann dieser Rollenwechsel für beide Partner schwierig sein und von Scham, Insuffizienz, Schuld- oder Überforderungsgefühlen begleitet werden. Gleichzeitig können solche Gefühle möglicherweise überwunden und in Stolz bzw. Dankbarkeit sowie das Gefühl liebevollen miteinander Umgehens umschlagen.

Die filiale Rollenumkehr, indem ein nun erwachsenes Kind den eigenen Elternteil pflegt, so wie man einst von den Eltern gepflegt und versorgt wurde, kann ebenfalls belastend sein, zumal im Gegensatz zur Kindheit bei der Altersverwirrtheit eine zunehmende Hilfsbedürftigkeit zu erwarten ist. Der erwachsene Sohn oder die erwachsene Tochter kann dabei möglicherweise traurig sein über den Verlust eines Menschen, zu dem er bisher aufgeblickt hat und im Rahmen der Verantwortungsübernahme Schuldgefühle entwickeln (so unangebracht diese auch sind). Der an Demenz Erkrankte kann die Situation völlig anders empfinden, die Notwendigkeit familiärer Hilfe ablehnen und sich gekränkt fühlen – andererseits auch unrealistische Erwartungen an seine Kinder haben.

Solche Rollenwechsel werden, so belastend sie initial sein mögen, in der Regel bewältigt und führen oft zu einer neuen und befriedigenden Beziehung. Allerdings können die Probleme durch familiäre Vermächtnisse zuvor bestehender, familiärer Schwierigkeiten verstärkt werden.

Bindung auf Ebenen

Nach Grond (2008) können alternde Eltern (zunächst unabhängig von einer eventuellen Demenz) die Kinder auf drei Ebenen an sich binden: auf der Gefühlsebene durch Verwöhnung, auf der Verstandesebene beispielsweise durch die Annahme, Pflegeleistungen durch die Kinder seien rationell und am sinnvollsten, auch im Hinblick auf finanzielle Zuwendung oder das Versprechen einer Erbschaft, und auf der Gewissensebene dadurch, dass an das Pflichtgefühl, die Treuebindung und Loyalität appelliert wird. Solche Bindungsmodi sind nicht grundsätzlich problematisch, können es aber dann werden, wenn sie nicht hinterfragt, kritiklos angenommen oder aufgrund rigider Familienregeln als unveränderbar angesehen werden. Ein Teil emotionaler Überforderung eines pflegenden Angehörigen, der nicht oder nur zu spät nach externer Hilfe sucht, kann aus solchen unausgesprochenen Bindungen resultieren. Vor allem auch eine uneingestandene Erwartung, endlich durch die Begleitung und Pflege beispielsweise der verwirrten Mutter Anerkennung durch diese sowie durch Geschwister zu bekommen, die man in früheren Jahren und Jahrzehnten meint, nicht bekommen zu haben, kann zu heftigen Enttäuschungen und zu einer Verstärkung der emotional mitbedingten Erschöpfung führen. Grond (2004) weist darauf hin, dass solche psychischen Erschöpfungsfaktoren am meisten belasten. Emotionale Gefühle wie Angst und Enttäuschung, Ärger darüber, ausgenutzt zu werden, Depression, Resignation oder quälende Ratlosigkeit gehören ebenso dazu wie

Schuldgefühle, ein schlechtes Gewissen oder das Gefühl, von der übrigen Familie unverstanden und letztlich einsam zu sein.

Ablehnung und Kontaktschwierigkeiten

Neben zu engen und symbiotischen Beziehungsmustern können aber Ablehnung und Kontaktschwierigkeiten den Umgang erschweren: Wird die Ambivalenz zwischen Nähe und Distanz sowie die damit verbundene emotionale Belastung nicht mehr ausgehalten, kann der Wechsel in ein Heim dazu führen, dass der demente Angehörige überhaupt nicht mehr besucht wird und jede Form von Kontakt abgebrochen wird – dies wiederum häufig aus falsch verstandenem Scham- bzw. Schuldgefühl der Angehörigen. Dabei wäre es gerade in einer solchen Situation wichtig, regelmäßig, wenn möglich täglich, den Betroffenen zu besuchen, einen Teil der gewonnenen Zeit durch gemeinsame, schön gefärbte Erlebnisse zu verbringen (nachdem Pflege oder permanente Aufsicht delegiert worden sind) und die Beziehung nun wieder anders zu gestalten.

Schwierigkeiten im Familiensystem

Nicht selten finden sich auch familiäre Symptomverschiebungen, bei denen verwirrte Menschen als „Indexpatient“ in Erscheinung treten: Alle anderen Probleme, beispielsweise Ehekrisen oder durch die Entwicklung pubertierender Kinder ausgelöste Veränderungssituationen werden verdrängt und die einzige Belastung in den Schwierigkeiten der Pflegesituation gesehen („wäre die verwirrte Großmutter nicht, sähe alles anders aus“).

Die auf längere Zeit hin angelegte Begleitung bzw. Pflege altersverwirrter Menschen kann also für Familiensysteme unter Umständen problematisch werden. In ihrem familiensystemisch orientierten Buch „Beratung älterer Menschen und ihrer Familien“ gehen Weakland und Herr (1992) intensiv auf solche systemischen Veränderungen ein. Neben der bereits genannten Rollenumkehr, der übertriebenen symbiotischen sowie der eher „ausstoßenden“ Beziehung, familiären Delegationen und Vermächtnissen geben sie auch eine Reihe sehr konkreter Hinweise, wie sich Familien von solchen Schwierigkeiten lösen können, was nicht immer ohne fremde Hilfe geht. Besonders wichtig ist, Unausgesprochenes zur Sprache zu bringen, was vielen Familien schwer fällt, unter anderem, weil man sich nicht zusätzlich wehtun möchte. Schwierig ist auch, dass manche angeblichen familiären Lösungen zum eigentlichen Problem werden können – beispielsweise, wenn ein nur leichtgradig verwirrter Mensch im Rahmen von Nachbarschaftshilfe und professioneller partieller Versorgung (Essen auf Rädern, täglicher Pflegedienst, professionelle Tagesbegleitung, Notrufsystem etc.) durchaus noch in der eigenen Wohnung leben kann, ein Angehöriger aber aus unterschiedlichen und nicht immer klientenbezogenen Gründen meint, dass „nun etwas wegen Mutter unternommen werden muss“. Sehen sowohl die Mutter als auch das Pflegesystem, vor allem aber die übrigen Geschwister dies anders, sind familiäre Konflikte unausweichlich. Hierzu schreiben Weakland und Herr (1992, 268): „Zweifellos gibt es Situationen im Leben älterer Menschen, wie alle anderen auch, für die gilt, dass ‚etwas geschehen muss‘. Das Problem besteht darin, dass es keine objektiven Kriterien dafür gibt, wann dies der Fall ist. Unter welchen Umständen würde man selbst wollen, dass die Angehörigen wegen einem etwas ‚unternehmen‘? Wäre man einverstanden, dass das Familiensystem ein exzentrisches Verhalten erlaubt (mitternächtliches Gärtnern)? Sollen die Angehörigen zulassen, dass man geistesabwesend in der Nachbarschaft umher irrt? Dass man vielleicht überfahren wird? All dies sind Fragen, die nur eine Wertung, kein absolutes Urteil erlauben." Da solche Wertungen natürlich auch innerhalb von Familien sehr unterschiedlich ausfallen können, ist es sehr wichtig, hierüber frühzeitig und offen zu reden.

Familienkonferenzen

Beispielsweise könnten in Familienkonferenzen, an denen möglichst alle Beteiligten teilnehmen und die durch gegenseitige Akzeptanz geprägt sein sollten, eine Reihe von Fragen gestellt werden. Neben Fragen der Werte und Einstellungen, die sich sehr konkret auf die Zukunftsplanung auswirken können, gilt es oft auch, Erwartungen, Delegationen und familiäre Vermächtnisse zur Sprache zu bringen: Wer meint, was für den dementen Angehörigen leisten zu müssen, wer weiß um die Belastungen des jeweils anderen? Welche Meinungen oder Vorurteile herrschen in dieser Hinsicht, wer fühlt sich überfordert und worin zeigt sich die Überforderung? Wie kann man sich gegenseitig helfen? Wessen Privatbereich wird über die Maßen eingeschränkt? Welche familiären Verpflichtungen aus der Vergangenheit spielen eine Rolle? Beispielsweise können manche Angehörige der Meinung sein, in der Vergangenheit sei Geld oder Zuwendung ungleich verteilt worden („Vater hat dein Studium bezahlt und dir beim Hausbau geholfen – du solltest jetzt mehr für ihn tun").

Finanzen und Erbschaft

Gerade auch finanzielle Aspekte müssen angesprochen werden, zumal sie nicht nur direkte konkrete Auswirkungen haben (der Umbau eines Bades kostet viel Geld, die Einschränkung im Beruf ist mit finanziellen Einbußen verbunden, die Frage nach Anrechnung der Arbeitsleistung für die eigene Rentenversicherung muss besprochen werden), sondern weil Geldangelegenheiten darüber hinaus häufig auch zumindest symbolisch mit Fragen der Beziehung, beispielsweise familiärer Dankbarkeit oder Enttäuschung, verbunden sind. Hierzu schreiben Mace und Rabins (1988, 173): „An Geld- oder Erbangelegenheiten zu denken, erscheint gefühllos, wenn ein Angehöriger krank geworden ist. Aber finanzielle Probleme sind wichtig und die Frage, wer eine Erbschaft bekommt, ist ein realer, wenn auch oft versteckter Faktor bei der Zuteilung von Verantwortlichkeit. Geld- und Erbangelegenheiten können Grund für viel Bitternis sein. Finanzielle Dinge müssen in aller Öffentlichkeit diskutiert werden."

Nicht immer gelingt es Familien, solche und andere Fragen in der gebotenen Offenheit und gegenseitigen Akzeptanz miteinander zu besprechen, und viele Themen werden im falsch verstandenen Bemühen, sich nicht noch zusätzlich zu belasten, eher tabuisiert.

Mediation

Dann kann es hilfreich sein, das Sozialarbeiter oder eine Gemeindeschwester als Mediatoren auftreten und der Familie helfen, einen Schritt weiter zu kommen. Selbst wenn es nicht gelingt, alle alten oder akuten Streitigkeiten zu lösen, ist es vielleicht doch ein wichtiger Fortschritt, Unstimmigkeiten zu bereinigen, einen Modus vivendi zu finden und sich für die Lösung konkreter Probleme gegenseitige Wertschätzung zu geben. Sozialarbeiter eignen sich für eine solche Gesprächsführung in besonderer Weise, weil sie im Rahmen ihrer Ausbildung gelernt haben, Familien als soziale Systeme zu verstehen, Rollen und Statusfragen der Familienmitglieder zu sehen, Regeln und Kommunikationsformen zu erkennen und gegebenenfalls zu verändern und darüber hinaus auch in sozioökonomischen Fragen Hilfestellungen zu geben. Schließlich sind sie auch in der

Lage, vielfältige Hilfsmöglichkeiten, wie sie im folgenden Kapitel noch näher dargestellt werden, aufzuzeigen. Besonders wichtig ist es, den pflegenden Angehörigen und letztlich dem gesamten Familiensystem Hochachtung und Wertschätzung entgegen zu bringen, da sie, bei allen möglichen Schwierigkeiten, ihr Bestes geben und dem an Demenz erkrankten Menschen in der letzten Phase seines Lebens emotional unverzichtbare Bezugspersonen sind, auch und gerade dann, wenn sie für bestimmte Situationen professionelle Entlastung in Anspruch nehmen.

6.11 Netzwerkarbeit und Casemanagement

So wichtig Familien für verwirrte alte Menschen sind – sie leben nicht im „luftleeren Raum", sondern sind mehr oder weniger eingebettet in Soziale Netze und Beziehungsstrukturen von Nachbarschaft und weiterem Umfeld. Die Frage beispielsweise, ob ein älterer verwirrter Mensch noch alleine leben kann oder nicht, von wem und in welcher Form er versorgt wird, wird durchaus auch von nachbarschaftlichen und gesellschaftlichen Erwartungen mit beeinflusst. Dabei können mitunter auch Missverständnisse oder Vorurteile zu psychosozialen Schwierigkeiten führen:

Eine betagte, altersverwirrte Frau lehnte sich immer wieder aus dem Fenster und rief den verdutzten Passanten zu, seit Tagen nichts mehr zu essen zu bekommen. Die Angehörigen wussten sich nicht anders zu helfen, als schließlich ein Schild ans Fenster zu hängen, aus dem hervorging, dass die alte Dame regelmäßig und adäquat versorgt werde.

Wohnumfeld

Hinsichtlich des Wohnumfeldes kommt der Sozialen Arbeit möglicherweise eine besondere Bedeutung zu: Wie gestalten sich nachbarschaftliche Beziehungen, welche nicht-professionellen, ehrenamtlichen Hilfen können genutzt werden? Wie werden auch verwirrte Menschen in Sozialstrukturen, beispielsweise in Kirchengemeinden integriert? Gibt es öffentliche und selbstverständliche Angebote zur Information über Demenz und die damit verbundenen Belastungen, wenden sich diese ausschließlich an pflegende Angehörige oder auch an eine breitere Öffentlichkeit? Gibt es gemeindenahe und ins Wohnumfeld integrierte Tagesbetreuungsangebote oder Wohngemeinschaften für verwirrte Menschen, und wie werden diese in der Nachbarschaft angenommen? Entsteht sozialer Druck, wenn ein verwirrter Mensch sich verläuft und in der Nachbarschaft aufgefunden wird, oder gibt es hierfür Verständnis und Hilfsbereitschaft? Solche und eine Reihe anderer Fragen, auf die sowohl Grond (2008) als auch Weakland und Herr (1992) eingehen, gehören im weitesten Sinne zu einer wohnraumorientierten Gemeinwesenarbeit.

Nachbarschaftshilfe

Wie eine breit angelegte Befragung von Grassl (1997, zit. n. Tschainer 2003) gezeigt hat, wünschen sich Angehörige von Demenzerkrankten häufig Erholung und insbesondere zeitlich begrenzte Entlastung. Hierzu kann auch ehrenamtliche Hilfe und insbesondere Nachbarschaftshilfe beitragen – beispielsweise bei

Einkäufen, gelegentlichen Spaziergängen mit dem Demenzkranken und ähnlichem mehr. Dies setzt allerdings voraus, dass man in der Lage ist, Nachbarn und Freunde über die Erkrankung des Angehörigen zu informieren. Oft engagieren sie sich dann, wenn sie wissen, dass Hilfe erwünscht ist und wie sie konkret helfen können. Gerade das Sprechen hierüber aber fällt manchen Angehörigen nicht immer leicht. Über falsch verstandene, dennoch mitunter auftretende Scham- und Schuldgefühle wurde bereits berichtet. Hinzu kommen mitunter Missverständnisse oder Vorurteile – manchmal können Freunde oder Nachbarn nur mit Mühe verstehen, dass ein gesund aussehender Mensch, der nicht im eigentlichen Sinne pflegebedürftig ist, aufgrund seiner Verwirrtheit doch eine große Belastung darstellen kann. Außerdem können Menschen auch aufgrund von Nichtinformiertheit und Vorurteilen vor einer angeblichen „Gehirnfunktionsstörung" zurück schrecken und viele wissen einfach nicht, wie sie sich gegenüber einem verwirrten Menschen und seinen Angehörigen verhalten sollen. Häufig ist es möglich, durch offene Gespräche die belastendsten Vorurteile oder Missverständnisse abzubauen bzw. zu beseitigen. Auch entfernteren Freunden kann man durch einen von Zuneigung und Ehrlichkeit getragenen Brief erklären, warum man pflegebedingt im Moment weniger Zeit für sie hat und wie eventuelle Hilfe oder emotionalen Aufmunterung aussehen könnte.

Gefahr sozialer Isolation

Es wurde schon darauf hingewiesen, dass überfordernde Pflege zu sozialer Isolation führen kann. Dies sollte unbedingt vermieden werden. Zwar benötigt es Energie und Anstrengung, Freundschaften zu pflegen oder sogar neue Bekanntschaften zu gewinnen, wenn man erschöpft und übermüdet ist. Dennoch ist es wichtig, Hobbys nicht aufzugeben, Freundschaften nicht zu vernachlässigen, sich Zeit für nachbarschaftliche und freundschaftliche Beziehungen zu lassen. Bei all dem ist nicht die Quantität der Beziehungen, also die Dichte des Beziehungsnetzes, sondern die Qualität, die Art der Beziehung, von besonderer Wichtigkeit: Freunde können trösten, unterstützen, emotional Halt geben, Verständnis aufbringen – und hierin kann eine wesentliche Hilfe auch und gerade in Zeiten starker emotionaler Belastung bestehen. Mitunter ist es auch hilfreich, sich zu überlegen, was für die Inanspruchnahme von Nachbarschaftshilfe spricht: Sie kann kostengünstig sein, fördert Kontakte in der Umgebung, ist durch freundliches und reziprokes Helfen gekennzeichnet, kann aber möglicherweise mit Kritik, Abgrenzungs- und Distanzierungsproblemen, subjektiv empfundener Dankesschuld und anderem mehr verbunden werden. Für eine professionelle Hilfe (beispielsweise stundenweise Betreuung) spricht möglicherweise die gute Schulung der professionellen Begleiter, neue Anregungen für den Demenzerkrankten in einem ihm förderlichen Milieu, eine besondere Aktivierung – auf der anderen Seite stehen vielleicht hohe Kosten, ein vermehrter Zeitaufwand beim Transport sowie Erregung und Widerstände beim verwirrten Menschen, der sich mit für ihn neuen sozialen Situationen schwer tut. So wichtig also Soziale Netze in der Nachbarschaft und im Freundeskreis sind – nicht in jedem Fall können sie professionelle Hilfen ersetzen.

Professionelle Unterstützung

Mehrfach wurde bereits darauf hingewiesen, wie wichtig es sein kann, dass sich pflegende Angehörige rechtzeitig und gezielt Hilfe bei der Pflege und Begleitung ihres an Demenz erkrankten Angehörigen suchen, zum einen für sich selbst, insbesondere um einem Erschöpfungssyndrom vorzubeugen, zum anderen aber auch im Sinne des Erkrankten, der auf eine möglichst gute Hilfeplanung angewiesen ist.

Zahlreiche und zum Teil stufenweise aufgebaute Angebote kommen in Betracht. Zunächst können Angehörige über Pflegeberatung informiert werden, zum anderen können sie an für sie speziell angebotene Pflegekursen teilnehmen. In speziellen Beratungsstellen erhalten sie darüber hinaus auch Hilfen und Informationen über die psychischen und sozialen Belastungen. Eine etwas andere Ausrichtung haben Gesprächsgruppen für pflegende Angehörige, die den Charakter einer Selbsthilfegruppe haben. Zu erfahren, dass man mit der Demenz und den hierfür typischen Problemen nicht allein ist und dass viele andere Menschen ähnliche Probleme haben, kann bereits entlasten. Darüber hinaus kann es zu Erfahrungsaustausch, Tipps hinsichtlich konkreter Hilfen oder hilfreicher Adressen sowie um gemeindepolitisches Engagement geben. Bei der Initiierung und Begleitung solcher Gesprächs- oder Selbsthilfegruppen können auch Sozialarbeiter, zumindest temporär, mitwirken. Sinnvoll sind unter Umständen auch Aktivierungsangebote, die sich an pflegende Angehörige und Erkrankte gemeinsam wenden, beispielsweise „Erinnerungsgespräche“ oder andere niederschwellige Angebote zur biografischen Arbeit. Auch Tanzkaffees und Musiknachmittage können angeboten werden.

Ambulante Hilfen

Kommen wir nun zu Hilfen, die sich mit der Begleitung und Pflege befassen. Eine solche Entlastung kann zunächst im ambulanten, also häuslichen Bereich stattfinden: Unter Verhinderungspflege versteht man eine Betreuung des Kranken zuhause, wenn der pflegende Angehörige selbst erkrankt oder anderweitig verhindert ist. Helferinnenkreise bieten stundenweise soziale Betreuung der an Demenz Erkrankten durch geschulte ehrenamtliche HelferInnen, die beispielsweise dem Betroffenen zuhause Gesellschaft leisten oder mit ihnen spazieren gehen. Eine andere Möglichkeit besteht in Betreuungsgruppen, die ein- oder zweimal wöchentlich einige Stunden angeboten werden und unter anderem auch Ausflüge anbieten. Einen Schritt weiter gehen Tagespflegeeinrichtungen und Betreuungsgruppen, bei denen die Betroffenen tagsüber betreut werden. Solche Gruppen bieten in der Regel Beschäftigung, körperliche Aktivität und Förderung der sozialen Kontaktfähigkeit. Sie bieten den möglicherweise berufstätigen Angehörigen werktags Entlastung. Bei einer solchen Begleitung in Betreuungsgruppen kann zwar die Krankheit nicht im Sinne einer Heilung behandelt, wohl aber die Sekundärsymptomatik gelindert werden. Man kann die Orientierung im Alltag auch bei abnehmender Hirnleistung erleichtern, wenn man Türen oder Kleiderschränke durch Fotos oder Farben markiert, an mehreren Aufenthaltsstellen Uhren oder Kalender mit jahreszeitlichen Fotos anbringt, komplexere Handlungen in kleinere Schritte zerlegt, klare und eindeutige Kommunikationsstrukturen einführt oder im Sinne des „Daily-living-trainings“ die verbliebenen kognitiven Fähigkeiten in den Dienst einer partiellen Selbständigkeit stellen, wo dies noch möglich ist. Allerdings ist die soziale Begegnung und emotionale Geborgenheit, die der Betroffene spüren soll, ein wesentlicheres Element als der Erhalt oder die Förderung praktischer bzw. kognitiver Fähigkeiten. Verwirrte alte Menschen sind oft empfänglich für die Stimmungen in ihrer Umgebung und empfinden in der Regel bis an ihr Lebensende Freude, Trauer, Angst oder Geborgenheit, Ärger oder Gelassenheit. Darüber hinaus gelingt es häufig, durch das Anknüpfen an zurückliegende Erlebnisse zur emotionalen Entspannung beizutragen. Dies alles ist im geschützten Rahmen einer Betreuungsgruppe mit geschultem und gleichzeitig etwas distanzierterem Personal mitunter leichter möglich als in einer familiär angespannten Situation.

Urlaub für Angehörige

Eine andere Möglichkeit besteht in dem Anbieten betreuten Urlaubs für Kranke und Angehörige oder aber in einer temporären stationären Aufnahme der an Alzheimer erkrankten verwirrten Menschen, damit die Angehörigen einmal alleine Urlaub machen können.

Tageskliniken, die häufig Teil psychiatrischer Krankenhäuser oder gerontopsychiatrischer Zentren sind, können in unterschiedlichen Phasen der Alzheimererkrankung diagnostische Hilfen geben und neue therapeutische Maßnahmen anbahnen. An vielen psychiatrischen Krankenhäusern gibt es zudem spezielle Stationen für Demenzerkrankte und „Memory-Units", in denen unterschiedliche Formen von Gedächtnisstörungen und Demenzen interdisziplinär untersucht werden können. Insbesondere geht es um die Frage, ob und unter welchen Umständen eventuell Medikamente, beispielsweise die eingangs erwähnten Antidementiva, in selteneren Fällen auch Antidepressiva oder Neuroleptika, krisenhafte Zustände lindern können. Darüber hinaus darf eine basale medizinische, internistische oder auch zahnmedizinische Behandlung nicht vernachlässigt werden. Ambulante Pflegeleistungen im fortgeschrittenen Stadium der Alzheimererkrankung durch Gemeindeschwestern, die häufig einer Sozialstation angeschlossen sind, stellen eine weitere wichtige Entlastung der pflegenden Angehörigen dar.

Stationäre Hilfen

Schließlich besteht die Möglichkeit der Betreuung in einer Wohneinrichtung, wenn die häusliche bzw. familiäre Versorgung an ihre Grenzen stößt, der erforderliche Begleit- und Pflegeaufwand nicht mehr zu gewährleisten ist oder die Angehörigen emotional überfordert sind. Auch hier ist das Angebot recht differenziert: Neben den Altenpflegeheimen gibt es inzwischen Wohngemeinschaften, Wohngruppen oder andere Einrichtungen, die sich speziell an Menschen mit Demenz und ihre besonderen Bedarfe richten. Bei der Auswahl eines Pflegeheims oder einer ähnlichen Einrichtung gilt es unter anderem die Personalstruktur zu beachten (sind ausreichend Pflegende und Betreuende vorhanden, arbeiten sie gern in der Einrichtung oder gibt es eine starke Fluktuation?).

Desweiteren sollte man sich über das Konzept zur Betreuung demenzerkrankter Menschen, die Wohnatmosphäre einschließlich der persönlichen Ausstattung des Zimmers, Beschäftigungsmöglichkeiten und freie Zeiten, die Besuchszeitregelung (möglichst flexible Besuchszeiten) und anderes mehr erkundigen. Der Übergang von der wenigstens noch teilweise vertrauten Wohnung bzw. der eigenen Familie in die neue Umgebung ist naturgemäß gerade für Alzheimerbetroffene oft krisenhaft und bedarf einer einfühlsamen Begleitung. Mitunter müssen aber auch die Angehörigen, wenn sie unter Erschöpfung und/oder Schuldgefühlen leiden, begleitet werden, damit sie sich in ihrer neuen, weiterhin sehr wichtigen Rolle als regelmäßig besuchende und Anteil nehmende Angehörige einbringen können.

Akzeptanz von Hilfsangeboten

Bisher wurde auf die Vielfältigkeit des Angebotes eingegangen. Es ist aber nicht einfach für Angehörige, verschiedene Hilfen anzunehmen bzw. tagtäglich eine fremde Hilfe im Haus zu haben. Man gibt einen Teil seiner familiären Intimität auf, muss sich neuen Pflegepraktiken und Ansichten öffnen und erlebt möglicherweise auch Konkurrenz, wenn Pflegende die Arbeit vermeintlich oder tatsächlich „besser“ (zumindest aber anders) machen und noch dazu möglicherweise vom verwirrten Angehörigen mehr Anerkennung bekommen als ein Angehöriger, der schon jahrelang klaglos geholfen hat. Im Einzelfall können Widerstände und Konflikte so groß werden, dass sie eine externe Hilfe erschweren – hier kann eine systemische Beratung oder Supervision, häufig durch geschulte Sozialarbeiter, hilfreich sein.

Rechtliche und finanzielle Beratung

Die Sozialarbeit hat darüber hinaus die Aufgabe, die rechtlichen Fragen, die in der Begleitung einer an Alzheimer erkrankten Person auftreten können, bei Bedarf zu erläutern. Stichwortartig seien genannt: Vollmachten und deren Übertragung auf andere Personen, die rechtliche Betreuung, Fragen der Haftpflicht, der Geschäftsfähigkeit und Testierfähigkeit, Vorausverfügungen. Auch Fragen der finanziellen Unterstützung sind wichtige Gesprächsthemen. Zu nennen sind hier die Pflegeversicherung mit ihren unterschiedlichen Regelungen, die Inanspruchnahme von Sozialhilfe, das Ausstellen eines Schwerbehindertenausweises, die Anrechnung von Pflegezeiten auf die Rentenanwartschaften einer Pflegeperson und anderes mehr.

Komplexes Hilfesystem und Casemanagement

An der ambulanten bzw. stationären Versorgung sowie der ergänzenden Hilfen für Angehörige sind eine Vielzahl unterschiedlicher Berufsgruppen beteiligt: Krankenpfleger/Krankenschwestern, Altenpfleger und Altenpflegerinnen, Ergo- und Physiotherapeuten, PsychologInnen, GeriaterInnen, GerontopsychiaterInnen, Sozialarbeiter/SozialpädagogInnen, Seelsorger, Juristen und andere mehr. Hinzu kommen eine Reihe unterschiedlichster Institutionen, die zum Teil Hilfen anbieten, zum Teil für deren Finanzierung aufkommen und ihre jeweiligen Träger. Zu denken ist beispielsweise an geriatrische oder psychiatrische Krankenhäuser, Memory-Kliniken, hausärztliche Praxen, Helferinnenkreise, ambulante und teilstationäre Betreuungsangebote, Alten- und Altenpflegeheime, örtliche Niederlassungen der Deutschen Alzheimergesellschaft, auf Alzheimer-Demenz spezialisierte Wohngruppen bzw. Wohngemeinschaften, Sozialstationen in kommunaler, kirchlicher oder freier Trägerschaft und vieles mehr. Es ist dringend erforderlich, dass ein oder mehrere Personen im Rahmen des Casemanagements die Übersicht über das verfügbare Angebot haben und zusammen mit dem Betroffenen und seinen Angehörigen die jeweils passgenaue Hilfe in einem Hilfeplan zusammenstellen sowie für die organisatorische Realisation sorgen. Solche Aufgaben werden sowohl von Pflegedienstleitungskräften als auch von Sozialarbeitern wahrgenommen.

6.12 Soziokulturelle Aspekte

Wegen der weiterhin steigenden Lebenserwartung sowie den Geburtenrückgängen und den damit verbundenen demografischen Veränderungen werden sowohl die absoluten wie auch die relativen Zahlen verwirrter Menschen, die auf Begleitung und Betreuung angewiesen sind, in den nächsten Jahren und Jahrzehnten massiv zunehmen. Frühzeitig müssen Politik und Gesellschaft die Weichen so stellen, dass eine menschenwürdige Begleitung ermöglicht wird. Dies setzt große Anstrengungen in der Ausbildung pflegender und sozialer Professionen, der strukturellen Planung (beispielsweise von Pflegeeinrichtungen und Betreuungsangeboten) sowie der Finanzierung solcher Anstrengungen voraus. Dies wiederum gelingt nur, wenn in einer breiten Bevölkerung ein Bewusstsein über die Notwendigkeit solcher Anstrengungen und vor allem einer Akzeptanz hinsichtlich der Pflege und Begleitung altersverwirrter Menschen anzufinden ist.

Auch aus diesem Grund kommt es wesentlich auf den gesellschaftlichen Diskurs an, in „welcher Gesellschaft wir denn leben wollen" – um ein bekanntes Motto der „Aktion Mensch" etwas abzuwandeln. Solche Fragen sind allerdings noch grundlegenderer Art: Es geht nicht nur um die (zweifellos wichtige) Frage nach Akzeptanz und Finanzierbarkeit einer zunehmenden Zahl an Demenz erkrankter Menschen. Grundsätzlich müssen wir ein Menschen- und Weltbild infrage stellen, das vor allem den tüchtigen, leistungsfähigen, mobilen, kritischen, aufgeklärten und sich kognitiv auf der Höhe befindenden Menschen favorisiert und alle anderen Formen menschlicher Existenz eher tabuisiert. Gehen wir sogar noch einen Schritt weiter: Descartes Satz „cogito ergo sum – ich denke, also bin ich" wurde von der Aufklärung übernommen und mag dazu geführt haben, die kognitiven Fähigkeiten eines Menschen als wesentliche Determinante seiner Persönlichkeit zu sehen. So wichtig der Verstand, die menschliche Ratio und das biografische Gedächtnis für das Selbstbewusstsein und damit für die Persönlichkeitsempfindung ist – neuere neurophysiologische Forschungen relativieren diese Exklusivität inzwischen. Der namhafte Neurophysiologe und Emotionsforscher Damasio (2004) hat einem seiner Bücher den Titel „Descartes Irrtum" gegeben und zeigt auf, wie wichtig Emotionen für die Wahrnehmung der eigenen Persönlichkeit sind. Der Mensch ist weit mehr als das, was er kognitiv zu leisten in der Lage ist – er lebt auch durch den Körper, die Körperempfindungen und seine Gefühle. Eine Gesellschaft, in der auch Menschen ihren Platz finden, denen der Zugang zu kognitiven Erlebnisphasen weitgehend versperrt ist, ist nicht nur humaner, sondern kann uns allen wichtige Hinweise auf unser Selbstverständnis geben. Die Frage, ob ein Alzheimerpatient „noch er selbst ist", so ein Interview mit der Professorin Hilde Landwehr in Welt online im November 2008, kann also zur Erkenntnis führen, dass jemand, der die kognitive Fähigkeit eines reflektierenden Selbstbewusstseins zumindest nicht mehr äußern kann, dennoch auf einer anderen Ebene weiß, dass es seine Schmerzen und Körpererlebnisse sind, die er fühlt und nicht die irgendeines anderen Menschen. Er „fühlt sich mehr oder weniger aufgehoben in der Situation in der er ist, auch wenn er es nicht (mehr) ausdrücken kann" (www.welt.de/kultur/article 2645840, 31.1.2011).

Tabuisierung

Lange Zeit war die Alzheimererkrankung tabuisiert. „Niemand soll mich so sehen“ war der bezeichnete Titel eines Bestsellers, der über Scham und Tabuisierung dieser Erkrankung, aber auch über die Nöte pflegender Angehörige berichtete.

Deutsche Alzheimer-Gesellschaft

Inzwischen ist, nicht zuletzt durch die Anstrengungen der Deutschen Alzheimergesellschaft, einiges in Bewegung geraten. Diese gemeinnützige Selbsthilfeorganisation, in der sich Angehörige Erkrankter und zum Teil und nach ihren Möglichkeiten auch die Betroffenen selbst sowie Ehren- und Hauptamtliche verschiedener Berufsgruppen einbringen, engagiert sich in ihrem Leitbild für die Betroffenen und ihre Angehörigen und legt großen Wert darauf, dass es sich hier um nicht ein privates, sondern ein gesamtgesellschaftliches Problem handelt, das vielen noch nicht bewusst ist. Betroffene haben sowohl ein Recht auf Diagnostik und Behandlung als auch auf umfassende Versorgung und Begleitung, so dass die Deutsche Alzheimergesellschaft gemäß ihrem Selbstverständnis ihren Auftrag darin sieht, jetzt und in Zukunft eine Schutzfunktion für Demenzerkrankte wahrzunehmen. Unter anderem engagiert sie sich in besonderem Maße für wissenschaftliche Entwicklungsprojekte sowie Forschungsvorhaben. Aber auch ethischen Fragestellungen gilt ihre Aufmerksamkeit. So gibt es beispielsweise Empfehlungen zur Begleitung von Demenzkranken in der Sterbephase, wobei insbesondere darauf hingewiesen wird, dass die Würde Demenzkranker auch in ihrem Sterben unantastbar ist, so dass ein würdevolles Sterben und die individuellen Bedürfnisse der Kranken in den Mittelpunkt zu stellen sind: Wie bei anderen Menschen im Sterbeprozess geht es also um Linderung körperlicher Beschwerden, Schmerzreduktion sowie der Beachtung des Bedürfnisses nach Geborgenheit und Schutz, die Anwesenheit eines vertrauten Menschen und eine gewohnte Umgebung.

Demenz in Literatur und Film

Nicht nur die vielfältigen Aktivitäten der Deutschen Alzheimergesellschaft, sondern eine allgemeine Sensibilisierung der Gesellschaft für Fragen der Altersdemenz hat dazu geführt, dass die Zahl guter Fachbücher, informativer Patienten- und Angehörigenratgeber sowie belletristischer Literatur zu diesem Thema in den letzten Jahren deutlich angestiegen ist. Auf die ausgezeichnete, informative und größtenteils gut verständliche Fachliteratur geht das anschließende, kommentierte Literaturverzeichnis ein. Auch Vorträge, wie beispielsweise der im Internet angekündigte Vortrag „Eine neue Kultur der Demenz? Alzheimer-Demenz zwischen ethischem Anspruch und gesellschaftlicher Realität“ im Oktober 2009 an der katholischen Akademie der Erzdiözese Freiburg, zeigt, dass das Thema auf hohem Niveau von Fachleuten wie einem interessierten Laienpublikum behandelt wird. Darüber hinaus werden in Romanen, Filmen sowie in Talkshows zunehmend auch Schicksale von Alzheimererkrankten und ihren Angehörigen thematisiert. So wird nicht nur durch das Buch von Inge Jens, sondern auch durch Interviews und anspruchsvolle Fernsehgespräche das Schicksal ihres an Alzheimerdemenz erkrankten Mannes Walter Jens beleuchtet, der einst wortgewaltiger Professor, Rhetoriker und Literaturhistoriker war. Es ist wichtig, auch einer breiten Bevölkerung zu verdeutlichen, dass diese Erkrankung prinzipiell vor niemandem Halt macht – auch nicht vor dem ehemals führenden SPD-Politiker Herbert Wehner, dem ehemaligen US-Präsidenten Ronald Reagan oder der Schauspielerin Katharine Hepburn. Die öffentliche Auseinandersetzung mit

Menschen, die an einer Demenz erkranken und ihren Angehörigen, die mutig und offen davon berichten, kann zu einer erhöhten Akzeptanz der Tatsache führen, dass unser aller geistige Wachheit nur temporärer Natur ist. Filme wie der englische Ehefilm „Iris" oder Romane wie „Der Geschmack von Apfelkernen" von Katharina Hagenas können ebenfalls mit dem Thema vertraut machen.

Wie gesagt, das Thematisieren der mit Alzheimer verbundenen Problematik ist zum einen wichtig, um den Betroffenen ein ihnen ethisch wie rechtlich zustehendes menschenwürdiges und im Rahmen ihrer Möglichkeiten zufrieden stellendes Leben zu ermöglichen und darüber hinaus auf Belastungen pflegender Angehörige, meist Frauen, oft selbst schon vorgerückten Alters, hinzuweisen, um auch ihnen in adäquater Weise durch gezielte professionelle Hilfe Entlastung zu bringen. Zum anderen führt die Auseinandersetzung mit diesem Thema zu tiefen anthropologischen Fragen und der Beschäftigung mit dem eigenen, vergänglichen Lebensweg. Insofern schließt eine Kultur, die dies zulässt, nicht nur alle in ihr lebenden Menschen, sondern alle potentiellen Seinsformen menschlicher Biografie insgesamt ein und ermöglicht in einem ganz besonderen Sinne Inklusion.

6.13 Literaturhinweise und Vertiefungsfragen

Förstl, H. (Hrsg.) (2003): Lehrbuch der Gerontopsychiatrie und -psychotherapie. Grundlagen – Klinik – Therapie. 2. Aufl. Thieme, Stuttgart
Umfassendes Standardlehrbuch, in dem u. a. auch auf die Alzheimer-Erkrankung eingegangen wird.

Grond, E. (2008) Die Pflege verwirrter und dementer alter Menschen. 10. Aufl. Lambertus, Freiburg
Praxisorientiertes Standardwerk zur Pflege altersverwirrter Menschen.

Kastner, U., Löbach, R. (2010): Handbuch Demenz. 2. Aufl. Urban und Fischer, München
Gut zu lesende, praxisorientierte Übersicht über alle relevanten Informationen zur Versorgung dementiell erkrankter Menschen.

Vertiefungsfragen

6.1 Beschreiben Sie kurz die wichtigsten sozialen Auswirkungen Alzheimer-bedürftiger Verwirrtheit und erläutern Sie in diesem Zusammenhang den Begriff der „filialen Rollenumkehr"!

6.2 Was bedeutet die räumliche und zeitliche Desorientierung von Alzheimerkranken und wie wirkt sie sich auf die Persönlichkeit aus?

6.3 Warum ist die erste Phase der Alzheimer-Erkrankung für die Betroffenen oft in besonderer Weise beängstigend?

Multiple-Choice-Fragen zu diesem Kapitel finden Sie unter www.reinhardt-verlag.de und www.utb-mehr-wissen.de.

Arbeitsfeld Sozialpsychiatrie

7 Psychosen aus dem schizophrenen Formenkreis

7.1 Definition und Epidemiologie

Unter Psychosen versteht man schwere psychische Erkrankungen, bei denen der Bezug zur Wirklichkeit, die Einsichtsfähigkeit und die Fähigkeit, mit normalen Lebensanforderungen zu Recht zu kommen, deutlich beeinträchtigt ist. Es kommt zu Störungen des Denkens, Wollens, Fühlens und Handelns, und es handelt sich um eine schwere seelische Störung, die der Behandlung bedarf. Zu den Psychosen gehören eine ganze Reihe verschiedener seelischer Erkrankungen, zum einen die exogenen, d. h. von außen herbeigeführten Psychosen, beispielsweise als Folge von Vergiftungen mittels Alkohol oder Drogen oder Entzündungen des Gehirns (Enzephalitiden). Auch organische Hirnabbauprozesse im Rahmen von Demenzen können psychotische Symptome zur Folge haben. Bei den „endogenen", d. h. nicht durch nachweisbare äußere Umstände verursachten, Psychosen sind unter anderem auch bestimmte Formen schwerer Depressionen (Kap. 8) sowie Manien als affektive Psychosen bzw. Gemütskrankheiten mit psychotischen Anteilen zu benennen. Im vorliegenden Kapitel soll es vor allem um die „Schizophrenen Psychosen" gehen, deren Kernsymptome Störungen des Denkens, des Fühlens, des Wollens und des Ich-Erlebens beinhalten. Zusätzliche Symptome sind Wahn, Halluzinationen und katatone Symptome.

Abbildung 7.1 listet die wesentlichen in der International Classification of Diseases (ICD-10) angegebenen Symptome einer schizophrenen Psychose auf. Von den Symptomen 1 bis 4 müssen mindestens ein Symptom, von den Symptomen 5 bis 8 mindestens zwei Symptome über mindestens einen Monat vorliegen, um die Diagnose „Schizophrenie" zu rechtfertigen.

Epidemiologie

Psychosen des schizophrenen Formenkreises treten bei etwa 1% der Bevölkerung auf, und dies relativ kulturunabhängig.Etwa 10–20% der Betroffenen erkranken einmalig, haben also eine gute Prognose, was die Heilung angeht. Bei 40–60% der Betroffenen kommt es zu mehrmaligen Erkrankungen, bei 20–30% schließlich zu chronischen Residualstörungen, die eine soziale Begleitung auch auf Dauer erfordern (Bäuml 2008). Prinzipiell können Schizophrenien in jedem Lebensalter auftreten, doch erkranken viele Betroffene im dritten Lebensjahrzehnt, Männer um den Zeitpunkt der Volljährigkeit, Frauen – möglicherweise östrogenbedingt – durchschnittlich fünf Jahre später.

Frühwarnzeichen

Einerseits liegt nahe, eine Verbindung zur Umbruchphase des späten Jugend- und frühen Erwachsenenalters mit seinen vielfältigen Herausforderungen zu sehen, andererseits zeigen gezielte retrospektive Untersuchungen, dass sich häufig schon Jahre früher Frühwarnzeichen auftaten, beispielsweise Änderungen

1. Gedanken laut werden, Gedankeneingebung oder Gedankenentzug, Gedankenausbreitung.
2. Kontrollwahn. Beeinflussungswahn, Gefühl des Gemachten bezogen auf Körper- oder Gliederbewegungen, Tätigkeiten oder Empfindungen; Wahn, Wahrnehmungen (d. h. reale Gegenstände werden wahnhaft gedeutet: ein parkendes Auto wird für die feindliche Abhöranlage eines Agenten angesehen).
3. Kommentierende oder dialogische Stimmen, die über den Patienten und sein Verhalten sprechen oder andere Stimmen, die aus einem Körperteil kommen.
4. Anhaltender, kulturell unangemessener und völlig unrealistischer Wahn, wie der, eine religiöse oder politische Persönlichkeit zu sein, übermenschliche Kräfte oder Möglichkeiten zu besitzen (z. B. das Wetter kontrollieren zu können oder in Kontakt mit Außerirdischen zu sein).
5. Anhaltende Halluzinationen jeder Sinnesmodalität.
6. Gedankenabreißen, zusammenhangloses Denken (Zerfahrenheit) oder Wortneuschöpfungen (Neologismen).
7. Katatone Symptome: Erregung oder Verharren in einer bestimmten Bewegungshaltung, Notismus (Verstummen) oder Stupur (Regungslosigkeit bei klarem Bewusstsein).
8. Symptome wie auffällige Apathie, Sprachverarmung, verflachter oder unangemessener Affekt, sozialer Rückzug und Nachlassen der sozialen Leistungsfähigkeit.

Abb. 7.1: Symptome der Schizophrenie (Nach ICD-10)

bisheriger Gewohnheiten, zunehmende Geräusch- und Lärmempfindlichkeit, Leistungsabfall und sozialer Rückzug, Konzentrationsstörungen, Misstrauen, Gereiztheit und Angst, Schlaflosigkeit oder Interessenverlust.

7.2 Biologische Grundlagen

Psychosen unter Drogeneinfluss

Prinzipiell kann jeder Mensch an einer Psychose erkranken. Beispielsweise können schwere körperliche Erkrankungen wie Gehirnentzündungen oder auch nur hohes Fieber ebenso zu Psychosesymptomen führen wie bestimmte Drogen, vor allem mit halluzinogenen Charakter: Hier sind vor allem LSD und Amphetamine zu nennen. Es handelt sich hierbei allerdings um exogene, d. h. von außen induzierte Psychosen. Allerdings kann es bei manchen, besonders vulnerablen Jugendlichen unter Einwirkung von Tetrahydrocannabiol (Haschisch, Marihuana) nicht nur zur vorübergehenden psychotischen Veränderungen unter Rauschwirkung, sondern auch zur Anbahnung einer schizophrenen Psychose kommen. Darauf hinzuweisen ist äußerst wichtig, weil die Gefähr-

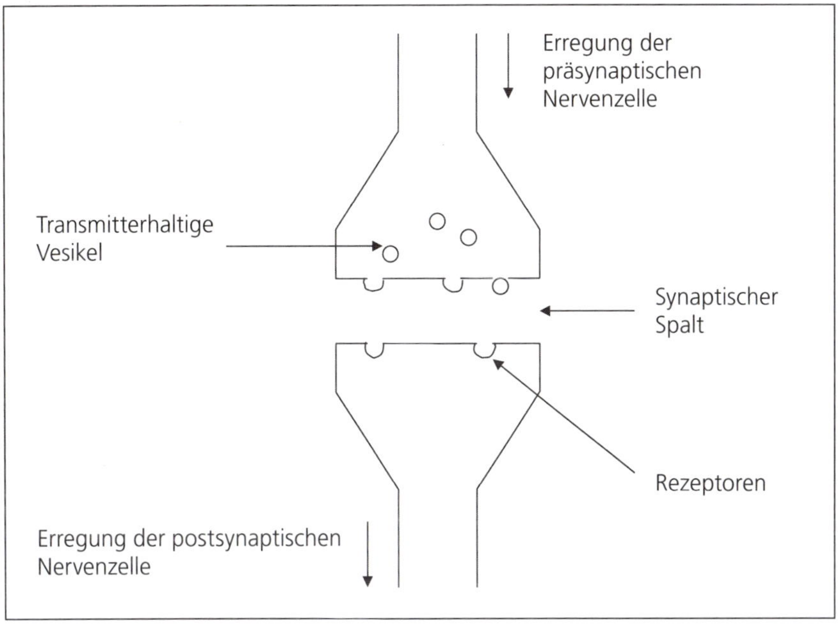

Abb. 7.2: Reizweiterleitung am synaptischen Spalt (Modif. n. Hülshoff 2006, 44)

lichkeit von Haschisch (dessen Konzentration verglichen mit den 1960er Jahren um das Fünffache gesteigert ist) oft dramatisch unterschätzt wird. Das Gehirn des Jugendlichen in vielfältigen „Umbauprozessen" ist hier in besonderer Weise vulnerabel.

Wenn also theoretisch jeder Mensch an einer Psychose erkranken kann, so tritt diese Erkrankung, wie im Kapitel „Epidemiologie" bereits gezeigt, nur bei 1% der Bevölkerung auf (wobei bei Menschen mit Migrationshintergrund die Prozentzahl doppelt so hoch ist und bei Kindern, von denen ein Elternteil erkrankt ist, die Erkrankungswahrscheinlichkeit schon bei 10% liegt). Noch deutlich höher liegt das Risiko, wenn beide Eltern erkrankt sind oder wenn eineiige Zwillingsgeschwister betroffen sind – hier liegt die Konkordanz bei 50%.

Schizophrene Psychosen sind also Fehlfunktionen des Gehirns bzw. Zustände des Geistes, die prinzipiell „menschenmöglich" sind, andererseits ganz offensichtlich nur unter bestimmten Voraussetzungen auftreten. Zunächst ist es sinnvoll, sich einige Grundlagen der Wahrnehmung, des Denkens und Erlebens zu vergegenwärtigen, bevor wir uns den Störungen dieser Prozesse zuwenden.

Reizweiterleitung

In Abbildung 7.2 wird schematisch die Reizweiterleitung zwischen zwei Nerven dargestellt. Am Ende der sendenden Nervenzellen sorgt ein elektrischer Strom dafür, dass chemische Botenstoffe, sogenannte Neurotransmitter, ausgeschüttet werden. Sie gelangen über den synaptischen Spalt an spezifische Rezeptoren der aufnehmenden Nervenzelle, wo sie andocken. Dies führt über die Veränderung der Zellmembran und das Einströmen elektrisch geladener Partikel wieder zu einem elektrischen Strom, der seinerseits weitergeleitet wird. In

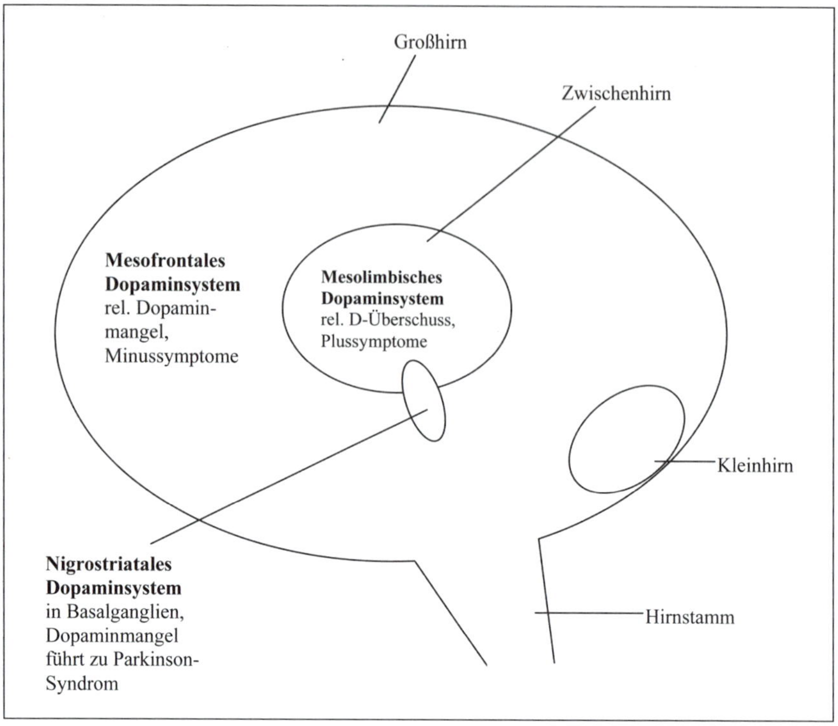

Abb. 7.3: Drei Dopaminsysteme

unserem Zusammenhang ist nun wichtig, dass in bestimmten Zentren unseres Gehirns diese Funktion durch den Botenstoff Dopamin übernommen wird.

Wirkung des Dopamins

In Abbildung 7.3 ist zu sehen, dass in insgesamt drei Bereichen des Gehirns Dopamin der führende Neurotransmitter ist. Im Zusammenhang mit der Schizophrenie sind der mesofrontale Bereich sowie der mesolimbische Bereich von besonderer Bedeutung. Während der psychotischen Erkrankung liegt im mesofrontalen Bereich offensichtlich ein Mangel an Dopamin vor, was zur „Minussymptomatik" (beispielsweise der Verflachung von Gefühlen, der Abkapselung und anderer bereits genannten Phänomenen) führen kann. Anders sieht die Situation im Bereich des mesolimbischen Systems aus: Im Rahmen einer Schizophrenie kommt es hier häufig zu einer relativen Zunahme des Dopamins oder seiner Wirksamkeit (möglicherweise auch durch Rezeptorveränderungen), was zu den typischen Plussymptomen wie beispielsweise der Halluzination oder bestimmten panisch erlebten Zuständen führt. Nach heutigem Wissensstand liegt bei akuten schizophrenen Psychosen also offensichtlich ein Ungleichgewicht und eine erhebliche Störung des Dopaminstoffwechsels vor, wobei an unterschiedlichen Stellen des Gehirns ein Über- bzw. Unterangebot zu verzeichnen ist. Nicht ganz geklärt ist bis heute, ob dies bereits der Grund der Psychose ist oder ob der eigentliche Grund tiefer liegt. Es ist auch denkbar, dass das Dopaminsystem lediglich versucht, andere Störungen, die tiefer liegen, zu kompensieren. Beispielsweise könnten Neuronen im frontalen oder mesolimbischen System zugrunde gegangen sein, es könnte zu Störungen der Zellwanderung bereits vor der Geburt gekommen sein oder zu Störungen der korrekten Verdrahtung von Nervenzellen. Wie dem auch sei: Auf jeden Fall liegt ein Ungleichgewicht von Neurotransmittern, insbesondere dem Dopamin, möglicherweise auch ein Überangebot von erregendem Glutamat (einem anderen Neurotransmitter) so wie ein relatives Unterangebot der dämpfenden Substanz Gammaaminobuttersäure (GABA) vor.

Reizüberflutung

Das Ungleichgewicht von Dopamin, insbesondere ein Überschuss von Dopamin im mesolimbischen System, führt unter Umständen zu einer dramatischen Zunahme von eigentlich irrelevanten, aber nun bedeutsam werdenden Reizen. Es strömen ungefiltert tausend Dinge gleichzeitig auf das Gehirn ein und werden vom Gehirn als „außerordentlich wichtig und gleichrangig" interpretiert. Viele Patienten sind in der akuten Psychose völlig ratlos. Die Großhirnrinde versucht mit dem Ansturm von vermeintlich relevanten Reizen fertig zu werden, wobei nicht mehr eindeutig zwischen tatsächlichen, exogenen Sinneseindrücken und intern entstandenen Reizen unterschieden werden kann. Hinzu kommt, dass die steuernden und selektierenden Strukturen im mesofrontalen Großhirn (also im Stirnhirn) angesiedelt sind. Hier kommt es aber oft zu einer relativen Unterversorgung mit Dopamin, so dass die Funktion dieser Region eingeschränkt ist. Das Großhirn und insbesondere das Frontalhirn kann also die ohnehin schon vermehrten Reize „von unten" nicht mehr selektieren, filtern und einordnen, was die Symptomatik zusätzlich verschlimmert. Fast schon verzweifelt wird versucht, Ordnung ins Chaos zu bringen, wobei mitunter unter erheblichen Anstrengungen die Reize durch Wahnarbeit wieder in ein System, wenn auch in ein nicht tragfähiges Wahnsystem, verarbeitet werden (hierauf wird weiter unten noch eingegangen). In Zeiten der Unsicherheit neigen alle Menschen dazu, erst einmal und vorsichtshalber vom „Schlimmsten" auszugehen. Das führt mitunter dazu, dass Menschen in der Psychose besonders misstrauisch werden, sich beobachten wähnen und dass sich dies allmählich zum Verfolgungs- oder Vernichtungswahn verdichtet.

In der akuten Psychose können exogene Reize mitunter nicht mehr von endogenen unterschieden werden, was das Auftreten von Halluzinationen erklärt. Unter Halluzinationen werden Sinneseindrücke, beispielsweise optische oder akustische, verstanden, die als real erlebt werden, obwohl es in der Realität kein physikalisch auslösendes Ereignis gibt: Man hört Stimmen, die objektiv nicht existieren (Kap. 7.4).

Inzwischen konnte nachgewiesen werden, dass bei an Schizophrenie Erkrankten mit schweren auditorischen Halluzinationen typische Veränderungen der Faserbindungen zwischen Sprachproduktionsarealen des Gehirns und Arealen zur Sprachaufnahme und -verarbeitung vorlagen. Funktionell bildgebende Verfahren zeigten Veränderungen, die es plausibel erscheinen lassen, dass nicht mehr eindeutig zwischen objektiv aus der realen Umwelt vernommenen Stimmen und den durch Verarbeitung vom eigenen Sprachzentrum produzierten Gedanken unterschieden werden kann. Normalerweise gibt es beispielsweise im Hörzentrum des Temporallappens Aktivitäten, die nur dann festzustellen sind, wenn die Quelle in akustischen Zentren lag. Die funktionalen und strukturellen Veränderungen mehrerer Sprach-, Hör- und Perzeptionszentren und ihrer Verbindungen machen plausibel, dass es in der Psychose nicht mehr möglich ist, zwischen imaginärem und realem Hörerlebnis zu unterscheiden.

Provlowik und Maurer (2006) weisen darauf hin, dass eine lokale Stimulation dieser Zentren mit niederfrequenten Magnetimpulsen (transkranielle Magnetstimulation, TMS) in ersten Versuchen zu einer nachhaltigen Reduktion auditiver Halluzinationen führte.

D1- und D2-Rezeptoren

Wie wir gesehen haben, spielt ein Ungleichgewicht im Dopaminhaushalt eine entscheidende Rolle bei der Anbahnung einer schizophrenen Erkrankung. Nahm man früher an, dass vor allem ein relativer Überschuss an Dopamin und eine Veränderung der D1-Rezeptoren ausschlaggebender Faktor für die funktionelle Genese einer Schizophrenie ist, so zeigen bildgebende Verfahren und insbesondere die Wirkweisen neuerer (atypischer) Neuroleptika, dass vermutlich das Verhältnis der Aktivierung von D1- zu D2-Rezeptoren eine entscheidende Rolle bei den destabilisierenden Prozessen im Rahmen einer Schizophrenie spielt. So hat sich gezeigt, dass Gedanken und mentale Prozesse, insbesondere Gedächtnisprozesse, durch solche Transmitterverschiebungen ineffektiver werden, also letztlich mehr Zeit und räumlich mehr neuronale Schaltkreise benötigen. Etwas vereinfacht gesagt: Es kann nicht mehr punktgenau wahrgenommen, repräsentiert und verarbeitet werden. Es kommt zur Überlappung neuronaler Schaltkreise, zu unscharfen Phänomenen in neuronalen Netzen, zu Ungenauigkeiten und einem vermehrten „Hintergrundrauschen", das exaktes und punktgenaues Denken und das Verarbeiten sensorischer Informationen zunehmend erschwert. Eine Reihe von Symptomen wie beispielsweise Konfabulation, Gedächtnisstörungen und Selektionsstörungen, aber auch einbruchsartige Effekte und als nicht kontrollierbare erlebte, emotionale wie kognitive Zustände haben hier möglicherweise ihr biologisches Korrelat.

Der renommierte Neurobiologe und Psychiater Manfred Spitzer (2008) geht in einem Beitrag seines Buches „Geist im Netz" etwas genauer auf diese Veränderungen ein: Er erläutert zunächst, dass ein Reiz punktgenau durch Ausschüttung von Neurotransmittern an bestimmten Nervenzellen weitergegeben werden kann, ein Vorgang, der als Neurotransmission bezeichnet wird und auf den wir bereits eingegangen sind.

Neurotransmitter und Neuromodulation

Andererseits können Neurotransmitter und insbesondere Dopamin auch in diffuser Weise über weite Teile des Gehirns ausgeschüttet werden und indirekt biochemische Reaktionen von Nervenzellen beeinflussen, ein Vorgang, der als Neuromodulation bezeichnet wird und langsam und unspezifisch verläuft. Spitzer vergleicht dies mit Vorgängen beim Fernsehgerät: Antennensignale beeinflussen „punktgenau" die Pixel des Bildschirms und produzieren auf diese Art und Weise ein Bild – analog zu der Signalübertragung durch Neurontransmission. Das Fernsehbild kann aber auch durch die Regler von Helligkeit und Kontrastschärfe insgesamt verändert werden, was in etwa mit der Neuromodulation zu vergleichen ist.

Kontrastveränderung

Ein Fernsehbild kann durch Kontrastveränderung entweder sehr kontrastreich oder relativ kontrastschwach verändert werden. In Analogie können auch neuronale Signale durch Neuromodulation in ihrem Kontrast verstärkt oder geschwächt werden. Hier geht es um das Verhältnis von Signal und (Hintergrund-) Rauschen. Eine Verstärkung des Kontrastes erhöht das Signal-Rausch-Verhältnis, ein Abschwächen vermindert es. Beide Vorgänge sind offensichtlich – jedenfalls in bestimmten Situationen – von evolutionärem Vorteil. Einerseits ist es bei Stress und unmittelbarer Gefahr notwendig, sich auf wesentliches zu konzentrieren, punktgenau zu handeln und die Gedanken möglichst nicht abschweifen zu lassen. Signale müssen sich eindeutig vom Hintergrundrauschen abheben und absolute Priorität haben. Andererseits kann sich in Zeiten kontemplativen Lernens oder frei flottierender Gedankengänge besondere Kreativität entfalten, was sich sehr produktiv auf neue Lernerfahrungen auswirken kann. Hier liegt ein etwas ungenaueres freies Denken vor, das als geringeres Signal-Rausch-Verhältnis imponiert und in etwa mit den beschriebenen Kontrastveränderungen analog versinnbildlicht werden kann.

Es hat sich gezeigt, dass Dopamin, jedenfalls in den mesofrontalen Hirnbereichen, zu einer Erhöhung des Signal-Rausch-Verhältnisses beiträgt und damit punktgenaues und gezieltes Denken ermöglicht. Umgekehrt führt ein relativer Mangel in diesen Strukturen zu einem verminderten Signal-Rausch-Verhältnis, woraus freiere, aber auch ungenauere gedankliche Assoziationen resultieren. Liegt wenig Dopamin vor, so wird auch der Zugriff auf Worte (so wie Gedanken) unschärfer, der Fokus wird größer. Liegt viel Dopamin vor, arbeitet das System scharf und mit größerer Genauigkeit.

Denk- und Sprachprozesse

Dies zeigt sich beispielsweise in der Sprache auch innerhalb eines schizophrenen Schubes. Normalerweise werden beim Aussprechen eines Gedankens aus einem Speicher von mehreren 10.000 Wörtern innerhalb von kürzester Zeit einige wenige Worte aktiviert, bevor sie wieder aus dem Bewusstsein verschwinden. Im Arbeitsspeicher wird das, was mir gerade bewusst wird, zur Sprache frei gegeben. Zielgerichtetes Denken und zielgerichtetes Sprechen ist auf Dopamin angewiesen. Ein relativer Dopaminmangel (in den sprach- und denkkontrollierenden Arealen des Frontalhirnbereichs) führt dazu, dass das Denken und Sprechen ungeordneter wird und weniger durch Ziele und Handlungen übergeordneter Strukturen geprägt ist, die nicht mehr effektiv steuernd eingreifen können. Stattdessen werden untergeordnete Zentren breiter und assoziativer fokussiert und reagieren nach ihren (untergeordneten archaischen) Strukturmustern. So werden Worte nicht mehr in ihrem Sinnzusammenhang, sondern nach vorgeformten Assoziationen oder sogar nur nach Ähnlichkeit ihres Klangs verarbeitet.

Konkretismus

Dies zeigt sich insbesondere beim „Konkretismus“. Bei ausreichendem Dopaminangebot im Frontalhirn ist man in der Lage, den Satz „Hans ist ein Papiertiger“ symbolisch zu verstehen: Weder geht es um Raubtiere, noch um das Papier – es wird ausgedrückt, dass jemand vermeintliche Stärke zur Schau stellt. Dies kann, normale Hirnfunktion vorausgesetzt, aus dem Kontext des situativen Erlebens geschlussfolgert werden. Anders sieht es aus, wenn die oberen sprach- und gedankensteuernden Zentren insuffizient arbeiten: Dann bleiben nur assoziative oder auf Klangähnlichkeit beruhende Interpretationsschemata übrig: Beispielsweise kann nun wörtlich genommen werden, dass jemand ein Tiger sei. Dies wird als Konkretismus beschrieben und ist ein mögliches Symptom formaler Denkstörungen in der Psychose.

Wahn Der Wahn kann ebenfalls Folge einer gestörten Dopaminkonzentration sein. Dabei handelt es sich um subjektive, als gewiss erlebte und unkontrollierbare Überzeugungen. Akuter Wahn geht oft mit Panik und heftiger Angst einher. Die Wahnstimmung führt dazu, dass Reize überinterpretiert und durch Wahnarbeit zu einem Wahnsystem synthetisiert werden, in deren Gefolge der Patient schlussendlich völlig von der Realität des gewähnten überzeugt ist. Nicht nur, dass die Wahninhalte nicht korrigiert werden können – der Patient sieht auch keinerlei Veranlassung zur Korrektur (Kap. 7.4).

Hier ist nun von Bedeutung, dass akuter Wahn mit einem Überangebot von Dopamin im mesolimbischen System in Verbindung gebracht wird: Im Limbischen System werden Emotionen generiert, eine Erregung in diesen Bereichen kann unter anderem zu heftigen Ängsten führen, die, verbunden mit Übererregungen anderer, naher Bereiche, zu einer generellen Erregung führen, die nicht mehr adäquat verarbeitet werden kann. Nicht mehr zu verarbeitende Sensationen werden aber häufig mit „Misstrauen" beantwortet. Spitzer weist nun darauf hin, dass diese Wahnsymptome eine akute Psychose chronifizieren können und langfristig mit einer Deformation in kortikalen Arealen einhergehen können, was als Strukturverformung bezeichnet wird. Während also akute Zustände recht gut auf dopaminregulierende Medikamente reagieren, spricht chronischer Wahn deutlich schlechter auf neuroleptische Therapie an und sollte weniger medikamentös als vielmehr durch langfristige Milieutherapie behandelt werden, die für „neuere Erfahrungen in einer möglichst angstfreien Umgebung sorgt" (Spitzer 2008).

Mit diesen abschließenden Überlegungen soll verdeutlicht werden, dass Kenntnisse über die grundlegenden biologischen Funktionen des Denkens und Erlebens auch innerhalb einer Psychose sehr hilfreich sein können, wenn es um die Indikation physischer und sozialer Maßnahmen in der Begleitung und Behandlung psychotisch erkrankter Patienten geht.

7.3 Ursachen und Auslöser

Bis heute gibt es keine zufrieden stellende Erklärung, was eine schizophrene Psychose verursacht – zumal man davon ausgehen muss, dass es möglicherweise nicht nur unterschiedliche Erscheinungsformen, sondern auch unterschiedliche Krankheitsbilder gibt, die sich hinter dieser Allgemeindiagnose verbergen.

Im Laufe der letzten zwei Jahrhunderte wechselten die Brennpunkte in der Ursachenforschung. Im ersten Drittel des 20. Jahrhunderts beispielsweise standen Erbfaktoren im Vordergrund des Interesses. Auf die Fehlinterpretation und Überbewertung hereditärer Faktoren insbesondere in der Nazi-Zeit wird weiter unten noch näher eingegangen. In der zweiten Hälfte des vergangenen Jahrhunderts, insbesondere ab 1960, wurden psychosoziale Faktoren in besonderer Weise beachtet, hier fand zum Teil eine Überbewertung und Fehlinterpretation familiärer Einflüsse statt.

Multifaktorielles Ursachengefüge

Gegen Ende des vergangenen Jahrhunderts setzte sich zunehmend die Erkenntnis durch, dass es sich bei Psychosen aus dem schizophrenen Formenkreis um ein multifaktorielles und mehrdimensionales Ursachengefüge handelt. Dabei spielen sowohl genetische (also erbliche) Faktoren, als auch somatische Einflüsse – hier vor allem Veränderungen der Gehirnarchitektur und des Nervenstoffwechsels – und schließlich psychosoziale Faktoren eine Rolle, beispielsweise gesellschaftliche Einflüsse oder familiäre Erfahrungen. In erster Annäherung kann man sagen, dass auf dem Boden genetischer Einflüsse unter wiederholten somatischen Störungen und psychosozial ungünstigen Faktoren in akuten Krisensituationen, die zusätzlich durch weiter somatische Faktoren wie Krankheit oder Schwangerschaft begünstigt werden können, eine Psychose ausbrechen kann.

Vulnerabilitäts-Stress-Modell

Von besonderer Bedeutung ist hier das in den 1970er Jahren eingeführte Vulnerabilitäts-Stress-Modell. Es besagt, dass Menschen mit unterschiedlichen Fähigkeiten, bestimmte Stressoren auszuhalten, ausgestattet sind. Eine Beeinträchtigung in diesen Fähigkeiten wird als „Verletzlichkeit", also Vulnerabilität bezeichnet (vereinfacht könnte man auch von „seelischer Dünnhäutigkeit" sprechen).

Schizophrenie genetisch mitbedingt

Wie Abbildung 7.4 verdeutlicht, können Menschen bei erhöhtem Vulnerabilitätsniveau unter Stresseinwirkung über eine kritische Grenze kommen, so dass eine Psychose ausgelöst wird, während andere Menschen mit niedrigerem oder nicht vorhandener Vulnerabilität bei gleichem Stress gesund bleiben. Die Faktoren, die eine erhöhte Vulnerabilität bedingen, sind genetischer, somatischer und psychosozialer Natur. Zunächst ist zu sagen, dass Psychosen keine Erbkrankheit im eigentlichen Sinne sind. Einerseits gibt es zwar genetische Faktoren, diese allein führen jedoch nicht zur Krankheit. Es müssen andere, nämlich somatische und psychosoziale Faktoren hinzukommen, um eine Vulnerabilität im Sinne einer Psychosegefährdung entstehen zu lassen. Wenn in der neueren Literatur immer wieder verschiedene Genorte benannt werden, die an Psychoseentstehung indirekt beteiligt sein könnten, so handelt es sich hier um Einflussgrößen, die

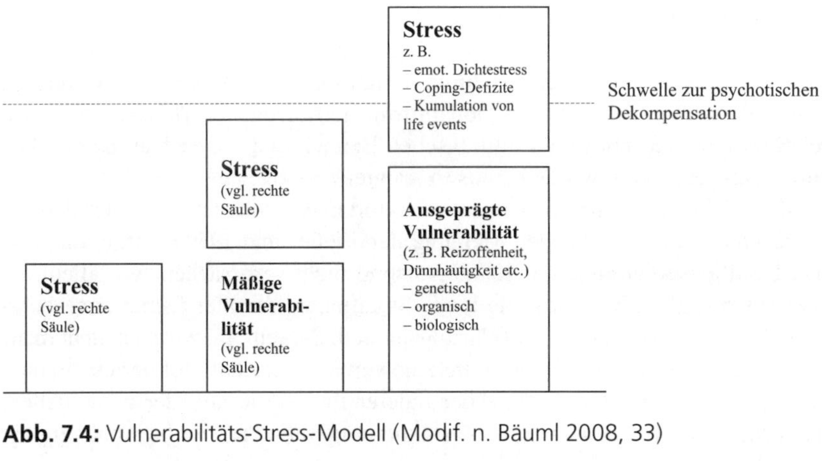

Abb. 7.4: Vulnerabilitäts-Stress-Modell (Modif. n. Bäuml 2008, 33)

nicht allein, sondern im Zusammenhang mit vielen anderen Genen die Vulnerabiltät erhöhen. Allerdings weiß man, dass das Vorliegen von ein oder zwei Risikogenen bei außergewöhnlichem Stress zu einer Erkrankung führen kann, während drei, vier oder mehr Risikogene unter Umständen schon bei kleineren Anforderungen des Lebens zur Erkrankung führen, da sie mit erhöhter Vulnerabilität einhergehen. Wer überhaupt keines der bisher bekannten Risikogene besitzt, zeigt in der Regel auch keine Vulnerabilität.

Störungen in der Embryonalphase

Möglicherweise wirken solche „Risikogene", die, das sei noch mal betont, keineswegs zwangsläufig zu einer Schizophrenie führen – zum Teil über eine pränatale Beeinflussung zu erhöhter Vulnerabilität. Man nimmt beispielsweise an, dass die in der Embryonalphase ablaufende Migration der Nervenzellen störungsanfällig ist und noch nicht näher definierte Störungen dieser Entwicklungsphase möglicherweise einen weiteren Vulernabilitätsfaktor darstellt. Unter anderem kann es bis zu einer Reduktion von 50% des Reelin kommen, einem Eiweiß, das als „Stopp"-Signal bei Migrationsprozessen der neuronalen Entwicklung dient und das die Positionierung und Ernährung verschiedener Nervenzelltypen reguliert (Prvulovic/Maurer 2006). Dieses Protein steht vermutlich in engem Zusammenhang mit GABA-assoziierten Neuronen, die erregungsdämpfenden Einfluss haben und mitunter bei der Schizophrenie beeinträchtigt sind. Möglicherweise liegen hier auch Zusammenhänge zwischen insuffizienter Hemmung und daraus resultierender überbordender Erregung vor.

Somatische Faktoren

Auch somatische Faktoren tragen zu erhöhter Vulnerabilität bei. Diese können struktureller und biochemischer Natur sein. Neuere bildgebende Verfahren weisen darauf hin, dass vor allem die Verbindungen von Limbischem System, Thalamus, Temporallappen und präfrontaler Großhirnrinde zumindest funktionell, möglicherweise auch strukturell (im Sinne von leichten, nicht spezifischen mikroarchitektonischen Veränderungen) gestört sein können. Ursachen für solche, mitunter sehr diskreten Veränderungen der funktionalen Hirnarchitektur liegen möglicherweise im Sauerstoffmangel während der Geburt, Hirnhautentzündungen, Infektionskrankheiten (insbesondere des Gehirns und seiner Häute) und anderer Faktoren.

Biochemische Faktoren

Auch die Veränderung des Neurotransmitterhaushaltes, insbesondere des Dopamins, aber auch des Glutamats, der Gammaaminobuttersäure, des Serotonins und des Noradrenalins spielen eine große Rolle bei der Genese schizophrener Psychosen und können ihrerseits durch somatische Faktoren beeinflusst werden. Auf den relativen Mangel von Dopamin im mesofrontalen Bereich sowie ein relatives Überangebot im mesolimbischen Bereich und die Bedeutung von D1- sowie D2-Rezeptoren wurde bereits in Kapitel 7.2 eingegangen.

Psychosoziale Faktoren

Bleibt die Frage nach psychosozialen Faktoren. Festzuhalten ist zunächst, dass, entgegen der vorherrschenden Meinung der 1960er und 1970er Jahre, ungünstige Familienverhältnisse das Krankheitsbild nicht verursachen. Vor allem die „Beziehungsfalle", bzw. „double-bind"-Situationen, die hier früher angeschuldigt wurden, taugen nicht als Erklärungsmodell. Diesem, inzwischen nicht mehr tragfähigen Konzept zur Folge sollte eine verbale Botschaft auf der einen, eine konträre nonverbale Botschaft auf der anderen Ebene, die einander ausschließen, das Fehlen der Möglichkeit einer Metakommunikation sowie die Abhängigkeit des Kindes von der diese unterschiedlichen Botschaften aussprechenden Person eine Psychose anbahnen. Es bleibt allerdings festzuhalten, dass sich unklare und paradoxe Interaktionen negativ auf eine bereits vorhandene Psychose auswirken können. Mit der völlig unhaltbaren Behauptung „schizophener Familien bzw. schizophrenogener Mütter“ wurde viel Leid in Familien gebracht.

high-expressed-emotions und emotionale Dichte

Was bleibt, sind Hinweise auf zu starke emotionale Dichte, insbesondere wenn sie mit Abwertung verbunden ist – man spricht dann von high-expressed-emotions (HEE). Auch solche, die Distanz erschwerenden Beziehungsmuster sind nicht ursächlich für eine Psychose verantwortlich, können sie noch nicht einmal auslösen. Es zeigt sich allerdings, dass bei einmal vorhandenen Psychosen der Umgang mit emotionaler Beziehung und die Möglichkeit, auch emotionale Distanz voneinander zu halten, wichtig für den Heilungsprozess und somit den weiteren Verlauf sein kann (Kap. 7.10).

Belastende Lebensereignisse mit Stresscharakter, sogenannter „Life-Events“, sind ebenfalls nicht als Ursache einer Psychose anzusehen, können sie allerdings auslösen. Die Mehrzahl aller Psychosen beginnt bei Männern am Ende der

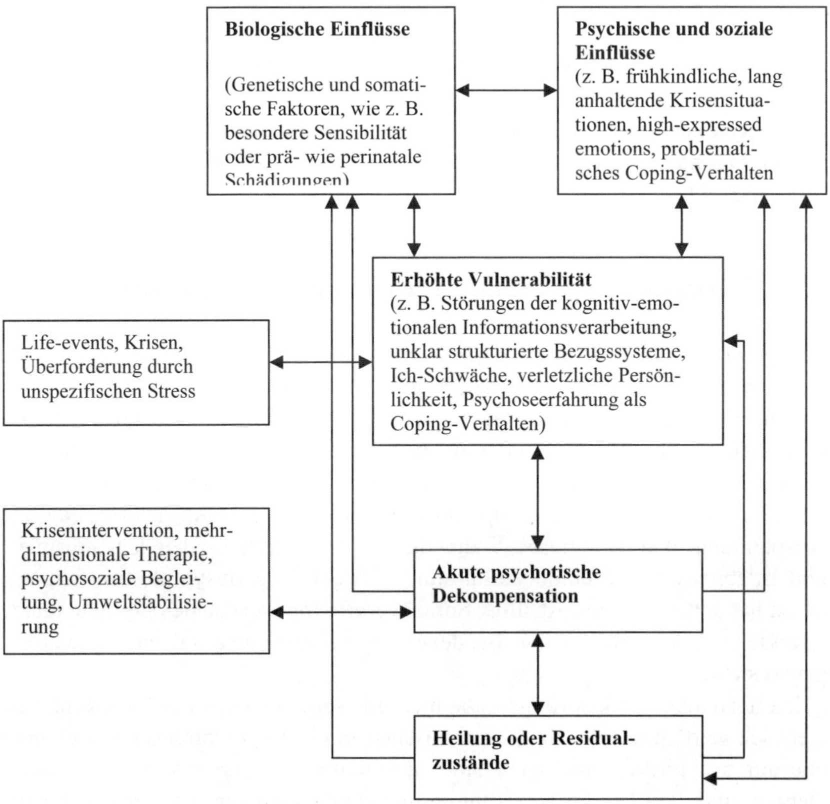

Abb. 7.5: Mehrdimensionale Entwicklung einer psychotischen Dekompensation (Hülshoff 2008, 461, modif. n. Ciompi 1982/2002)

Pubertät, mithin in einer Umbruchsphase, in der Auszug aus dem Elternhaus, Militärzeit, Aufnahme eines Studiums oder Berufs u. ä. durchaus auch Krisen auslösen können. Analoges gilt für Frauen, allerdings etwa sechs Jahre später. Psychosozialer Dichtestress spielt eine durchaus ernst zu nehmende Rolle, wenn es um die Auslösung einer Psychose geht. Überforderung, neue Lebensaufgaben, Verluste und Frustrationen sind des Öfteren Belastungen, die eine Wiedererkrankung auslösen können. Das Erkennen von überfordernden Situationen und eine frühzeitige Stressregulierung sind also von ausschlaggebender prophylaktischer Bedeutung.

Abbildung 7.5 verdeutlicht noch einmal schematisch die Zusammenhänge bei der mehrdimensionalen Entwicklung einer psychotischen Dekompensation.

Die bisher genannten Überlegungen lassen sich einerseits durch kasuistische Einzelbefunde illustrieren, andererseits in ein in sich stimmiges „Vulnerabilitäts-Stress-Konzept" einordnen. Plausibilität ist allerdings kein Beweis von Allgemeingültigkeit. Die hier aufgezeigten Zusammenhänge biologischer und sozialer Faktoren sind lediglich eine Arbeitshypothese, auf deren Grundlage allerdings in pragmatischer Hinsicht therapeutisch gearbeitet werden kann. So lassen sich die Auswirkungen verstärkter Vulnerabilität, jedenfalls bedingt, durch Medikation und geeignete Psychotherapie beeinflussen, indem sie zur biologischen und psychischen Stabilisierung beitragen (Kap. 7.6). Dem Stress, insbesondere den Problemen bei der Stressbewältigung, der Beziehungsgestaltung bei Dichtestress sowie dem Umgang mit belastenden Lebensereignissen kann einerseits durch geeignete psychotherapeutische Maßnahmen, andererseits durch psychosoziale Maßnahmen begegnet werden. Auch hierzu wird noch näher einzugehen sein (Kap. 7.12).

7.4 Erscheinungsformen, Symptome, Schweregrade

Zwar gibt es kein einheitliches Erscheinungsbild schizophrener Psychosen, da die Lebensgeschichte und die Ausprägung der Persönlichkeit unterschiedlich zu Buche schlagen. Dennoch lassen sich die Symptome in zwei Gruppen einteilen: Zum einen die Plussymptome, worunter zu verstehen ist, dass Patienten zusätzlich zum „normalen Erleben" nur schwer nachvollziehbare weitere Erlebnisse haben. Zu diesen Plussymptomen gehören Denkstörungen, Erregung und Anspannung, Wahnerlebnisse, Wahnstimmung, Halluzinationen, Ich-Störungen und Erlebnisse von Fremdbeeinflussung. Bei den Negativsymptomen zum anderen handelt es sich um Apathie, Sprachverarmung, verflachte oder inadäquate Affekte usw., also Phänomene, bei denen der Abbau von Fähigkeiten im Vordergrund steht.

Formale Denkstörung

Die formalen Denkstörungen, die nicht mit einer geistigen Behinderung verwechselt werden dürfen, da die Betroffenen in der Regel durchschnittlich oder überdurchschnittlich intelligent sind, gehen unter anderem mit zerfahrenem Denken und eine Denkdissoziation einher: Die Gedanken werden zunehmend zusammenhangslos und erscheinen dem Zuhörer oder Betrachter alogisch. Auch können Gedanken mitunter nicht zuende gedacht werden, was subjektiv von den

Betroffenen manchmal als „Gedankenentzug" verarbeitet bzw. gewähnt wird. Das Abreißen von Gedanken sowie die nun einschießenden neuen Gedanken werden zunehmend als „ichfremd" erlebt, so dass die Patienten von gemachten Gedanken oder äußeren Eingebungen berichten. Auch können Begriffe zerfallen oder nicht mehr konkretisiert werden. Manchmal werden Begriffe miteinander verbunden, so dass es zu Begriffsneubildungen (Neologismen) kommt (Tölle berichtet, dass ein Patient die Worte „traurig" und „grausam" zu „trauram" verbindet und damit assoziiert, was dem Außenstehenden zunächst unvorstellbar ist (Tölle 1994). Manche Patienten haften an konkreten Dingen und haben zunehmend Schwierigkeiten mit abstraktem Denken. Auch gelockerte Assoziationen kommen vor: Dann gehen die Betroffenen nicht mehr auf den Inhalt eines Satzes ein, sondern führen Assoziationen weiter, beispielsweise, wenn vom Thema Haushalt über verknüpfte Begriffe wie Hausbau, Baustein, Steingarten, Gartenarbeit usw. assoziiert wird. Das assoziativ gesteigerte Drängen von Gedanken kann zu einem „inneren Gedankenkreisel" führen, was für die Betroffenen sehr belastend sein kann und die Kommunikation mit der Umwelt erschwert.

Affektstörung

Die Affektivität ist ebenfalls gestört: Gefühle wechseln permanent und können auch parallel auftreten. Dem Gesunden ist es nicht vorstellbar, gleichzeitig Glück zu empfinden und traurig zu sein, aber die Dissoziation im Gefühlsleben in der akuten schizophrenen Phase scheint eben diese unvorstellbaren Gefühlsgemische zu ermöglichen. Außerdem können Gefühle ständig wechseln und situationsinadäquat sein. Der betroffene Patient erlebt ein für ihn unverständliches Auseinanderdriften zwischen Denk- und Gefühlsprozessen, wobei die vorherrschende Gefühlsdimension oft Angst ist. Aber auch depressive Verstimmung und Ratlosigkeit sind zu beobachten.

Störungen der Ich-Funktion

Grundlegende Symptome der schizophrenen Psychose sind die Desintegration von Denken, Fühlen, Wollen und Handeln sowie die daraus resultierenden Ich-Störungen. Bei einer Störung der Ich-Vitalität ist man sich seiner eigenen Lebendigkeit nicht mehr gewiss, während die Störung der Ich-Aktivität damit einhergeht, dass das eigene Erleben nicht mehr mit Gewissheit wahrgenommen wird. Störungen der Ich-Konsistenz (der Gewissheit, dass „ich war, bin und sein werde") sowie der Ich-Demarkation (Schwierigkeiten in der Abgrenzung des Eigenbereichs) gehören ebenso zur Schizophrenie wie solche der Ich-Identität (also der Gewissheit des eigenen Selbst).

Derealisation, Autismus, Katatonie

All diese Störungen führen zum Erleben von Derealisation sowie zur Isolation und Autismus. Hierunter versteht man die Abkapselung von der äußeren Welt, im Extrem bis zur körperlichen Erstarrung (Katatonie). Vielleicht handelt es sich dabei um einen letzten, verzweifelten Versuch, mit den überbordenden und das Ich überschwemmenden Wirklichkeiten fertig zu werden. Wo Sinnesreize nicht mehr affektiv wie kognitiv sinnvoll verarbeitet werden können, kann die völlige Abkapselung von der Außenwelt ein verzweifelter „Rettungsversuch" sein.

Halluzinationen

Auch Halluzinationen sind als Phänomen einer (diesmal sensorischen) Desintegration zu verstehen. Am häufigsten kommen akustische Halluzinationen vor, die als Stimmenhören internalisiert werden: Oft sind die Stimmen negativ kommentierend und werden von den Betroffenen als lästig oder bedrohlich interpretiert. Auch optische oder haptische Halluzinationen kommen vor: Optischen

Halluzinationen sind ebenfalls oft mit Verfolgungswahn assoziiert und sehr ichbezogen (beispielsweise schwarze Hände, die einen zu ergreifen scheinen), oder es kommt beispielsweise zu halluzinierten Veränderungen am Gesicht des Gesprächspartners, die als bedrohlich erlebt werden. Sogar Halluzinationen und Empfindungen, die überhaupt nicht im Repertoire des Gesunden vorhanden sind, treten auf, beispielsweise das Gefühl, „elektrisiert" zu werden. Charakteristisch für Halluzinationen ist, dass es sich um Trugwahrnehmungen handelt, also Sinneseindrücke, die ohne entsprechenden Außenreiz entstanden sind. Die meisten Halluzinationen führen zu Panik und Entsetzen und weisen einen starken emotionalen Bezug zum Erleben des Erkrankten auf.

Wahn

Die plötzliche Gewissheit, etwas Unheimliches sei im Gange, wird als Wahnspannung bezeichnet. Dies kann sich zum Wahn verdichten. Dieser ist weniger durch die Absurdität dessen, was gewähnt wird, gekennzeichnet, als vor allem durch die Gewissheit, mit der gewähnt wird. Wo die äußere Realität nicht mehr adäquat verarbeitet werden kann, wo nicht mehr klar ist, was Ich und was Nicht-Ich ist, versucht der Mensch in verzweifelter Not, ein Denk- und Interpretationsschema zu finden, das all seine Ängste und unverständlichen Erlebnisse wieder zu einem sinnvollen Ganzen ordnet. Hierbei sind der seelische Druck und die inneren Notwendigkeiten so stark, dass das nun selbst geschaffene Kategorisierungssystem, der Wahn, imperativ gilt und auch durch äußere Überzeugung nicht zu verrücken ist. Wer beispielsweise durch den Gedankenabbruch massiv geängstigt wird, kann wähnen, dass eine äußere Macht die Gedanken entzogen habe. Wo Sinneseindrücke ein übermächtiges Eigenleben führen, wird gewähnt, dass göttliche Stimmen eingegeben wurden. Zwar können auch Gesunde Sachlagen verkennen und zu absurden Schlussfolgerungen kommen, doch können sie in der Regel eines Besseren belehrt werden. Das entfällt beim Wahn in der schizophrenen Psychose: Weder wird die Notwendigkeit einer Korrektur gesehen (Wahngewissheit), noch ist eine solche Korrektur möglich.

B

Unfähigkeit zur „kopernikanischen Wende": Im Zug sitzend kann ich zunächst der falschen Überzeugung sein, dass der Zug gerade angefahren ist. Die Wahrnehmung fehlender Vibration und die richtige Einordnung der optischen Signale aus dem Zugfenster belehren mich, dass der Zug des Nachbargleises in Bewegung gesetzt wurde. Hier vollziehen Gefühl und Verstand eine „kopernikanische Wende", ein Umdenken im Bezugssystem. Ein solches Umdenken aber ist dem Wahnkranken in der akuten psychotischen Phase oft nicht möglich.

Minus-Symptomatik

Im Gegensatz zu den „Plussymptomen" handelt es sich bei den Minussymptomen um ein „Weniger" im Vergleich zum Erleben in gesunden Tagen, also um Einschränkungen und den Verlust von Fähigkeiten. Hierzu zählen unter anderem ein Verarmen des Gefühlslebens, innere Leere, Niedergeschlagenheit und Depression, Mut- und Hoffnungslosigkeit, Antriebslosigkeit, fehlende Spontaneität, Rückzugsverhalten und Kontaktverarmung. Diese negativen Symptomen können auch in der akuten psychotischen Phase bereits vorhanden sein, doch werden sie oft von der „Plussymptomatik" überdecket und somit nicht so genau wahrgenommen. Nach Abklingen der akuten, durch Plussymptome gekennzeichneten Phase treten sie manchmal umso mehr in Erscheinung. Auch können sie als Ausdruck eines Erschöpfungssyndroms mit Antriebsmangel und Energielosigkeit nach der akuten Erkrankung auftreten. Andererseits können Apathie, Verarmung der Sprache und sozialer Rückzug sowie die Schwierigkeiten, emotionale Belastung auszuhalten, auch mitbedingt sein durch unzureichende Rahmenbedingungen in der Phase der Rehabilitation und der Wiedereingliederung der Patienten. Ein großes Problem besteht darin, dass die Negativsymptome von der Umwelt (beispielsweise der Familie) oft nur schwer einzuordnen sind. Vermeintliches Desinteresse oder „Bequemlichkeit" sowie Überlastungen der Familienangehörigen können zu kommunikativen und sozialen Schwierigkeiten führen (Kap. 7.10).

Vier Untergruppen der Schizophrenie

Es wurde bereits erwähnt, dass sich das Erscheinungsbild bei jedem Patienten unterscheidet. Dennoch werden häufig vier Untergruppen beschrieben: Die paranoid-hallunzinatorische Psychose, die hebephre Psychose, katatone Verlaufsformen sowie undifferenzierte Formen (von einer Psychose anstelle einer „Schizophrenie" spricht man zunehmend, weil der Begriff der „Schizophrenie" mittlerweile als stigmatisierend erlebt wird). Hebephrene Psychosen, die relativ selten auftreten, beginnen meist in sehr früher Jugend und sind durch auffallende Denkstörungen und Stimmungsbeeinträchtigungen charakterisiert. Das Verhalten der Patienten kann ziel- und planlos wirken. Die häufigste Unterform ist die paranoid-halluzinatorische Psychose, bei denen der Verfolgungswahn sowie Halluzinationen im Vordergrund stehen, zu der andererseits Ich-Störungen zur Kernsymptomatik gehören. Etwa zwei Drittel aller schizophrenen Psychosen äußern sich auf diese Weise. Verharren Patienten häufig und ungewöhnlich lange in unnatürlichen oder bizarren Körperstellungen, die sie nicht willentlich verändern können, so spricht man von einer katatonen Schizophrenie. Wenn unterschiedliche Symptome auftreten und den drei eben genannten Formen nicht eindeutig zugeordnet werden können, spricht man von einer undifferenzierten Form der schizophrenen Psychose, bei denen keine einzelne Störung (wie Wahnerlebnisse, Ich-Störung, Denkstörung oder motorische Störungen) überwiegen.

Schizoaffektive Psychose

Schließlich gibt es noch Psychosen, die neben den für die Schizophrenie typischen Symptome wie Wahn, Halluzination und Ich-Störung auch noch eine sehr ausgeprägte Stimmungsbeeinflussung im Sinne einer zusätzlichen schweren Depression sowie massiven Angstzuständen zeigen (die Depressionen können dabei auch gelegentlich in manische Phasen umschlagen). Dann handelt es sich um eine Mischform, eine „schizoaffektive Psychose", die im Übrigen recht gute Heilungsaussichten hat.

7.5 Diagnostik und Diagnose

Bei der Diagnostik geht es zum einen darum, endogene Psychosen von exogenen Psychosen, also solchen mit nachweisbaren organischen bzw. äußeren Ursachen, zu unterscheiden. Zum anderen muss die Art der endogenen Psychose, beispielsweise eine Schizophrenie bzw. eine bestimmte Unterform, festgestellt werden. Schließlich muss klargestellt werden, dass es sich – beispielsweise bei einer Veränderung des Denkens, Wollens oder Erlebens – um eine schizophrene Psychose, nicht aber beispielsweise um eine schwere Jugendkrise mit Depersonalisations- und Derealisationssymptomen handelt. Im Einzelfall kann dies schwierig und erst nach langer Beobachtung des Krankheitsverlaufs möglich sein.

Grundlage der Diagnostik

Im Vordergrund der Diagnostik steht das ausführliche ärztliche Gespräch, das entscheidend von der klinischen Erfahrung des Arztes/der Ärztin abhängt. Geduld, wiederholtes Befragen, genaue Beobachtung und, wie gesagt, viel Erfahrung sind hier erforderlich. Standardisierte Beurteilungsfragen können bei dieser Untersuchung helfen, ersetzen die klinische Erfahrung allerdings nicht. Die Beurteilung von Symptomen, wie sie in der ICD-10 benannt sind, und das Festhalten ihrer zeitlichen Dauer tragen ebenfalls zur Diagnosestellung und Klassifizierung bei.

Eine gründliche körperliche Untersuchung (zum Ausschluss anderer organischer Störungen), die Befragung von Angehörigen sowie (in Einzelfällen) Schriftstücke, Skizzen oder Bilder der Betroffenen ergänzen diese „nicht-apparativen“ Untersuchungen. Zu den apparativen Untersuchungen gehören Analysen von Blut und Urin, vor allem zum Ausschluss toxischer Substanzen, wie Drogen, Medikamente etc., manchmal die Untersuchung des Liquors (zum Ausschluss degenerativer oder entzündlicher Hirnerkrankungen), ein EEG (zur Abklärung der allgemeinen neuronalen Aktivität) sowie, je nach Indikation, bestimmte strukturelle oder funktionelle bildgebende Verfahren, beispielsweise das Computertomogramm des Gehirns, das Kernspintomogramm oder das Positronen-Emissions-Tomogramm. Diese Maßnahmen können wichtig sein, um andere Ursachen (evtl. Tumoren, Durchblutungsstörungen oder Hirnabbauprozesse), die ebenfalls mit psychotischen Symptomen einhergehen können, auszuschließen.

7.6 Therapie und Prognose

Wie wir gesehen haben, entstehen Psychosen durch eine erhöhte, genetisch wie biologisch wesentlich bedingte Verletzbarkeit sowie ein Zusammentreffen ungünstiger, stresserzeugender Bedingungen, die tiefgreifende Veränderungen im Neurotransmitterhaushalt zur Folge haben und letztlich zu erheblichen Störungen des Fühlens, Denkens, Handelns und Wollens, Depersonalisations- und Derealisationserscheinungen sowie Veränderungen des Ich-Bewusstseins führen. Dies wiederum hat erhebliche psychosoziale Auswirkungen, die sich unter anderem in Isolation bzw. der Schwierigkeit der Regulierung von Nähe und Distanz äußern und sich rekursiv negativ auf das psychotische Geschehen auswirken können. Kurz: Psychosen entstehen durch ein multifaktorielles Bedingungsgefüge, das biologische, psychische und soziale Komponenten aufweist.

Mehrdimensionale Therapie

Demzufolge ist auch die Therapie eine mehrdimensionale und umfasst biologische, psychische und soziale Dimensionen. Letztlich geht es darum, Gehirnfunktionen (so man die Dinge von der biologischen Seite sieht) und geistiges Erleben (wenn es um die intrapsychischen Dimensionen psychotischen Erlebens geht) zu stabilisieren. Es hat sich gezeigt, dass eine frühzeitige und konsequente Stabilisierung sowohl des Stoffwechsels als auch der psychischen und sozialen

Situation des Betroffenen dazu beiträgt, dass regenerative Kräfte wirksam werden können, die vielfach (etwa in einem Drittel der Fälle) völligen Gesundung oder (ein weiteres Drittel) zur relativen Stabilisierung und der Wiederaufnahme der bisherigen Sozialbezüge führen. Die gleich zu besprechenden Maßnahmen heilen nicht – sie sind allerdings durch ihre stabilisierende Funktion eine wichtige Voraussetzung, dass die der Persönlichkeit innewohnenden, selbst heilenden und regulierenden Kräfte wirksam werden können.

Pharmakotherapie

Zunächst soll auf die Psychopharmakotherapie eingegangen werden, die letztlich immer den Neurotransmitterhaushalt beeinflusst. Grundsätzlich können hinsichtlich der Psychosebehandlung Neuroleptika, also Antipsychosemittel im eigentlichen Sinne, von anderen psychotropen Pharmaka unterschieden werden. So kann es bei Vorliegen einer schizoaffektiven Psychose mit begleitender depressiver Symptomatik mitunter sinnvoll sein, zusätzlich mit Antidepressiva zu behandeln (Kap. 8.6). Als „stimmungsstabilisierende" Medikamente haben sich Tegretal® und andere, ursprünglich in der Behandlung von Krampfanfällen erprobte Medikamente bewährt. Angstlösende Medikamente (Anxiolytika) können bei schweren Angstzuständen hilfreich sein, sollten aber wegen ihrer Suchtgefahr zumindest kurzfristig (am besten nicht länger als 14 Tage) gegeben werden. Analoges gilt für Schlafmittel bei schweren Schlafstörungen.

Neuroleptika

Die entscheidende Rolle in der pharmakotherapeutischen Behandlung von Schizophrenien spielen indes die Neuroleptika, Antipsychosemittel im eigentlichen Sinne. Seit den 1950er Jahren stehen sie zur Verfügung, und sie haben eine Wende in der Behandlung schwerer Schizophrenien herbeigeführt. Zum ersten Mal gelang es, Menschen in der Psychose pharmakotherapeutisch insofern zu helfen, dass sie sich von ihrem Wahn distanzieren konnten und weniger erregt waren – oft Voraussetzungen für weitere stabilisierende psychosoziale Maßnahmen, gesprächsgestützte Psychotherapien und frühzeitige Entlassung in das normale familiäre und nachbarschaftliche Umfeld.

Klassische Neuroleptika

Etwas überspitzt kann man sagen, dass sie bei Vorliegen schwerer und chronifizierter Psychosen eine frühzeitige Entlassung aus der Klinik und eine außerklinische Weiterbehandlung sowie Reintegration häufig erst ermöglichten. Diese älteren, inzwischen als „klassische" Neuroleptika bezeichneten Medikamente wurden und werden in stark, mittelgradig und leicht wirkende Neuroleptika unterteilt. Zur ersteren, besonders stark wirkenden Gruppe gehört beispielsweise das Haloperidol (Haldol®), zu den leichteren Substanzen das Atosil®. Die wesentlichen Wirkungen klassischer Neuroleptika bestehen in einer Reduzierung der Wirksamkeit von Dopamin an den D1-Rezeptoren des mesolimbischen Systems. Wir erinnern uns: Im akuten psychotischen Schub haben wir in den Strukturen des Limbischen Systems entweder ein Überangebot an Dopamin oder eine besondere Empfindlichkeit auf Dopamin, was zu überbordenden emotionalen Erlebnissen führt (die durch das Frontalhirn nur unzureichend verarbeitet und gefiltert werden können). Die Drosselung des Dopamins bzw. das Herabsetzen seiner Wirksamkeit an den Rezeptoren führt zu einem Eindämmen des emotionalen Erregungszustandes. Der Patient ist in der Lage, sich von Wahninhalten zu distanzieren (selbst wenn er sie noch eine Weile wahrnimmt). Auch Halluzinationen werden nicht mehr als so bedrohlich empfunden, bis sie schließlich verschwinden. Auch der Erregungszustand kann gedämpft werden. Bei richtiger Dosierung sollten auch klassische Neuroleptika nicht sedierend oder bewusstseinstrübend wirken. Langjährige klinische Beobachtungen und neuere Forschungsergebnisse zeigen, dass es für die Dosierung von Neuroleptika eine optimale Grenze gibt: Unterdosiert können sie nicht die volle erwünschte, erregungshemmende Wirkung zeigen, überdosiert nimmt der therapeutische Effekt nicht zu, hingegen kommen Nebenwirkungen zum Tragen. Nach heutigem Kenntnisstand ist die Blockade von 70% der D1-Rezeptoren des Mesolimbischen Systems am meisten Erfolg versprechend. Eine gute klinische Beobachtung, Absprachen mit dem Patienten, dessen Zustimmung notwendig und dessen subjektive Einschätzungen unabdingbar sind, sowie Blutspiegelkontrollen und nicht zuletzt eine langjährige Erfahrung des behandelnden Arztes/der behandelnden Ärztin sind wichtige Voraussetzungen einer wirkungsvollen Therapie. Dennoch kommt es mitunter immer wieder zu heftigen Nebenwirkungen.

Nebenwirkung Parkinsonismus

Die Patienten mögen sich gedämpft fühlen und in ihrer Vitalität, manchmal auch ihrem Wachheitsgrad beeinträchtigt sein. Noch schwerwiegender sind parkinsonähnliche Symptome: Dopamin wirkt auch in anderen Schaltkreisen, beispielsweise in den Basalganglien, wo es für die Geschmeidigkeit unserer Motorik eine große Rolle spielt. Ein relativer Dopaminmangel in dieser Region (der sekundär durch Neuroleptikagabe entstehen kann) führt zu Ausfallerscheinungen in den Basalganglien, wie sie auch bei der genuinen Parkinsonkrankheit zu beobachten sind: Rigor (Steifigkeit), Tremor (Zittern) und Akinesie (Bewegungsarmut) sind die typischen Symptome sowohl der eigentlichen Parkinsonkrankheit als auch des vorübergehenden Parkinsonsyndroms unter Neuroleptikagabe. Die Muskelsteife beispielsweise wird so erlebt, dass die Betroffenen wie „durch Wasser waten" und die Geschmeidigkeit ihrer Bewegungen erheblich eingeschränkt ist. Feinschlägriges Zittern und Fingerbewegungen, die an „Pillendrehen" erinnern, können ebenso störend sein wie eine allgemeine motorische Verlangsamung sowie eine Verminderung der mimischen Ausdrucksfähigkeit. Im Gegensatz zur eigentlichen Parkinson-Erkrankung ist das Neuroleptika-bedingte Parkinsonsyndrom reversibel und verschwindet beim Absetzen des Psychopharmakons bzw. einer Herabsetzung der Dosierung. Außerdem können Anti-Parkinson-Mittel gegeben werden. Dennoch sind diese Nebenwirkungen ernst zu nehmen und für den Patienten oft sehr störend.

Von bleibender Natur sind „Spätdyskinesien", die nach jahrelangem hoch dosierten Gebrauch von klassischen Neuroleptika auftreten können (nicht obligat). Hierunter versteht man einschießende und willkürlich nicht zu beherrschende Bewegungen, die motorisch sehr störend sind.

Ob klassische Neuroleptika unter Umständen die Minussymptomatik, insbesondere Symptome, wie sie auch bei Hospitalisierung auftreten, verstärken, ist letztlich nicht ganz geklärt. Sicherlich haben sie keinen positiven Einfluss auf solche Phänomene. Diese und eine Reihe anderer Nebenwirkungen haben dazu geführt, dass die Bereitschaft psychoserfahrener Menschen, Neuroleptika zu nehmen, mitunter nicht sehr groß war. Die als Persönlichkeitsveränderung erlebten Wirkungen, vor allen Dingen aber auch die unangenehmen Nebenwirkungen führten zusammen mit dem unguten Gefühl, psychisch chronisch krank zu sein, da man „ja Tabletten braucht", oft zu nur bedingter Bereitschaft, sich auf eine langfristige und regelmäßige Neuroleptikagabe einzulassen – insbesondere dann, wenn dies die vorherrschende oder sogar einzige Therapie war.

Atypische Neuroleptika

Seit den 1970er Jahren, verstärkt seit den 1990er Jahren, kam eine neue Klasse von Antipsychosemitteln auf den Markt, die atypischen Neuroleptika (Atypika). Das wesentliche Kennzeichen dieser Wirkgruppe liegt darin, dass sie nicht nur auf den Dopaminhaushalt des Mesolimbischen Systems, sondern auch auf Neurotransmittervorgänge im Frontalhirn einwirken. Dabei wird die Dopaminwirkung im Mesolimbischen System, analog zu den Vorgängen bei klassischen Neuroleptika, vermindert. Die neueren atypischen Neuroleptika wirken in dieser Hinsicht also auch wahndistanzierend und erregungsdämpfend, mindestens genau so gut wie ihre Vorgänger. Darüber hinaus greifen sie an den D2-Rezeptoren des Frontalhirns ein, stabilisieren hier die Dopaminfunktionen und führen möglicherweise auch zu einer partiell besseren Wirksamkeit des Dopamins. Wie wir bereits in Kapitel 7.2 gesehen haben, liegt im Gegensatz zu den Zuständen am Mesolimbischen System im Frontalhirn in der akuten Psychose ein relativer Mangel an Dopamin bzw. seiner Wirksamkeit vor, so dass eingehende Reize nicht adäquat verarbeitet und gefiltert werden können. Auch das unscharfe Denken in der Psychose, die spezifischen Denkstörungen, vor allem aber die Minus-Symptomatik (Konzentrationsstörungen, Rückzug, affektive Verflachung, etc.) haben hier möglicherweise ein Korrelat. Durch die Stabilisierung von dopamingetriggerten Vorgängen im Frontalhirn, möglicherweise auch eine Beeinflussung serotoninhaltiger, glutamathaltiger und auf Gamma-Aminobuttersäure (GABA) wirkende Rezeptoren führen nun dazu, dass die atypischen Neuroleptika auch die Minussymptomatik positiv zu beeinflussen in der Lage sind – was bei den klassischen Neuroleptika nicht der Fall ist.

Atypika, die wie die klassischen Neuroleptika auch nicht zu Sucht und Abhängigkeit führen, haben noch einen weiteren Vorteil gegenüber den klassischen Neuroleptika: Die oben beschriebenen Wirkungen auf das motorische System, insbesondere die Basalganglien, findet nicht statt. Es kommt weder zu Parkinsonsyndromen noch zu den gefürchteten Spätdyskinesien. Subjektiv werden sie von vielen Betroffenen besser vertragen und, da sie ganz offensichtlich hinsichtlich Wachheitsgrad und subjektivem Empfinden kaum als störend erlebt werden, besser akzeptiert. Sie haben allerdings auch Nebenwirkungen: Sie können zu Müdigkeit, Kreislaufstörungen, Gewichtszunahme, Veränderungen des Zucker- und Fettstoffwechsels und anderem mehr führen. Vor allem Übergewicht, ein Abgleiten ins metabolische Syndrom (Kap. 12) sowie die Manifestation eines Typ-II-Diabetes sind ernst zu nehmende Nebenwirkungen, die allerdings durch entsprechende Lebensführung und Diät oft verhindert, zumindest erheblich gemildert werden können. Dass die Verhinderung eines Typ-II-Diabetes oder eines metabolischen Syndroms möglich, allerdings sehr schwierig ist, weil sie unter anderem erhebliche Willensanstrengungen des Patienten bei der Lebensführung verlangen, sei am Rande erwähnt.

Pharmakotherapie: Indikation, Compliance

In der Behandlung der akuten Psychose sind Neuroleptika in der Regel unabdingbar. Wie gesagt heilen sie nicht, sind aber den Selbstheilungsprozessen von Gehirn und Geist offensichtlich förderlich. Sie sollten frühzeitig, d. h. beim

Auftreten erster Warnsymptome eingesetzt und hoch genug dosiert werden. Dies setzt die Bereitschaft des Betroffenen, die als Compliance bezeichnete von ihm selbst ausgehende Unterstützung der Pharmakotherapie, ebenso aber eine intensive Aufklärung über Wirkung und Nebenwirkung dieser Medikamente sowie ein profundes Wissen des behandelnden Arztes voraus. Neben den oben bereits genannten Blutbildkontrollen und klinischen Beobachtungen gilt es, auch die individuellen körperlichen und geistigen Reaktionen auf die Pharmakotherapie zu beachten – sowohl Dosierung als auch Auswahl des Medikaments sind jeweils individuell zu eruieren. Nach Abklingen des akuten psychotischen Schubs empfiehlt es sich, die Medikation für ein bis zwei Jahre aufrecht zu halten. Vor allem mit atypischen Neuroleptika sind hier keine wesentlichen Nebenwirkungen und vor allem keine pharmakogenen Spätschädigungen zu erwarten. Andererseits ist es bekannt, dass es bei frühzeitigem Absetzen des Neuroleptikums in 80% der Verläufe zu einem Wiederaufflackern der Psychose (Rezidiv) innerhalb eines Jahres kommt: In der postpsychotischen Phase scheint das Gehirn in besonderer Weise vulnerabel zu sein. Bei chronisch rezidivierenden Psychosen ist eine längerfristige Gabe von Medikamenten durchaus indiziert.

Psychotherapie

Psychotherapeutische Begleitung von Menschen mit Psychoseerfahrungen kann eine Pharmakotherapie nicht ersetzen. Neuere Studien zeigen, dass eine alleinige Psychotherapie (ohne begleitende Pharmakotherapie) mitunter schädlicher sein kann als gar keine Therapie, nämlich dann, wenn aufwühlende Erlebnisse im Rahmen einer Psychotherapie reaktiviert werden, ohne dass das Gehirn mit diesem traumatisch-emotionalen Erregungszuständen fertig werden kann. Andererseits ist eine kombinierte Behandlung mit Pharmaka, psychotherapeutischen Verfahren und sozialen Maßnahmen (auf die weiter unten noch eingegangen wird) einer reinen Pharmakotherapie eindeutig überlegen. Spitzer (2006) weist unter anderem darauf hin, dass vor allem die langfristige und nachhaltige Veränderung an den Synapsen des Frontalhirns und ihren biochemischen Parametern nicht nur und allein durch atypische Neuroleptika, sondern auch durch grundlegende aktivierende und positiv stimulierende Erfahrungen zu bewerkstelligen ist – und genau hier können psychotherapeutische und soziale Maßnahmen ansetzen, andererseits Vernachlässigung und Isolation zur Hospitalisierung und einem Fortschreiten der Minussymptomatik führen.

Stabilisierende Psychotherapie

In der akuten Psychose geht es zunächst um eine Stabilisierung auch des psychischen Erlebens. Die Betroffenen sollten von Überforderung geschützt werden, was mitunter auch eine vorübergehende Herausnahme aus den sie belastenden Lebensbezügen erforderlich machen kann. Wohlwollende Akzeptanz, die Möglichkeit, sich bei Bedarf zurück zu ziehen, andererseits Hilfe und Gesprächsbereitschaft zu erfahren, Schutz vor emotionaler Überforderung, klare Gesprächsstrukturen, körperliches Tun (statt endlosem Debattieren über Wahninhalte), das Ausstrahlen von Zuversicht und Vertrauen in eine Perspektive (die in der Psychose nicht immer selbst erlebt werden kann), Entspannungsübungen, Rhythmisierung des Tagesablaufs, unterstützende Gesprächsangebote – dies alles sind Maßnahmen einer supportiven Psychotherapie, die im akuten psychotischen Schub hilfreich sein kann. Möglicherweise aufwühlende Gespräche psychodynamischen oder psychoanalytischen Inhalts, das Reaktivieren vergangener

Traumen und das Auslösen von Gegenübertragung sind hingegen in dieser Phase der Psychose kontraindiziert, da sie zu unkontrollierbaren Erregungszuständen und in der akuten Psychose kaum zu verarbeitenden Reizen führen können. Mit Abklingen der akuten Psychose werden andere psychotherapeutische Aspekte bedeutsam.

Kognitiv-verhaltens-therapeutische Verfahren

Hier sind zum einen kognitiv-verhaltenstherapeutische Behandlungsformen, zum anderen ein Selbstsicherheitstraining, schließlich bestimmte Entspannungsverfahren sowie unter Umständen familientherapeutische Maßnahmen zu nennen. Auch psychoanalytisch-psychodynamische Verfahren sind im Einzelfall möglich, doch muss die Indikation kritisch abgewogen werden. Eine besondere Bedeutung kommt schließlich der Psychoedukation zu.

Allen psychotherapeutischen Behandlungsformen geht es letztlich um eine Stabilisierung des psychischen Erlebens (begleitend zur Stabilisierung des Neurotransmitterhaushaltes im Rahmen der Pharmakotherapie), das Erkennen von Frühwarnzeichen, das Entwickeln geeigneter Krankheitsbewältigungsstrategien (Coping-Strategien), der Unterstützung von Selbstheilungskräften sowie der Integration des Krankheitserlebens in die Biografie des Betroffenen, das einen bewussten und selbstbewussten Umgang mit Krankheitsperioden ermöglichen soll. Kognitiv-verhaltenstherapeutische Behandlungselemente beinhalten unter anderem den Aufbau von Aktivitäten und Tagesstrukturierung, das Training kognitiver Funktionen, insbesondere der Konzentrationsfähigkeit, das Erkennen von Frühwarnzeichen eines sich ankündigenden neuen psychotischen Schubs, die Erarbeitung von konkreten Problemlösungsstrategien sowie dem Trainieren von Stressbewältigung. Auch soziales Kompetenztraining, beispielsweise die Regulierung von Nähe und Distanz, die Möglichkeit „Nein“ zu sagen, kurz – ganz allgemein der Umgang mit anderen Menschen – gehört in die Reihe dieser Maßnahmen ebenso wie das Trainieren bestimmter Kommunikationsformen, beispielsweise der Kontaktaufnahme zu anderen Menschen. Vor allem kognitive Bewältigungsstrategien, beispielsweise der gedankliche Umgang mit Situationen, die als belastend erlebt werden, kann als wichtiger Baustein kognitiv-verhaltenstherapeutischer Behandlungen gesehen werden.

Selbstsicherheits-training

Hinsichtlich des Selbstsicherheitstrainings geht es darum, zu lernen, mit denen durch die Psychose hervorgerufenen Verunsicherungen auch im psychosozialen Bereich umzugehen. Manchen Betroffenen fällt es schwer, Blickkontakt aufzunehmen, andere können sich nur mit großen Schwierigkeiten distanzieren, die Kommunikation kann gestört sein, das gesellschaftliche Miteinander, vor allem bei längeren psychotischen Episoden, erschwert sein. Hier setzen konkrete Übungen zunächst im Rollenspiel und in der Gruppe, später in konkreten sozialen Alltagssituationen, ein.

Adjuvante therapeutische Maßnahmen

Eine Reihe von Entspannungsverfahren, beispielsweise das autogene Training nach E. H. Schultz, aber auch Atemübungen, Muskelentspannungsverfahren und anderes können zur Entspannung des Patienten beitragen und Erregungszustände vor allem in Krisensituationen positiv beeinflussen. Einer besonderen Rolle kommen hier den adjuvanten (begleitenden) Therapieformen zu: beispielsweise der Kunsttherapie, durch die emotionale Erlebnisse bildnerisch dargestellt und im Folgenden auch verarbeitet werden können. Zugleich geben sie Zeugnis von dem oft großen kreativen Potential der Betroffenen. Ebenfalls zur Entspannung kann die Musiktherapie, aber auch verschiedene Sportformen sowie Tanz beitragen. Auch physiotherapeutische Maßnahmen wie Bäder oder Massagen sowie Ergotherapie mit unterschiedlichen kreativen und tagesstrukturierenden Angeboten tragen dazu bei, mit der inneren Unruhe und den Sekundärsymptomen eines psychotischen Geschehens besser fertig zu werden und auch in der postpsychotischen Phase gezielt Einfluss auf das Erleben und Verhalten zu nehmen. Vor allem das Erlebnis, Gefühlsstürmen sowie äußeren Reizen nicht hilflos ausgeliefert zu sein, sondern aktiv durch Musik, Bewegung, kreatives Tun oder Entspannungsübungen an der inneren und äußeren Situation etwas verändern zu können, trägt wesentlich zur Förderung von Selbstheilungskräften und dem Aufbau einer neuen Lebensperspektive bei.

Auf familientherapeutisch begleitende Maßnahmen wird in Kapitel 7.10 weiter unten noch weiter eingegangen. An dieser Stelle sei lediglich erwähnt, dass es um klare und eindeutige, zugleich positiv empathische Kommunikation geht. Vor allem überfürsorgliches und überbordend emotionales Verhalten (high-expressed-emotions) sollten verhindert oder zumindest abgebaut werden.

7.7 Psychodynamik und Psychosomatik

Wie wir gesehen haben, postuliert das Vulnerabilitäts-Stress-Modell, das sich Psychosen aus dem schizophrenen Formenkreis auf dem Boden einer erhöhten Verletzlichkeit unter akut eintretendem Stress, beispielsweise emotionalen Dichtestress, entwickeln können.

Umgang mit Vulnerabilität

So wichtig es ist, beispielsweise im Rahmen von Psychoedukation (s. u.) den Betroffenen dieses Konzept zu vermitteln – schließlich geht es ja um eine bewusste Auseinandersetzung mit Stressoren und anderen Risikofaktoren, um einen Rückfall zu verhindern – so verständlich ist es dabei auch, dass es Betroffenen zunächst schwer fällt, zu akzeptieren, dass sie in bestimmten Bereichen vielleicht weniger belastbar sind und Warnsignale ernst nehmen müssen. Eine solche Auflehnung gegen die erhöhte Vulnerabilität ist wohl normal. Nun heißt erhöhte Vulnerabilität natürlich nicht, dass solche Menschen grundsätzlich weniger leistungsfähig sind. Zahlreiche Künstler, Wissenschaftler oder Persönlichkeiten des öffentlichen Lebens haben zeitweise mit diesen Störungen zu kämpfen gehabt. Vielmehr geht es darum, die Vulnerabilität durch eine gezielte Lebensführung, das Schaffen stabilisierender Umwelten, das Ernstnehmen von Frühwarnzeichen, die Inanspruchnahme medikamentöser, psychotherapeutischer und sozialer Hilfen auszugleichen, soweit dies möglich ist, um selbstbestimmt und in zufriedenstellender Weise auch am sozio-kulturellen Leben teilzuhaben.

Verarbeitung von Life-Events

Psychosen können durchaus einen Bezug zur Lebensgeschichte haben. Life-Events, Brüche in der Biografie, insuffiziente Coping-Strategien, überbordender Stress – dies alles sind Erfahrungen, die sich niederschlagen und bei der Ausprägung und der inhaltlichen Besonderheit der individuell erlebten Psychose durchaus eine Rolle spielen. So gilt es, solche stressenden Ereignisse zu verarbeiten und ins Erleben zu integrieren. Aber auch die Krankheit selbst, die

Tatsache, ein- oder mehrmals unter schwersten psychotischen Symptomen mit Auflösungserscheinungen des subjektiven Persönlichkeitserlebens gelitten zu haben, muss verarbeitet werden. Mitunter müssen Grenzen akzeptiert werden, beispielsweise, wenn ein Mathematiker trotz Intelligenz und Ausbildung seinen Beruf als Mathematiklehrer nicht mehr ausüben kann, weil er durch den emotionalen Beziehungsstress zu seinen Schülern überlastet und von psychotischer Dekompension bedroht ist.

Verringerung belastender Faktoren

Man kann durchaus selbst etwas dafür tun, Belastungsfaktoren zu reduzieren und zur inneren Stabilität beizutragen. Eindeutigkeit in der Kommunikation, klare Grenzen, das Vermeiden doppeldeutiger Botschaften, die Regulierung von Nähe und Distanz und vor allem das Vermeiden überbordender Emotionen tragen zur psychischen Stabilisierung bei. Beim Schaffen bzw. Suchen stabilisierender Umwelten geht es also um die Vermeidung von Doppel- und Mehrfachbelastungen, die Abstimmung von Nähe und Distanz im sozialen Miteinander, die Regelung des Tagesablaufs, ein ausgewogenes Verhältnis der Anforderungen (möglichst Vermeidung von Unter- und Überforderung) sowie zu erarbeitende Konzepte des Betroffenen, mit vorhandenen und zukünftigen Krisen umzugehen (wobei individuell eruiert werden muss, was vom Betroffenen selbst als Krise erlebt wird). Frühzeitig, d. h. in symptomfreien und relativ gesunden Phasen, gilt es, zusammen mit Angehörigen ein Netz aufzubauen, das in Krisenzeiten eines erneuten psychotischen Schubs tragfähig ist und adäquate Hilfe ermöglicht – man sollte aufschreiben, welche Ärzte und Psychotherapeuten aufgesucht werden sollten, welche Medikation akzeptiert wird oder hilfreich ist, welche Kriseninterventionen sich bereits bewährt haben oder in welche Klinik man im Notfall gehen möchte. Das Auseinandersetzen mit möglichen Krisenszenarien hilft dem Betroffenen auch, vergangene Krankheitsepisoden zu integrieren und offensiv mit der möglicherweise chronisch-rezidivierenden Erkrankung umzugehen und sich somit eine Lebensperspektive (trotz und mit der Krankheit) aufzubauen. Zudem können eventuelle psychotische Schübe verhindert oder in ihrer Intensität gemildert und in der Dauer deutlich verkürzt werden, leitet man frühzeitig eine Behandlung ein.

Coping-Strategien

Zu Recht weist Bäuml (2008) darauf hin, dass viele Betroffene „mit bewundernswerter Energie und Ausdauer" gegen beginnende Zeichen einer psychotischen Erkrankung ankämpfen, bei denen ihnen „gleichsam der Boden unter den Füßen weggezogen wird". Oft ziehen sie sich zurück und versuchen abzuschalten, um so möglichen Stressoren auszuweichen oder einem emotionalen Dichtestress zu entgehen. Wo dies nicht möglich ist, versuchen sie sich abzulenken oder die Umgebung zu wechseln. Mitunter findet man Betroffene im psychotischen Schub in stark frequentierten Arealen, beispielsweise Bahnhofshallen: Zum einen ermöglicht dies eine gewisse Nähe, „man ist mitten im Leben", zum anderen kommt es nicht zu einem wirklichen Kontakt. Tragischerweise sind vor allem in Großstädten psychosekranke Menschen, wenn sie in sozialen Notlagen sind, nicht selten Opfer von Wohnungslosigkeit, Gewalt oder Ausbeutung, gerade auch in bahnhofsnahen Bezirken.

Eine Reihe von „fast verzweifelten" Ablenkungsversuche bei beginnender Psychose werden von Bäuml beschrieben: Die Selbstberuhigung, das Nichtbeachten von möglichen Stimmen, der soziale Rückzug, der Umgebungswechsel, Sport treiben bis zur Erschöpfung – aber auch eine Form von insuffizienter „Selbstmedikation", beispielsweise mit Alkohol oder Drogen können hier zu gezählt werden. So verständlich solche Versuche sind – sie ersetzen in der Regel nicht die gezielte psychologische, pharmakologische und sozialtherapeutische Hilfe, die heute möglich und oft auch Erfolg versprechend ist. Begleitend sind Musik, Sport, tagesstrukturierende Maßnahmen, Ablenkung und kulturelle Teilhabe, soweit dies möglich ist, natürlich wichtige Momente auch in der Krankheitsbewältigung, erst recht in dem Bemühen, sich trotz und mit der Krankheit nicht nur als „Patient" zu erleben und zu definieren, sondern in der gesamten individuellen Vielfältigkeit am gesellschaftlichen Leben teilzuhaben.

7.8 Krisen und Krisenintervention

Wie wir gesehen haben, gehen Psychosen aus dem schizophrenen Formenkreis häufig mit quälenden Halluzinationen, Wahnstimmung, großer Angst und Unsicherheit sowie dem Gefühl, verfolgt oder bedroht zu werden, einher. Hinzu kommt der, wenigstens temporäre, Verlust des Ich-Gefühls mit der Angst, den Zugang zur eigenen Persönlichkeit zu verlieren. Diese tiefgreifenden Veränderungen verunsichern und verängstigen zutiefst. Wenn auch, vor allem im Nachhinein, einige Erlebnisse und Episoden in der Psychose als Erweiterung des Erfahrungsspektrums gesehen werden, leidet doch die überwiegende Mehrzahl der Betroffenen ganz erheblich unter dem psychotischen Erleben. Angst, Wahnspannung, der subjektiv erlebte Zerfall des Selbstbewusstseins, soziale Isolation, der Verlust bisheriger Fertigkeiten und Kompetenzen, mitunter auch Vorwürfe aus der Umgebung oder erlebte Stigmatisierung können zu einem so großen Leidensdruck führen, dass die Betroffenen nicht nur diesen Zustand, sondern auch ihr Leben beenden wollen.

Suizidgefährdung

Suizidale Gedanken sind bei Menschen in der Psychose relativ häufig (etwa 1/3), wenngleich es zum Glück nur bei einem Teil der Betroffenen zu Suizidversuchen oder zum Suizid kommt.

Eine weitere Krise kann darin bestehen, dass Wahn und Halluzination so belastend und erregt erlebt werden, dass sie zu aggressiven Verhaltensweisen führen. Wer beispielsweise wähnt, sein Gegenüber habe teuflische, vernichtende Absichten, verändere sogar von Zeit zu Zeit sein Antlitz, versuche dies aber zu verbergen, der wird sich durch freundliche Worte seines Gegenübers nicht unbedingt beruhigen lassen, sondern sich weiterhin bedroht fühlen. In der Hochphase des psychotischen Erlebens kann es zu einer sich aufschaukelnden Erregung, mitunter auch zu aggressiven Äußerungen kommen. Es muss aber darauf hingewiesen werden, dass insgesamt die Zahl aggressiver Straftaten und Schädigungen gegenüber Dritten bei Menschen in der Psychose nicht höher liegt als in der Normalbevölkerung, also diesbezügliche Ängste von Seiten der Umwelt übertrieben bzw. fehl am Platz sind.

Dennoch: Sowohl die Gefahr eines Suizids als auch die Gefahr einer Fremdgefährdung können mitunter einen solch krisenhaften Verlauf nehmen, dass rasche

Klinikeinweisung bei Selbst- und Fremdgefärdung

Hilfe und Intervention notwendig ist. Wenn die betroffene Person für ihre Handlungen vorübergehend nicht hinreichend verantwortlich sein kann und sich selbst oder andere in Gefahr bringt, sieht unsere Rechtsordnung die Möglichkeit vor, zur Abwendung von Gefahr Maßnahmen ohne bzw. gegen den Willen der betroffenen Person zu ergreifen und sie vorübergehend in eine psychiatrische Klinik einzuweisen. Eine solche Unterbringung ohne oder gegen den Willen des Betroffenen ist allerdings nur zulässig, „wenn und solange durch deren krankheitsbedingtes Verhalten gegenwärtig eine erhebliche Selbstgefährdung oder eine erhebliche Gefährdung bedeutender Rechtsgüter anderer besteht, die nicht anders abgewendet werden kann. Die fehlende Bereitschaft, sich behandeln zu lassen, rechtfertigt allein keine Unterbringung" (§11 PsychKG des Landes NRW, 12/1999)

Wenn beispielsweise eine Sozialarbeiterin bei einem Hausbesuch im Rahmen des sozialpsychiatrischen Dienstes feststellt, dass ihr Klient akut suizidal gefährdet ist und sie die Verantwortung für sein Wohlergehen nicht länger alleine tragen kann, wird sie in der Regel ein ärztliches Zeugnis erstellen lassen (z. B. durch einen Arzt des allgemeinen psychiatrischen Dienstes). Nachdem die Ordnungsbehörde geprüft hat, dass die Voraussetzungen für eine Unterbringung nach PsychKG vorliegen (dass also die Gefahr der Selbstgefährdung durch kein anderes Mittel abgewendet werden kann), wird sie eine Überweisung in ein Landeskrankenhaus für Psychiatrie veranlassen. Bis zum Ende des darauf folgenden Tages muss ein Unterbringungsbeschluss durch das Vormundschaftsgericht erfolgen, anderenfalls erfolgt die sofortige Entlassung. Außerdem muss die Unterbringung sofort aufgehoben werden, wenn die akute Gefahr der Selbstverletzung nicht mehr besteht – dies kann schon nach Stunden oder Tagen der Fall sein.

Der Gesetzgeber setzt also hohe Hürden vor die Zwangseinweisung. So erfolgen etwa 20% der Einweisungen in eine Klinik aufgrund einer Unterbringung nach dem PsychKG (6% werden über das Betreuungsrecht legitimiert), zwei Drittel der Aufnahmen geschehen freiwillig. Viele Patienten spüren intuitiv, dass eine Entlastung von Aufgaben und eine Distanz zur momentanen Lebenssituation hilfreich und krisenentschärfend sein kann. Der Begleitung zu diesem Schritt, fremde Hilfe, möglicherweise vorübergehend stationäre Hilfe, anzunehmen und in der akuten Krisensituation Distanz von belastender psychosozialer Dichte sowie einen gewissen sozialen Schonraum zu suchen, kommt also eine große Bedeutung zu.

Rechtzeitige Krisenintervention!

Die Krisenintervention in der akuten Psychose besteht also darin, dem Kranken empathisch beiseite zu stehen, ihm bei der Klärung seiner akuten Krisensituation zu helfen, ihn zu unterstützen, die richtigen adäquaten Schritte zu tun – insbesondere das Aufsuchen eines Arztes/einer Ärztin, das Einleiten pharmakotherapeutischer und psychotherapeutischer Hilfe und gegebenenfalls eine vorübergehende stationäre Behandlung. Da die Krankheitseinsicht bei zunehmender Psychose schwindet, kommt es darauf an, möglichst früh entsprechende Schritte einzuleiten. Normalerweise neigen wir dazu, bei somatischen Krankheiten einiges auszuprobieren, bevor wir zum Arzt gehen. Ein solches Prozedere ist im Falle einer sich anbahnenden Psychose fatal, weil die Krankheitseinsicht zunehmend schwindet. Es kommt also darauf an, möglichst rasch und in Absprache mit dem Patienten die notwendigen Schritte einzuleiten. Hilfreich ist natürlich, wenn der Patient in gesunden Tagen bereits festgelegt und aufgeschrieben hat, wie im Fall einer psychotischen Krise vorgegangen werden soll.

7.9 Beratung und Psychoedukation

Mit der Psychoedukation kommen wir zu einem Verfahren, dass sich an der Grenze zwischen Psychotherapie und psychosozialen Maßnahmen befindet. Psychoedukation, die bei unterschiedlichsten Erkrankungen ihre Indikation hat, ist vor allem bei psychoseerfahrenen Patienten von ausschlaggebender Bedeutung. Auch Angehörige können von – auf sie speziell zugeschnittene – psychoedukative Verfahren profitieren.

Information und Krankheitsbewältigung

Zwei wesentliche Aufgaben stellen sich der Psychoedukation: Zum einen geht es darum, dass Patienten (oder bei psychoedukativen Angehörigengruppen die Angehörigen) adäquat über die Krankheit und ihre Folgen informiert werden. Zum anderen geht es darum, dass sie sich intensiv, auch emotional, mit der Krankheit auseinander setzten, zu Experten in der eigenen Sache werden und vor allem die Krankheit und ihre Folgen in ihre Biografie integrieren und Bewältigungsstrategien entwickeln, die ein tragfähiges Selbstkonzept sowie ein befriedigendes und entwicklungsfähiges Leben nach bzw. mit und trotz der Krankheit ermöglichen.

Struktur und Themen psychoedukativer Gruppen

Psychoedukative Gruppen für Psychoseerfahrene wenden sich an acht bis zehn Personen und werden in der Regel von einem Arzt/einer Psychotherapeutin sowie einem Angehörigen psychosozialer Berufe, Sozialarbeiter/Sozialpädagogen durchgeführt. In 8–12 Sitzungen, die sich über mehrere Wochen erstrecken, werden wesentliche und für die Betroffenen wichtige Aspekte der Erkrankung und ihre Erscheinungsformen behandelt. Themen sind unter anderem: Erscheinungsformen der Psychosen, das Erkennen von Frühwarnsymptomen und adäquate Reaktionen hierauf, Ursachen von Psychosen, insbesondere die Erläuterung des Vulnerabilitäts-Stressmodells, biochemische Vorgänge, Zusammenhänge von körperlichen Reaktionen und geistigem Erleben, biologische, psychologische und soziale Therapieansätze, weiterführende mittel- und langfristig begleitende und therapeutische Hilfen, das Netz der psychosozialen Begleitung und Versorgung, häufige psychosoziale Schwierigkeiten in Beruf, Familie, Wohnumfeld und Freizeit und anderes mehr. Hierbei kommt es weniger darauf an, lückenlose Informationen, womöglich im Frontalstil, zu geben. Vielmehr werden die Betroffenen nach ihren eigenen Erlebnissen, Erfahrungen, Enttäuschungen, Befürchtungen und Hoffnungen gefragt. Es zeigt sich sehr schnell, dass sie viel zum Verstehen ihrer eigenen Situation und der Psychose im Allgemeinen beizutragen haben. Den Kursleitern kommt also nicht nur eine informierende, sondern vor allem eine moderierende Funktion zu. Auch die emotionalen sowie gruppendynamischen Prozesse während der Erörterung der oben aufgezeigten unterschiedlichen Themen wird viel Beachtung zuteil. Im günstigen Falle gelingt es dem Betroffenen zusammen mit anderen „Leidensgenossen" aus der Sprachlosigkeit, Verängstigung und Resignation heraus zu kommen und für sich individuelle, neue Wege in der Krankheitsbewältigung zu finden.

Störung der Compliance

Schließlich ist die Compliance, d. h. die Bereitschaft, pharmakotherapeutische, psychotherapeutische und soziale Maßnahmen nicht nur zu akzeptieren, sondern hier auch aktiv mitzuwirken, darauf angewiesen, dass die Patienten gründlich und für sie zufriedenstellend informiert worden sind und sich das Bestreben nach Behandlung und Krankheitsbewältigung zu eigen machen.

7.10 Familie und systemische Familienarbeit

In den 1960er und 1970er Jahren entstanden im Rahmen der sozialen Reformbewegungen in der Psychiatrie auch Ansätze, Familienstrukturen hinsichtlich ihrer Bedeutung zum Entstehen und Verlauf einer schizophrenen Psychose zu untersuchen. Im Nachhinein kann man sagen, dass hier weit über das Ziel hinausgeschossen wurde.

Double-bind: Ein überholtes Konzept zur Erklärung der Schizophrenie

Beispielsweise wurde von Bateson und anderen (1969/2002) postuliert, dass die Beziehungsfalle („double-bind") maßgeblich bei der Entstehung einer Psychose beteiligt sein sollte: Eine solche Beziehungsfalle liegt vor, wenn auf einer verbalen Ebene eine bestimmte Botschaft, auf einer nonverbalen die entgegengesetzte Botschaft ausgedrückt wird – wenn beispielsweise ein Partner einem anderen von seinem Wunsch nach Nähe berichtet, gleichzeitig körperlich das Gegenteil ausdrückt. Hinzu kommen muss, um von double-bind-Situationen zu sprechen, dass eine Abhängigkeit zwischen beiden Personen besteht, und schließlich muss eine Diskussion auf der Metaebene unmöglich sein: Es würde beispielsweise ausreichen, mit einem Dritten über die Unmöglichkeit der Situation zu sprechen, um die double-bind-Krise zu entschärfen. So ungünstig und pathogen solche double-bind-Situationen sind – eine Psychose auszulösen sind sie sicherlich nicht in der Lage. Vor allem wurde den Angehörigen psychoseerkrankter Menschen mitunter die „Schuld" an der Erkrankung gegeben, was zu erheblichen familiären Belastungen führte. Angehörige sind häufig die verlässlichsten und unverzichtbaren Begleiter chronisch-psychotisch kranker Menschen. Die Ursachen der Psychose sind, wie wir bereits gesehen haben, vielfältig und zu einem Großteil biologisch begründet.

Familiäre „high-expressed-emotions"

High-expressed-emotions, also sehr ausgeprägte gefühlsmäßige Reaktionen in der Familie, lösen ebenfalls keine Psychose aus und sind nicht ursächlich hierfür verantwortlich. Sie können allerdings die Prognose und den weiteren Verlauf einer Psychose beeinflussen und gegebenenfalls ein Rezidiv anbahnen. Typische Verhaltensweisen von Angehörigen im Sinne einer high-expressed-emotion sind übermäßige Kritikfreudigkeit, feindselige Ablehnung sowie inadäquate Bevormundung und Überbehütung. Dies alles kann dazu führen, dass die hinsichtlich einer psychotischen Entwicklung besonders vulnerablen, dünnhäutigen Patienten noch größere Schwierigkeiten haben, Nähe und Distanz zu regulieren, und dass sich ihre Schwierigkeit, sich nicht emotional von außen vereinnahmen zu lassen, zunimmt. Kurz: Die Ich-Demarkation wird erschwert und die Gefahr einer psychotischen Entgleisung steigt.

Es ist also besonders wichtig (und möglich), den Kommunikationsstil innerhalb einer Familie zu reflektieren und gegebenenfalls zu ändern. Dazu benötigen

Hilfen bei der familiären Kommunikation

Familien teilweise Hilfe, beispielsweise im Rahmen einer strukturellen Familientherapie oder in Angehörigengruppen bzw. Psychoedukationsgruppen für Familien. Hier kann gelernt werden, verletzende und abwertende Kritik zu vermeiden, die Patienten so zu akzeptieren, wie sie sind und ihre Eigenständigkeit soweit wie möglich zu respektieren. Klare Absprachen, klare Kommunikation und Respekt vor dem Anderssein sind von ausschlaggebender Bedeutung. Eine übertriebene Schonung ist genau so unangenehm und kränkend wie eine unsensible Überforderung.

Bei allen mitunter auftretenden Stressoren und Schwierigkeiten im familiären Miteinander: Für die von der Psychose Betroffenen stellen die familiären Bindungen eine meist wichtige Ressource dar. Angehörige sind wichtige Ansprechpartner und können durch Zuneigung, Geduld und Zuspruch viel zur Zustandsbesserung beitragen.

Familiäre Belastungen

Vor allem chronische Psychoseverlaufsformen mit vorherrschender Minussymptomatik, gegebenenfalls aber auch rezidivierenden paranoiden Symptomen stellen eine große Belastung für familiäre Beziehungen dar. Wenn beispielsweise überwertige Ideen oder Wahninhalte in Vorwürfe münden, die psychosekranke Eltern an ihre Kinder richten, kann dies bei den Kindern zu erheblichen Problemen führen. Hier wäre es notwendig, dass der Psychosekranke in gesunden Tagen dem Kind seine Erkrankung erklärt und dass bei Wiederauftreten eines psychotischen Schubs der andere Elternteil, gegebenenfalls auch ein zusätzlicher Dritter (Metaebene), beispielsweise eine Sozialpädagogin (Sozialpädagogische Familienhilfe) erklärt, dass das inadäquate und sonst nicht einzuordnende Verhalten krankheitsbedingt ist.

Ein besonderes Problem besteht häufig darin, dass Ehepartner und andere Familienangehörige nicht immer einschätzen können, ob eine bestimmte Verhaltensweise krankheitsbedingt ist oder Ausdruck einer dysfunktionalen Beziehungsdynamik („Machtspiel"). Angehörigengruppen, bei denen man sich über solche Probleme austauschen kann, leisten hier eine wichtige Hilfe. Hier geht es unter anderem darum, die vermeintliche Einmaligkeit des eigenen Problems zu relativieren, Schuld- und Schamgefühle äußern zu können, auf Verständnis für die eigene Situation zu treffen und von den Erfahrungen anderer zu lernen, Distanz zu schwierigen Beziehungskrisen zu bekommen und Mut und Zuversicht zu tanken. Angehörige haben nicht nur das Recht, sondern die Pflicht, für ihre eigene körperliche und seelische Gesundheit alles denkbar nötige zu tun. Mit dem Aufopfern für das psychotisch erkrankte Familienmitglied ist niemandem gedient, dem Betroffenen am wenigsten. Professionellen Helfern, beispielsweise Sozialarbeitern im Rahmen von psychoedukativen, unterstützenden oder Selbsthilfegruppen sowie in der familiären Beratung kommt hier die Aufgabe zu, Erschöpfungszeichen bei Angehörigen frühzeitig zu erkennen, anzusprechen und die Angehörigen bei ihrem Weg aus ihrer eigenen Krise zu unterstützen.

7.11 Netzwerkarbeit und Casemanagement

Ein dritter, wesentlicher Baustein in der Behandlung und Begleitung insbesondere chronischer Psychosen sind soziale Maßnahmen, die unter anderem auch milieutherapeutische und rehabilitative Aspekte enthalten.

Abbildung 7.6 gibt eine Übersicht über stationäre, teilstationäre und ambulante Hilfsangebote sowie unterschiedliche Maßnahmen in der längerfristigen Begleitung Psychoseerfahrener Patienten.

Stabilisierendes Milieu

Der Sozialarbeit kommt in dieser dritten Säule der Behandlung und Begleitung eine wichtige Rolle zu. Sozialarbeiter begleiten Menschen in der postpsychotischen Phase bei ihrem Bemühen, sich wieder zu reintegrieren. Ausschlaggebend ist zunächst, dass auch die sozialen Maßnahmen darauf abzielen, den Patienten und sein Erleben zu stabilisieren – diesmal durch das Schaffen stabilisierender Milieus. Je nach Zustand des Betroffenen und seinen biografischen Erfahrungen kann es sinnvoll und notwendig sein, dass er nach Entlassung aus der Klinik in ein tagesklinisches Angebot, eine betreute Wohngruppe, ein Übergangswohnheim, beschütztes Wohnen, therapeutische Wohngemeinschaft oder ähnliche Settings kommt. Auch selbständiges Wohnen oder die Rückkehr in die Familie bedürfen mitunter einer behutsamen Anbahnung. Analoges gilt für die Organisation von Arbeit: Erstrebenswert ist sicherlich die Wiederaufnahme des bisherigen Berufs oder zumindest das Eingliedern in den ersten Arbeitsmarkt.

Vorwiegend therapeutische Einrichtungen	Vorwiegend unterstützende Einrichtungen
Ambulante Einrichtungen, z. B. ▪ Psychiater, psychotherapeutische Ärzte und Psychologen in Praxen ▪ Sozialpsychiatrischer Dienst ▪ Psychiatrischer Notdienst	Wohneinrichtungen, z. B. ▪ Betreutes Wohnen für Menschen mit psychischer Behinderung Therapeutische Wohngemeinschaften ▪ Wohnheime für Menschen mit psychischer Behinderung
Teilstationäre Einrichtungen, z. B. ▪ Tageskliniken	Einrichtungen im Arbeitsbereich, z. B. ▪ Werkstätten für Menschen mit psychischer Behinderung ▪ „Patientenfirmen"
Stationäre Einrichtungen, z. B. ▪ Psychiatrische Kliniken ▪ Psychosomatische Kliniken ▪ Psychotherapeutische Rehabilitationskliniken	Einrichtungen im Freizeitbereich, z. B. ▪ Psychosoziale Treffpunkte, „Teestuben" etc. ▪ Angebote im Bereich Sport, Musik, Theater etc.

Abb. 7.6: Therapeutische und unterstützende Einrichtungen für psychisch erkrankte Menschen

Regulierung von Nähe und Distanz

Mitunter sind Menschen mit Psychoseerfahrung aber durch die Schwierigkeit, Nähe und Distanz zu regulieren, dauerhaft von bestimmten Berufsformen überfordert, falls sie immer wieder zu unerträglichem Stress führen. In diesem Fall können arbeitstherapeutische Maßnahmen bei der beruflichen Entscheidungsfindung hilfreich sein. Umschulungen und Arbeitsversuche, aber auch das Arbeiten in alternativen Arbeitsformen (z. B. Zuverdienstwerkstätten, alternative Wohn- und Arbeitsformen) sowie das Arbeiten in einer Werkstatt für Menschen mit Behinderung sind teilweise eine Alternative. Auch bei der Freizeitgestaltung geht es um die adäquate Regulierung von Nähe und Distanz: Zum einen brauchen vulnerable und psychosegefährdete Menschen wie alle anderen Menschen auch soziale Kontakte, zum anderen gelingt es ihnen häufiger schwerer als anderen, die für sie notwendige emotionale und soziale Distanzierung zu haben. Eine Reihe unterschiedlicher Freizeitangebote mit verschiedenen Stufen der Belastung (niedrigschwellig bis herausfordernd) stehen zur Verfügung: Patientenklubs, Teestuben, Tagesstätten, Gesprächsangebote im sozialpsychiatrischen Dienst, Selbsthilfegruppen, gemeindenahe Angebote etc.

Regelung von Finanzen

Auch die Regelung von Finanzen, die Frage nach Sozialhilfe, nach Wohngeld, Wiedereingliederungshilfe, Schwerbehindertenausweis, Beratung bei Verschuldung und anderen finanziellen Problemen fällt häufig in das Aufgabengebiet der Sozialen Arbeit.

Klare Kommunikation

Es geht also darum, das oft durch die Krankheit gestörte Sozialgefüge so zu verändern, dass sich die Umwelt als stabilisierender Faktor herausbildet. Die grundlegenden Prinzipien klarer Kommunikation, der Vermeidung von hoch ausgedrückten Emotionen, Unter- bzw. Überforderung und Feindseligkeit, die Möglichkeit offen zu den Erlebnissen in und nach der Krankheit zu stehen, das Bekämpfen von Stigmatisierung und Herabsetzung – dies alles sind grundlegende Aspekte einer stabilisierenden Milieugestaltung im Bereich des Wohnens, des Arbeitens, der Freizeitgestaltung und der Beziehungsaufnahme zu anderen Menschen allgemein.

Isolierung und Stigmatisierung

Kurz soll in diesem Zusammenhang auf das Casemanagement sowie die Netzwerkarbeit eingegangen werden. Bei der Netzwerkarbeit geht es darum, die vorhandenen oder sich neu anbahnenden sozialen Netzwerke des Betroffenen dahingehend anzuschauen, ob sie dem Ziel nach Stabilisierung förderlich sind. Die große Gefahr der Isolierung (und der Stigmatisierung) muss erkannt und tunlichst vermieden werden. Insofern gilt es, den Betroffenen hilfreich zu sein und für sie adäquate Netze in der Familie, der Nachbarschaft, der Gemeinde, bei Hobbys, Sport, Freizeitgestaltung, unter Kollegen usw. wieder anzubahnen und zu fördern. Zum anderen muss beachtet werden, ob Kommunikation und Art der Beziehung adäquat und stressvermeidend sind. Hier gibt es keine Patentrezepte, sondern die Möglichkeit einer mittelfristigen Begleitung, einer professionellen Beratung des Patienten und Angehörigen oder anderer Mitglieder seiner sozialen Netzwerke sowie im Krisenfalle einer gezielten Krisenintervention, beispielsweise wenn aufgrund eines neuen psychotischen Schubs eine soziale Beziehung vernachlässigt, eine Arbeit abgebrochen oder ein Mietverhältnis verunmöglicht wird.

Casemanagement

Beim Casemanagement geht es hingegen darum, professionelle Hilfsangebote zu suchen und für den Patienten konkret nutzbar zu machen. Beispielsweise gilt es, einen pharmakotherapeutisch erfahrenen Psychiater sowie möglicherweise auch einen Psychotherapeuten zu finden, um mittelfristig eine Pharmako- und Psychotherapie kontinuierlich zu gewährleisten. Aber auch eine gezielte Beratung hinsichtlich der oben genannten sozialen Fragestellungen sollte mit den Therapeuten abgestimmt sein.

Sozialpsychiatrischer Dienst

Für Menschen mit schwerer, chronisch rezidivierender Psychose ist der sozialpsychiatrische Dienst von besonderer Bedeutung. Er ist oft den Gesundheitsämtern angegliedert und besteht aus einem multiprofessionellen Team – ÄrztInnen, SozialarbeiterInnen, sozialpsychiatrisch tätigen Krankenpflegern und Krankenschwestern. Dieser Dienst bietet unter anderem einen stützenden Langzeitkontakt mit Begleitung des Patienten und, wo nötig, Interventionen des Casemanagements an, indem unterschiedliche Hilfeleistungen für den Patienten organisiert und nutzbar gemacht werden. Zudem ist der sozialpsychiatrische Dienst oft die erste Anlaufstelle in Krisensituationen und kann eine Krisenintervention anbahnen und oft auch durchführen.

Auch die Organisation von Selbsthilfegruppen gehört zu den Aufgaben im Rahmen des Casemanagements.

Umgang mit Frühwarnsymptomen

Ein wichtiger Aspekt ist sicher die Schulung des Patienten und seiner Angehörigen hinsichtlich des Umgangs mit Frühwarnsymptomen. In „gesunden Phasen" gilt es sich klar zu machen, woran man ein Wiederaufflackern einer psychotischen Erkrankung erkennt und wie hier zu handeln ist. Am besten setzt der Betroffene in gesunden Tagen fest, was in einem solchen Fall zu tun ist: Welche Klinik er bevorzugt, welche Ärzte und Psychotherapeuten ihm hilfreich waren, welche Medikamente ihm bekommen und welche nicht, welche sozialen Regelungen hinsichtlich Arbeitgeber usw. zu treffen sind, wer informiert werden soll und wer nicht. Beim Aufflackern einer akuten Psychose wird die Krankheitseinsicht mit jedem Tag weniger. Es kommt also darauf an, dass in einem solchen Fall der psychosebetroffene Mensch so früh wie möglich professionelle Hilfe in Anspruch nimmt. Ein vorher ausgearbeiteter Vertrag über das in solchen Krisensituationen sinnvolle Prozedere, erleichtert es auch den Angehörigen, im psychotischen Schub zielgerichtet zu handeln und die entscheidenden Schritte rechtzeitig einzuleiten, wenn es der Betroffene nicht mehr kann.

7.12 Soziokulturelle Aspekte

Wie schon erwähnt, ist die Häufigkeit, mit der schizophrene Psychosen auftreten, kulturunabhängig. Nicht ganz kulturunabhängig sind die Inhalte, an die sich Wahnerlebnisse und andere Symptome anlehnen: Ob man sich von Geheimdiensten oder außerirdischen Lebewesen verfolgt fühlt, ob man sich durch Umweltgifte vergiftet fühlt oder von welcher göttlichen Inspiration man ein außergewöhnliches Sendungsbewusstsein empfängt, ist stark kulturell mitgeprägt – nicht natürlich die Intensität und die innere Psychodynamik, die dem Wahngeschehen innewohnt.

Aber auch der Umgang der Gesellschaft mit psychosebetroffenen Menschen ist in starkem Maße kulturabhängig. Es ist Bäuml (2008) zuzustimmen, wenn er sagt, dass es ein Fortschritt in der Menschheitsgeschichte bedeutet, dass Schizophrenien als Krankheiten angesehen werden. Das war nicht immer so. Oft genug nahm man an, Menschen mit solch außergewöhnlichen Erlebnis- und Verhaltensweisen seien von Dämonen besessen (oder göttlich inspiriert). Psychosebetroffene wurden als Schamanen verehrt oder als Hexen verfolgt. Sie wurden mitunter unter menschenunwürdigen Bedingungen eingesperrt, in Hütten oder Lehmlöcher verbannt, im 17. und 18. Jahrhundert in „Tollhäusern" verwahrt, seit dem 19. Jahrhundert zwar von Medizinern versorgt, aber immer noch weit weg von urbanen Zentren in großen, abseits gelegenen Anstalten betreut, wobei die Betreuung oft nur in der Grundversorgung und Verwahrung bestand – wohl auch, weil man nichts anderes zur Verfügung hatte. Die Einsicht, dass Denken, Fühlen und Wollen eines hirnorganischen Substrats bedarf, reifte ebenso langsam wie die erst Anfang des 20. Jahrhunderts erfolgte Darstellung schizophrener Psychosen als eigenständige und abgrenzbare Krankheitsbilder, insbesondere durch den Psychiater Bleuler.

Verfolgung in der NS-Zeit

Unter dem NS-Regime wurden „Geisteskranke" verfolgt, sterilisiert und oft genug getötet. In maßloser Verkennung hereditärer (erbbezogener) Faktoren und der verbrecherischen Annahme, dabei handele es sich um „unwertes Leben", machten sich Psychiater der Verletzung der Menschenwürde und mitunter der Tötung von Patienten schuldig. Nach dem Krieg wurden Menschen in der schizophrenen Psychose zwar medizinisch behandelt, doch fand diese Behandlung nach wie vor in abseits gelegenen Großkliniken statt. Beruhigung, Verwahrung und mitunter auch Zwangsmaßnahmen prägten (ob zu Recht oder zu Unrecht) das Bild der öffentlichen Meinung.

Einführung von Neuroleptika

Immerhin kam es Anfang bis Mitte der 1950er Jahre zu einem ersten, entscheidenden Umbruch, nämlich der Einführung von Neuroleptika, also Medikamente, die erstmalig zumindest schwere Symptome der Erkrankung, wenn nicht sogar in Ansätzen Teile der Krankheit selbst, wirksam behandeln konnten. Diese neuroleptische Behandlung, auf die bereits in Kapitel 7.6 eingegangen wurde, stellt deswegen eine Zäsur dar, weil es hier erstmals gelang, diese schwere und die Persönlichkeit betreffende Erkrankung wenigstens teilweise wirksam anzugehen.

„Antipsychiatrie"

Es dauerte weitere 15 Jahre, bis im Rahmen der gesellschaftlichen Umwälzung der „68er-Revolution" auch in Deutschland die zunehmend als unhaltbar empfundenen Zustände in der psychiatrischen Versorgung angeprangert wurden. In ganz Europa, vor allem auch in Italien und Großbritannien (verbunden mit dem Namen Basaglia und Lang) sowie in den Vereinigten Staaten etablierte sich die „antipsychiatrische Bewegung", die eine sofortige Auflösung psychiatrischer Großkliniken („totaler Institutionen, Anstalten") forderten und teilweise auch durchsetzte. Die Entwicklung in Deutschland verlief vielschichtig und wurde im Wesentlichen durch die Bewegung der „Sozialpsychiatrie" geprägt, die letztlich eine Öffnung der Großeinrichtungen, eine Dezentralisierung und eine ganzheitliche und nicht mehr nur medikalisierte Versorgung und Begleitung der Betroffenen zum Ziel hatte. Mit der ersten Psychiatrie-Enquete von 1976 sowie der zweiten Enquete von 1981 folgen auch auf gesetzgeberischer Ebene die notwendigen strukturellen Veränderungen hin zu einer gemeindennahen psychiatrischen Versorgung.

Psychiatrie-Enquete und Sozialpsychiatrie

Vernetzung, Dezentralisierung, Partizipiation, Normalisierungsprinzip und Beteiligung der Betroffenen waren die kennzeichnenden Leitlinien. Für die soziale Arbeit bedeutete dies, dass sie in der Netzwerkarbeit, in der Krisenintervention sowie im Casemanagement zunehmend involviert waren. Für die Betroffenen selbst war es ein Schritt zu eigenverantwortlichem und selbst bestimmtem Umgang mit ihrer Erkrankung, aber auch mit der gesamten Lebensperspektive. Es bildeten sich Selbsthilfegruppen und politische Initiativen. Psychoseerfahrene übernahmen es, zumindest teilweise, eine bis dato uniformierte Öffentlichkeit zu informieren und davon in Kenntnis zu setzen, dass sie ihre psychotischen Erfahrungen keineswegs nur als belastend und defizitär interpretierten. Es wurde deutlich, dass auch und gerade Menschen mit Psychoseerfahrungen kreativ, künstlerisch begabt, wissenschaftlich tätig oder zu Berufen mit großer Verantwortung in der Lage sind.

Trialog und Psychose-Seminare

In der „trialogischen Arbeit" auf „Psychoseseminaren", die zunächst vom Hamburger Psychologen Thomas Bock ausging und später bundesweite Verbreitung fand, kommunizierten erstmals Betroffene, Angehörige und Professionelle (also Pfleger und Ärzte) auf Augenhöhe miteinander. In „Behandlungsverträgen" handelten Betroffene mit ihren Ärzten und Therapeuten Maximen der Therapie, Medikamentenschemata einschließlich der Dosierungen sowie Kriseninterventionen bei zukünftigen psychotischen Episoden aus. Psychoedukative Verfahren etablierten sich, um Patienten zu schulen, eigenverantwortlich mit den Erkrankungen, Coping-Strategien und medikamentösen Möglichkeiten umzugehen.

Soteria

In der Schweiz entwickelte der Sozialpsychiater Ciompi den in Amerika entstandenen Soteria-Gedanken weiter, in dem Menschen in der akuten und mit Erregung einhergehenden psychotischen Phase sehr betreuungsintensiv in ansprechender, schützender und „Nestwärme bietender" Atmosphäre behandelt wurden – möglichst ohne oder zumindest mit sehr geringem Einsatz von Medikamenten. Filme nahmen sich des Themas „Schizophrenie und Psychiatrie" an, zunächst eindeutig mit Protestcharakter (zu nennen ist hier insbesondere der Film „Einer flog über das Kuckucksnest" mit Nicholson in der Hauptrolle), später mit einfühlsamen Filmen zum Thema Psychose (wie beispielsweise „Das weiße Rauschen" oder „A beautiful mind"), mit deren Hilfe es gelang, auch einem breiteren Publikum dieses Thema nahe zu bringen. Eine zweite medikamentöse Revolution bahnte sich mit der Einführung der atypischen Neuroleptika an, die nicht nur deutlich weniger Nebenwirkungen als ihre Vorgänger aufwiesen, sondern zudem auch auf Minussymptome positiv wirkten. Zum ersten Mal ging es nun nicht nur darum, störende (auch die Umwelt störende) Auffälligkeiten zu beseitigen, sondern defizitär erlebte Schwierigkeiten wie Rückzug, Unschärfe der Gedanken, Konzentrationsstörungen und anderes mehr anzugehen – mit der Option, auch bei schwierigeren Verlaufsformen eine Reintegration in das soziale Leben zu ermöglichen.

So positiv diese Entwicklungen sind – von einer Normalisierung, geschweige denn einer Inklusion psychoseerfahrener Menschen sind wir sicher noch weit entfernt. Noch immer ist der Begriff der „Schizophrenie", des „Irre-seins" oder „Verrückt-seins" stigmatisierend. Noch immer wird diese Diagnose oft tabuisiert (wenn beispielsweise die Mutter eines Patienten sagte: „Hätte mein Sohn doch nur Krebs – dann könnte ich wenigstens mit den Nachbarn darüber reden. Aber so ..."). Immer noch werden Schwierigkeiten im Familiensystem tabuisiert und die Zeiten, in denen Familienangehörige beschuldigt wurden, zur psychotischen Entwicklung ihrer Kinder beigetragen zu haben (Stichwort: „schizophrenogene Mutter") sind noch nicht allzu lange her. Ängste vor Medikation, Ausgrenzung und Stigmatisierung sind leider nur zu verständlich. Während die medizinische Behandlung deutliche Fortschritte gemacht hat, hinkt die soziale Begleitung leider noch ein gutes Stück hinterher. In der politischen Arbeit, der Aufklärung, dem steten Bemühen nicht nur um Integration, sondern um Inklusion der Betroffenen sowie der Vermittlung des Wissens darum, dass die Möglichkeit einer Psychose auf jeden Menschen zukommen kann und psychotisches Erleben eine menschliches, heute gut zu begleitendes und behandelndes Phänomen ist, liegt eine große Aufgabe und Verantwortung gerade auch der Sozialen Arbeit und präventiven Pädagogik.

7.13 Literaturhinweise und Vertiefungsfragen

Bäuml, J. (2008): Psychosen aus dem schizophrenen Formenkreis. Ein Ratgeber für Patienten und Angehörige. 2. Aufl. Springer, Berlin
Unbedingt zu empfehlender, ausführlicher und gut verständlicher Patientenratgeber

Finzen, A. (2004): Schizophrenie. Die Krankheit verstehen. 8. Aufl. Psychiatrie-Verlag, Bonn
Empatisches, fundiertes und gut zu lesendes Buch, in dem alle wesentlichen Aspekte dieser Erkrankung sowohl für den professionellen Helfer als auch den interessierten Laien dargestellt werden.

Hartwich, P., Barocka, A. (Hrsg.) (2006): Schizophrene Erkrankungen. Prophylaxe, Diagnostik und Therapie. Verlag Wissenschaft und Praxis, Sternenfels
Umfassendes Lehrbuch

Vertiefungsfragen

7.1 Erläutern Sie kurz die besondere Ambivalenz chronisch-schizophren Erkrankter zu emotionaler Nähe und Distanz!

7.2 Was verstehen Sie unter der Minus-Symptomatik schizophrener Psychosen und wie wirkt sie sich auf die Prognose aus?

7.3 Erläutern Sie bitte das Vulnerabilitätskonzept und gehen Sie auf mögliche Zusammenhänge von genetischen, biochemischen, biografischen und akut stressbedingten Faktoren bei der Entstehung einer schizophrenen Psychose ein.

Multiple-Choice-Fragen zu diesem Kapitel finden Sie unter www.reinhardt-verlag.de und www.utb-mehr-wissen.de.

8 Depressionen

8.1 Definition und Epidemiologie

So sinnvoll die Trauer ist: Wie andere Gefühle auch kann sie umschlagen in ein Extrem, in die Depression. Kennzeichnend für die Depression ist unter anderem, dass sie wesentlich länger andauert als die Trauerreaktion, in Ausprägung und Stärke manchmal unerklärlich, manchmal subjektiv unangemessen gegenüber einem möglichen Auslöser ist, und vor allem der starre Affekt, d. h. die Unfähigkeit auch andere Gefühle wie Interesse, Liebe oder Wut zumindest temporär wahrzunehmen. Während wir normalerweise, auch in Phasen der Trauer, zwischendurch durchaus emotional angepasst und modulierend auf andere Eindrücke reagieren, also selbst in der Trauerphase gelegentlich lachen oder Aggression empfinden können, fällt bei schwereren Depressionen das starre Verharren in der Niedergeschlagenheit auf. Bei schwersten Depressionen kann zudem noch nicht mehr die Trauer erlebt werden. An ihre Stelle tritt eine tiefe Leere und Gefühllosigkeit. Zudem sind Depressionen oft einbruchsartig und stehen, wie bereits erwähnt, oft in keinem Verhältnis zu einem eventuellen Auslöser, der zudem nicht als Grund der Depression anzusehen ist. Eine Depression äußert sich auf vegetativ-körperlicher Ebene, in Antrieb und Verhalten, im Fühlen und im Denken. Auf der vegetativ-körperlichen Ebene zeigen sich die Betroffenen erschöpft und energielos.

Biorhythmus und Depression

Depressive Patienten sind müde, haben Einschlaf- oder Durchschlafstörungen, kommen nicht aus dem Bett, haben oft eine Tagesschwankung ihrer Depression, die sich morgens am stärksten zeigt und die im Laufe des Tages etwas abnimmt und zeigen eine Verschiebung der „zirkadianer Rhythmen", volkstümlich als „biologische Uhren" tituliert.

Viele Hormon- und Neurotransmitter sind an Tageszeiten angepasst, so dass wir zu bestimmten Zeiten besonders wach, besonders erregt, besonders müde, aufnahmefähig, sexuell erregbar sind – zahlreiche andere Parameter verlaufen in Tagesschwankungen. Es scheint so, als ob einige dieser Biorhythmen aus dem Takt geraten. Zusammenhänge mit Lichtmangeldepressionen, einer Unterform, bei der ein Teil der Patienten in Herbst und Winter unter Depressionen leiden, mögen darauf hinweisen, dass lichtgetriggerte hormonelle Prozesse durcheinander geraten und im Gefolge auch emotionale Irritationen hervorrufen.

Hoimar von Ditfurth (1993) weist auf einen engen Zusammenhang zwischen Niedergeschlagenheit und Zeitempfinden hin. Während wir normalerweise unsere alltäglichen Verfehlungen im sozialen Kontakt deswegen ertragen können, weil wir in Zukunft etwas ändern können, ändert sich dies bei Verlusterlebnissen: Der Abschied von einem geliebten, verstorbenen Menschen ist endgültig, und manches Ungesagte bleibt für immer ungesagt. Bei einer Scheidung werden Fakten gesetzt, die einer anfangs so hoffnungsvollen Liebesbeziehung ein enttäuschendes Ende setzen – auch hier entfällt manche Möglichkeit der Hoffnung auf Veränderung. Bei der Depression schließlich kann es zu einer Verschiebung der inneren Werdenszeit, einem subjektiv erlebten Stillstehen der Zeit kommen. Dies führt zu erlebter Hoffnungslosigkeit: Durch nichts oder niemanden ist der so Deprimierte davon zu überzeugen, dass es für ihn noch eine Chance oder einen Neubeginn in der Zukunft gibt.

Somatische Störungen

Somatische Störungen können im Vordergrund der Depression stehen: Mögliche Symptome sind „ein Kloß im Hals", Schwindelgefühle, Glieder- und andere Schmerzen, Appetitlosigkeit, Gewichtsveränderungen, Druck auf der Brust sowie vermindertes Interesse an der Sexualität.

Auch der Antrieb ist deutlich herabgesetzt, was sich im Verhalten zeigt: Arbeiten, die in normalen Zeiten leicht von der Hand gehen, werden nicht mehr geschafft. Man kann sich auf nichts mehr konzentrieren und interessiert sich für nichts mehr. Entscheidungen und anstehende Aufgaben werden „vor sich her geschoben". Mitunter gerät man in hektische Betriebsamkeit, ohne dass hierbei Zielgerichtetes und Sinnvolles erledigt werden könnte. Man kann sich zu nichts mehr aufraffen, Entscheidungen fallen schwer. Manche Patienten „verkriechen" sich ins Bett, isolieren sich, oder berichten, dass Kontakte zu anderen Menschen ungewohnt schwer fallen. Sie fühlen sich wie „versteinert", hinter einer Glaswand, vor der sie zwar soziales Leben und Freude anderer Menschen beobachten, aber nicht dazu gehören, oder, was ihr Erleben angeht, wie „vereist". Ständiges Weinen, Trauermimik oder Seufzen können ebenfalls Begleiterscheinungen sein.

Psychische Symptome

Auf der psychischen Ebene wird die Depression oft mit dem Suffix „-los" beschrieben: man fühlt sich antriebslos, hoffnungslos, ziellos, kraftlos und was dergleichen Attributionen mehr sind. Die Lebensfreude ist verloren gegangen, man hat keine Lust mehr. Am Anfang einer depressiven Entwicklung zeigt sich tiefe Traurigkeit, die von Empfindungslosigkeit, Leere und Versteinerung abgelöst werden kann. Man fühlt sich wie abgestorben, und es überkommt den Betroffenen eine tiefe Niedergeschlagenheit und Hoffnungslosigkeit. Mitunter können aber auch innere Unruhe, unerklärliche Angstzustände oder Gereiztheit auftreten. Fast immer haben die Betroffenen den Eindruck, versagt zu haben und nutz- und wertlos zu sein. So kreist auch ihr Denken immer wieder und in wenig zielgerichteter bzw. problemlösender Weise um das vermeintliche Versagen, die Hoffnungslosigkeit, die Sinnlosigkeit und den Leidenszustand: „Das wird nicht besser, alles ist sinnlos, mein Leben ist nichts wert".

Depressiver Wahn

In der schwersten Form der Depression kann sich dieses Denken wahnhaft verdichten: Unkorrigierbar ist man davon überzeugt, dass man schwerste Schuld auf sich geladen hat, unheilbar krank ist oder vor dem finanziellen Ruin steht. Die drei menschlichen Grundbedürfnisse nach Gesundheit, sozialer Integrität und sozialer Sicherheit werden also in einer hoffnungs- und perspektivlosen Weise wahrgenommen.

Diese tiefe Hoffnungslosigkeit führt häufig zu suizidalen Gedanken, doch kann bei schwerer Depression die gleichzeitig vorhandene Antriebslosigkeit möglicherweise dazu führen, dass der Suizid nicht ausgeführt wird. Dies ändert sich möglicherweise, wenn der Antrieb ansteigt, die Stimmung aber noch nicht. Hierauf wird weiter unten (Kap. 8.8) eingegangen.

Depressionen sind häufige Erkrankungen: Etwa 20% aller Menschen erleiden – kultur- und gesellschaftsunabhängig – wenigstens einmal in ihrem Leben eine

Depression, die der Behandlung bedarf. Allerdings ist der Anteil der schwersten Depressionen (major depression) deutlich geringer.

8.2 Biologische Grundlagen

Jede sinnliche Wahrnehmung wird vom Limbischen System, dem „Mischpult unserer Gefühle“, vorbewusst bearbeitet und emotional bewertet. Ob wir es wollen oder nicht: Äußere Ereignisse (die Begegnung mit einem die Zähne fletschenden Hund) oder innere Zustände (Hungergefühle) werden gefühlsmäßig eingeordnet und führen zunächst zu vegetativen und hormonellen Reaktionen. Diese wiederum werden von der Inselregion unseres Großhirns „erlebt“. So wie sich visuelle Eindrücke in der Sehrinde niederschlagen und dort zu einem Seheindruck führen (der später von übergeordneten Zentren „erkannt“ wird), so spiegeln sich die körperlichen Veränderungen als Begleitung einer Emotion in der Insel als gefühltes Erleben wieder. Im Falle der Trauer fühlen und spüren wir, dass wir matt und schlapp sind, keine Energie haben, der Antrieb herabgesetzt ist, wir Schmerzen empfinden und anderes mehr. Erst in übergeordneten Zentren, insbesondere der Stirnregion des Großhirns, werden diese zuvor als Gefühle wahrgenommenen Eindrücke analysiert („Ich weiß nicht, was soll es bedeuten, dass ich so traurig bin?“). Hier werden wir uns unserer Trauer, unserer Hoffnungslosigkeit, der Antriebslosigkeit, der Niedergeschlagenheit und anderer Eindrücke bewusst, können uns nach Ursachen fragen und über Bewältigungsmöglichkeiten nachdenken. Trauer ist, wie auch Angst und andere Primärgefühle, evolutionär sinnvoll – sonst hätten wir diese Gefühlsdimension nicht in unserem Repertoire.

Vegetative Ebene

Kummer und Trauer lassen sich auf einer basal körperlichen und vegetativen Ebene durch einen Verlust von Energie und Vitalität beschreiben. Die Haltung ist gedrückt, die Mimik starr, man scheint an Lebendigkeit eingebüßt zu haben und alle Aktivitäten sind mehr oder weniger gehemmt, der Appetit nimmt ab, das Essen schmeckt nicht mehr, an Sexualität, aber auch an Spiel und Zerstreuung, verliert man das Interesse, und man kann seine Energie nicht mehr auf ein Ziel bündeln. Außerdem können lang anhaltende Trauerreaktion zur Erschöpfung führen: Der Schlaf ist gestört und man wacht mit einer bleiernden Müdigkeit auf. Der mimische Ausdruck von Trauer ist biologisch festgelegt und wird vom Limbischen System kontrolliert: Die Augenbrauen sind pi-förmig nach oben und innen gebogen, die Mundwinkel nach unten gezogen, der mittlere Teil der Unterlippe wird nach oben gedrückt und der bekümmerte Gesichtsausdruck lässt das Gesicht „den Tränen nahe“ erscheinen. Psychisch äußert sich Trauer als eine Empfindung, in der wir uns einsam und isoliert, ohnmächtig und elend, ungeliebt und wertlos fühlen. Und auf der sozialen Ebene fallen uns nicht nur Alltagsverrichtungen, sondern auch der Kontakt zu anderen schwer. Wir verlieren das Interesse am sozialen Austausch, neigen dazu, uns zurück zu ziehen und zeigen uns verletzlich und hilflos, manchmal abhängiger von anderen.

Sinn der Trauer

Fragen wir uns nach dem Sinn der Trauer, so muss zunächst festgehalten werden, dass Trauer bei Verlusterlebnissen auftritt. Der Verlust materieller Güter (im Alten Testament wird beschrieben, dass Hiob sein Haus, seine Herde, seine Weideplätze verliert) kann ebenso Trauer hervorrufen wie der Verlust eines geliebten Menschen (durch Scheidung oder Tod), der Verlust eines Organs oder der bisherigen körperlichen Integrität (beispielsweise im Rahmen einer Krebsoperation), der Verlust des Arbeitsplatzes, der Heimat (beispielsweise bei Flucht oder Vertreibung) aber auch der Verlust bisheriger Hoffnungen und Zukunftspläne, die sich als unrealistisch erwiesen haben. Welchen Sinn macht es aber, auf ein solches Verlusterlebnis mit Trauer zu reagieren?

Wir sahen, dass der Körper auf vegetativer Ebene in die „vagotone Reaktion" einschwenkt: Der Verlust an Energie, Vitalität, Einsatzbereitschaft und Elan – kurz: das Abkehren von der „sympatikotonen Kampfreaktion" signalisiert, dass der Körper seine Kräfte erschöpft hat und Erholung braucht. In der Tat gibt es enge Zusammenhänge zwischen überbordendem Stress, Erschöpfung und Verlusterlebnissen, und wir werden später eben solche Zusammenhänge zwischen Erschöpfungssyndrom und Depression kennen lernen. Jedenfalls braucht der Körper ganz offensichtlich eine Ruhe- und Erholungsphase, in der seine Kräfte zur Regeneration eingesetzt werden. Dies gilt nicht nur auf körperlicher, sondern auch auf psychischer Ebene. Wer nach einer gescheiterten Ehe nicht nur seinen Partner, sondern auch einige Illusionen über die Beziehung und sich selbst verloren hat, tut gut dran, innezuhalten, diesen Verlust zu verarbeiten und sich nicht sofort ins nächste Liebesabenteuer zu stürzen. Man weiß, dass Witwen und Witwer, die sich nicht zu trauern gestatten oder denen dies von der Gesellschaft nicht ermöglicht wird, signifikant häufiger im ersten Jahr nach dem Verlust ihres Angehörigen an schweren Krankheiten erkranken. Offensichtlich braucht auch die Seele Zeit, das Verlusterlebnis zu verarbeiten und zu trauern.

Trauerrituale

Zahlreiche Riten (in unserem Kulturkreis beispielsweise die Trauertage vor und nach der Beerdigung, das 6-Wochenamt, das Jahres-Seelenamt, zyklisch wiederkehrende Totengedenktage und anderes mehr) sind die kulturell-gesellschaftliche Antwort auf die tief verwurzelten Erkenntnisse, dass Menschen Zeit zur Trauer brauchen.

Trauer als Bindungsemotion

Darüber hinaus ist Trauer eine Bindungsemotion: Geteiltes Leid ist halbes Leid – so sagt der Volksmund, und das gemeinsame Trauern um Verstorbene oder der empathische Beistand in Phasen des Verlustes ist nicht nur hilfreich und wohltuend für den Trauernden, sondern stärkt das Gemeinschaftsgefühl aller an diesem Prozess Beteiligten (näheres hierzu bei Hülshoff 2006). Nicht zuletzt durch die genetisch angelegten Spiegelneurone, die tätig werden, wenn wir bestimmte Prozesse bei unserem Gegenüber erleben, ohne das wir selbst davon betroffen sind, sind wir Menschen empathiefähig und können, wenigstens für kurze Zeit, gefühlsmäßig „mitschwingen". Ein weinendes Kind berührt uns, und auch an einem Bettler können wir nicht so ohne weiteres unbeteiligt vorbei gehen (wenngleich wir sekundär unsere Reaktionen steuern können).

Die Trauer als Bindungsemotion kann dysfunktional werden, wenn sie das einzig verbindende zwischen Menschen ist: Eine Ehe, die nur durch gemeinsames Mitleiden, nicht aber durch gemeinsam erlebte Freude, Aggressionen und Liebe/Erotik geprägt ist, ist sicherlich problematisch. Schließlich bewirkt die erlebte Trauer nach einem Verlust, dass wir sorgsamer mit uns, unseren Ressourcen und unseren sozialen Beziehungen umgehen. Wer den Verlust eines Organs zu beklagen hat, wird künftig vielleicht in besonderer Weise auf seinen Körper achten, nach dem Verlust eines Partners wird man zukünftigen Beziehungen vielleicht mehr Aufmerksamkeit schenken, und der Verlust von Hab und Gut lässt uns möglicherweise in Zukunft vorsichtiger mit unseren Finanzen umgehen.

8.3 Ursachen und Auslöser

Wie schon die Trauer, so manifestiert sich auch die Depression auf körperlicher, seelischer und sozialer Ebene. Wie wir gesehen haben, gilt dies zunächst für die Symptome und Erscheinungsformen, das Äußern von Depression und das innere Erleben derselben. Es gilt auch für die Ursachen, die in der Regel multifaktoriell sind. Im Folgenden soll auf die Bedeutung der Neurotransmitter, hormoneller Faktoren, die Bedeutung von Licht und zirkadianen Rhythmen, genetischer Faktoren, früher und schwerer Verlusterlebnisse in prägenden Kindheitsphasen, belastender Lebensereignisse (Life-Events), Stress und Erschöpfung und akuter körperlicher Faktoren bei der Entstehung einer Depression eingegangen werden. Das Vulnerabilitätskonzept versucht, diese unterschiedlichen Faktoren zusammen zu fassen, was insbesondere für eine mehrdimensionale Therapie von Bedeutung ist.

Vergegenwärtigen Sie sich noch einmal die Abbildung 7.2 – sie skizziert die Vorgänge am synaptischen Spalt, dem Übergang von einer zur anderen Nervenzelle. Hierbei führt die Erregung der ersten Nervenzelle zur vermehrten Ausschüttung chemischer Botenstoffe, sogenannter Neurotransmitter, in den zwischen beiden Nervenendigungen liegenden synaptischen Spalt. Gelangen die Neurotransmitter an die Rezeptoren der gegenüberliegenden Seite, auf die sie wie Schlüssel in ein Schloss passen, so führen hiermit verbundene Membranveränderungen zu einer Erregung der zweiten, postsynaptischen Nervenzelle. Die elektrische Erregung wird also durch eine chemische Erregung von einer zur anderen Nervenzelle weiter geleitet.

Serotonin und Noradrenalin

Bei den Zellverbänden des Limbischen Systems, die vor allem bei der Regulation unserer Affekte und Stimmungen von Bedeutung sind, spielen die Neurotransmitter Serotonin und Noradrenalin eine besondere und wichtige Rolle. Sie sind am Erregungs- und Wachheitszustand, an der Konzentrationsfähigkeit, dem Anbahnen von Lernprozessen, der subjektiv erlebten Vitalität, dem Interesse und der Möglichkeit, Freude zu erleben sowie an den Gegenpolen dieser Emotionen (nämlich Trauer bzw. Depression) beteiligt. Bei Depressionen liegt vor allem ein relativer Mangel an Serotonin, in zweiter Linie auch an Noradrenalin vor. Darüber hinaus sind offensichtlich auch die Rezeptoren in Struktur und Funktion verändert. Wie noch zu zeigen sein wird, greifen Antidepressiva in diesen Prozess ein – zunächst, indem sie die Wirkdauer oder die Konzentration von Serotonin bzw. zusätzlich Noradrenalin verlängern bzw. verstärken, später, indem es sekundär zu einer funktionalen und strukturellen Veränderung der postsynaptischen Rezeptoren kommt – ein Effekt, der in der Regel einige

Wochen dauert, weswegen viele Antidepressiva erst nach einem Monat ihre gemütsaufhellende und antriebssteigernde Wirkung zeigen.

Das Ungleichgewicht, bzw. der relative Mangel von Serotonin und in zweiter Linie Noradrenalin scheint bei der Entstehung einer Depression eine ausschlaggebende Rolle zu spielen – allerdings kommen noch andere Faktoren ins Spiel.

Lichtmangel

Auf hormonelle Labilität und ihre auslösende oder verstärkende Funktion bei einer Depression wurde bereits hingewiesen. Auch kann relativer Lichtmangel zur Veränderung im Melatonin-Haushalt führen, was zu einer Verschiebung zirkadianer Rhythmen (biologischer Uhren) und im Gefolge zu einer Irritation des Neurotransmitterhaushaltes führen und ebenfalls eine Depression auslösen bzw. begünstigen kann.

Wie oben bereits gesagt, können vielfältige körperliche Erkrankungen, beispielsweise degenerative Hirnerkrankungen oder Infektionen, über zum Teil ungeklärte Mechanismen ebenfalls das labile Stoffwechselsystem des Gehirns beeinflussen und zu einer Depression beitragen.

Dysstress und Erschöpfung

Auch überbordender und unphysiologischer Dysstress sowie körperliche Erschöpfung führen über hormonelle Veränderungen (vagotone Lage, massive Adrenalinausschüttung, im Erschöpfungssyndrom massive Cortisolausschüttung) sowie eine Veränderung im Neurotransmitterhaushalt (Abnahme von Serotonin) zu depressiven Reaktionen (die mitunter nach einer durchgeschlafenen Nacht, einer Kur oder anderen Auszeiten wieder behoben werden können – im Rahmen einer in Gang gekommenen Depression mitunter leider nicht).

Genetische Faktoren

In den letzten Jahren sind genetische Faktoren vermehrt in den Fokus wissenschaftlicher Untersuchungen geraten. Mit Hilfe von Zwillingsstudien haben sich schon seit langer Zeit Hinweise auf eine genetische Vulnerabilität ergeben: Die Konkordanz, d. h. dass ein eineiiger Zwilling mit derselben Wahrscheinlichkeit an einer Depression erkrankt wie sein Geschwisterkind, liegt bei 50-60%, was eine sehr hohe Rate ist, aber eben nicht 100% entspricht. Es gibt also neben der vererbten Anfälligkeit für Depression offensichtlich Faktoren, die vor der Krankheit schützen (protektive Faktoren) bzw. Faktoren, die eine Depression auslösen bzw. verstärken. Insofern ist die Depression keine Erbkrankheit. Vererbt wird nicht die Depression, sondern möglicherweise eine gewissen Verletzlichkeit.

Vulnerabilitäts-Stressmodell

Dabei ist die Fähigkeit, auf Verlusterlebnissen mit Trauer zu reagieren und sich zurück zu ziehen sowie die damit verbundenen Vorgänge im Limbischen System, insbesondere die Reaktionen des Serotonin- und Noradrenalinhaushaltes, bei allen Menschen vererbt. Eine genetisch bedingte Vulnerabilität zeigt sich möglicherweise darin, dass bei manchen Menschen der Serotoninspiegel (oder/und der Noradrenalinspiegel) generell etwas niedriger liegt, die Schwankungen in der Produktion dieser Neurotransmitter irritierbarer sind, die Veränderung an den postsynaptischen Rezeptoren irritierbarer ist oder andere Parameter in Stresssituationen in besonderer Weise in Erscheinung treten. Dies zeigt sich möglicherweise in einer hohen Empathiefähigkeit, einem Neigen zu Melancholie, Empfindsamkeit und anderen seelischen Erscheinungsformen mehr, die normalerweise nicht als Leidenszustand erlebt werden bzw. als Krankheit in Erscheinung treten. Ein Großteil der solcherart von der Natur ausgestatteten Men-

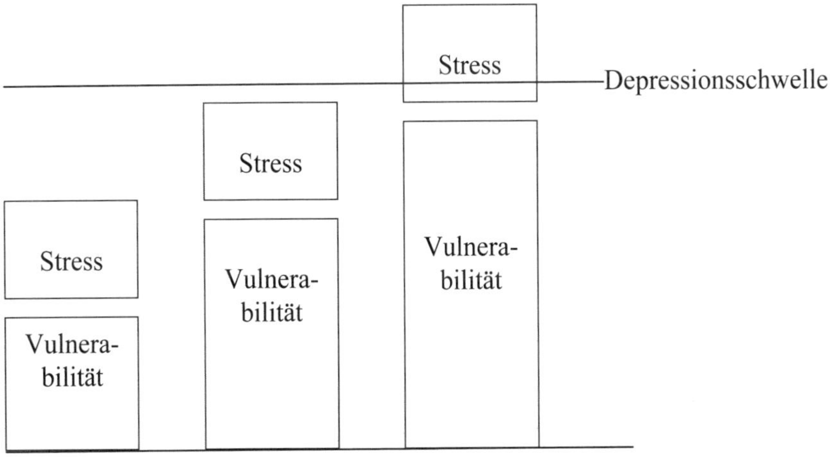

Abb. 8.1: Vulnerabilitäts-Stress-Modell bei der Depression (Modif. n. Pitschel-Walz 2003, 21)

schen werden, also ohne Depression durchs Leben gehen. Erst bei zusätzlichen Belastungen kommt es dann zu einer Depression.

Die Abbildung 8.1 verdeutlicht in vereinfachter Form dieses „Vulnerabilitäts-Stressmodell". Alle drei skizzierten Personen mögen der gleichen Stressintensität ausgesetzt sein. Aufgrund vorherrschender Vulnerabilitat, die genetisch, aber auch biografisch mit beeinflusst werden kann, kommt es bei der dritten Person schon bei geringfügigeren Stresserlebnissen zu einer Depression, weil hier ein kritischer Grenzwert überschritten wird.

Biografische Faktoren

Zweifellos sind die wichtigsten Vulnerabilitätsfaktoren biologischer, insbesondere genetischer Natur und zeigen sich in einer erhöhten Irritierbarkeit des Neurotransmitter- und Hormonsystems. Darüber hinaus aber spielen biografische Einflüsse eine wichtige, wenn auch geringere Rolle. Anhaltende Vernachlässigung oder Verlusterlebnisse in wichtigen prägenden Phasen, insbesondere der frühen Kindheit, in der Urvertrauen und Bindungsfähigkeit aufgebaut wird, können eine schon bestehende Verletzlichkeit verstärken und den Menschen ein Leben lang anfälliger für Trauer, bzw. im Extrem für Depression werden lassen. Auch das Fehlen von Geborgenheit, Halt und Sicherheit gebender emotionaler Zuwendung sowie sozialer Strukturen (beispielsweise bei Vertreibung oder Flucht) können, wenn sie lang andauern und vor allem in wichtigen, prägenden Kindheitsphasen auftreten, belastend sein.

Life-Events

Schließlich können belastende Lebensereignisse (Life-Events) eine Rolle spielen: Die wiederholte Erfahrung von Arbeitslosigkeit, Verlust von körperlicher Integrität in Folge einer rezidivierenden chronischen und mit schweren Eingriffen verbundenen Erkrankung oder wiederholte soziale Traumen können eine Depression auslösen, verfestigen oder ihren Verlauf ungünstig beeinflussen. Schließlich führen dann auslösende Ereignisse, oft nicht zu bearbeitender Stress, Erschöpfung oder Verlusterlebnisse zum akuten Auftreten einer Depression.

Ursachen und Auslöser

Sie alleine können als Auslöser in der Regel die Depression nicht erklären – der Verursachung der Depression wird man erst auf die Spur kommen, wenn man das gesamte Ursachenbündel, gekennzeichnet durch die individuelle körperliche wie biografische Belastung, berücksichtigt.

8.4 Erscheinungsformen, Symptome, Schweregrade

Schweregrad

Depressionen können nach ihrem Schweregrad, nach ihrem Verlauf, hinsichtlich möglicher Gründe und Auslöser sowie körperlicher Aspekte unterschieden werden. Nach dem Schweregrad werden, insbesondere von der ICD-10 der WHO sowie dem DSM IV (Diagnostische und Statistisches Manual) der amerikanischen Psychiatrie-Assoziation die schweren Depression (major depressions) von mittleren und leichteren Verlaufsformen (minor depressions) unterschieden. Erstere sind in etwa mit den früheren „endogenen Depressionen" gleich zu setzen, doch verzichtet man heute auf mögliche Ursachenzuschreibungen und geht zunächst nur von der Schwere der Depression aus. Minor depressions umfassen vor allem depressive Anpassungsstörungen und Reaktionen, auf die weiter unten noch eingegangen wird.

Verlaufsformen

Hinsichtlich des Verlaufs kann man phasenhafte Depressionen, die oft einbruchsartig beginnen, von längerfristigen Depressionen bzw. dysthymer Neigung zur traurigen Gestimmtheit unterscheiden. Phasenhafte Depressionen dauern in der Regel drei bis zwölf Monate, können allmählich oder – häufiger – plötzlich beginnen und lösen sich meist nach einer längeren Phase wieder auf. Eine Reihe von Patienten erleben nur einmal in ihrem Leben eine depressive Phase, die dann als depressive Episode eingestuft wird, während andere unter rezidivierenden Depressionen leiden. Treten solche Phasen immer als Depression auf, werden sie als unipolar bezeichnet.

Bipolare Störungen

Kommt es hingegen (in einem Zehntel der Fälle) auch zu Zeiten unangemessener Ausgelassenheit, inadäquat gehobener Stimmung oder Gereiztheit, was man als Manie bezeichnet, so handelt es sich um eine bipolare Verlaufsform, bei der die beiden Pole als Depression oder Manie in Erscheinung treten.

Die meisten Depressionen zeigen sich nicht in der schweren Form einer major depression oder einer phasenhaften Depression, sondern als Anpassungsstörung im Zusammenhang mit schweren Belastungen oder einschneidenden Ereignissen, wobei allerdings die Reaktion über die normale Trauerreaktion hinausgeht. Hierbei handelt es sich entweder um ein kurze depressive Reaktion von etwa einem Monat, oder um eine verlängerte depressive Reaktion als Antwort auf eine belastende Lebenssituation, nicht verarbeitete Trauer und vor allem überfordernden Stress und damit resultierendem Erschöpfungssyndrom. Kurze wie verlängerte depressive Reaktionen werden als „Anpassungsstörungen" zusammengefasst.

Von einer Dysthymie spricht man, wenn eine fortgesetzte Neigung zu trauriger Gestimmtheit oder depressiver Symptome besteht (mindestens zwei Jahre). Körperliche Veranlagung, aber auch frühe und einschneidende bzw. dauerhafte Verlusterlebnisse oder Bindungsstörungen können zu einer solchen Trauer, bzw. zu Depression neigenden Grundstimmung beitragen (s. u.).

Somatisch verursachte Depression

Schließlich sei auf organische und hormonelle Gründe für eine Depression hingewiesen: Zahlreiche körperliche Erkrankungen, beispielsweise Schilddrüsenstörungen, Schlaganfall, Alzheimererkrankung, Parkinson, Krebserkrankungen, Borreliose oder AIDS, können mit Depressionen einhergehen und zwar nicht nur durch die durch das Krankheitserlebnis ausgelöste Trauer, sondern auch durch hormonelle Verschiebungen und Veränderungen in Neurotransmitterhaushalt als Ausdruck der organischen Erkrankung.

B

Die Borreliose, die sich als Infektion des Gehirns manifestieren kann, kann durch die hiermit verbundenen biochemischen Veränderungen zu einer Verschiebung des Serotoninhaushaltes zu einer organisch bedingten Depression beitragen. Selbst ein „harmloser viraler Infekt" führt mitunter zu tiefer Niedergeschlagenheit. Das gilt insbesondere auch für Zeiten hormoneller Umstellung, beispielsweise der Pubertät (die bekanntlich anfällig für Stimmungsschwankungen nach dem Motto „himmelhochjauchzend – zu Tode betrübt" ist), aber auch für Klimakterium und hormonelle Veränderung bei Männern und Frauen in der zweiten Lebenshälfte.

Baby-Blues

Vor allem bei der Umstellung nach der Geburt eines Kindes kommt es wesentlich häufiger als vermutet, nämlich bei 50–80% aller Mütter, zu einer hormonell bedingten kurzen Phase der Niedergeschlagenheit, typischerweise einige Tage nach der Geburt, die mitunter als „Babyblues" bezeichnet wird. Dauert sie länger an, kann sie in eine schwere Wochenbettdepression umschlagen (die zum Glück seltener ist), in deren Gefolge die Mütter körperlich wie psychisch gefährdet sind. Auch die Kinder können wegen der manchmal daraus resultierenden Mangelversorgung gefährdet sein, insbesondere wenn kein familiäres und soziales Netz zur Verfügung steht. Das Wissen, dass es sich hierbei um eine Krankheit der Mutter handelt (und keineswegs um ein schuldhaftes Verhalten), medizinische Therapie und soziale Begleitung der Mutter sowie Hilfen für das neugeborene Kind sind sinnvolle und notwendige Maßnahmen in dieser vorübergehenden, aber schweren Erkrankungsphase.

Seasonal Affective Disease

Schlussendlich sei auf jahreszeitlich bedingte Depressionen hingewiesen (Seasonal Affective Disease, SAD), die als rezidivierende depressive Störungen vor allem in Herbst, Spätherbst und im Winter auftreten, oft regelmäßig. Etwa 5% der hiesigen Bevölkerung sind hiervon betroffen, während die Zahl der Betroffenen in nördlicheren Breitengraden (Alaska, Skandinavien) bei bis zu 20% der Bevölkerung liegt.

8.5 Diagnostik und Diagnose

Symptome

Wenn auch das Vollbild einer schweren Depression in der Regel von den Mitmenschen als „Depression" erkannt wird, ist bei leichteren oder unklaren Verlaufsformen die Diagnose und insbesondere das Feststellen bestimmter Unterformen einer Depression nicht ganz leicht vorzunehmen und erfordert eine gewisse klinische Erfahrung. Typische Veränderungen (Symptome), die untersucht und festgestellt werden sollten, sind die depressive Verstimmung, spezifische Antriebsstörungen sowie depressive Denkstörungen und nicht zuletzt körperliche Symptome wie Appetitlosigkeit, Schlafstörungen, Libidoverlust, Schwindel, Kopf-, Rücken- oder Magenschmerzen und einiges mehr.

Untersuchungen

Gerade die körperlichen Symptome aber führen den Patienten manchmal zum Hausarzt oder Facharzt anderer Provenienz und werden mitunter nicht sofort als Anzeichen einer Depression erkannt, was zu Fehldiagnosen und Fehlbehandlungen führt. Zu einer gründlichen körperlichen Untersuchung gehören auch Laboruntersuchungen (beispielsweise zum Ausschluss bestimmter Stoffwechselerkrankungen, wie der Schilddrüsenunterfunktion), ein EKG, ein EEG, mitunter auch bildgebende Verfahren des Schädels und Gehirns (beispielsweise Computertomogramm, Kernspintomogramm oder Positronen-Emissionstomografie), um andere Hirnfunktionsstörungen tumoröser oder infektiöser Art auszuschließen. Die eigentliche Diagnose einer Depression ist allerdings nicht durch technische Untersuchung, sondern durch Beobachtung und Gesprächsführung zu stellen. Intensive, gezielte Gespräche mit dem Patienten können durch Angaben von Angehörigen ergänzt werden. Die Beobachtung des Verhaltens, der Gestik und der Mimik spielen ebenfalls eine wichtige Rolle.

Testverfahren

Schließlich gibt es eine Reihe psychologischer Testverfahren oder Fragebögen, wie beispielsweise die Hamilton-Depressions-Skala (AHMD) oder das Beck-Depressions-Inventar (BDE), mit deren Hilfe das Vorliegen einer Depression zwar nicht bewiesen werden kann, die aber wichtige Anhaltspunkte hinsichtlich des Vorliegens und des Schweregrades einer Depression liefern. Das gilt auch für den von Goldberg entwickelten Depressionstest, bei dem auf einer Skala von 0 (überhaupt nicht) bis 5 (sehr stark) unterschiedliche Aussagen von Betroffenen selbst markiert werden: Aussagen beispielsweise zu Entscheidungsschwierigkeiten, Interessenlage, der emotionalen Stimmung, einer möglichen Erschöpfung, Schuldgefühlen, Schlafstörungen oder einer latenten Suizidalität.

So schwierig es sich im Einzelfall gestalten kann, eine Depression präzise zu diagnostizieren: Es ist möglich, eine Depression frühzeitig zu erkennen und zu behandeln. Wenn sich die Betroffenen an fachkundige Ärzte und Therapeuten wenden, haben sie den ersten und wichtigsten Schritt zur Überwindung der Depression getan.

8.6 Therapie und Prognose

So häufig die Depression anzutreffen ist (etwa 20% der Bevölkerung ist im Laufe ihres Lebens zumindest einmal von einer Depression betroffen), so günstig ist zum Glück die Prognose: Vor allem episodenhafte Depressionen klingen in der Regel vollständig ab. Sie können medikamentös und psychotherapeutisch recht gut behandelt werden, so dass ihre Dauer deutlich verkürzt und ihre Auftrittswahrscheinlichkeit verringert wird. Aber auch depressive Anpassungsstörungen sowie Dysthymie sind einer Therapie zugänglich. Zunächst soll eine Übersicht über biologische Verfahren, psychotherapeutische Ansätze sowie soziotherapeutische Maßnahmen gegeben werden.

Pharmakotherapie

Die Pharmakotherapie will zum einen den relativen Mangel an Serotonin und gegebenenfalls Noradrenalin und Adrenalin beheben. Zum anderen sollen funktionelle Verbesserungen an den postsynaptischen Rezeptoren bewirkt werden. Ältere Antidepressiva aus der Gruppe der trizyklischen Antidepressiva wie beispielsweise Amitryptylin (Tofranil®) oder Saroten® erhöhen das Angebot von Serotonin und Noradrenalin im synaptischen Spalt. Mögliche Nebenwirkungen sind u. a. Mundtrockenheit, Verstopfung, niedriger Blutdruck, Übelkeit und Gewichtszunahme.

In den 1990er Jahren wurden zahlreiche neue Präparate entwickelt, zu denen unter anderem die selektiven Serotonin-Wiederaufnahmehemmer (SSRI) gehören. Sie erhöhen das Angebot von Serotonin im synaptischen Spalt, indem sie dessen Abbau verzögern (beispielsweise Fluctin®). Auch hier sind an Nebenwirkungen u. a. Übelkeit, Appetitlosigkeit, Schlafstörungen oder Unruhe zu verzeichnen. Andere Medikamente wie Trevilor® gehören zur Gruppe der Serotonin- und Noradrenalinrückaufnahmehemmer (SNRI) und erhöhen sowohl das Angebot von Serotonin als auch das des Noradrenalins im synaptischen Spalt. Pflanzliche Mittel (Phytopharmaka) wie Baldrian (beruhigend), insbesondere aber Johanniskraut (antidepressiv wirkend) können bei leichten oder mittelgradigen Depressionen ebenfalls in Frage kommen, doch haben auch diese eine Reihe von Nebenwirkungen (Johanniskraut beispielsweise erhöht die Lichtempfindlichkeit und zeigt Wechselwirkungen mit anderen Medikamenten). Außerdem ist bei pflanzlichen Präparaten die Dosierung mitunter schwankend.

Dass, je nach weiteren Störungen (wie Erregungszuständen, Angststörungen, psychotischen Wahnzuständen), auch andere Psychotherapeutika angewandt werden können, sei am Rande erwähnt: beruhigende Tranquilizer, wie beispielsweise Valium® oder Schlafmittel wie beispielsweise Rohypnol® sind wegen möglicher Suchtentwicklung möglichst nicht länger als 14 Tage zu geben. Neuroleptika, Antipsychosemittel (Kap. 7.6) sind nur bei schweren Depressionen, die mit Wahn- und Erregungszuständen einhergehen, indiziert.

Antidepressiva machen weder pharmakologisch noch psychisch abhängig. Es kommt weder zu einer Toleranzentwicklung mit dem Bedürfnis der Dosissteigerung, noch zu Entzugserscheinungen nach dem Absetzen (allerdings sollten Antidepressiva langsam „ausgeschlichen“ werden, um ein Wiederaufflackern einer Depression zu verhindern). Da sie die Stimmungslage „ins normale Maß verschieben“ und nicht euphorisieren, machen sie auch nicht seelisch abhängig. Die oben genannten Nebenwirkungen können gegebenenfalls durch ein Präparatwechsel gemildert werden. Gegen Mundtrockenheit kann reichlich Flüssigkeitszufuhr, gegen Schwindel und Müdigkeit bestimmte physiotherapeutische Übungen und sportliche Betätigung, gegen Verstopfung Veränderung der Ernährungsgewohnheiten (dies gilt auch für Gewichtszunahmen) eingesetzt werden. Oft wirken Medikamente (ähnlich wie die Psychotherapie) erst nach vier bis sechs Wochen, da die Veränderungen an postsynaptischen Membranen nicht so schnell vonstatten gehen. Das führt mitunter dazu, dass Patienten, welche die Nebenwirkungen viel eher spüren als die erwünschten Wirkungen, möglicherweise das Präparat absetzen. 30–50% der Erstbehandlungen sind relativ erfolglos, so dass nach der eben genannten Frist ein Versuch mit einem neuen Medikament bzw. eine Medikamentenkombination erforderlich ist, die oft anspricht. Diese Rate des „non-response“ findet sich auch bei der Psychotherapie. In der Regel sollten Antidepressiva bis mehrere Monate nach Verschwinden der depressiven Symptome gegeben werden, bevor sie schleichend abgesetzt werden. Bei rezidivierenden Depressionen kann eine Langzeitbehandlung über mehrere Jahre notwendig und hilfreich sein.

Lichttherapie

Zu den biologischen Verfahren gehört auch die Lichttherapie, die insbesondere bei den saisonal bedingten Depressionen angewandt wird und bei der Patienten über ein bis zwei Stunden täglich einer Lampe mit dem normalen Sonnenlichtspektrum ausgesetzt werden. Sie können hierbei lesen oder andere Beschäftigungen nachgehen, sollen aber regelmäßig wiederholt ins Licht blicken.

Schlafentzug

Partieller Schlafentzug (Wecken gegen 1.00 Uhr nachts) oder totaler Schlafentzug (wach bleiben während der ganzen Nacht und des gesamten folgenden Tages ohne Nickerchen) führt dazu, dass die Depressionen für ein oder zwei Tage gemildert oder zum Verschwinden gebracht wird, bevor die Symptome wieder auftreten. In der Wartezeit bis zur Wirkung des Antidepressivums kann eine solche Schlafentzugsbehandlung mit Triggern der biologischen Uhren dennoch von großem Nutzen sein.

Magnetstimulation

Die repetitive transkranielle Magnetstimulation (rTMS) befindet sich noch in der klinischen Erprobungsphase. Es gibt Anzeichen dafür, dass ein elektromagnetisches Feld die Tiefenschichten unseres Gehirns, insbesondere das Limbische System, positiv beeinflussen und eine Depression lindern kann.

Elektrokrampftherapie

Gesicherter und klinisch erprobt ist die Elektrokrampftherapie (EKT), die wegen mitunter unsachgemäßer Applikation und anderer problematischer Zustände in der Psychiatrie vor vierzig Jahren in einen schlechten Ruf gekommen ist. Bei ansonsten therapieresistenter, lebensgefährlicher Depression ist sie jedoch auch heute noch ein probates Mittel: In Vollnarkose und unter muskelentspannender Medikation wird durch eine leichte Niederstromapplikation an der Kopfhaut ein „hirnorganischer Krampfanfall“ ausgelöst, von dem der Patient nichts merkt. Mehrfach in der Woche angewandt, führt dieses Verfahren bei ansonsten unbehandelbarer und nicht ansprechender Depression zu einem Verschwinden der Symptome. Als Nebenwirkungen sind vor allem leichte, vorübergehende Gedächtnisstörungen beschrieben worden.

An psychotherapeutischen Verfahren seien vor allem die kognitive Verhaltenstherapie sowie die interpersonelle Psychotherapie genannt.

Kognitive Verhaltenstherapie

Die kognitive Verhaltenstherapie ist eine Erweiterung der klassischen Verhaltenstherapie und versucht zum einen durch Gespräche, Übungen und Verhaltensänderungen den Teufelskreis von Depression und Rückzugsverhalten zu durchbrechen und sinnvolle, funktional befriedigende und befreiende Verhaltensweisen sukzessive einzuführen, zum anderen wird auch Wert auf die Gedanken, Gefühle, Wünsche und Einstellungen gelegt. Den Patienten soll dazu verholfen werden, negative Selbstinstruktionen und Sichtweisen sowie negative Bewertungen abzubauen und den Teufelskreis des Verharrens in negativen Gedanken zu durchbrechen. Selbstbeobachtung, das Anlegen eines Depressionstagebuchs, die planvolle Steigerung angenehmer Aktivitäten, das Korrigieren negativer Gedanken (die zuvor als solche erkannt werden müssen) sowie unterschiedliche Entspannungsübungen und schlussendlich das Verbessern sozialer Fertigkeiten gehört zu diesen therapeutischen Verfahren.

Interpersonelle Psychotherapie

Bei der interpersonellen Psychotherapie (IPT) ist die Behandlung auf Depressionen zugeschnitten und fokussiert insbesondere die zwischenmenschlichen Schwierigkeiten, persönliche Verluste, Einsamkeit und anderes mehr, die zu einer depressiven Entwicklung beigetragen haben können. Es wird also versucht, Strategien gegen die derzeitigen psychosozialen Folgen der Depression zu entwickeln.

Auch soziotherapeutische Maßnahmen sind nötig, da es im Gefolge von Depression häufig zu Veränderungen der zwischenmenschlichen Kontakte, Isolation, Gefährdung des Arbeitsplatzes und anderem mehr kommt. Die materielle Grundversorgung, die Adaptation an die Arbeit (viele Menschen mit Depression sind nach Heilung derselben wieder voll arbeitsfähig), die Wohnsituation, die familiäre Situation, aber auch das Freizeitverhalten stehen im Vordergrund solcher soziotherapeutischer Maßnahmen. Auch die Familientherapie bzw. systemische Familienberatung kann als Teil soziotherapeutischer Maßnahmen angesehen werden. Hierauf wird in Kapitel 8.10 näher eingegangen. Dies gilt auch für die Psychoedukation, die Aufklärung über das Wesen einer Depression und ihrer körperlichen, psychischen und körperlichen Folgen sowie Übungen zum emotionalen Umgang und der Bewältigung dieser Erkrankung. Hierauf wird in Kapitel 8.11 näher eingegangen.

Ergänzende Therapien

An ergänzenden Therapien sind die Beschäftigungs- und Arbeitstherapie (Ergotherapie), die Kunsttherapie, Musiktherapie und Sport zu nennen. Bei der Musiktherapie beispielsweise werden positive Stimmungen verstarkt (oder induziert). Sowohl das rezeptive Hören von Musik, als auch das aktive Musizieren (Singen im Chor, Spielen eines Musikinstruments) können kathartische, befreiende und antidepressive Wirkung zeigen. Auch regelmäßige sportliche Betätigung kann, vor allem in der Heilungsphase einer Depression, von großer Wichtigkeit sein: Intensives Gehen, schnelles Radfahren, zügiges Schwimmen und andere den Kreislauf herausfordernde sportliche Aktivitäten von einer halben Stunde täglich haben einen nachweisbar positiven Heilungseffekt.

Nicht alle therapeutischen Verfahren sind in jeder Phase der Depressionsbehandlung gleichermaßen von Wichtigkeit. Abbildung 8.2 zeigt, dass in der Anfangsphase der Therapie (bzw. der Hochphase der schweren Erkrankung) biologische Therapien sowie stützende psychotherapeutische Angebote (also supportive Gesprächstherapie) indiziert sind. Problemlösende oder aufdeckende Verfahren wären in dieser Phase wegen damit möglicherweise verbundener Schuldgefühls-Verstärkung und anderer Nebenwirkungen kontraindiziert. Dies ändert sich im Laufe der Therapie, so dass am Ende der Therapie und im Ausklang der Depression durchaus krankheitsverarbeitende (z. B. psychoedukative) Maßnahmen sinnvoll sind. Die unterschiedliche Bedeutung biologischer, soziotherapeutischer, psychotherapeutischer und anderer aktivierender Maßnahmen kann der oben genannten Skizze ansatzweise entnommen werden.

Fazit

Die Wirksamkeit pharmakologischer und psychotherapeutischer Maßnahmen ist in Langzeitstudien belegt. Nach heutigem Kenntnisstand sind vor allem bei schweren Depressionen pharmakologische Maßnahmen unverzichtbar, bei

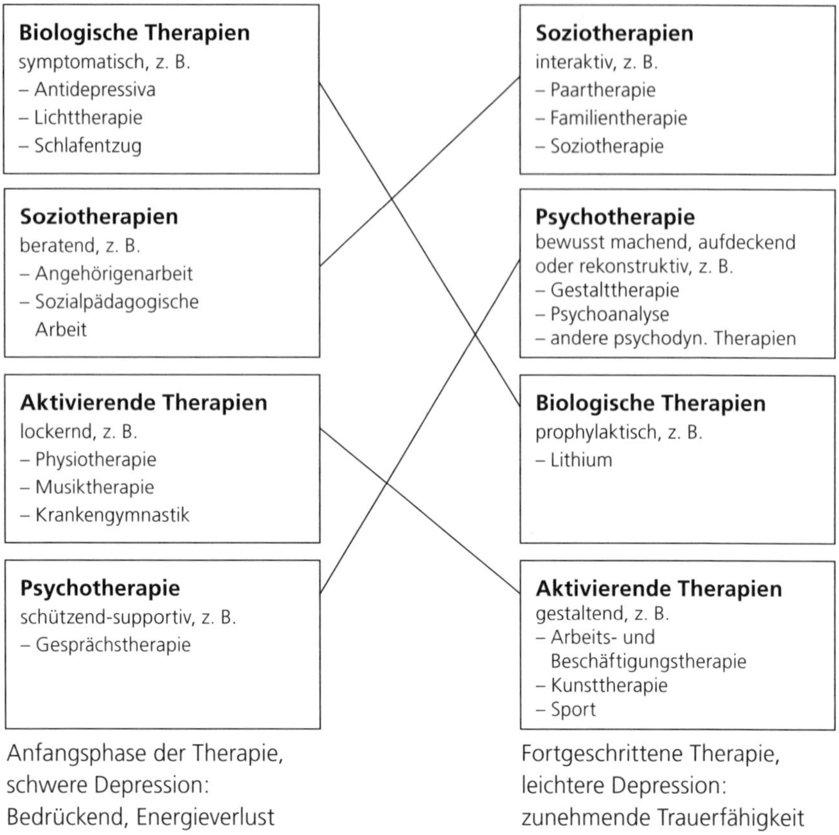

Abb. 8.2: Gestufte Depressionsbehandlung (Hülshoff 2008, 120, in Anlehnung an Hell 1994)

leichteren Depressionen die oben genannten psychotherapeutischen Verfahren in etwa den pharmakologischen ebenbürtig. Bei nahezu allen Depressionsformen hat aber eine Kombination pharmakotherapeutischer und psychotherapeutischer Verfahren, ergänzt durch stabilisierende und sozial flankierende Maßnahmen, die größten Behandlungserfolge dieser im Übrigen prognostisch oft günstig einzustufenden Erkrankung.

8.7 Psychodynamik und Psychosomatik

Depression ist nicht Trauer

Es sollte deutlich geworden sein, dass eine Depression über die „normale Trauerreaktion" hinaus geht – die Patienten fühlen sich auf eine für den Außenstehenden kaum nachzuvollziehende Weise niedergedrückt, versteinert, „vereist", hoffnungslos vom übrigen Leben abgetrennt und niedergeschlagen. Diesen Zustand gilt es zunächst als solchen zu erkennen und dafür zu sorgen, dass eine

Behandlung durchgeführt wird. Depressive fühlen sich in einem „psychischen Gefängnis", aus dem sie oft keinen Zugang zu ihren bisherigen Fähigkeiten finden. Daher werden Hilfsangebote oft als sinnlos oder unwirksam zurück gewiesen, was dazu führen kann, dass bei Freunden und Verwandten Hilflosigkeit oder Ärger entsteht. Dennoch ist es für die Betroffenen wichtig, nicht allein oder fallen gelassen zu werden, sondern durch ihr oft langes „psychisches Tal" (Schwarzer 2009) begleitet zu werden.

Lebensentscheidungen

Gemeinsames praktisches Tun kann wichtiger sein als möglicherweise zusätzlich belastende Gespräche oder gut gemeinte Ratschläge. Es kann nicht oft genug betont werden, dass wichtige Lebensentscheidungen nicht in der depressiven Krise, sondern erst nach Abklingen derselben gefällt werden sollen: Dies gilt beispielsweise für Trennungen oder Scheidungen, Arbeitsplatzwechsel/Kündigungen, Wohnortwechsel und vieles andere mehr. Das „Prinzip der stellvertretenden Hoffnung" (Schwarzer 2009) beinhaltet, dass es depressiven Menschen gut tut, zu erfahren, dass andere an Veränderungsmöglichkeiten des Krankheitsprozesses glauben, wo sie selbst momentan nicht zu hoffen in der Lage sind. Der Verlauf und die Dauer einer depressiven Erkrankung kann sehr unterschiedlich sein. Je früher eine Depression erkannt und sachgerecht behandelt wird, desto besser sind die Chancen einer vollständigen Heilung, die erfreulich oft erfolgt.

Bei suizidalen Gedanken wäre es wichtig, dass die Betroffenen in der Not Mut finden, nahestehende Menschen über ihre innere Verzweiflung zu informieren. Diese sollten einen Arzt oder einen Therapeuten verständigen und im Notfall eine psychiatrische Klinik aufsuchen, die rund um die Uhr besetzt ist.

Suizidgefährdung

Angehörige sollten auf Warnzeichen achten, die auf Suizidalität hinweisen könnten: Wenn beispielsweise Menschen vermehrt über Hoffnungslosigkeit oder Lebensüberdruss sowie Selbstmordgedanken sprechen, wenn sie selbstzerstörerisches Verhalten zeigen, wichtige Angelegenheiten regeln, sich plötzlich und unerwartet zurückziehen, ihr Verhalten ändern oder sich mit anderen identifizieren, die aus dem Leben geschieden sind. Aber auch ein plötzlicher, angeblich positiver Stimmungsumschwung, obwohl sich an der eigentlichen Situation nichts geändert hat, kann ein Warnzeichen sein: Manche Suizidanten sind erleichtert, wenn sie endlich einen Entschluss zum Suizid gefasst haben. Freunde und Angehörige sollten sich klar machen, dass sie nicht die volle Verantwortung zur Verhütung eines Suizids übernehmen können – niemand kann rund um die Uhr und über längere Zeit diese Verantwortung tragen. Daher ist es wichtig, frühzeitig Hilfe zu suchen. Als ultima ratio ist gelegentlich auch eine Einweisung in eine psychiatrische Klinik erforderlich.

Krisenplan

Damit es möglichst gar nicht erst zu suizidalen Krisen in Folge einer Depression kommt, sollten Menschen mit Depressionserfahrung in „gesunden Tagen" einen persönlichen Krisenplan entwerfen, der im Fall einer sich erneut zuspitzenden Depression zum Tragen kommen kann. Zunächst gilt es, eigene Veränderungen als Warnzeichen einer sich anbahnenden Depression zu erkennen – Veränderungen im Denken (negatives Denken) oder Handeln, Konzentrationsstörungen, Stimmungsveränderungen und anderes mehr. Sodann kann man sich fragen, was sich positiv und was negativ auf die Stimmung ausgewirkt hat, welche Medikamente hilfreich oder weniger hilfreich waren, welchen Therapeuten oder Arzt man bei einer erneuten Depression aufsuchen soll und welche Klinik in einer sich zuspitzenden Krise hilfreich wäre. Fixiert man solche Überlegungen schriftlich, so hat dies den unschätzbaren Vorteil, dass der Partner, Kinder oder Eltern handeln können, wenn es der Betroffene depressionsbedingt nicht mehr kann.

8.8 Krisen und Krisenintervention

Eine einbruchsartig einsetzende Depression wird nicht nur körperlich und seelisch von dem Betroffenen als Krise erlebt, sondern führt auch zu sozialen Veränderungen, die krisenhaft in Erscheinung treten. Zum einen ist hier an die mögliche Suizidalität zu denken: Die Hälfte aller depressiven Menschen ist suizidal gefährdet, ein Drittel aller erfolgten Suizide wurden von einer Depression verursacht (hier lag also keine Entscheidung im Sinne einer Lebensbilanz zugrunde). Wie bereits erörtert, ist es von ausschlaggebender Bedeutung, jede Äußerung, jeden Gedanken an Suizid und jede mit Suizidalität verbundene Verhaltensweise (Planung, anlegen von Medikamentenvorräten etc.) ernst zu nehmen. Da Menschen in suizidalen Krisen nicht zielgenau wissen, was sie wollen und dementsprechend handeln, ist eine Unterscheidung in rein appellative und „ernst gemeinte" Suizide wenig sinnvoll. Erschwerend kommt bei der Depression hinzu, dass über lange Phasen der Depression lediglich der Antriebsmangel die Vollendung des Suizids verhindert.

Krisenintervention

Die Krisenintervention wird auf emotionale und soziale Entlastung zielen, bei akuter Suizidalgefährdung ist eine Einweisung in eine stationäre Therapie, unter Umständen auch gegen den Willen des Betroffenen, möglich und nötig. In der Suizidalität können auch Fehlentscheidungen Zeichen einer Krisensituation im Rahmen einer Depression sein. Grundsätzlich sollten lebensverändernde Entscheidungen (Wechsel des Arbeitsplatzes, des Wohnortes, Trennung vom Ehepartner oder anderes mehr) nicht in der akuten Phase einer Depression getroffen werden. Auch bei diesem Prozess kann eine begleitende Sozialarbeit hilfreich sein.

8.9 Beratung und Psychoedukation

Information

Bei der Förderung und Beratung von Menschen, die des öfteren mit Depressionen zu tun haben, spielt die Psychoedukation eine besondere Rolle. Hierbei handelt es sich um mehr als ein reines Informationsangebot – obwohl die Information über Ursachen, Auswirkungen und Überwindung dieser schwerwiegenden Gemütskrankheit ein wichtiges Element darstellt. Ein weiteres, ebenfalls sehr wichtiges Element ist die Veränderung der Einstellung des Patienten zu der Depression und damit die Möglichkeit, anders als bisher mit dieser Erkrankung umzugehen. Der Patient soll die Kompetenz erwerben, in Zukunft verantwortungsbewusster und selbständiger mit den Folgen der Erkrankung umzugehen und damit zu leben lernen. Dazu gehört beispielsweise, aktiv auf eine Veränderung der Stimmungslage einzuwirken, durch Übungen wenigstens temporär aus dem Teufelskreis negativer Gedanken und daraus resultierender Frustration herauszukommen oder durch Sport, Entspannungsübungen, Musik, Hobbys, Spazierengehen im Tageslicht und anderes mehr aktiv sein Leben, zumindest partiell, zu gestalten. Auch geht es darum, bei wieder auftretenden schweren Depressionen frühzeitig nach Hilfe zu suchen.

Stärkung der Compliance

Ein weiteres Ziel ist die Förderung der Compliance, also der Akzeptanz aller therapeutischer Maßnahmen, beispielsweise einer notwendigen Medikation oder Psychotherapie. Auf verständliche Weise wird Patienten vermittelt, dass Gefühle auch eine biochemische Komponente haben, sich Medikamentengabe und Psychotherapie ergänzen und nicht gegensätzlich zu betrachten sind.

Emotionale Entlastung

Schließlich soll emotionale Entlastung geschaffen werden, was unter anderem auch durch psychoedukative Gruppenarbeit verstärkt wird. Manche Menschen mit Depressionen berichten von dem erleichterndem Gefühl, das sich einstellen kann, wenn es noch andere Menschen gibt, die ebenfalls von Depressionen betroffen sind. Ein weiteres Ziel liegt in der Vermittlung von Hoffnung, auch wenn es in der Akutphase der Depression schwer fällt, wird doch eine Ahnung davon deutlich, dass die Krankheit prozesshaft verläuft und die schweren depressiven Symptome nicht unabänderlich sind.

Strukturierte Sitzungen

Da Menschen in der Depression oft Konzentrationsprobleme haben und schnell überfordert sind, sind kurze, aber fest strukturierte Gruppensitzungen sinnvoll. Sie schaffen zugleich Sicherheit. Elemente wie Eröffnungsrunden, eine kurze Nachbesprechung der Inhalte der vorherigen Sitzung, eine Übersicht über das aktuelle Thema und das Ausarbeiten eines Themenschwerpunkts erleichtern die Teilnahme. Wichtig ist, den Teilnehmern Raum für persönliche Erfahrungen im Zusammenhang mit der Depression zu geben und somit eine Vertrauensbasis zu schaffen. Die zu erarbeitenden Themen, beispielsweise hinsichtlich des Umgangs bei depressiven Erkrankungen, werden am besten verarbeitet und in das Erleben integriert, wenn von persönlichen Erfahrungen ausgegangen wird. Dies hat zudem den Effekt, dass die Teilnehmer auch als „Experten in eigener Sache" ernst genommen werden. Kurze Rückmeldungen sowie eine Zusammenfassung am Ende der Stunde ermöglichen, ebenso wie schriftliche Handouts, eine nachhaltige Auseinandersetzung mit der Thematik.

Setting

Mindestens ebenso wichtig wie Informationsvermittlung und Erkenntnisgewinn ist die Integration des Vermittelten und insbesondere die aktive Auseinandersetzung mit der eigenen Erkrankung, die schlussendlich dazu führen kann, trotz und mit dieser schweren, mitunter rezidivierenden Depression ein gelungenes und zufriedenstellendes Leben zu führen.

In der Regel werden psychoedukative Sitzungen in Gruppen von etwa 10 Teilnehmern und zwei Kursleitern durchgeführt – wobei es sich idealerweise um eine Leiterin und einen Leiter handelt. Häufig sind ein Arzt/eine Sozialpädagogin (eine Ärztin/ein Sozialpädagoge) als Leitungsteam vertreten, doch sind auch andere Berufsgruppen vorstellbar. Die psychoedukativen Kurse können sich beispielsweise über acht Sitzungen von 1–1 ½ Stunden und über einen Zeitraum von einem Monat erstrecken. Hierbei werden in jeder Sitzung unterschiedliche Themenschwerpunkte fokussiert.

Themen der Psychoedukation

Einem Vorschlag von Pitschel-Walz und Kollegen (2003) folgend könnte in einer ersten Sitzung das Thema so eingeführt werden: Das Kennenlernen der Teilnehmer, bestimmte Gruppenregeln wie Schweigepflicht oder einander ausreden lassen sowie erste vertrauensbildende Gespräche stehen im Vordergrund. Eine zweite Sitzung beschäftigt sich damit, was unter Depression zu verstehen ist, wobei die Betroffenen über ihre Erfahrungen auf emotionalen, kognitiven, motivationalen und somatischen Ebenen berichten. Eine dritte Sitzung kann über Ursachen von Depressionen aufklären. Ausgehend von den Vorstellungen der Betroffenen kann das Vulnerabilitäts-Stress-Modell erarbeitet werden. Eine vierte Sitzung konzentriert sich auf medikamentöse Behandlungsmöglichkeiten, ihre Indikation, Wirkungen und Nebenwirkungen, oft sehr komplexe biochemische Grundlagen, die in verständlicher Form vermittelt werden können, um eine grundlegende Compliance zu bewirken. Weitere Behandlungsmöglichkeiten, insbesondere psychotherapeutische und soziotherapeutische sowie ergänzende Maßnahmen, werden in einer fünften Gruppensitzung vorgestellt. Auch hier ist es wichtig, die eigenen Erfahrungen der Betroffenen, auch was Musik-, Kunst- oder Sporttherapie angeht, zu Wort kommen zu lassen. In der sechsten Sitzung kann man sich mit dem Umgang mit einer Depression befassen – beispielsweise kann erarbeitet werden, wie man angenehme Aktivitäten als solche erkennt und gezielt und wiederholt herbeiführt. Wird dies in der Folgewoche geübt, so kann es in der siebten Sitzung wieder aufgegriffen werden, wobei die Umwandlung von negativen Gedanken in „realistische Gedanken" als ein kognitives Element der aktiven Veränderung eingeführt wird. Dabei kann erarbeitet werden, dass negativistische Gedanken in der Depression oft nicht situationsgerecht sind. Eine achte und letzte Sitzung kann offene Fragen aufgreifen, überprüfen, ob die Wünsche und Ziele der Teilnehmer erreicht wurden und das so Erfahrene und Erreichte zusammenfassen.

Diese hier skizzierte Verlaufsform ist keineswegs obligat, kann aber einen ersten Eindruck in psychoedukative Arbeit geben.

8.10 Familie und systemische Familienarbeit

Die Familie ist für Menschen in der Depression von besonderer Bedeutung. Auch wenn ein depressiver Mensch in der Hochphase seiner Erkrankung möglicherweise nicht mehr in gewohnter Weise auf Angehörige zugehen kann, auch wenn er scheinbar das Interesse an der Familie verliert oder deren Bemühungen nicht würdigen kann – einen verlässlichen Halt zu haben, bedeutet ihm in der Regel dennoch sehr viel. Dabei sollten sich Familienangehörige klar machen, dass es nicht ihre Aufgabe ist, jemanden aus einer Depression heraus zu holen – was auch nicht möglich ist. Depressive Menschen brauchen gezielte therapeutische Hilfe, auf die bereits eingegangen wurde.

Angehörigenberatung

Hingegen ist es oft wichtig, dass Familienangehörige dem Betroffenen zur Seite stehen und ihn auf seinem Weg aus der Depression begleiten. Das setzt freilich voraus, sich über die Erkrankung zu informieren und zu begreifen, dass es sich nicht um eine „schwere Form der Trauer", sondern um eine schwere Krankheit handelt. Mitunter kann man sich über Fachbücher und Ratgeber, das Internet oder Vorträge informieren. Manchmal ist Angehörigenberatung der sinnvollere Weg. In „trialogischen Gesprächen“, die mancherorts angeboten werden, können sich von Depression Betroffene, Angehörige und professionelle Begleiter (Ärzte, Psychotherapeuten) gemeinsam austauschen. Andere Informations- und Beratungsmöglichkeiten für Angehörige bieten Gesundheitsämter, sozialpsychiatrische Dienste oder Beratungsstellen kommunaler, freier oder kirchlicher Träger. Auch gibt es psychoedukative Angehörigengruppen, die thematisch und methodisch den bereits genannten Psychoedukationsgruppen für Betroffene ähneln, andererseits gezielt auf Erfahrungen, Aufgaben und Krisen Angehöriger eingehen.

In der Begleitung des depressiven Menschen ist es wichtig, ihm zu zeigen, dass er wichtig ist und weiterhin dazu gehört. Einerseits gilt es, ihn vor Überforderungen zu schützen. Insbesondere sind vermeintlich gut gemeinte Ratschläge nach dem Motto „Kopf hoch, das wird schon wieder“ oder „Reiß dich doch mal zusammen“ kontraindiziert. Wer die Tiefe der seelischen Veränderungen begreift, wird die Sinnlosigkeit solcher Vorhaltungen schnell einsehen. Andererseits ist es trotz dieser schweren Erkrankung sinnvoll und nötig, den Betroffenen mit ins soziale Miteinander einzubeziehen und, abhängig von der Phase und Stärke seiner Erkrankung, ihm auch einiges zuzumuten. Der Gedanke der „Hilfe zur Selbsthilfe“ sollte hier im Vordergrund stehen. Dabei ist allerdings das eigene Tempo des Betroffenen zu respektieren – die Kunst, einerseits durchaus (in der Erkrankungsphase angemessenen Form) kleinere Anforderungen an Tagesstrukturierung, sportlichen Aktivitäten, Übernahme von Aufgaben im sozialen Miteinander zu stellen und andererseits die Notwendigkeit von Rückzug und Erholung sowie Schonung zu respektieren, ist also durchaus eine Gratwanderung.

Belastungen der Angehörigen

Das Zusammenleben mit Menschen in der Depression erfordert neben dem Sachwissen um das Wesen der Depression viel Geduld und innere Stärke. Es können sich bei den Angehörigen durchaus Erschöpfungszustände, Ärger, Gefühle der Überforderung oder eigene Depressionen einstellen. Umso wichtiger ist es, sich Zeit für sich selbst zu nehmen, sich nicht völlig und ganz in den Dienst des depressiven Angehörigen zu stellen oder sich gar für ihn aufzuopfern. Wer merkt, dass er sich selbst und seine Bedürfnisse vernachlässigt, sich zunehmend sozial isoliert, die selbst auferlegten Anforderungen nur noch mittels Alkohol, Schlafmittel oder sonstiger Stimulantien bewältigt und zunehmend aus dem emotionalen Gleichgewicht gerät, sollte innehalten und sich vergegenwärtigen, dass er selbst in eine Erschöpfungsdepression geraten kann. Hilfe anbieten kann nur, wer in erster Linie auf sich selbst achtet. Insofern ist es – bei aller notwendigen und begrüßenswerten Bereitschaft, dem Depressiven beizustehen – wichtig, die eigenen Bedürfnisse nicht zu vernachlässigen und ein abgewogenes Verhältnis von emotionaler Nähe und Distanz zu finden.

Depression und Bindung

Schließlich soll noch kurz auf einige familiensystemische Überlegungen eingegangen werden. Trauer kann eine Bindungsemotion sein, und ihr (dysfunktionales) Extrem, die Depression, kann jedenfalls zu einer, freilich unguten, familiären Bindung beitragen.

Ein 8-jähriges Mädchen kam mit lang andauernden, schweren depressiven Verstimmungszuständen in eine kinder- und jugendpsychiatrische Klinik. Nach dreiwöchigem Aufenthalt besserte sich ihre Stimmung zusehends. Sie beteiligte sich an einigen Spielen, konnte zeitweilig laut lachen und wurde zusehends aktiver. An den Wochenenden zuhause allerdings verfiel sie „schlagartig" wieder in eine traurige Stimmung. Hintergrund dieses Verhaltens war, dass alle Angehörigen litten – der Opa war krank, der Vater früh berentet, die Mutter litt unter Allergien und einem Erschöpfungssyndrom und die 14-jährige Schwester wurde von Migräne geplagt. Der vorherrschende Bindungsmodus dieser Familie war der des Mitleidens und des Mitleids. Gerade weil man sich wertschätzte, möchte man dem anderen Leid ersparen. Wer am meisten leidet, so die Tradition dieser Familie, bekommt die meiste Beachtung, Zuwendung und Schonung. Auch wenn am Anfang dieser Familientradition also ein durchaus verständliches, von Menschlichkeit, Achtung und Liebe geprägtes Bild der familiären Beziehungen besteht – verabsolutiert führt dies nun zu erstarrenden Beziehungsmustern und dazu, dass nur noch Leid beachtet wird. Jede Regung von Lebensfreude, Spontaneität oder Aggression führte dazu, dass man aus dem Blickpunkt gerät oder mit Aufgaben überfordert wird. Schlimmer noch – der Bindungsmodus des Mitleidens wurde zur Chiffre familiärer Zugehörigkeit und Solidarität. Lebensfreude und Vitalität konnte sich der Einzelne kaum noch gestatten, wurde dies doch als eine Art „Verrat" an den anderen gesehen. Die 8-Jährige, von der eingangs die Rede war, konnte sich erst dann von ihrer Depression lösen und die ihr innewohnenden Kräfte entdecken und entwickeln, als ihre Eltern sie von der Verantwortung um deren Wohlergehen sowie deren eigenen depressiven Anteilen „lossprachen".

Es gibt also durchaus „depressionsfördernde" Familientraditionen, die einer systemischen Familientherapie zugänglich sind.

8.11 Netzwerkarbeit und Casemanagement

Gerade in einer depressiven Phase sind Freundschaften und gute Beziehungen zu anderen Menschen wichtig, da sie sozialen Halt geben können. Freundschaften, die sich auch in Zeiten der Depression bewähren, sollten gepflegt werden – und zur Pflege von Freundschaft gehört es, regelmäßig Kontakt aufzunehmen, zu telefonieren, Briefe oder E-Mails zu schreiben, sich einzuladen, sich zu begegnen, zu feiern oder gemeinsamen Hobbys und Interessen wie Sport oder Musik nachzugehen. Gerade dies ist für Menschen in der Depression aber außerordentlich schwierig, zum einen, weil ihre Antriebslosigkeit und niedergedrückte Stimmung sie daran hindert, zum anderen, weil sie oft auch in einer tiefen Selbstwertkrise stecken und meinen, andere mit ihre Anwesenheit gar nicht erst belasten zu dürfen. Das Interesse am Befinden des anderen oder gemeinsame Aktivitäten fallen schwer, und Hilfsangebote von Seiten der Freunde können häufig nicht angenommen werden. Hinzu kommt, dass nicht jede Freundschaft oder soziale Beziehung wohltuend ist: Mitunter stoßen Menschen mit Depressionen im Bekannten- und Freundeskreis auch auf Unverständnis, Vorurteile, Abwertung und Ablehnung sowie latente Aggression – Verhaltensweisen also, die ihrerseits die Depression verstärken können.

Beziehungsgestaltung

Und trotzdem: Es wird wesentlich darauf ankommen, Menschen auch in der Depression, erst recht aber nach einer Depression, zu ermuntern und ihnen zu helfen, soziale Kontakte nicht einfach aufzugeben bzw. wieder aufzunehmen. Dies setzt in der Regel ein offenes Gespräch über die Erkrankung und beispielsweise auch Gründe für vorübergehende Kontaktabbrüche voraus – meist sind die Betroffenen erstaunt, wie viel Verständnis ihnen von Freunden und Bekannten entgegen gebracht wird, wenn diese die Zusammenhänge erst einmal richtig verstanden haben. In der Depression ist die Beziehungsgestaltung auch für Bekannte und Freunde schwierig: Wenn Beziehungs- und Hilfsangebote als sinnlos zurück gewiesen werden, kann dies für den Helfenden frustrierend und ärgerlich sein. Von daher gilt, was bereits in Kapitel 8.9 gezeigt wurde: Es ist sinnvoller, gemeinsam praktisch etwas zu tun, als lange Gespräche zu führen. Gut gemeinte Ratschläge und Appelle sind meist kontraproduktiv. Ein gut gemeinter Rat, die Dinge nicht so schwer zu nehmen oder sich abzulenken, kann als zusätzliche Belastung empfunden werden, weil der Depressive gerade dies nicht kann.

„Stellvertretende Hoffnung"

Am hilfreichsten sind Freunde vermutlich, wenn sie „stellvertretend Hoffnung ausstrahlen", wo der Betroffene in seiner Depression nicht mehr hoffen kann, und wenn sie selbstverständlich und ohne großes Aufsehen konkret da sind, wenn sie gebraucht werden und dem Kranken zu verstehen geben, dass sie nach wie vor an ihm interessiert sind, ihn mögen und ihn nicht aufgeben. Auch Freunde und Bekannte, Nachbarn und Arbeitskollegen können darauf einwirken, dass der Erkrankte in der Hochphase seiner Depression keine weitreichenden Entscheidungen fällt – beispielsweise nicht den Arbeitsplatz kündigt, aus dem Sportverein oder dem Chor austritt, die Scheidung einreicht oder andere sozial einschneidende Schritte unternimmt, die er später möglicherweise bereut.

Im Übrigen können sie gemeinsame Aktivitäten finden, die den Betroffenen nicht überfordern, die gemeinsame Beziehung stärken und, trotz und neben der Krankheit, die gesunden Anteile fokussieren. Spaziergänge, individuell angemessene sportliche Betätigung, das Hören von Musik und anderes wären hier zu nennen.

Wie auch bei anderen Erkrankungen kommt es bei der Depression nicht nur darauf an, ein ausreichend dichtes und tragfähiges Netzwerk zu haben: Wesentlich ist auch die Qualität der Beziehungen und damit die Frage, ob eine kollegiale, freundschaftliche oder nachbarschaftliche Beziehung Halt gebend und somit entwicklungsfördernd ist oder sie sich eher dysfunktional auswirkt. In der Psychotherapie und der Psychoedukation (Kap. 8.7) können und sollen diese Themen mit dem Patienten thematisiert werden.

Netzwerkarbeit

Darüber hinaus kann es sinnvoll sein, dass depressive Menschen im Aufbau eines sozial tragfähigen Netzwerks unterstützt werden, vor allem im Bereich der Arbeit, des Wohnens und der Freizeitgestaltung. Im Kapitel Hilfe, Selbsthilfe und Casemanagement wird noch näher auf soziotherapeutische Maßnahmen eingegangen, die in diesem Bereich angeboten werden – im Bereich des Arbeitens geht es beispielsweise um das Einleiten von Arbeitsversuchen,

Teilzeitarbeit, Umschulungen und unterschiedliche Formen unterstützten bzw. nicht mehr unterstützten Arbeitens, letztendlich auch im ersten Arbeitsmarkt. Im Bereich des Wohnens wird zu überlegen sein, ob der Betroffene alleine, in seiner Familie, im Rahmen des betreuten Wohnens, in Übergangswohnheimen oder wie auch immer ein Zuhause findet. Wichtige Fragen sind unter anderem, wie viel Begleitung erforderlich ist, inwieweit der Betroffene für sich selbst sorgen kann und wie viel Unterstützung er von Angehörigen, der Familie oder den Freunden bekommt. Auch der Bereich der Freizeit ist sozialtherapeutisch gesehen außerordentlich wichtig, geht es doch darum, den Tag zu strukturieren und sinnvoll zu gestalten, Perspektiven zu entwickeln, Kreativität zu entfalten oder sich zu entspannen und nicht zuletzt auch im Rahmen der eigenen Bedürfnisse und Möglichkeiten Sozialkontakte zu erneuern oder zu festigen. Auf eine Reihe von möglichen und kostengünstigen Freizeitgestaltungen wie Patientenklubs, Teestuben, Freitzeitprogamme usw. wird in Kapitel 8.11 noch eingegangen. An dieser Stelle sei darauf hingewiesen, dass Sportvereine, Kirchen, Patientenklubs und andere wichtige Kontaktangebote bieten können.

Sind depressive Patienten sehr vereinsamt und von alleine nicht mehr in der Lage, Kontakte zu knüpfen, können Zivildienstleistende, ehrenamtlich Tätige, aber auch Sozialpädagogen unterstützende Dienste vermitteln und tätig werden, die Betroffenen besuchen und weitere Außenaktivitäten anbahnen. Zu solchen Hilfen gehört auch der Aufbau und die Pflege sozialer Kontakte, das Aufnehmen von Beziehungen und das Aufrechterhalten derselben, das Wiedererlernen sozialer Kompetenzen trotz durchlittener Depression (Umgangsformen, Konfliktfähigkeit, Wahrnehmen sozialer Rollen usw.).

Verarmung

Langfristige Depressionen können auch zur Verarmung, Berufsunfähigkeit oder Arbeitslosigkeit und mitunter zum sozialen Abstieg führen, was einerseits mit einer sozialen Abhängigkeit, beispielsweise von Angehörigen, einhergehen kann, andererseits wie in einem Teufelskreis die Depression verstärken kann. Eine eventuell schon vorhandene Tendenz zur Isolation und mangelnden Teilhabe an soziokulturellen Angeboten und Möglichkeiten kann hierdurch verstärkt werden. Insofern kommt auch der rechtlichen und finanziellen Beratung durch Sozialarbeiter eine wichtige Rolle zu.

Netzwerkarbeit und Sozialraumorientierung, die eine Stärkung der sozialen Beziehungen zum Ziel hat, ist eng verbunden mit professionellen, im weitesten Sinne sozial- und milieutherapeutischen Hilfen, die meist im Rahmen eines Casemanagements aufeinander abgestimmt sind. Auf diese eher professionsorientierte und strukturell (in der Regel gemeindenah) verankerte Hilfeleistung wird in Kapitel 8.11 ebenso wie auf die besondere Bedeutung von Selbsthilfegruppen noch näher eingegangen.

Da Depressionen sowohl hinsichtlich ihrer Ursachen als auch ihrer Symptome und Folgen biologische, psychische und soziale Aspekte aufweisen, sollten die angebotenen Hilfen zur Überwindung einer Depression ebenfalls mehrdimensional sein – was bereits auf der Ebene der Psychotherapie gilt (Kap. 8.6). Die Angebote und Maßnahmen, die mitunter notwendig und sinnvoll sind, können jedoch weit über den Rahmen einer klassischen medikamentösen Behandlung und Psychotherapie hinausgehen.

Beteiligte Berufsgruppen

In der Regel fällt es von Depression betroffenen Menschen schwer, die unterschiedlichen Berufsgruppen, mit denen sie möglicherweise in Berührung kommen, richtig einzuschätzen. Sie brauchen also Informationen über die Ausbildung, Funktion und spezifische Arbeitsansätze der wichtigsten in diesem Bereich tätigen Berufsvertreter. Diese sind: Psychiatrische Pflegekräfte, Sozialpädagogen und Sozialarbeiter, Psychiater, Neurologen und Psychologen, Psychotherapeuten unterschiedlicher Fachrichtungen, Ergo- und Physiotherapeuten sowie Kunst- und Musiktherapeuten.

Bei leichten und mittelschweren Depressionen bzw. nach einer stationären Behandlung einer major depression wird in der Regel auch eine ambulante Psychotherapie (Kap. 8.6) indiziert sein. Solche Therapien werden von Ärzten für Psychiatrie und Psychotherapie, Ärzte für psychotherapeutische Medizin, Ärzte mit dem Zusatztitel Psychotherapie sowie psychologische Psychotherapeuten angeboten. Adressen findet man beim Hausarzt, beim Neurologen oder Psychiater, in psychosozialen Beratungsstellen, bei Krankenkassen, Landesärztekammern und dem Psychotherapie-Informationsdienst des Berufsverbandes Deutscher Psychologinnen und Psychologen e. V.. Die von der Krankenkasse übernommenen Therapien sind in der Regel tiefenpsychologisch, psychoanalytisch oder verhaltenstherapeutisch orientiert. Die Übernahme der Kosten setzt ein Antrag mit entsprechendem Gutachten voraus. Eine bis zu 5 Sitzungen dauernde Probephase kann klären, ob Therapeut und Patient „zusammen finden“ und „die Chemie stimmt“. Einzelheiten dieses Prozederes müssen insbesondere depressiven Patienten, die oft über wenig Frustrationstoleranz auch beim Besuch eines Therapeuten verfügen, erklärt und verdeutlicht werden – nicht zuletzt auch durch Psychiatriekrankenschwestern oder Sozialpädagogen im Rahmen einer Krisenhilfe oder in einem anderen soziotherapeutischen Setting.

Soziotherapie/ Milieutherapie

Unter Soziotherapie versteht man Maßnahmen, die in diesem Fall depressiven Menschen helfen, trotz und mit ihrer möglicherweise transitorischen Störung Kontakt mit anderen Menschen aufzunehmen und in unterschiedlichen Strukturen Beziehungen und interaktionale Prozesse zu bewältigen. Soziotherapeutische Gruppen werden beispielsweise von Therapeuten, aber auch von Psychiatriepflegern- und Krankenschwestern oder Sozialarbeitern/Sozialpädagogen geleitet. Soziotherapie hat eine fließende Grenze zur Milieutherapie, die sowohl ein „inneres“ als auch ein „äußeres“ Milieu berücksichtigt. Das innere Milieu strukturiert und thematisiert die Regeln des Zusammenlebens, die Kommunikationsstruktur, die Formen der Aktivitäten und anderes mehr. Für Menschen mit Depression ist es beispielsweise wichtig, geregelte Tagesstrukturen zu haben. Die Möglichkeit, sich zurück zu ziehen, andererseits immer wieder zu bestimmten Aktivitäten, beispielsweise Sport oder Musik, eingeladen zu werden, ist ebenfalls zu nennen. Die äußere Milieugestaltung bezieht sich unter anderem auf die Architektur, Raumfarbe, die Möglichkeit einen Garten zu nutzen und vieles mehr – Milieufaktoren, die sich entscheidend auf die Stimmung eines depressiven Menschen auswirken können.

Arbeits- und Beschäftigungstherapie

Wesentliche Formen der Soziotherapie sind die Arbeits- und Beschäftigungstherapie (die neben den eben genannten Berufsgruppen auch eine Domäne der Ergotherapeuten sind) sowie kreative Gruppenaktivitäten, insbesondere die Beschäftigung mit Literatur, mit Musik (aktiv und passiv), der Kunstpädagogik und Kunsttherapie sowie dem Theaterspiel. Wie in den Vorkapiteln schon erläutert, ist die Fähigkeit des an Depression erkrankten Menschen, von solchen Maßnahmen zu profitieren, in den Phasen seiner Erkrankung sehr unterschiedlich. Hierauf Rücksicht zu nehmen und die Angebote gezielt so zu platzieren, dass sie den Betroffenen nicht überfordern, ist Aufgabe einer interdisziplinären Absprache. Auch ist darauf hinzuweisen, dass einige der hier skizzierten Maßnahmen nicht zwangsläufig einen therapeutischen Charakter haben müssen – Lesen, Sport treiben oder Musizieren kann an sich einen wichtigen Wert haben und muss nicht unbedingt als Lesetherapie, Musiktherapie oder Kunsttherapie angeboten werden (so sinnvoll solche Angebote auch sein mögen). Mit anderen Worten: Das Anbahnen solcher Aktivitäten oder das Anknüpfen verschütteter kreativer Fähigkeiten kann durchaus auch pädagogische Aspekte beinhalten und somit Aufgabe professioneller Sozialpädagogik sein.

Casemanagement

Sozialpädagogik und Sozialarbeit befassen sich im Übrigen auch mit der „Sozialtherapie", unter der man im Gegensatz zur eben skizzierten Soziotherapie das „Management von sozialen Defiziten eines Erkrankten", beispielsweise die Vermittlung von Wohnraum oder Hilfen bei Behördengängen versteht. Damit steht diese Arbeit dem Casemanagement sehr nahe, dem wir uns nun zuwenden wollen.

Gemeindenahe Versorgung

Seit der „Psychiatriereform" in den 1970er und 1980er Jahren, den beiden damit zusammenhängenden Enquete-Komissionen und der Etablierung der Sozialpsychiatrie hat sich insbesondere die gemeindepsychiatrische Versorgung etabliert, die in einer ersten Annäherung durch die Aspekte der Deinstitutionalisierung, der Sektorisierung, der Kontinuität und Koordination, der Orientierung an den Bedürfnissen sowie an der Prävention gekennzeichnet ist.

Im Hinblick auf die Begleitung depressiver Menschen bedeutet dies beispielsweise, dass diese sinnvoller Weise eher nicht in psychiatrischen Großkrankenhäusern fernab ihrer Heimat, sondern, falls eine stationäre Versorgung notwendig ist, möglichst gemeindennah in entsprechenden Abteilungen örtlicher Krankenhäuser oder anderer, beispielsweise psychotherapeutischer Kliniken, behandelt werden sollten. Auch die Maximen „ambulant vor stationär" oder „komplementär vor teilstationär" fallen in diesen Bereich. Die Behandlung soll sich an den Bedürfnissen des Depressiven und nicht an den besonderen Vorlieben oder Kompetenzen der Einrichtung orientieren, insbesondere sollen besondere Grundbedürfnisse und Wünsche nach Lebensqualität auch und gerade depressiver Menschen beachtet werden.

Prävention

Prävention, insbesondere Sekundär- und Tertiärprävention bei depressiv Erkrankten hilft diesen sowie ihren Angehörigen, mögliche Krisen und Warnsymptome möglichst frühzeitig zu erkennen und rechtzeitig Hilfe in Anspruch zu nehmen und darüber hinaus für eine stabilisierende Umwelt und zufriedenstellende Kommunikationsformen und Sozialkontakte zu sorgen, um einer erneuten Depression möglichst vorzubeugen.

Sektorisierung

Unter Sektorisierung versteht man das Bemühen, notwendige Versorgung, Hilfs- und Begleitmaßnahmen möglichst in einem Sektor, lebenswelt- und wohnraumorientiert anzubieten. Dies setzt aber eine Kontinuität der Hilfeleistung und insbesondere eine Koordination der sehr unterschiedlichen Hilfen und ihrer Anbieter voraus. Genau diese Koordination ist es, die das Casemanagement intendiert.

Casemanagement durch psychosozialen Dienst

Dabei versteht man unter Casemanagement, dass ein depressiver Patient über längere Zeit von derselben Person oder einem ihm bekannten, kleinen und multiprofessionell zusammengesetzten Team begleitet wird (Casemanager oder Key-Worker), die wesentlich mit der Organisation und Vermittlung therapeutischer, unterstützender und beratender Maßnahmen betraut sind und dem mitunter verwirrten oder überforderten Patienten helfen, sich im „Dschungel der Paragraphen und Hilfsmöglichkeiten" helfen, sich zu orientieren. Häufig, aber nicht zwangsläufig, werden solche Casemanagementfunktionen von Mitarbeitern sozialpsychiatrischer Dienste angeboten. Solche Dienste sind ambulante Einrichtungen, die manchmal in freien Wohlfahrtseinrichtungen, meist aber in Abteilungen der Gesundheitsämter (also in kommunaler Trägerschaft) angesiedelt sind. Das Mitarbeiterteam besteht ganz wesentlich aus Psychiatrieschwestern/Krankenpflegern, Sozialpädagogen und Sozialarbeitern sowie Psychologen und mitunter Psychiatern. Schwerpunkte der Hilfsangebote sind Begleitungen in den Bereichen Arbeit, Wohnen und Freizeit, durchaus also auch Netzwerkarbeit, wie sie in Kapitel 8.10 bereits vorgestellt wurde. Pitschel-Walz und Kollegen (2003) geben eine Übersicht über das Tätigkeitsspektrum sozialpsychiatrischer Dienste und nennen unter anderem:

- Telefon-, Einzel- und Angehörigenberatung
- Paar- oder Familiengespräche
- Hausbesuche für Betroffene, insbesondere in Krisensituationen
- Vermittlung in betreute Wohnformen (Betreutes Einzelwohnen, therapeutische Wohngemeinschaft, psychiatrische Familienpflege)
- Vermittlung in Tagesstätten oder Werkstätten zur beruflichen Wiedereingliederung
- Arbeitsassistenz und begleitende Hilfen für depressiv Erkrankte im Arbeits- und Berufsleben
- Zusammenarbeit mit Selbsthilfegruppen (s. u.)
- Einbindung in Sport- und Freizeitgruppen (wobei insbesondere Lauftreffs, aber auch Theater- oder Urlaub für Menschen mit Depression von besonderer Bedeutung sein können)
- Zusammenarbeit mit niedergelassenen Psychiatern und Psychotherapeuten sowie Kliniken und psychosozialen Arbeitsgemeinschaften.

Klassische Psychotherapie im eigentlichen Sinne leisten die Mitarbeiter des sozialpsychiatrischen Dienstes nicht. Die Vermittlung und Gewährleistung solcher Therapien, aber auch das Anbieten und insbesondere das Koordinieren der soeben genannten Hilfeleistungen, gerade auch im Rahmen des Casemanagement, sind hingegen eine Kernaufgabe dieser Dienste.

Krisenmanagement

Zum Teil werden auch Notfall- und Krisenhilfen vom Sozialpsychiatrischen Dienst angeboten. Andererseits gibt es auch nervenärztliche sowie psychiatrische Not- und Bereitschaftsdienste, und in manchen Gemeinden bzw. Städten finden sich Krisenzentren, die rund um die Uhr besetzt sind und neben telefonischer Hilfe vor allem auch direkte Krisenintervention bis hin zur notfallmäßigen Unterbringung in einer psychiatrischen Klinik anbieten. Andererseits können von Mitarbeitern solcher Krisenzentren (wie auch sozialpsychiatrischer Dienste, s. o.) in Krisensituationen Hausbesuche gemacht werden – nicht selten werden sie von Sozialpädagogen, Sozialarbeitern oder sozialpsychiatrischen Fachpflegern/Krankenschwestern durchgeführt. Gerade depressive Menschen, die möglicherweise auch krankheitsbedingt isoliert leben, können temporär auf solche Kriseninterventionen, die im Einzelfall lebensrettend sind, angewiesen sein.

Netzwerkmanagement

Fassen wir im folgenden die wesentlichen stationären, ambulanten und komplementären Institutionen einer gemeindenahen Versorgung zusammen, die depressiv erkrankten Menschen Hilfen anbieten können. Im stationären Bereich finden sich insbesondere psychiatrische Fachkrankenhäuser, psychiatrische Abteilungen an Allgemeinkrankenhäusern sowie psychotherapeutische und psychosomatische (Rehabilitations-)Kliniken wieder. Oft bieten sie stationäre Angebote, manchmal auch teilstationäre, beispielsweise im Rahmen einer Tagesklinik oder einer Nachtklinik. Ambulante Therapien werden, wie bereits genannt, von niedergelassenen ärztlichen und psychologischen Psychotherapeuten durchgeführt. Weiterhin finden sich im ambulanten Sektor die eben beschriebenen sozialpsychiatrischen Dienste, psychiatrische Notdienste bzw. Krisenzentren sowie Beratungsstellen. Komplementäre Einrichtungen sind solche, die nicht primär einen psychiatrischen Auftrag haben und sich keineswegs nur an Menschen mit Depression wenden, dennoch aber aufgrund ihrer Struktur und ihrer personellen Ausstattung chronisch depressiv erkrankten Menschen auch längerfristige Hilfen und Perspektiven anbieten können. Klassischerweise werden sie dem Wohn-, dem Arbeits- und dem Freizeitbereich zugeordnet. Im Bereich des Wohnens kann man spezifische Wohnheime, therapeutische Wohngemeinschaften oder unterschiedliche Formen des betreuten Wohnens antreffen. Idealerweise bieten sie depressiven Menschen geschützte Lebenssituationen, die dennoch sukzessive Förderung sozialer und emotionaler Kompetenzen ermöglichen. Tagesstruktur und Milieugestaltung sollten also hierauf ausgerichtet sein. Während Wohnheime eher eine langfristige Perspektive bieten, sind therapeutische Wohngemeinschaften darauf ausgerichtet, nach einer gewissen Übergangszeit den Menschen wieder zum eigenständigen Wohnen, möglicherweise noch in Form des betreuten Wohnens, zu verhelfen. Bei der Milieugestaltung, Tagesstrukturierung und Soziotherapie handelt es sich im Wesentlichen um eine pädagogisch-soziotherapeutische Aufgabe, die in der Regel von Sozialpädagogen, Sozialarbeitern und Psychiatriekrankenschwestern/-pflegern durchgeführt wird.

Auch im Arbeitsbereich gibt es unterschiedliche und gestufte Angebote für Menschen mit Depression, die nicht immer sofort in den ersten Arbeitsmarkt integriert werden können (wenngleich dies durchaus möglich ist). Bei „Patientenfirmen“ (in Münster beispielsweise die Firma „Rümpelfix“, die unter anderem Möbel aufarbeitet und Fahrräder repariert) werden nicht nur fachliche (handwerkliche und kaufmännische), sondern auch soziale und pädagogische Hilfen zur beruflichen Rehabilitation angeboten.

Hinsichtlich des Freizeitbereichs unterstützen Sozialpädagogen, Sozialarbeiter und Fachkrankenschwestern/-pfleger Menschen mit depressiv bedingten Schwierigkeiten bei der Kontaktaufnahme mit anderen Menschen, dem Wiederausüben von Hobbys und der Struktur ihres Tages und insbesondere ihrer Freizeit, unter anderem in Tagesstätten und psychosozialen Kontakt- und Beratungsstellen (Teestuben etc.). Außerdem machen sie zum Teil sehr niedrigschwellige Angebote (bei denen an die Besucher keine besonderen Anforderungen oder Erwartungen geknüpft werden) und sind möglicherweise auch bei der Integration in lebensraumorientierten Freizeitangeboten wie Sportgruppen, Chöre, Schach- und Doppelkopf-Gruppen, Laientheater, politische und kirchliche Organisationen usw. behilflich.

Selbsthilfegruppen

Zum Abschluss dieses Kapitels soll noch kurz auf die große Bedeutung von Selbsthilfegruppen für Menschen mit Depressionen eingegangen werden. Diese können in regelmäßige Treffen durch gemeinsame Gespräche und Aktivitäten Unterstützung finden, eventuell auch anderen helfen und selbst Halt und Sicherheit finden, was insbesondere für isoliert lebende Erkrankte, die den Kontakt zu Angehörigen oder Freunden teilweise verloren haben, von großer Wichtigkeit sein kann. Es können gegebenenfalls neue Freundschaften geknüpft werden, die sich auch in Krisenzeiten bewähren können. Vor allem fühlen sich depressiv Erkrankte oft besser verstanden von Menschen, die ähnliche Erfahrungen gemacht haben. Die Erfahrung, dass andere aus tiefen Krisen herausgekommen sind, kann zudem etwas Trost spenden. Schließlich können sich Menschen mit Depression über die unterschiedlichen Hilfsangebote, die soeben beschrieben wurden, informieren sowie über ihre Erwartungen an Therapien austauschen. Auch die politische Arbeit, insbesondere der Information einer breiteren Öffentlichkeit über das Wesen von Depression und der Abbau von Verurteilen gegenüber Gemütskrankheiten kann eine wichtige Aufgabe sein, der sich Angehörige einer Selbsthilfegruppe verpflichtet fühlen.

Selbsthilfegruppen können sehr unterschiedliche Angebote für ihre Mitglieder entwickeln, unterschiedliche Aufgaben wahrnehmen und verschiedene Strukturen aufweisen. So ist es keineswegs immer sinnvoll, dass sie von Sozialpädagogen oder Fachpflegekräften unterstützt oder gar geleitet werden. Andererseits kann es in bestimmten Phasen des Gruppenprozesses (vor allem in der Anfangs- und Konsolidierungsphase sowie beim Auftreten unterschiedlicher Krisensituationen) hilfreich sein, externe Unterstützung und Beratung zu bekommen, beispielsweise in rechtlicher, finanzieller, politischer oder gruppendynamischer Hinsicht. Solche Hilfen können durchaus von Sozialpädagogen angeboten werden.

Empowerment

Diese Befähigung zur Wahrnehmung der eigenen Interessen sowie der Durchsetzung gesellschaftspolitischer Anliegen leitet über zu soziokulturellen Aspekten der Depression, mit der wir uns im folgenden Kapitel befassen wollen.

8.12 Soziokulturelle Aspekte

B „Wenn jemand meinen Kummer wiegen wollte und meine Leiden auf die Waage legte – sie wären schwerer als der Sand im Meer. Woher nehme ich die Kraft, noch auszuhalten? Wie kann ich leben ohne jede Hoffnung? … ich selber weiß mir keine Hilfe mehr, ich sehe niemand der mich retten könnte." (Altes Testament, Hiob, 6.2ff)

kulturelle Zeugnisse

Das Buch Hiob im Alten Testament und der Kupferstich „Melancholia" von Dürer (Abb. 8.3) verdeutlichen es: Depressionen sind von alters her bekannt und werden in den unterschiedlichsten Kulturen erkannt und aufgegriffen. Der „Adagio-Typus" in der Musik und verbunden mit langsamen Tempi und herabführenden melodischen Elementen, oft in Moll, stellen ebenfalls eine kulturelle Korrespondenz zu Trauer und Depression dar.

gesellschaftlicher Bindungsmodus

Emotionen wie Kummer und Trauer haben soziale Bindungsfunktionen auch auf gesellschaftlicher Ebene: Mitleiden verbindet Menschen untereinander. „Geteiltes Leid ist halbes Leid", sagt ein Sprichwort und weist darauf hin, dass gemeinsam erlittene Verluste leichter verarbeitet werden können. Bestattungsriten und Todesklagen finden sich transkulturell in allen Gesellschaften und haben eine große Bindungsfunktion. Die gemeinsam Trauernden fühlen sich in besonderer Weise zusammengehörig und stärken sich in ihrem gegenseitigen Mitleiden. Riten, Gesten, Kleidung und Musik greifen biologische Phänomene der Körperhaltung und Mimik sowie eine dem Trauernden angepasste Stimmung auf und verarbeiten sie in einem kulturellen Prozess, so dass dann die für die jeweiligen Regionen zeittypische Trauerriten entstehen. Die hierbei manchmal verwendete Musik gibt ebenfalls die traurige Stimmung wieder: Aktion und Gestik werden als niedergedrückt, sich zurückziehend, sich klein machend empfunden. Auf der musikalischen Ebene drückt sich dies durch langsame Rhythmen, einen leisen und dunkel wirkenden Klang und geringem Ambitus (Umfang vom höchsten bis zum tiefsten Ton) in Melodie und Harmonie sowie Mollakkorden aus.

B Schiefenhövel (1993b) verweist auf Beerdigungs- und Trauerrituale, die je nach Kultur Gemeinsamkeiten, aber auch Unterschiede finden können. So finden sich praktisch in allen Stammeskulturen ein gemeinsames, fast hemmungsloses Klagen über den Verlust eines Verstorbenen. Nach einigen Tagen gemeinsamer Trauer, so Schiefenhövel, kommt es zu einer bewussten Distanzierung der Freunde und Verwandten von diesem Trauerverhalten. Man lässt den Trauernden allerdings weiterhin für bestimmte Zeit die Möglichkeit, sich trauernd zurück zu ziehen, bevor er nach einem gesetzten Zeitraum langsam wieder ins soziale Leben zurück gerufen wird.

Melancholie

Auch der Umgang mit Depressionen, die über das normale Maß der Trauer hinaus geht, ist gesellschaftlich mitgeprägt. Als „Melancholie" bezeichnet wurde sie in früheren Jahrhunderten oft mit „Ernsthaftigkeit" und tiefgründigen Gedanken assoziiert – also durchaus positiv konnotiert. Andererseits gab es Elemente, beispielsweise die Antriebslosigkeit, die als „Trägheit" fehl interpretiert wurde. Möglicherweise ist die Trägheit als eine der sieben Todsünden des christlichen Mittelalters Ausdruck einer nicht erkannten Depression gewesen.

In der zweiten Hälfte des 20. Jahrhunderts wurde, jedenfalls in Deutschland, nicht nur Trauer, sondern auch Depression weitgehend verdrängt. Wer ein Gemütsleiden derartigen Ausmaßes hatte, dass er der psychotherapeutischen oder psychiatrischen Hilfe bedurfte, verschwieg dies oft. Sekundäre Schwierigkeiten im Gefolge einer Depression, wie z. B. Suizidalität oder Alkoholabhängigkeit, wurden ebenfalls häufig tabuisiert. Erst langsam setzte sich am Anfang des neuen Jahrhunderts die Erkenntnis durch, dass Depressionen recht häufige Krankheiten sind (etwa 20–25% aller Menschen leiden im Laufe ihres Lebens an einer, oder mehreren, behandlungsbedürftigen Depressionen). Das Wissen um diese Zusammenhänge, aber auch verbesserte psychosoziale (vor allem kognitive Verhaltenstherapie) sowie medikamentöse (vor allem selektive Serotoninwiederaufnahmehemmer) Behandlungsmöglichkeiten haben ebenfalls dazu beigetragen, Depressionen „gesellschaftsfähig“ zu machen.

Dennoch: Immer noch werden Menschen als vermeintlich „faul, nicht leistungsfähig, kommunikationsgestört oder eigenbrötlerisch“ etikettiert und stigmatisiert, wenn ihre Depression nicht erkannt wird. Umso wichtiger, offensiv auch daran zu erinnern, welche gesellschaftlichen und kulturellen Leistungen von Menschen erbracht werden, die unter zeitweiligen Depressionen zu leiden hatten (Vincent van Gogh, Winston Churchill, Theodor Roosevelt, Woody Allen – um nur einige zu nennen).

8.13 Literaturhinweise und Vertiefungsfragen

Hell, D. (1994): Welchen Sinn macht Depression? Ein integrativer Ansatz. 10. Aufl. Rowohlt TB, Reinbek

Gute und umfassende Darstellung des Phänomens „Depression“. Dem Psychiater und Autor ist es gelungen, Trauer und Depression auf biologischer, psychischer und sozialer Ebene zu untersuchen, diese Ebenen zu verknüpfen und nach dem Sinn der Depression im jeweiligen Kontext zu fragen.

Kast, V. (1982): Trauern. Phasen und Chancen des psychischen Prozesses. 32. Aufl. Kreuz, Stuttgart

Die bekannte Dozentin und Psychotherapeutin geht in diesem Buch auf die notwendige Trauer bei der Verarbeitung von Verlusterlebnissen ein.

Pitschel-Walz, G. (2003): Lebensfreude zurück gewinnen. Ratgeber für Menschen mit Depressionen und deren Angehörige. Urban und Fischer, München

Ausgezeichneter, gut verständlicher und sehr praxisnaher Ratgeber für Menschen mit Depressionen und deren Angehörige.

Vertiefungsfragen

8.1 Inwieweit ist Trauer eine Bindungsemotion?

8.2 Äußern Sie sich zu möglichen Zusammenhängen von Depression und Verschiebung bzw. Verlust des inneren Zeiterlebens („Innere Werdenszeit").

8.3 Erläutern Sie anhand von Beispielen, dass die Erscheinungsformen von Trauer und Depression alters- und entwicklungsabhängig sind.

8.4 Nennen Sie einige Grundhaltungen im Umgang und der Begegnung mit Menschen, die an einer schweren Depression leiden.

Multiple-Choice-Fragen zu diesem Kapitel finden Sie unter www.reinhardt-verlag.de und www.utb-mehr-wissen.de.

Arbeitsfeld Suchthilfe

9 Alkoholkrankheit

9.1 Definition und Epidemiologie

Epidemiologie

Die Alkoholkrankheit kann als vorrangiges sozialmedizinisches Problem in Deutschland wie auch in Europa angesehen werden. Nach einer Schätzung der Deutschen Hauptstelle gegen Suchtgefahren (DHS) waren im Jahr 2001 etwa 5% aller Deutschen alkoholkrank. Die gesellschaftlichen Folgekosten der Alkoholkrankheit werden auf 20–25 Mrd. Euro pro Jahr geschätzt. Während etwa eineinhalb Millionen Menschen alkoholkrank im engeren Sinne sind, sind weitere 3,7 Millionen „ernsthaft gefährdet" (auf diesen Begriff wird gleich noch näher eingegangen) und insgesamt 10 Millionen Menschen in der Bundesrepublik sind wenigstens potentiell gefährdet, in die Alkoholsucht abzugleiten (Trost 2009). Damit sind Alkoholmissbrauch und Alkoholabhängigkeit die häufigsten Ursachen für psychische und körperliche Erkrankungen. Unter Krankenhauspatienten wird mit etwa 20% (in der Psychiatrie sogar 30%) alkoholkranker Menschen gerechnet. Die Lebenserwartung bei alkoholkranken Menschen ist um etwa 15 Jahre reduziert.

Diese ersten Eindrücke und Zahlen mögen verdeutlichen, dass es sich um ein eminent wichtiges Thema nicht nur der Sozialmedizin, sondern auch der Sozialen Arbeit handelt, dies umso mehr, wenn man die psychosozialen Auswirkungen von Alkoholkrankheit bedenkt: Knapp ein Drittel aller Straftaten wird unter Alkoholeinfluss begangen, 60% der Autounfälle mit erheblichen Verletzungen sind letztlich auf Alkoholeinfluss zurück zu führen, Alkohol ist zu etwa 70% ein Faktor bei fahrlässiger Tötung und zu 60% bei tätlichem Angriff, zu über 50% bei Mord und zu 44% bei Einbruch. Es gibt durch Studien belegte Zusammenhänge von häuslicher Gewalt und Alkoholkrankheit. Mehr als ein Viertel aller Kinder aus suchtbelasteten Familien werden selbst suchtkrank, etwa drei mal so viele geschiedene Männer und Frauen als es der Normalstatistik entspricht, waren mit einem alkoholkranken Partner oder Problemtrinker verheiratet, etwa 6 Mio. Kinder stammen aus „suchtbelasteten Familien" – auf viele weitere soziale Aspekte wird in Kapitel 9.10 noch dezidiert eingegangen. Das Alkoholmissbrauch oft ein wesentlicher Faktor bei der Kindesmisshandlung und sexuellem Missbrauch ist, wurde in Kapitel 2 bereits ausführlich dargestellt.

Als alkoholkrank werden Menschen bezeichnet, bei denen eine psychische und physische Abhängigkeit von Alkohol besteht. Wie wir bereits gesehen haben, erkennt man die psychische Abhängigkeit meist an einem typischen Beschaffungsverhalten sowie pathologischen Einnahmemustern, im Falle der Alkoholabhängigkeit vor allem dem Kontrollverlust beim Trinken, während die physische Abhängigkeit vor allem auf den körperlichen Wirkungen wiederholten Substanzkonsums beruht – beim Alkohol hier insbesondere die Entzugssyndrome, die bis zum Delir gehen können und auf die noch näher einzugehen ist.

Die Weltgesundheitsorganisation spricht von Alkoholkrankheit, wenn das exzessive Trinken zu einer Abhängigkeit eines solchen Grades geführt hat, dass es zu deutlichen Störungen oder Defekten in der körperlichen und geistigen Gesundheit, zu Störungen in mitmenschlichen Beziehungen sowie zu Störungen in wirtschaftlichen Funktionen kommt. Ausdrücklich wird darauf hingewiesen, dass Alkoholkrankheit einer Behandlung bedarf.

Nun haben epidemiologische Untersuchungen der letzten Jahre gezeigt, dass es viele Menschen gibt, die noch nicht die Kriterien einer Abhängigkeitsdiagnose erfüllen, dennoch schwere körperliche Erkrankungen oder psychische Störungen sowie soziale Probleme zeigen. Es wurde schon darauf hingewiesen, dass diese Gruppe erheblich größer ist und in Deutschland beispielsweise 8 Millionen Menschen schädlichen Gebrauch von Alkohol machen und im Prinzip suchtgefährdet sind, ohne im engeren Sinne alkoholkrank zu sein.

Risikoarmer Konsum

So spricht man von risikoarmen Konsum, wenn er unter einer statistisch definierten Gefährdungsgrenze liegt. Diese liegt momentan für Frauen bei etwa 20 g und für Männer bei etwa 30 g reinem Alkohol pro Tag (30 g Alkohol entsprechen etwa 1½ Flaschen Bier oder zwei Gläsern Wein). Solche Empfehlungen sind allerdings mit Vorsicht zu „genießen“: Binge-Drinking (exzessives Trinken) sowie spezifische Trinkmuster können durchaus auch schon bei den hier genannten „Durchschnittswerten“ zu erheblichen Problemen führen.

Alkohol und Krebsrisiko

Riskanter bzw. gefährlicher Gebrauch ist ein Konsum oberhalb dieser Gefährdungsgrenze und geht statistisch gesehen mit erhöhten gesundheitlichen und anderen Risiken einher – so erhöht sich bei 40 g Alkohol pro Tag beim Mann das Risiko für eine Lebererkrankung oder erhöhten Blutdruck sowie bestimmte Krebserkrankungen, bei Frauen erhöht sich dieses Risiko bereits bei Werten über 20 g/Tag. Vor allem das Krebsrisiko wird häufig nicht bedacht: Allein 7.000 Menschen im Jahr sterben in der Bundesrepublik durch alkoholbegünstigte Tumoren im Mund- bzw. Rachen- und Kehlkopfraum, wobei die kokarzinogene Wirkung von Alkohol und Nikotin besonders zu Buche schlägt. Für Frauen kommt ein zusätzliches Brustkrebsrisiko bei Alkoholmissbrauch hinzu.

Alkoholabusus

Schädlicher Gebrauch bzw. Alkoholmissbrauch/Alkoholabusus liegt vor, wenn das Trinkverhalten zu körperlichen und/oder psychosozialen Schäden führt, beispielsweise zu Leberschäden oder sozialem Abstieg.

Abhängigkeit

Während die psychische Abhängigkeit von Alkohol mit dem unabweisbaren Verlangen nach immer wieder kehrender Einnahme einhergeht, wobei diesem Verlangen nach und nach ohne Rücksicht auf die Folgen aller Lebenskräfte untergeordnet werden, so dass ein Teufelskreis aus Verlangen, Beschaffung und Verheimlichung entsteht, ist die körperliche Abhängigkeit mit Unruhe, Schlaflosigkeit, vegetativer Übererregbarkeit, Brechreiz und anderen Störungen verbunden. Dabei kommt es zu einem erheblichen Leidenszustand.

Delir

Eine (mit 5% zum Glück seltene) schwere Form des Entzugssyndroms stellt das Delir dar, worunter man einen kurz dauernden, gelegentlich (zu 20% tödlichen), jedenfalls lebensbedrohlichen toxischen Verwirrtheitszustand mit körperlichen Störungen versteht. Unter anderem kommt es zu Bewusstseinstrübungen, Verwirrtheit, lebhaften Halluzinationen („weiße Mäuse") sowie einem ausgeprägten Tremor (Zittern).

9.2 Biologische Grundlagen

Psychotrope Drogen wirken vor allem am Belohnungssystem unseres Gehirns, dann an den Stress regulierenden und Schmerz verarbeitenden Instanzen und haben schließlich eine Wirkung auf Gedächtnisspeicher, in denen positiv bewertete Episoden zusammen mit den drogenbedingten Empfindungen assoziiert und gespeichert werden. Diese für viele Drogen allgemeingültigen Aussagen gelten auch für den Alkoholkonsum.

Schon seit der Antike (Plutarch, Aristoteles) ist bekannt, dass Alkoholkrankheit familiär überhäuft auftritt. Zwillingsstudien des 20. Jahrhunderts zeigen eindeutige Korrelationen: 50–60% des Risikos, alkoholkrank zu werden, ist genetisch bedingt. Es bleiben also noch 40–50%, die ganz offensichtlich auf Umweltfaktoren sowie Umwelt-Gen-Interaktionen zurück zu führen sind. Dies gilt übrigens auch für andere Erkrankungen, beispielsweise Diabetes oder Herzerkrankungen, bei denen ebenfalls nur eine Vulnerabilität, nicht jedoch die Krankheit an sich vererbt wird. Auch bei Alkoholismus handelt es sich, genetisch gesehen, um komplexe Erkrankungsmodi, bei denen einzelne Geneffekte verhältnismäßig wenig bewirken und erst im Zusammenhang mit anderen Effekten und insbesondere in der Interaktion mit der biografisch vermittelten Umwelt zum tragen kommen.

Genetische Faktoren

Welches sind aber mögliche genetische Faktoren, die hier eine Rolle spielen können? Gut gesichert ist der Zusammenhang zwischen Alkoholwirkung und der Produktion von Leberenzymen, die seinem Abbau dienen. Alkohol wird von der Alkoholdehydrogenase (ADH) in Acedaldehyd umgewandelt. Dies ist ein höchst giftiger Stoff, der sich in unangenehmer Weise im Gehirn bemerkbar macht: Er führt zum Kater! Acedaldehyd wird allerdings durch die Acidaldehyddehydrogenase (ALDH) im Verlauf einiger Stunden weiter verarbeitet, so dass die nun entstehenden Abbauprodukte über den Urin ausgeschieden werden können (der Kater verschwindet). Wie schnell diese beiden Prozesse vonstatten gehen, hängt maßgeblich von der Geschwindigkeit ab, in der diese beiden Enzyme produziert werden. Diese Stoffwechselfunktion ist zum einen geschlechtsabhängig, zum anderen gibt es Bevölkerungsgruppen und bestimmte Ethnien, die diese Enzyme nur in geringem Ausmaß besitzen. Einige Bevölkerungsgruppen Asiens sowie einige nordamerikanische Ureinwohner können Alkohol nur vermindert abbauen, was zu einem „Flush-Syndrom" (mit Übelkeit oder Herzrasen) führt – die Alkoholkrankheit ist in solchen Populationen so gut wie unbekannt.

Vielfältige Interaktionen zwischen den eben genannten Enzymen und Östrogenen führen dazu, dass Frauen in der Regel weniger Alkohol vertragen. Leider ist die verminderte Alkoholtoleranz auch dafür verantwortlich zu machen, dass verhältnismäßig geringere Grenzdosen bereits zu vielfältigen Schädigungen führen können. Ein relatives Überwiegen männlicher gegenüber weiblicher

Alkoholkranker (zur Zeit etwa 2,5 zu 1) ist allerdings nicht nur auf biologische, sondern in erheblichem Maße auch auf soziokulturelle Faktoren zurück zu führen. Das zeigt sich unter anderem darin, dass der Alkoholabusus in den letzten Jahrzehnten bei Mädchen und jungen Frauen massiv zugenommen hat und dass, mit zeitlicher Verzögerung, auch die relative Anzahl alkoholabhängiger Frauen zunimmt.

Auch das Neuropeptid Y (ein kleines Protein, das überall im Gehirn vorkommt und die Reaktion auf Alkohol mitbestimmt) kann je nach Genexpression in unterschiedlichen Konzentrationen vorkommen.

Andere von Genen gesteuerte Stoffwechselfunktionen beeinflussen die Konzentration von Serotonin und Gammaaminobuttersäure (GABA), die ebenfalls für die Wirkung von Alkohol von Bedeutung sind. So werden Veränderungen bestimmter Serotonintransportgene mit vermehrtem Binge-Drinking (exzessivem Trinken, möglicherweise auch zur Depressionsabwehr) in Verbindung gebracht.

sedierend, euphorisierend

Alkohol dockt unter anderem an Rezeptoren an, die in unmittelbarer Nähe zu GABA-Rezeptoren stehen (Gammaaminobuttersäure ist der wichtigste hemmende Neurotransmitter). Ähnlich wie Beruhigungsmittel/Tranquilizer (Valium) oder Schlafmittel (z. B. Barbiturate) hat Alkohol also einen sedierenden, hemmenden und GABA-analogen Effekt. In Kombination können Barbiturate, Alkohol und Beruhigungsmittel sogar das Atemzentrum lähmen und somit tödlich wirken. Die sedierende und die euphorisierende Eigenschaft des Alkohols macht ihn zum „Problemlöser" und erklärt sein hohes Suchtpotential. Erste Untersuchungen weisen darauf hin, dass genetisch bedingte, leichte Veränderungen im GABA-Stoffwechsel möglicherweise mit Angst korrelierenden Störungen (Anxiety Related Disorders) und einer erhöhten Vulnerabilität für Alkoholkrankheit verbunden sein können. Aus der Stress- und Schmerzforschung kommen Hinweise, dass die individuelle Antwort auf Stressoren ebenfalls genetisch mit bedingt sein kann und eine erhöhte Vulnerabilität hinsichtlich der Alkoholkrankheit zur Folge haben kann. Auch die Schwere, mit der die unangenehme Begleiterscheinung der Alkoholvergiftung (z. B. der Kater) erlebt wird, scheint genetisch mitbedingt zu sein: Söhne aus von Alkoholismus belasteten Familien erleben im Vergleich zu Söhnen aus nicht belasteten Familien die Anzeichen einer mäßigen Alkoholvergiftung als weniger intensiv – man spricht von einer low sensivity, die möglicherweise ebenfalls einen Vulnerabilitätsfaktor darstellt. Es bleibt aber festzuhalten, dass solche biologischen Faktoren nur Teilfaktoren sind, die immer zusammen mit biografischen und aktuellen Umweltfaktoren agieren – beispielsweise der Reduktion sozialer Hemmungen und der Steigerung von Sozialkontakten unter Alkoholeinfluss, sowie den damit verbundenen Einflüssen des sozialen Umfeldes (peer-group).

Suchtdruck

Dass, jedenfalls bei chronischem Alkoholismus, Alkohol zunehmend in den Dienst des Hirnstoffwechsels eingebettet wird, ja sogar zu strukturellen Veränderungen führt, zeigt sich in einer relativen Abnahme von Dopaminrezeptoren (D2-Rezeptoren), die sowohl in Sektionsbefunden als auch mittels bildgebender Verfahren (Positronen-Emissions-Tomografie) nachgewiesen wurde. Der Verlust solcher Dopaminrezeptoren kann zu einem verminderten „Belohnungsgefühl" führen, was vielleicht eine der Ursachen des auch als „Suchtdruck" bezeichneten Craving ist.

Das dopaminerge Belohnungssystem verändert sich im Laufe des Suchtgeschehens sukzessive. Durch akute Drogenwirkung kommt es zunächst zu einer Dopaminfreisetzung an den Synapsen des Belohnungssystems. Wiederholter und exzessiver Alkoholkonsum führt zu phasischen Dopaminausschüttungen und Konzentrationserhöhungen. Diese blockieren weitere Dopaminausschüttungen, so dass das System sich selbst hemmt. Dies geht einher mit einer Abnahme der euphorisierenden Wirkung des kontinuierlich eingenommenen Alkohols und der Zunahme von Craving.

Letztendlich führen die hier skizzierten Vorgänge zu einer erhöhten Toleranz: Um den gewünschten euphorisierenden Effekt des Alkohols zu erreichen, müssen immer höhere Dosen zugeführt werden. Dies hat noch einen weiteren Grund, der als pharmakokinetische Toleranz bezeichnet wird: Der Stoffwechsel stellt sich um und in der Leber kommt es zu einer relativen Zunahme der alkoholabbauenden Enzyme, so dass die Leber schneller entgiften kann (dies kann allerdings auch Nebenwirkungen für das Organ selbst haben, die hierbei anflutenden toxischen Substanzen, insbesondere das Acedaldehyd, kann die Leber schädigen und zur Fettleber, später zur Leberzirrhose führen). Der schnellere Abbau des Alkohols aber führt zu einer geringeren und kurzfristigeren Wirkung desselben, so dass auch dies zu einer Toleranzveränderung führt. Sowohl die eingangs skizzierten Vorgänge des Gehirnstoffwechsels als auch der periphere Metabolismus insbesondere in der Leber führen bei zunehmendem Alkoholkonsum dazu, dass es zu erheblichen Schwankungen der Alkoholkonzentration im Blut und an den Synapsen kommt, was wiederum zu erheblichen Gemütsschwankungen führt. Diese Affektschwankungen können ebenfalls eine beginnende Sucht und Abhängigkeit fördern. Die „angenehmen" Wirkungen des Alkohols werden immer weniger intensiv erlebt, dafür aber die rebound- oder Entzugssymptome auf der psychischen Ebene immer intensiver. Durch Dosissteigerung wird versucht, das emotionale System einigermaßen zu stabilisieren – ein Unterfangen, das letztlich erfolglos bleibt und in der letzten Phase der Alkoholkrankheit (s. u.) zum psychischen und körperlichen Zusammenbruch führt.

Entzugsdelir

Wird Alkohols nach langfristigem Konsum abrupt abgesetzt, kommt es meist zu akuten körperlichen sowie psychischen Entzugssymptomen. Die körperlichen Symptome, die vor allem durch den Zusammenbruch stressregulierender Systeme hervorgerufen werden, gehen unter anderem mit Schwitzen, Erbrechen, Unruhe, Schwindel, hochgradige Erregung, in selteneren Fällen mit deliranten Bewusstseinsstörungen und Halluzinationen einher und erfordern, jedenfalls beim Entzugsdelir, intensivmedizinische Behandlung, nicht zuletzt durch das zerebral dämpfend wirkende Distraneurin.

Craving

Die psychischen Komponenten des Entzugssyndroms sind zum einen durch Dysphorie bzw. depressive Verstimmungen gekennzeichnet. Diese dysphorischen Verstimmungen sind auf eine verminderte Dopaminkonzentration zurück zu führen, die nun nicht mehr durch Alkohol kompensiert wird. Angst und Panik sind Folge verminderter GABA-Konzentrationen, die ebenfalls nicht mehr durch Alkohol kompensiert werden. Beides führt zu dem als Craving bezeichneten gierigen Verlangen, die Wirkung des Alkohols wieder zu erleben. Das Gehirn wartet quasi auf eine „Belohnungsreaktion" in Form von Alkohol. Dieser Suchtdruck kann durch Medikamente, insbesondere durch Naltrexon, vermindert werden. Solche, das Craving reduzierenden Medikamente kommen ebenso wie Antidepressiva mitunter in der Phase der „Entwöhnungsbehandlung" zur Anwendung und können das Anbahnen psycho- und soziotherapeutischer Maßnahmen erleichtern.

9.3 Ursachen und Auslöser

Bereits im vorherigen Kapitel, das sich mit den biologischen Grundlagen der Alkoholkrankheit befasste, wurde darauf hingewiesen, dass diese Störung immer eine Folge verschiedener Faktoren auf unterschiedlichen Ebenen ist.

Trias: Individuum-Umfeld-Droge

Zum einen zählt hierzu die spezifische Wirkung des jeweiligen Suchtmittels, im Falle der Alkoholkrankheit beispielsweise die Wirkung GABA-Rezeptoren oder auch die Stressregulierung. Wie schnell ein Suchtmittel zur Abhängigkeit führt, wann es zu einer Toleranzentwicklung kommt und welche spezifischen Entzugserscheinungen auftreten, wird weitgehend von der Pharmakologie der Droge abhängen. In den klassischen Trias-Modellen wird das Individuum in den Mittelpunkt gerückt, wobei hier in der Regel auf die psychischen Erlebnis- und Verarbeitungsmodi abgehoben wird. Auch die Entwicklung von Suchtgewohnheiten und Problemlösungsstrategien sowie biografische Faktoren finden hier Berücksichtigung. Demgegenüber kann man natürlich zu Recht darauf hinweisen, dass auch genetische Veranlagung und Vulnerabilität (oft als Resultat biologischer und biografischer Faktoren) in diesen „individuum-zentrierten" Bereich gehören. Schließlich geht das klassische Trias-Modell auf die Bedeutung der Umgebung bzw. des Umfeldes ein. Wie teuer und wie verfügbar eine Droge ist, ob es sich um eine legale oder eine illegale Droge (wie in der Prohibitionsphase der Vereinigten Staaten) handelt o. ä. gehört in diese Rubrik.

Persönliche Faktoren

Wenden wir uns den psychischen und sozialen Ebenen zu. Persönlichen Faktoren wie eine geringe Frustrationstoleranz, mangelnde Konfliktlösungsstrategien, Schwierigkeiten in der Stressbewältigung, wiederholte Enttäuschungserfahrungen, Verlusterlebnisse, Depression, ängstliche Grundstimmung, Konfliktscheue, Verleugnungs- und Ausweichverhalten, übergroße soziale Anpassung, die Suche nach Kick, Rausch, Euphorie und Ekstase, Sozialängste- bzw. frühkindliche Traumen wie sexueller Missbrauch oder Kindesmisshandlung wirken sich oft ungünstig auf die weitere Entwicklung aus und können zu einer Suchtentwicklung beitragen. Wer selbstbewusst mit sich und der Welt umgeht, Zuwendung erfahren hat, wer auf das Gelingen von Vorhaben, seine eigenen Kräfte sowie die Zuverlässigkeit von Sozialbindungen vertrauen kann, hat wesentliche Resilienzfaktoren (Schutzfaktoren), die ihn vor Sucht und Abhängigkeit schützen können. Das Fehlen solcher Schutzfaktoren kann in ungünstigen Konstellationen, insbesondere in Krisensituationen (sogenannten Live-Events) einer Abhängigkeitserkrankung Vorschub leisten. Arbeitslosigkeit, Beziehungskrisen/Scheidung, erzwungener Ortswechsel (Flucht, Vertreibung, inadäquate Mobilitätsanforderung), Krankheit, soziale oder fachliche Überforderung am Arbeitsplatz und viele andere als kritisch eingestufte Lebensereignisse sind dann möglicherweise der Auslöser (nicht aber die Ursache) einer Suchterkrankung. Hinzu kommt, dass beginnender Alkoholismus seinerseits Ursache für weitere soziale Krisen sein kann: Ehen alkoholkranker Menschen werden überdurchschnittlich häufig geschieden, auch der Arbeitsplatzverlust oder der Verlust der Wohnung können im Gefolge der Alkoholkrankheit auftreten. Es kommt hier also zu einem Circulus vitiosus, einem Teufelskreis zwischen Krisensituation und vermehrtem Alkoholkonsum.

Soziokulturelle Faktoren

Zur „soziokulturellen Seite des Suchtgeschehens" zählen eine ganze Reihe psychosozialer Faktoren. Zum einen spielt das soziale Umfeld eine große Rolle: Wer als Kind alkoholkranker Eltern aufwächst, hat möglicherweise alkoholgestützte Problemmeidungs- bzw. -verdrängungsverhaltensweisen gelernt. In der Jugend ist es häufig die Peer-Gruppe, die zu vermehrtem Alkoholkonsum, auch exzessivem Binge-Trinken, veranlasst. Im Vordergrund steht hier zunächst das Neugier- sowie Imponierverhalten: Man will sich nicht ausschließen, dabei sein und ob seiner Trinkfestigkeit bewundert werden. Nun ist aber vor allem das Gehirn des Jugendlichen in einem stürmischen Umbauprozess (etwa 15% der Gehirnzellen werden in der Jugend neu konfiguriert, das heißt synaptisch neu verschaltet). In dieser Phase ist das Gehirn in besonderer Weise verletzlich, so dass exzessives Trinken zu erheblichen Veränderungen des Hirnstoffwechsels führen kann. Mitunter kommt es sogar zu tödlichen Folgen nach exzessivem Trinken. Zum anderen entwickelt sich eine Abhängigkeit wesentlich schneller – dauert sie bei Menschen über 25 in der Regel mehrere Jahre, so entwickelt sich die Abhängigkeit bei Jugendlichen oft schon innerhalb von 6 bis 12 Monaten. Auf das gesamte Leben gesehen ist die Prognose umso ungünstiger, je früher der Alkoholkonsum eingesetzt hat. Das Peer-Gruppen gesteuerte, frühe Trinken kann als Problem also nicht ernst genug genommen werden. In weiteren Lebensphasen sind es ebenfalls Peer-Gruppen (Arbeitskollegen, Freunde, Familie), die das Trinkverhalten mit beeinflussen. Vor allem beim Alpha-Trinken (Geselligkeitstrinken) wird Trinkfestigkeit noch positiv konnotiert. Mitunter werden Berufsgruppen beschrieben, die in besonderer Weise gefährdet sind, beispielsweise Gastwirte, aber auch Menschen, die unter hohem sozialen Druck stehen und beispielsweise Verkaufsgespräche bei gemeinsamen Essen und hohem Alkoholeinfluss abwickeln.

Werbung für Alkohol

Die Verfügbarkeit der Droge Alkohol ist ebenfalls ein wichtiges Element: Wenn Alkohol zu jeder Tages- und Nachtzeit (beispielsweise an Bahnhöfen und Tankstellen) für wenig Geld zu erhalten ist, hat das einen erheblichen Einfluss. Auch die Werbung für diverse Alkoholika spielt eine große Rolle. Präventiv und prophylaktisch wären Werbeverbot, hohe Preise für Alkoholika sowie ein striktes Einhalten des Jugendschutzgesetzes, was die Abgabe an Jugendliche und junge Erwachsene angeht, notwendig.

Gesellschaftliche Akzeptanz

Von entscheidender Bedeutung ist die gesellschaftliche Akzeptanz, die einer Droge entgegen gebracht wird (oder nicht). Abstinenzgesellschaften zeigen, dass es häufig zu großen Schwierigkeiten kommt (man denke beispielsweise an die Gewaltentwicklung in Phasen der Prohibition in den USA). Die meisten Gesellschaften haben ungeschriebene oder geschriebene Regeln, wann und zu welchen Anlässen Alkoholgebrauch erlaubt ist und in welchen Maßen dies geschehen kann. In geschichtlich früheren Kulturen wurde Alkohol oft an ritualisierte Feste gekoppelt: Hochzeiten, Initiationsriten, Stammes- und Familienfeiern und kulturelle Feste wurden mitunter rauschhaft gefeiert, in übrigen Zeiten war Alkohol nicht oder nur in geringem Maße erlaubt. Solche gesellschaftlichen Ritualisierungen boten einen gewissen Schutz. Gesellschaften, die keine traditionelle Erfahrung im Umgang mit Alkohol hatten (wie beispielsweise nordamerikanische Indianerkulturen) waren den Verführungen des durch Kolonisation eingeführten Alkohols hilflos ausgesetzt, vor allem da Kolonisten Alkohol gezielt eingesetzt haben, um ganze Kulturen zu zerstören.

gesellschaftliche Umbrüche

Schließlich soll noch darauf hingewiesen werden, dass eine Zunahme von alkoholkranken Menschen innerhalb einer Gesamtbevölkerung nicht selten auch darauf schließen lässt, dass es zu sozialen Umbrüchen und Verelendung anderer Genese gekommen sein mag: Der Verelendungsalkoholismus der frühkapitalistischen Phase im 19. Jahrhundert ist hier ebenso zu nennen wie die momentan zu beobachtende Zunahme von Alkoholproblemen in Bevölkerungskreisen, die durch langjährige Arbeitslosigkeit, Bildungsferne, Verlust von Halt und Vorbild gebenden Strukturen, sozialer und emotionaler Sicherheit und Perspektivlosigkeit besonders betroffen sind.

9.4 Erscheinungsformen, Symptome, Schweregrade

Genussmittel Alkohol

Alkohol ist zunächst ein Genuss-, manchmal auch ein Nahrungsmittel: Noch im 19. Jahrhundert wurde beispielsweise Dünnbier getrunken, wenn Brunnenwasser nicht eindeutig keimfrei war, und in manchen Regionen Deutschlands sind Wein oder Bier unverzichtbare Bestandteile einer Mahlzeit. Zudem führt Alkoholkonsum zunächst zu emotionalem Wohlbefinden. So wird Alkohol häufig getrunken, wenn es darum geht, Unruhe oder Ängste zu dämpfen oder soziale Hemmungen zu überwinden. Die vermeintliche Distanzierung von Sorgen, die Euphorisierung (im Sinne eines Glücksgefühls) sowie die schlafanstoßende Wirkung sind ebenfalls Gründe, Alkohol zu sich zu nehmen (wobei der Schlaf unphysiologisch verläuft, da die entsprechenden Rhythmen von REM- und Tiefschlafphasen als Folge von Alkohl gestört sind). Aber auch bei einem Alkoholkonsum, der noch nicht mit Missbrauch und Abhängigkeit einhergeht, können negative Wirkungen und Gefahren bemerkt werden: So kann die Enthemmung zu Streitlust und Aggressivität führen. Bei steigendem Alkoholspiegel kommt es zu Stand- und Gangunsicherheit sowie verwaschener Sprache, die Konzentration sinkt ebenso wie die Urteilsfähigkeit, Gefahren werden unterschätzt und die Risikobereitschaft steigt, was unter anderem zu Autounfällen oder Stürzen führen kann.

Vier Phasen der Alkoholkrankheit

Wird Alkohol regelmäßig und zunehmend gebraucht, beispielsweise zur Depressionsabwehr, dem Abbau sozialer Hemmungen oder als „vermeintlicher Problemlöser“ kommt es zur Alkoholkrankheit im eigentlichen Sinne, in der Regel wird dieser Prozess in vier Phasen eingeteilt.

Präalkoholische Phase

Über mehrere Jahre spricht man oft von einer präalkoholischen (ersten) Phase, in der es üblicherweise zu vermehrtem Alkoholkonsum kommt. Man trinkt vornehmlich, um von Problemen abzulenken, mit Ängsten oder Depressionen fertig zu werden oder vermeintlich besser Beziehungen eingehen zu können (z. B. Geschäftsbeziehungen).

Prodomalphase

Meistens bleiben die Betroffenen in dieser Phase sozial unauffällig. Kommt es zu „Filmrissen", also temporären Gedächtnisverlusten, so spricht man von der Prodromalphase (auch Vorläuferstadium genannt), bei der Alkohol nun oft täglich getrunken wird. Kaum eine Grenze wird sorgfältiger verschleiert als die zwischen dem sozialen Trinken und dem beginnenden Alkoholismus (Trost 2009).

Kritische Phase

Es wird häufig heimlich und mit Schuldgefühlen getrunken, oft wird der Alkohol versteckt. Die dritte, kritische Phase ist gekennzeichnet durch das Auftreten von Kontrollverlust – weder kann kontrolliert werden, wann zu trinken angefangen wird, noch kann die Trinkmenge selbst kontrolliert werden (gieriges Trinken der ersten Gläser, nicht-aufhören-können). Kurzfristig gelingt es den Betroffenen, abstinent zu bleiben, doch hält dies nicht lange vor. Zunehmend isoliert sich der Betroffene, weil er sich fast nur noch für den Alkohol interessiert, so dass es zu Konflikten in Familie, Nachbarschaft, Freundschaft und am Arbeitsplatz kommt. Depressionen und suizidale Tendenzen sind ebenfalls zu beobachten. In diese Phase fallen auch erste körperliche Symptome, beispielsweise Magenschleimhautentzündungen, psychosomatische Beschwerden, Kreislaufbeschwerden oder vermehrte Unfälle.

Chronische Phase

Ist der Betroffene bereits am Morgen auf Alkohol angewiesen, so leitet dies die chronische Phase ein, bei der die körperliche Abhängigkeit vor allem durch Toleranzentwicklung und Entzugssymptome zurück zu führen ist, während sich die psychische Abhängigkeit durch permanentes Denken an Alkohol, Vorratssicherung, Interessenverlust für anderes außerhalb des Alkoholkonsums sowie eine Vernachlässigung der sozialen Beziehungen äußert. Letztlich kommt es zu einer Gefährdung der Gesundheit, der sozialen Beziehungen (Familie, Arbeitsplatz) und der finanziellen Autonomie (Verschuldung, Arbeitslosigkeit etc.). Abstinenzversuche mit häufigen Niederlagen, nicht funktionierenden Trinksystemen, der Verlust von Freundeskreis, Arbeit und Interessen führen zu massiven Schuldgefühlen sowie schuldbewusstem Verhalten, was aber häufig durch weiteres, vermehrtes Trinken „abgewehrt" wird. In diese Phase fallen auch erhebliche körperliche Schädigungen wie beispielsweise Bauchspeicheldrüsenentzündungen, Magenblutungen, periphere Nervenschädigungen, die weiter unten noch zu beschreibenden Alkoholpsychosen sowie typische äußerliche Zeichen: Gefäßsternchen (Spider naevi), ein aufgedunsenes Gesicht, Rötung von Nase und Handinnenflächen und anderes mehr.

Neben der Darstellung des phasenhaften Verlaufs haben sich zwei Einteilungen unterschiedlicher Formen der Alkoholkrankheit durchgesetzt – zum einen eine Einteilung nach Barbor, zum anderen eine Einteilung nach dem ungarischen Psychiater Jellinek.

Einteilung nach Barbor

Barbor folgend kann man Alkoholkrankheit in zwei Typen (A und B) unterteilen. Beim Typ A beginnen die Betroffenen erst spät (etwa mit 25 Jahren) zu trinken und entwickeln eine etwas weniger schwere Abhängigkeit. Sie profitieren in besonderer Weise von Gruppenpsychotherapie. Der Typ B-Alkoholismus ist durch familiäre Häufung, kindliche Risikofaktoren (z. B. Broken-Home-Situation, schwere Abhängigkeit sowie der Tendenz zur Politoxikomanie (Missbrauch unterschiedlicher Drogen) gekennzeichnet.

Einteilung nach Jellinek

Eine andere Einteilung nimmt der ungarische Psychiater Jellinek vor.

Problem- oder Erleichterungstrinken

Das Alpha-Trinken wird als Problem- und Erleichterungstrinken charakterisiert: Getrunken wird, wenn die Probleme übermächtig zu werden scheinen. Der Alkohol vermittelt Sicherheit und Entspannung. Es sind also vorwiegend psychologische Gründe wie Frustration, Stress oder Verlusterleben, die zum Trinken Anlass bieten. Weder kommt es zu Kontrollverlust noch zu organischen Veränderungen.

Anpassungs- und Gelegenheitstrinken

Unter dem Beta-Trinken versteht man ein Anpassungs- bzw. Gelegenheitstrinken, wenn beispielsweise beim regelmäßigen Besuch des Stammtisches aus sozialen Gründen getrunken wird. Die „Trinkfestigkeit" und das Mithalten mit Anderen spielen hier eine besondere Rolle. Zwar liegt meist keine seelische Abhängigkeit, mitunter aber eine körperliche Schädigung vor.

Süchtiges Trinken

Das Gamma-Trinken bezeichnet das süchtige Trinken im eigentlichen Sinne. Hier kommt es zu schweren psychischen und physischen Abhängigkeiten. Diese Trinkform ist mit Kontrollverlust und „Filmrissen", Toleranzsteigerung, Abstinenzsymptomen, häufigen Räuschen und mitunter auch mit Bewusstseinsverlust verbunden.

Gewohnheitstrinken

Vom Gewohnheitstrinken (Delta-Trinken) spricht man, wenn jemand täglich, regelmäßig trinkt, um einen bestimmten Blutalkoholspiegel zu erreichen. Es handelt sich um einen rauscharmen, kontinuierlichen Alkoholkonsum, der durch körperliche Abhängigkeit und Unfähigkeit zur Abstinenz gekennzeichnet ist.

Episodenhaftes Trinken

Schließlich wird noch ein episodenhaftes Trinken (Epsilon-Trinken) beschrieben, das mit episodischen Alkoholexzessen einhergeht. Von manchen Autoren wird es (mit insuffizienten) Versuchen einer Selbstheilung episodisch auftretender Depressionen in Verbindung gebracht. Gesichert ist dieser Zusammenhang allerdings nicht.

Die Erfahrung zeigt, dass diese von vor über 50 Jahren von Jellinek erfolgte Einteilung nicht immer trennscharf ist und dass sich einzelne Symptome durchaus überschneiden können. Andererseits können Typisierungen hilfreich sein, um eine individuelle, somatische, psychische und soziale Therapie den Erscheinungsformen der Alkoholkrankheit und den individuellen Bedürfnissen des Betroffenen gerecht zu werden.

Körperliche Symptome

In den frühen Phasen der Alkoholkrankheit sind die klinischen Symptome noch unspezifisch und zeigen sich möglicherweise in Übelkeit am Morgen, einer leichten Entzündung des Magens und der Speiseröhre, Alkoholgeruch sowie psychischen Auffälligkeiten wie Reizbarkeit, Depression oder Schlafstörungen. Mit fortschreitender Erkrankung nehmen die körperlichen Symptome zu. So finden sich im Gesicht beispielsweise Rötungen und die bereits beschriebenen spider naevi als äußere Stigmata. Gastrointestinale Störungen zeigen sich meist durch Magenentzündungen, Zwölffingerdarmgeschwüre, Magenblutungen sowie Speiseröhrenentzündungen (die sich unter anderem in Sodbrennen zeigen).

Desweiteren kommt es zu akuten und chronischen Bauchspeicheldrüsenentzündungen.

Fettleber, Leberzirrhose

Die Leber wird durch verschiedene Mechanismen, vor allem durch den Anfall lebertoxischen Acedaldehyd (Kap. 9.2) verursacht. In der Folge entsteht zunächst eine Fettleber durch Fetteinlagerungen in die Leberzellen, die als Risikofaktor für eine Alkoholhepatitis (bei zusätzlichen Entzündungsfaktoren) anzusehen ist. Während die Fettleber reversibel ist und sich bei sechswöchiger völliger Abstinenz zurück bilden kann, ist die Leberzirrhose irreversibel. Hierbei handelt es sich um einen Umbau ehemals funktionstüchtigen Lebergewebes in minderwertiges und nicht mehr funktionstüchtiges Bindegewebe. Ein solcher zirrhotischer Umbau ist nur bis zu einem gewissen Maße mit dem Leben vereinbar.

Alle bisher genannten gastrointestinalen Störungen können mit entsprechender Krebsentstehung assoziiert sein (Leberkrebs, Magenkrebs, Mundhöhlen- und Speiseröhrenkrebs). Karzinome sind bei Alkoholkranken zehnmal häufiger als bei Nichtalkoholikern und betreffen vor allem den HNO- und Gastrointestinaltrakt. Bei Frauen ist allerdings auch eine vermehrte Brustkrebsrate beschrieben worden.

Das Herz-Kreislaufsystem kann ebenfalls Schaden nehmen, insbesondere durch eine durch Alkohol mitbedingte Blutdrucksteigerung, wie sie in Kapitel 12 (Metabolisches Syndrom) detaillierter beschrieben wird. Dort wird auch auf eine Zunahme der Blutfette näher eingegangen, die ebenfalls durch erhöhten Alkoholkonsum bedingt sein kann.

Impotenz

Alkohol kann zur Impotenz führen, weil zum einen Testosteron wie Östrogen in der Leber metabolisiert werden, zum anderen die Zellen des Hodens direkt vom Alkohol geschädigt werden. Außerdem kann über eine periphere Nervenschädigung die Erektion verhindert werden.

Blutungen von Krampfadern in der Speiseröhre (Ösophagusvarizen) treten auf, wenn die entsprechenden Blutgefäße durch zunehmende Vernarbungsvorgänge stenosieren (enger werden) und es dadurch zu einem Blutstau vor der Leber (portale Hypertension) kommt. Sekundär entstehen Umgehungskreisläufe unter Nutzung kleinerer Gefäße direkt an der Innenwand der Speiseröhre, die sich massiv ausweiten (Ösophagusvarizen). Analoge Phänomene finden sich zum Teil auch in Bauchgefäßen. Solche „Krampfadern" sind vor allem bei Bluthochdruck gefährlich, weil es zu heftigen und einbruchsartigen Blutungen kommen kann.

Auf unfallbedingte Knochenbrüche und andere Traumen wurde bereits eingegangen.

Nervenschäden

Am verheerendsten wirkt sich der Alkohol aber auf das periphere (Taubheitsgefühle, Nervenleitungsstörungen) und insbesondere auf das zentrale Nervensystem aus. Jahrelanger chronischer Alkoholmissbrauch führt im Endeffekt zu einem Abbau von Hirnsubstanz. Am Anfang nehmen nur die Synapsen, also die Verbindungsstellen zwischen den Nervenzellen, Schaden, so dass diese Schädigung prinzipiell reversibel ist (wenn auch bei jedem Vollrausch tausende von Nervenzellen endgültig zugrunde gehen). Bis ins dritte, zum Teil bis ins vierte Stadium der Alkoholkrankheit kann also der völlige Verzicht auf Alkohol über sechs Wochen zu einer weitgehenden, allerdings nicht vollständigen, Regenerierung des Gehirns und damit auch der kognitiven Fähigkeiten führen. Im chronischen, vierten Stadium kommt es zunehmend aber auch zu irreversiblen Hirnschädigungen mit den entsprechenden Folgen für Kognition, differenzierte Wahrnehmung und Merkfähigkeit. Zu den chronisch-organischen Psychosyndromen gehören der pathologische Eifersuchtswahn, die chronische Halluzinose, das Korsakow- sowie das Wernicke-Syndrom und die Alkoholdemenz. Beim „Eifersuchtswahn" handelt es sich um die krankhafte Überzeugung, dass man vom Partner betrogen werde. Die Alkoholhalluzinose geht häufig mit dem Hören von Stimmen, Personenverkennung, Verfolgungswahn oder Beziehungsideen einher.

Wernicke-Syndrom

Das Wernicke-Syndrom zeichnet sich durch Bewusstseinseintrübungen, Denkstörungen und Augenmuskellähmungen, also vorwiegend neurologische Symptome, aus und ist unter anderem auf alkoholbedingte Mangelernährung und Resorptionsstörungen zurück zu führen, so dass die Therapie in hochdosierter Vitamin-B1-Gabe besteht.

Korsakow-Syndrom

Beim Korsakow-Syndrom handelt es sich hingegen um einen chronisch verlaufenden Abbauprozess des Gehirns, der sich durch psychische Symptome, insbesondere den Verlust des Alt- und Neuzeitgedächtnisses sowie zunehmende Orientierungsstörungen manifestiert. Weitere Symptome eines chronischen, alkoholbedingten Psychosyndroms sind Gedächtnisstörungen mit Konfabulation (dem Weiterspinnen und Erfinden von Geschichten, denen nur schwer zu folgen ist), Antriebs- bzw. Auffassungsstörungen, emotionalen Störungen wie unangemessener Rührseligkeit, Abstumpfung oder Aggressivität, Misstrauen und Enthemmung sowie Urteils- und Kritikschwäche.

9.5 Diagnostik und Diagnose

ICD-10-Kriterien

Nach den Kriterien in der International Classification of Diseases (ICD-10) sollte die Diagnose einer Alkoholabhängigkeit nur gestellt werden, wenn innerhalb des letzten Jahres drei oder mehr der folgenden Kriterien vorhanden waren:

1. ein starker Wunsch, Alkohol zu konsumieren
2. verminderte Kontrollfähigkeit, was den Beginn, die Beendigung oder die Menge des Alkoholkonsums angeht
3. Alkoholgebrauch mit dem Ziel, Entzugssymptome zu mildern
4. ein körperliches Entzugssyndrom
5. Toleranz mit zunehmender Steigerung der Tagesdosen von Alkohol
6. ein eingeengtes Verhaltensmuster im Umgang mit Alkohol wie zum Beispiel die Tendenz, an Werktagen wie an Wochenenden zu trinken oder die Regel eines gesellschaftlich üblichen Trinkverhaltens außer acht zu lassen
7. fortschreitende Vernachlässigung anderer Interessen zugunsten des Alkoholkonsums
8. anhaltender Alkoholkonsum trotz Nachweises eindeutiger schädlicher Folgen (beispielsweise Leberschädigung, Arbeitsplatzverlust, Depression etc.)

Alkoholkranke Menschen kommen meist nicht wegen des Alkoholmissbrauchs in die Beratung oder in die Sprechstunde, sondern wegen alkoholbedingter medizinischer Folgen wie z. B. Magenbeschwerden zum Arzt oder wegen sozialer Folgen (Verschuldung, Arbeitsplatzprobleme) zum Sozialarbeiter bzw. psychischer Probleme (Depression) zum Psychotherapeuten. Liegen Hinweise auf typische Organschädigungen (z. B. Leberschäden) oder psychosoziale Schwierigkeiten (häusliche Gewalt, Beziehungsstörungen etc.) vor, sollte dem nachgegangen werden. Eine Alkoholkrankheit kann letztlich nur diagnostiziert werden, wenn direkt und beharrlich danach gefragt wird. Insbesondere müssen Art, Menge und Häufigkeit des Alkoholkonsums gezielt erfragt werden, wobei die Betroffenen aus einsichtigen Gründen oft erheblich untertreiben. So sollte unter anderem nach Rauschzuständen und Erinnerungslücken, Veränderungen des Trinkanlasses und der Trinksituation, sozialen Auswirkungen (Probleme bei der Arbeit, Führerscheinentzug), auf psychische Symptome wie Depression, Angst oder Unruhe sowie auf körperliche, psychiatrische oder entzugsbedingte Folgen eingegangen werden.

Lebensstilanamnese

Zur „Lebensstilanamnese" gehören auch allgemeine Einschätzungen der eigenen Gesundheit, der Grad der körperlichen Aktivität, Ernährung, Inanspruchnahme von Vorsorgeuntersuchungen sowie die Frage nach Stress und Stressmanagement. Darüber hinausgehende Fragen nach der psychosozialen Situation (Ehe, Arbeit, Hobbys, Freunde) oder der biografischen Vorgeschichte (Life-Events, Verlusterlebnisse, belastende Faktoren in der Kindheit) überschreiten häufig die Intimschranke und setzen ein besonderes Vertrauensverhältnis voraus. Sie können im Einzelfall aber hilfreich sein, um nicht nur das Phänomen der Alkoholabhängigkeit, sondern darunter liegende oder vom Betroffenen mit dem Alkoholmissbrauch assoziierte Probleme aufzudecken.

Fragebögen

Neben der direkten Anamnese stehen eine Reihe unterschiedlich aufwändiger Fragebögen und anderer Instrumentarien zur Verfügung, beispielsweise der relativ kurze Cage-Test, der unter anderem auf erfolglose Versuche den Alkoholkonsum einzuschränken, den Umgang mit der Kritik seitens der Umwelt, Schuldgefühle wegen des Trinkens und morgendlichen Alkoholkonsum eingeht („Haben Sie jemals das Gefühl gehabt, dass Sie lieber weniger trinken sollten? Haben Sie jemals Schuldgefühle wegen Ihres Trinkens gehabt? Haben Sie schon mal nach einem alkoholreichen Abend morgens früh am nächsten Tag etwas getrunken, um damit einen „Kater" zu kurieren?"). Andere, aufwändigere Checklisten thematisieren das Zittern der Hände, morgendlichen Brechreiz, zunehmende Nervosität, Vernachlässigung der Ernährung, Schlafstörungen, Anspannung bei Alkoholkarenz, unwiderstehliches Verlangen weiter zu trinken, Gedächtnislücken nach starkem Trinken, Schuldgefühle und Gewissensbisse, erfolglose Versuche beim Etablieren eines Trinksystems, das Vermeiden von Gesprächen über Alkohol, alkoholbedingte Probleme am Arbeitsplatz, heimliches Trinken, regelmäßiges Trinken, Reduktion des Freundeskreises, Zusammenhänge zwischen Selbstsicherheit und Alkohol, das Anlegen eines heimlichen Alkoholvorrates, stressbedingten Alkoholkonsum, alkoholbedingte familiäre Schwierigkeiten oder Führerscheinentzug wegen Alkohols am Steuer. Wieder andere Instrumentarien orientieren sich an der von Jellinek vorgeschlagenen Phaseneinteilung.

Demzufolge weisen Gedächtnislücken, heimliches Trinken, häufiges Denken an Alkohol, Schuldgefühle und das hastige Trinken der ersten Gläser auf ein Vorstadium hin, während der unwiderstehliche Drang weiter zu trinken, aggressives Benehmen unter Alkoholeinfluss, ein Wechsel von Schuldgefühlen und Aggressionen, letztlich erfolglose Episoden von Abstinenz, alkoholbedingter Arbeitsplatzwechsel, Veränderungen im Lebensstil und dem Familienleben, das Anlegen eines Vorrates an Alkohol oder das Einweisen in eine Klinik der kritischen Phase zuzuordnen sind. Symptome einer chronischen Phase werden abgefragt, wenn nach tagelangen Räuschen, Verlust des Denkvermögens, Verlust des bisherigen Freundeskreises, abnehmender Verträglichkeit des Alkohols oder einem zunehmenden Zwang zum Trinken gefragt wird.

So hilfreich solche Testinstrumentarien und Fragebögen sein mögen – sie ersetzen letztlich das persönliche Gespräch zwischen Arzt, Therapeut und Sozialarbeiter und dem Betroffenen nicht, sondern können es allenfalls unterstützen.

Körperliche Untersuchung

Neben der bisher geschilderten Befragung und Anamnese spielt die körperliche Untersuchung eine große diagnostische Rolle. Sie umfasst eine gründliche internistische und neurologische Untersuchung, wobei insbesondere auf neurologische Störungen, Zeichen einer Leberschädigung (Vergrößerung der Leber) und Schäden des Herz-Kreislaufsystems eingegangen werden sollte. Laborwerte sind lediglich Hinweise, haben aber keinen Beweiswert für eine Alkoholkrankheit. Typischerweise sind die „Leberwerte" also Gamma-GT, GOT und GPT erhöht und weisen auf eine chronische Leberschädigung hin.

Oft späte Diagnose bei Alkoholkrankheit

Da die bisher genannten körperlichen, psychischen und sozialen Symptome, die auf eine Alkoholkrankheit hinweisen können, unspezifisch sind und die Betroffenen aus Angst vor Stigmatisierung, aber auch aus Schuld- und Schamgefühlen oft und über lange Zeit ihre Erkrankung verheimlichen, ist die Diagnosestellung erschwert und erfolgt oft sehr spät, was für die Betroffenen von großem Nachteil ist. Das pro-alkoholische Verhalten, das in einer vermeintlichen Schonung des Patienten besteht (Kap. 9.9) verzögert zusätzlich die Diagnosestellung einer Alkoholkrankheit. So schwierig die Diagnostik und Diagnose bei Alkoholkrankheit also ist – es ist außerordentlich wichtig, diese Erkrankung möglichst frühzeitig zu erkennen. Ist dieser erste Schritt der Diagnoseerkennung und – von Seiten des Patienten – der Akzeptanz der Diagnose getan, ist meist schon die wesentliche Hürde überwunden. Eine frühzeitig einsetzende Therapie hat gute Aussichten auf Erfolg. Damit befasst sich das nun folgende Kapitel.

9.6 Therapie und Prognose

Kontrolliertes Trinken

Liegt noch keine Abhängigkeit im eigentlichen Sinn vor, handelt es sich also im Wesentlichen um riskanten bzw. schädlichen Gebrauch von Alkohol bzw. Alkoholabusus, kann möglicherweise das Erlernen des „kontrollierten Trinkens" ein therapeutisches Ziel darstellen. Bei einer manifesten Sucht gelingt dies in der Regel nicht mehr – hier ist eine auf dauerhafte Abstinenz angelegte Behandlung sinnvoll und im eigentlichen Sinne zur Heilung führend.

harm reduction

Es sei aber angemerkt, dass es, ähnlich wie bei Heroinabhängigkeit, auch alkoholkranke Menschen gibt, denen eine dauerhafte Abstinenz trotz wiederholter therapeutischer Maßnahmen nicht gelingt. Auch sie haben ein Anrecht auf ein würdevolles und an der Gesellschaft teilhabendes Leben, so dass „harm reduction", also leidvermindernde Maßnahmen geboten sind, beispielsweise eine basale psychosoziale Versorgung, Gewährung der Grundbedürfnisse usw.

Abstinenzanstrebende Therapie

Wenden wir uns nun der auf Abstinenz hinzielenden Behandlung der Alkoholabhängigkeit zu. Sie muss die spezifische Wirkung des Alkohols, die individuellen (insbesondere biografischen) Besonderheiten sowie das familiäre und soziokulturelle Umfeld berücksichtigen. Eine solche Therapie kann ambulant und stationär erfolgen.

Stationär oder ambulant

Im Gegensatz zu anderen europäischen Staaten überwiegt in Deutschland die stationäre „Breitbandbehandlung", bei der die Patienten in der Zeit der stationären Aufnahme ihre Einstellung zum Konsum von Alkohol verändern und eine Lebensführung ohne Alkohol erreichen sollen – wobei es nicht zuletzt auch um das Lösen von sozialen Problemen geht. Prinzipiell sind sie auch in ambulanten Settings denkbar, was zunehmend auch angeboten wird. Die Vorteile einer ambulanten Behandlung liegen in den niedrigeren Kosten, eventuell geringeren Widerständen bei Therapieantritt sowie der Kontinuität des gewohnten Umfeldes, insbesondere der Familie. Vorteile einer stationären Behandlung überwiegen, wenn das psychosoziale Milieu die Alkoholsucht unterstützt („Stammtischatmosphäre", schwerste familiäre Beziehungsstörungen). Ein weiterer Vorteil stationärer Therapien liegt in der umfassenden therapeutischen Atmosphäre sowie in der Vielfalt möglicher therapeutischer Verfahren, insbesondere dem Anbahnen oder Wiedererlernen sozialer Kompetenzen, nicht zuletzt auch in Gruppensituationen.

Eine individuelle Behandlung sollte so früh wie möglich beginnen, sich an den Ressourcen des Betroffenen orientieren, Selbsthilfekräfte und Basisversorgung in den Vordergrund stellen, ambulante Hilfen und Wohnortnähe, wenn möglich, berücksichtigen und durch Koordination vorhandener Hilfesysteme eine mehrdimensionale Schadensminimierung ermöglichen.

Vier Phasen der Therapie

Das heute gängige Modell einer Behandlung (ob sie nun ambulant oder stationär ist) geht von vier Phasen aus:

Kontaktphase

In einer ersten Kontaktphase kommt es zu einer Kontaktaufnahme oft im Gefolge einer psychosozialen Krise, wenn beispielsweise der Arbeitsplatz verloren geht, es zu Ehescheidungen kommt, Verschuldung oder Strafverfolgung drohen etc. In dieser Phase kommt es darauf an, zu beraten, problemzentrierte Hilfeleistungen anzubieten und die Gesamtsituation zu analysieren. Patienten mit Alkoholfolgeerkrankung (z. B. Magenulcus) haben oft im Krankenhaus den ersten Kontakt mit Sozialarbeitern. Aber auch in der Jugendsozialarbeit, Wohnungslosenarbeit oder anderen Settings werden Erstkontakte oft über Sozialarbeiter angebahnt. Oft sind die Betroffenen noch nicht motiviert, einer Behandlung der Alkoholkrankheit zuzustimmen. Je früher die Therapie beginnt, desto besser sind die Aussichten einer Heilung. Merke: Der Fokus des Helfers sollte nicht sein, zu verstehen, warum der Betroffene trinkt, sondern zu beraten, wie er damit aufhören kann!

Entgiftung In der zweiten Behandlungsphase kommt es zur Entgiftung, die mitunter ambulant, meist jedoch stationär durchgeführt wird. Wie bereits in Kapitel 9.2 erläutert wurde, stellen sich beim Entzug häufig körperliche und seelische Leidenszustände mit Ängsten, Unruhen, Stresssymptomatik ein, deren Schwere sich Nichtbetroffene kaum vorstellen können. Bei schweren Intoxikationen bzw. ihren Entzugssyndromen sind daher die allgemeinen Prinzipien der Intensivmedizin anzuwenden. Im alkoholischen Prädelir werden manchmal Substanzen wie Benzodiazepine benutzt, die an den GABA-Rezeptoren andocken. Das eigentliche, lebensgefährliche Entzugsdelir (s. o.) wird mir Distraneurin® behandelt. Auch wenn die medizinische und zum Teil medikamentöse Behandlung im Vordergrund steht, ist die psychosoziale Begleitung in der Phase des Entzugs von großer Wichtigkeit. Insbesondere sollten die Betroffenen unmittelbar nach dem Entzug eine Entwöhnungsbehandlung beginnen können, was eine direkte Überweisung in entsprechende Einrichtung erfordert. Hier liegt einiges im Argen. Lange Wartezeiten, Unsicherheiten hinsichtlich der Kostenübernahme, aber auch nicht aufgearbeitete Widerstände seitens des Patienten oder mangelnde Berücksichtigung seiner psychosozialen Situation und seiner Ressourcen führen immer wieder dazu, dass eine erhebliche zeitliche Lücke zwischen Entgiftungs- und Entwöhnungsbehandlung liegt, was nicht selten zu einem Rückfall des Patienten und zu einem Scheitern der vorgesehenen Therapiepläne führt.

Entwöhnungsphase Die eigentliche Entwöhnungsbehandlung dauert in der Regel drei bis neun Monate und wird oft in einer spezialisierten Fachklinik durchgeführt. Trotz unterschiedlicher Konzepte sind die grundlegenden kognitiv, emotional und sozial ausgerichteten Behandlungsziele ähnlich. Sie beinhalten unter anderem die psychovegetative Stabilisierung des Patienten und eine neue Strukturierung in der Lebensführung. Vor allem die Überwindung der psychischen Abhängigkeit steht im Vordergrund. Der Patient muss lernen, soziale Probleme, emotionale Schwierigkeiten wie Ängste oder Depressionen anders als wie bisher durch Alkoholkonsum zu bewältigen. Das Einüben und Erfahren neuer Copingstrategien fällt oft schwer und ist von hohen Rückfalltendenzen begleitet. Am Anfang der Entwöhnungsbehandlung steht zunächst die Rückfallvermeidung. Mitunter kommt auch einer medikamentösen Therapie eine gewisse Bedeutung zu: Zum einen können bei bestimmten Voraussetzungen (Verträglichkeit, Akzeptanz durch den Patienten) Aversiva, beispielsweise Antabus® gegeben werden. Diese Medikamente vermindern den Abbau der äußerst unangenehm wirkenden Alkoholdehydrogenase, was zu heftigen vegetativen Begleiterscheinungen (Übelkeit und Erbrechen) nach Alkoholgenuss führt – weswegen dieser dann unterbleibt. Akzeptierter und häufiger angewandt ist die Gabe von „Anticravingmitteln“, die fast ohne Nebenwirkungen das unruhige Verlangen nach Alkohol vermindern. Kontrollierten Studien zufolge kann Maltrexon® (eigentlich ein Opiumantagonist) in frühen Stadien der Alkoholkrankheit das Trinken verringern. Für die Behandlung der Alkoholkrankheit ist es in Deutschland allerdings nicht zugelassen, anders als Acamprosat®, das die Glutatmatrezeptoren beeinflusst und bei einer Abstinenzbehandlung die Entzugssyndrome verhindert sowie seine Anticraving-Wirkung entfalten kann.

Wie schon gesagt, besteht die Entwöhnungstherapie aber nicht nur in der (unter anderem auch medizinisch orientierten) Rückfallprophylaxe. Es geht um die Bewältigung umfassender seelischer, sozialer oder körperlicher Krisen zu Beginn der Abstinenz (oder nach einem schweren Rückfall), die Behebung seelischer, sozialer oder körperlicher Folgen eines lang anhaltenden Alkoholmissbrauchs, den Aufbau persönlicher Beziehungen und das Wiedererlangen sozialer Kompetenzen in familiärer, beruflicher und weiterer sozialer Hinsicht, dem Erlernen sozialer Selbständigkeit und dem Stärken der Selbstwertorientierung, die ein eigenständiges und teilhabendes soziales Leben ermöglicht. Ganz konkret müssen individuelle und wesentliche Bedingungsfaktoren der Abhängigkeit analysiert und vom Betroffenen erkannt werden, so dass er neue Bewältigungsstrategien für Alltagsprobleme erlernen kann. Erst dann kann er ein Ausweichen auf die Droge Alkohol vermeiden. Auch dem Einüben praktischer Lebensaufgaben sowie dem Erarbeiten tragfähiger und realistischer Lebensperspektiven kommt eine große Bedeutung zu. Dabei ist auch das soziale Umfeld, insbesondere die Familie mit zu berücksichtigen und einzubeziehen (Kap. 9.9 bzw. 9.10).

Fünf Kategorien der Therapie

Die stationäre Therapie umfasst oft sehr unterschiedliche Angebote, beispielsweise Einzelgespräche, regelmäßige Gruppensitzungen, Psychotherapie im engeren Sinne (beispielsweise tiefenpsychologisch oder verhaltenstherapeutisch orientiert), Familientherapie, Physiotherapie, Selbstsicherheitstraining, unterschiedliche Entspannungsverfahren, Bibliotherapie und anderes mehr. Metastudien legen eine Kategorisierung therapeutischer Interventionen in fünf Gruppen nahe:

1. Beschaffung von Änderungsmotivation; hier lernen die Patienten die Vor und Nachteile des Alkoholkonsums zu beurteilen, Konsequenzen abzuschätzen und Risikosituationen für gefährliches Trinken sowie Alternativen hierzu zu erkennen.
2. Verfahren, die einer direkten Veränderung des Konsumverhaltens dienen, fokussieren die systematische Identifizierung von Risikofaktoren und das Training zur Veränderung problematischen Trinkens, wobei vor allem Bewältigung innerer und äußerer Stressfaktoren im Vordergrund steht.
3. Innerpsychische Bedingungen des Trinkens, beispielsweise früh angelegte seelische Belastungen oder konflikthafte Haltungen, aber auch aktuelle interpersonale Probleme werden durch psychodynamische und tiefenpsychologisch orientierte Behandlungen berücksichtigt.
4. Unter die allgemein unterstützenden Beratungen fallen Angebote der sozialarbeiterischen Beratung, Psychoedukation o. ä.
5. Schließlich werden in Angehörigen- und Partnergesprächen sowie in der Familientherapie interpersonale familiäre Konflikte bearbeitet und die Kommunikation verbessert – worauf in Kapitel 9.9 noch eingegangen wird.

Phase der sozialen Reintegration

Vor allem auf das soziale Kompetenztraining sei ganz besonders hingewiesen, da langfristiger Alkoholmissbrauch häufig zu einem Verlust sozialer Kompetenz (die möglicherweise schon Teilursache des Suchtverhaltens zu Beginn der Krankheit war) führt. Dies stellt eine wichtige Voraussetzung zur Reintegration dar, womit wir zur vierten Phase der Behandlung kommen. Nicht nur die

Abstinenz, sondern auch die (wieder-)erlernten Fähigkeiten hinsichtlich sozialer Beziehungen oder dem Lösen aktueller Konflikte und Probleme sollen stabilisiert werden. Letztlich geht es darum, auch ohne Alkohol den Anforderungen des (sozialen) Lebens gewachsen zu sein, am soziokulturellen Angebot teilzuhaben, in Familie, Gesellschaft und an der Arbeitsstelle seinen Platz zu finden und beziehungs-, genuss- und arbeitsfähig zu sein. Der Hilfebedarf ist sehr unterschiedlich und muss individuell eruiert werden. Ambulante Einzel-, Gruppen- oder Familientherapie kann ebenso hilfreich sein wie regelmäßige Kontakte zu einer Selbsthilfegruppe, beispielsweise den Anonymen Alkoholikern. Der Vernetzung unterschiedlicher Hilfsangebote mit ihren jeweiligen professionellen Helfern („Trockene" Alkoholkranke, Ärzte, Sozialarbeiter, Vorgesetzte, Suchtbeauftragte etc.) kommt hierbei eine große Bedeutung zu.

Prognose

Die Gefahr von Rückfällen ist vor allem in den ersten drei Monaten nach Therapieende am größten. Neueren Untersuchungen zur Folge sind etwa 40–50% der Betroffenen zwei Jahre nach der Behandlung abstinent, doch halbiert sich die Rate im Laufe der Zeit. Andere Untersuchungen sprechen von einer „Ein-Drittel-Faustregel", nach der ein Drittel der Betroffenen abstinent bleibt, ein Drittel trotz wiederholter Rückfälle einigermaßen mit dem Alkoholkonsum zurecht kommt und bei einem weiteren Drittel ein Fortschreiten der Alkoholkrankheit festzustellen ist.

9.7 Psychodynamik und Psychosomatik

Am Anfang des schleichenden Prozesses einer Alkoholabhängigkeit stehen (vermeintlich) positive Erfahrungen mit der Droge Alkohol: Negative Stimmungen, etwa Depressionen, können nun vermeintlich besser bewältigt werden und positive Stimmungen und Euphorien werden gefördert. Das leichtere Anbahnen sozialer Beziehungen, beispielsweise bei Geschäftsessen oder in Gesprächssituationen, führt zu einer vorübergehenden Verbesserung des Selbstvertrauens: Man fühlt sich „munter und beschwingt", ist möglicherweise sozial akzeptierter und im Beruf, wenigstens vorübergehend, leistungsfähiger. Vielleicht geht man Konflikten eher aus dem Weg und wird im jeweiligen beruflichen und familiären Umfeld zum „gut funktionierenden" Leistungsträger und einer Bezugsperson, die sich mitunter aber sozial überfordert. Anstatt des Öfteren „nein" zu sagen und beruflichen und anderen sozialen Überlastungen zu widerstehen, werden die Probleme „weggetrunken" und das bisherige Verhalten stabilisiert. Dies führt im Laufe der Zeit zu weiterer Zunahme der (latent vorhandenen) sozialen Angst, zunehmender Schwierigkeit, Konflikte anderweitig zu lösen und in einem Teufelskreis zu vermehrtem Alkoholkonsum. Immer mehr Reize aus der Außenwelt, insbesondere soziale Aufforderungssituationen werden in einer ganz bestimmten Weise wahrgenommen: Man antizipiert ein nahendes Problem und koppelt es mit der Erwartung, dieses nur unter Alkoholeinfluss lösen zu können. Eine Fixierung und Verzerrung der Aufmerksamkeit auf ängstigende Probleme und Alkoholkonsum als einzigem Lösungsmuster sind im kritischen Stadium des Alkoholismus nachgewiesen. Hierdurch werden Suchtdruck (Craving) und Drogensuchverhalten ausgelöst und später verstärkt. Es kommt also zu anhaltendem und immer wieder auftretenden Verlangen, sofort und in ausreichender Menge Alkohol zu sich zu nehmen – ein Verhalten, dass nicht nur wie oben bereits beschrieben, biologische, sondern auch psychische Ursachen hat. Mit welchen positiven Effekten Alkoholkonsum assoziiert wird und welche Lösung anstehender Probleme durch Alkoholeinfluss erwartet wird, hängt von wiederholten Erfahrungen, aber auch sozialen Umgebungseinflüssen, schließlich auch von soziokulturellen Faktoren wie beispielsweise Peergruppenerwartungen ab.

Letztendlich ist bei zunehmend süchtigem Trinken nicht nur das (vermeintliche) Lösen anstehender Probleme, sondern auch der Stressabbau nur noch mittels Alkoholeinnahme möglich. Der Entkopplung genussvoller Erlebnisse oder unterschiedliche Freizeitaktivitäten als angenehm erlebten Situationen und Sozialerfahrungen von gleichzeitigem Alkoholkonsum kommt in der Behandlung der Alkoholkrankheit also eine außerordentlich große Bedeutung zu.

Zunächst allerdings geht die (noch unbehandelte) zunehmende Alkoholabhängigkeit mit spezifischen Verdrängungsmechanismen einher: Über lange Zeit kann das Ausmaß der Abhängigkeit aus Scham- und Schuldgefühlen weder vor sich selbst noch vor anderen Menschen zugegeben werden. Über lange Zeit werden also nicht nur Angehörige, Kollegen und Freunde über das Ausmaß der Abhängigkeit getäuscht – der Betroffene selbst sträubt sich vehement dagegen, sich einzugestehen, ein Suchtproblem zu haben. Dabei werden die Vermeidungs- und Verleugnungsstrategien mit der Zeit immer geschickter. So wird versucht, das Konsumausmaß zu verbergen und durch Ausreden werden negative Auswirkungen herunter gespielt. Oft wird das Alkoholproblem auf andere körperliche und vor allem psychische Probleme verschoben. Die Ehekrise, die Depression, die Schwierigkeiten am Arbeitsplatz werden als ursächliches Problem angesehen, nicht aber als Folge des zugrunde liegenden Alkoholproblems. Unter Projektion versteht man den Versuch, das eigene Trinkverhalten durch das anderer Menschen zu relativieren („die anderen trinken ja auch"). Solche Verdrängungs-, Verleugnungs- und Verschiebungsmechanismen sind nie vollständig, von Zeit zu Zeit bricht die Erkenntnis der eigentlichen Alkoholabhängigkeit durch und führt zu meist erfolglosen Abstinenzversuchen. Diese gehen oft mit Verzweiflung, Depressionen und mitunter auch mit suizidaler Gefährdung einher – bis es mit Hilfe der oben genannten Abwehrmechanismen gelingt, das Selbsterleben vorübergehend (und scheinbar) wieder zu stabilisieren, in der Regel mit erneutem und oft erhöhtem Alkoholkonsum im Gefolge. Da sich diese Abwehrmechanismen immer schwerer aufrecht erhalten lassen (wie weiter unten noch zu zeigen sein wird, sind Freunde, Kollegen und Familienangehörige auf die Dauer immer weniger bereit, solche Abwehrmechanismen zu akzeptieren), kann sich der Betroffene möglicherweise immer weiter zurückziehen und isolieren, womit er weiter an Sozialkompetenz und Problemlösungsstrategien verliert.

Wie wir bereits in Kapitel 9.6 gesehen haben, sind viele alkoholkranke Menschen erst in der Lage, eine Therapie zu akzeptieren, wenn ihre Abwehrmechanismen dauerhaft zusammenbrechen – dies ist leider oft erst dann der Fall, wenn die körperlichen (Magendurchbruch), psychischen (Verwirrtheit) und sozialen (Wohnungslosigkeit) Probleme unübersehbar werden. Wichtig wäre es, sich der eigenen Krankheit viel früher, nämlich bereits in der kritischen Phase, zu stellen. Um persönliche Abwehrstrategien aufzudecken, gilt es insbesondere zu klären, wie es solange gelungen ist, sich selbst und anderen immer wieder vorzumachen, der Alkoholkonsum sei völlig unproblematisch. Erst mit dem Aufbau eines Problembewusstseins entsteht die Möglichkeit einer Selbstbeobachtung, des Abwägens der Vor- und Nachteile des Alkoholkonsums, einer ehrlichen Auseinandersetzung auch mit der Reaktion der Mitmenschen sowie die Bereitschaft, über die vorliegenden Probleme zu sprechen und über Veränderungen nachzudenken. Dies ist der erste, wichtigste und am meisten Erfolg versprechenste Schritt auf dem Weg, die Abhängigkeit zu überwinden.

9.8 Krisen und Krisenintervention

Krise und Alkoholkrankheit können in wechselseitigem Verhältnis zueinander stehen. Zum einen kann eine akute soziale Krise (Ehekonflikt, Schwierigkeiten am Arbeitsplatz, Überforderung, Stress) dazu führen, dass man wieder zu gewohntem Suchtverhalten zurück kehrt, zum anderen kann die Erkenntnis, alkoholabhängig zu sein, ihrerseits zu einer schweren Krise führen. Vor allem die Auseinandersetzung mit verpassten Lebenschancen, suboptimal gelösten Konflikten und unwiederbringlichen Lebensereignissen, die aufgrund der Alkoholkrankheit sehr unzufriedenstellend verlaufen sind, können mit Beschämung, Schuldgefühlen und krisenhaftem Erleben einhergehen. Da Schuld- und Schamgefühle nur schwer auszuhalten sind, ist es verständlich, dass es Betroffenen, selbst nach einer Entgiftung, zum Teil sogar in einer Entwöhnungsbehandlung schwer fällt, sich ihre Abhängigkeit offen und ehrlich einzugestehen. Die falsche Prämisse, nach einer einmaligen Entgiftung sei die Welt wieder in Ordnung, ist zwar verständlich, aber fatal: Insgesamt kommt es in den ersten drei Monaten nach einer Entgiftung bei ca. 60–65% aller Alkoholabhängigen zu einem Rückfall. Unmittelbar nach akutem Entzug sind Suchtkranke also in besonderer Weise vulnerabel.

Suchtgedächtnis, Suchtdruck

Sowohl das Suchtgedächtnis als auch der Suchtdruck spielen hier eine besondere Rolle. Auslöser für Rückfälle sind vor allem drei Bedingungen: Zum einen Stress, der mit dem Wunsch einer schnellen Beendigung dieser Situation einhergeht, zum zweiten Situationen, in denen der Betreffende mit suchtmitteltypischen Hinweisreizen, sogenannten Cues, konfrontiert ist, und zum dritten Situationen, in denen Alkohol in kleinen Dosen eingenommen wird, was zu einem Priming – oder Anbahnungseffekt – und danach zum Rückfall, also zur Einnahme größerer Alkoholmengen, führt. Diese biochemischen und neurophysiologischen Zusammenhänge sind inzwischen gut erforscht.

Stress

So kommt es unter Stress zu einer selektiven Wahrnehmung von Hinweisreizen, beispielsweise, wo Alkohol zu finden ist. Das Suchtgedächtnis führt über Dopamin- zum Teil auch über Glutamat- und GABA-gesteuerte Regelsysteme zu einer Kopplung vermeintlicher, im Gedächtnis verhafteter Lösungsstrategien und der ersten Einnahme von Alkohol, noch in kleinen Dosen, so dass man sich eine vermeintliche Sicherheit suggerieren kann.

Priming

In einem als Priming bezeichneten Vorgang wird aber nach Einnahme kleiner Dosen Alkohols das Suchtgedächtnis vermehrt involviert und es besteht die unmittelbare Gefahr des vermehrten und schließlich unkontrollierten Trinkens, was mit einem Zusammenbruch der Kontrollinstanzen sowie dem Gefühl, wiederum versagt zu haben (Erleben von Nicht-Selbstwirksamkeit), einhergeht. Spätestens nach der Einnahme erster, zunächst kleiner Mengen von Alkohol bahnt sich also ein „Point of No Return" an. Es ist wichtig, sich in dieser Phase darüber klar zu werden, dass man sich in einer akuten Krisensituation befindet, die sofortiger, in der Regel externer, Hilfe bedarf.

Risikosituationen

Unterbleibt diese Hilfe und kommt es zu unkontrolliertem, suchthaften Trinken, haben die Betroffenen oft das Gefühl, nun sei ohnehin alles verloren, mit der Folge, dass sie auch in den nächsten Tagen und Wochen unaufhaltsam in die Sucht abgleiten. Dabei wäre es gerade jetzt wichtig, externe Hilfe aufzusuchen, und zwar so schnell wie möglich. Für die Betroffenen ist es von ausschlaggebender Bedeutung, sich zu fragen, in welchen Momenten sie besonders stark rückfallgefährdet sind (was hat in der Vergangenheit zu Rückfällen geführt?). Selbsthilfegruppen und Therapeuten weisen immer wieder darauf hin, dass es oft nicht schwere Schicksalsschläge, sondern eher ganz alltägliche Situationen sind, die krisenhaft erlebt werden und zu Rückfällen führen können. Dabei unterscheidet man zum einen innere Risikosituationen, die in besonderem Maße zu Rückfällen beitragen, sowie äußere Risikofaktoren. Zur ersteren gehören unangenehme Gefühlszustände oder körperliche Zustände, der Versuch eines kontrollierten Konsums sowie das plötzliche Verlangen nach Alkohol (Craving). Äußere Risikofaktoren bestehen in psychosozialen Konfliktsituationen, sozialen Verführungssituationen (ein Glas zum Anstoßen) und Situationen sozialer Geselligkeit, in denen Alkohol als Voraussetzung angesehen wird.

Dabei kommt es darauf an, nicht nur besonders gefährdende Situationen zu erkennen, sondern frühzeitig Bewältigungsstrategien für solche Risikosituationen zu entwickeln. Krisenhaft erlebte Rückfallsituationen sind oft kein Zufall, sondern Folge eines unbewussten Prozesses von Unaufmerksamkeit, Selbstüberschätzung, Bequemlichkeit und anderen Faktoren. Ein typischer Rückfall resultiert aus zunächst scheinbar harmlosen Entscheidungen und dem sich Aussetzen einer Risikosituation, beispielsweise wenn man die ehemalige „Stammkneipe" besucht. Rückfallgedanken und Verlangen nach Alkohol führen zum Konsum eines ersten Glases (das vermeintlich nicht schaden kann), gefolgt von dem als unabwendbar erlebten Kontrollverlust, so dass das alte Suchtverhalten wieder greift.

Vorbeugen von Rückfällen

Was kann man also zur Vorbeugung von Rückfällen bzw. zum Umgehen mit diesen tun? Besonders wichtig ist es, Risikosituationen als solche zu identifizieren (die wenig hilfreiche Denkweise, es sowieso nicht zu schaffen, sollte ersetzt werden durch den Gedanken, dass sich grundsätzlich jede Rückfallkrise meistern lässt, wenn sie als solche erkannt wird und zu den entsprechenden Schritten führt). Desweiteren geht es darum, alternative Verhaltens- oder Stressbewältigungsstrategien zu erlernen. Dies führt zum Aufbau eines Krisen- bzw. Notfallplans. Ein solcher Notfallplan muss individuell erarbeitet werden und sieht im Einzelfall sehr unterschiedlich aus. Das sofortige Verlassen der als krisenhaft anzusehenden Situation ist aber eine häufig sinnvolle Maßnahme, ebenso der Aufbau suchtmittelfreier sozialer Netzwerke und das sofortige Anrufen eines Freundes/eines Helfers, der „Erste Hilfe“ bei der Alkoholvermeidung leistet. Wichtig ist auch, nicht nur die Situation (z. B. den Besuch einer Wirtschaft und die Selbstüberschätzung), sondern eventuelle dahinter liegende Krisen zu thematisieren: Vielleicht stehen hinter dem vordergründigen Rückfall andere schwere Selbstwert- oder Beziehungskrisen, die nach einer Lösung drängen.

Schließlich mache man sich klar, dass eine Abstinenz nach langer Alkoholkrankheit eine grundlegende Veränderung in Lebensstil, Denken und Verhaltensweisen erforderlich macht, was mit zu den schwersten Entwicklungsaufgaben eines Menschen gehört. Es kommt darauf an, stolz auf jeden Erfolg zu sein und sich von gelegentlichen, und wie wir gesehen haben, statistisch gesehen häufig auftretenden Rückfällen nicht entmutigen zu lassen: Auch wer bereits rückfällig wurde, hat die Chance, Schlimmeres zu verhindern, indem er möglichst schnell Hilfe sucht und die Krise als Anlass und Chance sieht, sich hinsichtlich der Lösung von Krisen weiter zu entwickeln.

9.9 Beratung und Psychoedukation

Je nach Phase der Alkoholkrankheit, insbesondere aber auch nach individuellen Gegebenheiten und Krisensituationen können die Beratungsangebote sehr unterschiedlicher Art sein. Am Anfang steht sicherlich die konkrete Beratung in akut und als solche erlebten Krisensituationen: Die Schuldnerberatung bei finanziellem Ruin, die Eheberatung bei Paar- und Beziehungsstörungen, die Familienberatung bei Auffälligkeiten von Kindern, die mit dem Alkoholkonsum in Zusammenhang stehen und was dergleichen mehr ist. Schnell wird aber in der Regel deutlich, dass das zugrunde liegende Problem die Alkoholkrankheit ist, die einer viel spezifischeren Beratung und schlussendlich auch Behandlung bedarf. Nun geht es um die Informationsvermittlung, was das Wesen der Alkoholkrankheit, die Chancen zur Überwindung derselben und die Notwendigkeit therapeutischer Maßnahmen angeht. Mit Information ist es allerdings alleine nicht getan – genauso wichtig ist es, die Motivation zu einem solchen Schritt zu ermöglichen. Man mache sich klar: Der Schritt hin zu einer Therapie oder einer veränderten Lebensweise kann grundsätzlich nur vom Betroffenen selbst gegangen werden, es handelt sich um eine grundsätzlich freie Entscheidung. Letztlich geht es auch nicht nur um die Entscheidung, aktiv gegen die Krankheit anzugehen und das Trinkverhalten zu verändern. Vielmehr stellt sich auch die Frage, was an die Stelle der Sucht treten soll – die Frage nach einem gelingenden Leben, den individuellen Zielen, der Beziehungsgestaltung, letztlich des Lebenssinns muss jeder Mensch für sich selbst stellen und beantworten, dies gilt auch für alkoholkranke Menschen.

Um sich für oder gegen etwas entscheiden zu können, muss man allerdings informiert sein und einen gewissen Freiheitsgrad hinsichtlich der Entscheidungsfällung haben, insofern kommt der Beratung auch innerhalb der nächsten zwei Phasen der Therapie, nämlich der Entgiftung und der Entwöhnung, eine besondere Rolle zu.

In diesen Behandlungsphasen geht es zunächst und primär um das Überwinden des Suchtdrucks und anderer körperlicher wie seelischer Phänomen der Alkoholkrankheit, darüber hinaus aber auch um die Auseinandersetzung mit den gewählten Lebenszielen, den bisherigen und zukünftigen sozialen Beziehungen, dem Beruf, dem Freizeitverhalten, den eigenen Möglichkeiten, Fähigkeiten und Grenzen – kurz: Die Frage nach der Lebensgestaltung sind von großer Bedeutung.

Psychoedukation

Metastudien haben gezeigt, dass ein um eine solche Beratungsdimension erweitertes therapeutisches Angebot auf die Dauer nachhaltiger und Erfolg versprechender ist als die Reduktion auf rein medizinisch-therapeutische Aspekte. Wenngleich es unterschiedliche Konzepte der Verzahnung von Beratung und Therapie gibt, soll an dieser Stelle insbesondere auf die Möglichkeiten (und Grenzen) psychoedukativer Ansätze eingegangen werden. Wie an anderer Stelle bereits erläutert, geht es bei der Psychoedukation allgemein um zielgerichtete Informationen des Betroffenen und seine Angehörigen zur Erkrankung, denn wer über diese informiert ist, fühlt sich ihr weniger ausgeliefert und kann aktiv Einfluss nehmen. Neben der Aufklärung und Informationsvermittlung geht es zum anderen um die Motivation zu lebensverändernden Verhaltensweisen und therapeutischen Maßnahmen. Psychoedukation will zu aktivem Handeln anregen. Der Erfahrungsaustausch mit anderen von Alkoholkrankheit Betroffenen ist ein weiteres wichtiges Element, das auch Selbsthilfekräfte freisetzen kann.

Letztlich geht es um die Auseinandersetzung mit wichtigen und für die Überwindung der Sucht relevanten Themenkreisen. Zum einen wird auf die Begriffe der Abhängigkeit und Sucht, der generellen Wirkung von Alkohol und den möglichen Folgeschäden jahrelangen Alkoholkonsums einzugehen sein. Insbesondere die bereits beschriebenen, körperlichen, psychischen und sozialen Folgeschäden sind hier zu nennen. Dem allgemeinen Prinzip der Psychoedukation folgend, kommt es weniger darauf an, dieses Wissen von oben nach unten zu vermitteln, als vielmehr Erfahrungen der Betroffenen aufzugreifen, zu ordnen und zu erläutern.

Auf die psychischen Funktionsstörungen kann gezielter (gegebenenfalls auch in einer zweiten Sitzung) eingegangen werden, beispielsweise auf Wahrnehmungs- und Gedächtnisstörungen, Schwierigkeiten bei Problemlösungen, emotionale und motivationale Störungen, psychosomatische Erscheinungsformen usw. Auch Beeinträchtigungen in der sozialen Entwicklung können (gegebenenfalls in einer weiteren Sitzung) gezielt thematisiert werden, beispielsweise Veränderungen in der selbständigen Lebensführung, der beruflichen Tätigkeit, mangelnder Selbstsicherheit oder Schwierigkeiten bei der Übernahme von Verantwortung. Es kommt insbesondere darauf an, nicht nur die Defizite in diesem Bereich (die dem Betroffenen oft nur zu schmerzhaft bewusst sind) zu thematisieren, sondern anzuknüpfen an frühere Interessen, Hoffnungen und Fertigkeiten und insbesondere an erste und „als zarte Pflänzchen" imponierende Erfolge beim Wiederentdecken oder Neuerwerb solcher Fähigkeiten. Statt auf die fehlenden oder nur Suchtmittel konsumierenden Bezugsgruppen der Vergangenheit einzugehen, ist es vielleicht hilfreicher, auf neue Erfahrungen in Beziehungen und Gruppen der letzten Zeit einzugehen. Erste Schritte beim Erwerb neuer

Selbstsicherheit oder kleine Erfolge bei der Übernahme von Verantwortung sind sicherlich motivierender als das Persistieren auf Defiziten. Das heißt aber auch, dass es einen engen Zusammenhang zwischen Psychoedukation, Erfahrungsaustausch und anderen therapeutischen Maßnahmen, beispielsweise dem Kompetenztraining, strukturierter Freizeitgestaltung, Familientherapie und anderem mehr geben muss.

Thema „Suchtgedächtnis und Craving"

Die Bedeutung des Suchtgedächtnisses sowie des Cravings, des Suchtdrucks für eine eventuelle Rückfallgefährdung kommt eine besondere Bedeutung zu. In Kapitel 9.8 wurde hierauf detailliert eingegangen. Im Rahmen der Psychoedukation ist es sinnvoll, dass sich die Betroffenen klar machen, in welchen für sie typischen Situationen bzw. bei welchen kritischen Ereignissen sie in der Vergangenheit wieder Alkohol konsumiert haben, welches die auslösenden Schlüsselsituationen gewesen sind, vor allem aber auch, welche Faktoren sie möglicherweise vom Alkoholkonsum abgehalten haben oder hätten abhalten können.

Thema „Soziales Umfeld"

Ein weiterer Themenblock wird sich mit der Suchtentwicklung im Spannungsfeld von Betroffenem, Suchtmittel und sozialem Umfeld auseinander setzen. Dies leitet über zu Fragen nach Gestaltung des Arbeitsplatzes, sozialer Beziehungen und der familiären Situation. Der Arbeitsplatz beispielsweise könnte (und sollte auch) modifiziert werden, beispielsweise dadurch, dass Konkurrenz- und Stresssituationen reduziert werden, man möglicherweise nicht alleine arbeitet (wenn dies mit einer erhöhten Suchtgefährdung einhergeht) oder man regelmäßig die Möglichkeit von Supervision nützt. Bei der „Umgestaltung" suchtfördernder sozialer Beziehungen (Stichwort: „Stammtisch") geht es darum, sich klar zu machen, welche Beziehungen einem gut tun und welche nicht und wie die Beziehungen gestaltet werden sollten – ein Prozess, auf den der Betroffene aktiv Einfluss nehmen kann und soll. Analoges gilt für familiäre Beziehungen, die ebenfalls im Rahmen der Psychoedukation thematisiert werden können. Da dies in Kapitel 9.10 bereits ausführlich dargestellt wurde, soll an dieser Stelle nicht mehr darauf eingegangen werden.

Thema „Professionelle Hilfe"

Ein weiterer Themenblock befasst sich mit den Möglichkeiten medizinischer, psychologischer und sozialer Hilfeleistungen: An wen kann ich mich bei einem Rückfall wenden, welche medizinischen Maßnahmen eventueller Folgekrankheiten (Leberschäden, Magengeschwüre etc.) sind notwendig, welche Rolle spielen Hausarzt, Psychiater oder Psychotherapeut? Welche Umschulungs- oder beruflichen Wiedereingliederungsmaßnahmen kommen für mich in Frage, wo finde ich Anlaufstellen, wer finanziert solche Maßnahmen? Wie kann ich die bestehende soziale und kulturelle Infrastruktur meines Heimatortes nutzen, um mir neue Erfahrungshorizonte zu eröffnen oder neue Sozialbeziehungen einzugehen – kurz: Was erwartet mich, wenn ich aus dem Krankenhaus hinaus und in das Alltagsleben hinein komme? Im Einzelfall gehören hierzu auch Hinweise auf begleitete Wohnformen.

Auch die Möglichkeit, innerhalb einer Selbsthilfegruppe, beispielsweise der Anonymen Alkoholiker, Informationen, emotionalen Halt und wichtige Anregungen zu finden, sollte im Rahmen der Psychoedukation thematisiert werden.

Reflexion und Resilienz

Es wurde bereits darauf hingewiesen, dass es bei all dem keineswegs nur um Informationsvermittlung geht. Vielmehr geht es darum, sich den anstehenden Veränderungen und Herausforderungen zu stellen, einerseits eine Problemeinsicht zu gewinnen, andererseits an vorhandenen Kräften und Ressourcen anzuknüpfen und hieraus die Hoffnung zu schöpfen, eine Veränderung bewirken zu können.

Was Experten oder Therapeuten für notwendig erachten, ist weniger wichtig als die begründete, reflektierte Entscheidung des Betroffenen, ob er die Alkoholabhängigkeit überwinden will – dies hängt aber maßgeblich von seinen grundsätzlichen Lebenszielen ab. Dabei kommt er um eine grundsätzliche Auseinandersetzung mit existentiellen Lebensfragen nicht herum. Wer sich bewusst macht, was für und gegen ein Leben mit Alkohol spricht und dies in Beziehung zu seinen Lebensperspektiven, Hoffnungen, Erwartungen und Befürchtungen setzt, ist eher in der Lage, sich für oder gegen eine Behandlung und weitere Folgeschritten zu entscheiden. Eine solche, auf dem freien Willen des Betroffenen ruhende Entscheidung, die immer wieder überdacht und konkretisiert werden muss, ist die Voraussetzung für das Gelingen einer Therapie und einer Überwindung der Sucht.

9.10 Familie und systemische Familienarbeit

Zu den bereits aufgeführten Folgen der Alkoholkrankheit gehören insbesondere auch Partner- und Familienprobleme. Ehescheidungsraten sind bei alkoholkranken Menschen etwa doppelt so hoch wie in der Normalbevölkerung. Etwa 1,5 Millionen Kinder haben Eltern, von denen zumindest ein Elternteil alkoholabhängig ist, die Zahl der Kinder mit alkoholmissbrauchenden Eltern wird sogar auf 2,5 Millionen geschätzt.

Kinder alkoholkranker Eltern

Kinder suchtkranker Eltern haben – vergleicht man sie mit anderen Kindern – ein bis zu sechsfach höheres Risiko, selbst alkoholabhängig zu werden. Alkoholkrankheit beeinflusst somit die gesamte Familie. Vor allem die Kinder sind Leidtragende: Kleine Kinder aus suchtbelasteten Familien haben öfter Depressionen (die sich in Bettnässen, Freudlosigkeit, Angst und Schulangst, Alpträumen und anderen äußern). Jugendliche zeigen ebenfalls häufiger depressives Verhalten, sind übermäßig kritisch, manchmal isoliert oder neigen zu Angstzuständen. Auch Krankenhausaufenthalte für Kinder von Suchtkranken unterscheiden sich deutlich von nicht belasteten Altersgenossen: Wegen Suchtmittelmissbrauch werden sie dreimal so häufig, wegen psychischer Störungen etwa doppelt so häufig und wegen Verletzungen etwa eineinhalb mal so häufig in Krankenhäuser eingewiesen als andere Kinder. Die allgemeine Krankenhausaufenthaltsdauer liegt bei ihnen etwa um ein Drittel höher als bei nicht belasteten Kindern. Kinder aus Suchtfamilien erzielen mitunter schlechtere Resultate in Sprachtests und haben manchmal beeinträchtigte Schulleistungen, was nicht auf eine Behinderung, sondern auf die noch zu erläuternde innerfamiliäre Belastung zurück zu führen ist. Häufig glauben sie, Versager zu sein, was zu vermehrtem Schulschwänzen, Klassenwiederholungen oder Schulabbruch führen kann. Auch Sozial- und Versagensängste finden sich häufiger.

Oft erleben die Kinder eine psychische Dauerbelastung. Loyalitätskonflikte (als „gute" Kinder versuchen sie ihre Eltern zu entlasten und für sie einzuspringen, obwohl sie sich andererseits gleichzeitig der Alkoholkrankheit schämen), aber auch Wut und Enttäuschung werden erlebt, können aber meist nicht geäußert werden. Müssen Kinder zu früh selbständig werden und können sich nicht mehr kindgemäß verhalten, weil sie ihre überforderten bzw. alkoholkranken Eltern unterstützen, so spricht man von „Parentifizierung". Auch das Fehlen von Halt und Geborgenheit sowie die Unberechenbarkeit erzieherischer Maßnahmen und massive Konflikte innerhalb der Familie verhindern ein Klima, in dem Geborgenheit erfahren und Lernerfahrungen gemacht werden können. Von Alkoholkrankheit betroffene Familien bilden im Laufe der Zeit häufig besondere Muster des Umgangs miteinander aus, welche die Sucht weiter fördern und alle Beteiligten emotional belasten, bis sich schließlich alles um das Alkoholproblem dreht. Sehr lange wird die Alkoholabhängigkeit nicht als Ursache für die Zunahme familiärer Probleme erkannt. Andererseits dreht sich alles um den Alkohol, sei es um das Beschaffen desselben, sei es um den Umgang mit möglichen Folgen. Dies kann dazu führen, dass die Kinder nicht mehr die ihnen zustehende Beachtung erfahren. Anstatt Konflikte offen anzugehen, werden Probleme oft lange unter den Teppich gekehrt. Niemand sagt mehr, was er fühlt und schließlich können Gefühle gar nicht mehr wahrgenommen werden. Scham vor der Situation führt dazu, dass sich die gesamte Familie von der Außenwelt zurück zieht und eine Fassade aufbaut, deren Preis inkongruentes Verhalten ist. Die Kinder können nicht unbefangen von ihren Nöten, Ängsten und Sorgen sprechen, weil sie dadurch die Harmonie und Fassade zerstören würden. Diese Fassade ist schlussendlich nur noch um den Preis und die Aufgabe eigener, insbesondere sozialer, Interessen aufrecht zu erhalten. Finanzielle Schwierigkeiten können, vor allem wenn Arbeitslosigkeit und Verschuldung hinzukommen, eine Familie in den Ruin treiben. Typische Reaktionen auf das ungesunde Familienklima können Aggressionen, Rückzug, Flucht, chronische Angst, Depressionen, Leistungseinbrüche (bei den Kindern) und psychosomatische Störungen sein. Vor allem ist auf die Gefahr eigener Suchtentwicklung bei Kindern und Angehörigen hinzuweisen. Dabei spielen nicht nur Nachahmungseffekte (Alkohol als Problemlöser der ersten Wahl) eine Rolle. Eine Alkoholabhängigkeit von Jugendlichen kann auch Resultat mangelnden Selbstwertgefühls, von Sprachlosigkeit, Kontaktschwierigkeiten, sozialer Isolation und/oder Depression sein. Viele Kinder und Jugendliche haben nicht gelernt, Konflikte anderweitig als durch Alkoholgenuss zu lösen. Geringes Selbstwertvertrauen, erlernte Hilflosigkeit und mangelndes Durchsetzungsvermögen können ebenso wie Angst, Depression, Lernschwierigkeiten oder Burn-out-Syndrom vermeintlich mit Alkohol „therapiert" werden.

Pädagogische Hilfe

Wegen der vielfältigen Störungen, die zwar nicht obligat, doch überdurchschnittlich häufig bei Kindern aus alkoholkrankheits-belasteten Familien zu finden sind, ist eine frühzeitige pädagogische Hilfe dringend angezeigt. Jeder Helfer, der sich mit einem Alkoholkranken befasst, sollte auch über dessen Familienverhältnisse informiert sein, und den Kindern, die den oben skizzierten Problemen meist völlig hilflos ausgeliefert sind, sofortige und wirksame Hilfe anbieten. Am wichtigsten (aber auch schwierigsten) ist es vermutlich, dem Alkoholkranken, gegebenenfalls auch seinem Partner, die Notwendigkeit professioneller Hilfe zu verdeutlichen. Mögliche und wichtige Hilfsangebote sind therapeutische Gespräche mit dem Kind, Gruppenarbeit mit dem Kind und anderen Betroffenen (Al-Anon-Gruppen), freizeitpädagogische Angebote für das Kind, begleitende Elternarbeit sowie Familien- und Paartherapie (auf die gleich noch näher eingegangen wird). Als ultima ratio kann im Einzelfall auch eine Trennung des Kindes vom Elternhaus notwendig sein, wenn Alkoholkrankheit und familiensystemische Verdrängung zu weit fortgeschritten sind. Vor allem kommt es darauf an, dem Kind auf einer Metaebene zu verdeutlichen, dass Alkoholismus eine Erkrankung ist, für die der Betroffene, vor allem aber das Kind selbst, nichts kann.

Aufhebung der Parentifizierung

Darüber hinaus ist das Kind nicht nur für die Alkoholkrankheit nicht verantwortlich, sondern es ist eindeutig außerstande, diese zu heilen oder positiv zu beeinflussen. Kurz: Das Kind muss aus seiner parentifizierten Rolle herausgeholt werden, wozu oft nur ein außenstehender Dritter mittels Gesprächen auf der Metaebene in der Lage ist: Dies können Verwandte, Freunde, nicht zuletzt aber auch professionelle Sozialpädagogen, beispielsweise im Rahmen einer sozialpädagogischen Familienhilfe, sein. Erst auf dieser Ebene kann möglicherweise auch über Schuld- und Schamgefühle gesprochen und eine psychosoziale Isolierung durchbrochen werden.

Co-Abhängigkeit

Bei dem nicht alkoholkranken Angehörigen (zum Teil bei den Kindern, insbesondere dem „Familienhelden", s. o.), vor allem aber beim nicht alkoholkranken Ehepartner, kann sich ein familienstabilisierendes und zunächst scheinbar hilfreiches Verhalten einspielen, das in der Literatur als Co-Abhängigkeit bezeichnet wird. Partner/innen – zum Teil auch Eltern, Kinder, Arbeitskollegen oder Therapeuten werden als „co-abhängig" bezeichnet, wenn sie die Verantwortung für den Alkoholkranken übernehmen und sein Verhalten entschuldigen oder rechtfertigen, ihm Belastungen abnehmen oder ersparen wollen sowie das Verhalten des Abhängigen kontrollieren (Flaschen suchen etc.). Dieses zunächst aus Liebe und Fürsorge entstandene Verhalten führt einerseits zur verstärkten Abhängigkeit des Alkoholkranken vom Helfer, zum anderen zu einer weiteren Verschleierung der eigentlichen Störung bzw. Krankheit. Dadurch, dass der Alkoholkranke die sozialen (und weiteren) Folgen seiner Sucht nicht unmittelbar erleben muss, kann die Krankheit über längere Zeit verheimlicht und verleugnet werden. Es ist wichtig, sich klar zu machen, dass solche dysfunktionalen Verhaltensweisen fürsorgliche und sympathische Wurzeln haben: Für Angehörige beispielsweise ist es schwer erträglich, zuzusehen, wie ihr geliebter Partner immer mehr in die Sucht abdriftet und körperlich wie psychisch verfällt. Dennoch ist dieses nur scheinbare Entlasten gefährlich, da es zur Stabilisierung der Sucht beiträgt.

In einer Anfangsphase verleugnet der Angehörige ebenso wie der Betroffene das Alkoholproblem und entwickelt erst im Laufe der Zeit eine erste Ahnung, dass der Partner zuviel trinkt. Halbherzige Ermahnungen, weniger zu trinken, werden begleitet von der Übernahme von Verantwortung bei alkohlbedingten Schwierigkeiten, beispielsweise, wenn Entschuldigungen und Ausreden des trinkenden Partners mitgetragen oder selbst vorgebracht werden: Am Montagmorgen wird der Angehörige wegen „Krankheit“ in der Firma entschuldigt, der trinkende Vater wird vor den Kindern in Schutz genommen, wenn er sich wieder einmal nicht für ihre Belange interessiert hat usw. In der Familie entsteht ein Klima beredten Schweigens, und es kommt sowohl beim Co-Abhängigen als auch beim Süchtigen selbst zu Schuldgefühlen und Selbstwertkrisen. Nach außen hin kapseln sich beide (wie auch die gesamte Familie) häufig ab und versuchen, eine Fassade aufrecht zu halten.

„Kontrollphase" der Co-Abhängigkeit

In der kritischen Phase wird das Problem allerdings so offensichtlich, dass es nicht mehr länger unterdrückt werden kann. Nun fordert der co-abhängige Partner vom Alkoholkranken, dass er zu trinken aufhört, eine Anforderung, die den Betroffenen allerdings überfordert. Es kommt zu Vorwürfen, Zweifeln an den eigenen Fähigkeiten, Unsicherheiten der Situationsbeurteilung, verstärkten Versuchen, dem Betroffenen vermeintlich zu helfen, beispielsweise durch verstärkte Kontrollen, Entfernung von Flaschen und anderem mehr. Diese Phase wird daher auch als „Kontrollphase“ bezeichnet, in der der Co-Abhängige stellvertretend für den Suchtkranken versucht, die Kontrolle zu übernehmen, was diesen jedoch in weitere Unselbständigkeit manövriert und sein Selbstwertgefühl zunehmend erschüttert. Steigerung des Alkoholkonsums und Verzweiflung beim Co-Abhängigen sind mitunter sich bedingende und sich zirkulär aufschaukelnde Faktoren.

In einer als „Anklagephase“ bezeichneten akuten Phase lässt sich die Alkoholkrankheit von der Umwelt nicht mehr verheimlichen. Endlose Vorwürfe und Schuldzuweisungen, aber auch das Setzen kurzfristiger Ziele wie „Trink wenigstens nicht, wenn Besuch da ist“ wechseln einander ab. Alle Beteiligten ziehen sich noch weiter zurück, es kommt zu Drohungen, ohne dass in dieser Phase Konsequenzen gezogen werden. Erst in der Phase der „Kapitulation“ muss der co-abhängige Partner anerkennen, dass er das süchtige Trinken nicht direkt ändern oder auch nur beeinflussen kann. Die Erkenntnis seiner Hilflosigkeit kann ihn in eine tiefe Krise führen. Ernsthafte Trennungsabsichten können jetzt gegebenenfalls in die Tat umgesetzt werden. Letztlich muss der Co-Abhängige lernen loszulassen und erkennen, dass er gegenüber der Alkoholkrankheit des Partners machtlos ist.

So dramatisch die familiären Auswirkungen einer Alkoholkrankheit sind: Man ist ihnen nicht zwangsläufig hilflos ausgeliefert. Kontrollierte Studien zeigen, dass nicht nur der Familie, sondern auch dem Patienten selbst eine familienbezogene Hilfe nützt: Maßnahmen, die nicht nur den Alkoholkranken, sondern auch seine Familie mit einbeziehen, bewirken demnach auch nach einem Jahr höhere Abstinenzzahlen als eine nur den Alkoholkranken fokussierende Behandlung.

Beratung

Angehörige können und sollten informiert, aufgeklärt und unterstützt werden, mit den Alkoholproblemen und der Krankheit des Betroffenen richtig umzugehen. Dies geschieht häufig in Angehörigengruppen oder in psychoedukativen Maßnahmen für Angehörige. So werden Angehörige beispielsweise darüber informiert, dass es sich um eine behandlungsbedürftige Krankheit (und nicht um eine Charakterschwäche) handelt. Sie werden geschult, Betroffene zu motivieren, um fachliche Hilfe in Anspruch zu nehmen, gleichzeitig wird auf die Möglichkeit eigener Hilfen, beispielsweise durch Beratungsstellen oder Al-Anon-Selbsthilfegruppen hingewiesen. Vor allem wird auf das co-abhängige Verhalten eingegangen und darauf hingewiesen, das ein „Nichthelfen" manchmal die bessere Hilfeleistung sein kann. Vor allem sollten nicht die sozialen Folgen des Trinkens vertuscht oder durch falsche Entschuldigungen beim Arbeitgeber etc. vermeintlich gelindert werden. Es ist wichtig, genau zu planen, klar zu kommunizieren und konsequent zu handeln. Vorwürfe und Schuldgefühle tragen nicht zur Genesung bei, das Kontrollieren des Alkoholkonsums ebenfalls nicht. Vor allem bei einem Rückfall (s. o.) gilt es, das Problem offen auszusprechen und auf Heimlichkeiten sowie Vorwürfe zu verzichten. Es handelt sich um eine krankheitsbedingte akute Krise, die eine rasche therapeutische Behandlung erfordert. Es ist also wichtig, sofort ärztliche Hilfe in Anspruch zu nehmen. Je rascher eine fachgerechte Therapie einsetzt, desto größer ist die Wahrscheinlichkeit, mit dem Rückfall fertig zu werden und die Krankheit trotz alledem in den Griff zu bekommen.

Familientherapie

Eine Familientherapie im eigentlichen Sinne geht über die bisher genannten Aspekte (die sie allerdings mit berücksichtigt) hinaus. Ziel einer Familientherapie ist es letztendlich, Kommunikationsstrukturen, Regeln und Verantwortlichkeiten so zu verdeutlichen und zu verändern, dass jedes einzelne Familienmitglied körperlich, seelisch und sozial wachsen (bzw. gesunden) kann. Hierzu ist eine Behandlung der Alkoholkrankheit des Betroffenen notwendig, reicht möglicherweise aber nicht aus. Vielmehr gilt es auch, Kinder von ihrer Parentifizierung zu entlasten, Vorwürfe, enttäuschte Sehnsüchte, Schuld- und Schamgefühle zu thematisieren und zu bearbeiten, was der jeweiligen Entwicklung der Mitglieder gedeihlich ist und die Eltern die ihnen anvertraute Verantwortung wahrnehmen lässt.

Zum Schluss sei noch gesagt, dass das soeben vorgestellte Konzept der sog. „Co-Abhängigkeit" durchaus auch kritisch zu sehen ist: Nicht jedes Verhalten von Angehörigen oder Kindern lässt sich durch Co-Abhängigkeit oder die eingangs geschilderten Rollenmuster erklären, und vorschnelle Zuschreibungen können ihrerseits als Etikettierungen Leid erzeugen. Es kommt nicht darauf an, schnelle Erklärungsmuster für das eine oder andere Verhalten innerhalb einer Familie zu finden, sondern der Familie behilflich zu sein, dysfunktionale und Leid erzeugende Verhaltensweisen zu überwinden und neue, positive und von Selbstwertgefühl sowie Zuneigung zu sich und den anderen geprägte Erfahrungen machen zu lassen.

9.11 Netzwerkarbeit und Casemanagement

Wie wir bereits in Kapitel 9.4 gesehen haben, ist Alkoholkrankheit immer auch ein soziales Phänomen. Am Anfang der Erkrankung sind die Menschen häufig sozial angepasst und tragen viel zum „reibungslosen Funktionieren" ihres jeweiligen Beziehungsgefüges bei: Konflikte in Familie, Ehe, am Arbeitsplatz oder im Freundeskreis können lange Zeit abgewehrt, verdrängt oder negiert werden. Das „Mithalten-können“ in geselliger und trinkfreudiger Runde wird mitunter als sehr positiv bewertet. Taut jemand unter Alkoholeinfluss auf oder imponiert als angenehmer oder amüsanter Gesprächspartner, gelingen ihm bessere Geschäftsabschlüsse – so werden eine schleichende Dosissteigerung, Abhängigkeit und erste Auffälligkeiten gerne übersehen. Wie wir gesehen haben, ist Alkoholkonsum keine wirkliche Lösung für soziale Schwierigkeiten, Krisen oder Konflikte. Im Gegenteil: Die mitunter zu beobachtende Selbstüberschätzung unter Alkoholeinfluss kann zu Peinlichkeiten und sozialen Dissonanzen führen. Scham- und Schuldgefühle, wenn man sich „daneben benommen“ oder einem anderem Unrecht zugefügt hat, sind ernst zu nehmende Hinweise auf soziale Dissonanzen, die einer Korrektur bedürfen. Diese Gefühle können aber so stark werden, dass diese Korrektur unterbleibt – stattdessen wird im Sinne der Konfliktabwehr vermehrt getrunken. Die Umwelt reagiert, gerade wenn es sich um einen geschätzten Freund, ein geliebtes Familienmitglied oder einen wichtigen Kollegen bzw. Mitarbeiter handelt, zunächst mit dem bereits in Kapitel 9.10 beschriebenem Phänomen des „Co-Alkoholismus“, in dem über krisenhafte Zuspitzungen und Symptome hinweg gesehen und der Betroffene vermeintlich dadurch unterstützt wird, dass man seine Fehler ausbügelt, kompensiert oder einspringt, sich vor ihn stellt und vor Freunden oder Chef entschuldigt. Auf die Dauer schleicht sich zunehmend Ungeduld, Unzufriedenheit und Ärger ein. Die Mehrbelastung wird immer spürbarer und häufig fangen Kollegen oder Freunde an, ihrem Ärger in Abwesenheit des Alkoholkranken Luft zu machen, indem sie mit anderen Menschen über ihn sprechen, anstatt den Konflikt mit ihm zu lösen. Nun kann es einerseits sehr sinnvoll sein, sich zunächst in Abwesenheit des Betroffenen über dessen Problem und insbesondere die Probleme, die man selbst mit seinem alkoholbedingten Verhalten hat, bewusst zu werden. Es reicht aber nicht (und ist sogar schädlich), lediglich seinem Ärger Raum zu geben und über den Betroffenen „herzuziehen“. Stattdessen gilt es eine Lösung zu finden, und die kann letztlich nur in der Auseinandersetzung mit der Alkoholkrankheit und dem Anbahnen von Veränderungen bestehen. Es kommt also darauf an, dem Betroffenen ehrlich, empathisch, aber deutlich zu sagen, dass die alkoholbedingten Symptome und Störungen für die Freundschaft, die Beziehung oder das kollegiale Arbeitsverhältnis ein zunehmendes Problem werden, das man in dieser Form nicht mehr hinzunehmen bereit ist – gerade auch um der Freundschaft, der Kollegialität oder der Beziehung willen. Als „positiver Druck“ wird in diesem Zusammenhang bezeichnet, dass dem Betroffenen die Folgen weiterer Alkoholexzesse unmissverständlich verdeutlicht werden. Hierbei kommt es auch darauf an, offen und ehrlich zu sein und keine Schritte anzukündigen, die man nicht auch zu gehen bereit ist. Gleichzeitig kann und sollte deutlich werden, wie wichtig einem der Partner bzw. Kollege oder Freund ist, das einem an dessen Gesundung und einer konstruktiven Weiterentwicklung der Beziehung gelegen ist und das man hierfür zu kämpfen bereit ist. Die Entscheidung zu einer Umkehr, einer Therapie und einem bewussten Angehen der Problematik kann freilich nur vom Betroffenen selbst kommen.

Arbeitsplatz

Um es am Beispiel des Arbeitsplatzes zu verdeutlichen: Rechtlich ist ein Arbeitgeber nicht berechtigt, einen Arbeitnehmer (oder Kollegen) zu einer Therapie zu zwingen, Blutalkohol oder Atemtests gegen dessen Willen durchzuführen oder andere Zwangsmaßnahmen zu ergreifen. Er kann aber verdeutlichen, dass nach erster und zweiter Abmahnung eine Kündigung unausweichlich ist, wenn der Betroffene alkoholbedingt seinen fachlichen oder sozialen Aufgaben am Arbeitsplatz nicht im vollen Umfang gerecht wird. Natürlich ist dies ein heftiger Druck, der zwar nicht in rechtlichem Sinne ein Zwang ist, durchaus aber verhaltensmodifizierend wirken kann.

In der dritten Phase des Alkoholismus, so haben wir bereits in Kapitel 9.10 gesehen, kommt es nicht nur zu einer Gefährdung der Gesundheit, sondern auch der sozialen Beziehungen, insbesondere in Familie und Arbeitsplatz, einer Gefährdung der finanziellen Autonomie (beispielsweise durch Verschuldung oder Arbeitslosigkeit) sowie Verluste von Freunden und anderen sozialen Kontakten (Sport, Hobbys, Musik etc.). Das Leben wird auch in sozialer Hinsicht immer eingeschränkter, es dreht sich weitgehend nur noch um den Alkohol. Andere Aktivitäten, die im kreativen Tun (Musik, Kunst, Theaterbesuch) oder sozialen Kontakt bestehen, werden weitestgehend reduziert. Trunkenheit am Steuer führt häufig zum Verlust des Führerscheins (mitunter auch zu mehr oder weniger schweren Unfällen!) – dieser Verlust kann nicht nur die Mobilität und Sozialkontakte, sondern auch die Erwerbsfähigkeit deutlich einschränken. Auch delinquentes Verhalten ist mitunter alkoholgesteuert: Bei schweren Delikten wie Vergewaltigung, Totschlag oder gefährliche Körperverletzung spielt Alkoholkonsum oft eine wesentliche Rolle.

All diese sozialen Gesichtspunkte gilt es sowohl in der stationären wie in teilstationären Entwöhnungsbehandlungen (Kap. 9.6) zu berücksichtigen. Aber auch in der Rehabilitations- und Wiedereingliederungsphase geht es nicht nur darum, „trocken zu bleiben", sondern an die Stelle des Alkoholkonsums müssen nun andere Interessen, Freuden und Herausforderungen treten, die in der Regel auch sozial eingebettet sind.

Den Kollegen und Vorgesetzten am Arbeitsplatz kommt beim Erkennen der Alkoholkrankheit und dem Einleiten erster Schritte zur Behebung derselben eine wichtige Rolle zu. Nachdem man co-alkoholisches Verhalten erkannt und überwunden hat, geht es darum, dem Betroffenen offen und ehrlich die durch das Trinken verursachten wirtschaftlichen Folgen für den Betrieb, beispielsweise durch Fehlzeiten oder Produktionsmängel, zu verdeutlichen. Auch gilt es, auf die durch das Trinken verursachten Probleme im Kollektiv, beispielsweise Spannungen durch Mehrarbeiten, Entgleisungen oder Gefährdungen anderer usw. hinzuweisen.

Insbesondere müssen aber die Konsequenzen eindeutig aufgezeigt werden: Wann oder unter welchen Umständen wird sich der Arbeitsplatz verändern, wann werden dem Kollegen bestimmte Aufgaben nicht mehr anvertraut werden, wann erfolgt die erste bzw. zweite Abmahnung? Dieser positive, durch Klarheit geprägte Druck setzt Ehrlichkeit im Umgang miteinander, aber auch Empathie voraus: Dem Betroffenen muss eine reelle Chance gegeben werden, seine alkoholbedingten Probleme anzugehen, notwendige therapeutische Schritte zu unternehmen und seine Arbeit wieder aufzunehmen. Das setzt auf Seiten des Kollegiums und der Vorgesetzten die Einsicht und Akzeptanz der Tatsache voraus, dass es sich bei Alkoholkrankheit nicht um schuldhaftes Verhalten, sondern um eine Krankheit handelt, die, die entsprechende Bereitschaft des Betroffenen vorausgesetzt, überwunden werden kann. Dem Neustart nach einer Therapie müssen Kollegen ohne Ressentiments mittragen und ermöglichen.

Reduzierter Freundeskreis

Wie bereits gesagt, kann sich im Gefolge der Alkoholkrankheit der Freundeskreis erheblich einschränken und auch qualitativ verändern: Viele Freunde haben sich zurück gezogen, bei anderen hat der Alkoholkranke selbst den Kontakt abgebrochen, sei es aus Scham, sei es aus Schuldgefühlen, sei es auch einfach der Tatsache geschuldet, dass er sich nur noch für den Alkohol und die damit zusammenhängenden Themen interessiert und frühere Gesprächsthemen, Beziehungen und Interessen vernachlässigt. Zugleich besteht aber die Chance, in und nach einer Therapie an frühere Interessen anzuknüpfen und neue Interessen zu entwickeln: Das Erlernen eines Musikinstrumentes, Jogging oder andere Sportarten, neu gewecktes (oder wieder erwecktes) Interesse an Theater, Vorträgen, handwerklicher Tätigkeit, Reisen, das Erlernen einer Sprache – die Möglichkeiten sind so vielfältig wie das Leben selbst. Hilfreich ist es, solche ersten zarten Wurzeln bzw. Ansätze neuen Interesses an vielfältigen Lebenserfahrungen in das Alltagsleben und die sozialen Strukturen daheim mit zunehmen bzw. zu integrieren. Knüpft man an alte Freundschaften und soziale Beziehungen an, sollte die (gegebenenfalls überstandene) Alkoholkrankheit deutlich thematisiert werden. Der Freundeskreis (auch die Kegelbrüder oder der Schützenverein) sollen und müssen ressentimentfrei akzeptieren, dass alkoholkranke Menschen in der Regel keinen Alkohol mehr vertragen und jedes „Gläschen“ möglicherweise einen Rückfall auslösen kann. Leidet jemand unter Diabetes, so wird von der Umwelt problemlos akzeptiert, dass er unter bestimmten Umständen eine selbst gebackene Torte nicht essen darf – warum sollte diese Akzeptanz bei der Alkoholkrankheit prinzipiell anders sein?

Dysfunktionale Beziehungen

Es muss aber deutlich gesagt werden: Beziehungen und Freundschaften sind kein Selbstzweck an sich! Möglicherweise gibt es Beziehungen, Bekanntschaften, Freundeskreise, die dem Betroffenen nicht gut tun – sei es, dass die Verführungssituation zum Alkohol immer wieder auftritt, sei es, dass eine aggressive oder ausnutzende, verspottende oder anderweitig nicht akzeptierende Grundstimmung die Beziehung überschattet. Solche dysfunktionalen und letztlich schädlichen Beziehungsmuster können, wenn sie nicht verändert werden, zur Notwendigkeit führen, sich zu trennen bzw. Freundschaften zu beenden.

Da eine Alkoholkrankheit häufig erst sehr spät erkannt bzw. sich selbst eingestanden wird, stehen viele Betroffene nach einer Therapie vor einem sozialen Scherbenhaufen, der sich in Wohnungslosigkeit, Verschuldung, Einsamkeit, Arbeitsunfähigkeit und einer Reihe anderer möglicher Probleme äußert. In einer solch komplexen, vom Betroffenen häufig als aussichtslos erlebten Situation besteht natürlich immer auch die Gefahr, dass diese soziale Krise bzw. Verelendung in einem rückfallartigen Geschehen durch Trinken pseudokompensiert wird. Nicht nur um dies zu verhindern, sondern auch um dem Betroffenen die Entwicklung einer neuen Lebensperspektive zu ermöglichen, sind hier mitunter Hilfen durch Soziale Arbeit notwendig, beispielsweise, wenn es um Schuldnerberatung, das Suchen einer Wohnung, Umschulungsmaßnahmen oder einem Wiedereinstieg auf dem zweiten Arbeitsmarkt (möglicherweise auch als Honorar- oder Teilzeittätigkeit), aber auch um eine eventuelle Berentung geht. Auch beim Anbahnen neuer Sozialbeziehungen, dem Entdecken eigener und neuer Interessen und Fähigkeiten sowie der Verortung beispielsweise in Interessengruppen, Sportvereinen, Sprachkursen usw. kann sozialpädagogische Beratung hilfreich sein.

Ärztliche Hilfen

Bei kaum einer anderen Erkrankung sind die Ursachen bzw. Entstehungsbedingungen so vielfältig und mehrdimensional wie bei der Alkoholkrankheit. Daraus folgt, dass auch Beratung, Behandlung und Begleitung außerordentlich vielfältig und mehrdimensional angelegt sind. Das gilt zunächst einmal auch für die eher körperlichen Aspekte der Alkoholkrankheit: Dem Hausarzt kommt, wie bereits erwähnt, eine wichtige Rolle zu, wenn es darum geht, nicht nur körperliche Symptome wie Magengeschwüre, häufigere Unfallsfolgen, Lebererkrankungen etc. zu behandeln, sondern die darunter liegende Alkoholismusproblematik zu erkennen und zu thematisieren. Internisten spielen eine wichtige Rolle bei der Diagnostik und Behandlung alkoholbedingter Stoffwechselstörungen, beispielsweise der Lebererkrankung, Neurologen bzw. Psychiater übernehmen die Behandlung bei Nervenschäden oder Psychosyndromen (Korsakow-Syndrom, Delir, s. o.).

Psychotherapie

Die Domäne der Psychologie und Psychotherapie ist die Suchtbehandlung im engeren Sinne, zum einen was das Wiedererlangen kognitiver Fähigkeiten, des Konzentrationsvermögens etc. angeht, zum anderen geht es um die Behandlung zur Überwindung von Suchtdruck und Rückfallgefährdung. Wie wir gesehen haben, kommt aber auch der Sozialtherapie im weiteren Sinne, der Aufarbeitung unerledigter Krisensituationen, einer angemessenen Beziehungsgestaltung und vielem anderen eine große Rolle zu.

Differenzierte Hilfsangebote

Ein auf verschiedenste Bedürfnisse ausgerichtetes Hilfsangebot wird leicht unübersichtlich und für den Betroffenen unüberschaubar. Da gibt es zum einen unterschiedlichste Beratungsstellen: Drogenberatungsstellen, Familienberatungsstellen, Schuldnerberatungsstellen, Beratungsstellen gegen sexuelle Gewalt, Frauenhäuser mit Beratungsangeboten, Beratungsstellen für Ehe- und Familienfragen und anderes mehr. Sie alle werden in der Regel wegen eines spezifischen Anliegens aufgesucht, können aber sehr schnell zur dahinter liegenden und, wenn man so will, eigentlichen Problematik, nämlich der Alkoholkrankheit, überleiten. Eine Entgiftung wird in der Regel in spezialisieren Krankenhäusern im stationären Rahmen durchgeführt. Die sich oft daran anschließende Entwöhnungsbehandlung kann stationär oder teilstationär durchgeführt werden. Hilfesuchende sollten über die Vor- und Nachteile sowie die unterschiedlichen Akzentuierungen der entsprechenden Einrichtungen informiert werden. Die Sozialarbeit ist bei der Auswahl der zur Verfügung stehenden Angebote enorm wichtig: Zum einen sollte der Betroffene über Konzepte, Bedingungen, Therapieangebote usw. der entsprechenden Einrichtungen informiert werden, zum anderen geht es auch um die Fragen der Finanzierung einer solchen Maßnahme. In der Phase der Reintegration stellt sich für den (nun möglicherweise „trockenen") Betroffenen die Aufgabe, den Anforderungen am Arbeitsplatz, den Begegnungen innerhalb der Familie und anderen sozialen Herausforderungen in einer neuen Art und Weise zu begegnen.

Selbsthilfegruppen

Dabei ist es in der Regel sehr hilfreich, in Selbsthilfegruppen mit ebenfalls Betroffenen über Erfahrungen, Schwierigkeiten und Lösungsstrategien zu sprechen. Solche Gruppen, die beispielsweise von den Anonymen Alkoholikern angeboten werden, bieten nicht nur eine Vielzahl von Informationen, sondern geben einander auch emotionalen und sozialen Halt, weil die Betroffenen miteinander Erfahrungen teilen, die von Außenstehenden in dieser Tiefe kaum nachvollziehbar sind.

Niederschwellige Hilfen

Schließlich soll nicht unerwähnt bleiben, dass es eine größere Anzahl von Menschen gibt, die nicht endgültig mit der Alkoholkrankheit fertig werden und die auf Dauer materielle, medizinische und vor allem soziale Unterstützung bei der Bewältigung ihres Lebens benötigen. Sozialarbeiter sollten auch über niederschwellige Einrichtungen (Suppenküchen, Aufenthaltsräume, kurzfristige Übernachtungsmöglichkeiten, Möglichkeiten des betreuten oder begleiteten Wohnens, Zuverdienstmöglichkeiten und anderes) Bescheid wissen und ihre Klienten beraten können.

In der 260.000 Einwohner zählenden Stadt Münster beispielsweise gibt es über 30 Einrichtungen, die direkt oder indirekt auf den unterschiedlichsten medizinischen, sozialen und therapeutischen Ebenen niederschwellige wie hochspezifisch Hilfen für alkoholkranke Menschen und ihr Umfeld anbieten. Zieht man überregionale Angebote, insbesondere was temporäre Suchtbehandlung in Kliniken und entsprechenden Einrichtungen angeht, hinzu, erweitert sich das Angebot beträchtlich. Dem Betroffenen eine Übersicht über diese Vielfalt von Möglichkeiten (von denen nur ein Bruchteil für ihn wirklich hilfreich ist) zu geben, ist ebenso Aufgabe der Sozialen Arbeit wie eine mögliche Vernetzung dieser Einrichtungen und der dort tätigen professionellen Mitarbeiter.

9.12 Soziokulturelle Aspekte

Soziokulturelle Riten

Die Möglichkeit, Entspannung zu finden, Ängste abzubauen, Glücksmomente herbeizuführen oder Hemmungen zu verlieren, indem man Alkohol zu sich nimmt, ist viele tausend Jahre alt. Spätestens seit der Sesshaftwerdung des Menschen in der Neusteinzeit bot sich prinzipiell auch die Möglichkeit, Früchte oder Getreide in so großem Maßstab anzubauen und ernten, dass Überschüsse vergoren und als Alkohol gelagert und verbraucht werden konnten. Das Zusammenleben in größeren Gemeinschaften (Stadtstaaten) führte zu einer differenzierteren Sozialkultur, in denen Rauschdrogen bzw. Alkohol oft genutzt wurden, um kultisch motivierten Festen eine besondere Ausrichtung zu geben. Rausch, Gemeinschaftsgefühl, Ekstase und Lust waren an bestimmten Feiertagen, zu bestimmten Anlässen und in bestimmten, oft ritualisierten Formen erlaubt. Darüber wachten vom Stamm oder der Gesellschaft ausgewählte und legitimierte Funktionsträger, beispielsweise Schamanen oder in städtischen Gesellschaften Priester. Wann und wie viel man trinken durfte, wurde also rituell geregelt. Exzesse oder der Genuss von Alkohol außerhalb gemeinsamer Feiern wurde in der Regel negativ gewertet, zumindest aber kritisch gesehen, wie sich in Anprangerungen des Sittenverfalls und des luxuriösen Lebens am Ende des römischen Reiches zeigte.

In vielen daraufhin untersuchten Kulturen findet sich das Phänomen, dass der Umgang mit Rauschdrogen einem Ritual und einer sozialen Normierung unterworfen ist. Zu einem Problem werden Rauschdrogen dann, wenn es in einer Gesellschaft keine kulturell tradierten Regeln und Formen zum Umgang mit der Droge gibt. So ist es zu erklären, dass bei der Eroberung weiter Landstriche Nord- und Südamerikas die Einführung des Alkohols für die Ureinwohner, die den Umgang mit dieser Droge nicht kannten (wohl aber den Umgang mit Meskalin oder Tabak) zu einem großen Problem wurde.

Soziale Anomie

Der damit verbundene Orientierungs- und Funktionsverlust kann dazu führen, dass große Teile der Bevölkerung die damit verbundenen Krisen nur noch durch den Konsum von Rauschdrogen vermeintlich zu meistern in der Lage sind. Das zeigt sich bereits bei den Ureinwohnern Nordamerikas, bei denen vor allem im 18. und 19. Jahrhundert der kriegerischen Verdrängung durch weiße Siedler und der veränderten Lebensbedingungen (Aussterben der Büffel) der zunehmende Funktions- und Rollenverlust der Männer nicht selten mit übermäßigem Alkoholkonsum einherging.

In Zentralafrika, so berichtet Eibl-Eibesfeld, wurde eine Ethnie der „Buschmänner“ massiv gefährdet, dass man Mitte der 1950er Jahre (vermeintlich wohlmeinend) die Bevölkerung mit kostenlosen Zucker- und Getreidelieferungen versorgte. Der damit verbundene Funktionsverlust der bis dahin für den Nahrungserwerb zuständigen Männer sowie die Möglichkeit, aus den Überschüssen Alkohol herzustellen, führte zu heftigsten Alkoholproblemen und einem Zerfall sozialer Strukturen.

Nach dem Zusammenbruch der Sowjetunion 1989 sank die Lebenserwartung für Männer innerhalb weniger Jahre um mehr als 6 Jahre, was zum großen Teil auf Alkoholmissbrauch zurückgeführt wird.

Diese wenigen Beispiele mögen genügen, um den Zusammenhang zwischen gesellschaftlichem Strukturzerfall einerseits und der Gefahr eines damit korrespondierenden breiteren und zunehmenden Alkoholismus zu verdeutlichen.

Ob Alkohol für eine größere Anzahl von Menschen zum Problem wird, hängt nicht nur von persönlichen und biologischen Faktoren ab. Ein Jugendschutzgesetz beispielsweise, das die Abgabe von Alkohol an Jugendliche verbietet, ermöglicht Eltern bei der Erziehung ihrer Kinder, hierauf Bezug zu nehmen. Sie müssen aber unterstützt werden, beispielsweise von Gastwirten, die Jugendlichen Alkohol verweigern, Verkäufern (unter anderem an Tankstellen), die sich im Zweifelsfalle Ausweise vorlegen lassen und Mitarbeiter der Ordnungs- und Jugendämter, die regelmäßige Kontrollen durchführen.

Vorbilder

Vorbildverhalten ist nicht nur im familiären Nahraum, sondern auch in den Medien von großer Bedeutung. Im mittleren Jugendalter orientieren sich Jugendliche immer weniger an den primären Vorbildern ihrer Eltern als vielmehr im Verhalten der Peer-Gruppe, das durch Life-Style und gesellschaftlich vermittelten Trend wesentlich beeinflusst wird. Wenn beispielsweise Farin Urlaub als Musiker der „Ärzte“ oder bekannte Fussballspieler öffentlich bekannt geben, dass sie aus Überzeugung keinen Alkohol trinken, kann dies mitunter mehr bewirken als elterliche Ratschläge. Vor allem aber indirekte Botschaften, die über das Internet sowie das Fernsehen vermittelt werden, beeinflussen den Alkoholkonsum. Wenn es „cool“ oder „angesagt“ ist, während oder nach dem Sehen eines Fußballspieles Bier zu trinken, wenn in Werbeblöcken von Sportsendungen Alkohol angepriesen wird, wenn Idole oder Leistungsträger ostentativ Alkohol zu sich nehmen (wie es vor zwei Jahrzehnten beispielsweise beim „Internationalen Frühschoppen“ der Fall war), so werden hier unterschwellig Botschaften vermittelt, die einem kritiklosen Alkoholkonsum Vorschub leisten können.

Werbung

Besonders schädlich ist natürlich die Alkoholwerbung. Leider sind alle Anstrengungen, insbesondere auch der Bundesbeauftragten für Suchtgefahren, Alkoholwerbung generell zu verbieten, gescheitert. Zwar sind die Kosten für die Behandlung alkoholkranker Menschen ungleich teurer als die Gewinne aus der Werbung, doch andererseits ist der Vertrieb von Alkohol und die Werbung für denselben ein so lukratives Geschehen, dass sich hieran wohl auf längere Zeit nichts ändern wird. Eindeutig nachgewiesen wurde, dass es einige Faktoren gibt, die den Alkoholkonsum verringern und positiv beeinflussen können: Zum einen ist hier der Preis zu nennen. Ähnlich wie bei Zigaretten (wo eine Preissteigerung politisch durchzusetzen war), wäre hier über Steuern (wie sie von einigen EU-Staaten gefordert werden!) ein Regulativ einzusetzen. Eine zweite Maßnahme wäre ein generelles Werbeverbot für Alkohol. Auch die Verfügbarkeit und die „Zugriffsnähe“ ist hier zu nennen. Wenn Alkohol praktisch an jeder Straßenecke und in jedem Supermarkt relativ problemlos gekauft werden kann, und das rund um die Uhr, trägt dies sicher nicht zur Eindämmung des Alkoholmissbrauchs bei.

Bindungs- und Orientierungslosigkeit

Aber auch andere gesellschaftliche Faktoren spielen bei der Suchtgefährdung, insbesondere von Jugendlichen, eine Rolle. Zum einen ist da eine zunehmende Bindungslosigkeit und der Verlust an Halt gebender Orientierung zu nennen. Der beste Schutz gegen spätere Suchtgefährdung ist eine langjährige Beziehung und Umgebung (insbesondere in den entscheidenden Phasen der Kindheit und frühen Jugend), die von Vertrauen, emotionaler Nähe und sozialem Halt gekennzeichnet ist. Hierdurch kann Selbstvertrauen, das Erkennen eigener Stärken und Grenzen, die Fähigkeit zur sozialen Bindung und sozialen Auseinandersetzung und der Umgang mit Anforderungen und Krisen erlernt und gemeistert werden. Insbesondere das Vertrauen auf die eigene Persönlichkeit, Selbstwertgefühl und die Erfahrung, in entscheidenden Momenten nicht allein gelassen zu werden, sind eine Mitgift, die in entscheidender Weise dazu beiträgt, eine Abhängigkeit zu verhindern. Es ist also zu fragen, ob unsere Gesellschaft Familien ermöglicht, ihren Kindern in ausreichendem Maße diese Sicherheit, Halt und Geborgenheit gebenden Strukturen zu gewährleisten. Die Möglichkeiten der Schule, aber auch anderer Einrichtungen, die sich an Jugendliche wenden (Jugendverbände, Sportvereine, Kirchen usw.) sind in dieser Hinsicht zu untersuchen. Es drängt sich der Verdacht auf, dass die Mobilitätsanforderungen, der Leistungsgedanke, drohende Arbeitslosigkeit, Überforderung durch vielfältige mediale Einflüsse und andere Veränderungen, die immer schneller eintreten, dazu beitragen, soziale Bindungen auszuhöhlen.

Arbeitslosigkeit

Hinzu kommt das Problem der Massenarbeitslosigkeit, prekäre Arbeitsverhältnisse und drohende Perspektivlosigkeit, jedenfalls was die Erwerbstätigkeit angeht. Wenn 20% aller Jugendlichen weder einen tragfähigen Schulabschluss noch eine Berufsausbildung haben und ihnen vermittelt wird, dass man auf sie de facto keinen Wert mehr legt (beispielsweise dadurch, dass man sie immer wieder mit Praktika oder Arbeitsbeschaffungsmaßnahmen vertröstet, die lediglich eine insuffiziente Warteschleife darstellen), darf man sich nicht wundern, dass Resignation und Suchtgefährdung zunehmen.

Hedonistische Grunderwartung

Schließlich kann auch eine gewisse hedonistische Grunderwartung, die in Medien, Werbung und allgemeinen Trends zum Ausdruck kommt, eine Suchtentwicklung beeinflussen. Wenn propagiert wird, dass Schönheit, Erfolg und vor allem Glück die wichtigsten Lebensziele sind und jemand, dem insbesondere permanentes Glück versagt bleibt, etwas falsch macht, führt dies zu einer Erwartungshaltung und einem Verhalten, dass das permanente und sofort verfügbare Glückserlebnis anstrebt.

Glück und die damit verbundene Emotion der Freude sind aber nicht willentlich herbei zu führen. Wie bereits Watzlawick (2008) in seiner lesenswerten „Anleitung um Unglücklichsein" darstellt, kann man sich schlecht vornehmen, zu einem bestimmten Anlass (beispielsweise Heilig Abend) besonders glücklich über eine Überraschung zu sein. Glück und Freude entstehen als Nebeneffekt nach erfolgreichen Anstrengungen oder bei unerwarteten Ereignissen: Bei der Begegnung zwischen Menschen, in der Liebe, beim Tanzen, beim Musizieren, im Sport, nach erbrachter intellektueller Leistung und dies oft genug und unvorhergesehen. Glück lässt sich nicht planen, Freude nicht willentlich herbeiführen. Was man tun kann, ist der Gelegenheit zur Freude Raum geben, indem man auf Menschen zugeht, sich einer Aufgabe widmet, seine Kreativität entdeckt, sowohl entspannenden wie anfordernden Ereignissen ausreichend Raum gibt.

Der Versuch, ein schnelles Glückserlebnis (möglichst ohne große eigene Anstrengung) zu einem bestimmten Zeitpunkt herbei zu führen oder zu halten, führt in der Regel nicht zu nachhaltiger Freude, sondern birgt die Gefahr, in die Sucht abzugleiten. Das Wissen darum, dass unser Leben aus beglückenden und leidvollen Erfahrungen besteht, ist allgegenwärtig. Die Erfahrung unterschiedlichster Emotionen (wie Trauer, Angst, Interesse, Freude, Scham, Ekel, Wut, Liebe) haben alle Menschen immer wieder im Laufe ihres Lebens gemacht. Solche Erfahrungen sind kulturell verankert und werden in Erzählungen, in der Musik, im Theater, kurz – in der menschlichen Kultur tradiert. Eine Auseinandersetzung mit diesen zutiefst menschlichen Erfahrungen ist der vielleicht wichtigste soziokulturelle Beitrag, den eine Gesellschaft an ihre Nachkommen weiter geben kann.

9.13 Literaturhinweise und Vertiefungsfragen

Lambrou, U. (2010): Familienkrankheit Alkoholismus. rororo TB, Reinbek
Gut verständliches Sachbuch

Renz-Polster, H. (2006): Suchtverhalten. In: Renz-Polster, H.: Basislehrbuch Innere Medizin, 1177–1188. Urban und Fischer, München
Gute, kurze Darstellung über die wesentlichen, hausärztlich relevanten Aspekte des Suchtverhaltens.

Schmidt, L. G., Rist, F. (2004): Sucht und Folgestörungen. In: Förstl, H. et al. (Hrsg): Neurobiologie psychischer Störungen. Springer, Berlin, 297–342
Umfassende Darstellung des heutigen Wissenstandes zur Neurobiologie von Abhängigkeit und Sucht.

Wegscheider, S. B. (1994): Es gibt doch eine Chance. Hoffnung und Heilung für die Alkoholiker-Familie. Boegner-Kaufmann, Berlin
Ein sehr einfühlsames Buch der Familien- und Suchttherapeutin, das auf Co-Alkoholismus, Rollen und Funktionsübernahmen der Mitglieder einer „Alkoholiker-Familie" eingeht.

Vertiefungsfragen

9.1 Nennen Sie Gründe für die bewusstseinsverändernde Wirkung von Alkohol!

9.2 Erläutern Sie, wie es über Gewöhnung, Kontrollverlust, Toleranzentwicklung und das Entstehen eines „Suchtgedächtnisses" zur psychischen und physischen Abhängigkeit von Alkohol kommen kann!

9.3 Was verstehen Sie unter „Co-Alkoholismus" und inwiefern kann er zur Verfestung einer Alkoholkrankheit beitragen?

Multiple-Choice-Fragen zu diesem Kapitel finden Sie unter www.reinhardt-verlag.de und www.utb-mehr-wissen.de.

Arbeitsfeld Behindertenhilfe, Heilpädagogik und Rehabilitation

10 Mobilitätsbehinderungen: Multiple Sklerose, Querschnittslähmungen, Infantile Cerebralparese

10.1 Definition und Epidemiologie

Der folgende Abschnitt befasst sich mit Störungen und Behinderungen, die mit Einschränkung der Mobilität einhergehen. Es wird zu zeigen sein, dass nicht nur (und nicht einmal in erster Linie) die Schwere der Körperbehinderung, sondern auch und gerade Barrieren im physikalischen und sozialen Bereich erheblich zu einer Behinderung und Benachteiligung der Betroffenen beitragen und dass in der Barrierenreduktion (im weitesten Sinne) eine wesentliche gesellschaftliche Aufgabe auch der Sozialen Arbeit liegen kann. Zunächst soll aber auf die medizinischen Grundlagen von Mobilitätsbehinderungen eingegangen werden.

Schädigung

Für ihren „Rehabilitation Codes Report" entwickelte die Weltgesundheitsorganisation in den Jahren 1957–1962 das erste international gebräuchliche Klassifikationsschema zur Beschreibung von Behinderungen, das seitdem häufiger aktualisiert wurde. In der ersten Fassung wurden drei Dimensionen der Behinderung unterschieden: Unter Schädigung (Impairment) verstand man die Fehlentwicklung oder Verletzung von Organen bzw. die Schädigung ihrer Funktionen. So ist beispielsweise die Durchtrennung des Rückenmarks infolge eines Unfalltraumas als eine solche Schädigung anzusehen. Analoges gilt für eine pränatale Fehlentwicklung motorisch bedeutsamer Hirnareale.

Beeinträchtigung

Unter Beeinträchtigung (Disability) versteht man hingegen die eingeschränkten Funktionen und Fähigkeiten im Vergleich zu nicht geschädigten Menschen gleichen Alters, die aufgrund des Impairments auftreten können. Hier wären zum Beispiel schlaffe oder spastische Lähmungen (s. u.) im Gefolge einer Rückenmarksläsion oder Koordinationsstörungen als Ausdruck der Schädigung zerebraler Steuerungseinheiten zu nennen.

Benachteiligung

Unter Benachteilung (Handicap) von Menschen mit körperlichen Behinderungen versteht man einen gesellschaftlich bedingten Prozess, bei dem in familiärer, beruflicher oder gesellschaftlicher Hinsicht infolge von Barrieren dem mobilitätsbehinderten Menschen Teilnahme verunmöglicht wird. Wer also auf den Rollstuhl angewiesen ist, aber wegen Treppen (bzw. mangels Aufzug) oder anderer physikalischer Barrieren nicht den Bahnhof passieren oder den Zug benutzen, ins Kino gehen oder eine Apotheke aufsuchen kann, wird benachteiligt.

International Classification of Function, Disability and Health

Das bisher jüngste Modell von Behinderung wurde 2001 von der Weltgesundheitsorganisation veröffentlicht: Die International Classification of Function, Disability and Health (ICF; Abb. 10.1). Sie beschreibt die „funktionale Gesund-

Disease/Disorder
Krankheit/Störung

Impairment
Schädigung

Activity
Aktivität

Participation
Soziale Teilhabe

Abb. 10.1: Behinderung (ICF)

heit“ und fokussiert nun nicht mehr die Fähigkeitsstörung, sondern die Aktivität, und auch nicht mehr die Beeinträchtigung oder Benachteiligung, sondern die Aspekte sozialer Teilhabe. Darüber hinaus wurden die Kontextfaktoren und der Lebenshintergrund der Betroffenen, die für die Entstehung und Bewältigung gesundheitlicher Probleme bedeutsam sind, mit einbezogen.

Epidemiologie

In der Bundesrepublik leben etwa 6,5 Millionen Menschen, denen eine schwere Behinderung, beispielsweise durch Schwerbehindertenausweise, attestiert wurde. Das macht etwa 8% der Bevölkerung aus, wobei eine besonders starke Betroffenheit in den höheren Alterstufen festzustellen ist: Dreiviertel der Betroffenen sind älter als 50 Jahre. Jeweils ein knappes Sechstel aller schweren Behinderungen besteht in Funktionseinschränkungen von Gliedmaßen, der Wirbelsäule/des Rumpfes sowie einer Deformierung des Brustkorbes. Querschnittslähmungen, zerebrale Störungen, geistig-seelische Behinderungen oder Suchtkrankheiten mit chronischem Verlauf betreffen jeweils etwa 15%. Das restliche Viertel verteilt sich auf unterschiedliche andere Behinderungsarten. Wir sehen: Der Anteil von Behinderungen, die mit Mobilitätseinschränkungen einhergehen können, ist beachtlich!

Im Folgenden werden einige Störungen genannt, deren Auswirkungen unterschiedliche, zum Teil aber gravierende Mobilitätsschwierigkeiten beinhalten und im Gefolge von gesellschaftlich bedingten Barrieren zu erheblichen Problemen bei der soziokulturellen Teilhabe führen – mithin besonderes Augenmerk der sozialen Arbeit erfordern. Zum anderen wurden die Störungen so ausgewählt, dass unterschiedliche Krisensituationen deutlich werden:

Querschnittslähmung

Bei der Querschnittslähmung beispielsweise handelt es sich in der Regel um einen plötzlichen, oft unfallbedingten Mobilitätsverlust, der als Krise aus heiterem Himmel erscheint, das Leben radikal ändert, dessen Auswirkungen aber nach einiger Zeit (in der Regel nach wenigen Monaten) ebenso wie die Prognose hinsichtlich der Mobilität feststehen und in gewisser Hinsicht psychisch bearbeitet werden können.

Multiple Sklerose

Anders sieht das bei der Multiplen Sklerose, einer entzündlichen Autoimmunerkrankung des Nervensystems (besser: der sie versorgenden Stützzellen) aus, einer Krankheit, die in Schüben verläuft, deren Symptome zurück gehen oder bleiben können und deren Prognose folglich über viele Jahre ungewiss ist – was eine besondere Herausforderung in der seelischen Verarbeitung darstellen kann.

Morbus Huntington

Bei der Huntingtonschen Erkrankung besteht eine besondere Krise darin, dass bereits lange vor der Erkrankung die genetische Disposition festgestellt werden kann, wobei die Auftrittswahrscheinlichkeit dieser prognostisch sehr ungünstigen Erkrankung bei 50% liegt – auch dies führt zu einer Reihe individueller wie gesellschaftsbedingter Probleme.

Infantile Cerebralparese

Die Infantile Cerebralparese wird als Beispiel einer frühkindlichen motorischen Störung vorgestellt. Hier hängt die Prognose hinsichtlich der Mobilität ganz wesentlich auch von der frühen Diagnose und insbesondere der Frühförderung ab, so dass mit Recht gesagt werden kann, dass Frühförderung, Prävention und somit auch heil- wie rehabilitationspädagogische Maßnahmen einen wesentlichen Beitrag zur Integration und Teilhabe leisten.

Morbus Parkinson

Die Parkinsonsche Erkrankung schließlich sei als Beispiel einer relativ häufigen motorischen Veränderung im Alter genannt, die aufgrund der alterungsbedingten Veränderung der Bevölkerungsstruktur ähnlich wie der Apoplex (Schlaganfall) in den nächsten Jahrzehnten deutlich zunehmen und auch die Sozialversorgungssysteme vor beträchtlichen Herausforderungen stellen wird.

10.2 Biologische Grundlagen

Die Vielseitigkeit und die Möglichkeit, gezielte Einzelfähigkeiten in fast beliebiger Vielfalt zu komplexen Funktionen zu verbinden, scheint eine besondere Fähigkeit des Menschen zu sein. Grundlegende motorische Bausteine können je nach Bedarf zu unterschiedlichen Funktionseinheiten temporär zusammengestellt werden, so dass daraus im Bedarfsfall sehr verschiedene, komplexe motorische Fähigkeiten resultieren. Dabei geht der evolutionäre Trend dahin, stereotype motorische Programme zu modifizieren und Einzelbewegungen zu ermöglichen, die von stereotypen Lauf- bzw. Greifprogrammen abweichen und kleine, aber gezielte Bewegungsmuster ermöglichen. Als Nachfahren baumhangelnder Primaten entwickelte sich beim Menschen insbesondere die Hand-Greif-Motorik, die visumotorische Verknüpfung zum Abschätzen von Entfernungen und der „innere Vorstellungsraum", der die räumliche Wirklichkeit möglichst präzise vorzustellen erlaubte: Ein Affe, der keine Vorstellung hatte von dem Ast, nach dem er sprang, war bald ein toter Affe und gehörte folglich auch nicht zu unseren Vorfahren.

Bei der Motorik handelt es sich um ein System hochkomplexer Steuerungs- und Regelungsmechanismen, die zunächst nicht ganz leicht zu begreifen sind und zum besseren Verständnis einer gewissen didaktischen Vereinfachung bedürfen. Wie in Abbildung 10.2 zu sehen ist, beginnt der Ablauf einer willkürlichen motorischen Handlung in der Großhirnrinde, genauer gesagt in den assoziativen Zentren der Großhirnrinde. Hier werden Sinneswahrnehmungen,

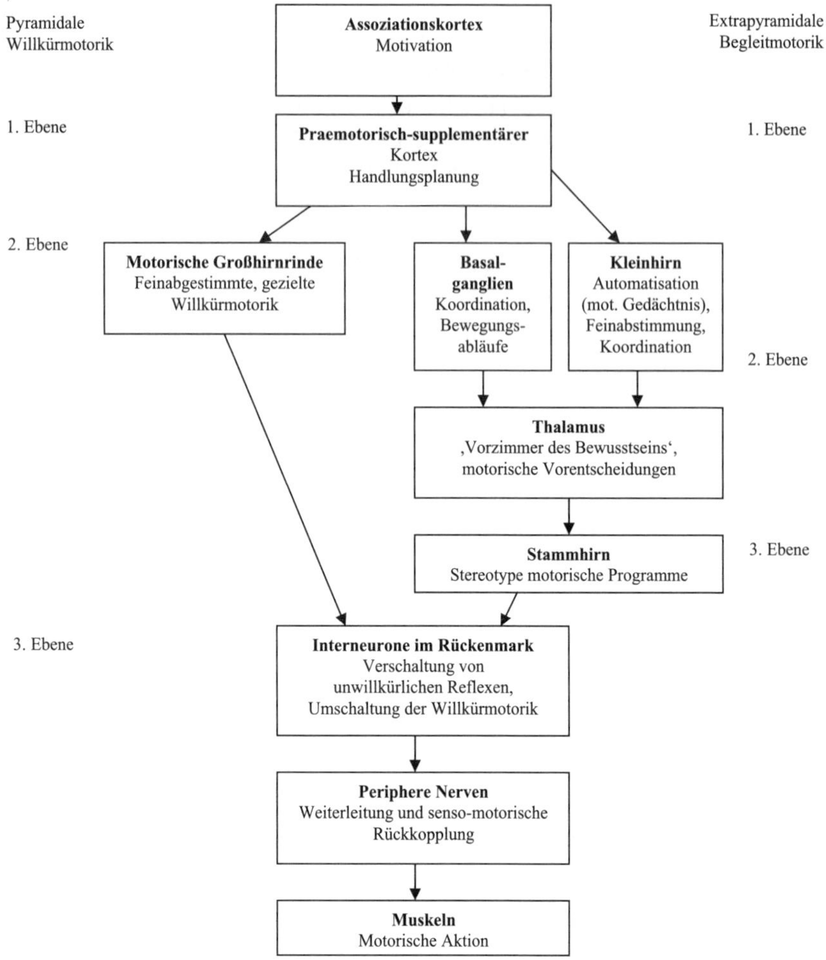

Abb. 10.2: Motorische Systeme im Überblick (Hülshoff 2008, 244)

Motivation, Emotionen und die aktuelle Situation erkannt, in einen für das Individuum sinnvollen Zusammenhang gebracht und zu einem stimmigen Ganzen integriert. Zu diesem Prozess sind allerdings Aktivitäten der prämotorisch-supplementären ergänzenden motorischen Areale notwendig, in denen der Handlungsentwurf konzipiert wird.

Basalganglien und Kleinhirn

Die assoziativen sowie die prämotorischen Hirnareale geben die Impulse an untergeordnete Unterausschüsse weiter, die bewusstseinsunabhängig und somit unwillkürlich motorische Begleitprogramme zur Verfügung stellen. Beispielsweise darf der Körper nicht nach vorne umkippen, während die Hand nach der Banane greift. Das Halten von Gleichgewicht, Körperstellung, die Koordination der einzelnen Bewegungen, Auge-Hand-Koordination, flüssige Bewegung, Kurskorrekturen und vieles mehr sind Begleitkomponenten der Motorik. Sie werden von solchen Unterausschüssen, im wesentlichen von den Basalganglien und dem Kleinhirn, quasi nebenher geregelt.

Das Netzwerk des Kleinhirns ist durch Übung modifizierbar. Vor allem in der frühen Kindheit, aber auch in späteren Lebensphasen können motorische Phasen eingeschliffen und automatisiert werden: Selbst wer jahrelang nicht mehr geschwommen ist, wird bei einem unfreiwilligen Stoß ins Wasser die einmal erlernten Schwimmbewegungen automatisch anwenden. Insofern kann das Kleinhirn auch als Sitz unseres „motorischen Gedächtnisses" bezeichnet werden. Solche Automatisierungsprozesse entlasten das Großhirn: Während sich der Fahrschüler bei der ersten Fahrstunde noch voll auf das Bremsen und Schalten konzentrieren muss, geschieht das später automatisch.

Die Informationen der „Unterausschüsse" werden, was die unwillkürliche extrapyramidale Begleitmotorik angeht, zunächst an den Thalamus, das Vorzimmer des Bewusstseins, weiter geschickt und sodann im Stammhirn umgeschaltet. Vielfältige hier verankerte statische und statokinetische Reflexe sorgen dafür, dass auch in Bewegung der Kopf oben bleibt, die Körperhaltung bewahrt wird und das Gleichgewicht erhalten bleibt. Störungen dieser Reflexe können unter anderem auf eine infantile Cerebralparese hinweisen.

Im Rückmark findet eine weitere Umschaltung zu den peripheren Muskeln statt. Von hier gelangen die motorischen Informationen schließlich über die peripheren Nerven zum Muskel, der basalmotorischen Einheit vor Ort.

Willkürmotorik

Bisher haben wir in der Abbildung 10.2 die „rechte Seite" der extrapyramidalen, unwillkürlichen Begleitmotorik angesehen. Auf der linken Seite finden wir die Willkürmotorik. Parallel zu den eben geschilderten Vorgängen haben Informationen des assoziativen und prämotorisch-supplementär motorischen Kortex auch die motorische Hirnrinde erreicht, die für die gezielte, willkürliche Motorik und damit für Präzisionsbewegungen zuständig ist. Hier werden die willkürlichen Impulse generiert, die uns beispielsweise Daumen und Zeigefinger zum Pinzettengriff bewegen lassen, um ein Bonbon auszuwickeln. Die Impulse aus der motorischen Hirnrinde laufen ohne Unterbrechung durch die Pyramidenbahn (die ihren Namen der beschreibenden Anatomie früherer Zeiten verdankt) bis zur Schaltstelle im Rückenmark, wo sie über ein zweites Motoneuron zur Muskulatur weitergeleitet wird. Wie schon gesagt gehen die eigentlichen Steuerungsimpulse der Willkürmotorik von der primären motorischen Hirnrinde aus. In der Großhirnrinde repräsentieren Zellverbände unterschiedliche motorische Einheiten in der Peripherie, wobei die präzisen Hand- und Mundbewegungen nicht nur viel differenziertere muskuläre Einheiten, sondern auch differenzierte und größere Areale der motorischen Hirnrinde beanspruchen, als das etwa für die Fuß- oder Knieregion gilt. Auch die Mundmotorik, die für das Überleben eines Säuglings von großer Bedeutung ist, ist in besonderer Weise in der motorischen Hirnrinde repräsentiert, was uns im weiteren Verlauf unserer Entwicklung zu einer ausgesprochen präzisen Artikulation durch die Sprechwerkzeuge des Mundes befähigt. Analoges gilt für Handmotorik, die bereits bei Schimpansen und Gorillas, erst recht beim Menschen Präzisionsgriffe ermöglicht und nach entsprechenden Übungsphasen geschickte Manipulationen, Werkzeugherstellung und Gebrauch möglich macht. Die Willkürmotorik kann durch anatomische oder funktionelle Störungen der motorischen Hirnrinde gestört sein: Im Fall eines Schlaganfalls z. B. kann es in der motorischen Hirnrinde zu einer kontralateralen Halbseitenlähmung (Hemiplegie) oder zu isolierten motorischen Ausfallserscheinungen kommen. Auch bei der Infantilen Cerebralparese sowie der Multiplen Sklerose können willkürmotorische Funktionen beeinträchtigt sein, falls die Schäden in der motorischen Hirnrinde lokalisiert sind.

Es dürfte klar geworden sein, dass die vielfältigen motorischen Aktionen, zu denen wir in der Lage sind, auf einem sehr komplexen motorischen Regelsystem beruhen, wobei die eben skizzierten Einheiten in reziproken Schleifen rückgekoppelt werden. Willkürliche wie unwillkürliche motorische Steuerungselemente arbeiten hier synergistisch zusammen, um die Abfolge motorischer Aktionen präzise, zeitgerecht und im rechten Maß dosiert durchzuführen.

Auf allen Ebenen kann es zu Störungen und Fehlfunktionen kommen. Es wurde bereits auf einige Störungen in den oben genannten Kontrollzentren hingewiesen. Daneben gibt es Störungen, die mehr oder weniger sehr unterschiedliche motorische Strukturen treffen können. Bei der Multiplen Sklerose, können – je nachdem welche Gehirnteile von einem selbstentzündlichen Prozess befallen sind – sehr unterschiedliche motorische, aber auch sensorische Störungen resultieren. Bei der Infantilen Cerebralparese (s. u.) handelt es sich in der Regel um sauerstoffmangelbedingte perinatale Störungen der Motorik mit spastischen Lähmungen unterschiedlichen Grades. Hier finden sich vor allem Koordinationsstörungen (Ataxie) und Hyperkinesien (oft unwillkürliche, impulsive Bewegungen, zum Teil schraubenförmig sich windende Bewegungsmuster – mit anderen Worten: Störungen der unwillkürlichen Begleitmotorik). Aber auch spastische Lähmungen der Willkürmotorik sind bezeichnend für dieses Krankheitsbild.

10.3 Ursachen und Auslöser

Wie wir bereits gesehen haben, können Störungen auf unterschiedlichen Ebenen des motorischen Systems zu Mobilitätsbeeinträchtigungen führen. Auf einige Ursachen soll hier kurz eingegangen werden.

Querschnittslähmung

Querschnittslähmungen, die durch eine Störung bzw. Zerstörung der Leitungsbahnen im Rückenmark entstehen, können unterschiedliche Ursachen haben. Unter den angeborenen Querschnittslähmungen spielt die Spina bifida die größte Rolle, bei der es intrauterin zu einer nicht vollständigen Schließung des Neuralrohres, der Anlage für das Rückenmark, kommt. Je nach Höhe und Ausprägung des Defekts können unterschiedliche Schweregrade des Querschnittsyndroms resultieren. Erworbene Querschnittslähmungen können Folge von Raumforderungen (z. B. Krebserkrankungen), zu spät operierte Bandscheibenvorfälle oder entzündliche Prozesse (z. B. Multiple Sklerose, s. u.) sein. Auch wenn es in den letzten zwei Jahrzehnten zu einem Rückgang der durch Verkehrsunfälle verursachten Querschnittssyndrome gekommen ist, sind Traumen immer noch wesentliche Ursachen, nicht selten Verkehrsopfer, mitunter auch Opfer von Arbeitsunfällen, Haushaltsunfälle, Sportunfälle und Suizidversuchen. Insbesondere die

Beschleunigungs- und Peitschenschlagtrauma bei Verkehrsunfällen, bei denen Fahrer oder Beifahrer zunächst nach vorne und dann zurückgeschleudert werden, können durch Zerstörung der Blutgefäße sowie Rückenmarkquetschungen und Stauchungsprozesse in der Wirbelsäule zu Querschnittsyndromen führen. Bei Motorradunfällen sind Männer, vor allem im dritten Lebensjahrzehnt, statistisch wesentlich häufiger betroffen als Frauen. Während Querschnittslähmungen nach Unfällen schlagartig und auch vollständig auftreten, verlaufen sie bei Entzündungen innerhalb von Stunden oder Tagen und bei Tumoren in der Regel schleichend.

Multiple Sklerose

Bei der Multiplen Sklerose handelt es sich um eine Erkrankung, bei der die Zellen des Nervenstützgewebes, die Gliazellen, zugrunde gehen. Als Folge hiervon können die Nervenzellen nicht mehr ausreichend ernährt und geschützt werden, so dass eine schnelle Erregungsleitung nicht mehr möglich ist. Der Ausfall der Nervenzellen ist also ein sekundäres Problem. Die Glia- bzw. Stützzellen können prinzipiell regenerieren. Deshalb können die Symptome einer Multiplen Sklerose auftreten und wieder verschwinden, solange die eigentliche Nervenzelle noch nicht zerstört ist. Erst bei deren Verlust kommt es zu irreversiblen Symptomen. Die Ursache der Multiplen Sklerose ist nicht eindeutig bekannt, wenngleich einige Faktoren in den Vordergrund der Forschung gerückt sind. Zum einen sind bei der Multiplen Sklerose genetische Faktoren wichtig, wobei allerdings in der Regel mehrere Gene beteiligt sind. Zum anderen gehört die Multiple Sklerose zu den Entmarkungserkrankungen, die ganz überwiegend die weiße Substanz des Nervensystems befällt und bei der es zu einer Schädigung oder Auflösung der Markscheiden kommt. Letztlich wird die Multiple Sklerose mittlerweile als eine Autoimmunerkrankung verstanden. Man vermutet, dass, ausgelöst durch einen Viruseffekt, T-Lymphozyten aktiviert und an bestimmten Rezeptoren andocken sowie durch die Bluthirn-Schranke ins Hirngewebe gelangen. Hier kommt es zu einer lokalen Antigenrepräsentation und zu Stimulation, in deren Gefolge durch entzündungsspezifische Stoffe sowie Autoantikörper die myelin-(mark)-haltigen Stützzellen geschädigt werden bzw. zugrunde gehen.

Infantile Cerebralparese

Die Infantile Cerebralparese (ICP) ist zum einen eine Störung, die alle denkbaren zentralnervösen motorischen Instanzen betreffen kann. Zum anderen ist sie eine typische Störung der motorischen Entwicklung und hat infolgedessen besondere Relevanz für die Heil- und Rehabilitationspädagogik. Es handelt sich bei der ICP um eine sensomotorische Störung in Folge einer frühkindlichen Hirnschädigung, also eine Störung in der Phase der Entstehung und frühen Differenzierung dieses Organs. Man kann prä-, peri- und postnatale Schädigungen unterscheiden. So kann die ICP beispielsweise Folge einer Vergiftung oder eines Sauerstoffmangels in der Schwangerschaft sein. Häufiger tritt sie allerdings bei Geburtstraumen auf, vor allem, wenn es zu zeitweiliger Unterversorgung mit Sauerstoff kommt. Aber auch im ersten Lebensjahr, das eine prägende Phase zur Ausbildung der Motorik darstellt, können exogene und auf das Gehirn einwirkende Schädigungen noch zu einer Cerebralparese führen – beispielsweise Impfschäden oder Hirnhautentzündungen. Da sehr unterschiedliche Areale gestört sein können, finden sich bei infantiler Cerebralparese auch sehr unterschiedliche Symptome in den verschiedensten Schweregraden. In erster Linie finden sich spastische Lähmungen, Hyperkinesien (also unwillkürliche und durch den Willen nicht zu unterdrückende Bewegungen) sowie Gleichgewichts-, Haltungs- und Koordinationsstörungen, was als Ataxie bezeichnet wird.

10.4 Erscheinungsformen, Symptome, Schweregrade

Querschnittslähmungen Querschnittslähmungen entstehen durch eine Schädigung des Rückenmarks und betreffen zum einen die Leitungsbahnen der weißen Substanz, zum anderen die Umschaltstation der grauen Substanz. Die Folge einer solchen Schädigung ist, dass an der Schädigungsstelle selbst die Umschaltfunktion gestört oder zerstört ist. An der entsprechenden Austrittstelle funktionieren also motorische und sensorische Aktivitäten nicht mehr: Es kommt zu einer schlaffen Lähmung in Höhe des betroffenen Segments. Aber die Leitungsbahnen der darunter liegenden neuronalen Abschnitte werden nun nicht mehr von oben stimuliert, so dass es unterhalb der Lähmung zunächst ebenfalls zu einer schlaffen Lähmung kommt. Regenerieren sich die zweiten Motoneuronen unterhalb der Schädigung, so feuern sie „wie wild“, da sie von oben nicht mehr gehemmt und reguliert werden können. Aus der anfangs schlaffen Lähmung entwickelt sich nun eine spastische Lähmung. Querschnittslähmungen entstehen also durch eine Schädigung des Rückenmarks – je nach Verletzungshöhe können Folgen und Schweregrad sehr unterschiedlich sein: Je nach Höhe der Schädigung können alle vier Extremitäten (Tetraplegie, hohe Lähmung) oder bei der Paraplegie die beiden unteren Extremitäten, der Bauch und untere Thoraxpartien betroffen sein – bei der Paraplegie liegt eine Schädigung der Brust- oder Lendenwirbelsäule zugrunde. Die Armfunktionen sind zumindest teilweise erhalten. Schließlich spricht man von einem Konus-Kauda-Syndrom, wenn nur die tief liegenden Lenden- und Sakralwirbel betroffen sind. Hier kommt es zu vegetativen Lähmungen und insbesondere zu Blasen- und Mastdarmlähmungen, die aber auch bei den höher gelegenen Schädigungen auftreten können, sowie zu geringfügigen motorischen und sensiblen Ausfällen, einer „Reithosen-Anästhesie“, also Sensibilitätsausfällen im Umfang des Lederbesatzes an Reithosen. Schließlich kann man eine komplette Querschnittslähmung, bei der keinerlei Informationen unterhalb der Schädigung weitergeleitet wird, von einer inkompletten Schädigung abgrenzen. Bei letzterer wurden nicht alle Leitungsbahnen zerstört, sondern einige Fasern nehmen ihre Funktion wieder auf.

Neben den motorischen Ausfallserscheinungen im Sinne spastischer und insbesondere schlaffer Lähmungen finden sich auch sensorische Ausfallserscheinungen, also Gefühlsstörungen im Sinne von Hypo- oder Hyperästhesien sowie vegetative Fehlfunktionen: nicht nur Inkontinenz, sondern auch Störungen der Temperaturregulation, was mitunter zu fehlregulationsbedingten Temperaturerhöhungen oder Schüttelfrost führen kann.

Multiple Sklerose Bei der Multiplen Sklerose sind, wie wir gesehen haben, nicht primär die Nervenzellen, sondern zunächst die sie umgebenden Glia- bzw. Stützzellen betroffen, die für die ordnungsgemäße Versorgung der Nervenzellen verantwortlich sind. Ihr Ausfall ist prinzipiell reversibel, so dass die Symptome – bleibt die Krankheit zunächst auf diese Zellen beschränkt – wieder verschwinden können. Am Anfang der Erkrankung stehen Gefühlsstörungen (Hyper- oder Hypästhesien), Ameisenlaufen und Kribbeln, Sehstörungen (Doppelbilder), vorübergehende Erblindung sowie Gangunsicherheit und Gleichgewichtsstörungen. Die Verlaufsformen sind sehr unterschiedlich: Eine gutartige Form verläuft in wenigen, manchmal sogar vollständig zurückgehenden Schüben, doch sind auch chronisch-rezidivierende sowie fortschreitende Verlaufsformen möglich. Im weiteren Verlauf der Erkrankung kann es zu sehr unterschiedlichen Lähmungserscheinungen kommen, wobei spastische Verlaufsformen relativ häufig sind. Bei ihnen kommt es zu einer erhöhten Muskelspannung und gesteigerten Reflexen (insbesondere auch bei seelischer Anspannung). Diese Spastik kann sich sehr störend auf das Leben der Betroffenen auswirken. Weiter kann es zu Blasenentleerungsstörungen kommen, die im Extremfall zu Inkontinenz der Betroffenen führen kann, so dass sich die Blase nicht durch entsprechende Reizung gezielt entleeren lässt. Blasenentzündungen aufgrund von Restharnbildung können ebenfalls auftreten.

Sind die Basalganglien oder anderen Strukturen betroffen, kann es zu Koordinationsstörungen kommen, die sich in Gangunsicherheit, Stolpern, aber auch in Störungen der visumotorischen Koordination sowie der Feinmotorik (z. B. beim Greifen) äußern. Schließlich kann es, wenn auch selten, aufgrund einer gestörten Koordination der Sprechwerkzeuge zu Sprechstörungen kommen, so dass die Betroffenen sehr undeutlich sprechen oder schwer zu verstehen sind. Es handelt sich lediglich um eine Sprech-, nicht um eine Sprachstörung. Auch sind die Betroffenen natürlich intellektuell nicht beeinträchtigt. Missverständnisse, falsche Zuschreibung durch die Umgebung und Stigmatisierung führen mitunter zu großen Kränkungen. Möglicherweise am belastendsten sind die Einschränkungen der Mobilität, wenn die Betroffenen auf den Rollstuhl angewiesen sind. In diesem Fall wirken sich beispielsweise physikalische Barrieren genauso erschwerend auf die soziokulturelle Teilhabe aus wie bei Querschnittslähmungen oder bei schweren Formen der Infantilen Cerebralparese.

Infantile Cerbralparese

Wenn man sich klar macht, dass die Ursachen einer Infantilen Cerebralparese (ICP) meist in einer Sauerstoffunterversorgung des Gehirns in einer sehr sensiblen, frühen Phase seiner Entwicklung ist, so versteht man, dass Schädigungen in unterschiedlichen Sektoren und nicht nur im motorischen Bereich auftreten können. Grundsätzlich können neben motorischer Störung und Störung der Sinnesfunktion eine geistige Behinderung oder Krampfanfälle infolge eines massiven Sauerstoffmangels vorhanden sein – es kann also eine Mehrfachbehinderung vorliegen. Dies ist allerdings keineswegs immer der Fall – mindestens ein Viertel aller Kinder mit Cerebralparese sind intellektuell normal oder überdurchschnittlich begabt, auch ein Krampfanfallsgeschehen tritt nur bei einem geringen Teil der Betroffenen auf. Die deutlichsten und schwerwiegendsten Symptome der ICP sind motorischer Art. Sie können in drei große Gruppen eingeteilt werden, die in Tabelle 10.1 dargestellt werden.

Ist das Pyramidensystem gestört, so kommt es zu einer spastischen Lähmung, die der Behinderung – wohl wegen der relativen Häufigkeit von 50–70% – ihren Namen verdankt. Bei einer Spastik ist die Muskelspannung vermehrt. Spastische

Tab. 10.1: Motorische Schädigungen (Modif. n. Hülshoff 2008, 281, nach Kalbe 1981)

Schädigung der Pyramidenbahn	Schädigung des extra-pyramidalen Systems	Kleinhirnschädigung
Spastische Lähmungen, Kraftverlust, Muskelhypertonus	Hyperkinesen, z. B. – Athetose, – Chorea, – mangelhafte Bewegungskontrolle, – Muskelhypotonie	Ataxie, Koordinations- und Haltungsstörungen, Muskelhypotonie

Störungen können unterschiedlich verteilt sein: Bei einer spastischen Di- oder Paraplegie sind beide Beine betroffen. Unter einer spastischen Hemiplegie versteht man eine Halbseitenlähmung, bei einer Tetraplegie sind alle Extremitäten gelähmt.

Auch das unwillkürliche motorische System kann betroffen sein: Hyperkinäsien sind unwillkürliche und durch den Willen nicht unterdrückbare Bewegungen, die als Tremor (Zittern), als Atethose (langsam schraubende Bewegungsabläufe der Extremitäten) oder als Chorea (rasche Muskelbewegung, z. B. Schleuderbewegungen) auftreten können.

Schließlich weisen Ataxien vor allem auf Kleinhirnfunktionsstörungen hin. Sie gehen mit gestörtem Gleichgewicht, Haltungs- und Koordinationsstörungen einher. Häufig liegen Mischformen einzelner Funktionsformen vor.

Es wurde bereits darauf hingewiesen, dass das Ausmaß einer Schädigung (Impairment) nicht immer zwangsläufig mit dem Ausmaß der Disability (also der Funktionseinschränkung) und schon gar nicht mit der letztlich bedeutsamen Beeinträchtigung/Behinderung (dem Handicap) korreliert. Dies gilt in besonderer Weise für die Infantile Cerebralparese, eine bereits bei der Geburt vorliegende Schädigung motorischer Zentren (Impairment), die sich auf ein motorisches System auswirkt, das sich in einer stürmischen Entwicklungsphase befindet. Insbesondere im ersten Lebensjahr reifen motorische Hirnzentren, so dass es im grobmotorischen Bereich dem Säugling gelingt, von der Liegestellung des Neugeborenen zur Aufrichtung, zum Stand und zur Fortbewegung zu kommen. Im feinmotorischen Bereich steht am Anfang der Entwicklung die meist geschlossene Faust, am Beginn des zweiten Lebensjahres die Möglichkeit der Feinmanipulation. Hier verläuft der Weg vom reflexartigen Umklammern (beispielsweise eines dargereichten Zeigefingers), über gezieltes Greifes, Abgeben und Loslassen, zweihändige Manipulation (zwei Klötze gegeneinander schlagen) bis zur Fähigkeit, kleinere Türme zu bauen, Gegenstände als Werkzeug zu benutzen oder mittels Pinzettengriff eine Rosine aufzupicken. Bei diesen motorischen Greifvorgängen kommt es zu deutlichen Umstrukturierungen und funktionalen Änderungen im zentralen Nervensystem. Während das Neugeborene durch Massenbewegungen und fest programmierte, angelegte Reflexe und Reaktionsprogramme reagiert, nehmen im Verlauf der Hirnreifung und Differenzierung die Bedeutung solcher Massenbewegungen und stereotyp verlaufender Reflexe mehr und mehr ab, sie werden modifiziert, kontrolliert und in den Dienst einer abgestimmten, zielgerichteten Motorik gestellt. Mehr und mehr gelingt es übergeordneten, heranreifenden, motorischen Funktionssystemen, untergeordnete stereotype Impulse zu hemmen und damit zu kontrollieren und aufeinander abzustimmen. Mit der Zunahme solcher Kontrollfunktionen steigt auch die Möglichkeit einer graduellen Feinabstimmung und selektiver Bewegungsmuster, wodurch sich die Variationsbreite motorischer Aktionen ungemein erweitert. Im zweiten Lebensjahr ist ein Kind in der Lage, eigenständig Türen zu öffnen, Dinge an sich zu nehmen und seinen Erlebnishorizont gezielt zu erweitern. Sind aber im Rahmen einer Zerebralparese diese Hirnstrukturen beeinträchtigt, so kann der hier skizzierte Prozess nicht so ohne weiteres entwicklungsgemäß ablaufen. Zwar haben auch zerebralparetisch gelähmte Kinder die Tendenz inne, sich motorisch weiterzuentwickeln und fortzubewegen sowie von der Welt Besitz zu ergreifen und „sie zu begreifen". Diese uns entwicklungsgeschichtlich mit in die Wiege gegebene Tendenz zur motorischen Expansion und zur Begreifung unserer Umwelt führt dazu, dass auch zerebralparetische Kinder nach Bewegung drängen. Die gestörten motorischen zerebralen Instanzen lassen aber nur eine bedingte Reifung zu. Es überwiegen die Massenbewegungen, und auch archaische Stell-, Stütz- und Balancereaktionen bleiben bestehen. Spastische und atethotische Komponenten erschweren zusätzlich einen zielgerichteten Bewegungsablauf. Wie wichtig eine frühe Diagnostik im Rahmen der Vorsorgeuntersuchungen sowie eine bald einsetzende physiotherapeutische und motopädische Förderung ist, wird weiter unten noch zu zeigen sein. Hier bleibt festzuhalten, dass nicht das Ausmaß der Schädigung, sondern auch der Zeitpunkt und die Intensität einer zielgerichteten Förderung bzw. das Unterbleiben derselben sich auf die letztendlichen Funktionseinschränkungen erheblich auswirken können.

10.5 Diagnostik und Diagnose

Wie bei anderen Erkrankungen auch geht es bei der Diagnostik motorischer Störungen darum, die Ursachen der muskulären oder neurologischen Fehlfunktionen festzustellen, einer möglichst bekannten Krankheitseinheit zuzuordnen, andere, ähnliche Krankheitsbilder differentialdiagnostisch auszuschließen, prognostische Aussagen über den Verlauf der Krankheit und eventuelle bleibende Fehlfunktionen zu gewinnen und schließlich frühzeitig Fördermöglichkeiten und therapeutische Maßnahmen anzuwenden, um eine Heilung herbei zu führen oder zumindest die Prognose und den Verlauf positiv zu beeinflussen. Die Diagnostik umfasst in aller Regel Art und Grad der motorischen Funktionseinschränkung, eine Überprüfung der Muskulatur, der Reflexe und auch der sensorischen Wahrnehmung, der Bewegungsmuster und ihrer Steuerungen sowie möglichst dezidiert die Art der Einschränkung und eventuelle Fehlentwicklungen der Motorik. Diese – je nach Lebensalter und vermuteter Krankheit – von unterschiedlichen Fachärzten, beispielsweise Pädiatern, Neuopädiatern oder Neurologen durchgeführten Untersuchungen werden oft ergänzt durch genetische Untersuchungen, Muskelbiopsien, Nervenleitgeschwindigkeit und evozierte Potentiale sowie in besonderen Situationen bildgebende Verfahren im zentralen Nervensystem, insbesondere des Schädels bzw. Gehirns: Hierzu zählen neben der normalen Röntgenaufnahme des Schädels oder der Wirbelsäule (zum Feststellen von Brüchen), das Computertomogramm, mit dessen Hilfe man unter anderem Raumforderungen und Veränderungen feststellen kann, das noch wesentlich genauer auflösende und damit kleinere Strukturen zu erkennen gebende Kernspintomogramm sowie mitunter die Positronen-Emissionstomografie, mit deren Hilfe funktionale Veränderungen des Gehirns festgestellt werden können.

10.6 Therapie und Prognose

Behandlung der Querschnittslähmung

Die Therapie und damit die Prognose traumatischer Querschnittslähmungen hat in den letzten 60 Jahren beeindruckende Fortschritte gemacht: Bis zum Kriegsende starb praktisch jeder querschnittsgelähmte Mensch. Das änderte sich jedoch durch Intensivbehandlungen und Rehabilitationsmaßnahmen, die sich grob vereinfacht in vier Phasen einteilen lassen: Neben der Phase der ersten Hilfe und des Transports ist eine zweite der Akutbehandlung auf der Intensivabteilung abzugrenzen. Hieran schließt sich in der Regel eine Rehabilitationsbehandlung in spezifischen Zentren sowie Bemühung einer Reintegration in die gesellschaftlichen Lebensbezüge an.

Die ersten Stunden und Tage des spinalen Schocks sind besonders kritisch und komplikationsreich. Eine dezidierte Diagnostik hat in den letzten Jahren dazu geführt, dass stabilisierende Operationen der Wirbelsäule vermehrt durchgeführt werden. Sie beheben die bereits entstandenen Rückenmarkschäden nicht, tragen insofern auch nicht zur funktionalen Verbesserung bei, ermöglichen aber eine Stabilisierung und den Schutz vor weiteren Sekundärschäden. Allerdings sind prinzipiell auch konservative, durch zweimonatige fixierende Lagerung mit regelmäßiger Lageveränderung und entsprechender Dekubitusprophylaxe charakterisierte Behandlungsformen möglich. Schließlich hat eine initial hohe Cortisongabe, die allerdings in den ersten acht posttraumatischen Stunden erfolgen muss, aufgrund der Entzündungshemmung und der antiödematösen Wirkung erheblichen Einfluss auf die mögliche Regeneration und damit auf die Gesamtprognose. Cortison beeinflusst Entzündungs- und Migrationsprozesse unterhalb der Schädigungsstelle und scheint Faktoren zu beeinflussen, die ein Aussprossen von Neuriten ermöglicht, falls der Zellkern an sich noch erhalten ist. Wesentlich ist, Hemmstoffe, die diese Wachstumsprozesse sowie das Anlagern an die distalen neuronalen Strukturen verhindern, zu bremsen und somit die Regeneration zu fördern. Darüber hinaus kommt es in der Phase des spinalen Schocks auch darauf an, Sekundärschäden wie Thrombosen, Lungenentzündungen, Blasenentzündungen oder Nierenschäden sowie Darmfunktionsstörungen zu verhindern.

Physiotherapie

Physiotherapeutische Ansätze haben das Verhindern von Kontrakturen und die Behandlung von Spastiken zum Ziel. Letztere können so schmerzhaft sein, dass sie mit Diazepam oder Antikonvulsiva behandelt werden müssen. Deren

Nebenwirkungen können allerdings beträchtlich sein, da sie ermüden oder sekundär Bewegungsmuster erschweren sowie im Einzelfall zu funktionellen Sexualstörungen führen können.

Die Akutbehandlung im spinalen Schock dauert in der Regel zwei bis acht Wochen. Es schließt sich eine Rehabilitationsmaßnahme an, die je nach Höhe und Intensität der Schädigung mehrere Wochen bzw. bis zu einem Jahr betragen kann. Zunächst müssen bei der Wiederaufrichtung des Körpers der Kreislauf und die inneren Organe an die neuen Anforderungen gewöhnt und der Patient in kleinen Schritten mobilisiert werden. Krankengymnastische Übungen beugen einer Gelenkversteifung vor und erhalten noch vorhandene Gelenkfunktionen. Weiterhin lernt der Betroffene, mit Störungen ausgefallener vegetativer Steuerungsmechanismen umzugehen. Er muss beispielsweise auf Dauer eigenständig Probleme der Darmentleerung und der Blasenfunktion zu bewältigen lernen. Die Physiotherapie ist ein wesentlicher und unverzichtbarer Bestandteil der Behandlung des Querschnittsyndroms, sowohl bei der Akutbehandlung wie insbesondere auch in der Rehabilitationsphase. Sie nutzt recht unterschiedliche physiotherapeutische Konzepte, beispielsweise die Atemtherapie, physiotherapeutische Gesichtspunkte beim Lagern und Umlagern und der Dekubitusprophylaxe, dem passiven Bewegen nicht oder nur unzureichend inervierter Gliedmaßen, die Reflexlokomotion nach Voijta als Basistherapie inkompletter Querschnittslähmungen und neuerdings vor allem die Laufbandtherapie, die nicht nur funktionelle, sondern auch kreislaufaktivierende und die Orthostase unterstützende Wirkung zeigt. Unerwünschte Spastiken an Armen und Beinen können durch die Bobath-Methode, auf die im Rahmen der Infantilen Cerebralparese weiter unten noch näher eingegangen wird, behandelt werden. Bei der propriorezeptiven, neuromuskulären Faszilitation werden durch äußere Reize fest vorgegebene Bewegungsmuster aktiviert, die für immer wiederkehrende Alltagshandlungen relevant sind. So kommt es durch sensorische Reize zur Aktivierung von Muskeln und zur Anbahnung spinaler Reflexe, was der Gelenkbeweglichkeit, Muskelkraft und Koordination zu Gute kommt. Auch die Ergotherapie, die im Wesentlichen auf ein möglichst hohes Maß an Selbständigkeit im Alltag abzielt, zeigt gewisse Überschneidungen zur Zielsetzung und Methode der Physiotherapie, ist andererseits auch als Fördermaßnahme in der Phase der Adaptation und sozialen Rehabilitation die Reintegration in die gesellschaftlichen Bezüge zu verstehen.

Behandung der Multiplen Sklerose

Auch wenn eine kausale Behandlung der Multiplen Sklerose nicht möglich ist, hat sich die Behandlung dieser Erkrankung in den letzten zwanzig Jahren deutlich verbessert. Schübe können verkürzt, ihr Auftreten reduziert und vermindert werden. In der Regel wird im akuten Schub mit hochdosierter Kortisongabe im Sinne einer Stoßtherapie behandelt. Hier kommt es neben einer Entzündungshemmung, einer Verminderung der Lymphozytenreaktion sowie einer Abschwächung der Symptome vor allem zu einer Abdichtung der Blut-Hirnschranke und einer Reduktion eines entzündlichen Ödems (einer Anschwellung von Hirngewebe). Die Cortisontherapie führt zu einem schnelleren Abklingen des Schubs. Auf die Frequenz weiterer Schübe hat sie vermutlich weniger Einfluss. Hier bietet sich prophylaktisch, vor allem bei wiederholten Schüben, das Betainterferon an, dessen Wirkung hinsichtlich der Verminderung einer Schubfrequenz in mehreren kontrollierten Studien nachgewiesen wurde und das insbesondere bei Patienten unter 50 Jahren und bei bisherigen Fehlen einer schweren Gehbehinderung indiziert zu sein scheint. Auch andere, ebenfalls das Immunsystem modulierende, Medikamente wie Immunglobuline oder Natalizumap® stehen zur Verfügung. Bei schweren chronisch-progredienten Verlaufsformen mit nur mangelhaftem Ansprechen anderer Basismedikamente kann unter Umständen auch auf Zytostatika, gegebenenfalls in Verbindung mit Cortison, zurückgegriffen werden, wenngleich eine solche Behandlung nebenwirkungsreich ist und entsprechend kontrolliert werden muss. Auch die symptomatischen Maßnahmen haben sich in den letzten zwanzig Jahren verbessert: Schmerzen und Spastiken können, je nachdem ob es sich um generalisierte, zentralinduzierte Spastiken oder um periphere, beinbetonte Spastiken handelt, mit unterschiedlichen Präparaten behandelt werden. Eine Ataxie kann unter Umständen ebenso wie der Tremor auf Benzodiazepine ansprechen, zu deren Nebenwirkungen sllerdings Müdigkeit und Abhängigkeit zählen. Schmerzen, insbesondere Trigeminusneuralgien, sind unter Umständen mit Carbazepin® zu behandeln, und Blasensymptome, insbesondere Inkontinenz und heftiger Harndrang (Urgeörtsch-Symptomatik) können physiotherapeutisch behandelt werden. Schließlich können auch sexuelle Dysfunktionen unter Umständen medikamentös behandelt werden.

unterstützende Therapie

Im Vordergrund unterstützender Therapien steht die Physiotherapie, die zum Teil ambulant, zum Teil stationär-rehabilitativ durchgeführt wird. Hier geht es um das Reduzieren von Stürzen, die Förderung der Selbständigkeit, eine Reduktion von Spastik sowie die Verbesserung von Bewegungsabläufen und koordinativen Funktionen. Ein solches aktives Training wird ergänzt durch funktionale Verbesserung der praktischen und motorischen Leistungsfähigkeit sowie die Nutzbarmachung der verbliebenen Fähigkeiten und motorischen Restfunktionen. Die Patienten sollen zu selbständigem Üben angeleitet sowie im Umgang mit Hilfsmitteln geschult werden. Das Beckenboden-Training kann, wie die externe Blasenstimulation, bei partieller Inkontinenz ebenfalls eine Aufgabe der Physiotherapie sein. Ergänzt wird sie mitunter durch die Übungsbehandlung mit dem Pferd (Hippotherapie), die zur Rumpfstabilität, der Verbesserung der Motorik und der Reduktion von Spastiken beitragen kann. Eine weitere Ergänzung findet sich in der Hydrotherapie, weil sich Bewegungen im Wasser durch die Verminderung der Schwerkraft leichter ausführen lassen.

Behandlung der Infantilen Cerebralparese

Die primär-medizinischen Interventionen bei einer Infantilen Cerebralparese (ICP) richten sich nach der Ursache: Vor allem wird es darauf ankommen, Geburtskomplikationen möglichst zu verhindern bzw. ihre Folgen durch eine intensivmedizinische Betreuung des Neugeborenen so gering wie möglich zu halten. Die adäquate Versorgung des Gehirns mit Sauerstoff steht hier im Vordergrund. Beim Vorliegen einer entzündlichen Erkrankung des Gehirns und der Hirnhäute ist eine frühzeitige und ausreichend dosierte antibiotische Behandlung lebensrettend und kann eine bleibende Hirnschädigung oft verhindern.

Durch diese und andere kausal ausgerichteten medizinischen Maßnahmen kann zwar ein großer Teil sekundärer Hirnschädigungen vermieden werden, doch ist die ICP nach wie vor noch eine relativ häufige, in unterschiedlichen Schweregraden auftretende Störung. Da sie in einer frühen Entwicklungsphase zu Störungen motorischer Steuerungsinstanzen und zu einem Unvermögen der übergeordneten, hemmenden Zentren führt, herrschen, wie bereits beschrieben, relativ ungesteuerte und archaische Bewegungsmuster vor. Ziel einer physiotherapeutischen, später motopädagogischen Übungsbehandlung ist es, pathologische Bewegungsmuster zu hemmen und adäquate Bewegungsmuster anzubahnen. Solche Maßnahmen sind letztlich kein Training der Muskulatur, sondern ein Training des Gehirns: Durch externe Reize werden Bewegungsmuster angebahnt, deren Rückkopplung zum Gehirn eine Umstrukturierung der plastischen, motorischen Hirnareale führen soll. Bei einem größeren Teil von Kindern mit anfänglich schwerer ICP kann die Symptomatik deutlich verbessert werden, bei geringeren Manifestationsformen können die Symptome möglicherweise sogar ganz verschwinden. Bei dieser an der Motorik ansetzenden Behandlung kommen vor allem zwei Spezialmethoden zur Anwendung: Zum einen die neurologische Entwicklungsbehandlung nach Bobath, zum anderen die entwicklungskinesiologische Behandlung nach Voijta. Bei der Behandlung nach Bobath wird zunächst der abnorme Haltungstonus unterbunden. Von bestimmten Punkten des Körpers ausgehend werden pathologische Muster gehemmt und die physiologische Aktion angebahnt. Demgegenüber ist die Behandlung nach Voijta eher ein ganzheitlich orientiertes Konzept, das möglichst viele Bereiche des kindlichen Lebens und Erlebens umfassen soll. So wird zum Beispiel Spielzeug so präsentiert, dass das Kind (quasi automatisch) die richtige Rumpf- bzw. Kopfbewegung durchführt. Während also die Voijta-Behandlung eine sensomotorische Therapie mit klar definierter Technik ist, handelt es sich bei der Bobath-Behandlung mehr um ein Konzept als eine Technik. Hier sind Übergänge zu heilpädagogischen Förderung, motopädischen und logopädischen Fördermaßnahmen sowie zur Ergotherapie zu finden.

10.7 Psychodynamik und Psychosomatik

Chronische motorische Erkrankungen können, insbesondere wenn sie mit erheblichen Mobilitätseinschränkungen einhergehen, durchaus auch psychosomatische Begleiterscheinungen haben – sie müssen es aber nicht. Wie solche Einschränkungen bzw. Erkrankungen emotional bearbeitet und erlebt werden und inwieweit es mit und trotz der Einschränkungen gelingt, ein zufriedenstellendes, teilhabendes und gelungenes Leben zu führen, hängt bei weitem nicht nur von der Erkrankung und den Mobilitätseinschränkungen, sondern in wesentlicherem Maße von der Persönlichkeitsstruktur, nicht zuletzt aber von dem psychosozialen und soziokulturellen Umfeld, der Lebensperspektive und den sozialen Beziehungen ab.

So können bei der Multiplen Sklerose reaktiv depressive Verstimmungen vorkommen, was nicht verwunderlich erscheint, wenn man die Unsicherheit der Prognose dieser Krankheit kennt. Andererseits führt diese Erkrankung keineswegs obligat zur Resignation – vielen Betroffenen gelingt es nach anfänglichem Schock in der Phase der Diagnosestellung, die Krankheit anzunehmen und in

Kenntnis der anfangs ungewissen Prognose mutig, zielstrebig und selbstbewusst die entsprechenden Entwicklungsaufgaben anzugehen – im dritten Lebensjahrzehnt sind das in der Regel Partnersuche, Beruf und Familiengründung.

10.8 Krisen und Krisenintervention

Ob motorische Störungen und die mit ihnen verbundenen Beschwerlichkeiten mit Krisen einhergehen, hängt nicht nur von der Art der Störung, sondern auch von den psychosozialen Bedingungen und den Lebensereignissen ab, mit denen es der Betroffene zu tun hat. Dennoch soll hier auf einige Krisenmomente eingegangen werden, die möglicherweise im Gefolge einer solchen Erkrankung auftreten können.

Chorea Huntington

Bei der Huntingtonschen Erkrankung besteht eine mögliche spezifische Krise darin, eine Entscheidung für oder gegen einen frühzeitigen diagnostischen Gentest zu fällen. Einerseits ist es befreiend und hinsichtlich der Familienplanung sicherlich hilfreich, zu wissen, dass eine solche genetische Erkrankung nicht vorliegt. Andererseits kann die Angst vor einem positiven Befund erheblich sein. Fällt der Gentest positiv aus, gerät der Betroffene in eine existentielle Krise, da diese dominante Erbkrankheit zwischen dem 30. und 45. Lebensjahr eintreten und einen heftigen und unheilbaren Verlauf nehmen wird. Eine Beratung im Kontext einer diagnostischen Abklärung kann sich also nicht auf die genetisch-biologischen Aspekte beschränken, sondern erfordert auch eine psychosoziale Begleitung sowie die Möglichkeit einer psychologischen Krisenintervention.

Multiple Sklerose

Die Multiple Sklerose zeigt insofern eine Besonderheit, als ihre Symptome anfangs unspezifisch sind und ihre Prognose ungewiss ist. Manchmal muss der Betroffene über Jahre mit einer Veränderung oder auch einer Verschlechterung seines motorischen Zustands rechnen, weiß aber letztlich – im Gegensatz beispielsweise zur Querschnittslähmung und Infantilen Zerebralparese – nicht, welche Symptome reversibel sind und welches Ausmaß seine Behinderung annehmen wird. Dies kann zu vielfältigen Veränderungen und mitunter auch zu Krisen führen, wenn ein Beruf nicht mehr weiter ausgeführt werden kann, eine Wohnung nicht mehr in angemessener Weise umzubauen ist oder angestrebte Lebensziele nicht erreichbar sind. Vor allem am Anfang der Erkrankung belastet die Unsicherheit der Diagnose die Patienten sehr. Dennoch müssen Patienten natürlich bei der klinischen Befunderhebung über das (vermutliche) Vorliegen einer Multiplen Sklerose informiert werden, damit eine frühzeitige Schubprophylaxe und Therapie einsetzen kann.

Infantile Cerebralparese

Die bei der ICP sich mitunter erst nach einiger Zeit entwickelnde Erkenntnis, dass ein Kind motorisch beeinträchtigt ist, kann – wie dies auch bei anderen, beispielsweise geistigen, Behinderungen der Fall sein kann – zu Krisen bei den Eltern führen, die sich zunächst in Schock, Verleugnung, Ärger und später in Trauer äußern können. Die im Einzelfall möglichen Therapien bzw. Fördermöglichkeiten fordern einerseits die Eltern heraus, bieten andererseits aber auch eine Möglichkeit, aktiv zur Überwindung der Krise beizutragen. Freilich besteht hier auch die Gefahr des übermäßigen bzw. inadäquaten Engagements. In der Regel gelingt es den meisten Eltern nach einer ersten Schocksituation, die Beeinträchtigungen ihrer Kindes zu akzeptieren, das Kind so anzunehmen wie es ist (also auch mit seinen Schwierigkeiten) und zunehmend auch sein Entwicklungspotential und seine Fähigkeiten zu sehen und im Rahmen des Möglichen dazu beizutragen, ihm trotz und mit den Mobilitätseinschränkungen so weit wie möglich ein zunehmend autonomes und selbstbestimmtes Leben zu ermöglichen. Im Einzelfall kann es natürlich auch zu Überbehütung und indadäquater, weil überfordernder, physiotherapeutischer Begleitung kommen. Auch die spätere Ablösung kann erschwert sein, wenn ein ambivalentes Verhältnis zur Autonomie bzw. dem Wunsch oder der Notwendigkeit von Hilfestellung vorliegt. Letztendlich sind Ablösungsprobleme bei motorisch eingeschränkten Jugendlichen aber nicht grundsätzlich von denen ihrer Altersgenossen verschieden.

Querschnittslähmung und Schlaganfall

Bei der Querschnittslähmung handelt es sich um ein unvorhergesehenes und schicksalhaft einbrechendes Ereignis (beispielsweise infolge eines Unfalls). Es weist in dieser Hinsicht Ähnlichkeiten mit dem Schlaganfall auf, wenngleich dieser ganz andere Ursachen hat und meist im höheren Lebensalter auftritt. In beiden Konstellationen werden zunächst in der Akut- und Intensivtherapie lebenserhaltende Maßnahmen durchzuführen sein, wobei weitere Schäden möglichst vermieden werden sollen. Diese Intensivphase wird von einer mehrmonatigen Rehabilitationsphase abgelöst. Vor allem in der Rehabilitationsphase geht es neben dem Erlernen des Mobilitätserhalts trotz motorischer Einschränkung (beispielsweise dem Umgang mit dem Rollstuhl) auch um eine Auseinandersetzung mit der lebenslangen Behinderung, die möglicherweise erst jetzt emotional in ihrer vollen Tragbreite erfahren wird, auch wenn dies auf kognitiver Ebene bereits vorher bewusst war. So kann es zum Beispiel geschehen, dass Querschnittsgelähmte in dem Augenblick, in dem sie sich an den Rollstuhl gewöhnen müssen, mit schweren Depressionen und/oder einer akuten Verschlechterung ihres Allgemeinzustandes (Herz-Kreislaufstörung, Harnwegsinfekt usw.) reagieren. Zwar war ihnen bereits bewusst, dass sie auf den Rollstuhl angewiesen sind, doch das emotionale Erleben dieser Wirklichkeit schlägt dann ganz anders und krisenhaft zu Buche.

10.9 Beratung und Psychoedukation

Alltagstransfer

Eine wichtige Aufgabe in der Förderung und Beratung motorisch beeinträchtigter Menschen besteht darin, die durch Physiotherapie und andere Maßnahmen gewonnenen kompensatorischen Teilfunktionen der Mobilität im Alltag so zu nutzen, dass man möglichst eigenständig leben (d. h. wohnen und arbeiten) kann – bzw. in der Kindheit eine möglichst adäquate Entwicklung in allen Entwicklungsbereichen hat. Diese Aufgabe betrifft in erster Linie Ergotherapeuten, aber auch Heilpädagogen und Sozialpädagogen sind in solche Rehabilitationsprozesse mit einbezogen. Daher sollen sie an dieser Stelle etwas näher erläutert werden.

Umgang mit Hilfsmitteln

Prinzipiell gilt zum Beispiel für alle orthopädischen, technischen und elektronischen Hilfen, dass sie nicht nur den spezifischen Funktionseinbußen und den durch die Lebenswirklichkeit der Betroffenen vorgegebenen Anforderungen angepasst werden müssen – ein Querschnittsgelähmter braucht möglicherweise für den Arbeitsplatz und den Wohnbereich sowie sportliche Aktivitäten sehr unterschiedliche Rollstühle oder die Möglichkeit, mittels elektronischer und mechanischer Hilfen seinen Rollstuhl im Wagen zu transportieren. Darüber hinaus müssen solche Hilfsmittel von Betroffenen bewusst und emotional akzeptiert werden können, ein Prozess, der in der Regel einige Zeit benötigt und unter Umständen einer fachlichen Begleitung und Beratung bedarf. Es geht also nicht nur darum, einen Rollstuhl nach funktionellen Möglichkeiten (Kraftaufwand, Antriebsart) auszusuchen, sondern auch die Frage des Einsatzes ist zu stellen: Soll er bei der Büroarbeit, zu Hause oder beim Sport benutzt werden, drinnen oder draußen? Wie soll er transportiert werden? Ähnlich wird man sich auch bei Geh- und Stehhilfen fragen, welche Voraussetzungen der behinderte Mensch hinsichtlich seiner Balancefähigkeit, der Höhe seiner Lähmung etc. mitbringt und ob die Gehhilfe über längere Zeit oder kurzfristig und temporär (zum Überwinden kleiner Hindernisse) genutzt werden soll. Hinsichtlich der Mobilität gibt es eine Vielzahl mechanischer und elektronischer Hilfen, von denen unterschiedlichste Rollstühle, Rollatoren, Deltagehräder, Stehräder usw. zur Verfügung stehen. Rehabilitationsmessen, z. B. jährlich in Düsseldorf, bieten eine gute Übersicht über die neuesten medizinischen, technischen und elektronischen Entwicklungen, so dass deren Besuch zu empfehlen ist. Obwohl technisch und finanziell nicht aufwändig, sind Alltagshilfen z. B. zum Essen und Trinken, von großer Bedeutung. Mit Saugnäpfen versehene Teller, die nicht rutschen können, miteinander kombinierte Messer und Gabeln, spezielle Trinkgefäße und anderes ermöglichen halbseitig oder unvollständig gelähmten Menschen, ihre verbliebenen motorischen Fähigkeiten optimal auszunutzen. Modifizierte Griffe können nicht nur beim Essbesteck, sondern auch bei Schlüsseln und Werkzeugen sowie Haushaltsgegenständen (z. B. Besen) Anwendung finden. Sie ermöglichen mitunter eine erhebliche Erweiterung des Aktionsradius und der alltäglichen Selbstständigkeit. Beim „daily living training", dem Selbsthilfetraining, wird unter Zuhilfenahme möglicher Hilfsmittel – eben dieser modifizierten Haushaltsgeräte, aber auch Gehhilfen oder elektronischer Hilfen – Verrichtungen des täglichen Lebens eingeübt. Was zunächst nur als Technik imponiert – eigenständiges An- und Auskleiden, Essen ohne etwas zu verschütten, selbständiges Waschen oder Erweiterung der Mobilität – erweist sich oft als mitentscheidend für das Gefühl von Selbständigkeit und das Selbstbewusstsein.

Schließlich geht es darum, die gewonnenen oder wieder gewonnenen motorischen Fähigkeiten in den realen, sozialen Alltag und die Lebensbezüge zu transferieren. In der nun behindertengerecht umgebauten und eingerichteten Wohnung müssen die Fähigkeiten des eigenständigen Lebens erprobt werden. Der Weg zum Arbeitsplatz oder zur Schule, die alltäglichen Verrichtungen, die Teilnahme an gesellschaftlichen Prozessen erfordert mitunter Begleitung und Anleitung, in Krisensituationen sind möglicherweise ebenfalls Hilfestellungen nötig. Sozialarbeiter helfen zudem bei finanziellen und rechtlichen Beratungen, beispielsweise wenn es um die Finanzierung eines zweiten, für den Arbeitsplatz notwendigen Rollstuhls geht. Darüber hinaus sind sie unter Umständen auch Ansprechpartner, wenn es darum geht, aus den vielfältigen denkbaren Hilfsangeboten diejenigen auszuwählen, die tatsächlich für den Betroffenen sinnvoll und notwendig sind.

10.10 Familie und systemische Familienarbeit

Bedeutung der Frühförderung

Eine motorische Beeinträchtigung, auch geringen Ausmaßes, sollte man so früh wie möglich, also bereits im Säuglingsalter abklären lassen. Je eher sie erkannt ist, desto früher können Krankengymnastik, Frühförderung und Motopädie eingesetzt werden, was möglicherweise dazu führt, die Schädigung zu minimieren. Die motorische Störung oder Einschränkung steht also frühzeitig im Blickpunkt der Eltern, manchmal auch der übrigen Familie. In der Regel versuchen die Eltern, ihrem Kind die bestmögliche Hilfe angedeihen zu lassen, und haben die verständliche Hoffnung, dass sich die motorischen Fähigkeiten ihres Kindes weiterentwickeln und bleibende Störungsmuster geringfügig bleiben.

Vorsicht vor Überforderung

Es wurde bereits darauf hingewiesen, dass es unter Umständen auch ein „zuviel" an Förderung geben kann: Ergotherapeuten, Physiotherapeuten, Motopäden, Orthopäden – sie alle haben jeweils bezogen auf ihr Fachgebiet spezifische Möglichkeiten, die Motorik zu verbessern und Bewegungsabläufe zu optimieren. Zu Recht weisen sie darauf hin, dass die besten Ergebnisse ihrer Bemühungen zu bestimmten Entwicklungsfenstern, also bestimmten Zeiten im Leben eines Kindes, greifen. Manchmal wird aber übersehen, dass ein Kind zu seiner Entwicklung auch Freiraum braucht – möglicherweise auch den Freiraum, sich auf inadäquate und unphysiologische Weise zu bewegen. Vor allem braucht es die Gewissheit, so wie es ist, auch in motorischer Hinsicht, akzeptiert zu werden. Insofern können zu bestimmten Zeiten andere Erfahrungen als die motorischer Förderung wichtig sein. Wenn auch die Eltern in der verständlichen Sorge um die weitere Entwicklung ihres Kindes einseitig die motorische Förderung fokussieren und möglicherweise dazu beitragen, dass dieses Kind von einer Fördermaßnahme zur nächsten eilt, braucht die Familie möglicherweise Hilfe, einen distanzierteren Blick auf die Entwicklung ihres Kindes zu werfen.

Mitarbeit der Eltern

Weiterhin ist zu berücksichtigen, dass Experten und Therapeuten mitunter von unterschiedlichen Paradigmen ausgehen, was ihre Zusammenarbeit mit Eltern betrifft. In einem „Laienmodell" wird möglicherweise die Autorität des Experten betont, was einerseits Handlungskompetenzen von Eltern beschneiden kann, andererseits manchmal eine notwendige emotionale Entlastung der Eltern mit sich bringt. In einem Co-Therapeutenmodell werden Eltern als Experten angeleitet und systematisch in die Behandlung oder Förderung mit einbezogen, was einerseits ihre spezifischen Kompetenzen stärken, andererseits zu Überforderung, Resignation oder Schuldgefühlen beitragen kann. So kann eine Mutter, deren Kind trotz außerordentlich engagierter elterlicher Bemühungen und Übungsmaßnahmen unverändert motorisch, Entwicklungsverzögerungen zeigt, möglicherweise an ihrer Kompetenz zu zweifeln beginnen.

Kooperationsmodell

Das Kooperationsmodell schließlich betont eine partnerschaftliche Zusammenarbeit von professionellen Experten und Eltern. Beide sind aufeinander angewiesen, haben aber unterschiedliche Aufgaben. Etwas vereinfacht kann man sagen: Eltern müssen nicht unbedingt jede physiotherapeutischen Handgriff und jede Reflektion zur Krisenbewältigung nachvollziehen oder selbst durchführen, hingegen können nur sie Geborgenheit, Trost und Akzeptanz auf elterlicher Ebene bieten.

Mobilitätsbehinderung und Familiensystem

Ist es für das mobilitätseingeschränkte Kind einerseits wichtig, so wie es ist, anerkannt und akzeptiert zu werden und in seinen möglicherweise spezifischen Bedürfnissen Hilfe und Unterstützung auch von seinen Eltern zu bekommen, so sollte es andererseits auch keine exponierte Sonderrolle im Familiensystem spielen. Natürlich nehmen die nicht behinderten Kinder in besonderer Weise Rücksicht, wenn es um den Ausgleich behindertenbedingter Nachteile geht. Andererseits sind sie nicht für das Wohlergehen des behinderten Geschwisterkindes auf allen Ebenen verantwortlich und sollten keine „elterlich-beschützenden“ Funktionen übernehmen. Konkurrenz, Geschwisterrivalität und Streit können und dürfen auch auftreten, wenn eines der Geschwister behindert ist. So einsichtig es ist, dass nicht behinderte Kinder in besonderen Situationen und Notlagen einmal zurückstecken müssen, so sollten sie andererseits nicht das Gefühl bekommen, weniger Aufmerksamkeit von ihren Eltern zu erhalten. Kurz: Die motorische Beeinträchtigung sollte nicht als „Familiensymptom“ das Denken aller Familienmitglieder beherrschen und im Vordergrund familiären Erlebens stehen. Wenn nicht ausgetragene Konflikte, tabuisierte Schwierigkeiten zwischen den Ehepartnern oder in anderen Familienbeziehungen dadurch verdrängt werden, dass lediglich über die „motorische Behinderung“ eines Familienmitgliedes kommuniziert wird, so dient das Symptom offensichtlich dafür, von anderem abzulenken. Hier kann die Symptomatik des körperbehinderten Kindes möglicherweise eine wichtige, stabilisierende Rolle im Familiensystem spielen – allerdings zahlt das Kind hierfür einen hohen Preis, da eine solche Symptomfixierung möglicherweise zu Überbehütung und relativer, unverhältnismäßiger Beeinträchtigung führen kann.

Bei der erworbenen motorischen Schädigung im weiteren Lebensalter, beispielsweise infolge einer plötzlichen Lähmung durch Querschnittssyndrom oder einer sich etwas langsamer entwickelnden entzündlichen Beeinträchtigung des Nervensystems im Rahmen einer Multiplen Sklerose, wird es wesentlich darauf ankommen, dass die Familienmitglieder und insbesondere die Ehepartner offen und ehrlich über ihre Befürchtungen, ihre Erwartungen und Hoffnungen miteinander sprechen.

Sexuelle Probleme

Manche motorischen Beeinträchtigungen können auch mit sexuellen Problemen einhergehen: So kann es beispielsweise im Rahmen einer multiplen Sklerose beim Mann zu Erektionsstörungen und bei der Frau zur Beeinträchtigung des Orgasmus kommen, je nach Lokalisation und Schwere der sensorischen Beeinträchtigung. Das gilt auch zum Teil für Querschnittslähmungen – wobei hier die Höhe der Querschnittslähmung entscheidend ist. Es ist aber darauf hinzuweisen, dass Potenzstörungen, Erektionsstörungen oder Gefühlsstörungen nicht zwangsläufig zum Verlust libidinösen Empfindens führen müssen: diese entstehen bekanntlich im Kopf, genauer gesagt im Limbischen System und können sexuelles Zusammensein und Zärtlichkeit durchaus lustvoll oder sogar orgiastisch erleben lassen, selbst wenn eine deutliche genitale Funktionsstörung vorliegt.

Familiäre Abhängigkeiten

Bei plötzlich eintretenden Lähmungen im höheren Lebensalter, beispielsweise in Folge eines Schlaganfalls, kommt es mitunter dazu, dass der oder die Betroffene aus völliger Gesundheit und Handlungsfähigkeit in ein Stadium mehr oder weniger starker Abhängigkeit oder Hilfsbedürftigkeit gerät. Die Großmutter, die in der Woche zuvor noch ihre Enkel von der Schule abgeholt und damit ihre Tochter entlastet hat, ist nun darauf angewiesen, von eben jener Tochter gepflegt, versorgt und beispielsweise gefüttert zu werden. Möglicherweise ist ihr dies sehr unangenehm, sie möchte aber – um ein Beispiel zu konstruieren – so wenig lästig wie möglich fallen und lässt sich eher geduldig füttern, weil das eigenständige Essen angesichts der schweren Einschränkung der Hand- und Mundmotorik zu lange dauern würde und die Tochter emotional und zeitlich belasten könnte. Diese wiederum möchte ihrer Mutter Peinlichkeit und Hilfsbedürftigkeit ersparen und ist ihr – beispielsweise bei der Nahrungsaufnahme – durch das Füttern behilflich, so gut es geht. Beide Frauen agieren also aus gegenseitiger Zuneigung und dem Gefühl, dem jeweiligen Partner Peinlichkeiten und Scham, Last und Arbeit zu ersparen. Dieses empathische und auf Schonung angelegte Verhalten kann aber andererseits dazu führen, dass mögliche und nötige Entwicklungsschritte ausbleiben: Je fürsorglicher und überbehütendender die Tochter wird, desto abhängiger und hilfloser wird die Mutter, ein Circulus vitiosus mit sich selbst verstärkendem Charakter. Hinzu kommt die filiale Rollenumkehr: hatte über viele Jahre bzw. Jahrzehnte die Mutter ihre Tochter unterstützt, so ändert sich dieses Verhältnis nun diametral. Diese Rollenumkehr kann für beide Seiten belastend, zumindest aber ungewohnt sein. In den meisten Konstellationen gelingt es allen Beteiligten, in guter und adäquater Weise miteinander und auch mit den durch die motorischen Einschränkungen bedingten Schwierigkeiten umzugehen.

Auch heute noch ist die Familie der Ort des wichtigsten Zusammenhalts, gegenseitiger Verlässlichkeit, bedingungsloser Zuneigung und Unterstützung in besonderen, mitunter kritischen Lebenslagen und nicht zuletzt der Ort, in dem Kinder aufwachsen und sich entwickeln können. Dies gilt für Familien mit und ohne behinderte Mitglieder gleichermaßen. In besonderen Konstellationen kann es aber auch zu momentanen Übergangskrisen kommen, die möglicherweise einer Beratung, in selteneren Fällen auch einer familientherapeutischen Intervention bedürfen.

10.11 Netzwerkarbeit und Casemanagement

Soziale Netze eines Menschen umfassen in der Regel Familie, Freunde, Nachbarn, der Nahbereich des Wohnens (beispielsweise die Einkaufsmöglichkeiten), die Schule, den Arbeitsplatz und vielfältige Möglichkeiten, die Freizeit zu gestalten – wobei dem Sport und der Musik erfahrungsgemäß eine große Bedeutung zukommt. All diese Bereiche können physikalische oder psychosoziale Barrieren aufweisen, die mobilitätsbehinderten Menschen eine Teilnahme erschweren können.

Wohn- und Arbeitsbereich

Hinsichtlich des Wohnens kommt es nicht nur darauf an, dass die Wohnung barrierefrei gestaltet ist – bzw. notfalls umgebaut wird. Es geht auch darum, dass Betroffene ohne größere Mühen einkaufen gehen, den Müll entsorgen, sich im Garten oder anderen Erholungsbereichen aufhalten oder Nachbarn besuchen können. Dies alles kann an baulichen Maßnahmen wie unpassierbaren Treppen, Stufen oder zu engen Ein- bzw. Ausgängen scheitern. Im Arbeitsbereich muss der Arbeitsplatz auf die spezifischen Bedürfnisse mobilitätsbehinderter Menschen angepasst werden – was sich zum einen im baulichen Bereich widerspiegelt und mitunter Rampen, stufenlose Übergänge und Aufzüge erfordert. Zum anderen braucht ein behinderter Mitarbeiter unter Umständen einen separaten Rollstuhl für seinen Arbeitsplatz. Zumindest muss dieser Rollstuhl geeignet sein, d. h. ausreichend Platz für die entsprechenden Drehbewegungen ermöglichen. Analoges gilt auch für Kantine und Toilette.

Hinsichtlich der Mobilität ist zu sagen, dass es bei vielen körperbehinderten Menschen gelingt, sich mittels Auto fortzubewegen. Hierzu sind aber in der Regel hydraulische Vorrichtungen zum Transport des Rollstuhls, Umbau der Lenkung (Servolenkung), ein automatisches Getriebe und unter Umständen eine Umstellung auf Handgas erforderlich. Dies alles ist technisch kein Problem, erfordert aber finanzielle Mittel, die zunächst, mitunter mühselig, beantragt werden müssen.

Assistenzparagdigma

Um sich im Wohn- und Arbeitsbereich bewegen zu können und so autonom wie möglich im Alltag zurecht zu kommen, sind manche Menschen mit schwerer körperlicher Behinderung in Teilbereichen auf zuverlässige und regelmäßige Hilfe angewiesen. Hier entstand in den 1990er Jahren das „Assistenzparadigma", das besagt, dass Menschen mit Behinderung die Auftraggeber ihrer professionellen Helfer sind. Nicht mehr Pädagogen oder Sozialarbeiter erkunden die bestmögliche Lösung für ein Mobilitätsproblem, sondern der behinderte Mensch selbst trifft die Entscheidungen und beauftragt als Kunde professionelle Assistenten bei der Hilfe zur Durchführung seines Vorhabens. Dieses Paradigma entstand im Wesentlichen durch Interessenvertreter körperlich behinderter Menschen, wird inzwischen aber auch erfolgreich von Menschen mit anderen, beispielsweise geistigen oder Sinnesbehinderungen, übernommen.

Integration

Seit den 1990er Jahren sind auch die Bemühungen zur Integration körperbehinderter Kinder im Regelkindergarten und der Regelschule verstärkt worden. Dabei unterscheidet man zielgerichtete von zieldifferenter Integration im Unterricht. Zielgerichtete Integration bedeutet in diesem Zusammenhang (lediglich), dass mobilitätsbehinderten Kindern und Jugendlichen durch geeignete bauliche und soziale sowie technische Maßnahmen ermöglicht wird, am Regelangebot von Bildungseinrichtungen teilzunehmen – durch Fahrdienste, Rampen, Fahrstühle etc. wird also beispielsweise der Besuch der Regelschule des Gymnasiums oder der Universität ermöglicht. Abgesehen von eher mechanisch-elektronischen Hilfestellungen wird also auf die Behinderung ansonsten keine Rücksicht genommen. Dies ist beim zieldifferenten Unterricht anders: Hier bezieht sich die Differenzierung auf Ziele, Inhalte, Methoden und Medien. Es wird also auf den spezifischen Förderbedarf körperbehinderter Kinder und Jugendliche, der sich möglicherweise auch im Wahrnehmungsbereich und in der sozialen Interaktion manifestiert, Rücksicht genommen. Neben den speziell hierfür ausgebildeten Förderschullehrern wird das Förderangebot durch Physio-, Ergo- und Sprachtherapeuten ergänzt.

Barrieren

Die Bedürfnisse von Menschen mit Mobilitätseinschränkungen hinsichtlich des Freizeitangebots und der soziokulturellen Teilhabe am kommunalen Geschehen unterscheiden sich nicht von denen anderer Mitbürger. Mitunter ist aber der Besuch von Cafes, Kinos, Theater und anderen Orten der Freizeitgestaltung durch Barrieren erschwert. Häufig sind es auch gesetzliche Vorschriften (Brandschutzvorschriften beispielsweise), die einen Kinobesuch unmöglich machen, obwohl er technisch möglich wäre. Mit dem Gleichstellungsgesetz von 2006 wurde unter anderem körperbehinderten Menschen das verbriefte Recht auf den ungehinderten und nicht aussondernden Zugang zu solchen Orten gewährt. Erst langsam beginnen sich die Kommunen sowie die Privatwirtschaft dieser Tatsache bewusst zu werden. Immerhin gibt es einige positive Ansätze wenn beispielsweise öffentliche Schwimmbäder, Sportstätten, Rathäuser, Beratungsstellen, Leihbüchereien und andere für den Freizeitbereich relevante Stätten in kommunaler Trägerschaft barrierefrei werden, und auch im privat zu verantwortenden Bereich (Cafe, Kino, Diskothek u. a.) ändert sich das Bild langsam (Marschall et al. 2005).

Bedeutung des Sports

Dem Sport kommt eine besondere Bedeutung in der Rehabilitation mobilitätseingeschränkter Menschen zu, da sich durch Spiel und sportliche Aktivität nicht nur der Umgang mit dem Rollstuhl einüben, sondern ein erhebliches Maß an Mobilität, Leistungsfähigkeit, Kampfgeist, körperliche Selbsterfahrung und Lebensfreude gewinnen bzw. wieder gewinnen lässt. Das Rollstuhltraining beispielsweise erweitert die Handlungsfähigkeit der Betroffenen, ist zugleich eine Vorbereitung auf eine möglichst freie und sichere Fortbewegung im Alltag und zudem Grundlage von Freizeit- und Sportmöglichkeiten. So gibt es beispielsweise elaborierte sporttherapeutische Angebote (Brüggemann/Wittmann in 2007). Hier werden unterschiedliche Sportarten vorgestellt, spezielle Kenntnisse zur Sporttherapie bei Querschnittslähmung vermittelt, konkrete Übungen vorgeschlagen und detailliert auf Möglichkeiten und Schwierigkeiten in der Benutzung des Rollstuhls eingegangen. Auch wird zwischen Freizeit- und Wettkampfsportarten unterschieden, was zu unterschiedlichen Übungsansätzen führt. Besonders geeignete Sportarten für Rollstuhlfahrer sind (z. T. mit geringfügigen Abwandlungen) Tischtennis, Bogenschießen, Schwimmen, Basketball und Waterrugby, die als Basissportarten gelten können. Darüber hinaus sind zahlreiche andere Sportarten prinzipiell auch im Rollstuhl durchzuführen wie beispielsweise Badminton, Boccia, Dart, Kegeln, Leichtathletik, Poolbillard und vieles mehr. Bei der Infantilen Zerebralparese können Schwimmen, Bogenschießen, Ballsport oder das Reiten (als Reittherapie oder als heilpädagogisches Voltigieren) angeboten werden. Sport ermöglicht die Erfahrung des eigenen Körpers und seiner Fähigkeiten. Damit ist oft eine Steigerung des Selbstwertgefühls, das Erleben neuer sensorischer Erfahrungen und nicht zuletzt neuer soziale Kontakte verbunden. Es stellt sich allerdings die Frage, ob solche sportlichen Aktivitäten immer den Charakter einer „Therapie" haben müssen – mitunter ist eine solche therapeutische Zielrichtung hilfreich. Manchmal kann es aber gerade für mobilitätsbehinderte Menschen wichtig sein, gerade eine nicht wie immer geartete Schwimmtherapie zu absolvieren, sondern, wie andere Menschen auch, einfach nur zu schwimmen.

Sozialraumorientierung

Bei der Nutzung solcher Freizeitangebote, aber auch im Bereich des Wohnens, des Arbeitens, nachbarschaftlicher Begegnungen und anderer Formen sozialer Netze, brauchen körperbehinderte Menschen in der Regel keine Hilfen – es würde reichen, wenn die Orte, in denen solche Begegnungen stattfinden, barrierefrei wären (leider sind sie es oft nicht!). Soziale Arbeit ist also in besonderer Weise gefragt, wenn es um stadtteilbezogene Arbeit geht. Eine solche Sozialraumorientierung, bei der es um Vernetzung und Aktivierung von Bürgern eines Stadtteils geht, damit diese sich gemeinsam für ihre eigenen Belange und Verbesserungen der Lebensbedingungen im Stadtteil einsetzen, berücksichtigt das Interesse aller in diesem Stadtteil lebender Bürger. Behinderten Mitbürgern kommt hier möglicherweise eine wichtige Schrittmacherfunktion zu – sorgen sie durch ihre Forderungen doch dafür, dass der Stadtteil barrierefreier auch für ältere Mitmenschen wird – Aufzüge kommen beispielsweise auch Eltern mit Kleinkindern zugute. Ähnliches gilt für viele andere Bereiche, in denen Barrierereduktion eine Rolle spielt.

Casemanagement

Beim Casemanagement geht es darum, zusammen mit dem mobilitätsbehinderten Menschen herauszuarbeiten, welches seine spezifischen Bedürfnisse sind und welche Institutionen bzw. professionellen Helfer ihm dabei behilflich sein können, die Folgen der Mobilitätseinschränkung so gering wie möglich zu halten. Es geht also darum, die Vielzahl therapeutischer Möglichkeiten sowie unterschiedlicher Fördermaßnahmen und Beratungsangebote zu kennen, einzuschätzen und bei Bedarf zu nutzen. Dabei ist interdisziplinäres Handeln erforderlich, da neben Heilpädagogen, Neurologen, Orthopäden, Ergotherapeuten, Logopäden, Physiotherapeuten, Motopäden, Pflegern und Krankenschwestern, Heilerziehungspflegern, Sozialarbeitern, Sozialpädagogen oder Sonderschullehrern unter Umständen noch eine Reihe anderer, rehabilitationsbezogener Berufsgruppen zu Rate gezogen werden können. Mitunter finden sich auch in Bereichen, die normalerweise der Freizeitgestaltung zugeordnet sind, spezifische therapeutische Maßnahmen oder Förderangebote: Bei der Reittherapie, verschiedenen Schwimmangeboten, der Musiktherapie oder dem Rehabilitationssport – um nur einige zu nennen.

Solche Angebote werden teils stationär, teils ambulant angeboten. Manchmal handelt es sich um zeitlich begrenzte, kurzfristige Maßnahmen, manchmal um begleitende Angebote über einen langen Zeitraum. Sie können medizinisch, physiotherapeutisch, rehabilitativ oder beratender Art sein. Sie können sich spezifisch an Betroffene einer speziellen Krankheit wenden – beispielsweise Angebote, die sich in besonderer Weise an MS-Erkrankte wenden oder Fördermaßnahmen speziell für Kinder mit Infantiler Zerebralparese. Andererseits können es Maßnahmen für mobilitätseingeschränkte Menschen sein, die unabhängig von der Ursache der Mobilitätseinschränkung angeboten werden. Auch über all diese unterschiedlichen Angebote und Indikationen sollten Sozialarbeiter, die im Casemanagement tätig sind, Bescheid wissen. Sie können den Kontakt zu den entsprechenden Einrichtungen in der Region vermitteln und sollten auch die hier tätigen professionellen Therapeuten und Helfer sowie deren spezifische Arbeitsweise kennen. Weiterhin sollten sie über die Träger der jeweiligen Einrichtung, das Konzept und die Organisationsstruktur grob informiert sein. Und schließlich sollten nicht nur die rechtlichen, sondern auch die finanziellen Rahmenbedingungen klar sein: Für die Betroffenen ist es wichtig, ob eine Fördermaßnahme oder Rehabilitation von der Krankenkasse, von der Renten- oder Unfallversicherung, von der Pflegeversicherung, dem Sozialamt, dem Jugendamt, einer Stiftung, bestimmten Sponsoren, einem kirchlichen Träger oder anderen Finanzgebern ganz oder teilweise übernommen wird. Schließlich werden Sozialarbeiter beim Ausfüllen von Formularen und dem Einreichen entsprechender Anträge behilflich sein können.

Neben der Vermittlung von therapeutischen Hilfen oder Fördermaßnahmen geht es aber auch darum, die Betroffenen bei der Entscheidung zu beraten, welche Hilfen momentan für sie sinnvoll sind und welche nicht. Wie bereits gezeigt wurde, kann man, was Förderung angeht, auch zuviel des Guten tun. Abzuwägen, welche Hoffnungen auf Befundverbesserung oder Reduktion von Einschränkungen realistisch sind, welche Hilfen hierbei momentan sinnvoll sind und welche nicht, bedarf auch einer einfühlsamen Beratung von jemandem, der einerseits gute Fachkenntnis und Empathie, andererseits aber auch die nötige Distanz hat.

Empowerment

Schließlich geht es darum, die eigenen Kräfte zur Bewältigung anstehender Aufgaben zu fördern, auch und gerade dann, wenn eigene Ansprüche gegen Widerstand durchgesetzt werden sollen. Das Empowerment-Konzept betont wesentlich soziale, gesellschaftliche, aber auch praktische Stärken und die Autonomie des Familiensystems und findet vor allen Dingen im politischen Bereich sowie im Bereich der Netzwerkarbeit und der Gründung von Selbsthilfegruppen seinen Niederschlag.

Selbsthilfegruppen

Selbsthilfegruppen, wie beispielsweise die Deutsche Gesellschaft für Multiple Sklerose, die Deutsche Gesellschaft für Menschen mit Querschnittslähmung und Traumen des Nervensystems oder die Vereinigung zur Förderung cerebralparetischer Kinder finden sich zum einen auf überregionaler, zum Teil bundesweiter Ebene, zum anderen gibt es vielerorts regionale Selbsthilfegruppen und Interessenverbände. Sie dienen nicht nur dem Erfahrungsaustausch und dem Austausch aktueller Informationen, beispielsweise über neue Therapiemöglichkeiten oder rechtliche Belange, sondern ermöglichen oft auch, zu erfahren von Menschen unterstützt und verstanden zu werden, die ähnliche Erfahrungen gemacht haben wie man selbst. Zudem können sie sozialpolitischen Forderungen den notwendigen Nachdruck verleihen. Die Unterstützung und mitunter auch organisatorische Begleitung und Beratung solcher Gruppen kann ebenfalls eine Aufgabe sozialer Arbeit sein.

10.12 Soziokulturelle Aspekte

Nicht Menschen mit Mobilitätsbeeinträchtigungen müssen sich an ihre Umwelt adaptieren, auch die Umwelt muss Bereitschaft zeigen, auf die Bedürfnisse mobilitätsbehinderter Menschen einzugehen. Die Diagnose „Querschnittslähmung“ beispielsweise beinhaltete vor 60 Jahren meist eine noch ungünstige Prognose. Demgegenüber haben Querschnittsgelähmte heute dank intensivmedizinischer, pflegerischer und vor allem rehabilitativer Maßnahmen eine fast normale Lebenserwartung. Das allgemeine öffentliche Bewusstsein hinkt dieser Entwicklung in bedrückender Weise nach. Die meisten Bahnhöfe sind nicht darauf eingerichtet, dass Rollstuhlfahrer ohne fremde Hilfe einen Zug benutzen können, und oft genug sind selbst die normalen Bahnabteile noch nicht rollstuhlgerecht. Ähnliches findet sich in anderen Bereichen, so dass Rollstuhlfahrer oft nicht an wichtigen gesellschaftlichen Vorgängen teilnehmen können (Cafe- oder Kinobesuche, Theaterveranstaltungen usw.). Wo dies durch technische Hilfen möglich ist, kann versucht werden, Mobilitätshindernisse zu verringern oder zu beseitigen. So kann ein Wagen durch gezielte Umbaumaßnahmen (Handgasumstellung, Servolenkung, Kupplungsautomatik) einem paraplegisch Gelähmten zu etwas größerer Eigenständigkeit und Mobilität verhelfen. Neben solchen individuell orientierten technischen Maßnahmen sind aber auch generelle Maßnahmen notwendig. Beispielsweise müssten Bordsteinkanten abgeflacht werden, behindertengerechte Busse als generelle Regelmaßnahmen angeboten werden usw. Dies setzt wiederum die Bereitschaft der Allgemeinheit voraus, solche Maßnahmen grundsätzlich und regelmäßig zu finanzieren und damit zu akzeptieren, dass der Behinderte einen Rechtsanspruch auf gesellschaftliche Partizipation hat. Damit allein ist es allerdings nicht getan: Die Berliner Verkehrsbetriebe haben beispielsweise in vorbildlicher Weise Busse und das gesamte U-Bahnsystem auf die Bedürfnisse rollstuhlfahrender Fahrgäste umgestellt. Allerdings führen Fahrzeitverdichtungen, Personalmangel und Zeitdruck dazu, dass kaum Zeit für persönliche Hilfestellungen oder beispielsweise Auskünfte bleibt. Während also die technischen Hilfen verbessert wurden, führen die Bedingungen eines postmodernen Lebensstil mit den verbundenen Sparmaßnahmen häufig zu einer – freilich ungewollten – Verschlechterung der Situation für Menschen mit Behinderung.

Psychosoziale Barrieren

Abgesehen von physischen Barrieren spielen auch psychische und soziale Barrieren eine Rolle. Es muss ins Bewusstsein eines jeden Menschen dringen, dass Querschnittsgelähmte – aber auch andere Menschen mit motorischen Einschränkungen – partiell behindert sind, also lediglich einen eng umschriebenen Funktionsausfall hinsichtlich ihrer Mobilität haben, ansonsten aber sich in keinem anderen Bereich ihres Lebens von ihren Mitmenschen grundsätzlich unterscheiden. Es geht also nicht an, in ihren primär oder vorrangig „Behinderte" zu sehen, sondern sie wie alle anderen auch als individuelle Persönlichkeiten zu sehen: Als Gesprächspartner, als Mann oder Frau, als Arbeitskollegen, als Schüler oder Dozent, als Urlaubsbekanntschaft oder welche Rollen auch immer unser Leben so bietet. Es muss anerkannt werden, dass die Mobilitätsbehinderung ein Charakteristikum unter vielen, und beileibe nicht das wichtigste, ist. Die engen Zusammenhänge zwischen physischen Barrieren, beispielsweise unüberwindbaren Treppen oder Bordsteinkanten, und psychosozial empfundenen Behinderungen werden deutlich, wenn man sich näher mit der Lebenswirklichkeit der Betroffenen befasst.

B So hatte eine studentische Arbeitsgruppe der katholischen Hochschule Münster in einem einjährigen Projekt Barrieren für Menschen mit Mobilitätsbehinderung in einer Gemeinde von 20.000 Einwohnern identifiziert, dokumentiert und gemeinsam mit mobilitätsbehinderten Menschen begutachtet. Unter anderem waren zu kurze Ampelphasen, zu hohe Bordsteinkanten, ungünstige Wegpflasterung, enge Passagen, nicht allein zu öffnende Türen, ungünstiges Gefälle von Rampen, zugeparkte Bürgersteige und vieles mehr festgestellt worden. In einer umfassenden Fotodokumentation sowie ausführlichen Erörterungen wurden die Ergebnisse dieser Untersuchungen nicht nur dem Sozialausschuss der Gemeinde, sondern einer breiten, interessierten Öffentlichkeit vorgestellt und führten zu einer Reihe von Veränderungen, vor allem aber zu einem Umdenkungsprozess vieler Beteiligten. Insbesondere wurde die Neuplanung des Gemeindeschwimmbades auch unter Berücksichtigung dieser Erkenntnisse modifiziert – ebenso ein länger schon geplanter Umgang der Bürgerhalle. Es wurde schnell deutlich, dass dies nicht nur eine Hilfe für die mobilitätsbehinderten Gemeindemitglieder war. Die in ihrer Altersstruktur noch relativ junge Gemeinde bereitete sich gleichzeitig auf einen Alterungsprozess aller ihrer Bürger vor: Mit zunehmenden Alter können Mobilitätsbehinderungen auch für Menschen ein Problem werden, die davon über viele Jahre nicht betroffen waren.

Inklusion

Es geht also nicht nur darum, auf behinderte Mitbürger Rücksicht zu nehmen – im Gegenteil, zur Inklusion (die mehr als Integration ist) gehört, dass auch und gerade behinderte Bürger durch ihre Erfahrungen und ihren Ratschlag Gemeindestrukturen verändern und somit dazu beitragen, dass man in einer Gemeinde auch unbesorgt alt werden und in jeder Lebensphase ein menschenwürdiges, gelingendes und teilhabendes Leben führen kann.

Gründe für Mobilitätsbarrieren

Mobilitätsbarrieren sind in der Regel nicht Ausdruck bösen Willens, sondern haben meist andere Ursachen. Zum einen strukturelle und historische Ursachen, wenn beispielsweise Bahnhöfe zu einem Zeitpunkt gebaut wurden, als es noch keine Rollstuhlfahrer gab. Analoges gilt für historische Straßenpflasterungen oder Jahrhunderte alte Kirchen mit nur schwer zu öffnenden Portalen. Zum anderen können trotz guten Willens und politischer wie architektonischer Bemühungen Fehler vorkommen: Beispielsweise, wenn eine Brücke zwar die zugelassene Steigung von 6% nicht überschreitet, insgesamt jedoch die Wege zu lang sind und keine waagerechten Verweilstrecken eingerichtet wurden. Analoges gilt für Bankautomaten oder sich elektronisch öffnende Türen, die möglicherweise, was den Zugang und die Höhe angeht, zwar behindertengerecht angelegt sind, hingegen von schwer beeinträchtigten Menschen in der Kürze der elektronisch eingestellten Zugangszeiten nicht adäquat benutzt werden können. Eine dritte Gruppe von Mobilitätsbehinderungen ergibt sich aus Gedankenlosigkeit, beispielsweise im Falle zugeparkter Bürgersteige, die mobilitäteinschränkenden Blumenkübel in beengten Fussgängerzonen und anderem mehr.

Nach unseren Erfahrungen ist ein wesentlicher Punkt zur Reduktion von Barrieren die Anhörung der unmittelbar von den Barrieren Betroffenen zu nennen. Nur sie können wirklich beurteilen, was hinderlich oder der Mobilität förderlich ist.

Stigmatisierung

Zum Schluss dieses Kapitels soll noch kurz auf mögliche Stigmatisierungen körperbehinderter Menschen eingegangen werden. Wenn beispielsweise in einem Geschäft vom Verkäufer nicht der Rollstuhlfahrer, sondern sein den Rollstuhl schiebenden Begleiter angesprochen wird, handelt es sich um eine solche Stigmatisierung. Wenn Menschen mit erschwerter Mundmotorik und daraus resultierenden Sprechstörungen (die weder etwas mit Sprachstörungen noch etwas mit geistiger Behinderung zu tun haben, sondern lediglich Ausdruck erschwerter Artikulation sind) oder aufgrund von vermehrtem Speichelfluss abfällig angeschaut und in ihren Äußerungen nicht ernst genommen werden, ist dies ebenfalls eine Stigmatisierung. Leider finden sich zunehmend Phänomene negativer Bezeichnung, wenn, insbesondere von Jugendlichen, Worte wie „Behinderter" oder „Spasti" als Schimpfwort gebraucht werden. Solche Etikettierungen und negativen Konnotierungen einer Minderheit finden sich auch bei anderen Störungen, beispielsweise bei geistig Behinderten (das Wort „Idiot" war ursprünglich ein Fachwort) oder bei seelischen Beeinträchtigungen (beispielsweise der Schizophrenie). Wenn aber Menschen mit körperlichen Einschränkungen auf diese Mobilitätsbehinderungen reduziert werden, wenn sie wegen dieser abwertend behandelt werden, wenn gar eine Behinderungsform oder ein Symptom (beispielsweise die Spastik) bereits als negativ wertender, ausgrenzender, entwürdigender und herabsetzender Ausdruck benutzt wird, dann bahnt sich hier eine unheilvolle, ausgrenzende gesellschaftliche Entwicklung an. Solchen Tendenzen muss unbedingt Einhalt geboten werden, da sie nicht nur für Menschen mit Mobilitätseinschränkungen entwürdigend, beleidigend und bedrohlich sind, sondern weil solche Entwicklungen darüber hinaus das gesellschaftliche Wertegefühl und damit letztlich das Zusammenleben in der Sozietät nachhaltig ruinieren können – und zwar für alle Mitglieder der Gesellschaft. Daher umfasst Soziale Arbeit immer und notwendigerweise auch, neben den sicher vorrangigen individuellen Unterstützungen für Betroffene in besonderen Notlagen, die gesellschaftliche Ebene und die ihr innewohnenden soziokulturellen Prozesse.

10.13 Literaturhinweise und Vertiefungsfragen

Besser, R., Krämer, G. (2006): Multiple Sklerose. Antworten auf die häufigsten Fragen. 6. Aufl. Trias, Stuttgart.
Leicht lesbare, knappe aber doch umfassende Darstellung der Multiplen Sklerose für Betroffene und nichtärztliche Helfer.

Hedderich, I. (2006): Einführung in die Körperbehindertenpädagogik. 2. Aufl. Ernst Reinhardt Verlag, München, Basel
Überblick über die klassischen Themen der Körperbehindertenpädagogik von der Frühförderung bis zur Arbeitswelt.

Hüter-Berker, A., Dölken, M. (Hrsg.) (2007): Physiotherapie in der Neurologie. 2. Aufl. Thieme, Stuttgart.
Reich bebildertes, didaktisch gelungenes und gut zu lesendes, grundlegendes Lehrbuch der neurologischen Physiotherapie.

Marshal, D., Meckmann, A., Piepenbreier, N., Schulte, M. (2005). Neue Wege. Ansätze zur Reduktion von Barrieren für mobilitätsbehinderte Bürger der Gemeinde Senden. Shaker, Aachen
Fachkundiger und einfühlsamer Projektbericht über die Reduktion von Barrieren mobilitätsbehinderter Menschen in einem kleinen Gemeinwesen.

Vertiefungsfragen

10.1 Gehen Sie auf die Zusammenhänge von Impairment (Schädigung), Disability (Beeinträchtigung) und Handicap (Benachteiligung/Behinderung) ein und erläutern Sie, dass das Handicap eines auf den Rollstuhl angewiesenen Menschen wesentlich gesellschaftlich mitbedingt ist.

10.2 Differenzieren Sie die Begriffe „Normalitätsprinzip" und „Assistenzprinzip" sowie das Integrations- und das Inklusionsparadigma!

10.3 Gehen Sie bitte auf einige Symptome von Querschnittslähmung, Multipler Sklerose und infantiler Cerebralparese ein und erläutern Sie typische Krisen sowie mögliche Stigmatisierungsgefahren.

Multiple-Choice-Fragen zu diesem Kapitel finden Sie unter www.reinhardt-verlag.de und www.utb-mehr-wissen.de.

Arbeitsfeld Prävention, Gesundheitserziehung und Public Health

11 AIDS

11.1 Definition und Epidemiologie

1981 wurde an der US-amerikanischen Westküste erstmals ein Krankheitsbild beschrieben, dass mit erhöhter Infektanfälligkeit und Immunschwäche einherging, einen dramatischen Verlauf nahm und in der Folgezeit als AIDS (Aquired immun deficiency syndrome, also erworbenes Immunschwäche-Syndrom) bezeichnet wurde. Heute verstehen wir darunter ein Krankheitsstadium, in dem das Immunsystem durch das HI-Virus derart geschädigt ist, dass es nur noch unzureichend arbeitet und sich infolgedessen Infektionen und/oder Tumorerkrankungen mehr oder weniger ungehindert ausbreiten können. Zu diesem Zeitpunkt kann das dieser Störung zugrunde liegende Virus auch direkt zu Organschädigungen wie z. B. einer HIV-bedingten Hirnhautentzündung führen.

Unter der HIV-Infektion versteht man den chronischen Befall mit dem menschlichen Immunschwäche-Virus (HI-Virus), der zwar eine chronische Erkrankung darstellt, dennoch über viele Jahre ohne Symptome auftreten kann. Ohne wirksame Therapie kann sich aus der HIV-Erkrankung das Krankheitsbild AIDS entwickeln.

Da mittlerweile wirksame Medikamente zur Verfügung stehen (s. u.), können die Krankheitsdefinitionen unter Umständen „verschwimmen“: Das Vollbild AIDS mit dem für dieses Stadium charakteristischen Zusammenbruch der Immunabwehr ist möglicherweise unter Therapie reversibel, so dass die Symptome verschwinden, der Betroffene aber nach wie vor HIV-positiv ist.

Epidemiologie

Nach Angaben des Robert-Koch-Instituts (2006) sind seit Beginn der HIV-Epidemie rund 65 Millionen Menschen an der HIV-Infektion erkrankt. Damit gehört AIDS neben Tuberkulose und Malaria zu den häufigsten Infektionsbedingten Todesursachen. Mehr als 95% der insgesamt infizierten Menschen leben oder lebten in Afrika südlich der Sahara. Fast die Hälfte der sich neu mit HIV-Infizierenden ist erst zwischen 15 und 24 Jahre alt, was zu enormen sozialen und gesellschaftlichen Verwerfungen führt. Die dynamische Entwicklung der HIV-Epidemie ist in vielen Ländern sehr unterschiedlich. Liegt eine hohe Zahl von HIV-Infizierten vor, so wird das Virus vor allem durch heterosexuellen Verkehr übertragen, was als „Pattern II“-Verbreitungsmuster bezeichnet wird.

Verbreitungsmuster

In Industrieländern (Nordamerika, Europa) findet sich hingegen eher das „Pattern I-Muster“, bei dem bestimmte Bevölkerungsgruppen in besonderer Weise betroffen sind und der Übertragungsweg oft durch homosexuellen Verkehr erfolgt. In einigen afrikanischen Ländern liegt die HIV-Prävalenz (die Anzahl HIV-positiver Menschen, die zur Zeit in einer Region leben) bei 2%, in anderen über 20%.

Es gilt heute als sicher, dass sich bei der HIV-Epidemie um eine Zoonose, d. h. eine Übertragung nach Modifikation eines verwandten Keimes vom Tier (Affen) auf den Menschen handelt. Die älteste HIV-positive Blutprobe (nachträglich analysiert) stammt aus dem Jahr 1958 (Kongo) und deutet darauf hin, dass der Ursprung der Epidemie in der ersten Hälfte des 20. Jahrhunderts liegt und sich im Rahmen der Kolonialisierung, längeren Lebenserwartung und erhöhten Mobilität (Flugverkehr) im letzten Viertel des 20. Jahrhunderts weltweit verbreitete.

Epidemiologie in Deutschland

In Deutschland begann die Ausbreitung des HIV etwa Anfang der 1980er Jahre und erreichte nach anfänglich steilem Anstieg in den 1980er und 1990er Jahren ein relativ konstantes Niveau von etwa 2.000 bis 2.500 Neudiagnosen pro Jahr. Bis Mitte 2005 waren rund 25.000 an AIDS erkrankte Menschen gemeldet und insgesamt etwa 13.000 Menschen an AIDS verstorben. Im Jahr 2005 lag die Zahl der Neuinfektionen (HIV-Erkrankung) zwischen 1.500 und 2.000, die Zahl der Neuerkrankungen an AIDS bei etwa 800.

Die häufigsten Infektionswege in der Bundesrepublik sind homosexuelle Kontakte bei Männern, sie machen etwa 60% der HIV-Erkrankungen sowie etwa 60% der AIDS-Erkrankungen aus. An zweiter Stelle in Personen aus „Pattern II“-Ländern (HIV-Erkrankungen 18%, AIDS-Erkrankungen 13%), an HIV-Neuerkrankungen folgen heterosexuelle Kontakte mit 17% und intravenöser Drogengebrauch mit 6%, während die Reihenfolge bei den AIDS-Erkrankungen umgekehrt ist (intravenöser Drogengebrauch 13%, heterosexuelle Kontakte 5%). Eine Übertragung von Mutter zu Kind ist selten und liegt bei unter 1%. 40% der HIV-Neuinfektionen und etwa 50% der AIDS-Erkrankungen finden sich in bundesrepublikanischen Großstädten wie Frankfurt, München, Berlin, Düsseldorf, Köln und Hamburg. Nach wie vor ist der überwiegende Anteil der Neuinfektionen bei homosexuellen Kontakten zwischen Männern zu finden, doch zeichnet sich ein zunehmender Trend auch unter Heterosexuellen ab. Die weiter unten noch zu beschreibenden therapeutischen Maßnahmen haben die Zeitspanne von der HIV-Infektion bis zum Auftreten von AIDS erheblich verlängert, führen aber zunehmend auch zu steigenden Versorgungsbedarfen.

11.2 Biologische Grundlagen

HI-Viren

HI-Viren gehören zur Gruppe der Retroviren. Viren sind keine Lebewesen im eigentlichen Sinne, sondern bestehen im Wesentlichen aus Erbsubstanz (bei Retroviren aus RNA) und eine diese umgebende Protein-Hülle. Sie können sich nicht selbständig bewegen und haben keinen eigenen Stoffwechsel. Retroviren verfügen insbesondere über bestimmte Enzyme (Eiweiße), die RNA in DNA verwandeln können (näheres s. u.). Es sind inzwischen zwei Virustypen analysiert worden: Zum einen der HIV-1-Typus, der wiederum in verschiedene Untergruppen (a–i) unterteilt wird, die in unterschiedlichen Weltregionen vorkommen. 80% aller HIV-positiven Menschen sind vom HIV-Typ 1 Subtyp c infiziert.

Tab. 11.1: Unspezifische und spezifische Immunabwehr (Modif. n. Deutsche AIDS-Hilfe 2007, 13)

	Unspezifische Immunabwehr	**Spezifische Immunabwehr**
zellulär	Unspezifische Abwehr durch Zellen: Fresszellen (Makrophagen) und andere weiße Blutkörperchen vernichten Erreger (z. B. Bakterien) direkt (z. B. eiternde Wunde).	Spezifische Abwehr durch T-Zellen/T-Lymphozyten, z. B. – T-Helferzellen (CD4-Zellen) – T-Supressorzellen – „T-Killerzellen"
humoral	Unspezifische Abwehr durch lösliche Stoffe: Botenstoffe (Zytokine) stimulieren die Bildung unspezifischer Abwehrzellen Lysozym (z. B. im Speichel) kann Bakterienhüllen zerstören	Spezifische Abwehr durch Antikörper (Immunglobuline): Antikörper reagieren nach dem „Schlüssel-Schloss-Prinzip" auf spezifische Erreger (Antigene); sie werden von Plasmazellen/ B-Lymphozyten produziert

In den USA und in Europa liegt vor allem der HIV-1 Subtyp b vor, obwohl er weltweit nur 10% ausmacht. Beim HIV-2-Typus scheint es sich um eine Variante mit etwas milderer Verlaufsform zu handeln.

Da es sich bei der AIDS-Erkrankung um eine erworbene Immunschwäche handelt, ist es sinnvoll, zunächst einige Grundlagen des Immunsystems zu erläutern.

Immunsystem

Stoffe wie beispielsweise Blütenstaub, Bakterien, Viren, Pilze oder Parasiten, die in den menschlichen Körper eindringen, werden als Antigene bezeichnet. Sie werden in der Regel vom Körper als Fremdkörper erkannt und mit dem körpereigenen Immun- bzw. Abwehrsystem bekämpft. Hieran sind Leber, Milz, Knochenmark, Thymusdrüsen, Lymphknoten und Darmschleimhaut in besonderer Weise beteiligt. Wie Tabelle 11.1 zeigt, kann man eine spezifische von einer unspezifischen Immunabwehr unterscheiden. Beide, spezifische wie unspezifische Immunabwehr, bedienen sich zellulärer sowie humoraler Abwehrmaßnahmen (humoral bedeutet, dass die Abwehrstoffe in Säften, beispielsweise in Blut oder Lymphflüssigkeit gelöst und nicht an Zellen gebunden sind).

Unspezifische Immunabwehr

Am Anfang der Fremdkörperbekämpfung stehen unspezifische Abwehrmaßnahmen, beispielsweise humoraler Art. Flüssigkeitslösliche Stoffe, beispielsweise Zytokine, stimulieren Abwehrzellen der unspezifischen Abwehr. Andere Stoffe wie beispielsweise Lysozym sind in der Lage, Hüllen von Bakterien zu zerstören. Ebenfalls zur unspezifischen Abwehr gehören Zellen, die (beispielsweise als Fresszellen, sog. Makrophagen) Bakterien und andere Erreger durch Verdauung vernichten, wobei Eiter entsteht.

Die unspezifische, zellgebundene wie humorale Immunabwehr hat den Vorteil, dass sie relativ schnell greift und einen Großteil der Fremdkörper eliminieren kann. Durch ihre Unspezifität bleiben aber in der Regel Antigene übrig, die, wenn sie viraler oder bakterieller Natur sind, durch Vermehrung zur Gefahr werden können und einer spezifischen Abwehr bedürfen.

Spezifische Immunabwehr

Auch die spezifische Immunabwehr kann humoraler wie zellulärer Art sein. So reagieren spezifische Antikörper auf Eiweißbasis (in Flüssigkeit gelöst) auf spezielle Erreger. Sie passen wie der Schlüssel zum Schloss auf das jeweilige Antigen und sind in der Lage, diese Erreger zu verklumpen oder anderweitig zu zerstören. Solche spezifischen, eiweißgebundenen Antikörper werden als Immunglobuline bezeichnet und beispielsweise von B-Lymphozyten produziert. Zur spezifischen Immunabwehr gehört zum anderen die Abwehr durch spezielle Zellen, die T-Zellen. Eine Schlüsselrolle spielen die T-Helferzellen, die als Schaltzentrale der spezifischen Abwehr bezeichnet werden können und vor allem krankhaft befallene Zellen erkennen. Sie aktivieren andere Abwehrzellen mit Hilfe von Botenstoffen, so dass die Immunabwehr in Gang kommt und gesteuert wird. Ihren Namen „CD4-Zellen" verdanken sie der Tatsache, dass sie selbst an der Zellmembran CD4-Rezeptoren haben, auf deren Bedeutung unten noch weiter eingegangen wird.

Ebenfalls zu den T-Zellen gehören T-Gedächtniszellen, deren Vorläufer bereits Kontakt mit spezifischen Krankheitserregern hatten. Wer beispielsweise einmal die Masern durchgemacht hat oder hiergegen geimpft wurde, hat sehr spezifischen T-Zellen, die sich an eine solche Virusinfektion erinnern und durch gezielte Abwehr eine Neuinfektion verhindern können. T-Killerzellen sind hingegen an der direkten Eliminierung von Fremdkörpern/Antigenen beteiligt, und T-Suppressorzellen sind in der Lage, eine sonst überschießende Immunabwehr zu reduzieren und zu steuern.

Reduplikation von HI-Viren

Um zu verstehen, wie die HIV-Infektion und die damit verbundene Schwächung des Immunsystems zusammen hängt, muss man sich zunächst grundsätzlich die Reduplikation von Viren (nicht nur HI-Viren) verdeutlichen.

Viren, so wurde bereits gesagt, sind keine Lebewesen im eigentlichen Sinne, sondern für ihre Vermehrung (Reduplikation) auf Wirtszellen angewiesen. Dies gilt allgemein für alle Viren, also auch für HI-Viren. Letztere haben sich allerdings auf bestimmte Wirtszellen spezialisiert, deren Gemeinsamkeit darin besteht, dass sie an ihrer Oberfläche CD4-Rezeptoren haben. Dies sind vor allem die T-Helferzellen, zum Teil aber auch die oben bereits genannten Makrophagen und andere Zellen der Immunabwehr. HI-Viren können gezielt an solchen CD4-Rezeptoren andocken und mittels eines bestimmten, in der Virushülle vorhandenen Eiweißes die Membran der Gastzelle verändern, so dass es zur Verschmelzung bzw. zur sogenannten Fusion kommt (wie weiter unten noch zu zeigen sein wird, wirkt ein erster Typ antiretroviraler Medikamente an dieser Stelle, indem er pharmakologisch eine solche Fusion verhindert).

In die Wirtszelle eingeschleust, gelingt es dem Virus nun mit Hilfe eines ihm eigenen Enzyms, der reversen Transkriptase, seine Information von der Ribonukleinsäure (RNA) in die Desoxyribonukleinsäure (DNA) umzuschreiben. Der genetische Code des Menschen liegt im Zellkern DNA-gebunden vor. Daher könnte RNA dort nicht eingebaut werden. Anders verhält es sich bei der neu entstandenen, umgeschriebenen proviralen DNA, die nun in das Genom der Wirtszelle eingebaut wird, ein Vorgang, der als Integration bezeichnet wird (auf der Ebene der Umschreibung kann mittels einer Hemmung der reversen Transkriptase eine Vermehrung des Virus verhindert oder erschwert werden). Andere Medikamente verhindert die Integration im Zellkern der Wirtszelle. Lässt man dem Virus freien Lauf, so wird die DNA der Wirtszelle so manipuliert, dass sie im folgenden ihre normalen und genuinen Funktionen aufgibt und stattdessen nur noch Virus-RNA produziert. Das hat zur Folge, dass sich die Wirtszelle zunehmend mit Virus-RNA Partikeln auffüllt. Diese Partikel werden „zu reifen Viren" zusammengebaut und mit einer Proteinhülle ausgestattet, bevor sie letztendlich die Wirtszelle verlassen. An Zusammenbau, Reifung und Ausschleusung aus der menschlichen Zelle ist ein weiteres Enzym, die Protease, von Nöten (auch sie kann medikamentös gehemmt werden). Auf diese Weise können pro Tag bis zur einer Milliarde neuer HI-Viren produziert werden, die ihrerseits wieder neue Wirtszellen befallen können.

Zusammenfassung

HI-Viren befallen also ausgerechnet die Zellen, die für die Immunabwehr verantwortlich sind und eigentlich das Virus bekämpfen müssten – nämlich vor allem die T-Helferzellen sowie andere Abwehrzellen mit CD4-Rezeptor. Die Folge ist, dass es dem Immunsystem zunehmend schwerer fällt, mit Krankheitserregern fertig zu werden – die hierzu notwendigen T-Zellen fallen zunehmend aus. Diese Vorgänge sind allerdings im Verlauf der Krankheit sehr unterschiedlich ausgeprägt.

11.3 Ursachen und Auslöser

Die Ursache für die HIV-Infektion ist das Eindringen des HI-Virus in den menschlichen Körper und das Andocken an die T-Helferzellen des Immunsystems sowie die anschließende Reduplikation in der Wirtszelle. Die Ursache der AIDS-Erkrankung hingegen ist der mehr oder weniger völlige Zusammenbruch des Immunsystems und die daraus resultierenden opportunistischen Infektionen, die unbehandelt zu schweren Erkrankungen oder zum Tod führen. Im Folgenden soll vor allem auf die möglichen Übertragungswege sowie Schutzmöglichkeiten eingegangen werden.

Übertragungswege

Um das HI-Virus zu übertragen, muss eine genügend große Menge infektiöser Körperflüssigkeit und eine Eintrittspforte vorhanden sein. Eine sehr hohe Viruslast zeigt beispielsweise das Blut eines HIV-positiven Menschen, eine hohe Viruslast finden wir im Vaginalsekret sowie im Ejakulat (Sperma), die Viruslast in der Muttermilch ist weniger hoch, reicht potentiell aber auch aus, um ein Säugling zu gefährden. In allen anderen Körperflüssigkeiten wie Speichel, Schweiß oder Tränen sind Viren, wenn überhaupt, in einer solch geringen Zahl anzutreffen, dass es nicht zur Infektion kommt. Urin und Kot sind nur dann gefährlich, wenn sie Blutbestandteile enthalten (was allerdings bei Durchfällen bei Patienten mit AIDS-related-complex oder dem Vollbild der AIDS-Erkrankung vorkommen kann).

Sexuelle Übertragung

Die Haupteintrittspforten sind die Schleimhaut von Enddarm, Scheide und Muttermund, wobei kleinere und nicht spürbare Wunden eine besondere Gefährdung darstellen. Zum anderen kann auch die Schleimhaut am vorderen Teil der männlichen Harnröhre sowie die Vorhaut bei Verletzungen gefährdet sein. Verletzungen im Mund können, wenn sie nicht sofort verschlossen werden (wie kleinere Läsionen beim Zähneputzen) ebenfalls potentielle Eintrittspforten darstellen. Die intakte Haut hingegen ist vor Infektionen geschützt, es sei denn, sie wird durch eine Nadel (beispielsweise bei Drogenmissbrauch) oder infiziertes schneidendes Material (Tätowierung, Piercing) verletzt. Nicht nur eine hohe Viruslast der Körperflüssigkeit, sondern auch das Drücken und Reiben infektiösen Materials in die aufnehmende Schleimhaut erhöhen das Infektionsrisiko.

Aus diesen grundlegenden Fakten resultieren die hauptsächlichen Übertragungswege. Zum einen (und in der westlichen industrialisierten Welt am häufigsten) wird das HI-Virus beim Eindringen beim Analverkehr ohne Kondom via Darmschleimhaut übertragen, zumal die Analschleimhaut sehr empfindlich ist und sich in ihrer Umgebung direkt Wirtszellen befinden. Der Analverkehr ist also sehr risikoreich. Zwar ist die Scheidenschleimhaut etwas widerstandsfähiger, doch durch häufige kleine (und unbemerkte) Verletzungen und Reizungen sowie während der Menstruation kann das Infektionsrisiko stark erhöht sein. Grundsätzlich ist das Infektionsrisiko für die aufnehmende Person größer als für die eindringende Person.

Beim Oralverkehr kann via Spermaflüssigkeit eine hohe Viruslast in den Mund gelangen, was bei Läsionen der Mundschleimhaut zur Infektion führen kann. Sofortiges Ausspucken des Sekrets sowie das mehrmalige Ausspülen mit hochprozentigem Alkohol verringert nach Angaben der deutschen AIDS-Hilfe (2006) das Risiko, stellt natürlich keinen Schutz dar. Die orale Befriedigung der Frau kann zwar auch zu Infektionen führen, doch ist das Risiko geringer.

Zwar ist die Zahl der über Drogenkonsum infizierten Menschen in der Bundesrepublik abgesunken (s. o.), doch kann das Virus nach wie vor durch das needle-sharing, das Austauschen kontaminierten Spritzbestecks erfolgen. Am äußeren Rand des Blutpfropfes, der meist eingetrocknet ist, sind keine aktiven Viren zu erwarten, doch kann am Inneren des Spritzenausgangs oder des Kanüleneingangs virales, aktives Material vorliegen. Folglich ist das aktiven Spritzen einer Flüssigkeit durch diese Eintrittspforte gefährlicher als akzidentelle Stichverletzungen durch herumliegende Spritzen. Das Wissen um diese Übertragungswege spielt eine große Rolle bei der Begleitung drogenabhängiger Menschen sowie bei der Infektionsprophylaxe medizinischen Personals – auf beide Themen wird weiter unten noch ausführlicher eingegangen.

Geburt

Die Übertragung des HI-Virus von Mutter auf das Kind ist, wie oben bereits erwähnt, äußerst selten (unter 1%), immerhin aber möglich. Die Hauptgefährdung besteht während der Geburt, weil es hier zu Blutaustausch kommen kann (durch den getrennten Blutkreislauf während der Schwangerschaft ist hier eine Infektion eher unwahrscheinlich). Folglich werden bei bekanntem Risiko die Kinder in der Regel mit Kaiserschnitt zur Welt gebracht. Auf ein anschließendes Stillen sollte sicherheitshalber verzichtet werden. Wie bereits erläutert, kann eine mögliche Infektion des Neugeborenen nur durch den Nachweis des Virus selbst, nicht aber der Antigene (die bei positiver Mutter immer vorhanden sind) nachgewiesen werden.

Blutprodukte Blutprodukte stellen in den letzten Jahren nur noch ein sehr geringes Risiko dar. Die früher gefürchteten Infektionsübertragungen bei der Behandlung der Bluterkrankheit entfallen, weil inzwischen synthetisch hergestellte Gerinnungsfaktoren verwandt werden. Die im klinischen Bereich meist verarbeiteten Blutprodukte (Blutkörperchen, Plasma, Blutplättchen) bieten ebenfalls kein Übertragungsrisiko. Ein Restrisiko von etwa 1:3Millionen findet sich bei Transfusionen von Vollblutkonserven, deren Spender zwar hinsichtlich eines möglichen Risikos gezielt ausgesucht (bzw. abgelehnt) werden, und bei denen auch ein HIV-Test durchgeführt wird, doch weist dieser, wie oben erläutert, eine diagnostische Lücke von einigen Monaten auf. Andere Körperflüssigkeiten wie beispielsweise Tränen, Speichel usw. (s. o.) zeigen kein Infektionsrisiko, und die Flüssigkeiten mit hoher Viruslast (beispielsweise Blut) führen nur zur Infektion, wenn eine offene Wunde an der Haut vorliegt. Dies bedeutet konkret, dass im medizinischen Bereich, in der Pflege, in der Behandlung von Patienten und im Umgang mit virösen Material das Tragen von Schutzhandschuhen, solange sie intakt bleiben, einen ausreichenden Schutz gewährt.

Nadelstichverletzungen Akzidentelle Nadelstichverletzungen bei eindeutig HIV-positivem Status eines Patienten zeitigen ein nicht sehr großes Restrisiko (1:333), was deutlich niedriger ist, wenn die Blutmenge gering, das Blut nicht ganz frisch, die Viruslast niedrig und die Stichtiefe gering ist. Im Einzelfall kann, das Einverständnis des Patienten vorausgesetzt, dessen HIV-Positivität bestätigt und die Viruslast bestimmt werden und nach Abschätzung des Risikos beim Verletzten eine Postexpositionsprophylaxe (PEP) mit antiretroviraler Medikation erfolgen, um eine Infektion zu verhindern. Entschließt man sich zu diesem Schritt, sollte er möglichst innerhalb der ersten 2 Stunden, sonst immerhin innerhalb der ersten 24 Stunden erfolgen.

Es ist wichtig, darauf hinzuweisen, dass man sich im normalen Kontakt mit HIV-positiven Menschen nicht ansteckt: Hände schütteln, Umarmen, Streicheln, Anhusten und -niesen, zusammen wohnen und arbeiten, das Benutzen gleicher Teller oder Bestecke, das Benutzen von Toiletten oder Bädern, Schwimmbad- und Saunabesuch, die Grundpflege von kranken Menschen sowie Insektenstiche stellen kein Risiko dar.

In „Pattern-1-Verbreitungsmustern" sind bestimmte Bevölkerungsgruppen, die besonders gefährdet sind, auch häufiger infiziert bzw. erkrankt, nämlich homo- und bisexuelle Männer, Drogenabhängige, Partner infizierter sowie (seltener) Kinder infizierter Mütter. Von „Risikogruppen" zu sprechen ist zwar in der Epidemiologie üblich, hinsichtlich der möglichen Stigmatisierung im sozialen Bereich allerdings problematisch und führt außerdem möglicherweise zu einer Pseudosicherheit, wenn man dieser Gruppe nicht angehört.

Die wesentliche Prophylaxe vor einer HIV-Infektion besteht bei Drogenabhängigen (Fixern) in der konsequenten Benutzung sterilen Spritzmaterials, was sich in der Praxis allerdings schwierig gestaltet (s. u.). Bei jeglicher Form des Sexualverkehrs (Vaginal- sowie Analverkehr, homo- sowie heterosexueller Art) mit einem Partner, den man nicht seit langer Zeit genau kennt und über dessen Verlässlichkeit und HIV-Negativität nichts weiß, besteht der einzig wirksame Schutz im konsequenten Benutzen eines Kondoms. Dieser ist nicht 100% sicher, weil Kondome platzen oder reißen können. Das Anlegen eines Kondoms, das Verhindern von Lufteinschluss (durch das Zusammendrücken des vorderen Teils) muss im Sexualkundeunterricht erläutert und am Modell demonstriert werden. Auf andere Probleme (Risse beim Öffnen durch scharfe Fingernägel, das Benutzen geeigneter und nicht das Kondom schädigender Gleitmittel u. a.) muss gezielt hingewiesen werden.

Auch sollte kein Sperma in den Mund des Partners dringen, und Sperma sowie kontaminierte Flüssigkeiten sollten nicht auf offene Wunden kommen – so dass auch ungewöhnliche Sexualpraktiken, beispielsweise mittels „Sex Toys" bei der gesundheitlichen Aufklärung behandelt werden müssen. Auf weitere Aspekte des „Safer Sex" sowie der hierzu notwendigen Beratung und Aufklärung wird weiter unten noch eingegangen.

11.4 Erscheinungsformen, Symptome, Schweregrade

Viruslast und CD4-Zellzahl

Zwar verlaufen HIV-Infektion und eventuelle spätere Erkrankungen am Vollbild AIDS je nach Zustand des Immunsystems und Pathogenität der Viren bei jedem Menschen unterschiedlich, doch gibt es bestimmte Stadien, die für die Beurteilung des Zustandes des Patienten, seine Prognose und vor allem die Indikation einer Therapie von Bedeutung sind. Neben den gleich zu besprechenden Symptomen sind vor allen Dingen die „Viruslast" sowie die Zahl der Helferzellen für eine Einteilung in Stadien sowie den Verlauf und die Prognose der Erkrankung von Bedeutung. Unter der „Viruslast" versteht man die Anzahl der Viren, meist pro Mikroliter Blut gemessen. Die Zahl der Helferzellen (oder CD4-Zellzahl) gibt einen Anhaltspunkt für den Zustand des Immunsystems (gesunde Menschen haben in der Regel zwischen 500 und 1200 CD4-Zellen pro Mikroliter Blut). Im Laufe einer HIV-Infektion kann diese Zahl abnehmen.

Stadium der akuten HIV-Infektion

Gelangen HI-Viren in die Körperflüssigkeit, beispielsweise in den Blutkreislauf, so findet eine Infektion statt. Nach diesem Erstkontakt vergehen in der Regel zwei Stunden bis zum Andocken an eine CD4-Stelle, bis zum ersten Herausbilden neuer Viren vergehen etwa 24 Stunden (bis zu einigen Tagen). Diese neu entstandenen Viren duplizieren sich exponentiell, so dass innerhalb einer Woche eine hohe Infektiosität (1 Million und mehr Viren pro ml, hohe Viruslast) vorliegen kann. Die Infektion ist also nach einer Woche besonders hoch, obwohl die Patienten möglicherweise keine Symptome zeigen. Innerhalb der ersten drei Wochen können Symptome auftauchen, die einer Grippe ähneln (Fieber, Lymphknotenschwellung, Muskel- und Gelenkschmerzen, Hautausschlag, Durchfall, Übelkeit, Husten, Schnupfen, Hals- oder Kopfschmerzen). Meist klingen diese Symptome nach ein bis zwei Wochen wieder ab, oft können Infektionen auch symptomlos verlaufen. Nicht jede grippeähnliche Symptomatik nach ungeschütztem Geschlechtsverkehr mit einem HIV-positiven Menschen muss also auf eine HIV-Infektion hinweisen – man kann auch eine normale Grippe erleiden. Andererseits kann das Fehlen einer solchen Infektion nach ungeschütztem Sexualkontakt nicht auf HIV-Negativität schließen lassen. Nach dem anfänglichen enormen Anstieg der Viruslast werden massiv T4-Zellen gebildet und das Immunsystem pendelt sich spätestens nach 6–12 Monaten in einer Art Gleichgewicht zwischen Virusproduktion und Viruszerstörung ein, was als „Setpoint“ bezeichnet wird. Die hier gemessene Viruslast ist ein ungefährer Anhaltspunkt für den Verlauf der Erkrankung.

Asymptomatisches Stadium

In einem zweiten, asymptomatischen Stadium, das Jahre oder Jahrzehnte dauern kann, haben wir ein solches Fließgleichgewicht zwischen Viruslast und Immunantwort. Allerdings ruht das Virus nicht, sondern schädigt das Immunsystem jeden Tag etwas mehr und ohne antiretrovirale Therapie kann dieses zunächst stabile Gleichgewicht nach fünf bis 10 Jahren zusammenbrechen, da insbesondere die T-Gedächtniszellen (die für die spezifische Immunabwehr wichtig sind) ihre spezifische Fähigkeiten verlieren können. Es ist wichtig darauf hinzuweisen, dass auch in diesem zweiten, asymptomatischen Stadium, in denen die Menschen sich gesund fühlen und oft leistungsfähig sind, nach wie vor eine deutliche Ansteckungsgefahr für Sexualpartner besteht.

Lymphadenopathiesyndrom (LAS)

Das dritte Stadium, das ebenfalls der HIV-Infektion zuzuordnen ist, wird als Lymphadenopathiesyndrom (LAS) bezeichnet: Hierbei kommt es zu Lymphknotenschwellungen an zwei oder mehr Stellen außerhalb der Leisten, die mehr als drei Monate andauern und nicht durch eine andere Ursache (beispielsweise eine lokale Infektion) zu erklären sind.

AIDS-related Complex (ARC)

Das Stadium IVa, der AIDS-related-complex (ARC), ist ebenfalls der HIV-Infektion zuzuordnen, kündigt aber eine zunehmende Insuffizienz des Abwehrsystems (also eine Abwehrschwäche) an: Es kommt zu Leistungsabfall, Gewichtsverlust von 10%, ungeklärten Fieberschübe, Schwitzen, Lymphknotenschwellungen, hartnäckigem trockenen Husten, weißen Belägen oder Entzündungen des Mundes, wässrigen Durchfälle und anderen unspezifischen Symptomen, die unter Umständen auch auf andere Krankheiten hinweisen können.

AIDS-Erkrankung

Irgendwann bricht das Immunsystem vollends zusammen, es kommt nun zum Vollbild der AIDS-Erkrankung, da das Immunsystem nun nicht mehr in der Lage ist, alle Krankheitserreger wirksam zu bekämpfen. So sind beispielsweise die T-Helfer-Gedächtniszellen gegen Toxoplasmose, Pneumocystis-carnii-Pneumonie (eine bestimmte Form der Lungenentzündung), den Erreger des Cytomegalievirus und andere Krankheiten funktionsunfähig, so dass der Mensch für diese anfällig wird.

Auch die eigentliche AIDS-Erkrankung wird in Stadien eingeteilt. Im Stadium IVb, das bei 40% der Betroffenen auftritt, kommt es typischerweise zu HIV-bedingten Gehirnhautentzündungen mit neurologischen Symptomen (Lähmungen, Krampfanfälle etc.) oder psychischen Erscheinungsformen (beispielsweise organischen Psychosen). Das Stadium IVc ist durch opportunistische Infektionen gekennzeichnet: Sekundäre Keime nützen die Gelegenheit, sich auszubreiten, weil das Immunsystem zusammengebrochen ist. So können normalerweise harmlose Erreger wie der Pilz Candida albicans die Schleimhäute des Mundes und des Darms befallen und zu schweren Entzündungen und Ernährungsstörungen führen. Auch Lungenentzündungen, Mundentzündungen, Herpesinfektionen oder Tuberkulose gehören zu solchen opportunistischen Infektionen, die zu schweren Krankheitsbildern führen und unbehandelt sogar tödlich verlaufen können. Im Stadium IVd schließlich können bösartige Tumoren entstehen, beispielsweise das Karposi-Sarkom, ein sehr bösartiger Tumor der Hautgefäße, oder auch Tumoren des Magen-Darmtraktes, der Lunge oder des Gebärmutterhalses.

frühzeitige Therapie

Eine antiretrovirale Therapie sollte nach heutigem Kenntnisstand möglichst noch vor dem Auftreten von AIDS-definierenden Erkrankungen begonnen werden, also bevor das Immunsystem bereits geschädigt wurde – ein Großteil der Gedächtniszellen wäre sonst schon weitgehend verloren. Daraus folgt, dass bereits im Stadium der HIV-Infektion regelmäßige Untersuchungen der Viruslast und der CD4-Helferzellen erfolgen sollten. Unterschreitet die CD-Helfer-Zahl und/oder steigt die Viruslast im Blut, so kann eine antivirale Therapie indiziert sein, spätestens aber beim Auftreten erster und reversibler Symptome des AIDS-related-complex.

11.5 Diagnostik und Diagnose

Der Diagnostik kommt sowohl bei der Fragestellung, ob eine Infektion erfolgt ist, als auch im weiteren Verlauf einer solchen Infektion eine große Rolle zu. Grundsätzlich können entweder die Viren direkt im Blut nachgewiesen werden (direkter Virusnachweis durch Polymerase-Ketten-Reaktion, PCR) oder es werden indirekt die vom Körper als Reaktion der Infektion gebildeten Antikörper bestimmt.

HIV-Antikörper-Test

Da in der Regel ein HIV-Antikörpertest erfolgt, soll zunächst auf diesen eingegangen werden. Hierbei wird zum einen ein Suchtest oder Screeningtest angewandt, beispielsweise der ELISA-Test. Er ist in der Lage, Antikörper gegen das HI-Virus zu erkennen und ist äußerst sensibel. Mit fast 100%iger Wahrscheinlichkeit wird ab einem bestimmten Zeitpunkt eine HIV-Infektion nachgewiesen. Diese hohe Empfindlichkeit geht allerdings mit einer gewissen Unschärfe einher. Mitunter kommt es zu falsch positiven Ergebnissen, weil der Test gegebenenfalls auf andere Stoffe im Blut oder andere Reaktionen reagieren kann (beispielsweise auf Rheumafaktoren, Herpes, Hepatitis oder Autoimmunerkrankungen). Ein einzelner ELISA-Test hat also eine geringe Aussagekraft und muss in einem zweiten Schritt durch den sehr viel spezifischeren Western-Blot-Test bestätigt werden. Dieser reagiert sehr spezifisch auf das HI-Virus, falsch negativen Befunde sind hier eher nicht zu erwarten. Wegen der Schwere der Diagnose schließt sich eine zweite Bestätigungsuntersuchung an, bevor die Diagnose der HIV-Positivität bestätigt wird. Die Kombination von Such- und spezifischen Tests sowie der Wiederholung im Falle einer Positivität ist bei diesem Procedere sehr zuverlässig. Man muss allerdings darauf hinweisen, dass der menschliche Körper etwa 6–12 Wochen braucht, um nach einer Infektion mit HI-Viren ausreichend Antikörper zu bilden, die im Test erfasst werden können, bis dahin kommt es sonst zu falsch negativen Werten. Innerhalb der ersten 6–12 Wochen gibt es also eine „diagnostische Lücke", erst danach kann der Test angewandt werden (in seltenen Fällen kann diese diagnostische Lücke sogar bis zu 12 Monaten betragen). Im Klartext bedeutet dies: Wenn ich mich heute testen lasse und der Test negativ ist, so gibt das meinen Gesundheitszustand von vor 3 Monaten wieder – ob ich mich inzwischen infiziert habe, ist nach wie vor ungewiss. Da jede der eben genannten Tests 1–3 Stunden benötigt, muss man 1–2 Tage auf das Ergebnis warten. Vor allem in den Vereinigten Staaten haben sich bis zu einem Viertel der Probanden nicht wieder gemeldet, um das Ergebnis „abzuholen". Das hat zur Einführung sogenannter Schnelltests geführt, die inzwischen auch in der Bundesrepublik zugelassen sind und innerhalb wenige Minuten Ergebnisse liefern – sie sind von vergleichbarer Genauigkeit. Das Wort „Schnelltest" kann allerdings missverständlich sein: Auch sie sprechen erst 6–12 Wochen nach der Infektion an, es kann also nicht zu einem früheren Zeitpunkt ein sicheres Ergebnis erwartet werden.

Direkter Virusnachweis

Dies ist beim direkten Virusnachweis anders: Nach frühestens 11 Tagen (in der Regel drei Wochen) kann das Virus bereits direkt im Blut erfasst werden. Hier ist, wenigstens potentiell, die diagnostische Lücke geringer. Allerdings kommt es häufiger zu falsch negativen Ergebnissen, der Test ist also ungenauer, und vor allem ist er mit etwa 200 Euro deutlich teurer. Dennoch kann es Situationen geben, in denen dieses Verfahren sinnvoll ist – beispielsweise bei der Untersuchung Neugeborener, die dem ELISA-Test nach immer HIV-positiv sind, wenn es die Mutter ist (sie tragen noch die mütterlichen Antigene in sich), und bei denen man deswegen spezifisch nach Viren fahnden muss. Auch bei zu vermutenden Infektionen medizinischen Personals und der Klärung der Frage, ob eine prophylaktische Therapie erfolgen soll, kann ein solcher Test unter Umständen hilfreich sein (näheres siehe unten).

Testempfehlung und Testergebnis

Die Information, dass man sich am HI-Virus infiziert hat, ist natürlich von erheblicher Bedeutung und kann in existentielle Krisen stürzen. Von daher sind medizinische Informationen unabdingbar. In der Regel wird vor einem Test zunächst eine Beratung stattfinden – neben der Informationsvermittlung geht es auch um Hilfen bei der individuellen Entscheidungsfindung. Es wird also weder zum Test geraten noch abgeraten, sondern aufgeklärt. Beispielsweise gilt zu klären, ob der Betroffene mit einem Testergebnis fertig zu werden in der Lage ist, ob ihn die Ungewissheit mehr belastet als die Gewissheit, ob ein sozial unterstützendes Umfeld vorhanden ist, wie groß der Grad einer Gefährdung bzw. die Wahrscheinlichkeit einer Neuinfektion ist, ob der Ratsuchende über Prognose, Krankheitsverlauf und die Möglichkeit antiretroviraler Therapie informiert ist und einiges mehr. Ist eine Beratung schon vor der Durchführung eines Testes notwendig, so erst Recht beim Bekanntwerden einer HI-Infektion. Sie umfasst nicht nur die Aufklärung über die Ansteckungsgefahr von Sexualpartnern, die Form der Lebensführung, die Notwendigkeit von regelmäßigen Kontrollen der Viruslast und der T-Zell-Zahl, der rechtlichen Situation und weiterer Informationen des Krankheitsbildes und damit verbundene Aspekte, sondern muss insbesondere auch auf die psychische Krise, die in aller Regel mit einer solchen Diagnose verbunden ist, eingehen. Hierauf wird im Kapitel „Krisenintervention" noch Bezug genommen.

Wegen der besonderen Sensibilität der Diagnose und den damit möglicherweise verbundenen psychosozialen Krisen bzw. sozialen Stigmatisierungen (s. u.) bedarf der HIV-Test einer ausdrücklichen und informierten Zustimmung des Patienten – es darf also nicht stillschweigend davon ausgegangen werden, dass ein Krankenhauspatient mit dieser Untersuchung einverstanden ist. In Gesundheitsämtern wird der HIV-Test anonym durchgeführt, in der Regel kostenlos, in Einzelfällen auch gegen eine Schutzgebühr von etwa 10 Euro, die bei niedrigem Einkommen erlassen werden kann. Niedergelassene Ärzte, die den Test ebenfalls durchführen und mit der Krankenkasse abrechnen können, sind allerdings zur Dokumentation in der Patientenakte verpflichtet, so dass der Test nicht grundsätzlich anonym ist (wenngleich natürlich die Schweigepflicht des Arztes gilt). Entbindet zu einem späteren Zeitpunkt der Patient den Arzt von der Schweigepflicht, beispielsweise, weil er in eine private Krankenkasse wechseln will, so muss er damit rechnen, dass die Tatsache einer Testung dieser Krankenkasse unter Umständen mitgeteilt wird.

11.6 Therapie und Prognose

Prinzipien antiviraler Therapie

Bis in die 1990er Jahre führte das Vollbild der AIDS-Erkrankung über kurz oder lang durch schlussendlich nicht mehr zu beherrschende Infektionen zum Tode. Die antiretrovirale Therapie hat diese Situation mittlerweile geändert. Durch neue Medikamente kann der Beginn der AIDS-Erkrankung viele Jahre heraus geschoben und die Phase der Symptomfreiheit verlängert werden. Sogar die Symptomatik der Immunschwäche kann behandelt werden, so dass Patienten aus dem Vollbild der AIDS-Erkrankung wieder ins Stadium der HIV-Infektion zurückkehren können. Allerdings werden bestimmte Strukturen des Immunsystems wohl nicht mehr grundsätzlich rekonstruiert. Eine Behandlung sollte also relativ frühzeitig einsetzen, jedenfalls bevor es zu dauerhaften Schäden des Immunsystems gekommen ist. Außerdem führt die antiretrovirale Therapie nicht zur Heilung, sondern verwandelt die bis dato tödliche AIDS-Erkrankung in eine chronische HIV-Erkrankung. Letztendlich wirken alle verfügbaren Medikamente (zur Zeit gibt es etwa 20–30 zugelassene Medikamente) darin, dass bestimmte für die Duplikation der Viren erforderliche Enzyme gehemmt (inhibiert) werden.

Vergegenwärtigen wir uns noch einmal die einzelnen Schritte der Virusreduplikation. Beim Andocken des Virus an der Zielzelle kann die Fusion am Rezeptor durch Fusionsinhibitoren (Fusionshemmer) geblockt werden. Diese therapeutische Option ist allerdings noch in der Forschung begriffen.

Seit Jahren eingeführt ist hingegen die Hemmung der reversen Transkriptase, die benötigt wird, wenn die RNA in DNA umgewandelt werden soll. Hierbei können nukleosidische reverse Transkriptase-Hemmer (NRT-Hemmer) sowie nicht nukleosidische Substanzen (NNRTH) unterschieden werden. Letztlich verhindern sie den Einbau der Viruserbinformation in den Zellkern der Wirtszelle und damit die Reduplikation und Vermehrung des Virus. Einer der bekannteren NRT-Hemmer ist das Retrovir®, ein Vertreter der NNRT-Gruppe ist das Viromune®.

Ein weiterer Angriffspunkt zur Verhinderung der Virusvermehrung ist das Unterdrücken des Einbaus der nun umgewandelten viralen DNA in den Zellkern der menschlichen Wirtszelle. Für diesen Einbau ist ein Enzym names Integrase nötig, das seinerseits durch Integraseinhibitoren gehemmt werden kann. Diese Medikamente sind zur Zeit noch in der Forschung.

Verfügbar hingegen sind seit mehreren Jahren Medikamente, die das Zusammenbauen, die Reifung und das Ausschleusen der Viren verhindern, indem sie die hierzu notwendige Protease hemmen. Zur Gruppe dieser Protease-Inhibitoren gehört beispielsweise das Norvir®.

Behandlungszeitpunkt

Über den richtigen Zeitpunkt des Therapiebeginns wurde lange Zeit heftig diskutiert – in zweijährlichen Kongressen werden die Leitlinien für die individuell abzustimmende Behandlung immer wieder neu festgelegt. Klar ist zum heutigen Zeitpunkt, dass die Beschwerden einer fortgeschrittenen HIV-Infektion und insbesondere das Vorliegen opportunistischer Infektionserkrankungen zur Empfehlung einer Therapie führen. Erst recht wird bei der eigentlichen AIDS-Erkrankung eine Therapie dringend empfohlen, um das Leben zu verlängern. Wenn keine Symptome vorliegen, stellt sich dennoch die Frage, ob und wann mit einer Therapie begonnen werden kann – obwohl diese Frage schwieriger zu beantworten ist. Sowohl die (mitunter ansteigende) Anzahl der Viruslast, als auch die Abnahme der CD4-Helferzellen sind wichtige Indikatoren für den Therapiebeginn. So wird beispielsweise bei einer Helferzellzahl zwischen 200 und 350/Mikroliter Blut eine antivirale Therapie empfohlen, unter 200 wird sie dringend nahegelegt.

Kombinationstherapie

Die Behandlung mit einem einzigen Medikament, wie sie zu Beginn der 1990er Jahre erfolgte, war enttäuschend und wird heute nicht mehr durchgeführt. Heute sind Dreier- und zum Teil Vierer-Kombinationen Standard. Die antivirale Therapie erfolgt konsequenter Weise auf verschiedenen „zellulären Angriffsebenen“, was den Viren eine Resistenzbildung erschwert. Es ist notwendig, dass die Medikamente regelmäßig und zu einem festgesetzten Zeitpunkt sowie in ausreichender Dosierung genommen werden. Geschieht das über längere Zeit nicht, kann es zu einer verfrühten Resistenzbildung der Viren kommen. Da momentan nur etwa 20–30 Medikamente überhaupt zur Verfügung stehen, ist es wichtig, den Zeitpunkt einer Resistenz gegen Medikamente so lange wie möglich heraus zu zögern. Kommt es zu einer Resistenz, die durch ein erneutes Absinken der T-Helferzellzahl sowie ein Ansteigen der Viruslast angezeigt wird, so müssen die Präparate gewechselt und eine neue Kombination verabreicht werden. Außerdem können vorbeugende Maßnahmen gegen gefährliche Erreger (opportunistische Infektionen) durchgeführt werden, beispielsweise Antibiotikatherapie bei drohender Lungenentzündung oder eine mykostatische Therapie bei Pilzbefall.

Nebenwirkungen und Belastungen

Belastend für die Patienten ist zum einen die Tatsache, dass die antiviralen Medikamente exakt und mehrfach täglich (unter Umständen in unterschiedlicher Kombination) genommen werden müssen und dies ein Leben lang. Mitunter müssen auch bestimmte Nahrungsgewohnheiten verändert werden. Zum anderen kommt es zu kurzfristigen sowie langfristigen Nebenwirkungen. Diese unerwünschten, kurzfristigen Nebenwirkungen treten oft in den ersten Wochen der Therapie auf, gehen häufig aber auch zurück und bestehen vor allem in Müdigkeit, Übelkeit, Erbrechen, Durchfällen, Muskelschmerzen, Kopfschmerzen und Hautausschlägen. Daneben kann es in selteneren Fällen auch zu problematischen und schweren Nebenwirkungen wie Bauchspeicheldrüsenentzündung, Leberentzündungen oder eine Erhöhung der Milchsäurewerte im Blut mit Übelkeit, Bauchschmerzen und Benommenheit kommen, die einer gezielten Therapie und oft auch eines Wechsels der antiviralen Therapie bedürfen. Aber noch einmal: Die meisten Nebenwirkungen tauchen nur kurzfristig auf und sind geringfügigerer Art. Gelegentlich allerdings kann es unter antiretroviraler Therapie auch zu langfristigen Nebenwirkungen kommen, beispielsweise zur Lipodystrophie. Hierbei handelt es sich um eine Störung der Fettverteilung. So kann es zum Beispiel zu einem Abbau des Fetts an Armen und Beinen und Gesicht bei gleichzeitiger Fettzunahme im Bauchraum, an der Brust und am Nacken kommen. Auch Blutzuckerwerte sowie Blutfette können erhöht werden, was sich als Stoffwechselstörung manifestiert und das Risiko eines Diabetes oder eines metabolischen Syndroms (Kap. 12) in sich trägt. Auch können gelegentlich Schädigungen des peripheren Nervensystems (z. B. Taubheitsgefühl, Kribbeln, Sensibilitätsstörung) oder eine Verringerung der Knochendichte (Osteopenie) beobachtet werden, was jedoch selten auftritt. Schließlich ist eine Reihe von Wechselwirkungen mit anderen Medikamenten bekannt. So können legale und illegale Drogen die antivirale Therapie beeinflussen. Umgekehrt können manche retroviralen Medikamente zu einer erhöhten Ecstasy-Konzentration im Blut führen, falls dieses zugeführt wird. Wechselwirkungen gibt es schließlich auch mit Substitutionsmitteln, Potenzmitteln, Tranquilizern oder Konzeptions-Verhütungsmitteln (je nach Wirkprofil der Medikamente können die Blutspiegel empfängnisverhütender Mittel erhöht oder erniedrigt sein, so dass auf die Möglichkeit einer ungewollten Schwangerschaft hingewiesen werden muss).

Die hier skizzierten Probleme bei der Medikation führen mitunter zur fehlenden Compliance (der Akzeptanz der Therapie), so dass, beispielsweise im Rahmen einer Psychoedukation, die Menschen einer besonderen Begleitung und Beratung bedürfen. Darauf wird in Kapitel 11.9 gezielt eingegangen.

11.7 Psychodynamik und Psychosomatik

Die Erkrankung AIDS, aber auch bereits der Befall mit HI-Viren schädigt den Menschen körperlich, aber auch psychisch und hinsichtlich seiner sozialen Bezüge. Die Konfrontation mit einer lebenslangen Erkrankung, die unter Umständen auch tödliche Risiken birgt, der Verlust bisher sicher geglaubter Perspektiven sowie die Veränderungen im zukünftigen Leben, die mit dieser Erkrankung einhergehen, verunsichern zutiefst. Häufig genug ist AIDS eine Erkrankung, die mit Sexualität, Homosexualität, chronischer Erkrankung oder Tod assoziiert wird (zum Teil ungerechtfertigt) und starke Emotionen und Ängste wach ruft. Mitunter kommt es zu Veränderungen der Sozialbeziehungen, Beziehungsabbrüchen aufgrund von (ungerechtfertigten) Ängsten oder sozialen Diskriminierungen.

Depression und Isolation

Ängste vor solchen möglichen sozialen Reaktionen können beim Betroffen zu Rückzug und Isolation, zu vermehrter Angst und Depression führen. Das Leben mit einer schweren und chronischen Erkrankung ist also unter Umständen eine große Herausforderung, die auch zu mehr oder weniger schweren psychischen Krisen führt (s. u.). Meistens gelingt es den Betroffenen, nicht zuletzt durch Unterstützung von Freunden, familiären Rückhalt und selbst entwickelte

Coping-Strategien, mit diesen Krisen fertig zu werden, und nicht nur körperlich, sondern auch seelisch in ein Gleichgewicht zu kommen, das ein würdevolles und zufriedenstellendes Leben ermöglicht. Mitunter können die psychosozialen Probleme allerdings ein Ausmaß annehmen, das psychotherapeutischer Hilfe bedarf. Nicht bewältigte Konflikte, zunehmende Depressionen, dauerhafte Angstzustände, aber auch psychosoziale Stressfaktoren sind in der Lage, nicht nur die psychosoziale Situation zu verschlechtern, sondern können ihrerseits rekursiv das Immunsystem schädigen. In solchen Situationen ist eine Psychotherapie, mitunter verbunden mit soziotherapeutischen Maßnahmen, hilfreich. Sie wird, wie in anderen Indikationen auch, von niedergelassenen Psychotherapeuten angeboten und bedient sich vor allem verhaltenstherapeutischer, psychoanalytischer oder tiefenpsychologischer Verfahren.

11.8 Krisen und Krisenintervention

Wenn es auch den meisten HIV-positiven Menschen gelingt, nicht zuletzt mit Hilfe ihres sozialen Netzes, ein stabiles körperliches und seelisches Gleichgewicht zu erlangen, so gibt es doch Krisen und Übergänge, die besonderer Beachtung bedürfen.

Belastende Faktoren

Wer erfährt oder glaubt, HIV-positiv zu sein, stürzt meist in eine heftige Krise. Zwar liegt die Lebenserwartung bei optimaler Begleitung und Therapie heute nicht deutlich unter der Allgemeinbevölkerung, doch sind die letztlich unsichere Prognose hinsichtlich des Verlaufs der Krankheit sowie die plötzlich einbrechenden Veränderungen der Lebensführung und der Gesamtsituation meist sehr krisenhaft. Dabei sind eine Reihe von Belastungsfaktoren zu berücksichtigen: In der Phase des Tests kommt es zunächst zu Ungewissheit, die je nach Testbestätigung Tage andauern kann (sofern man das Ergebnis „abholt"). Auch ein endgültig positives Ergebnis wird in besonderer Weise als Krise erlebt, geht es nun doch darum, sich mit der Krankheit und den sich daraus ergebenden Implikationen auseinander zu setzen. Insbesondere werden Beziehungsmuster, Sexualpraktiken und der offene Umgang mit Partnern und Freunden thematisiert werden müssen. Aber auch die Frage der Lebensperspektive stellt sich neu. Von besonderer Bedeutung ist sicher eine ausführliche Aufklärung darüber, dass HIV-positive Menschen über Jahre symptomfrei und quasi gesund (wenngleich HIV-positiv und damit potentiell ansteckend) leben.

Eine nächste Krise tritt erfahrungsgemäß ein, wenn zunehmende Viruslast und abnehmende CD4-Helferzellzahl eine Behandlung notwendig machen, erst recht, wenn es zu ersten Symptomen des AIDS-related complex oder des Vollbild der AIDS-Erkrankung kommt – mithin auch äußerlich erkennbare Zeichen auftreten. Und schließlich wird als krisenhaft erlebt, wenn die Erkrankung nicht mehr in den Griff zu bekommen ist und der Tod naht – ein Krisenstadium, das sich auch bei anderen Erkrankungen, beispielsweise Krebserkrankungen, findet.

Neben diesen krankheitsbedingten, wenn man so will „medizinischen", Krisenfaktoren gibt es soziale Faktoren, beispielsweise das Erlebnis, das im Umfeld Freunde und Bekannte an AIDS versterben oder dass Sozialbeziehungen wegen völlig überzogener Angst vor Ansteckung oder latent vorhandener Vorurteile in die Brüche gehen. Die hier drohende Vereinsamung, aber auch schon die Notwendigkeit der Umorientierung und Umstrukturierung kann als krisenhaft erlebt werden.

Von besonderer Bedeutung ist auch eine möglicherweise erhöhte Suizidalität, vor allem am Anfang der Diagnosestellung oder im Endstadium der Erkrankung.

Wir sehen, die Problemlagen können höchst unterschiedlich sein. Die Verarbeitung solcher Krisen geht aber in der Regel mit Schock, Angst, Depression und Rückzug einher. Auch können körperliche Veränderungen und Begleiterscheinungen wie Schlaflosigkeit, Müdigkeit oder Schwäche, Kopfweh oder Nachtschweiß übertrieben beobachtet und fälschlich der AIDS-Erkrankung zugeordnet werden (HIV-positive Menschen können auch aus anderen Gründen solche Symptome entwickeln).

Krisenintervention

In den unterschiedlichen Phasen der Ansteckung bzw. der Erkrankung sind möglicherweise unterschiedliche Angebote der Krisenintervention erforderlich. Allen gemeinsam ist, dass es darauf ankommt, akzeptierend und empathisch auf den Betroffenen zuzugehen und ihn mit seinen Ängsten, depressiven Verstimmungen, seiner Wut auf die Erkrankung oder seinen Schuldgefühlen ernst zu nehmen, ihn gleichzeitig aber bei der Überwindung lähmender Empfindungs- und Verhaltensweisen zu helfen. Aufklärung über das Krankheitsbild und die nun notwendigen Schritte, rechtliche und finanzielle Beratung, die Übernahme von Aufgaben, die krisenbedingt im Moment nicht übernommen werden können, stellen wichtige Hilfen dar. Mittelfristig soll die Krisenintervention zum Ziel haben, Coping-Strategien zu erlernen oder zu stärken, beispielsweise mit Angst und Ungewissheit umzugehen, sich selbst ein konstruktives Milieu schaffen, das Gesundheits- und Ernährungsverhalten zu verbessern, bewusst, offen und ehrlich mit Sexualität umzugehen und die eigene Lebenssituation und Perspektive so zu entwickeln, dass dies ein zufriedenstellendes, würdiges und gelingendes Leben ermöglicht.

Postexpositions-prophylaxe (PEP)

Abschließend soll noch auf eine sehr spezielle Krisensituation eingegangen werden: die fragliche Infizierung mit dem HI-Virus und den Möglichkeiten und Grenzen einer Postexpositionsprophylaxe (PEP). Seit Ende der 1990er Jahre ist es grundsätzlich möglich, nach Infizierung mit dem HI-Virus unverzüglich mit einer antiretroviralen Therapie zu beginnen, um dem Virus gar nicht erst die Chance zu geben, sich auszubreiten. Dies sollte, wenn es indiziert ist, möglichst in den ersten 2–72 Stunden geschehen. Wie oben bereits erwähnt, beginnt das Virus nach zwei Stunden, sich an die Oberfläche von Wirtszellen (beispielsweise Langerhan'sche Zellen im Enddarm oder an der Vaginalschleimhaut) anzudocken. Nach 12 Stunden ist bereits die Umschreibung der RNA von DNA und das Eindringen in den Zellkern erfolgt und nach 24–36 Stunden werden die neuen Viren synthetisiert, die in der Folge die Wirtszelle verlassen. Im Grunde gibt es für das relativ schmale Zeitfenster einer zuverlässigen Behandlung nur retrospektive Studien (Verlaufsstudien im Nachhinein), da sich natürlich plazebogestützte Kontrollstudien (die eine Hälfte der Patienten bekommt eine Therapie, die andere nicht) aus ethischen Gründen verbieten. Solche retrospektive Studien, Verlaufsbeobachtungen und insbesondere Tierversuche haben aber gezeigt, dass eine Postexpositionsprophylaxe umso sicherer wirksam ist, je früher sie ansetzt. Wenn also eine fragliche Indikation vorliegt, sollten die notwendigen Entscheidungen frühzeitig gefällt werden.

Nun ist nicht bei jedem Verdacht oder jeder Angst vor einer Ansteckung eine Behandlung indiziert. Zwar sind Schnittwunden mit sicher infiziertem Material, beispielsweise im Klinikbereich, oder das gemeinsame Nutzen von Drogenbesteck, wo Virusmaterial ins Blut gepresst wird, in der Regel eine Indikation. Aber schon das akzidentelle Verletzen mit einer seit längerem nicht mehr benutzten, mit angetrocknetem Virusmaterial möglicherweise versehenen Spritze macht eine Infektion sehr unwahrscheinlich. Auch die Infektion im Sexualbereich ist differenziert zu betrachten. Ungeschützter Anal- oder Vaginalverkehr zwischen einem HIV-positiven und einem HIV-negativen Partner ist sicherlich als Gefährdung zu sehen, ebenfalls Oralverkehr, wenn im Mund Wunden zu beobachten sind. Aber nicht nur die Kontamination von offenen Schleimhäuten mit viralem Material (Sperma, Scheidensekret, Blut) sind von Bedeutung, sondern auch die Abwehrlage beider Partner (die durch zusätzliche Geschlechtskrankheiten erheblich vermindert sein kann), die Viruslast des HIV-positiven Partners, die bei Behandlung unter der Nachweisgrenze liegen kann, die Länge der Exposition (ob Sperma beim Oralverkehr direkt ausgespien und der Mund ausgespült und durch hochprozentigen Alkohol desinfiziert wurde) und andere Faktoren mehr. So wird es bei einem nur vagen Verdacht einer Infektion darauf ankommen, zunächst den HIV-Status beider Partner zu bestimmen. Es wäre sinnvoll (ist aber nicht immer möglich), bei dem möglicherweise positiven Partner einen AIDS-Schnelltest vorzunehmen, um die Positivität zu veri- oder falsifizieren. Auch wäre das Wissen um die Höhe der Viruslast sinnvoll. Liegt diese nämlich unter der Nachweisgrenze, ist eine Ansteckung recht unwahrscheinlich.

Bei der Frage, ob man sich für eine Therapie entscheidet, spielen also viele Faktoren eine Rolle. Eine Therapie dauert zwei bis vier Wochen, kostet 2.000 bis 3.000 Euro und geht mit erheblichen Nebenwirkungen einher. Die vorübergehenden Nebenwirkungen wie Übelkeit, Erbrechen, Durchfall, Mattigkeit, Nachtschweiß und anderes mehr verschwinden nach meistens zwei Wochen. Zu Langzeitwirkungen wie Muskeldystrophie an Armen und Beinen und Fettablagerungen an Bauch, Brust und Nackenpartie kommt es aufgrund der Kürze der Medikation in der Regel nicht. Ob es Langzeitwirkungen bei einer einmonatigen PEP gibt, ist ungewiss, aber unwahrscheinlich. Dennoch wird man die Indikation einer solchen Prophylaxe sehr gewissenhaft stellen müssen. Keinesfalls handelt es sich hier um ein „Standardverfahren", das man leichtfertig anwenden könnte.

Der umgehenden und zeitnahen Beratung verängstigter Menschen, die diese Situation in der Regel als sehr krisenhaft erleben, ist also unbedingt notwendig.

11.9 Beratung und Psychoedukation

Nicht nur für HIV-positive oder AIDS-Kranke, sondern auch für jeden sexuell aktiven Menschen gibt es hinsichtlich der AIDS-Gefährdung großen Beratungsbedarf. Die Zielgruppen sind sehr unterschiedlich, und die deutsche AIDS-Hilfe geht neben einer generellen Aufklärung durchaus auch den Weg zielgruppenspezifischer Information, einer Information also, die sich gezielt an Menschen mit Drogengebrauch oder an schwule Männer in bestimmten Lebensbezügen wendet. Darüber hinaus vertritt die Deutsche AIDS-Hilfe das Konzept der strukturellen Prävention. Hierbei geht es nicht nur darum, das Verhalten oder die Einsicht in bestimmte Zusammenhänge bei bestimmten Menschen und Zielgruppen in den Blick zu nehmen, sondern auch die gesellschaftlichen Bedingungen, die ein solches Verhalten fördern oder unmöglich machen: Wer kein unsteriles Spritzbesteck gebrauchen soll, ist auf Spritzenautomaten angewiesen, die ihrerseits gesellschaftlich akzeptiert werden müssen. Dieses bereits in der Ottawa-Charta 1986 formulierte „Lebensweisen-Konzept" richtet sich also auch an die Lebensbedingungen und Lebenstäglichkeiten unterschiedlicher Gruppierungen, die es anzunehmen gilt. Solche Lebensweisen können ihrerseits identitätsstiftende Funktion haben (beispielsweise wenn Schwule „ihre" Szenekontakte und Lokale favorisieren). Diese Bedingungen zu akzeptieren und zu etablieren sind wichtige Voraussetzungen für eine Teilhabe aller Menschen an gesellschaftlichem Leben. Erst bei einer solchen Akzeptanz gelingt es, auch betroffene Gruppen in ihrem Selbstbewusstsein zu stärken, ihre Aktivitäten zu fördern und ihr Verhalten zu reflektieren – „keine Prävention ohne Emanzipation" heißt es in der Stellungnahme der Deutschen AIDS-Hilfe (2007, 106).

Zielgruppenspezifische Prävention

Die zielgruppenspezifische Prävention berücksichtigt, dass unterschiedliche Gruppierungen unterschiedliche Lebensweise haben und auch unterschiedlicher Informationen bedürfen. Dieses Konzept, das sich an unterschiedliche Hauptbetroffenengruppen wendet, orientiert sich an klar umrissenen Zielgruppen, bemüht sich um klare Aussagen in angemessener Sprache ohne falsche Tabus, vermittelt an Orten, an denen möglicherweise risikoreiche Verhaltensweisen auftreten und berücksichtigt auch „unvernünftige" Verhaltensweisen wie Kontrollverlust (beispielsweise nach Alkohol- oder Drogengebrauch), psychische Faktoren (wie z. B. Lust am Risiko, Gleichgültigkeit) oder fehlenden Zugang zu Informationen, wie er beispielsweise bei Migranten durch Sprachbarrieren auftreten kann. Der „Akzeptanz der Unvernunft", d. h. das Wissen darum, dass Sexualverhalten nicht immer nur rational gesteuert ist und die Akzeptanz, dass sich Menschen nun einmal so verhalten können, kommt hier eine große Bedeutung zu. Beim individuellen Risikomanagement in der Prävention kommt es also darauf an, die Fakten so zu sehen und die Menschen so zunehmen, wie sie nun einmal sind. Nach Angaben der Deutschen AIDS-Hilfe (2007, 127f) kommt es in letzter Zeit beispielsweise zu einer schleichenden „Erosion des Safer-Sex-Verhaltens" bei schwulen Männern: So kann es passieren, dass in bestimmten Situationen ungeschützter Sexualverkehrs vermehrt „zugelassen" wird, weil man sich weniger bedroht fühlt und somit spontanen und lustbetontem Sexualverhalten den Vorzug gibt. Für Männer mit fragiler und leicht störbarer Erektion ist mitunter der Kondomgebrauch schwierig, so dass der Erotisierung des Kondoms mitunter Grenzen gesetzt sind. Offen und ehrlich, dabei grundsätzlich akzeptierend über Risikovermeidungs- oder -verminderungsstrategien zu sprechen, ist Ziel einer solchen Informationskampagne.

„safe sex" und „safer sex"

Vom „safe sex" kann man beispielsweise sprechen, wenn man Sexualpraktiken anwendet, bei denen keine virushaltigen Flüssigkeiten in Schleimhäute oder verletzbare Regionen gelangen können. Die meisten Formen des Pettings, des Küssens, Cybersex und natürlich die sexuelle Enthaltsamkeit gehören dazu. Unter „safer sex" versteht man im Wesentlichen das Verwenden von Kondomen bei Anal- und Vaginalverkehr, was einen weitgehenden, wenn auch nicht 100%igen Schutz bietet. Dass das Platzen von Kondomen durch sachgemäßen Gebrauch unwahrscheinlicher werden kann, andererseits das Wissen hierum gelernt werden muss, wurde bereits erwähnt. Auf ein Kondom kann eigentlich nur verzichtet werden, wenn man sexuell treu ist und sich der Treue seines Sexualpartners/seiner Sexualpartnerin sicher sein kann – und beide Partner HIV-negativ sind.

Risikoreduktion

Strategien der Risikoreduzierung sind differenziert zu bewerten. Der Verzicht auf ein Kondom bei einer „Viruslast unter der Nachweisgrenze" (weil der Betroffene antiretroviral behandelt wird) ist unsicher und kann durchaus zu einer Infektion führen, weil Sperma und Vaginalflüssigkeit eine höhere Viruslast aufweisen (diese wird in der Regel nicht untersucht) und zusätzliche Infektionen, beispielsweise Geschlechtskrankheiten, aber auch Infekte durch ein Antriggern der schon befallenen T-Helfer-Zellen kurzfristig die Viruslast erhöhen können, ohne dass dies erneut getestet worden ist. Insofern kann diese Methode keineswegs allgemein empfohlen werden. Andererseits gibt es in bestimmten Gruppierungen (also nicht bezogen auf die Allgemeinbevölkerung im Rahmen der sexuellen Aufklärung von Jugendlichen) unter Umständen Situationen, in denen kein Kondom genutzt wird, das Wissen um den HIV-Status und die Virusbelastung von Vorteil ist. Ähnliches gilt für ungeschützten Verkehr ohne Ejakulation, den „coitus interruptus" – sowohl analer wie vaginaler Art. Einerseits ist die Ansteckungsgefahr proportional der Menge des virösen Materials und der Verweildauer im Körper, deshalb ist der coitus interruptus „besser als nichts", andererseits kann es dennoch zur Ansteckung kommen, und außerdem gelingt es mitunter nicht, das Ejakulieren zu verhindern (übrigens sind hier auch bei dem Bemühen um Schwangerschaftsverhütung durch den coitus interruptus vermutlich mehr Kinder gezeugt als verhindert worden). Beim Oralverkehr kann das Ausspeien und die anschließende Mundspülung (ausreichend lange, möglichst mit hochprozentigem Alkohol) immerhin die Gefährdung verringern – ein Ansteckungsrisiko völlig eliminieren kann eine solche Maßnahme aber auch nicht. Ähnliches gilt für die „Verringerung der Partnerzahl", wenn häufig wechselnde Partnerschaften vorliegen, oder das gezielte Suchen von Partnern, die HIV-negativ sind (wobei deren Testergebnis den Status von vor mindestens 12 Wochen wiedergibt, s. o.). Kurz: All diese Maßnahmen sind keineswegs sicher und dies sollte den Betroffenen auch deutlich sein.

Schließlich ist noch auf das „bare backing" hinzuweisen, worunter man ungeschützten Sex unter HIV-Positiven versteht. Ein solches Verhalten zu akzeptieren fällt nicht leicht, da der bewusste ungeschützte Verkehr bei HIV-Positivität ein enormes Gefährdungspotential beinhaltet. Bei diesem „Russischen Roulette" kann es durchaus zu Neuinfektionen, aber auch zu Befall mit mehreren unterschiedlichen Virustypen kommen – letzteres fördert Resistenzentwicklungen und erschwert eine Therapie. Dennoch: Man muss zur Kenntnis nehmen, dass auch solche Verhaltensweisen offensichtlich lustbetont sein können und folglich anzutreffen sind.

Beratung und Compliance

Wenn auch im Rahmen der AIDS-Beratung und Begleitung in der Regel nicht von Psychoedukation gesprochen wird, so kommt der Förderung der Compliance und damit der Bereitschaft eines Patienten zur Mitwirkung bei diagnostischen und therapeutischen Maßnahmen auch bei AIDS bzw. HIV-Infektion eine große Bedeutung zu, insbesondere wenn es um die medikamentöse Behandlung geht. Es wurde bereits erwähnt, dass die Einnahme der Tabletten reduziert wurde und inzwischen kein allzu großes Problem mehr darstellt. Andererseits ist nach wie vor eine zuverlässige Einnahme der Kombinationspräparate notwendig, um Resistenzen zu vermeiden und einen dauerhaften Schutz des Immunsystems zu gewährleisten. Die Compliance bzw. Adherence ist ein vielschichtiges Problem und hängt von Lebensweisen des Patienten, bestimmten therapeutischen Vorgehensweisen sowie Besonderheiten des individuellen Krankheitsbildes und dem psychosozialen Kontext der Behandlung ab. Die Einnahme der Medikamente muss ins alltägliche Leben integriert werden, was beispielsweise bei drogenabhängigen Menschen mitunter sehr schwierig sein kann. In bestimmten Lebenssituationen können aber auch andere HIV-positiv Betroffene ihre Probleme haben – beispielsweise, wenn Arbeitskollegen, Freunde oder Bekannte nicht erfahren sollen, dass man HIV-positiv und auf Tabletten angewiesen ist. Die tägliche Einnahme von Tabletten, eventuelle Nahrungsumstellungen, regelmäßige ärztliche Termine und diagnostische Kontrollen – das alles erfordert eine hohe Disziplin. Mitunter stellt sich bei Nichteinnahme von Medikamenten ein schlechtes Gewissen oder Schuldgefühle ein, so dass man meint, es „habe doch alles keinen Sinn mehr". Dies ist sicherlich falsch: Ein kurzfristiges Unterbrechen führt nicht zu allzu großen Problemen. Beim endgültigen Abbruch einer Therapie oder dauerhaft unzuverlässigem Verhalten sieht dies freilich anders aus.

suizidale Gefährdung

Kommen schwere chronische Erkrankungen dazu, lassen sich bestimmte immunologisch bedingte Krankheitssymptome trotz Therapie nicht zufriedenstellend eindämmen, liegen schwere psychische Störungen wie Angstzustände oder Depressionen vor, handelt es sich um eine Kombination von AIDS-Erkrankung und Drogenabhängigkeit, so können die Probleme kumulieren und den Überlebenswillen des Patienten deutlich erschüttern. So kann es – auch außerhalb suizidalen Verhaltens im eigentlichen Sinne – zu einer Aufgabe des Überlebenswillens kommen, wenn der Betroffene keinen Sinn mehr in dieser Form des Weiterlebens sieht. Folglich werden Medikamente abgesetzt und wichtige Maßnahmen zur Gesundung unterbleiben.

Die Beratung und Beratung antiretroviral behandelter Menschen wird also nicht nur die Notwendigkeit einer umfassenden und genauen Information, sondern vor allem auch die psychosoziale Befindlichkeit des Betroffenen berücksichtigen. Dies beinhaltet auch seine aktuelle Lebenssituation, seine sozialen Bezüge und die von ihm angestrebte Lebensperspektive. Insofern kann auch die

Beratung und Begleitung AIDS-kranker bzw. HIV-positiver Menschen psychoedukative Elemente enthalten, wie sie an anderer Stelle (beispielsweise bei der Krebserkrankung) bereits vorgestellt wurde.

11.10 Familie und systemische Familienarbeit

Zunächst wirkt sich eine HIV-Infektion auf die eigene Identität aus: Die Angst abgelehnt zu werden, nicht mehr begehrenswert zu sein, die Partnerschaft zu belasten, vielleicht die Sorge, eine Gefahr für andere darzustellen – dies alles sind zunächst individuelle Gedanken, die sich aber auf eine Partnerschaft auswirken können.

In einem von dem ehemaligen Pastor der AIDS-Seelsorge der evangelischen Kirche Hamburg, Nils Christiansen et al. (2007) herausgegebenen Lesebuch für Angehörige von Menschen mit HIV/AIDS wird in sensibler Weise auf spezielle Paarungen und Belange von Betroffenen und ihren Angehörigen eingegangen (die Autoren sprechen von „Zugehörigen", um zu verdeutlichen, dass mehr Menschen als die unmittelbaren „Blutsverwandten" zu Partnern, Freunden und Helfern gehören). Die möglicherweise begrenzte Zeit des miteinander Lebens (jedenfalls dann, wenn die Therapie nur noch bedingt anschlägt), der Schock bei Diagnosestellung oder Krankheitsausbruch, wichtige Entscheidungen hinsichtlich Therapie und Lebensführung, mögliche Erschöpfungszustände bei Betroffenen oder auch pflegenden und versorgenden Familienmitgliedern, mögliche Isolation im Bekannten- und Freundeskreis – dies alles sind Themen, die in dem sehr empathischen Band thematisiert werden. In einem ersten Teil kommen Betroffene zu Wort und berichten über ihre konkreten Erfahrungen. Der Lebenspartner eines positiven Mannes berichtet über die Zeit, in der eine „Vorahnung" nach einem AIDS-Test in die Gewissheit der HIV-Positivität des Partners umschlug und die zunächst unterschiedlichen Umgehensweisen hiermit. Der betroffene, HIV-positive Partner lernte zunehmend offen über seine Infektion zu sprechen, zunächst mit seinem Partner, später auch mit seinen Eltern, zu denen sich eine offene Kommunikation zunächst als schwierig gestaltete. Eine weitere Krise stellte sich ein, als nach zwei Jahren eine antiretrovirale Therapie des HIV-positiven Partners nötig wurde. Als entscheidend sieht der Autor an, dass es im Laufe der Jahre gelang, das Thema „HIV und AIDS" nicht mehr als Mittelpunkt aller Gespräche und wesentlichen Faktor der Beziehung zu sehen, als also wieder Normalität einkehrte und dem Virus „nicht mehr allzu viel Zeit gewidmet" werden musste.

Die Ehefrau eines HIV-positiven und bisexuellen Mannes berichtet über den Schock nach Diagnosestellung zu einer Zeit, in der die Therapiemöglichkeit noch nicht so weit fortgeschritten war. Das hinsichtlich der Virusbelastung diskordante Paar (der Mann ist HIV-positiv, die Frau nicht) lebt seit 11 Jahren zusammen und hat seit zwei Jahren ein Kind. Die Autorin berichtet über diese vor allem in Phasen der Unsicherheit und des Wartens auf ein Testergebnis schwierige Zeit über die Notwendigkeit von Individuation und temporärer emotionaler und räumlicher Trennung, dem bewussten Entschluss zur Elternschaft (trotz der damit verbundenen Risiken) und der großen Hilfe, die begleitende Gespräche in Paartherapie sowie Selbsthilfegruppen bedeuten.

Einen anderen Blickwickel zeigt die Mutter eines seit über 20 Jahren positiven Mannes, der vor der Ära der antiretroviralen Therapie zeitweilig am Vollbild AIDS erkrankt war. Sie geht auf die Höhen und Tiefen in der Begleitung ihres Sohnes und die großen Ängste, ihn zu verlieren, ein und ist ebenfalls für ein inzwischen „normales, gutes und bewusstes Leben" dankbar.

Wieder einen anderen Aspekt hebt der Vater eines positiven Mannes hervor, für den „die Welt zusammenstürzte", als er erfuhr, dass sein Sohn „schwul und positiv" sei. Heftige Anklagen und drohende Trennung von Vater und Sohn waren die Folge, bis der Vater in einem für ihn schwierigen Prozess seinen Sohn, so wie er war, annehmen konnte. Dieser stand offensiv zu seiner Homosexualität sowie zu seiner Krankheit, war beruflich in der AIDS-Hilfe und im Gesundheitsamt tätig, lebte seine homosexuelle Partnerschaft und verstarb trotz antiretoviraler Therapie nach einigen Jahren. Eindrucksvoll beschreibt der Vater die durchaus krisenhaften Phasen in der Beziehung zu seinem Sohn, die in Akzeptanz und Stolz auf diesen aufrechten Menschen mündeten.

Schließlich kommen Eltern eines 10-Jährigen, seit sieben Jahren HIV-positiven Jungen zu Wort und berichten von ihren Schwierigkeiten, ihren Sohn über die Krankheit zu informieren, von der er trotz regelmäßiger Medikamenteneinnahme und gelegentlicher Krankenhausaufenthalte noch nichts weiß (oder zu wissen scheint).

Emotionale Unterstützung

Diese und eine Reihe anderer Berichte Betroffener führen zu einer Reihe von Fragen im Hinblick auf die familiäre Situation HIV-positiver bzw. an AIDS-erkrankter Menschen und ihrer Zugehörigen. Letztlich geht es bei diesen Beziehungen, wie bei allen anderen Beziehungen auch, darum, einen Teil des Weges gemeinsam zu gehen und sich dabei doch der eigenen Individualität bewusst zu sein und zu bleiben. Bei der Suche nach einem solchen Weg sind Gespräch, Austausch, Wärme, Berührung und auch Sexualität von Bedeutung. Zunächst können Beziehungen und familiäre Bindungen helfen, von Isolation und vereinsamenden Ängsten zu befreien. Auch wenn HIV-positive und an AIDS erkrankte Menschen viel Hilfe aus Informationsbroschüren, Fachbüchern und Beratung durch Interessenverbänden schöpfen können, ist doch die gefühlsmäßige Bindung und das Echo im Gespräch von entscheidender Bedeutung. Jeder braucht Menschen, welche die vielschichtigen und aufwühlenden Krisensituationen mittragen und teilnehmend zuhören. Im Austausch mit anderen können Isolation und Ängste überwunden werden. Solche Gespräche, insbesondere mit nahen Angehörigen oder Partnern, sind nicht immer einfach und erfordern ein hohes Maß an Mut. Nicht immer ist auch ein Gespräch als erstes hilfreich – manchmal sind gemeinsame Aktivitäten wie Spaziergänge, gemeinsames Kochen und anderes vorübergehend wichtiger. Dennoch geht es darum, die Sprachlosigkeit zu überwinden, Missverständnisse und Enttäuschungen zuzulassen und zu benennen, Konflikte anzugehen (da sie sich nicht von selbst lösen) und Wünsche und Zielsetzungen zur Sprache zu bringen. Hierbei gilt es auch, Vorwürfe oder Anklagen zu überwinden, um zu den Wünschen an ein gemeinsames Leben oder an eine familiäre Beziehung zu kommen. Diese Kommunikationsaufgaben (und gelegentliche Kommunikationsprobleme) sind keine Spezifika bei AIDS-Erkrankung, sondern gehören „zum Handwerk" normaler Familientherapie, wenn Familienangehörige in anklagendem Verhalten miteinander verstrickt sind (Hülshoff 2005).

Spezifische Themen

Spezifischer sind die folgenden Themen, die Betroffene und Zugehörige in besonderer Weise bewegen können: Was bedeutet die Diagnose für die Beziehung? Wie viel Zeit bleibt noch? Wie wird der weitere Familienkreis reagieren? Welche Risiken bedeuten Zärtlichkeit und Sexualleben und welche Bedeutung haben sie für unsere Beziehung? Wie gehen wir mit körperlichen Veränderungen bei Ausbruch der AIDS-Erkrankung um? Wie können überfordernder Stress, Wut oder Angst überwunden werden? Welche gemeinsamen Zukunftspläne gibt es und wie gelingt ein, trotz möglicher Ängste, offenes Gespräch? Berührungen (beispielsweise streicheln, in den Arm nehmen usw.) sind wichtige Elemente, wenn Menschen zueinander stehen oder einander lieben. „Sich berühren, heißt sich begreifen", heißt es im Lesebuch für Zugehörige, und dies ist auch angesichts eines (oft falsch eingeschätzten, weil letztlich nicht vorhandenem) Ansteckungsrisikos, der Veränderung des körperlichen Äußeren beim AIDS-Vollbild oder bei Selbstwertkrisen des Betroffenen von großer Bedeutung. Auch der Umgang mit Liebe und Sexualität so wie deren unterschiedliche Formen einschließlich schützender Maßnahmen erfordern ein behutsames Aufeinanderzugehen und Miteinandersprechen.

Bezogene Individuation

Von besonderer Bedeutung ist die bezogene Individuation – Aufgabe einer jeden Paarbeziehung und einer jeden Familiengestaltung. Für jeden ist es wichtig, sich Freiräume zu schaffen und die Verantwortung für das Gelingen des Lebens zu übernehmen. Bezogen wird die Individuation dann, wenn die eigene Entwicklung in Bezug gesetzt wird zur Entwicklung des Partners bzw. der Familienmitglieder, deren Entwicklungsschritte ebenfalls wertgeschätzt werden. Dies ist, wie gesagt, Aufgabe einer jeden Beziehung. Im Hinblick auf HIV-Positivität und AIDS fällt es mitunter schwer, die Eigenständigkeit zu erhalten. Die gemeinsame Sorge und mögliche Ängste, durchgestandene Krisen und neue, zu erledigende Aufgaben schweißen zusammen, was zunächst positiv zu sehen ist. Gleichzeitig gilt es aber, sich Freiräume und Eigenständigkeit zu erhalten. Dies gilt zunächst in besonderer Weise für Partner und Eltern, die beispielsweise Hilfestellung bieten oder einen an AIDS Erkrankten pflegen und versorgen. Es ist wichtig, dass sie sich vor Überlastung und Erschöpfung schützen und bewusst eigene Pläne auch ohne schlechtes Gewissen verfolgen. Aber nicht nur für sie, sondern auch für den HIV-positiven bzw. AIDS-erkrankten Menschen ist die Eigenständigkeit und das Erhalten von eigenen Aktivitäten und Freiräumen wichtig, um Selbstwertgefühl und Selbstbewusstsein zu erhalten bzw. aufzubauen.

Schließlich erfordert die Auseinandersetzung mit HIV-Positivität bzw. AIDS mitunter auch ein Infragestellen von elterlichen Erwartungen und Delegationen, über die offen gesprochen werden muss – aus verdeckten, impliziten Regeln werden nun explizite Regeln, die diskussionsbedürftig sind und zur emotionalen Trennung führen können – beispielsweise, wenn ein homosexueller Sohn dies seinen Eltern eröffnet. Auf beiden Seiten besteht erfahrungsgemäß Wunsch nach Integration, also der Akzeptanz des Andersseins und der Fortführung der Beziehung auf einem anderen, höheren Niveau – unter Akzeptanz des Verschiedenseins und der damit verbundenen „emotionalen Individuation (oder emotionalen Trennung)“. Letztlich kann dies als „Versöhnungsarbeit“ bezeichnet werden, die mitunter durch familientherapeutische Beratungen unterstützt werden kann. Das Netzwerk der Angehörigen von Menschen mit HIV und AIDS (www.angehoerige.aidshilfe.de) stellt seit 1997 telefonische und persönliche Kontakte zu anderen Angehörigen und Zugehörigen her, gibt Hilfestellungen für Betroffene beim Coming-out in der Familie und veranstaltet regionale wie bundesweite Seminare und Workshops zu diesen Themen.

Eltern- bzw. Mutterschaft

Am Ende dieses Kapitels soll noch kurz auf Eltern- bzw. Mutterschaft bei HIV-Positivität eines Partners eingegangen werden. Zum einen besteht die Möglichkeit der Reproduktionsmedizin: Ist der Mann HIV-positiv, so kann das Sperma aufbereitet, d. h. von infizierten Zellen und freien Viren befreit werden, bevor die Befruchtung mittels Katheter oder invitro mit anschließender Reimplantation des befruchteten Eis erfolgt. Bei einer HIV-Infektion der Frau geschieht die Befruchtung durch „künstliche Insemination“, also beispielsweise durch eine Spritze oder andere Techniken. Es gibt nur wenig spezialisierte Zentren, in denen solche Eingriffe vorgenommen werden.

Entscheidet sich ein diskordantes Paar (bei dem nur ein Partner HIV-positiv ist) zu ungeschütztem Geschlechtsverkehr, so liegt das Übertragungsrisiko für den bis dato HIV-negativen Partner bei etwa 1:300 pro Kontakt, wobei die Gefahr allerdings abhängig von der Viruslast ist – eine über zwei Jahre mit einer Viruslast unter der Nachweisgrenze einhergehende antiretrovirale Therapie verringert das Risiko. In Deutschland waren 2006 (AIDS-Hilfe 2006) etwa 250 Schwangerschaften von HIV-positiven Schwangeren pro Jahr bekannt. Bei guter medizinischer Betreuung ist die Übertragungsrate auf das Kind sehr gering, sie liegt bei etwa 2%. Ohne Behandlung und entsprechende Vorsorge liegt die Rate etwa bei 20%. Solche Gefährdungen liegen vor, wenn neben der HIV-Positivität andere Risiken auftreten, beispielsweise Drogenabhängigkeit mit den mitunter damit verbundenen erschwerten Lebensumständen (beispielsweise wechselnde Wohnorte, unregelmäßige medizinische Betreuung, inkonsequente Einnahme von Medikamenten etc.). Eine andere Belastung liegt vor, wenn die Mutter keinen legalen Aufenthaltsstatus hat und deswegen nur unzureichend medizinisch versorgt wird.

Die Übertragung des Virus von Mutter auf das Kind geschieht vor allem während der Geburt, wenn das Kind mit hohem Druck im Geburtskanal mit infizierten Schleimhäuten sowie mütterlichem infiziertem Blut in Berührung kommt. In den letzten Wochen vor der Geburt besteht ebenfalls ein (allerdings geringeres) Risiko, während den ersten beiden Trimestern ist das Risiko erheblich geringer. Schließlich besteht noch ein Risiko durch das Stillen, weil die Muttermilch ebenfalls Viren aufweist. Ein sinnvoller Schutz des Kindes besteht also zum einen darin, das Kind per Kaiserschnitt, an den man etwa 2 Wochen vor errechnetem Geburtstermin denkt, zur Welt gebracht wird, wobei weitgehend der Kontakt mit mütterlichen Flüssigkeiten vermieden wird. Bereits einige Wochen vor diesem Eingriff kann die Mutter anitretroviral behandelt werden, so sie das nicht aus anderen Gründen bereits wird. Ob eine Monotherapie (die für das Kind schonender ist, andererseits eine gewisse Resistenzgefährdung für die Mutter bedeutet) oder die übliche Kombinationstherapie durchgeführt wird, wird im Einzelfall zu entscheiden sein. Auch nach der Geburt wird das Kind während der ersten zwei bis sechs Lebenswochen medikamentös behandelt und „abgeschirmt". Regelmäßige Kontrollen der Viruslast erfolgen über das gesamte erste Lebensjahr (nicht hingegen werden die Antikörper bestimmt, diese sind bei Positivität der Mutter im ersten Lebensjahr auch beim Kind immer vorhanden und damit nicht aussagekräftig). Die Mutter sollte grundsätzlich auf das Stillen verzichten, weil dies ein weiteres und durchaus erhebliches Infektionsrisiko bedeutet. Ist ihr HIV-Status im Freundes- und Familienkreis unbekannt, wird sie möglicherweise zu „Notlügen" greifen, wenn sie eine Milchgangsentzündung oder anderes als „Begründung" vorgibt.

Der Schutz vor sexuell übertragbaren Krankheiten während der Schwangerschaft, Maßnahmen des safer sex sowie regelmäßige klinische Kontrollen der CD4-Helferzellzahl sowie der Viruslast gehören ebenso zur Begleitung wie Information und Beratung sowie schließlich die bei jeder Schwangerschaft üblichen gynäkologischen Untersuchungen (Ultraschall, Labor usw.).

11.11 Netzwerkarbeit und Casemanagement

Isolationsgefahr

Das soziale Netz HIV-positiver Menschen kann gefährdet sein – nämlich dann, wenn sich vermeintliche Freunde und Bekannte zurückziehen, weil sie Angst vor Ansteckung haben oder weil latente Vorurteile zum Tragen kommen. Aber auch der Betroffene selbst kann sich zurückziehen, isolieren, sich in Schuldgefühlen, Ängsten und Depressionen verstricken oder die Tatsache, dass er infiziert ist, tabuisieren, was ihm möglicherweise nur schwer gelingt, so dass er meint, sich zurück ziehen zu müssen. Solche Rückzugstendenzen sind also nicht zwangsläufig gegeben, treten aber immerhin auf. Dabei sind Menschen in einer solchen existentiellen Krisensituation in besonderem Maße auf Halt und Rückhalt, auf akzeptierende und wohlwollende Gespräche sowie soziale Unterstützung angewiesen, können andererseits nach Durchstehen krisenhafter Situationen wichtige Begleiter, Helfer und Partner sein.

Schule und Beruf

Die schulische und berufliche Situation sollte heute keine allzu großen Probleme mehr aufwerfen. 70% der HIV-positiven Menschen sind erwerbstätig, hiervon nochmals 2/3 vollzeiterwerbstätig. Mit Hilfe der Kombinationstherapie können sie in aller Regel im Beruf ihren Mann bzw. ihre Frau stehen. Sie brauchen ihren Arbeitgeber nicht über ihren HIV-Status zu informieren (müssen allerdings auf dementsprechende Fragen bei der Einstellung wahrheitsgemäß antworten). Es besteht kein Berufsverbot und hinsichtlich ihrer Positivität darf ihnen keine berufliche Benachteiligung erwachsen. Allerdings sieht die Realität mitunter anders aus – etwa ein Drittel aller hierzu befragten Schweizer mit HIV-Positivität gab an, deswegen bereits einmal entlassen worden zu sein. Etwa ein Fünftel der Betroffenen gibt an, gemobbt worden zu sein, deutlich mehr als im Durchschnitt der Gesamtbevölkerung und auch Erwerbslosigkeit ist immer noch ein überdurchschnittliches Problem. Dennoch – objektiv gesehen besteht kein Grund zu einer Ungleichbehandlung von Menschen mit HIV auf dem Arbeitsmarkt.

Freizeit und soziale Teilhabe

Die Möglichkeit der Teilhabe an Freizeitangeboten und soziokulturellem Leben setzt eine Gesellschaft und ein soziales Netz voraus, das über AIDS gut informiert ist und anerkennt, dass HIV-positive Menschen und AIDS-Kranke genauso zur Gesellschaft gehören wie andere Gruppierungen. Neben dem Abbau diffuser und ungerechtfertigter Ängste kommt es also auch darauf an, vielfältige Formen sexuellen Lebens, unterschiedliche soziokulturelle Erfahrungen und „Szenen" als essentielle Bestandteile einer Gesellschaft zu akzeptieren und zu definieren.

Soziale Netzwerkarbeit sollte einerseits Menschen mit dem HI-Virus ermuntern und befähigen, selbstbewusst mir ihrer Krankheit bzw. ihrem HIV-Status umzugehen, Kontakte zu knüpfen und in ihren jeweiligen Lebensbezügen eine soziale Perspektive zu entwickeln. Hierbei kommt es nicht nur darauf an, irgendein Netz sozialer Beziehungen zu flechten, sondern sich darüber klar zu werden, wie Beziehungen eigentlich aussehen sollten, die einem gut tun und förderlich sind. Der Umgang mit Sexualpartnern, das offene Ansprechen der Erkrankung oder auch das gezielte Darüber-sprechen in bestimmten Kontexten wären hier beispielsweise zu nennen.

AIDS-Selbsthilfegruppen

Da eine HIV-Infektion oft mit vielfältigen psychischen und sozialen Problemen verknüpft ist, ist der Aufbau professioneller und semiprofessioneller Hilfe im Sinne eines klassischen Netzwerk- und Casemanagements von großer Bedeutung. In allen bundesdeutschen Großstädten gibt es mittlerweile AIDS-Selbsthilfegruppen, ursprunglich von homosexuellen Männern gegründet, später auch von anderen Personen besucht und mitgestaltet. Da im Rahmen der AIDS-Hilfe Menschen die unterschiedlichsten Lebensweisen – Menschen mit HIV und AIDS, Schwule, Drogenabhängige und viele andere Personengruppen – haben, haben sich teils gemeinsame, teils unterschiedliche und sehr spezifische Selbsthilfegruppen gegründet. Die meisten solcher Selbsthilfeinitiativen weisen drei bedeutsame Elemente auf: Zum einen handelt es sich um eine Selbsthilfegemeinschaft, bei der die Bedürfnisse nach Erfahrungsaustausch im Alltag im Vordergrund stehen, zum anderen geht es um fachlichen Rat und Hilfe von Experten, oft Experten in eigener Sache, auch hinsichtlich der Therapie und der Alltagsbewältigung. Und schließlich verstehen sich Selbsthilfegruppen auch als Interessenvertretung, die für eine Verbesserung von Lebensbedingungen, soziale Sicherheit und Solidarität einstehen. Solchen Selbsthilfegruppen kommt also eine außerordentlich große Bedeutung zu.

Deutsche AIDS-Hilfe

Daneben gibt es eine ganze Reihe von wichtigen Ansätzen in der Begleitung HIV-positiver und AIDS-kranker Menschen. Genannt wurde bereits die Deutsche AIDS-Hilfe, die auf Bundesebene, in Landesverbänden und auf regionaler Ebene organisiert ist. Auf ihre Aufgaben wurde bereits eingegangen. Ihr angeschlossen sind unterschiedliche Netzwerke, beispielsweise das Netzwerk der Partner und Angehörigen von Menschen mit HIV, „JES" – bundesweites Selbsthilfenetzwerk für Junkies, Ehemalige und Substituierte, ein bundesweites Netzwerk „Frauen und AIDS", das Netzwerk „Afroleben Plus" von HIV-positiven Afrikanern/Innen und andere mehr.

Bundeszentrale für gesundheitliche Aufklärung

Wendet sich die AIDS-Hilfe also im Wesentlichen an Gefährdete und Betroffene (wobei sie in der Öffentlichkeit natürlich einen wesentlich breiteres „Publikum“ erreicht), so liegt die primäre Aufgabe der Bundeszentrale für Gesundheitliche Aufklärung (BZGA) darin, die „Bereitschaft der Bürgerinnen und Bürger zu einem verantwortungsbewussten, gesundheitsgerechten Verhalten und zu sachgerechten Nutzung des Gesundheitssystems“ (Deutsche AIDS-Hilfe, 2007) zu fördern. Dies geschieht unter anderem durch bundesweite Aufklärungskampagnen, deren Effektivität wissenschaftlich überprüft wird. Präventionskampagnen, Broschüren und ähnliches richten sich also an die Gesamtbevölkerung und haben primärpräventiven Charakter. Hier insbesondere ist die Sexualaufklärung von Jugendlichen und jungen Erwachsenen in besonderer Weise zu nennen. Die Vermittlung eines hohen Wissenstandards über Ansteckungsrisiken und Nichtrisiken, die Motivation zu Kondombenutzung und anderen Schutzmöglichkeiten sind beispielsweise Inhalt solcher Informationskampagnen.

Gesundheitsämter

Die Gesundheitsämter führen ihrerseits AIDS-Beratung durch, insbesondere im Vorfeld von AIDS-Tests, die hier in anonymisierter Form und in der Regel kostenlos durchgeführt werden können. In der Zusammenarbeit mit AIDS-Hilfe und Bundeszentrale für Gesundheitliche Aufklärung kommt der praktischen Arbeit der Gesundheitsämter vor Ort, an der auch viele dort angestellte Sozialarbeiter beteiligt sind, eine ebenfalls große Rolle zu.

Robert-Koch-Institut (RKI)

In epidemiologischer Hinsicht ist vor allem das Robert-Koch-Institut (RKI) in Berlin zu nennen, das den epidemiologischen Verlauf sowie die Ausbreitung der Krankheit beobachtet und wissenschaftlich auswertet. Es gibt maßgeblich Empfehlungen zur Eingrenzung der Erkrankung und zur Prophylaxe. Hierzu werden unter anderem Verbreitungswege, neuere medizinische sowie soziale Entwicklungen und Konzeptionen zur Eingrenzung der Erkrankung ausgewertet. Wenn sich beispielsweise die Öffnung der osteuropäischen Grenzen oder Migrationsverhalten aus Afrika verändert, so hat dies ebenso Folgen hinsichtlich der HIV-Verbreitung wie verändertes Drogenverhalten oder sich ändernde Einstellungen im Sexualverhalten von Jugendlichen. Eine intensive Zusammenarbeit von Soziologen, Ärzten, Psychologen und anderen Berufsgruppen ist also unabdingbar.

Deutsche AIDS-Stiftung

Die Deutsche AIDS-Stiftung hilft HIV-positiven und an AIDS-erkrankten Menschen in materiellen Notlagen, informiert aber auch eine breite Öffentlichkeit in Deutschland über den Stand der Forschung und sichert die Öffentlichkeitsarbeit durch Spendenerhebung und Organisation von Benefiz-Veranstaltungen. Die finanzielle Einzelhilfe wird als die wichtigste Aktivität dieser Stiftung dargestellt.

Die Deutsche AIDS-Gesellschaft, eine medizinische Fachgesellschaft, die regelmäßig Therapie- und Prophylaxeempfehlungen verabschiedet, und die Deutsche Arbeitsgemeinschaft niedergelassener Ärzte in der Versorgung HIV-Infizierter (DAGnÄ e.V.) gehören ebenfalls zum Spektrum aidsspezifischer Hilfsangebote. Letztere sorgt dafür, dass Mediziner, aber auch Sozialarbeiter in interdisziplinärer Zusammenarbeit, HIV-infizierte und an AIDS-erkrankte Menschen nach aktuellsten und besten Maßnahmen untersuchen und behandeln. Nicht nur niedergelassene Ärzte in der Versorgung mit AIDS-Patienten, sondern auch Schwerpunktpraxen und andere HIV-Schwerpunktzentren sind hier organisiert. Auf der wissenschaftlichen und forschungsbezogenen Ebene seien noch das Wissenschaftszentrum Berlin für Sozialforschung, das sich mit sozialwissenschaftlichen Entwicklungen und Anpassungsproblemen beschäftigt, sowie das Kompetenznetz HIV/AIDS, an dem medizinische Langzeituntersuchungen stattfinden, genannt.

11.12 Soziokulturelle Aspekte

Wie bereits in Kapitel 11.1 gezeigt, kann die Verbreitung des AIDS-Virus je nach soziokulturellen Bedingungen und epidemiologischen Gegebenheiten nach Pattern I- bzw. Pattern II-Mustern erfolgen. Ob sich das Virus also in heterosexuellen Kontakten über einen Großteil der Gesamtbevölkerung streut oder ob der Befall auf kleine, etwas genauer zu definierende Gruppen (beispielsweise homosexuelle Männern in bestimmten kulturellen Bezügen oder Drogenabhängige) beschränkt, ist letztendlich Folge epidemiologischer Gegebenheiten bzw. Zufälligkeiten. Prinzipiell kann HIV jeden betreffen, und auf jeden Fall geht diese Erkrankung jeden etwas an. Allerdings wird das nicht immer so gesehen. Dass es Gruppen gibt, die ein höheres Risiko haben, sich anzustecken, führt mitunter zur Stigmatisierung und Marginalisierung solcher Gruppen, zumal beispielsweise Homosexuelle geschichtlich auch schon vor dem Erscheinen von AIDS mit Diskriminierung und Verfolgung zu tun hatten. Analoges gilt auch für heroinabhängige Menschen. Hinzu kommt, dass das Thema Sexualität entgegen laut tönender Meinungsäußerungen letztlich doch auch immer Intimschranken betrifft und leicht tabuisiert wird – jedenfalls Teilaspekte der Sexualität, was sinnvolle Aufklärungsmaßnahmen mitunter so schwer macht. Bei dem Auftreten der HIV-Epidemie Anfang der 1980er Jahre bestand durchaus die Gefahr, dass „seuchenpolitische Maßnahmen“ wie eine Registrierung HIV-positiver Menschen, Zwangstests oder Meldepflicht, Einführung von Quarantäne-Maßnahmen oder das strafrechtliche Verfolgen bestimmter Sexualpraktiken zu einer Ausgrenzung und Stigmatisierung betroffener Bevölkerungsgruppen, letztlich aber auch zu einer unkontrollierbaren Ausbreitung des Virus hätten führen können. Es ist ein großes Verdienst der sich schnell gründenden Interessenverbände und Selbsthilfeorganisationen, aber auch der an diesem Prozess beteiligten PolitikerInnen, neue Wege in der Präventionspolitik gegangen zu sein. In Deutschland bestanden sie im Wesentlichen darin, dass besonders gefährdete Menschen (oder sich gefährdet glaubende Menschen) sich zunächst in regionalen, dann in überregionalen Gruppen zusammenschlossen, die sich letztlich unter dem Dach der AIDS-Hilfe vereinigten. Die Politik lernte (zum Glück) recht schnell, dass die Epidemie am wirkungsvollsten zu bekämpfen ist, wenn gefährdete, betroffene und besonders engagierte Menschen, die keineswegs medizinisch-akademisch ausgebildet sein mussten, Aufklärung und Prophylaxe selbst in die Hand nahmen. Zusammen mit Ärztinnen und Ärzten in Forschung und therapeutischer Begleitung, professionell-pädagogisch Tätigen (beispielsweise im Rahmen des Bundesamtes für gesundheitliche Aufklärung) und anderen Einrichtungen, die in Kapitel 11.11 bereits erläutert wurden, gelang es der AIDS Hilfe, Konzepte zur Information, Unterstützung und Begleitung besonderer Zielgruppen zu entwickeln und ein breites, tragfähiges Konzept zur Prophylaxe und Begleitung zu erstellen. Naturgemäß steht die Aufklärung unterschiedlicher Zielgruppen im Vordergrund – die AIDS-Hilfe wendet sich beispielsweise an Gruppierungen aus der Schwulenszene, sexuell beruflich Tätige, drogenabhängige Menschen, bisexuelle Menschen mit wechselnden Sexualkontakten – letztlich aber auch an alle sexuell aktiven Menschen mit Informationsbedarf. Aber auch die Beratung HIV-positiver Menschen, das Einrichten von Betreuungs- und Begleitangeboten, rechtliche Beratung, die Organisation von Pflege oder medizinischer Behandlung wurden maßgeblich von der AIDS-Hilfe initiiert und oft auch konzipiert. Wichtig war auch eine breite Öffentlichkeitsarbeit, zum einen, um die Wichtigkeit prophylaktischen Handelns (Stichwort safer sex, Benutzen von Kondomen) zu verbreiten. Zum anderen, um einer Marginalisierung und Etikettisierung bestimmter Personengruppen entgegen zu wirken. „AIDS geht alle an" oder „Gib AIDS keine Chance" sind wesentliche Maximen einer solchen Aufklärung. Ab Mitte bis Ende der 1990er Jahre konnte eine fortschreitende Normalisierung konstatiert werden. Mit der Etablierung der 3-fach-Kombinationstherapie, der Remission von AIDS-Symptomen und der Verlängerung der symptomfreien Phase gelang es vielen HIV-positiven und sogar AIDS-kranken Menschen, wieder eine Lebensperspektive zu entwickeln und in ein körperliches wie seelisches Gleichgewicht zu geraten. Hinzu kam, dass auch in der (persönlich nicht betroffenen) Öffentlichkeit AIDS einiges an seinem Schrecken verlor: Es wurde bekannt, dass AIDS im Wesentlichen durch Sexualkontakte, jedenfalls nicht durch beispielsweise das gemeinsame Nutzen von Geschirr oder Tröpfcheninfektion beim Husten (o. ä.) zu erwerben ist. Kurz: Das Leben mit dem Virus wurde für die Betroffenen, das Leben mit HIV-positiven Menschen für die Nichtbetroffenen „immer normaler". Dieser einerseits sehr zu begrüßende medizinische wie soziale Trend hat andererseits zur Folge, dass die Gefährdung durch AIDS teilweise aus dem Blickpunkt geriet und das Sexualverhalten wieder leichtfertiger wurde.

Die relative Normalisierung in den letzten 15 Jahren bedeutet leider nicht, dass damit alle Stigmatisierungen der Vergangenheit angehören. Ängste vor Ansteckung, so unbegründet sie sind, sitzen mitunter tief und sind nur schwer zu bekämpfen.

Eine Krankenkassenzusatzversicherung, geschweige denn eine Privatversicherung einzugehen, ist als HIV-positiver Mensch kaum möglich. Analoges gilt für neu zu etablierende Krankentagegeldversicherungen. Zu Datenschutzproblemen kann es bei Gesundheitsbögen kommen, die bei Stellenantritt ausgefüllt werden müssen. Bezieht ein AIDS-Kranker aufgrund seiner Erkrankung eine Rente, kann aber in den Arbeitsprozess wieder eingegliedert werden, weil die Medikation anschlägt, so verliert er unter Umständen seine Rentenansprüche. Wirken die Medikamente später nicht mehr oder nicht mehr ausreichend oder kommt es zu anderen, sozialbedingten Schwierigkeiten, kann er sich dann möglicherweise ohne Rente und Arbeitsstelle wieder finden. Diese und viele andere Beispiele für eine mögliche Diskriminierung und Exklusion HIV-positiver oder

AIDS-kranker Menschen finden sich in dem lesenswerten, von Walther (2007) herausgegebenen Sammelband „AIDS ein Gesicht geben“, das von Geschichten von Menschen mit HIV handelt.

11.13 Literaturhinweise und Vertiefungsfragen

Christiansen, N. et al. (2007): Getrennte Wege gemeinsam gehen. Ein Lesebuch für Zugehörige von Menschen mit HIV/AIDS. 3. Aufl. Grenzach-Whylen. Copyright Roche Pharma AG. Zu beziehen unter www.aidshilfe.de
Einfühlsame Erfahrungsberichte Betroffener und ihrer Zugehörigen sowie grundlegende Überlegungen zu Beziehungen und Familie.

Deutsche AIDS-Hilfe (Hrsg.) (2007): Handbuch für BeraterInnen in AIDS-Hilfen. Berlin. Zu beziehen über www.aidshilfe.de
Grundlegendes und aktualisiertes Handbuch, in dem auf alle wesentlichen biologisch-medizinischen sowie psycho-sozialen Aspekte von HIV-Positivität und AIDS eingegangen wird.

Walther, M. (Hrsg.) (2007): AIDS ein Gesicht geben. Geschichten von Menschen mit HIV. Rex, Luzern.
Informative und empathische Berichte von Betroffenen, verbunden mit einem erläuternden Sachteil über neuere Entwicklungen in der AIDS-Hilfe.

Vertiefungsfragen

11.1 Inwiefern sind Menschen mit HIV-Positivität oder AIDS von mehrfacher Stigmatisierung bedroht?

11.2 Welche Übertragungswege des HI-Virus kennen Sie und wie erklären Sie sich gelegentlich anzutreffende übertriebene Ansteckungsängste?

11.3 Was spricht für zielgruppenspezifische Aufklärungs- und Beratungsangebote in der AIDS-Prävention?

Multiple-Choice-Fragen zu diesem Kapitel finden Sie unter www.reinhardt-verlag.de und www.utb-mehr-wissen.de.

12 Metabolisches Syndrom: Fettstoffwechselstörung, Übergewicht, Diabetes, Bluthochdruck

12.1 Definition und Epidemiologie

Das gehäufte oder gemeinsame Auftreten von Übergewicht, Fettstoffwechselstörung, Bluthochdruck sowie Insulinresistenz bezeichnet man als „metabolisches Syndrom". Diese vier grundlegenden Störungen können auch solitär, also einzeln, auftreten. Zudem gibt es keine zwingenden Kausalzusammenhänge der einzelnen Faktoren. Andererseits haben eine Vielzahl von Studien der letzten drei Jahrzehnte gezeigt, dass diese vier Phänomene überdurchschnittlich häufig zusammen auftreten und im Einzelfall sehr wohl einander mitbedingen sowie die Prognose beeinflussen können. Zudem haben alle vier Erkrankungen in den „Wohlstandsgesellschaften" während der letzten Jahrzehnte dramatisch zugenommen und bilden eine Hauptursache erhöhter Morbidität und Mortalität. Mitunter wird auch vom „tödlichen Quartett" oder einem „Wohlstandssyndrom" gesprochen.

Gelänge es, Übergewicht, Bluthochdruck, Insulinresistenz (also das nicht genügende Ansprechen der Zelle auf körpereigenes Insulin) und Fettstoffwechselstörungen zu verhindern oder „in den Griff" zu bekommen, so könnte ein Großteil chronischer Erkrankungen oder Behinderungen im höheren Lebensalter vermieden, der Gesundheitszustand großer Teile der Bevölkerung deutlich verbessert, die Lebenserwartung erhöht und die gesamtgesellschaftlichen Gesundheitskosten signifikant gesenkt werden.

Die Definitionen oder Kriterien für ein metabolisches Syndrom sind teilweise etwas unterschiedlich. So spricht die International Diabetes Federation von einem metabolischen Syndrom bei einer bauchbetonten Adipositas und dem Vorliegen zweier weiterer Risikofaktoren, beispielsweise Diabetes, Fettstoffwechselstörung oder Bluthochdruck. Die Weltgesundheitsorganisation (WHO) hingegen fordert das Vorliegen eines Diabetes, einer gestörten Glukosetoleranz, einer Insulinresistenz sowie zweier weiterer Faktoren (beispielsweise Bluthochdruck, Dyslipidämie (Fettstoffwechselstörung), bauchbetonte Adipositas oder Mikroalbuminurie (Eiweiß im Urin). Zunehmend setzt sich aber durch, vom metabolischen Syndrom zu sprechen, wenn diese vier wichtigsten Risikofaktoren vorliegen:

- bauchbetontes Übergewicht
- veränderte Blutfettwerte (Triglyzeride zu hoch, HDL-Cholesterin zu niedrig)
- erhöhter Blutdruck
- erhöhter Nüchternblutzucker

Oft wird bereits bei Vorliegen dreier dieser Risikofaktoren vom metabolischen Syndrom gesprochen.

Erbfaktoren, soziokulturelle Faktoren, psychische Belastungen, Bewegungsmangel und Überernährung verändern das Normalgewicht und können ggf. zu

Adipositas, Fettstoffwechselstörung und Bluthochdruck führen. Letztendlich resultiert hieraus das metabolische Syndrom. Weiterhin ist zu beachten, dass Depressionen eine zwar nicht obligate, doch häufig ebenfalls anzutreffende Begleiterscheinung, möglicherweise auch Teilursache eines solchen Geschehens sein können. Alkohol- und Nikotinabusus gehören zwar im engeren Sinne nicht zum Wirkgefüge des metabolischen Syndroms, haben aber sowohl auf das Übergewicht als auch auf die arteriellen Veränderungen und damit den Kreislauf- und das Blutdrucksystem einen negativen Einfluss und sollten bei der Risikoabschätzung und therapeutischen Intervention daher auch Beachtung finden. Die Folgen des metabolischen Syndroms und der eben genannten möglichen Begleitphänomene betreffen vor allem das Gefäßsystem und können zur Arterosklerose (der Verkalkung von größeren Gefäßen) bzw. zur Arteriosklerose (Verkalkung kleinerer Gefäße) mit Störungen der Blutzirkulation und Sauerstoffversorgung führen.

Folgeerkrankungen

Hieraus resultieren die drei hauptsächlichen möglichen Folgeerkrankungen: der Herzinfarkt, der Schlaganfall (Apoplex) sowie periphere arterielle Verschlusskrankerkrankungen. Sie stellen die eigentliche Gefährdung eines länger andauernden metabolischen Syndroms dar und führen zu chronischer Erkrankung, Behinderung und mitunter frühzeitigem Tod. Das metabolische Syndrom ist also deswegen so gefährlich, weil es den Hauptrisikofaktor für Schäden an den Blutgefäßen darstellt. Je mehr Risikofaktoren gleichzeitig vorkommen, desto größer ist die Gefahr, dass sich schwere Erkrankungen wie Herzinfarkt oder Schlaganfall entwickeln. Beim alleinigen Vorliegen eines Bluthochdrucks verdoppelt sich beispielsweise das Herzinfarktrisiko, beim Vorliegen von Bluthochdruck und Diabetes verachtfacht sich das Risiko, und kommt eine zusätzliche Fettstoffwechselstörung (Hypercholisterinämie) hinzu, so haben wir ein fast zwanzigfaches Risiko. Auch der Nikotinabusus leistet, obwohl er streng genommen nicht zum metabolischen Syndrom gehört, einen unheilvollen Beitrag zur Gefäßschädigung.

Epidemiologie

Das metabolische Syndrom ist eine epidemiologisch sehr bedeutsame Erkrankung. Rund 30% der amerikanischen Bevölkerung sind von diesem Syndrom betroffen (auch wenn für die Bundesrepublik keine exakten Daten vorliegen, dürfte das Auftreten eine ähnliche Größenordnung erreicht haben). Mit zunehmendem Alter steigt die Prävalenz stark an, bei amerikanischen Frauen im Alter von 20 von 12% auf 60% bei Frauen im Alter zwischen 60 und 69 Jahren. Rund zwei Drittel der häufigsten Todesursachen, nämlich Schlaganfall, Herzinsuffizienz, Myokardinfarkt, chronische Herzkrankheit und Diabetes mellitus, hängen zumindest indirekt mit dem metabolischen Syndrom zusammen.

Das metabolische Syndrom ist also eine Krankheitskonstellation, die sehr häufig auftritt, in Wohlstandsgesellschaften deutlich zunimmt, ein zunehmend größeres Problem in einer alternden Bevölkerung darstellt und die zahlenmäßig größte Gefährdung hinsichtlich der Lebenserwartung und Lebensqualität ist. Grund genug, sich auch in der Pädagogik, Pflege und sozialen Arbeit mit dieser Störung zu befassen, die, wie noch zu zeigen sein wird, weitgehend durch Biografie, psychosozialen Stress, Bewegungsmangel, Über- und Fehlernährung sowie soziokulturelle Faktoren beeinflusst wird und deren Prävention ein besonderes Anliegen sein müsste.

12.2 Biologische Grundlagen

Grundsätzlich bezieht der menschliche (und auch der tierische) Körper seine Energie durch Nahrungsaufnahme. Wesentliche Bestandteile sind Eiweiße (Proteine), deren Baúteile, Aminosäuren, unverzichtbar für Zellreparaturvorgänge, aber auch für Vorgänge des Wachstums sowie der Fortpflanzung sind. Seinen Hauptenergiebedarf stillt der Körper durch Kohlenhydrate, die langkettige Verbindungen von Glukosemolekülen darstellen. Überschüssige Energie kann in Fett abgespeichert werden; dieser dritte Hauptbestandteil der Nahrung kann ebenfalls direkt aufgenommen, in Energie umgewandelt oder als Depotfett gespeichert werden. Neben einer Reihe von Spurenelementen und Salzen, als Katalysatoren wirkenden Enzymen und anderen Stoffen ist vor allem Wasser als Lösungsmedium aller wichtigen biochemischen Prozesse ein unverzichtbarer Bestandteil der Nahrung.

Geschmacksvorlieben

Verschiedene Mechanismen, die sich im Verlauf von Jahrmillionen ausgebildet haben, führen dazu, dass wir, wann immer es möglich ist, ausreichend Nahrung zu uns nehmen. Zum einen resultiert das Hungergefühl aus einer mangelnden Dehnung der Darmwand (die entsprechende Rezeptoren enthält), so dass uns ein leerer Magen zur Nahrungsaufnahme drängt. Zum Zweiten registrieren Osmorezeptoren in der Blutbahn eine Unterzuckerung, die uns als „Heißhunger“ bewusst wird. Ein übergeordnetes Zentrum im Hypothalamus des Stammhirns ist ebenfalls mit dem Hunger- und Sättigungsgefühl befasst. Im Dienste der Nahrungssuche und Nahrungsaufnahme stehen vor allem zwei zentrale Sinne, nämlich der Geschmacks- und der Geruchssinn. Vor allem bei Hungerzuständen riechen wir bereits aus größerer Entfernung mögliche Nahrungsquellen (beispielsweise die Waffeln auf dem Weihnachtsmarkt). Unsere Geschmackspapillen präferieren süße und fette Nahrung. Dei Geschmacksqualität „süß“ ist auf der Zungenspitze angesiedelt, was man beim Eis-Schlecken kleiner Kinder beobachten kann. Uns auf besondere Weise schmeckende Aromastoffe sind allesamt fettlöslich, was die Vorliebe für Kartoffelchips und ähnliche Produkte erklärt. Fett und Süß, dies sind also die Attribute des Paradieses, des Landes, in dem Milch und Honig fließt – und dies ist nicht nur metaphorisch gemeint. Bereits das Neugeborene ist darauf angewiesen, ausreichend ernährt zu werden. Die beiden Hauptkriterien der für ihn so wichtigen Muttermilch sind die der Süße und des Fettgehalts. Das Trinken süßer und fetthaltiger Muttermilch wird direkt mit Endorphinausschüttung des Säuglingsgehirns belohnt und führt letztendlich zu einem lustvollen Erleben des Trinkvorgangs. Kinder von methadon- bzw. heroinabhängigen Müttern müssen direkt nach der Geburt für etwa 14 Tage in einer Intensivabteilung ernährt werden, da dieser Belohnungsmechanismus noch nicht funktioniert (während der Schwangerschaft bildete sich kein Endorphinmechanismus, da von außen morphinähnliche Substanzen zugeführt wurden). Die Kinder machen einen regelrechten Entzug durch und würden aufgrund des Endorphinmangels verhungern.

Fettdepots und Hunger

Auch im weiteren Verlauf des Lebens ist unsere Vorliebe für süße und fette Nahrung offensichtlich von evolutionärem Vorteil – zumindest war sie es in den letzten 7 Millionen Jahren der Menschheitsgeschichte. In dieser gesamten

Zeit war die Menschheit immer wieder vom Hungertod bedroht. Bis in die erste Hälfte des letzten Jahrhunderts kam es auch in westlichen und industrialisierten Ländern immer wieder zu Hungersnöten. Gebete um das tägliche Brot oder die Auseinandersetzung um die Nahrungsbeschaffung prägten im wesentlichen den Alltag des Menschen. Es war sinnvoll, „sich den Bauch vollzuschlagen", wann immer man süße oder fette Nahrung bekam. In evolutionärer Vorgeschichte war Nahrungsüberfluss, beispielsweise nach einer erfolgreichen Jagd oder beim zufälligen Finden süßer Früchte oder Honig enthaltender Bienennester nur temporär der Fall. Unter diesen evolutionären Bedingungen war es also sinnvoll, Fettdepots anzulegen. Nicht umsonst sind Fettdepots an Hüften, Gesäß oder Brust nicht nur Indikatoren weiblicher Attraktivität, sondern sie korrelieren auch mit der Fruchtbarkeit von Frauen – jedenfalls in Mangelgesellschaften.

Energieverbrauch

Auf der einen Seite dieser ernährungsbiologischen Überlegungen steht die Zufuhr von Energie. Auf der anderen Seite gilt es nun, den Energieverbrauch zu betrachten. 20% der Energie verbraucht unser Gehirn, knapp 80% unsere Muskeln. Evolutionär ist es sinnvoll, mit Muskelkraft sparsam umzugehen. Der eine Beute hetzende oder vor Tieren fliehende Mensch vergangener Jahrmillionen musste jede Gelegenheit nutzen, Energie zu sparen. Unsere Vorliebe für das Ausruhen, einer als Trägheit bezeichnete (und im Mittelalter als Todsünde gegeißelte) Verhaltensbereitschaft und unser Bestreben, möglichst wenig Energie für Bewegung aufzuwenden, ist also von evolutionärem Vorteil.

Überflussgesellschaft

Beides, unsere Geschmacksvorlieben wie unsere evolutionär angelegte Trägheit, werden erst in einer hoch technisierten Überflussgesellschaft zum Problem. Zum einen führt dies dazu, dass mit immer weniger Aufwand immer süßere und fetthaltigere, also hochkalorische Nahrung aufgenommen werden kann. Es kostet den heutigen Menschen kaum noch Anstrengung, jede gewünschte Nahrung in hoher Konzentration zu sich zu nehmen. Auf der anderen Seite werden anstrengende und energieverbrauchende Tätigkeiten, beispielsweise Bauarbeiten oder vergleichbar schwere körperliche Tätigkeiten, zunehmend durch Maschinenkraft ersetzt. Auch die erhöhte Mobilität (Eisenbahn, Flugzeug, Kraftfahrzeuge) führen dazu, dass bereits kleinere körperliche Anstrengungen bei der Fortbewegung unterbleiben können. Und schließlich werden zunehmend nicht nur Berufstätigkeit sondern auch Freizeitverhalten medial und elektronisch unterstützt. Das Leben am Fernseher oder vor dem PC ist in zweierlei Hinsicht gewichtsteigernd: Das Verharren in einer solchen Sitzhaltung ist in besonderer Weise „energieschonend", weiterhin ist die Verführung zu Nahrungsmittelkonsum zusätzlich erhöht.

Die Folge ist in der Regel ein deutliches Übergewicht. Bereits eine Mehraufnahme von 100 Kalorien täglich (das entspricht etwa einem Brötchen) führt zu einer Gewichtszunahme von etwa 6 Kilo innerhalb eines Jahres. Dieser Vorgang ist schleichend, was seine besondere Problematik ausmacht. Aber auch die Zusammensetzung der Nahrung ist von Bedeutung. Nie in der Menschheitsgeschichte war der Anteil des frei verfügbaren Zuckers in der Nahrung so groß wie jetzt. Höherkettige Kohlenhydrate müssen in einem längeren Prozess, der sich über Stunden hinziehen kann, gespalten werden, so dass der dabei letztendlich anflutende Zucker nicht stoßweise, sondern kontinuierlich ins Blut abgegeben wird. Dies ändert sich, wenn Rohzucker (beispielsweise in Form von Schokolade) zugeführt wird.

Erhöhter Cholesterinspiegel

Auch die regelmäßige und massive Ernährung mit Fetten und hochkonzentrierten Eiweißen macht sich bemerkbar, nämlich als ein Überangebot von Cholesterin. Dies ist zwar prinzipiell für die Bildung von Hormonen und körperlichen Eiweißen sowie den Energiehaushalt und Fettstoffwechsel notwendig. Ein Überangebot des Gesamtcholesterin wird als Hypertriglyzeridämie bezeichnet und ist das Hauptmerkmal einer sich nun entwickelnden Fettstoffwechselstörung. Zudem kann eine ungesunde Auswahl der zugeführten Fette, nämlich vorwiegend tierischen Ursprungs, dazu führen, dass ein bestimmter Anteil der Triglyzeride, nämlich die low-density-Lipoproteine/LDL nimmt und dies auf Kosten der positiv zu bewertenden und schützenden high-densitiy-Lipoproteine/HDL. Beides, die Zunahme des Gesamtblutfettes sowie die relative Verschiebung zu Ungunsten des HDL, führt nun dazu, dass sich Abbauprodukte dieser Substanzen an den inneren Schichten der Gefäße festsetzen können, was zur Arterosklerose (bzw. Arteriosklerose) führt. Diese Effekte werden massiv begünstigt durch die „Insulinresistenz“, der wir uns nun zuwenden wollen.

Insulinresistenz

Die Hauptenergieträger unserer Nahrung, die Kohlenhydrate (in geringerem Maße aber auch die Fette) werden in kleinste Bestandteile, Zucker, umgewandelt, die durch die Darmschleimhaut in die Blutgefäße gelangen. Dort werden sie mit Hilfe eines Hormons, des in der Bauchspeicheldrüse gebildeten Insulins, in die endverbrauchenden Zellen, vor allem die Muskelzellen transportiert. Dieser Prozess wird, evolutionsbiologisch angebahnt, etwas verzögert, damit nicht der ganze Zucker auf einmal verbraucht wird und auch in relativen Hungerperioden noch genug Energie zur Verfügung steht. Wir sprechen also von einer gewissen „biologischen“ Insulinresistenz. Ein relatives Überangebot von Blutzucker (als Ausdruck eines Überangebots von Nahrung) führt nun zu tiefgreifenden Veränderungen an den Rezeptoren der Muskelzellen, die für das Einschleusen des Zuckers (unter Zuhilfenahme des Insulins) verantwortlich sind. Vor allem Veränderungen im Enzymhaushalt von Thyrosinkinase und Glykogensynthetase des Skelettmuskels führen zu einer Störung der Signalvermittlung des Insulins. Noch einmal: Eine solche Störung ist letztlich Ausdruck eines konstanten Nahrungsüberangebotes sowie einer abdominellen (bauchbetonten) Adipositas, deren Fettabbauprodukte hier eine besondere Rolle zu spielen scheinen. Die relative Überzuckerung (Hyperglykämie) führt zunächst zu einem erhöhten Insulinspiegel, was aber infolge der eben beschriebenen Veränderungen am Zellrezeptor dazu führt, dass das vermehrt ausgeschüttete Insulin am Rezeptor nicht mehr so gut wirkt. Über viele Jahre haben wir also eine erhöhte Insulinproduktion, begleitet von einer geringeren Insulinwirkung. Dies führt zu einem Teufelskreis: Immer höherer Bedarf an immer weniger wirksamem Insulin bei immer mehr erhöhtem Blutzuckerspiegel können nach Jahren oder Jahrzehnten zur Erschöpfung der Bauchspeicheldrüsenzellen führen, die das Insulin herstellen. Erst jetzt wird der Insulinmangel deutlich, es kommt zu den Symptomen des Diabetes (Kap. 12.4). Entscheidend ist, dass die Insulinresistenz über Jahre unbemerkt bleibt. Während dieser „Latenzphase“ haben wir also ein relatives Zuviel an allerdings relativ unwirksamen Insulin. Dies schädigt seinerseits Gewebe, indem es die Gefäßinnenhaut stimuliert und somit zur Atherosklerose beiträgt. Auch Natrium wird vermehrt unter Insulineinfluss rückresorbiert, was zur Hypertonie (dem Bluthochdruck) beitragen kann. Und eine erhöhte Produktion von VLDL (very low density lipoprotein), ebenfalls getriggert von einem Zuviel an Insulin, erhöht den relativ hohen Anteil des LDL, der als besondere Gefährdung des Fettstoffwechsels gilt. Erst im letzten Schritt dieser unheilvollen Kette kommt es zum eigentlichen Diabetes mit seinen besonderen Schädigungen hinsichtlich der Gefäße.

Gefäßschäden und Insulinresistenz

Wie bereits gesagt führen sowohl zunehmende Insulinresistenz als auch erhöhte Cholesterinwerte sowie eine Verschiebung von LDL und VDL zugunsten der low-density-lipoproteins zu Gefäßschäden, die im Wesentlichen vier Folgen haben: Zum ersten verengt sich der Gefäßdurchschnitt, das Lumen. Bei einem verengten Gefäß (und gleich bleibender Druckleistung des Herzens) erhöht sich aber der periphere Blutdruck. Zum zweiten werden die prinzipiell kontraktiblen (durch Muskelkraft verengenden bzw. erweiterbaren) Gefäße starr, was ebenfalls zum Bluthochdruck beiträgt. Drittens verlangsamen sich die Fließeigenschaften des Blutes, und viertens kommt es zu Unebenheiten des nun nicht mehr glatten Epithels der Gefäßschleimhaut, so dass bei eventuellen Turbulenzen Mikroblutungen mit anschließenden Thromben entstehen können. Solche Thromben können sich lösen und werden dann zu Embolien (griech. embolus: Pfeil), die sich an anderer Stelle des Gefäßsystems festsetzen und zu erheblichen Durchblutungsstörungen führen können.

Wir sehen also, dass auch die vierte Komponente des metabolischen Syndroms mit den anderen drei Faktoren korreliert und zumindest zum Teil kausal zusammen hängt. Zusätzlich wirkt sich Nikotinabusus negativ auf den Blutdruck aus. Zum einen wirkt das Nervengift Nikotin vasokonstruktiv, also gefäßzusammenziehend. Zum anderen können Kondensat und andere Schlackestoffe ihrerseits in der Gefäßwand abgelagert werden und den eben geschilderten Prozess der Arteriosklerose forcieren. Mitunter (nicht immer) können auch Alkoholmissbrauch, genetische Faktoren eine Hypernatriämie, also eine zu starke Kochsalzaufnahme, sowie Nierenschäden eine Rolle beim Bluthochdruck spielen. Dies muss im Einzelfall abgeklärt werden.

Bewegungsmangel

Der Bewegungsmangel unterstützt den hier genannten Prozess. Zum einen fällt es zunehmend schwerer, einen adipösen Körper zu bewegen. Zum anderen können sich Bewegungsmangel und hyperkalorische Ernährung sowie metabolisches Syndrom und seine Folgen gegenseitig negativ beeinflussen. Kommt es gar zu einer Gefäßschädigung mit arterieller Verschlusskrankheit (beispielsweise der „Schaufensterkrankheit", bei der man wegen Schmerzen in den unteren Extremitäten immer wieder stehen bleiben muss) oder einer Herzinsuffizienz (Herzschwäche), so hat dies natürlich auch Auswirkungen auf Motorik und Bewegung. Aber lange vor solchen schon deutlichen und manifesten Spätschäden zeigt sich, dass Bewegungsmangel und ein Zuviel an Nahrungsaufnahme oft die zwei unterschiedlichen Seiten ein und derselben Medaille sind. Schließlich sei darauf hingewiesen, dass mangelnde Aktivität und mangelnde Bewegung das Lebensgefühl und die Vitalität beeinflussen und in Richtung Depressivität führen können. Umgekehrt kann ein solches Gefühl der Niedergeschlagenheit zu

Frustration und Frustrationsessen führen – ein Teufelskreis, auf den in Kapitel 12.7 noch ausführlicher eingegangen wird.

12.3 Ursachen und Auslöser

Es geht kein Weg an der Erkenntnis vorbei, dass eine Erhöhung von Nahrungszufuhr sowie eine Verminderung des Energieverbrauchs die beiden Hauptursachen eines Übergewichts (einer Adipositas) sind. Diese selbstverständliche Erkenntnis gibt auch die Abbildung 12.1 wieder.

Energiebilanz

In dieser Abbildung wird einerseits gezeigt, dass der Energieverbrauch durch Nahrungszufuhr idealerweise in etwa 50% durch Kohlenhydrate, 30% durch Fett und 15% durch Eiweiß gedeckt werden soll. Der Energieverbrauch lässt sich in den Grundumsatz (Energieverbrauch in Ruhe) sowie die Bewegungsenergie einteilen: Erstere macht ungefähr zwei Drittel, die zweite etwa ein Drittel aus. Etwa zehn Prozent werden durch die Aufschlüsselung der Nahrung selbst verbraucht. Werden nur 100 Kalorien pro Tag mehr aufgenommen als verbraucht werden, es wurde bereits erwähnt, so kommt es pro Jahr zu einer Zunahme des Körpergewichts von 6 Kilogramm. Dies ist ein ganz wesentliches Argument dafür, nur sehr langsam abzunehmen und vor allem die Nahrungsgewohnheiten langfristig und nachhaltig zu verändern, anstatt kurzfristig ein paar Kilo abzuspecken. Eine Reihe von biologischen Mechanismen steuern die Aufnahme der Nahrungsmittel, unter anderem der Füllungszustand des Magens, Temperaturregler, Blutzuckerrezeptoren (die den Blutzuckergehalt messen können) und übergeordnete „Hunger- bzw. Sättigungszentren" in hypothalamischen Strukturen unseres Gehirns, die vom Limbischen System „emotional" bewertet werden und Sättigung bzw. Hunger emotional erleben lassen.

Essgewohnheiten

Eine wesentliche Rolle spielt indes die Habituation, die Gewöhnung an Nahrungsverhaltensweisen. Dies fängt bereits in der frühen Kindheit an, wenn die Zahl der Fettzellen festgelegt wird. Da die Zahl der Fettzellen nach dieser Phase

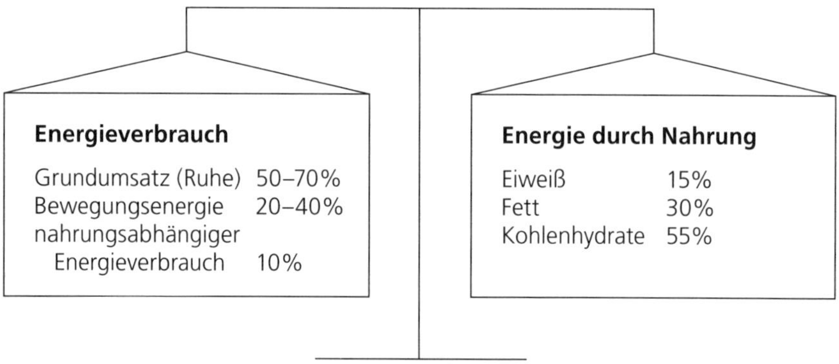

Abb. 12.1: Balance zwischen Nahrungszufuhr und Energieverbrauch (Nach Pott 2007, 23)

feststeht, führt Hunger dazu, dass nicht die Zahl der Fettzellen abnimmt, sondern nur deren Volumen. Dies mag erklären, dass Fettzellgewebe immer wieder „bestrebt ist, sich aufzufüllen" – ein Teil des bei wiederholt beim Abnehmen beschriebenen Jo-Jo-Effekts ist hierauf vermutlich zurückzuführen.

Das Hormon Leptin scheint bei der Nahrungsaufnahme und der Steuerung des Hungergefühls eine gewisse Rolle zu spielen. Schließlich gibt es eine limbisch-hypothalamisch-hormonelle Achse, eine Verbindung also von hormonellen und emotionssteuernden Faktoren, die letztlich dazu führen, dass wir unter emotionaler Belastung nicht nur mit einem erhöhten Blutdruck, sondern auch mit einer Mehraufnahme von Kalorien zu reagieren geneigt sind. Kalorienaufnahme ist nicht gleich Kalorienaufnahme. Es kommt nicht nur drauf an wie viel wir essen, sondern auch darauf, was wir essen. Schnell resorbierbare Kohlenhydrate, insbesondere Zucker, schaffen nur ein kurzes Sättigungsgefühl. Danach kommt es zu einer verstärkten Ausschüttung von Insulin und eine unmittelbar darauf erfolgende Senkung der Glukose, was kurz darauf mit erneutem Hunger beantwortet wird. Es bringt also wenig, Heißhunger mit einer Tafel Schokolade zu bekämpfen. Sinnvoller ist es, die Rezeptoren im Magen durch ballaststoffreiche Kost (Nudeln, Kartoffeln) zu befriedigen, was noch darüber hinaus den Erfolg hat, dass die Blutglukose langsamer ansteigt und sich das Sättigungsgefühl später, dafür aber langfristiger einstellt. Langsames Essen, ausreichendes Trinken von Wasser vor Nahrungsaufnahme und der Beginn der Nahrung mit sättigenden Ballaststoffen (Salat, Gemüse) können ein Übriges zur gesunden Ernährung und Kalorienreduzierung beitragen.

Fettstoffwechsel

Cholesterin und Triglyzeride sind die wichtigsten Bestandteile des Fettstoffwechsels. Triglyzeride sind vor allem Energieträger, während das Cholesterin ein zentrales Strukturmolekül der Zellmembran und Ausgangspunkt verschiedener Hormone ist. Beide, sowohl Cholesterin als auch Triglyzeride sind wasserunlöslich und können deshalb nur in Zusammenhang mit Eiweißen transportiert werden. Diese werden als Lipoproteine bezeichnet. Je nach ihrer Dichte werden sie in unterschiedliche Fraktionen eingeteilt, Chylomikronen, Very-low-density-lipoproteins (LDL) und HDL (High-density-lipoprotein). Von besonderer Bedeutung sind insbesondere die letzten beiden Faktoren. Low-density-Lipoproteine werden nach Gebrauch der Triglyzeride in die Leber, aber auch andere Organe transferiert. Insbesondere werden sie aber auch in die Gefäße transportiert, wo sie sich an den Gefäßwänden ablagern und zur Arteriosklerose beitragen können.

Demgegenüber werden High-Density-Lipoproteine relativ schnell über die Leber „entsorgt". Ein „Zuviel" an Cholesterin wird als Hypercholesterinämie bezeichnet. Nach neueren Untersuchungen haben in den westlichen Industrienationen mehr als zwei Drittel der Erwachsenen Cholesterinwerte über 200 mg/dl, was mit einer erhöhten Herzinfarktgefährdung einhergeht. Andererseits kann man sich fragen, ob es sich deswegen grundsätzlich um eine behandlungsbedürftige Erkrankung handelt. Von einer Hypertriglyzeridämie spricht man bei einem Anstieg der Serumtriglyzeride auf Werte von über 180 mg/dl.

Diese Blutfettwerte sind vielen Einflüssen unterworfen: Zum einen liegt der Cholesterinspiegel eines Menschen in etwa zwischen dem seines Vaters und seiner Mutter, so dass eine biologische Komponente angenommen werden kann. Andererseits sind die Triglyzeridspiegel in besonderer Weise alimentär bedingt, hängen also direkt mit der Fettzufuhr zusammen. Der quantitative Triglyzeridanteil der Nahrung beeinflusst den Triglyzeridspiegel, Cholesterin hängt eher mit übrigen Nahrungsmitteln, insbesondere auch Eiweißen im Zusammenhang mit Fetten, zusammen. Und schließlich werden zumindest Triglyzeridspiegel ganz massiv durch die körperliche Aktivität beeinflusst: Sie fallen selbst nach einmaliger sportlicher Aktivität signifikant ab, ein Effekt, der bei häufiger sportlicher Betätigung gesteigert werden kann. Auch das Alter und das Geschlecht scheinen eine Rolle zu spielen. Vor allem im frühen Erwachsenenalter kommt es zu einem deutlichen Anstieg des Plasmacholesterins und insbesondere zu einer Zunahme der LDL-Fraktion. Männer sind gegenüber Frauen einem doppelten Nachteil ausgesetzt: Ihr altersbedingter Cholesterinanstieg verläuft schneller, und die HDL-Fraktion ist bei Männern geringer als bei Frauen. Schließlich scheint das Östrogen, jedenfalls bis zum Klimakterium, einen zusätzlichen Gefäßschutz beim weiblichen Bevölkerungsanteil zu bewirken. Blutfette können nicht nur nach übermäßiger Nahrungsaufnahme, sondern auch bei relativem Alkoholabusus auftreten. Darüber hinaus scheint auch der Diabetes mellitus mit einer sekundären Erhöhung des Blutfettspiegels einherzugehen.

Entstehung des Bluthochdrucks

Der Bluthochdruck kann auf zweierlei Arten entstehen: Nach dem Ohmschen Gesetz ist der Blutdruck abhängig von Herzzeitvolumen (also dem durch das Herz bedingten Ausstoß an Blut) und dem Gefäßwiderstand: Blutdruck gleich Herzzeitvolumen mal Gefäßwiderstand. Ein Volumenhochdruck (gesteigerter Herzschlag, beispielsweise durch Schilddrüsenüberfunktion) ist also zu unterscheiden von einem Widerstandshochdruck, der bei weitem die häufigste Ursache einer chronischen Hypertonie darstellt. Genetische Dispositionen scheinen von besonderer Bedeutung zu sein, die Familienanamnese ist häufig positiv. An Umwelt- und Ernährungsfaktoren spielt wenigstens bei einem Teil der Betroffenen eine erhöhte Kochsalzzufuhr eine gewisse Rolle, bei Naturvölkern mit gewohnheitsmäßig niedriger Kochsalzzufuhr ist ein arterieller Hypertonus unbekannt. Der durchschnittliche Kochsalzkonsum von 10–15 g/Tag in westlichen Industrieländern liegt deutlich über dem Mindestbedarf von 1 g/Tag. Allerdings scheint eine solch hohe Natriumchloridaufnahme nur bei entsprechender genetischer Disposition zu einer Hypertonie zu führen. Bei dieser Klientel führt diätetische Kochsalzverminderung zur Senkung des Blutdrucks. Eine Adipositas scheint über erhöhtes Blutvolumen, aber auch durch entsprechende Insulinresistenz und andere bereits besprochene Faktoren zu einer Hypertonie beizutragen. Vor allem fettreiche Kost mit hohem Cholesterinanteil und gesättigten Fettsäuren steigert den Blutdruck, weswegen man auf „mediterrane Mischkost“, Fettreduktion und pflanzliche, ungesättigte Fettsäuren übergehen sollte.

Stress aktiviert das empathische Nervensystem. Evolutionsbiologisch war es von Vorteil, in Stresssituationen einen adäquaten Blutdruck zu entwickeln, der zu Angriff oder Flucht befähigte (Fight-or-flight-Reaktion). Permanenter Stress, der nicht abgebaut werden kann, und ein daraus resultierender hoher Adrenalinspiegel und ein Antriggern des Sympathikus mögen zu einer sympathischen Überaktivierung und einer labilen Hypertonie beitragen. Die vasokonstriktorische (also gefäßzusammenziehende) Wirkung des Nikotins wurde bereits genannt – sie erhöht den Gefäßwiderstand und den Blutdruck. Da Alkohol sowohl Herzfrequenz als auch Herzzeitvolumen erhöht und außerdem das sympathische Nervensystem aktiviert, kann übermäßiger Alkoholkonsum ebenfalls den Blutdruck negativ beeinflussen. Schließlich sind eine Reihe von Gefäßschädigungen, aber auch Nierenschäden mitverantwortlich für einen Bluthochdruck.

Diabetes mellitus

Der letzte Faktor des „tödlichen Quartetts" stellt die Insulinresistenz und der Diabetes mellitus dar. Auf die Pathomechanismen der Insulinresistenz wurde bereits eingegangen. An dieser Stelle soll noch kurz auf den manifesten Diabetes mellitus hingewiesen werden. Grundsätzlich sind hier zwei Erkrankungen zu unterscheiden. Beim Diabetes Typ I handelt es sich um eine Autoimmunerkrankung, die zu einer Schädigung und letztendlich dem Untergang der Langerhanschen Inselzellen der Bauchspeicheldrüse führt, in denen das Insulin normalerweise gebildet wird. Möglicherweise angetriggert durch virale Erkrankungen (Mumps), vor allem aber durch genetische Vorbelastungen kommt es aus letztlich ungeklärten Gründen zu einer Abwehrreaktion und Autoimmunerkrankung gegenüber diesen Zellen. Die Folge ist eine Erschöpfung der Inselzellen, so dass kein Insulin mehr gebildet wird. Solche Typ-I-Diabetiker (manchmal wird dieser Diabetes auch als juveniler Diabetes bezeichnet, weil er sich im Jugendalter manifestiert) sind also ein Leben lang auf Fremdinsulin angewiesen. Regelmäßige Blutzuckerkontrollen, bewusste Ernährung, tägliche Insulingabe und ausgewogene sportliche Betätigung führen im optimalen Falle dazu, dass ein normales Leistungsniveau und auch eine normale Lebenserwartung erreicht werden kann. Bei den Betroffenen wird Diabetes oft als „bedingte Gesundheit", also bewusst nicht als chronische Krankheit oder Behinderung, apostrophiert, um die Leistungsbereitschaft und gute Prognose hervorzuheben – immer vorausgesetzt, der Diabetes lässt sich zufriedenstellend einstellen. Akute Komplikationen bestehen in der Unterzuckerung (Hypoglykämie), die letztlich zum Schock führen kann und auf eine relative Unterernährung oder Überdosierung mit Insulin zurück zu führen ist, sowie in deren Gegenteil, der Hyperglykämie (Überzuckerung), die auf eine Überaufnahme an Zucker, eine Unterdosierung von Insulin zurück zu führen ist und letztendlich im schlimmsten Fall ins diabetische Koma mit zunehmender Bewusstseinstrübung und Atemstörung führen kann. Beide Phänomene sind akute und mitunter lebensbedrohliche Notfälle, die der sofortigen medizinischen Hilfe bedürfen. Chronische Gefährdungen stellen sich ein, wenn ein Diabetes über lange Zeit nicht adäquat behandelt wird und eine latente Überzuckerung vorliegt. Hier kann es zu irreversiblen Gefäßschäden insbesondere an den Nieren (bis hin zum Ausfall der Nierenfunktion), der Netzhaut (bis zur Sehschädigung) oder der Peripherie (bis zum diabetischen Fuß) kommen.

Typ-II-Diabetes

Vom Typ-I-Diabetes abzugrenzen ist der Typ-II-Diabetes, um dem es beim metabolischen Syndrom im Wesentlichen geht. Hier handelt es sich um die Folge einer über Jahre bis Jahrzehnte nicht erkannten und deswegen nicht behandelten Insulinresistenz. Viel zu lange hat der Körper viel zu viel (leider aber zu wenig wirksames) Insulin gebildet, nun ist die Bauchspeicheldrüse davon überfordert. Es kommt zum relativen Insulinmangel mit den typischen Symptomen eines Diabetes (wie er sich auch beim Typ-I-Diabetes findet): nämlich Durst, vermehrtes Trinken, vermehrtes Wasserlassen (weil der Blutzucker ausgeschieden werden soll), Antriebsmangel (weil das Gehirn unterernährt ist), körperlicher Schwäche (weil die Muskelzellen zu wenig Zucker bekommen), Durchblutungsstörungen, Hautschäden und anderem mehr. Im Gegensatz zum Typ-I-Diabetes findet sich in der Regel ein massives Übergewicht. Oft würde es schon reichen, das Gewicht um 10% zu senken, um aus dem Stadium des manifesten Diabetes wieder in das Vorstadium zurück zu kehren. Dies ist insbesondere wichtig, weil sich dann der Diabetes möglicherweise mit „oralen" Antidiabetika behandeln ließe. Letztere verbessern die Wirkung des Insulins am Rezeptor oder steigern die verbliebene Produktivität der Langerhanschen Inselzellen. Orale Antidiabetika können, wie der Name sagt, durch den Magen-Darm-Trakt, also als Tabletten, aufgenommen werden, so dass unangenehme Injektionen vermieden werden können. (Insulin hingegen ist nicht magensäureresistent und muss deswegen in die Bauchhaut gespritzt werden). Diabetes mellitus gilt als „Volkskrankheit Nummer 1", wobei anzumerken ist, dass es ungefähr 95% der etwa vier Millionen betroffenen Diabetiker mit dem Typ-II-Diabetes zu tun haben. Fälschlicherweise wird er mitunter noch als „Altersdiabetes" bezeichnet – weil er vorwiegend im höheren Lebensalter auftritt. Beunruhigend ist aber, dass zunehmend auch Jugendliche, manchmal sogar Kinder nicht nur unter Adipositas und metabolischem Syndrom, sondern auch bereits unter einem Typ-II-Diabetes leiden. Wenn also, neben der Insulinresistenz, von Diabetes als einem Bestandteil des metabolischen Syndroms gesprochen wird, so ist dabei immer vom „Typ-II-Diabetes" die Rede.

Die Ursachen der einzelnen Erkrankungen des metabolischen Syndroms sind also recht unterschiedlich. Wie in Kapitel 12.2 gezeigt, lassen sich viele der hier genannten Teilursachen aber auf zivilisatorische Einflüsse (in unheilvoller Kombination mit unserem biologischem Erbe) zurück führen: letztlich sind es Übergewicht, Fehlernährung und Bewegungsmangel, die neben einigen biologischen Parametern die wesentlichen Ursachen des metabolischen Syndroms bilden. Hinzu kommen Depressionen, Suchtgefährdungen, Stressbelastung und Verhaltensweisen, die sich biografisch und soziokulturell heraus gebildet haben. Hierauf wird in späteren Kapiteln noch näher eingegangen.

12.4 Erscheinungsformen, Symptome, Schweregrade

Übergewicht und Adipositas

Auch hinsichtlich der Symptome und des Verlaufs eines metabolischen Syndroms erscheint es sinnvoll, sich die unterschiedlichen „Bausteine", also die Grunderkrankungen, einzeln anzuschauen. Am Anfang des Geschehens steht in der Regel Bewegungsmangel, Fehlernährung und ein sich langsam, aber stetig entwickelndes Übergewicht, das über längere Zeit eher ästhetisch als funktionell in Erscheinung tritt. Da bereits geringfügige Überschreitungen der gebrauchten Kalorienzahl über das Jahr gesehen zu einer deutlichen Gewichtszunahme führt, andererseits das habituelle Verhalten des „Zuvielessens" ein oft unbemerkt schleichender und progredienter Prozess ist, fällt die Symptomatik erst auf, wenn das Übergewicht eintritt bzw. eingetreten ist. Wie in Kapitel 12.5 noch gezeigt wird, sind Waage und Messband die geeigneten Instrumente zur Verifizierung des Übergewichtes. Vor allem der androide Typus („Apfeltyp") mit Bauchansatz ist hinsichtlich des metabolischen Syndroms von besonderer und pathologischer Bedeutung, da das Bauchfett vermehrt in Cholesterin und Triglyzeride abgebaut und in den Gefäßen angelagert wird. Andererseits hat diese Fettverteilung den Vorteil, dass sie schneller abzubauen ist, Gewichtsreduktionen also eher zu einem (zumindest optischen) Erfolg führen. Umgekehrt verhält es sich beim gynoiden Typus („Birnentyp") mit Betonung der Hüft- und Gesäßfetteinlagerungen, die zwar pathophysiologisch weniger bedeutsam, dafür (vor allem postklimakteriell) nur schwer abzubauen sind. Der Verlauf einer Adipositas ist oft chronisch: Zahlreiche Diäten und Abnehmversuche scheitern bzw. enden im allseits bekannten „Jojo-Effekt", an dessen Ende mehr Kilogramm stehen, als zuvor abgenommen wurden. Neueren Untersuchungen zu Folge ist die nachhaltige Heilung einer Adipositas, also einer konstanten Gewichtsreduktion jenseits von 18 Monaten, ein seltenes Geschehen und liegt bei etwa 5%, eine deutlich niedrigere Erfolgsrate als beim Heroinentzug.

Die Adipositas kann in unterschiedliche Grade eingeteilt werden: Ein BMI (Bodymass-Index, s. u.) von 25–30 wird als Übergewicht bezeichnet. Eine Adipositas Grad I liegt bei einem BMI von 30–35, eine Adipositas Grad II bei einem BMI von 35–40 und eine Adipositas Grad III bzw. massives Übergewicht bei einem BMI über 40 vor.

Noch einige Worte zur Homöostase des Fettgewebes: Das Fettgewebe verfügt über neuronale und humorale Kommunikationsformen mit dem Gehirn und steuert dadurch das Essverhalten. Gut aufgefüllte Fettzellen bilden beispielsweise Leptin, ein Gewebshormon, das ins Gehirn zirkuliert, dort an Rezeptoren bindet und so die Sekretion bestimmter Neurotransmitter beeinflusst. Dies wiederum hat eine Unterdrückung des Appetits zur Folge. Zwar sind bei Adipösen Leptinspiegel entsprechend hoch, doch führt eine Gewöhnung der Empfindlichkeit des Gehirns zu einem gegenteiligen Effekt, so dass die Appetitbremse „versagt". Neben Leptin sind Neuropeptid-Y-Endorphine sowie eine Reihe von anderen Hormonen und Neurotransmitter an diesem komplizierten Regelvorgang beteiligt. Die bereits in der Kindheit angelegten Fettzellen gewöhnen sich ebenfalls an eine Hypertrophie durch ein Zuviel an Fettangeboten, so dass neben der Hyperplasie (der vermehrten Fettzellzahl) auch eine Hypertrophie (die Vergrößerung derselben) vorliegt. Die nun „hungernden Fettzellen" nehmen im Falle des „Fastens" Kontakt zum „Sättigungszentrum des Gehirns" auf und senden appetitstimulierende Signale. Außerdem reagiert der Stoffwechsel des Adipösen auf eine unterkalorische Ernährung mit Einschränkung des Energieverbrauchs.

Dies führt dazu, dass bei längerem Fasten weniger Energie verbraucht wird, also mehr gefastet werden muss, um einen weiteren Gewichtsrückgang zu erzielen. Dazu kommt, dass auch die zweite Komponente, die Bewegung, weniger „effektiv" wird. Ein 90 kg schwerer Mensch verbraucht bei „strammem Gehen" (6 km/Stunde) in 10 Minuten 81 Kalorien, ein 65 kg schwerer Mensch hingegen nur 62 Kalorien. Mit anderen Worten: je mehr man bereits abgenommen hat, desto weniger Gewicht muss der Körper transportieren und desto weniger Kalorien verbraucht er also bei weiterer Bewegung. Diese Phänomene mögen erklären, warum es sich bei der Adipositas um ein so chronisches Geschehen handelt. Entscheidend sind aber habituelle und biografische Aspekte, also die Gewöhnung an Belohnung durch Essen, bestimmte Essstile bzw. Vorlieben der Nahrungsaufnahme, die ebenfalls zur Chronifizierung neigen.

Fettstoffwechselstörung

Fettstoffwechselstörungen können zum einen deskriptiv nach der Höhe der Cholesterin-bzw. Triglyzeridwerte eingeteilt werden, so dass man von einer Hypercholesterinämie oder einer Hypertriglyzeridämie sprechen kann. Heute bevorzugt man die Klassifikation der primären Dyslipoproteinämie und primären Hypertriglizeridämine. In beiden Fällen werden unterschiedliche familiäre Vererbungsmuster und Anlagefaktoren diskutiert, die bei der Entstehung erhöhter Fettwerte eine Rolle spielen. Vor allem bei einem starken genetischen Faktor können trotz aller diätetischen Bemühungen (und sogar bei erreichtem Normalgewicht) die Blutfettwerte ein bedrohliches Ausmaß beibehalten, so dass in diesem Fall lipidsenkende Medikamente von Nöten sind. In anderen Fällen ist der Einfluss der Ernährung so groß, dass vor allem eine Gewichtsreduktion und eine ausgewogene Ernährung Mittel der Wahl sind: mediterrane Kost mit Verwendung pflanzlicher und damit ungesättigter Fettsäuren, ausgewogene Mischkost (nur 30% der Ernährung sollte über Fett abgedeckt werden), mäßige Cholesterinaufnahme, Vermeiden exzessiven Alkohol- und Koffeingenusses (auch Koffeingenuss kann zur Cholesterinerhöhung führen).

Die hauptsächlichen Krankheitsbilder mit sekundär begleitender Dislipoproteinämie sind Adipositas, Diabetes mellitus und erhöhter Alkoholkonsum. Hier handelt es sich also um eine Erhöhung der Blutfette, die nicht primär, sondern sekundär als Folge anderer Erkrankungen entsteht, also insbesondere Zeichen eines metabolischen Syndroms ist. Abgesehen davon gibt es noch seltene Erkrankungen wie Schilddrüsenunterfunktion, Morbus Cushing, bestimmte Nierenerkrankungen und Medikamentennebenwirkungen, die ebenfalls auf den Fettstoffwechsel einwirken können. Die Folgen einer erhöhten Fettstoffwechselstörung sind Arteriosklerose mit ihren Folgeerkrankungen, auf die weiter unten noch eingegangen wird. Darüber hinaus kann es zu Xanthomen, also cholesterinbeladenen „Schaumzellen", beispielsweise an den Fingersehnen sowie an den Augenlidern kommen (bei letzteren handelt es sich um gelbliche, unregelmäßige Einlagerungen).

Bluthochdruck

Der Bluthochdruck entwickelt sich schleichend und bleibt infolgedessen lange unbemerkt. Den Betroffenen geht es relativ gut, erst im Spätstadium der Bluthochdruckerkrankung leiden sie unter Herz- und Kreislaufbeschwerden, Schwindelgefühlen, Sehstörungen oder kleineren „ischämischen Attacken" – also Funktionsstörungen des Gehirns wie Merkstörungen, Sprachstörungen und anderen Symptomen, die oft (im Gegensatz zum Schlaganfall) vorüber gehen, andererseits aber wichtige Warnsymptome sind. Das Problem bei Prophylaxe und Therapie des Bluthochdrucks ist, dass dieser über Jahre bis Jahrzehnte keinerlei Beschwerden macht, die Therapie hingegen mit erheblichen Einschränkungen und medikamentöser Behandlung verbunden ist. Hier kommt es also besonders darauf an, den Patienten von der Ernsthaftigkeit seiner Erkrankung und den möglichen Folgeschäden zu überzeugen und ihn zu einer aktiven prophylaktischen Mitarbeit zu bringen (Kap. 12.9).

Schließlich sei kurz auf die Zusammenhänge von Insulinresistenz, prädiabetischem Syndrom und manifestem Diabetes eingegangen. Über lange Zeit führen, wie in Kapitel 12.3 bereits ausführlich erläutert, Veränderungen an den Insulinrezeptoren der Muskelzellen, veränderte Lipidspiegel sowie regelmäßige Überzuckerung und ein Überangebot von Kalorien und bauchzentrierten Fetteinlagerungen dazu, dass das Insulin immer weniger wirksam ist. Eine latente Überzuckerung des Blutes und eine weitere zunehmende Wirkungslosigkeit des Insulins sind die Folge. Zudem kommt es in dieser Phase der Erkrankung zu einer Hyperinsulinämie, das heißt also einer Zunahme des Insulins. In dieser Phase wird die Insulinresistenz eher zufällig bzw. bei Screeninguntersuchungen entdeckt: Vor allem der orale Glukosetest (man prüft den Glukoseanstieg nach Gabe von Zucker) ist hier aussagekräftiger als der Nüchternblutzucker (Kap. 12.5). Ähnlich wie beim Bluthochdruck besteht die Schwierigkeit darin, den Patienten, der unter keinerlei Symptome leidet und damit kein Patient (also Leidender) im eigentlichen Sinne ist, davon zu überzeugen, sein Essverhalten und seine Lebensführung zu ändern. Tut er dies nicht, geht die Insulinresistenz in einen prälatenten und schließlich in einen manifesten Diabetes über, bei dem es nun zu einem relativen Insulinmangel (zusätzlich zu der Unwirksamkeit des vorhandenen Insulins) kommt, da die insulinproduzierenden Langerhanschen Inselzellen der Bauchspeicheldrüse überfordert sind. Eine Gewichtsreduktion würde wenigstens am Anfang der Erkrankung wieder den vorherigen Zustand herstellen können, doch gelingt dies vielen Patienten nicht. Die Folge ist ein manifester Diabetes, der anfangs vielleicht noch mit oralen Antidiabetika, später zunehmend nur noch mit Insulin zu behandeln ist. Ab diesem Zeitpunkt gleichen die Symptome denen eines Typ1-Diabetes. Die Betroffenen müssen nun diätetisch leben, ihre Mahlzeiten auf fünf oder sechs Mahlzeiten am Tag verteilen, sich der zugeführten Kalorien und Broteinheiten (also der Werte der zugeführten Kohlenhydrate) bewusst sein, regelmäßig Blutzucker und Urin kontrollieren und, mitunter mehrfach am Tag, Insulin spritzen. Dadurch gelingt es meistens, den Blutzucker „zufriedenstellend einzustellen“, so dass, von gelegentlichen geringfügigen Entgleisungen abgesehen, keine Folgeschäden drohen. Ist eine solche Einstellung aber auch nicht zufrieden stellend möglich, drohen zum einen akute Komplikationen wie die bereits beschriebenen Bilder des „hypoglykämischen Schocks“ bzw. des „diabetischen Komas“, zum anderen Folgeschäden an den kleinen Gefäßen, Mikroangiopathien, die sich in Schäden der Netzhaut, der Nieren und der peripheren Organe äußern. Letztendlich ist ein größerer Teil der im Alter anzutreffenden Behinderungen der Mobilität (beispielsweise beim „diabetischen Fuß“ mit Durchblutungsstörungen, Taubheit, Dekubitalgeschwüren und Gangrän), aber auch Nierenfunktionsstörungen oder Sehbeeinträchtigungen auf einen Endzustand eines solchen unglücklichen Geschehens zurückzuführen. Der frühzeitigen Diagnostik und Prävention dieser Facette des metabolischen Syndroms kommt also eine besondere Bedeutung zu.

Letztendlich laufen alle vier soeben beschriebenen Zustandsveränderungen auf eine Schädigung der Gefäße hinaus, welche die eigentliche Dramatik des metabolischen Syndroms darstellen.

Gefäßschäden Auch die Schädigung der Gefäße verläuft sukzessive und bleibt oft lange Jahre und Jahrzehnte unbemerkt. Am Anfang stehen leichte Veränderungen im Sinne von Lipide enthaltener Schaumzellen. Danach kommt es zu transitorischen, vorübergehenden Plaques, später zu fortschreitender Plaquebildung und schließlich zu einer komplizierten Bildung von Plaques mit Thrombosebildung. Dabei kann das Lumen der Gefäße mehr oder weniger verengt werden. Neben der Erhöhung des Blutwiderstandes und einer Verminderung der Elastizität und damit der Dehn- und Zusammenziehfähigkeit der Gefäße kommt es zu einer Verlangsamung der Strömung und zur Wirbel- und Turbulenzenbildung, was wiederum zu Mirkogerinnungen und Thromben führt.

Bei der Arteriosklerose (Verengungen der Gefäße allgemein) und Atherosklerose (Verengung größerer Gefäße) handelt es sich in der Regel um systemische Erkrankungen, die sich an verschiedenen Stellen des Körpers manifestieren können. Bereits genannt wurden Mikroangiopathien (Gefäßveränderungen bei kleineren Gefäßen) im Bereich der Niere und des Auges. Ebenfalls in der Peripherie anzutreffen ist die periphere arterielle Verschlusskrankheit, insbesondere an den Beingefäßen. Diese führt nicht selten zu einer „Claudicatio intermittens", also dem zeitweiligen und wiederholt auftretendem „Humpeln", besser „Stillstehen". Dies wird auch als „Schaufensterkrankheit" bezeichnet: Die Betroffenen müssen beim Spazierengehen immer wieder eine kurze Pause machen und tun mitunter so, als würden sie die Schaufensterauslage bewundern, obwohl in Wirklichkeit heftige Schmerzen an den Beinen ihre Bewegung einschränkt. Diese Schmerzen sind als deutliche Manifestationen von Durchblutungsstörungen aufzufassen. Periphere Durchblutungsstörungen können schlimmstenfalls mit der Notwendigkeit einer Amputation einhergehen, nämlich dann, wenn die Mangeldurchblutung zu gangränosen Veränderungen des Gewebes führt.

Eine besondere Rolle spielen atherosklerotische Veränderungen bei der Entstehung des Schlaganfalls sowie der koronaren Herzkrankheit, auf die in Kapitel 8 bereits eingegangen wurde.

12.5 Diagnostik und Diagnose

Diagnostik bei Übergewicht Wie wir bereits gesehen haben, sind die zentralen Bestandteile des metabolischen Syndroms das Übergewicht, Fettstoffwechselstörungen, Bluthochdruck sowie die Insulinresistenz bzw. der Diabetes mellitus.

Das Übergewicht kann unterschiedlich diagnostiziert werden: Eine ältere, weitgehend überholte Einteilung geht vom Normalgewicht nach Broca aus, das (in Kilogramm) als Körpergröße in Zentimetern geteilt durch 100 berechnet wird (ein Mensch von 175 cm sollte demnach etwa 75 kg wiegen). Eine Erhöhung des Normalgewichts über 20% wäre in dieser Klassifikation als Übergewicht zu bezeichnen, das Idealgewicht liegt etwa 10% unter dem Normalgewicht.

Aussagekräftiger und heute gebräuchlicher ist die Berechnung des Körpermassenindex (Bodymass-Index, BMI). Da sich der BMI auf die Körperlänge bezieht, ermöglicht er eine bessere Einschätzung des Körperfettes, als wenn man nur das Gewicht allein berücksichtigen würde. Der BMI wird berechnet als Körpergewicht in Kilogramm, dividiert durch (Körperlänge in Metern)^2. Ein Gewicht von 72 kg bei einer Körpergröße von 175 cm entspräche demnach etwa einem BMI von 22.

Normal ist ein BMI von 18,5–25, bei Werten von 25–30 spricht man von Übergewicht, Werte darüber werden als Adipositas unterschiedlichen Grades bezeichnet. Hilfreich kann auch die Messung des Bauchumfangs in Nabelhöhe sein. Von einer Adipositas spricht man bei Frauen bei einem Taillenumfang von 88 cm und mehr, bei Männern liegt der kritische Taillenumfang bei 102 cm. Der Quotient von Taillenweite und Hüftumfang (WHR, waist-to-hip-ratio) kann ebenfalls zur Diagnostik herangezogen werden (Männer über 0,9, Frauen über 0,85).

Wie bereits gesagt, ist Adipositas die vermutlich wichtigste Bedingung zu einem metabolischen Syndrom. Gleichzeitig darf nicht verschwiegen werden, dass nicht alle übergewichtigen Menschen unter der Entwicklung eines metabolischen Syndroms zu leiden haben. Warum manche verschont bleiben (Stichwort: „gesunde Dicke") ist eine wichtige Aufgabe rezenten Forschung. Vermutlich sind hier auch körperliche Aktivität, die Qualität der aufgenommenen Nahrung sowie genetische Faktoren von Bedeutung.

Diagnostik bei Bluthochdruck

Die zweite, einem metabolischen Syndrom zugrunde liegende Erkrankung ist der Bluthochdruck. Die hier zu verzeichnenden Grenzwerte wurden mehrfach nach unten korrigiert. So liegt das Kriterium der WHO von 1999 bei 140/90 mmHg (wobei der erste Wert den systolischen, also bei der Herzkontraktion auftretenden Blutdruck, der zweite Wert den diastolischen Wert in der Ruhephase wiedergibt). Die ATP (adult treatment panel) bezeichnete 2001 einen Bluthochdruck von 130/85 mmHg als grenzwertig. Dem schloss sich die International Diabetes Federation im Jahr 2005 an.

Diagnostik bei Fettstoffwechselstörung

Wie bereits gezeigt wurde, spielen bei den Fettstoffwechselstörungen die Gesamttriglyzeride sowie das Verhältnis von HDL-Cholesterin und LDL-Cholesterin eine wichtige Rolle. Als pathologisch wird derzeit ein Anstieg der Triglyzeride über 150 mg/dl angesehen. Das HDL-Cholesterin sollte bei Männern mindestens bei 40 mg/dl, bei Frauen mindestens bei 50 mg/dl liegen, anderenfalls spricht man von einer Fettstoffwechselstörung. Allerdings schwanken auch hier die Angaben, die WHO sprach 1999 von 35 mg/dl (Männer) bzw. 40 mg/dl (Frauen) als Grenzwerte.

Auf die Symptomatik eines Diabetes mellitus (einem möglichen vierten Bestandteil des metabolischen Syndroms) wurde bereits in Kapitel 12.4 eingegangen. Aber bereits eine Insulinresistenz (s. o.) reicht als Faktor eines metabolischen Syndroms aus. Sie wird mit einem Nüchternblutzuckerwert oberhalb von 110 mg/dl (entsprechend 6,1 mmol/l) diagnostiziert. Neuere Angaben der International Diabetes Federation sehen den Grenzwert erhöhter Nüchternglukose bereits bei 100 mg/dl.

Wir sehen, die Grundstörungen eines metabolischen Syndroms sind sehr leicht diagnostisch zu erfassen: Gewichtskontrolle, Inspektion, Messen des Bauchumfangs, des Blutdrucks sowie einiger laborchemischer Parameter (Triglyzeride, HDL-Cholesterin und Nüchternglukose) reichen aus, um dieses die Lebensqualität schwerwiegend beeinträchtigende Krankheitsbild mit relativ großer Zuverlässigkeit zu erfassen (mitunter wird auch noch die Überprüfung des Urins auf Eiweiß, das dort nicht hingehört, empfohlen).

Diese relativ einfache und kostengünstige Erfassung des metabolischen Syndroms sollte frühzeitig erfolgen, da die Störung über lange Zeit symptom- und beschwerdefrei verläuft. Die Adipositas wird meist nur als ästhetisches Ärgernis, nicht aber als gesundheitliche Bedrohung wahrgenommen, der Bluthochdruck fällt dem Betroffenen lange Zeit nicht auf (wenn es zu Schwindel und anderen Ausfallerscheinungen kommt, ist die Krankheit oft schon weit vorangeschritten), analoges gilt für Fettstoffwechselveränderungen und Insulinresistenz, die jahrzehntelang nicht bemerkt werden.

12.6 Therapie und Prognose

Befasst man sich mit der Therapie des metabolischen Syndroms und seiner Auswirkungen, so geht es zunächst darum, die grundlegenden Störungen, die zum metabolischen Syndrom führen, präventiv anzugehen bzw. zu behandeln. Im weiteren geht es aber auch darum, die Manifestationen der vier „Säulen" des metabolischen Syndroms frühzeitig zu behandeln, bevor es zu den gefürchteten arteriosklerotischen Folgeerscheinungen und im Extrem zur koronaren Herzkrankheit und dem Apoplex kommt. Wenn diese jedoch eintreten, gilt es auch hier, eine entsprechende Therapie einzuleiten.

Gewichtsreduktion

Das Übel an der Wurzel zu packen, heißt beim metabolischen Syndrom, die Lebensweise in einer Überflussgesellschaft so zu verändern, dass es nicht zu Fehlernährung, Übergewicht und Bewegungsmangel kommt. Wesentliche Teile dieser primärpräventiven Ansätze sind also pädagogischer, psychosozialer und soziokultureller Art und werden deswegen in den entsprechenden Folgekapiteln noch näher beleuchtet. An dieser Stelle kann nur auf allgemeine Richtlinien eingegangen werden. Zunächst klingt es ganz einfach: Übergewicht kann durch eine Reduktion der Nahrungsaufnahme oder eine Vermehrung des Energieverbrauches bewerkstelligt werden. Soweit so gut. Die Erfahrung zeigt jedoch, dass nach anfänglicher Gewichtsreduktion oft ein Stillstand dieser Bemühungen und schlussendlich ein Jojo-Effekt eintritt, an dessen Ende mehr Gewicht steht als zuvor. Es ist wichtig, sich klar zu machen, dass es sich bei der Gewichtsreduktion nicht um schnelle Erfolge, sondern um Nachhaltigkeit geht. Nachhaltig müssen vor allem das Ernährungsverhalten und die Ernährungsgepflogenheiten verändert werden. Jede nachhaltige Veränderung von Verhalten (wie auch jede physiologische Veränderung synaptischer Verdrahtungen im Gehirn) dauern mindestens 1½ Jahre – dies hat biologische Gründe. Wer also sein Ernährungsverhalten dauerhaft verändern will, muss sich viel Zeit dafür nehmen. Ein Zweites: Um den Jojo-Effekt zu verhindern und Nachhaltigkeit zu erzielen, empfiehlt es sich, langsam abzunehmen – beispielsweise nicht mehr als ein bis zwei Kilo im Monat. Das heißt im Umkehrschluss, dass jemand mit 20 Kilo Übergewicht gut anderthalb Jahre braucht, um dieses „los zu werden". Weiterhin kommt es nicht nur darauf an, wie viel Kalorien man zu sich nimmt, sondern in welcher Form diese Kalorien zugeführt werden. Es ist sinnvoll, Kohlenhydrate beispielsweise als langgliedrige Ketten, also in Form von Nudeln oder Kartoffeln aufzunehmen und nicht in Form von Zucker, wie beispielsweise Schokoladenprodukten und anderen mehr. Im letzteren Fall hat man eine kurzfristige Insulinausschüttung und kurz darauf wieder Hunger, im zweiten Falle hält das Sättigungsgefühl länger an und der Blutzuckerspiegel normalisiert sich ebenso wie der Insulinspiegel. Eine gesunde Mischkost besteht in der Regel aus 55% Kohlenhydraten, 30% Fett und 15% Eiweiß. Die Fette sollten ungesättigt sein, so dass pflanzlichen Ölen und Fetten der Vorzug zu geben ist. Fisch ist wertvoller als Fleisch, und ganz allgemein kann man sagen, dass eine „mediterrane Mischkost", die zudem Ballaststoffe und vor allem Vitamine in Form von Salat und Gemüse in ausreichendem Maße enthält, empfehlenswert ist. Weiterhin ist es sinnvoll, vor jeder Mahlzeit ausreichend Wasser zu trinken, um ein gewisses Sättigungsgefühl durch die Dehnung der Magenwand zu erreichen. Auch sollten Salate zuerst und hochkalorische Speisen danach gegessen werden. Ein langsames und genüssliches Essen hat nicht nur hedonistischen Wert (Genuss ist genau das Gegenteil von süchtigem Essverhalten) und beinhaltet möglicherweise kulturelle Aspekte (geselliges Zusammensein etc.), sondern eine kurze Unterbrechung von Mahlzeiten führt auch zu dem Erleben eines Sättigungsgefühls (wer beispielsweise durch ein Telefon beim Essen unterbrochen wird, wird, an den Tisch zurückgekehrt bemerken, dass er nicht mehr so hungrig ist wie zuvor). Schließlich ist es sinnvoll, ab einer bestimmten Zeit, meistens 19:00 Uhr, nichts mehr zu sich zu nehmen, weil dann ein Teil der zugeführten Nahrung noch in Kalorien umgewandelt werden kann. In den ersten 14 Tagen sollten die zugeführten Nahrungsmittel aufgeschrieben und die Kalorien wenigstens überschlägig errechnet werden. Man bekommt ein Gefühl für das, was man isst. Gleichzeitig wird es im Folgenden nicht mehr darum gehen, sklavisch Kalorien zu zählen, sondern grundsätzlich dafür zu sorgen, dass man ausgewogen und mit Genuss isst und sich für das Essen genug Zeit nimmt. Schließlich kommt es darauf an, Belohnungen für entstandene Frustrationen anders als durch Nahrungsaufnahme herbei zu führen: Jeden Tag eine (nicht essbare!) Kleinigkeit zur Belohnung, eine Aktivität, die einem Freude macht und ähnliches sind sinnvoll. Man muss sich klar machen, dass der Effekt einer solchen Änderung des Essverhaltens erst langfristig Folgen zeigt – am Anfang sieht und merkt man noch nichts von der Gewichtsreduktion. Hingegen merkt man sehr wohl den Hunger und die möglichen Entsagungen. Um so wichtiger ist es, sich realistische Ziele zu setzen, um Enttäuschungen vorzubeugen und sich in adäquater Weise zu belohnen.

Bewegung und Sport

Eine nachhaltige Reduktion des Körpergewichtes lässt sich durch Veränderungen der Essgewohnheit und Reduktion der zugeführten Kalorien alleine nicht bewerkstelligen. Es muss eine Vermehrung des Energieverbrauchs hinzukommen. Hierzu eignet sich leichte sportliche Betätigung, die sich auch positiv auf den HDL- und Cholesterinhaushalt sowie die Gefäßsituation und den Insulinstatus auswirkt. Es ist sinnvoll, sich am besten täglich, zumindest vier Mal in der Woche körperlich so zu bewegen, dass man „ein wenig" ins Schwitzen kommt. Ein etwa einstündiges schnelles Gehen, halb- bis dreiviertelstündiges schnelles Radfahren, eine halbe Stunde Brustschwimmen oder entsprechende andere Sportarten wie Volleyball, Tennis, Tanzen oder Golfspielen können hier sinnvoll sein. Neben den positiven Auswirkungen auf Herz- und Kreislaufsituation, Zucker- und Insulinspiegelregulation, Fettabbau und Reduzierung der Blutfette ist auch noch ein stressabbauender und nach erfolgter sportlicher Betätigung entspannender Effekt zu beobachten. Und schließlich kann sich Sport positiv auf depressive Störungen auswirken: Neueren Untersuchungen zur Folge hat bei vielen mittelgradig depressiv Erkrankten täglicher, einstündiger Sport in oben genannter Belastungskategorie in etwa den gleichen Effekt wie die klinisch übliche Pharmakotherapie.

Neueren Erkenntnissen zur Folge kann auch Rotwein, in Maßen genossen, positive Wirkung haben. Man spricht vom „French paradoxon", wenn man beschreiben will, dass nur 7% der Franzosen am metabolischen Syndrom erkrankt sind, obwohl die soeben aufgelisteten Risikofaktoren in dieser Bevölkerung ähnlich anzutreffen sind wie in anderen europäischen Ländern. Dies wird unter Umständen auf den Rotweingenuss zurück zu führen sein: Rotwein (im Gegensatz zu Weißwein) enthält etwa 0,2% bioaktiver Phenole, einer Gruppe sekundärer Pflanzenstoffe, denen eine gewisse präventive Wirkung in Bezug auf die Atherosklerose attestiert wird. Wohl bemerkt: Wir sprechen hier von einem täglichen Konsum von 1 bis maximal 2 Gläsern Rotwein, also insgesamt 0,25 l. In höheren Dosen regelmäßig genossen überwiegen sicherlich die schädigenden Wirkungen hinsichtlich der Zunahme des Körpergewichts, eines vermehrten Bluthochdrucks sowie einer sich anbahnenden Suchtgefahr.

Senkung der Blutfettwerte

Hinsichtlich der Regulierung der Blutfette gilt zunächst dasselbe, was bereits zur Gewichtsreduzierung gesagt wurde. Insbesondere sind die „mediterrane Mischkost" und der Verzicht auf tierische Fette und damit gesättigte und mehrfach gesättigte Fettsäuren ausschlaggebend. Mitunter kann die Drosselung des Alkoholkonsums, eine leichte Reduzierung des Kaffeekonsums und der Verzicht auf Nahrungsmittel mit hohem Cholesteringehalt (Eiern im Übermaß) hilfreich sein. Sport hat nachgewiesener Maßen einen (wenn auch bisher ungeklärten) positiven Effekt auf den Fettstoffwechsel und senkt insbesondere Triglyzeride. Die Gewichtsreduktion des Bauchfetts tut ein Übriges. Nicht selten können bereits durch diese Veränderungen des „life-styles" die Cholesterin- und Triglyzeridwerte in ein tolerables Maß überführt werden. Gelingt dies nicht, was insbesondere bei stark genetischer Belastung der Fall sein kann, kann im Einzelfall eine Lipidsenkung durch Medikamente erforderlich sein.

Behandlung des Bluthochdrucks

Manchmal ist der Bluthochdruck durch die Eliminierung von Risikofaktoren wie beispielsweise salzreiche Ernährung oder der Verminderung des Übergewichts positiv zu beeinflussen. Erfolgversprechend sind der völlige Verzicht auf Zigaretten sowie die eindeutige Einschränkung des Alkoholkonsums. Leichter Ausdauersport wie Jogging, Schwimmen oder Radfahren kann ebenfalls zur Blutdruckregulierung beitragen. Dies gilt auch für Entspannungsübungen und andere Möglichkeiten des Stressabbaus, beispielsweise autogenes Training, das Lesen eines guten Buches oder der entspannte Genuss einer ausgewogenen Mahlzeit sowie das bewusste Suchen entspannender Sozialkontakte. Liegen andere ursächliche Störungen wie beispielsweise Nierenschäden vor, sind diese natürlich, soweit möglich, internistisch zu behandeln.

Nichtsdestotrotz gibt es eine Reihe von Patienten, die trotz veränderter und adäquater Lebensführung, gesunder Ernährung und dem Fehlen psychosozial stressender Belastungsfaktoren einen Bluthochdruck entwickeln, der solche Maße ausnimmt, dass er behandlungsbedürftig ist. Da der Blutdruck ein wesentlicher Risikofaktor hinsichtlich des Herzinfarktes, aber auch des Schlaganfalls darstellt, ist die medikamentöse Behandlung desselben, wenn andere Maßnahmen nicht ansprechen, geboten – und dies meist ein Leben lang. Da der Bluthochdruck über lange Jahre entsteht, kommt der Patientenaufklärung und der Einsicht in das Geschehen und die Akzeptanz medikamentöser Maßnahmen eine große Bedeutung bei (Kap. 12.9). An Medikamenten stehen Betablocker, Hemmstoffe des Renin-Angiotensin-Synstems, Vasodilatatoren und Kalziumantagonisten zur Verfügung. Betablocker wie beispielsweise Prent® blockieren und hemmen die Betarezeptoren am Herzen und werden unter anderem bei Hypertonie, koronarer Herzkrankheit, neuerdings auch bei Herzinsuffizienz gegeben. Renin-Angiotensin-Hemmer verbessern die Prognose bei Herz- und Niereninsuffizienz und eigenen sich vor allem bei der Sekundärprophylaxe des Herzinfarktes. Gefäßerweiternde Medikamente (Vasodilatatoren) wie beispielsweise Nepresol® greifen direkt an den kleineren Arterien und Arteriolen an und senken den peripheren Widerstand und dadurch den Blutdruck. Kalziumantagonisten wie beispielsweise Nitrendipin® hemmen den Einstrom von Kalzium in die Zelle und führen zur Entspannung des Gefäßmuskels.

Behandlung von Insulinresistenz und Diabetes

Die vierte Komponente des metabolischen Syndroms wird je nach Stadium unterschiedlich behandelt. So besteht die sinnvollste Therapie der reinen Insulinresistenz im Wesentlichen in einer Gewichtsreduktion um mindestens 10%, regelmäßiger sportlicher Betätigung und einer Ernährungsumstellung und entspricht mithin den bereits genannten Maßnahmen zur Bekämpfung von Übergewicht und Stoffwechselstörung, die ja eng mit der Insulinresistenz zusammen hängen. In diesem Stadium reichen diese Maßnahmen in der Regel, wenngleich sie nur schwer durchzuhalten sind. Beim manifesten Diabetes hingegen kommt man nicht umhin, diätetisch und medikamentös zu behandeln. Häufige häusliche Blutzuckermessungen und ein Selbstmonitoring gegen drohende Entgleisungen, beispielsweise die Überprüfung des Urinstatus, sind hier ebenso zu nennen wie ein konstanter Lebensstil mit regelmäßigen Mahlzeiten und körperlicher Aktivität, sowie der Vermeidung zusätzlicher Gefäßrisiken, insbesondere des Rauchens. Bei der Ernährung ist auf vollwertige Mischkost, den Verzicht auf Glukose bzw. den Gebrauch von nur wenig Zucker sowie die Beachtung der sogenannten Broteinheiten (15 BE/Tag) zu achten. Die medikamentöse Therapie besteht in Insulin oder der Gabe von oralen Antidiabetika, solange dies noch möglich ist. Dies hängt im Wesentlichen vom Stadium der Erkrankung und dem Alter des Patienten ab. Therapeutische Entscheidungen müssen Lebensstil und Ressourcen des Patienten berücksichtigen, und der Patient ist hinsichtlich seiner Ernährung, aber auch des weiteren Umgangs mit dem Diabetes (Insulin spritzen, Blutzucker messen, Lebensstil) nicht nur zu informieren, sondern auch zu schulen.

Bei den oralen Antidiabetika stehen unterschiedliche Wirkgruppen zur Verfügung: Kohlenhydratresorbtionsverzögerer bestehen beispielsweise aus Pektin und hemmen die Magenentleerung durch Quellprozesse. Diese Substanzklasse wird mit mäßigem Erfolg in Kombination mit anderen Antidiabetika eingesetzt. Biagonide wie Metformin® hemmen die Transportvorgänge an den Mitochondrienmembranen und verzögern die Glukoseresorption aus dem Darm. Sie werden vor allem bei jüngeren Typ-II-Diabetikern angewandt. Glitazone sind Insulinsyntheziser und steigern die Insulinempfindlichkeit in Fett-, Muskel- und Lebergewebe. Sulfenylharnstoffpräparate wie Novonorm® müssen bereits vor der Mahlzeit eingenommen werden und führen zu einer glukoseabhängigen Insulinsekretionssteigerung durch biochemische Vorgänge (Hemmung der ATP-sensitiven Kalziumkanäle der Betazellen). Sie ermöglichen eine Flexibilisierung der Nahrungsaufnahme. Sulfenylharnstoffe (die in den letzten Jahrzehnten weiter entwickelt worden sind) wirken auf die Bauchspeicheldrüse, in der neueren Generation werden auch Effekte außerhalb der Bauchspeicheldrüse vermutet. Sie werden bei Typ-II-Diabetikern angewandt, wenn Ernährung, Bewegung und Gewichtsnormalisierung nicht mehr ausreichen. Werden sie zu früh eingesetzt oder ersetzen sie die oft notwendige Diät, so können sie unter Umständen das metabolische Syndrom eher verstärken und die Gewichtsreduktion erschweren. Reichen orale Antidiabetika nicht mehr aus, muss auf Insuline zurückgegriffen werden. Diese können schnell oder langsam (protrahiert) wirken, wobei mitunter auch schnell bzw. langsam wirkende Insuline miteinander kombiniert werden, um einen möglichst konstanten Insulin-Blutspiegel zu gewährleisten. Mittlerweile steht genetisch gewonnenes Humaninsulin zur Verfügung. Als konventionelle Insulintherapie wird die feststehende Gabe von Kombinationsinsulinen in ein oder zwei Tagesdosen bezeichnet, die der Patient nicht verändert. Festgelegt ist er weiterhin auf eine tägliche Kohlenhydrataufnahme, die in Kalorien bzw. Broteinheiten berechnet wird. Demgegenüber ist die intensivierte konventionelle Insulintherapie dadurch gekennzeichnet, dass ein nahezu normaler Zuckerhaushalt angestrebt wird. Etwa die Hälfte des Insulinbedarfs wird durch die Injektion eines lang wirkenden Basalinsulins morgens und abends vorgegeben und deckt den von der Nahrungsaufnahme unabhängigen Bedarf an Insulin. Entsprechend den Blutzuckerwerten vor jeder Mahlzeiten wird dann der Bedarf an Normalinsulin vor den Mahlzeiten ermittelt und gegeben. Dies erfordert eine gründliche Diabetesschulung und ein hohes Maß an Eigenverantwortung, das sich aber durch eine Verminderung bzw. Vermeidung eventueller Folgeschäden und eine höhere Lebensqualität auszeichnet. Eine Weiterentwicklung dieser intensiven konventionellen Insulintherapie ist die kontinuierliche Zufuhr von Insulin über ein Pumpensystem im Sinne einer kontinuierlichen subkutanen Insulininfusion.

Die Behandlung gravierender gefäßbedingter Folgeschäden, insbesondere die Behandlung der koronaren Herzkrankheit und des Herzinfarktes wurde bereits in Kapitel 9.6 abgehandelt.

Psychotherapie

Schließlich sei noch darauf hingewiesen, dass psychische Störungen, wenn sie mit einem metabolischen Syndrom einhergehen, ebenfalls einer gezielten Behandlung bedürfen. Das gilt auch für eine Suchtgefährdung, beispielsweise das „binge eating“, bei dem heißhungerartig größte Mengen von Kalorien verzehrt werden und dieses Verhalten Suchtcharakter bekommt, sowie für die Alkoholkrankheit, die zwar nicht zum metabolischen Syndrom gehört, mit ihm aber assoziiert sein kann. Auch eine Depression kann mit einem metabolischen

Syndrom „verschwistert sein“. Schwere Depressionen können ihrerseits mit Essstörungen und Übergewicht einhergehen, zudem können bestimmte Antidepressiva ebenfalls ein metabolisches Syndrom als Nebenwirkung haben. Dies ist auch bei bestimmten Neuroleptika der Fall. (Kap. 7.6 bzw. 8.6).

12.7 Psychodynamik und Psychosomatik

„Gesunde Dicke“

Vorab: Nicht jede Adipositas führt zum metabolischen Syndrom. Wie bereits erwähnt, gibt es auch „gesunde Dicke“, Menschen also, die trotz eindeutigen Übergewichts keine sonstigen Parameter des metabolischen Syndroms wie bauchbetonten Fettansatz, Fettstoffwechselstörungen, Bluthochdruck oder Insulinresistenz haben. Medizinisch gesehen besteht also auch keine Notwendigkeit der Gewichtsreduktion. Ob aus soziokulturellen bzw. ästhetischen Gründen eine solche angestrebt wird, steht auf einem anderen Blatt. Weiterhin ist zu sagen: Weder leiden alle Adipösen an ihrem Übergewicht, noch haben sie psychische Probleme.

Essgewohnheiten und seelische Befindlichkeit

Psychische Symptome können in Einzelfällen eine Rolle spielen, beispielsweise, wenn aus Frustration gegessen wird, zum Beispiel im Rahmen reaktiver oder neurotischer Prozesse. Hier kann Essen als psychischer Ersatz angesehen werden (Kummerspeck). In Ersatzhandlungen kann bei psychosozial dysfunktionalen Beziehungen (beispielsweise Familien) emotionale Zuwendung durch orale Zuwendung ersetzt werden. Auf eine solche „Familientradition“, Zuwendung vor allem durch gemeinsame Essen auszudrücken, wird in Kapitel 12.10 noch eingegangen.

Mögliche Zusammenhänge von Essgewohnheiten und seelischer Befindlichkeit kommen im Volksmund zum Ausdruck, wenn beispielsweise von Frustessen oder von einem „Trauerkloß“ die Rede ist, einem etwas „auf den Magen schlägt“, die „Wut in sich hineingefressen wird“ oder „Essen Leib und Seele zusammenhält“. Auf den Begriff des „Kummerspecks“ wurde ja bereits hingewiesen. Ernährungspsychologisch wird oft betont, dass die Art der Ernährung (insbesondere der Grad der Süße) sowie das Tempo der Nahrungsaufnahme erlernt wird. Das in der Regel angeborene Gefühl der Sättigung kann verlernt werden, wenn der „Teller immer leer gemacht“ werden muss. Weiterhin können negative Affekte, insbesondere Depressivität, durch kohlenhydratreiche Nahrung gemildert werden, was insbesondere auf eine Veränderung des Serotoninstoffwechsels zurückzuführen ist. Insofern können Zucker und Schokolade als „mildes Antidepressivum“ wirken. Verlernt der Mensch, zwischen Hunger und anderen negativen Affektzuständen, vor allem Trauer oder Wut, zu differenzieren, so kann bei heftiger Trauer oder Zorn ein „Heißhunger“ verspürt werden und zu „anfallsartigen“ Essattacken im Sinne des „Binge-eating“ führen. Emotionale und kognitive Prozesse sind auch bei der Regulierung des Hunger- und Sättigungsgefühls von Bedeutung, wenn Appetit, Geschmack, die Zeit, die man sich für das Essen nimmt, sowie bewusste Essensregulierung bis hin zur Askese miteinander interagieren.

Stress und psychosoziale Belastung können nicht nur Ursachen einer Adipositas und eventuell eines metabolischen Syndroms sein, sondern umgekehrt können aus einer Adipositas auch psychosoziale Schwierigkeiten resultieren, beispielsweise soziale Diskriminierung. So wird berichtet, dass adipöse Menschen bei Bewerbungen am Arbeitsplatz mitunter Schwierigkeiten haben, statistisch gesehen weniger Lohn bekommen und dass es zu negativen Interaktionen – auch mit Ärzten! – kommen kann. Dies führt mitunter zu Selbstwertkrisen und sozialem Rückzug, was im Sinne eines Teufelskreises Einsamkeit und Depression verstärken kann. Generell gilt, dass bei Vorliegen klinisch relevanter psychischer Störungen wie Angststörungen, somatoforme Störungen, bei Borderline-Störungen, Schizophrenie, Suchtgeschehen und nicht zuletzt bei der Depression das Risiko, an einem metabolischen Syndrom zu erkranken, etwa verdoppelt ist.

Schließlich kann in Übergewicht und Adipositas auch ein gewisser „Sinn" liegen, der sich erst beim zweiten Hinsehen offenbart. Ein solcher „Sinn" ist individuell sehr unterschiedlich. Er kann beispielsweise darin liegen, Abstand zu anderen zu wahren. Ein adipöser Mann, der bisher keine Möglichkeit gefunden hat, eine Partnerschaft einzugehen, kann dieses Problem (so es denn eins für ihn ist) in seinem Erleben auf seine Adipositas zurückführen. „Wäre ich dünner, hätte ich auch Chancen bei Frauen", mag die uneingestandene Maxime lauten. Nach erfolgter Gewichtsreduktion kann sich aber herausstellen, dass Schüchternheit, Beziehungsstörungen oder ganz andere Faktoren eine Rolle spielen, die möglicherweise wesentlich schwerer zu ertragen sind als die Adipositas. Wie gesagt – dies ist kein obligates, noch nicht einmal ein exemplarisches Phänomen. Es weist aber immerhin darauf hin, dass im psychosozialen Erleben die Adipositas und vermutlich auch das ihr zugrunde liegende Bewegungs- und Essverhalten eine gewisse Sinnhaftigkeit hat, die sich erst biografisch erschließen lässt.

Metabolisches Syndrom und Depression

Wurden bisher vor allem leichtere psychische Störungen, insbesondere depressiver Art, in einen gewissen Zusammenhang zum metabolischen Syndrom gebracht (ein Zusammenhang, der, das sei noch einmal betont, keineswegs obligat ist!), so soll nun darauf eingegangen werden, dass bei einem Teil der betroffenen Menschen deutliche Zusammenhänge zwischen depressiven Störungen auch schwererer Art und dem metabolischen Syndrom vorliegen. So weisen Löwe und Herzog (2007) darauf hin, dass sich metabolisches Syndrom und psychische Störung, insbesondere Depression im Sinne eines Circulus vituosus durch Faktoren wie Inaktivität, sozialem Rückzug und Noncompliance wechselseitig verstärken können. Dies zu erkennen ist umso wichtiger, als die Behandlung in solchen Situationen eine mehrdimensionale sein und sinnvoller Weise Psychoedukation, Förderung von Gesundheitsverhaltem, Einbeziehung der Familie, Aufbau von Problemlösungskompetenzen, psychosoziale Interventionen und anderes mehr mitberücksichtigen muss. Liegt sowohl ein metabolisches Syndrom als auch eine Depression vor, reicht es nicht aus, entweder psychotherapeutisch (oder antidepressiv pharmakotherapeutisch) oder diätetisch bzw. internistisch (bei Vorliegen von Bluthochdruck, Fettstoffwechselstörung und Diabetes) zu behandeln. Auch eventuelle Folgekrankheiten, beispielsweise eine koronare Herzkrankheit oder ein überstandener Herzinfarkt müssen zweigleisig, also psychotherapeutisch und internistisch, behandelt werden. Schon für sich allein genommen sind sowohl metabolisches Syndrom als auch depressive Störungen (Kap. 8) mit erheblicher Morbidität und Mortalität verbunden. Eine Kombination von beidem hat besonders schwerwiegende Folgen. Löwe und Herzog führen aus, dass sich psychische und insbesondere depressive Störungen auf das metabolische Syndrom auswirken und umgekehrt: Psychische Störungen erhöhen das Risiko zur Entwicklung eines metabolischen Syndroms und das metabolische Syndrom erhöht das Risiko für die Entwicklung psychischer Störungen. Darüber hinaus können bestimmte Psychopharmaka, insbesondere trizyklische Antidepressiva und atypische Neuroleptika der zweiten Generation, zur Entwicklung eines metabolischen Syndroms beitragen (im Falle der atypischen Neuroleptika liegt die Rate bei über 35%). Selbst wenn Patienten nur an einzelnen Komponenten des metabolischen Syndroms leiden (beispielsweise an Diabetes mellitus oder Adipositas), leiden sie im Vergleich zu Personen ohne diese Risikofaktoren signifikant häufiger an depressiven Störungen. Auch die Schwere und Chronizität des metabolischen Syndroms und die Folgeerkrankungen desselben steigen, wenn eine zusätzliche psychische Belastung vorliegt.

Depressive Patienten haben häufiger eine ungesundere Lebensführung als nicht depressive Personen, was sich in vermehrtem Nikotinabusus, Fehlernährung, Bewegungsmangel, verminderter medizinischer Compliance und mitunter einer Gewichtszunahme äußern kann. Kommt es im Rahmen einer Depression zu Rückzug und Inaktivität, kann dies wiederum die Symptome des metabolischen Syndroms verstärken. Auf die zusätzliche, ein metabolisches Syndrom induzierende Wirkung trizyklischer Antidepressiva wurde bereits hingewiesen. Aus all dem folgern Löwe und Herzog (2007), dass eine Depression sowie die körperlichen Symptome eines metabolischen Syndroms simultan und mehrdimensional behandelt werden müssen. Je nach Schweregrad der ein metabolisches Syndrom begleitenden Depression können, folgt man dem Vorschlag von Löwe und Herzog (2007), zunächst Beratung, psychosomatische Grundversorgung sowie (insbesondere familiäre) Ressourcenaktivierung ausreichende Schritte in der Behandlung der Depression sein. In einem zweiten Schritt kommen ambulante Psychotherapie und Psychopharmakotherapie zur Anwendung und in einem dritten Schritt, insbesondere bei schweren Depressionen, ist eine klinische Behandlung erforderlich. Auf weitere Grundlagen der Behandlung einer Depression wurde in Kapitel 8 bereits eingegangen. Dass eine Therapie auch Psychoedukation, Integration von Bezugspersonen und psychosoziale Behandlung von Patienten sowie Problemlösungskompetenzen mit beinhaltet, sei am Rande erwähnt – es wird in den folgenden Kapiteln noch genauer erörtert.

Psychosoziale Aspekte des Diabetes

Zum Schluss soll noch kurz darauf hingewiesen werden, dass es auch bei der Komponente des „Diabetes mellitus“ psychosoziale bzw. psychodynamische Komplikationen gibt. Über Jahre hinweg hat der Patient zunächst keine oder nur geringfügige Symptome und seine eventuell erhöhten Blutzuckerwerte werden eher zufällig entdeckt. Zwar weiß der Arzt um die Gefährdung des Patienten durch Folgeerkrankungen, doch da dieser häufig keine Beschwerden hat, erlebt er die Therapie oft einfach als Last. Dies ändert sich, wenn Folgeschäden auftreten. Sensibilitätsstörungen, Schmerzen oder Gehstörungen bis hin zu Lähmungen, das Nichtverheilen von Wunden, der diabetische Fuß und anderes mehr können das Leben erheblich belasten. Die wichtigsten Hilfestellungen psychosozialer Art sind Information und Schulung des Patienten sowie das Bemühen, Therapie und Diät an den Patienten anzupassen (und nicht umgekehrt!). Zwar ist eine Reduktion des Körpergewichts um etwa 10% die sinnvollste und oft auch erfolgversprechendste Maßnahme, doch gelingt dies, wie bereits mehrfach erwähnt, nur selten. Insbesondere macht die Therapie mit Sulfenylharnstoffen oder Insulin wegen der dadurch ausgelösten Hyperinsulinämie eine Gewichtsabnahme für viele Patienten eher aussichtslos. Insofern ist eine frühe psychosoziale Begleitung des Patienten, möglichst noch im Stadium der Insulinresistenz, eine Berücksichtigung seiner Lebenssituation und seines Beziehungsgefüges und einer Aufklärung im Sinne einer Psychoedukation, die nicht nur sachliche Informationen gibt, sondern auch das emotionale Geschehen berücksichtigt, dringend nötig.

12.8 Krisen und Krisenintervention

Beim Vorliegen eines metabolischen Syndroms kann es, abhängig von den unterschiedlichen Stadien und Verlaufsformen der Erkrankung, zu unterschiedlichen Krisensituationen kommen, die in der Regel eher körperlicher, mitunter aber auch psychosozialer Natur sind.

Krisenhaftes Essverhalten

Beginnen wir mit krisenhaftem Essverhalten. Nicht nur bei der Anorexia nervosa, die mit einer schweren Abmagerung und Reduktion von Stoffwechselvorgängen einhergeht, sondern auch bei der Bulimie, einer verwandten Störung, die durch massive Essattacken und anschließendem Erbrechen gekennzeichnet ist, kommt es zu plötzlichen Heißhungerattacken. Vor allem bei der Bulimie können jähe Anfälle unkontrollierten Essens (bis zu 10.000 Kalorien) auftreten, die allerdings durch das anschließende Erbrechen weitgehend revidiert werden. Auch bei übergewichtigen Menschen finden sich manchmal solche Essattacken (dann ohne das anschließende Erbrechen). Solche Essattacken werden als „Binge-eating" bezeichnet. Manchmal handelt es sich hier um eine Notreaktion auf zu starke Diätvorschriften. Nicht immer eindeutig davon abzugrenzen ist das „night-eating-syndrome", das mit nächtlichen Essanfällen, verbunden mit Ein- und Durchschlafstörungen und begleitender Dysphorie einhergeht. Beide Formen des Essens signalisieren Kontrollverlust und gehen mitunter mit Scham- und Schuldgefühlen einher, werden somit auch als krisenhaft erlebt. Dies gilt generell aber beim „Nichtdurchhalten" einer Diät, die von vielleicht unrealistischen Zielen ausging. Wie bei anderen Suchterkrankungen auch (Kap. 9) ist es beim süchtigen Essen und dem Versuch, dieses Verhalten zu ändern, nur zu normal, dass es zu Rückschlägen kommt. Das Schlimmste, was man in solchen Krisensituationen tun kann, ist, aufzugeben, weil „jetzt eh alles egal sei". Stattdessen ist es sinnvoll, so früh wie möglich Hilfe zu holen und sich jemanden zu suchen, mit dem man sich aussprechen kann. Oft sind solche krisenhaften Heißhungerattacken relativ unproblematische Phänomene, die durch Trinken von Wasser oder die Zunahme kleinerer Mengen leicht aufschließbarer Kohlenhydrate „gestillt" werden können. Liegen tiefer greifende, möglicherweise auch seelische Krisen zugrunde, ist es hilfreich, diese Heißhungerattacken und den damit verbundenen Kontrollverlust im Essverhalten als Zeichen zu werten, dass ein dahinter steckendes Problem nicht ausreichend erkannt und gewürdigt wurde. Die Hintergründe dieses krisenhaften Verhaltens zu eruieren, wäre also wichtig und verhilft dazu, dem Geschehen keinen überbordenden Stellenwert zu geben – auch nach einer solchen Krise mit Kontrollverlust besteht durchaus die Chance, das Essverhalten langfristig zu verändern.

Krisenhaft kann auch eine Depression, die mit einem metabolischen Syndrom verschwistert ist, verlaufen (Kap. 8.8).

Selbstwertkrisen

Die Folgen einer Über- und Fehlernährung führen mitunter zu einem veränderten Körperbild und einem reduzierten Selbstwertgefühl, was manchmal als krisenhaft erlebt wird und zu Isolationstendenzen führen kann. Letztlich handelt es sich hierbei um Selbstwertkrisen, die möglicherweise nicht nur, teilweise aber eben auch vom negativ konnotierten Körperbild herrühren können.

Soziokulturelle Faktoren (Modeleitbilder, Werbevorlagen, Filme, Trends u. a. m.) können solche Krisen verstärken und werden in Kapitel 12.12. noch näher beleuchtet.

Stress und Bluthochdruck

Je weiter das metabolische Syndrom fortschreitet, desto körperlicher manifestieren sich die Krisen. Ein Bluthochdruck entsteht, es wurde bereits gesagt, auch durch chronischen Dauerstress und psychosoziale Krisen, die mit einer vermehrten Ausschüttung von Katecholaminen (Adrenalin/Noradrenalin) sowie ein Überwiegen des Sympatikotonus im Sinne einer Kampf- und Fluchtbereitschaft einhergehen. In einem Teufelskreis können permanente Anspannung, später auch Aggressionsbereitschaft, und nur noch unzureichend abbaubarer Stress zur erhöhten Bereitschaft des Organismus, hierauf mit Bluthochdruck zu reagieren, einhergehen. Im Endeffekt können Hypertoniker dann noch anfälliger auf Stressoren reagieren. Es ist nicht einfach, solchen als Stress erlebten Krisen auszuweichen bzw. sie anders als gewohnt zu meistern. Unter emotionsregulierendem Coping verstehen wir die Fähigkeit, gelassener und entspannter mit stresserzeugenden Situationen und Krisen umzugehen, die wir im Moment nicht ändern können. Kognitive Bewältigungsmechanismen und das Einüben bestimmter Entspannungstechniken können hierbei helfen, auch das sich Bewusstwerden der Tatsache, ähnliche Krisen bereits überstanden zu haben. Problemorientiertes Coping hingegen versucht, die Probleme an sich anzugehen, beispielsweise, indem man bestimmten, als krisenhaft erlebten Ereignissen ausweicht bzw. bestimmte Konstellationen gar nicht erst eingeht, bestimmte Aufgaben delegiert, Ruhepausen einhält oder bewusst unterschiedliche Lösungsstrategien einübt.

Krisen bei diabetischer Erkrankung

Beim Übergang von der Insulinresistenz zum Diabetes kann es ebenfalls zu Krisen kommen, wenn nun Symptome negativ zu Buche schlagen. Sensibilitätsstörungen, Beeinträchtigungen der Vitalität und Leistungsfähigkeit, Müdigkeit, vermehrter Durst, Wundheilungsstörungen, die mit der Medikation sowie der diätetischen Lebensführung einhergehenden Einschränkungen usw. können als erhebliche Belastungen erlebt werden, welche die Spontaneität erheblich reduzieren können. Diese Veränderungen können als so dramatisch erlebt werden, dass es mitunter zu einer depressiven Krise oder aber zu einem Auflehnen gegen die als unerträglichen Zwang erlebte Therapie und die damit verbundenen Einschränkungen kommt. Psychoedukation und Psychotherapie wird diese emotionalen Momente mit berücksichtigen müssen.

Bei weiter fortschreitender diabetischer Erkrankung kann es zu Krisen ganz anderer, nämlich körperlicher Art kommen. Da ist zum einen die Hypoglykämie, die Unterzuckerung, zu nennen. Infektionsbedingt, aber auch in Stresssituationen, vor allem aber bei einer alimentären Unterzuckerung (zu wenig Nahrungsaufnahme) oder einer versehentlichen Überdosierung des Insulins kann es zu einem plötzlichen Blutzuckerabfall kommen. Dieser geht mit Heißhunger und einem flauen Gefühl in der Magenregion, Zittern, Herzrasen, Kaltschweißigkeit, einer blassen Gesichtshaut, später mit Kopfschmerzen, zunehmender Müdigkeit bis zur Bewusstseinstrübung, Sehstörung und Krampfneigung einher. Die Behandlung dieses letztendlich lebensbedrohlichen Zustandes besteht in der Gabe von Zucker, der vom noch bewusstseinsklaren Diabetiker mittels Traubenzucker oder Orangensaft selbst zugeführt werden kann (hier ist eine gründliche Schulung auch über den Umgang mit Heißhungerattacken und einer beginnenden Hypoglykämie unerlässlich). Bei zunehmender Bewusstseinstrübung oder gar Bewusstlosigkeit ist ärztliche Hilfe und unter anderem eine Glukoseinfusion notwendig.

In gewisser Hinsicht das Gegenstück dieser Krise ist das diabetische Koma, das entweder als ketoazidotisches Koma durch überstürzten Abbau von Fettsäuren bei einem starken Insulinmangel oder als hyperosmolares Koma infolge zu hoher Elektrolyt- und Blutzuckerkonzentration auftritt. Beiden Formen gemeinsam ist eine dramatische Erhöhung des Blutzuckers. Die Symptome bestehen in Somnolenz bis Bewusstlosigkeit, einer Verringerung der muskeleigenen Reflexe, trockener Haut, Bauchschmerzen, einem nach Azeton (Nagellack oder faulen Äpfeln) riechendem Mund, einer schweren Blutzuckererhöhung sowie zunehmender Bewusstseinseintrübung bis hin zur Bewusstlosigkeit. Beide Formen des diabetischen Komas sind lebensbedrohliche Zustände, die der sofortigen Einweisung in ein Krankenhaus und der intensivmedizinischen Behandlung bedürfen, will man keine eventuell weitreichenden Hirnschädigungen riskieren. Die Behandlung besteht unter anderem in einem Ausgleich des Flüssigkeitsverlustes, einer Senkung des Blutzuckerspiegels sowie der Regulierung des Elektrolythaushaltes. Bleibt noch zu erwähnen, dass diese lebensbedrohlichen, sich somatisch äußernden Krisen durchaus auch im seelischen Erleben ihre Spuren als Krisen hinterlassen, die verarbeitet werden müssen.

12.9 Beratung und Psychoedukation

Um einem metabolischen Syndrom vorzubeugen, seine Symptomatik zu reduzieren oder Folgeerscheinungen weitest möglich einzudämmen, ist es notwendig, die Betroffenen je nach Stadium der Beeinträchtigung oder Spezifität der vorliegenden Symptomatik individuell und adäquat zu beraten. Geht es dabei nicht nur um Informationsvermittlung, sondern auch um Hilfen zur emotionalen Bewältigung des Geschehens, sprechen wir von Psychoedukation. Elaborierte psychoedukative Programme für Menschen in unterschiedlichen Stadien des metabolischen Syndroms fehlen zurzeit. Was vorliegt, sind zum Teil spezifische Beratungsangebote, beispielsweise für Typ-II-Diabetiker, Menschen mit Hypertonie, Patienten mit Herz-Kreislaufbeschwerden bzw. nach Herzinfarkt, vor allem Richtlinien der Ernährungsberatung sowie spezifische Anleitungen zur Gewichtsreduktion.

Ernährungsberatung

Wenden wir uns zunächst der allgemeinen Ernährungsberatung zu, die vor allem beim Vorliegen einer Adipositas und dem Wunsch nach Gewichtsreduktion von großer Bedeutung ist, aber natürlich auch bei der Diabetesberatung eine wichtige Rolle spielt.

Wegen des Reichtums an Faserstoffen, dem hohen Anteil an Olivenöl, dem niedrigen Fleischanteil und dem Einschluss von Käse, Joghurt und Wein gilt die mediterrane Ernährungsweise heute als ernährungsphysiologisches Idealmodell. Vielfach allerdings sind Diätempfehlungen negativ formuliert („Essen Sie weniger Fett, Zucker, Eiweiße") und werden, wenn überhaupt, isoliert verfolgt. Dies kann dann dazu führen, dass dann weniger Fett, gleichzeitig aber mehr Kalorien aus anderen Quellen, z. B. Kohlenhydraten, zugeführt und insbesondere industriell produzierte sowie tierische Fettsäuren konsumiert werden. Auch kann es sein, dass weniger Nahrung frisch zubereitet wird und trotz eines propagierten Gesundheitsbewusstseins die körperliche Bewegung weiter zurückgeht. In solchen Fällen nützt auch der Verzicht auf Fett und freie Zucker nicht allzu viel. Der, positiv zu konnotierende, Hinweis auf eine „mediterrane Mischkost", frisch zubereitetes Essen mit gut schmeckendem Gemüse und frischem Obst, so wie frischer Zubereitung, um industrielle Verfremdung (insbesondere auch Salz, Zucker und aromenverstärkende Fettstoffe) zu vermindern, ist hier vermutlich erfolgsversprechender. Auch sollte man nicht permanent essen: In den letzten Jahrzehnten haben sich die traditionellen drei Mahlzeiten am Tag hin zum „Snacken rund um die Uhr" verschoben, was möglicherweise den fettregulierenden Effekt des Insulins unterläuft und zur Entwicklung eines metabolischen Syndroms beitragen kann. Konkrete Hinweise gibt Pott (2007), wenn er beispielsweise empfiehlt, das Fett zum Kochen und Braten zu reduzieren, und, wenn es geht, zu grillen statt zu frittieren, Vollkornprodukte zu bevorzugen oder abzuschätzen, wie viel Kalorien jeweils auf dem Teller liegen.

langfristige Appetitanpassung

Wie bereits gesagt ist es für eine Gewichtsreduktion weniger entscheidend, möglichst schnell einige Kilos abzunehmen, als vielmehr nachhaltig die Ernährungsgewohnheiten zu verändern. Grundlagen einer psychoedukativen Anleitung in dieser Hinsicht sind folgende Hinweise: Nicht die schnelle Kalorienreduktion, sondern langfristige Appetitanpassung ist notwendig. Die Eigenverantwortlichkeit muss gestärkt werden. Meist reicht eine kalorienreduzierte Mischkost mit etwa 1.500 Kalorien/Tag zum Abnehmen aus. Man sollte sich zur Nahrungsaufnahme viel Ruhe gönnen, langsam und genussvoll essen und die Nahrungsaufnahme mit Magenfüllern, also kalorienfreien Flüssigkeiten (Wasser, ungesüßte Tees, Salat usw.), beginnen. Nicht das sture Kalorienzählen ist angezeigt, sondern eine grobe Abschätzung der Mahlzeiten auf ihren Kaloriengehalt und insbesondere den Fettgehalt. Eine realistische Planung zur Reduktion des Körpergewichts ist sinnvoller als ein übertriebenes Schönheitsideal. Keine Diät ist auf Dauer erfolgreich, wenn nicht auch die körperliche Bewegung gesteigert wird. Kurzfristige, realistische und erreichbare Ziele sind besser als langfristige und zu hoch gesteckte Ziele. Frühzeitig sollte man auch trainieren, eventuelle Misserfolge zu bewältigen und sich von ihnen nicht abschrecken zu lassen. Gewünschte Lebensmittel (z. B. Schokolade) sollten kontingentiert werden – das ist besser, als sie grundlegend abzulehnen. So kann man sich zum Beispiel ein Wochenkontingent an Schokolade genehmigen und den Verzicht an einem Tag durch eine doppelte Portion an einem anderen Tag kompensieren. Zu Beginn der gewichtsreduzierenden Bemühungen, die man realistischerweise auf 1–1,5 Jahre projektiert, sollte man über 1–2 Wochen eine Tabelle anlegen und eintragen, was man isst (wobei man vermutlich bemerkt, dass man die Kalorienzahl zu niedrig einschätzt). Diese Liste sollte von einer Ernährungsberaterin kontrolliert werden.

Bewegung

Psychoedukative Begleitung von adipösen Menschen mit beginnendem metabolischem Syndrom sollten, neben der Ernährungsberatung und Verhaltensveränderung, auch sportliche Aktivitäten und körperliche Betätigung beinhalten. Zunächst gilt es, die bereits erläuterten Zusammenhänge von Sport, Lipidsenkung, Verbesserung der Insulinwirksamkeit, Abnahme bauchbetonter Fettpolster und generell des Körpergewichtes sowie Besserung eventueller depressiver Episoden hingewiesen werden. Sodann gilt es sich (getreu Erich Kästners Motto „Es gibt nichts Gutes, außer man tut es") sportlich zu betätigen – dies kann im Rahmen der Psychoedukation angesprochen, geplant und angebahnt werden.

Psychoedukation beim metabolischen Syndrom

Der Psychoedukation kommt vor allem auch im Anfangsstadium des metabolischen Syndroms eine große Bedeutung zu. Nach Löwe und Herzog (2007, 25f) müssen der Patient und seine Bezugspersonen „... sowohl über das metabolische Syndrom und dessen Behandlung als auch über ihre (eventuell vorhandenen, Anm.d. Autors) psychischen Störungen aufgeklärt werden, damit sie das notwendige Grundwissen haben, um ihre gesundheitlichen Probleme eigenverantwortlich zu managen". Weiterhin führen sie aus: „Zur Steigerung der körperlichen Aktivität sollten strukturierte Aktivitätspläne ausgearbeitet werden. Der Therapeut verstärkt die Durchführung der körperlichen Aktivität und hinsichtlich Lebensstil und Ernährung sollten ergänzenden Beratungen durchgeführt werden." Die Erfahrungen und Interpretationsschemata des Betroffenen sind in besonderer Weise zu berücksichtigen: „Die subjektiven Erklärungs- und Behandlungsmodelle des Patienten müssen in die Behandlung mit einbezogen werden, damit Patient und Arzt zu gemeinsam getragenen Entscheidungen hinsichtlich der angewandten Behandlungsmethoden kommen." Wenngleich sich diese Anmerkungen auf die Behandlung und Begleitung von Menschen bezieht, die an einer Kombination von metabolischem Syndrom und Depression leiden, geben sie doch wichtige Anhaltspunkte allgemeiner Art für die Psychoedukation bei Patienten mit allgemeinen metabolischen Störungen. Allerdings gibt es hierbei durchaus auch Probleme: Eine spezifische Psychoedukation ist selten verfügbar und zeigt nicht immer ausreichende Effekte. Viele Patienten kommen sehr spät, haben bereits deutliches Übergewicht, sind von bisherigen Fehlversuchen frustriert, neigen möglicherweise zu stark negativen Affekten und leiden unter einem hohen Erwartungsdruck – dies alles kann die Psychoedukation nachhaltig erschweren. Eingebettet werden sollten psychoedukative Maßnahmen in Sport- und Bewegungstherapie, während eine spezifische Psychotherapie nur bei besonderen psychischen Störungen mit eigenem Krankheitscharakter indiziert ist. Die psychoedukativen Maßnahmen im eigentlichen Sinne dienen der Motivationsstärkung der Betroffenen, einer Veränderung in Ernährung und Bewegungsverhalten, dem Trainieren sozialer Kompetenz, einem gezielten Problemlösungstraining sowie der zunehmenden Befähigung, Stress zu bewältigen. Dabei sollte der individuelle Leidensdruck ebenso anerkannt wie bisherige Anstrengungen positiv konnotiert werden. Psychosoziale Faktoren der Adipositas oder der Fehlernährung sollten aktiv geklärt werden, insgesamt sollte es zu einer Förderung der Motivation zur Gewichtsreduktion kommen.

Psychoedukation bei Bluthochdruck

Zum Schluss sei noch auf spezifische Beratungsangebote bei weiterer Zuspitzung des metabolischen Syndroms hingewiesen. Bei der psychoedukativen Begleitung hypertoner Patienten sollte zunächst auf Risikofaktoren für die Hypertonie eingegangen werden. Dies sind im einzelnen Adipositas, fettreiche Kost, Stress, Rauchen und Alkoholabusus – die Zusammenhänge wurden in Kapitel 12.4 bereits erläutert und sollten auch dem Betroffenen vermittelt werden. Der Patient muss also ausführlich über seine Krankheit und ihre möglichen Folgen informiert und zu einer meist lebenslang notwendigen Therapie motiviert werden. Diese umfasst salzarme Diät, eine Mäßigung hinsichtlich Kaffee- und Teekonsums, eine deutliche Gewichtsreduktion, das Ausschalten von Risikofaktoren (insbesondere Nikotinabstinenz und nur mäßiger Alkoholgenuss), das Abbauen von Stress, das Anbahnen adäquater körperlicher Aktivität und unter Umständen eine medikamentöse Blutdrucksenkung. Häufig lässt sich der Blutdruck schon durch die oben genannten allgemeinen Maßnahmen normalisieren, die vor allem bei einer milden Hypertonie immer an erster Stelle der Therapie stehen (Renz-Polster/Krautzig 2006, 181). Weiter formulieren die Autoren

„Eine eingehende Aufklärung über die langfristigen Risiken der arteriellen Hypertonie und die Motivierung des Patienten zur Umstellung lieb gewonnener, aber Risiko erhöhender Lebensgewohnheiten sollte am Anfang stehen … leider tun sich viele Patienten mit diesen Maßnahmen schwer. Das gilt umso mehr, als dass häufig keine Beschwerden vorliegen, und sich viele Patienten gerade aufgrund des hohen Blutdrucks vital und aktiv fühlen.“

Hinsichtlich der Patientenmotivation zieht er folgende Schlussfolgerung: „Entscheidend für den Behandlungserfolg ist die Motivation des Patienten, daher:

- enge Kooperation zwischen Arzt und Patient
- Patient in die Therapie einbeziehen, z. B. durch Blutdruckselbstmessung
- zu Beginn einer Hochdrucktherapie kann es nach Senkung des chronisch erhöhten Blutdrucks vorübergehend zu Nebenwirkungen wie Schwindel, Abgeschlagenheit, Antriebsarmut, Müdigkeit kommen: Patienten über diese passageren Nebenwirkungen aufklären.
- Einschleichend Dosieren“

Man sieht: Spezifische psychoedukative Begleitung kann, sowohl was die Information des Patienten angeht als auch hinsichtlich seiner Motivation, seinen Lebensstil aktiv zu ändern, außerordentlich sinnvoll und hilfreich sein.

Diabetikerschulung

Dies gilt auch für den Diabetes (Typ II), der ebenfalls einer gezielten diätetischen Beratung und „Schulung des Diabetikers“ bedarf. Diese Beratung und Schulung trägt ebenfalls stark psychoedukative Züge. Am Anfang der Überlegungen steht die Erkenntnis, dass eine Reduktion der Körpermasse um etwa 10% die meisten Typ-II-Diabetiker in eine kompensierte Stoffwechsellage zurückführen könnte. Die damit verbundene Last in der Lebensumstellung wird jedoch nur von sehr wenigen Patienten aufgebracht. Diese müssen zunächst gründlich über ihre Erkrankung und deren biologischen Grundlagen informiert werden. Dass dies sogar unter erschwerten Bedingungen möglich ist, zeigt der erfolgreiche Versuch, Menschen mit leichter geistiger Behinderung und Diabetes hinsichtlich der Ursachen des Diabetes und dem Umgang mit Diät und Insulin zu schulen. Inzwischen liegt ein Ratgeber für geistig behinderte Diabetiker vor (Redmann et al. 2007). Die „Säulen der Therapie“, die in Kapitel 12.6 bereits beschrieben wurden, sind den Betroffenen in besonderer Weise nahe zu legen: Hierzu gehören die Blutzuckerselbstkontrolle, die Veränderung des Lebensstils unter Beachtung regelmäßiger Mahlzeiten, körperlicher Aktivität und Vermeidung zusätzlicher Gefäßrisiken wie beispielsweise dem Rauchen, eine Ernährungsschulung (vollwertige Mischkost, keine freie Glukose), die Informationen über Grundlagen medikamentöser Therapie (Insulin oder orale Antidiabetika) sowie selbstverantwortliches Umgehen mit der Krankheit und regelmäßige ärztliche Begleitung. Neben diesen grundlegenden Informationen über die Erkrankung spielen auch diätetische Informationen eine wichtige Rolle. Hier geht es um die Zusammensetzung der Nahrung, speziell Kaloriengehalt sowie Kohlenhydrat- und Fettgehalt, Alkohol als Energieträger und anderes mehr. Weiterhin umfassen sachinformative Elemente der Psychoedukation die Körperpflege, speziell Fußpflege (wichtig zur Vermeidung von Hautinfektionen und Vorbeugung des diabetischen Fußes). Auch die besondere Lebensweise mit Bewegung, Gewichtsreduktion und Vermeidung weiterer Risikofaktoren (Rauchen und Hypertonus) fallen noch in den allgemeinen Informationsteil. Spezifisch werden Diabetiker hinsichtlich der Stoffwechselselbstkontrolle (Blutzuckerbestimmung, Ketonbestimmung im Urin), der Berechnung von Kohlenhydraten pro Mahlzeit und der Auswirkung von körperlicher Bewegung auf den Blutzuckerspiegel unterrichtet. Vor allem gilt es, Zeichen der Unterzuckerung zu erkennen und zu beheben (Kap. 12.8). Schließlich sollten auch besondere Lebenssituationen Erwähnung finden, beispielsweise das Verhalten bei Krankheit, Reisen oder drohenden Blutzuckerentgleisungen. Neben diesen Sachinformationen geht es wesentlich auch um die emotionale Auseinandersetzung mit dem Diabetes und um das Vermitteln der Erkenntnis, dass Diabetes keine schicksalsbedingte, in ihrem Verlauf unabänderlich hinzunehmende, chronische Erkrankung oder Behinderung ist. Vielmehr handelt es sich um „bedingte Gesundheit“ (Mehnert/Standl 1987, 205): Bei angemessener Ernährung, gut eingestelltem Blutzucker mit ausreichender Medikation und angemessener Lebensführung, die auch sportliche Betätigung beinhaltet, kann auch der Diabetiker ein normales, zufriedenstellendes, gelingendes und an der gesellschaftlichen Wirklichkeit partizipierendes Leben führen. Er ist normal belastbar, kann im Wesentlichen alle Berufe ausüben und hat eine normale Lebenserwartung. Die Auseinandersetzung mit den diabetesbedingten Herausforderungen sowie den Chancen, diese Herausforderung zu bestehen, ist eine wichtige Aufgabe der Psychoedukation.

12.10 Familie und systemische Familienarbeit

Manchmal wird die Grundlage für Fehlernährung und Übergewicht bereits in der Kindheit gelegt, wenn der führende Bindungsmodus die gemeinsame Nahrungsaufnahme ist und dies überbetont wird. Wenn die Ernährungsgewohnheiten frühzeitig ein Übermaß an Süßem und Fettigem prejudizieren und gemeinsam erlebter Lustgewinn vorwiegend durch Nahrungsaufnahme erfolgt, kann es zu einer frühzeitigen und nachhaltigen Veränderung von Geschmacksvorlieben kommen, die später nur schwer zu ändern sind. Außerdem werden, wie bereits erwähnt, schon in der frühen Kindheit die Fettzellen angelegt. Eine Hypertrophie des Fettgewebes, mithin eine erhöhte Anzahl von Fettzellen, bleibt mehr oder weniger das Leben lang erhalten. Familiäre Essgewohnheiten werden ebenso tradiert wie bestimmte Modalitäten, mit Gefühlen umzugehen. Mitunter kann das Essen ein wesentlicher Ausdruck von Fürsorge, Zuneigung und Liebe sein. Dies alles führt dazu, dass sich in manchen Familien die Adipositas häuft und als familiäres Vermächtnis angesehen werden kann.

Der 14-jährige Thorsten kommt in die Kinder- und Jugendpsychiatrie, weil sein außerordentliches Übergewicht (Adipositas Grad III, der Junge wiegt bei 170 cm Körpergröße 98 Kilogramm) ernste körperliche wie auch seelische Schäden erwarten lässt. Er ist nicht mehr in der Lage, sich selbst die Schuhe zu binden, ein Ball zu fangen oder Rad zu fahren. In der Schule wird er gehänselt, ist isoliert, zieht sich zurück und zeigt deutliche Symptome einer mittelgradigen Depression. Diese bekämpft er durch vermehrtes Essen, so dass ein Teufelskreis in Gang gekommen ist. Mehrere ambulante „Diäten“ wurden abgebrochen und führten letztlich zu einer Gewichtszunahme im Rahmen des Jojo-Effekts. Seine Mutter ist ebenfalls hochgradig übergewichtig. Das familiäre gemeinsame Essen ist der Höhepunkt des Tages, und neben diesen Aktivitätent finden sich wenig sonstige gemeinsame Familienaktivitäten.

Wie die Abbildung 12.2 verdeutlicht, kann die Beziehung zwischen Mutter und Sohn als relativ symbiotisch angesehen werden. Der 14-jährige Junge schläft meistens im elterlichen Ehebett, da er unter Nachtangst leidet. Der Vater, der unter der Woche auswärts auf Montage arbeitet, schläft am Wochenende im Kinderzimmer. Die Eheleute unternehmen wenig gemeinsam, ihre Sorge dreht sich mehr oder weniger um ihren ängstlichen, depressiven, schulisch überforderten und sozial isolierten und zudem massiv übergewichtigen Sohn. In die Überbehütung ihres Sohnes mischt sich mitunter auch Ungeduld und Ärger, so dass die Beziehung zwischen Mutter und Sohn durchaus auch ambivalent ist.

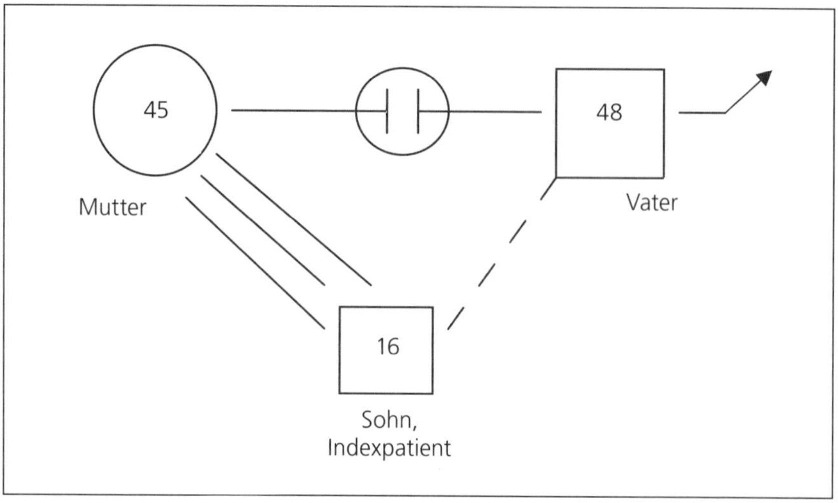

Abb. 12.2: Familiäres Beziehungsmuster

Anfängliche Hoffnungen, die sich auf die stationäre Therapie richten, sind unrealistisch. Thorsten erwartet, durch eine schnelle Gewichtsreduktion bei seinen Klassenkameraden anerkannt zu sein, in der Schule besser zu Recht zu kommen, auf Mädchen interessant zu wirken und auch andere Probleme zu lösen. Entsprechend unrealistisch sind auch Überlegungen zur Gewichtsreduktion (er geht von 1–2 Kilo pro Woche aus), wobei seine Bemühungen prompt scheitern und mit nächtlichen Essattacken und erheblichen Schuld- und Schamgefühlen einhergehen. In der insgesamt drei Monate dauernden stationären Psychotherapie wird zunächst physiotherapeutisch und sporttherapeutisch mit dem Jungen gearbeitet. Hierbei wird tunlichst jede körperliche Überforderung vermieden, andererseits auf regelmäßige körperliche Betätigung Wert gelegt. Besuche im Tierheim, bei denen der Junge verlassene und gehandicapte Tiere ausführt, ermöglichen ihm erste Erfolgserlebnisse, denen weitere folgen: Er organisiert für die kleineren Kinder auf der Station Kindergeburtstage. Zunehmend gelingt es ihm auch, mit gleichaltrigen Peers Kontakt aufzunehmen und sich in die Gruppe einzuordnen sowie erste Erfolgserlebnisse zu verbuchen. Erst jetzt wird in einem zweiten, realistischeren Anlauf das Gewichtsproblem angegangen, weil nun die Frustrationstoleranz größer ist und zudem ein realistischeres Verständnis über eine nachhaltige Reduktion angebahnt werden kann. So gelingt es Thorsten in den nächsten vier Wochen, zwei Kilo abzunehmen. Ausgerechnet zu dieser Zeit bringt die Mutter hochkalorische Speisen auf die Station, denen Thorsten nur schwer widerstehen kann. Darauf angesprochen, ändert die Mutter ihr Verhalten und bringt nun „light-Produkte" – allerdings in solchen Mengen, dass auch dies die Diät ernsthaft in Frage zu stellen droht. Nach einem erneuten ernsthaften Gespräch unterbleibt dieses Verhalten, doch nimmt die Mutter eine Erkältung ihres Sohnes zum Anlass, mit zahlreichen (wiederum hochkalorischen) Hustenmitteln (Sirup, Bonbons und ähnlichem) die ihrer Meinung nach unzureichende ärztliche

Behandlung zu unterstützen. Die familientherapeutischen Gespräche drohen zu eskalieren. In der Supervision wird deutlich, dass Überprotektion und damit einhergehende Fehlernährung ein Symbol der Zuneigung und der mütterlichen Sorge sind, die in dem nun von Veränderung gekennzeichneten Beziehungsgefüge verloren gehen könnten. Dies wird von der Mutter als akute Bedrohung erlebt. Folglich wird die Mutter aufgefordert, nun in besonderer Weise ihren Sohn zu unterstützen und ihm jeden Tag ein Geschenk mitzubringen, damit er sich ihrer Zuneigung gewiss sein kann und die notwendige Unterstützung innerhalb einer durch Frustration gekennzeichneten diätetischen Maßnahme erhält. Die Mutter soll nur darauf achten, dass alles, was sie ihrem Sohn schenkt, nicht essbar ist. Diese Intervention ist letztlich erfolgreich und Thorsten bekommt nun jeden Tag Spielzeug, CDs und andere Zeichen mütterlicher Zuwendung.

Ein weiterer Schritt in der Familientherapie ist erreicht, als Mutter und Sohn getrennte Wege gehen können, was ihre Ernährung angeht. Die Mutter braucht nicht notwendigerweise mit abnehmen und Thorsten muss nicht aus Solidarität mit der Mutter sein Gewicht halten. Unterschiedliche Menschen gehen, auch was ihre Ernährung angeht, unterschiedliche Wege. Die Mutter kocht nun zweierlei verschiedene Essen, was ihr zunehmend gut gelingt. Diese Individuation zeigt sich auch, als Thorsten einen ersten Urlaub ohne die Eltern mit den Pfadfindern unternimmt. Den Eltern gelingt es, diese Zeit für sich und gemeinsamen Unternehmung zu nutzen. Schließlich ist auch ein „Vater-Sohn-Urlaub" ein für beide neues Erlebnis, wobei es der Mutter gelingt, die für sie hierdurch entstehende freie Zeit (es handelt sich um eine Woche) für sich zu nutzen und ein neues Hobby zu pflegen. Am Ende der dreimonatigen Therapie hat Thorsten „nur" sieben Kilo abgenommen, was zunächst optisch kaum bemerkt wird. Er fühlt sich aber bereits erheblich fitter, und als er aufgefordert wird, mit zwei Wassereimern, jeweils gefüllt mit dreieinhalb Litern, fünfmal die Kliniktreppe rauf und runter zu gehen, begreift er nach dieser Strapaze beim Ausgießen des Wassers, wie viel weniger Körpergewicht er bereits zu tragen hat.

An diesem Beispiel kann deutlich werden, dass die familiären Traditionen und Beziehungsmuster nicht unwesentlich zum Entstehen und Aufrechterhalten einer Adipositas beitragen können und dass solche Beziehungsmuster berücksichtigt werden müssen, soll es zu einer nachhaltigen Veränderung des Essverhaltens kommen.

12.11 Netzwerkarbeit und Casemanagement

Viele übergewichtige Menschen, es sei noch einmal betont, leiden nicht an einem metabolischen Syndrom und entsprechenden Folgeerkrankungen, haben keine übergewichtsbedingten psychischen oder sozialen Probleme und sind gut integriert. Darauf hinzuweisen ist besonders wichtig, weil Übergewicht und Adipositas mitunter leichtfertig mit psychosozialer Problematik, Depression oder sozialer Desintegration assoziiert werden. Andererseits gibt es durchaus einige Untersuchungen, die im Einzelfall Diskriminierungen übergewichtiger Menschen an Arbeitsplatz oder Schule festgestellt haben. Bei Bewerbungen scheint, zumindest unbewusst, Übergewicht einen negativen Faktor darstellen zu können (in einigen Bundesstaaten der USA sind mittlerweile Bewerbungsfotos sowie das Anfordern derselben von Seiten des Arbeitgebers verboten, um zu verhindern, das rassistische oder dem Körpergewicht bzw. körperlichem Aussehen zugrunde liegende Vorurteile ein Bewerbungsgespräch verhindern).

Auch Heiratsannoncen weisen mitunter darauf hin, dass Übergewicht ein negatives Stigma sein kann. Haben übergewichtige Menschen solche stigmatisierenden, psychosozial belastenden Erfahrungen gemacht, ist es besonders wichtig, die Erfahrung von Akzeptanz im Freundeskreis zu erfahren. Nach Löwe und Herzog (2007) sind interpersonelle Probleme die häufigste subjektive Ursache für emotionale Probleme bei Patienten mit körperlichen Erkrankungen. Dies gilt sicher auch für Übergewicht sowie Komponenten des metabolischen Syndroms, beispielsweise einen latenten Diabetes oder Bluthochdruck. Der Einbeziehung der Familie bzw. der wichtigsten Bezugspersonen in therapeutische Überlegungen sowie der Beratung bei interpersonellen Problemen ist also besondere Bedeutung beizumessen. Auch soziale Probleme sollten frühzeitig erkannt, analysiert und konstruktiv gelöst werden, wobei im Einzelfall Hilfestellung zur Problemlösekompetenz gegeben werden kann. Nach Löwe und Herzog ist die psychosoziale Behandlung von Menschen mit metabolischem Syndrom und psychischen Störungen multidimensional und die zur Anwendung kommenden Therapieelemente orientieren sich an den spezifischen Kompetenzen und Bedürfnissen der Betroffenen.

Einem modifizierten Vorschlag von Müller et al. (2006; zit. n. Pott 2007, 38) bedarf es verschiedener Maßnahmen auf unterschiedlichen Ebenen, um das Adipositas-Problem bei Kindern und Jugendlichen zu lösen. Dies kann, zumindest in Ansätzen, auf die gesamte Klientel verallgemeinert werden.

Lebensstil und soziales Netz

Demzufolge sind es sozioökonomische, umweltbezogene, lebensstilrelevante sowie Risikofaktoren, die es zu beachten gilt. Akzeptiert man diese Sichtweise, so wird deutlich, dass insbesondere hinsichtlich des Lebensstils Eltern, Lehrer, Verwandte, Freunde, Arbeitskollegen, kurz – das gesamte soziale Netz, eine wichtige Rolle beim Ernährungsverhalten und eventuellen Änderungen spielt. Aber auch die Akzeptanz oder Nichtakzeptanz von Erkrankungen wie beispielsweise massiver Adipositas oder Diabetes sind maßgeblich vom sozialen Umfeld mit geprägt.

Nun sind nicht nur die bewussten und mit tatsächlichen Sozialkontakten verbundenen sozialen Netzwerke einstellungs- und handlungsleitend, sondern auch unbewusste und zum Teil virtuell erlebte Netzwerke. Bereits die Tatsache, dass man wiederholt von erfolgreichen übergewichtigen Menschen hört oder jemanden gut kennt, der seinerseits von solchen Kontakten berichtet, verändert die Einstellung zu Übergewicht deutlich. Ähnliches gilt für viele andere Faktoren der Ernährung, Lebensführung und allgemein des „Life-Styles". Inwieweit solche weit verzweigten, zum Teil unbewussten und mitunter virtuellen Netzwerke unser Verhalten massiv beeinflussen und letztlich Modeströmungen und das Lebensgefühl weiter Bevölkerungskreise zu prägen in der Lage sind, wird momentan intensiv erforscht.

Soziales Netz und Sport

Neben der Änderung des Ernährungsverhaltens spielt körperliche Betätigung, insbesondere Sport, eine besondere Rolle. Hier kann das soziale Netzwerk, z. B. sportlich orientierte Selbsthilfegruppen, insbesondere aber Sportvereine, eine große Rolle spielen. Es wurde schon erwähnt, dass sich moderate körperliche Aktivität signifikant auf die Wahrscheinlichkeit des Auftretens eines metabolischen Syndroms bzw. die Gewichtsreduktion und Normalisierung der Insulinwirksamkeit und Fettstoffwechsellage auswirkt und die Symptomatik mildern kann. Auch der Blutdruck lässt sich durch einen moderaten Wechsel von Spannung und Entspannung, wie dies bei sportlicher Betätigung der Fall ist, positiv beeinflussen – schließlich ist Sport auch in der Lage, depressiven Verstimmungen vorzubeugen. Körperbewusstsein, Vitalitätsgefühl und Selbstwertgefühl werden gesteigert. Gemeinschaftliche sportliche Aktivitäten, beispielsweise beim Mannschaftssport, beugen Isolierungstendenzen vor und vermitteln möglicherweise wichtige Erfolgserlebnisse (mangels derer es sonst zu „Frustessen“ kommen kann).

Beziehungsqualität

Letztlich kommt es weniger auf die Menge der sozialen Netzwerke als vielmehr auf die Beziehungsqualität an. Ein zufriedenstellendes soziales Umfeld, zufriedenstellende Beziehungen, ein rechter Umgang mit Nähe und Distanz, die Möglichkeit beizeiten ausweichen und dennoch auf andere Menschen zugehen zu können, die Vermeidung chronisch überfordernden sozialen Stresses, das Erlebnis gemeinsamer Aktionen und solidarischen Handelns, vertraute und Sicherheit gebende familiäre, freundschaftliche, arbeitsbezogene und nachbarschaftliche Beziehungen – dies alles sind wesentliche Voraussetzungen für ein subjektiv als gelungen empfundenes Leben und die Entwicklung eines Lebensstils, welcher – bei moderater Belastung, gesunder Ernährung und ausreichender körperlicher Betätigung – der Gesundheit förderlich und der Entwicklung eines metabolischen Syndroms abträglich ist.

Selbsthilfegruppen

Schließlich sei noch auf Selbsthilfegruppen hingewiesen, die nicht nur den sozialen Kontakt Betroffener fördern, Aufklärung ermöglichen, Informationen fachlicher wie politischer Art bieten oder als „pressure groups“ soziale und gesellschaftspolitische Forderungen erheben können. Menschen mit ähnlichen Erfahrungen und Belastungen kennen zu lernen, kann zu dem Erlebnis führen, in seinen Nöten und Schwierigkeiten endlich verstanden zu werden, aber auch Anerkennung für bereits geleistete Anstrengungen zu erhalten. Der emotionalen Geborgenheit in der Gruppe und der Identifikation mit Menschen gleichen Erfahrungshorizonts kommt also eine besondere Bedeutung zu. Genannt seien der Deutsche Diabetikerbund (der unter anderem die Maxime der „bedingten Gesundheit“ erhoben hat – anstatt von Behinderung oder chronischer Erkrankung zu sprechen) sowie viele ihm angeschlossene Selbsthilfegruppen. Menschen mit Übergewicht finden unter anderem bei den Weight Watchers fachlichen Rat und emotionalen Halt. Menschen mit Hypertonie können sich an die Deutsche Hochdruckliga e.V. (DHL – Deutsche Hypertoniegesellschaft) wenden, die unter anderem Merkblätter, Broschüren und andere Informationen sowie kostenlos telefonische Auskunft zur Verfügung stellt und darüber hinaus Selbsthilfegruppen unterstützt. Diese wiederum bieten Gruppentreffen mit Erfahrungsaustausch, „Bluthochdruck-Stammtische“ oder offene Fragestunden, sportliche Betätigungen u. a. m. an. Analoges gilt für die Deutsche Herzstiftung und Selbsthilfegruppen herz-kreislauferkrankter Menschen, auf die in Kapitel 4.10 bereits eingegangen wurde.

Begleitung durch den Hausarzt

Wie wir gesehen haben, sind Ursachen und Verlaufsformen des metabolischen Syndroms mehrdimensional. Die Behandlung und Begleitung dieser Störung muss ebenfalls eine mehrdimensionale sein. Dazu kommt, dass die jeweiligen Interventionen und Ansätze je nach Krankheitsstadium bzw. Schweregrad der Belastungen unterschiedlich sind. Im Anfangsstadium der Fehlernährung und des Übergewichts mit noch stummer Symptomatik bzw. Nichtvorliegen weiterer Parameter eines metabolischen Syndroms liegt der Schwerpunkt sicher in einer Veränderung der Ernährungs- und Lebensgewohnheiten. Dabei obliegt es dem Hausarzt, auf mögliche gesundheitliche Folgen des Übergewichts, die Notwendigkeit jährlicher Vorsorgeuntersuchungen sowie bei Vorliegen erster Parameter, wie beispielsweise eines erhöhten Blutfettspiegels, auf die damit verbundenen Risiken aufmerksam zu machen. Eine Ernährungsberatung, die z. B. durch Diätassistentinnen oder Ökotrophologen durchgeführt wird, wird die Betroffenen darin schulen, ihre Ernährung umzustellen, neue Rezepte auszuprobieren und neue Esserfahrungen zu machen. Eine längerfristige Gewichtskontrolle kann im Rahmen eines Programms der Weight Watchers erfolgen. Hier wird in Form einer gesunden, kalorienreduzierten Mischkost von etwa 1.200 Kalorien/Tag eine mittelfristige Gewichtsabnahme angebahnt. Vor allem der Gewichtsstabilisierung wird eine große Bedeutung beigemessen. Die Betroffenen treffen sich regelmäßig in gemeinsamen Sitzungen und verstärken adäquates Verhalten mit einem Bonus- oder Malussystem, was allerdings mitunter auch als negativer Gruppendruck empfunden wird. Andererseits wirkt für viele das Gruppenerlebnis als Halt und sie lernen in der Gruppe, sich selbst zu kontrollieren (Pott 2007).

Casemanagement

Je weiter die vielfältige Symptomatik eines metabolischen Syndroms fortgeschritten ist, desto größer ist die Anzahl der beteiligten Helfer und Therapeuten, was beim Casemanagement berücksichtigt werden muss. Je nachdem ob Insulinresistenz oder Diabetes, chronischer Bluthochdruck, Fettstoffwechselstörungen, Ernährungsstörungen und Adipositas oder sogar gefäßbedingte Folgeerscheinungen wie periphere arterielle Verschlusserkrankung, Angina pectoris/ Herzinfarkt oder Schlaganfall im Vordergrund stehen, sind unterschiedliche Ärzte, Therapeuten, ambulante und stationäre Dienste gefordert. Unter anderem sind zu nennen: Ernährungsberater/Ökotrophologen, Diabetologen, Internisten, Kardiologen, Psychiater und Psychotherapeuten, Hausärzte, Sozialarbeiter und Sozialpädagogen, Ergo- und Physiotherapeuten sowie Sporttherapeuten. Beim Vorliegen eines Typ-II-Diabetes beschäftigt sich Pott (2007, 77) beispielsweise mit der Frage, wer den Diabetiker betreuen soll und kommt zu dem Schluss, dass sich der Diabetiker „… in einem Dreieck zwischen Hausarzt, ambulanter fachspezifischer Diabetesbetreuung und Krankenhaus … bewegt“. Er fährt fort: „Zu geringe Motivation des Patienten, aber auch seine Überforderung können dieses Zusammenspiel empfindlich stören und den Patienten, der mit seiner chronischen Krankheit leben muss, entmutigen. Es kommt dabei mehr auf die individuelle Zielplanung des Patienten als auf eine formale Erreichung optimaler

Stoffwechseleinstellungen an. Wer einen 80-jährigen Diabetiker mit Spätsyndrom mit Sulfenylharnstoff so knapp einstellt, dass er mehrfach Hypoglykämien erleidet, schadet ihm mehr und nachhaltiger als wenn eine Einstellung erfolgt, die Blutzuckerwerte bis 250 mg/dl ohne Ketoazidose in Kauf nimmt. Es kommt also vor allem auf die individuelle Therapieplanung an. Unabdingbar vor jeder Therapieplanung ist ein Gespräch mit dem Patienten über das Therapieziel, das er aktiv mit erreichen will."

Diese Maxime gilt für alle Verlaufsformen und Stadien eines metabolischen Syndroms. Man kann also nicht allgemeingültige Therapie-Begleit- oder Versorgungsschemata angeben, sondern muss mit dem Betroffenen einen individuellen Plan zum Erreichen der selbst gesteckten und verantworteten Ziele entwickeln. Je nach Facette der zugrunde liegenden Problematik können unterschiedliche Berufsgruppen diesen Prozess der Entscheidungsfindung sowie der Koordination unterschiedlicher Hilfssysteme steuern. Eine Schlüsselrolle kommt sicherlich dem Hausarzt zu, jedenfalls in späteren Stadien des metabolischen Syndroms. Eine vertrauensvolle Arzt-Patientenbeziehung vorausgesetzt, ist der Hausarzt am ehesten in der Lage, die unterschiedlichsten Anforderungen einer multidisziplinären Therapie unter der Berücksichtigung der Biografie und Lebenswirklichkeit des Betroffenen zu planen. Andererseits haben Hausärzte bekanntermaßen wenig Zeit und die Problematik des Patienten erschöpft sich oft nicht nur in den unterschiedlichen physischen Beschwerden und Störungen. Hinzu kommen häufig psychosoziale Probleme, depressive Verstimmungen oder soziale Überforderungen, auch die therapeutischen und begleitenden Maßnahmen gehen mitunter über streng medizinisches Prozedere hinaus und umfassen Selbsthilfegruppen, sportliche Aktivitäten, berufliche und soziale Rehabilitation, Familientherapie und anderes mehr. Es kann also durchaus sein, dass auch Sozialarbeitern in der Koordination begleitender Maßnahmen eine besondere Rolle zukommt. Insbesondere beim Übergang von stationärer zu ambulanter Therapie, beispielsweise bei der Entlassung aus einer Rehabilitationsklinik, kann sozialarbeiterische Schnittstellenkompetenz und gezieltes Casemanagement von großem Nutzen sein. Löwe und Herzog (2007) gehen beispielsweise davon aus, dass bei psychisch belasteten Patienten mit metabolischem Syndrom durch psychosoziale Intervention nicht nur psychische Gesundheit und Funktionsfähigkeit, sondern auch Blutzuckerhaushalt, Blutdruck, Lipidämie und Adipositas günstig beeinflusst werden.

12.12 Soziokulturelle Aspekte

Nicht nur die Nahrungsgewohnheiten, auch das Schönheitsideal ist von den Zeitläufen und soziokulturellen Faktoren abhängig. Ob jemand zu dick oder zu dünn ist, richtet sich wesentlich nach gesellschaftlich und kulturell vermittelten Idealen. Wenn auch häufig gesundheitliche Gründe zur Gewichtsreduktion angegeben werden, so sind die eigentlichen Gründe meistens ästhetische und haben etwas mit dem zeitgenössischischem Schönheitsideal zu tun. Titelbilder diverser Erotikmagazine der vergangenen vier Jahrzehnte zeigen eine deutliche

Verschiebung hin zu schlankeren Körperfiguren. Sendungen wie „Deutschland sucht das Supermodel“ und zahlreiche andere multimediale und elektronische Erscheinungen der Postmoderne propagieren ein Schlankheitsbild, das der Anorexie mitunter sehr nahe kommt.

Das war nicht immer so. Weibliche Figuren in den Bildern von Rubens präsentieren ein anderes Schönheitsideal. Der Vorname Maria, aus dem vorderen Orient stammend, bezeichnet zugleich die schöne, wie auch die beleibte Frau. In frühgeschichtlichen Zeiten repräsentierte die füllige, nach heutigen Aspekten sehr adipöse Frau das Schönheitsideal – was man unter anderem an der Darstellung der Venus von Millendorf, einer kleinen Steinfigur, die vermutlich 20.000 Jahre alt ist, erkennen kann. Offensichtlich ist in Zeiten des alimentären Mangels und des drohenden Hungers ein anderes Schönheitsideal „erstrebenswert“. In solchen Zeiten sind Fettpolster Zeichen von Reichtum, Wohlstand, Vitalität und Fruchtbarkeit.

Noch einmal soll darauf hingewiesen werden, dass es viele „gesunde Dicke“ gibt – Menschen, die hinsichtlich ihres Bodymass-Index als übergewichtig oder adipös zu bezeichnen sind, aber keinerlei Anzeichen eines metabolischen Syndroms aufzeigen. Bücher und Initiativen nach dem Motto „Ich bin rund – na und?“ weisen darauf hin, dass auch das seelische Wohlbefinden keineswegs zwangsläufig durch Übergewichtigkeit beeinträchtigt werden muss. Das Julius Cäsar angeblich zugeschriebene Motto „Lasst dicke Männer um mich sein“ mag darauf hinweisen, dass auch soziale Stigmatisierungsprozesse keineswegs obligat sind und übergewichtige Menschen sehr wohl sozial integriert und gesellschaftlich geschätzt sein können.

Man muss sich also davor hüten, Gewichtsreduktion und Schlankheitsideal als einen Wert per se anzusehen. Andererseits gibt es natürlich ernst zu nehmende Gründe, über die generelle Zunahme von Adipositas und dem mitunter damit verbundenen, metabolischen Syndrom besorgt zu sein. Wenn innerhalb der letzten zwei Jahrzehnte die Anzahl adipöser Jugendlicher auf 30% (!) gestiegen ist und mehr als zwei Drittel aller über 50-Jährigen übergewichtig sind, so kann eine Gesellschaft das nicht unbeachtet lassen. Die individuellen wie gesellschaftlichen Folgeschäden eines manifesten metabolischen Syndroms wurden bereits erläutert. Es ist sicherlich sinnvoll, gefährdete Menschen auf ihre Gefährdung hinzuweisen, wobei zunächst einmal festgestellt werden muss, ob überhaupt eine Gefährdung vorliegt. Dies soll am Beispiel der Hypercholesterinämie sowie des Bluthochdrucks kurz erläutert werden.

In beiden Fällen, so wurde analog bei Insulinresistenz bereits festgestellt, spüren die Betroffenen über Jahre bis Jahrzehnte keinerlei Beschwerden, so dass eine eventuelle Gefährdung lediglich bei Vorsorgeuntersuchungen festgestellt wird. Wann nun ist ein solches beschwerdefreies Phänomen wie beispielsweise ein erhöhter Cholesterinspiegel behandlungsbedürftig? Statistisch kann man zwar voraussagen, dass ein Cholesterinspiegel von 250 mg/dl eine signifikant höhere Gefährdung hinsichtlich einer koronaren Herzerkrankung bedeutet und sinnvoller Weise gesenkt werden sollte. Andererseits: Wollte man wirklich alle Menschen mit einem solchen Spiegel behandeln, so müssten in Deutschland etwa 80 gesunde Menschen mindestens fünf Jahre lang mit einem Cholesterinsenker behandelt werden, um einen einzigen Fall eines nicht tödlichen Herzinfarktes oder koronarbedingten Todes zu verhindern oder zu verzögern (Renz-Polster 2006). Mit anderen Worten: 98% der Behandelten hätten keinen Nutzen von der Therapie, setzten sich jedoch den Kosten, der Unbequemlichkeit und den eventuellen Nebenwirkungen einer solchen Therapie aus. Außerdem hängt das individuelle Erkrankungsrisiko keineswegs alleine vom Cholesterinspiegel, sondern auch der Höhe des HDL, dem Ausmaß körperlicher Bewegung, dem Alkoholkonsum, anderer Faktoren des metabolischen Syndroms (beispielsweise einem Diabetes mellitus) sowie der gesamten Lebensführung ab. Betrachtet man weiterhin, dass möglicherweise niedrige Cholesterinspiegel (vermutlich eher die damit verbundene Plackerei) nach einigen Studien möglicherweise mit einer erhöhten Selbstmordrate einhergehen, jedenfalls eine begleitende Depression keineswegs durch Senkung des Cholesterinspiegels zu beheben ist (mitunter möglicherweise eher verstärkt wird), so sieht man, dass ein rein mechanistisches Behandeln nach Laborwerten nicht die Lösung sein kann. Noch einmal: Zweifellos ist für einen Großteil der von Hypercholesterinämie Betroffenen eine Senkung des Cholesterinspiegels notwendig und sinnvoll. Ob dies durch eine Lebensstil- und insbesondere Ernährungsveränderung erreicht werden kann, sollte zumindest ausprobiert werden. In einzelnen, genetisch mitbedingten Fällen kann eine medikamentöse Behandlung unumgänglich sein. Die Entscheidung allerdings setzt komplexere, Lebensstil und Biografie sowie psychische Befindlichkeit mitbeachtende Untersuchungen voraus. Es ist nun zu beobachten, dass die „Grenzwerte“, ab denen eine Hypercholesterinämie als „gefährlich oder pathologisch“ angesehen wird, sich im Laufe der letzten Jahrzehnte immer mehr nach unten verschoben haben und inzwischen bei 200 mg/dl liegen. Mit anderen Worten: Immer mehr Menschen werden als „krank“ definiert, was zumindest sekundär auch der lipidsenkenden Mittel entwickelnden und vertreibenden Pharmaindustrie zugute kommen kann. Ähnliches finden wir beim Bluthochdruck. Waren vor wenigen Jahren die Grenzwerte eines Risikoblutdrucks bei 160/95 mmHg angesiedelt, so liegen sie jetzt nach Empfehlung der Weltgesundheitsorganisation bei 140/90 mmHg, was „auf einen Schlag“ zu einer Zunahme gefährdeter Personen in der Bundesrepublik um 3,5 Millionen Menschen geführt hat. Sollte der Wert weiter gesenkt werden (manche Autoren fordern Grenzwerte von 120/85 mmHg), wäre mit weiteren 7 Millionen Menschen zu rechnen, hauptsächlich in der Altersgruppe von 39 bis 69 Jahren, die als „Zielgruppe“ einer möglicherweise lebenslangen medikamentösen Behandlung anzusehen sind. Nicht ganz auszuschließen ist, dass hier auch pharmakologische Lobbyarbeit berücksichtigt werden muss.

Wenn also einerseits Schönheitsideal, Lifestyle sowie sogar die Frage nach der Behandlungsbedürftigkeit bestimmter für das metabolische Syndrom prädisponierender Faktoren wie beispielsweise Bluthochdruck oder Hyperlipidämie zumindest teilweise soziokulturell mit beeinflusst sind, andererseits außer Frage steht, dass der wirksamste Schutz vor einem zweifellos schädigenden metabolischen Syndrom in einer Veränderung der Lebens- und Ernährungsgewohnheit besteht – welche Schlüsse sind dann in gesellschaftspolitischer Hinsicht zu ziehen?

Veränderung des Lebensstils

Am sinnvollsten ist es sicherlich, das Ernährungs- und Bewegungsverhalten so zu ändern, dass sich Übergewicht, Fettstoffwechselverschiebungen und vor allem eine latente Insulinresistenz gar nicht erst ausbilden. Es muss also „schick“ und „angesagt“ sein, sich regelmäßig körperlich zu betätigen, und zwar mindestens eine Stunde am Tag so, dass dies einer leichten Belastung gleich kommt. Am ehesten gelingt dies, wenn solche Aktivitäten in den Tagesablauf eingebettet sind. Fußgänge sollten beispielsweise Fahrten mit dem Auto ersetzen, analoges gilt für das Fahrradfahren. Insofern können sich Sport und Aktivitäten, die sich mit den Begriffen „Fitness“ und „Health Care“ umschreiben lassen und andere Life-Style-Strömungen durchaus positiv auswirken. Die Forderung nach nachhaltiger Mobilität und nachhaltigem Verzicht auf fossile Energien haben möglicherweise auch erheblich positive Auswirkungen auf unser Gesundheitsverhalten. Ähnliches gilt für das Ernährungsverhalten: Vegetarische Ernährung ist unter ökologischer wie gerechtigkeitspolitischer Hinsicht durchaus sinnvoll – eine Mehrheit der Bevölkerung wird dazu jedoch nicht zu gewinnen sein. Gemäßigte Kalorienaufnahme, gesunde Mischkost, die aus 55% Kohlenhydrate, 30% Fett und nur 15% Eiweiß besteht, ist erstrebenswert. Salate und Ballaststoffe spielen hierbei eine wesentliche Rolle, ebenso der Verzicht auf tierische und das Übergehen auf pflanzliche und damit ungesättigte Fettsäuren. Entscheidend ist, dass eine solche Ernährungsumstellung nicht als drückender Verzicht erlebt wird.

„Mediterrane Ernährung“

Der Ausdruck einer „mediterranen Ernährung“, bei der beispielsweise Olivenöl bevorzugt wird, Fisch eine besondere Rolle spielt und der meist mit „leichter Kost“ assoziiert wird oder das Trinken eines Glases (max. ¼ Liter) Rotwein mit seinen oben beschriebenen gefäßprotektiven Phenolen anstelle anderer (und insbesondere übermäßig genossener) alkoholischer Getränke kann zudem mit einem erstrebenswerten Life-Style assoziiert werden.

Es kommt unter soziokulturellen Gesichtspunkten weniger darauf an, möglichst spartanisch, gesund und auf alle möglichen Annehmlichkeiten verzichtend zu leben, sondern Genuss gerade in der eben skizzierten Ernährungsform und Lebensführung (Fahrrad fahren, sich bewegen) zu erleben. Möglicherweise sind hier weniger Aufklärungskampagnen als medial vermittelte Imagefaktoren sowie vor allem Vorbildverhalten von Sympathieträgern (Schauspieler, Sportler usw.) von besonderer Bedeutung.Solche Zusammenhänge zu durchdenken übersteigt den Rahmen dieses Lehrbuchs, ist aber eine wichtige Aufgabe präventiver Public-Health-Maßnahmen, die in ihre Überlegungen auch soziokulturelle Aspekte einbeziehen sollten.

12.13 Literaturhinweise und Vertiefungsfragen

Logue, A. W. (2009): Die Psychologie des Essens und Trinkens. Spektrum der Wissenschaft, Heidelberg
Eine Entdeckungsreise in einen vermeintlich alltäglichen Bereich, bei der die Phänomene des Essens und Trinkens unter physiologischen, evolutionsbiologischen, psychologischen und soziokulturellen Gesichtpunkten betrachtet werden und beim Leser einen Prozess der Selbsterkenntnis auslösen könnten.

Löwe, B., Herzog, W. (2007): Psychosoziale Behandlung des metabolischen Syndroms. Psychosom Konsill Psychiatr 1, 19–27
Eine der wenigen rezenten Abhandlungen, die dezidiert auf psychosoziale Aspekte des metabolischen Syndroms eingehen.

Pott, G. (Hrsg.) (2007): Das metabolische Syndrom. Übergewicht, Bluthochdruck, Diabetes mellitus mit den Folgen Herzinfarkt und Schlaganfall. 2. Aufl. Schattauer, Stuttgart.
Gut zu lesendes und umfassendes Standardwerk zum Thema „Metabolisches Syndrom".

Vertiefungsfragen

12.1 Was vesteht man unter einem Metabolischen Syndrom und warum ist dieser Begriff nicht unumstritten?

12.2 Worin liegt die besondere Bedeutung präventiver Beratungsangebote zur Verhinderung eines Metabolischen Syndroms?

12.3 Welche Gründe für die besorgniserregende Zunahme des metabolischen Syndroms in Wohlstandsgesellschaften kennen Sie?

Multiple-Choice-Fragen zu diesem Kapitel finden Sie unter www.reinhardt-verlag.de und www.utb-mehr-wissen.de.

Literatur

Achtenhagen, F., Weber, G. (2009): Zur Bedeutung der beruflichen Aus- und Weiterbildung. In: Fegert, J. M., Streek-Fischer, A. Freyberger, H. (Hrsg.), 48–62

Anderson, G. (2001): Diagnose Krebs. 50 erste Hilfen. Rowohlt TB, Reinbek

Andreasen, N. C. (1990): Das funktionsgestörte Gehirn: Einführung in die biologische Psychiatrie. Beltz, Weinheim

Angenendt, G. (2007): Kurzprogramm Psychoedukation für die Einzelberatung. In: Angenendt, G., Schütze-Kreilkamp, U., Tschuschke, V. (Hrsg.), 128–159

–, Schütze-Kreilkamp, U., Tschuscke, V. (Hrsg.) (2007): Praxis der Psychoonkologie, Psychoedukation, Beratung und Therapie. Haug, Stuttgart

–, Tschuschke, V. (2007): Grundlagen der psychoonkologischen Behandlung. Angenendt, G., Schütze-Kreilkamp, U., Tschuschke, V. (Hrsg.), 39–73

Ayres, A. J. (2008): Bausteine der kindlichen Entwicklung. 4. Aufl. Springer, Berlin/Heidelberg

Bandelow, B. (2003): Angst- und Panikerkrankungen. Unimed-Verlag, Bremen

Bandler, R., Grindler, J., Satir, V. (2002): Mit Familien reden. Gesprächsmuster und therapeutische Veränderung. 6. Aufl. Klett-Cotta, München

Bäuml, J. (2008): Psychosen aus dem schizophrenen Formenkreis. Ein Ratgeber für Patienten und Angehörige. 2. Aufl. Springer, Berlin

Bateson, G., Jackson, D. D., Haley, J. (Hrsg.) (1969/2002): Schizophrenie und Familie. Beiträge zu einer neuen Theorie. Suhrkamp, Frankfurt a. M.

Beck, D. (1985): Krankheit als Selbstheilung. 5. Aufl. Suhrkamp, Frankfurt

Beer, S., Kesselring, J. (2004): Multiple Sklerose. In: Nelles, G. (Hrsg.), 249–279

Besser, R., Krämer, G. (2006): Multiple Sklerose. Antworten auf die häufigsten Fragen. 6. Aufl. Trias, Stuttgart

Birkmayer, W.; Danielczyk, W. (1998): Die Parkinson-Krankheit: Ursachen, Symptome, Behandlung. 7. Aufl. Trias, Stuttgart

Blaffer-Hrdy, S. (2010): Mutter Natur. Die weibliche Seite der Evolution. Berlin Verlag, Berlin

Bock, Th. (2003): Umgang mit psychotischen Patienten. Psychiatrie Verlag, Bonn

Böge, A. (1987): Der stationäre Krebspatient im Spannungsfeld zu sich und seiner Umwelt aus psychologischer Sicht. In: Niederle, N.; Aulbert, E. G. (Hrsg.), 3–27

Bossard, M., Ebert, U., Lazarus, H. (2001/2002): Sozialarbeit und Sozialpädagogik in der Psychiatrie. Psychiatrie Verlag, Bonn

Bräutigam, W., Christan, P., von Rad, M. (1997): Psychosomatische Medizin: Ein kurzgefasstes Lehrbuch. 6. Aufl. Thieme, Stuttgart

Brückner, J., Mederacke, J., Ulbrich, C. (1991): Musiktherapie für Kinder. Rezipieren–Improvisieren–Kommunizieren–Bewegen. 2. Aufl. Ullstein, Berlin

Brüggemann, K., Wittmann, C. (2007): Sporttherapie bei Querschnittslähmung. In: Hüter-Becker, A. (Hrsg.), 353–402

Bucka-Lassen, E. (2005): Das schwere Gespräch. Einschneidende Diagnosen menschlich vermitteln. Deutscher Ärzte-Verlag, Köln

Bundesverband der Angehörige psychisch Kranker e. V. (Hrsg.) (2004): Mit psychisch Kranken leben. Rat und Hilfe für Angehörige. Psychiatrie Verlag, Bonn

Caby, F., Caby, A. (2009): Die kleine psychotherapeutische Schatzkiste. Modernes Lernen, Dortmund

Cardiomed (2008): Patienteninformation zur ambulanten kardiologischen Rehabilitation. Linz

– (Hrsg.) (2008): Patienteninformation zur ambulanten kardiologischen Rehabilitation. www.cadiomed.at (www.cardiomed.at./fileadmin/user_upload/images/dokumente/070611_patienteninfo_neu_07_jk_v4.pdf, 15.7.2011

Christiansen, N., Kersten, C., Seibert, M. (2007): Getrennte Wege gemeinsam gehen. Ein Lesebuch für Zugehörige von Menschen mit HIV/AIDS. 3. Aufl. Roche Pharma AG, Grenzach-Whylen

Cierpka, M. (2009): Ansätze zur Prävention der Langzeitfolgen früher Stresserfahrungen. In: Egle, U. T., Hoffmann, S. O., Joraschky, P. (Hrsg.), 650–659

– (2009): Gewaltprävention – Unterstützung der Familien und Förderung der Kinder. In: Egle, U. T., Hoffmann, S. O., Joraschky, P. (Hrsg.), 636–649
Ciompi, L. (2002): Affektlogik. Über die Struktur der Psyche und ihre Entwicklung. Ein Beitrag zur Schizophrenieforschung. Klett-Cotta, Stuttgart

Damasio, A. R. (2002): Ich fühle, also bin ich: Die Entschlüsselung unseres Bewusstseins. TB-Verlag, München
– (2004).: Decartes Irrtum. Fühlen, Denken und das menschliche Gehirn. Marion-von-Schröder-Verlag, Berlin
– (2004): Der Spinoza-Effekt. Wie Gefühle unser Leben bestimmen. Marion-von-Schröder-Verlag, Berlin
Deutsche AIDS-Hilfe (Hrsg.) (2007): Handbuch für BeraterInnen in AIDS-Hilfen. 4. Aufl., Deutsche AIDS-Hilfe e. V., Berlin
Deutsche Alzheimer-Gesellschaft (Hrsg.) (2010): Das Wichtigste über die Alzheimer-Krankheit und andere Demenzformen. Ein kompakter Ratgeber. 19. Aufl. Schriftenreihe der deutschen Alzheimer-Gesellschaft e. V., Berlin
– (Hrsg.) (2010): Alzheimer – Was kann ich tun? Eine Hilfe für Betroffene. Praxisreihe der Deutschen Alzheimer-Gesellschaft e. V., Band 2, Berlin
– (Hrsg.) (2007): Hilfe beim Helfen. 2. Aufl., Schulungsreihe der Deutschen Alzheimer-Gesellschaft, CD-Rom, Berlin
Deutsche Gesellschaft für Care- und Casemanagement (DGCC) (Hrsg.) (2009): Rahmenempfehlungen zum Handlungskonzept Casemanagement. economia-Verlag, Heidelberg
Deutsche Gesellschaft für Kinder- und Jugendpsychiatrie und Psychotherapie u. a. (Hrsg.) (2003): Leitlinien zur Diagnostik und Therapie von psychischen Störungen im Säuglings-, Kindes- und Jugendalter. 2. überarbeitete Aufl., Deutscher Ärzte-Verlag, Köln
Deutsche Gesellschaft für Prävention und Rehabilitation von Herz-Kreislauferkrankungen e. V. (DGPR) (Hrsg.) (2008): Pocket-Leitlinie zur Rehabilitation von Patienten mit Herz-Kreislauferkrankungen. DGPR, Koblenz, htttp://www.dgpr.de/fileadmin/user_upload/DGPR/Leitlinien/Pocket_Leitlinie_DGPR_HK.pdf, 6.7.2011
Deutsche Hauptstelle gegen Suchtgefahren (2003): Jahrbuch Sucht 2004. Neuland, Geesthacht
Ditfurth, H. v. (1993): Innenansichten eines Artgenossen. Meine Bilanz. 4. Aufl., Rasch und Röhring, Hamburg
Dohr, M., Hülshoff, Th., Vöcking, U., Wiesendahl, C, Wissing, B., (Hrsg.) (2006): Krankheit als Herausforderung. Praxisorientierte Projekte in der Klinischen Sozialarbeit. Shaker, Aachen
Dörner, D. (2003): Die Logik des Misslingens. Strategisches Denken in komplexen Situationen. 9. Aufl. rororo, Berlin
Dörner, K., Plog, U., Teller, C., Wendt, F. (2010): Irren ist menschlich. Lehrbuch der Psychiatrie und Psychotherapie. 5. Aufl. Psychiatrie-Verlag, Bonn
Duiz, B.; Schneider, A. (2002): Borderline-Störungen. Theorie und Therapie. Thieme, Stuttgart

Eggers, C., Esch, A. (1988): Krisen und Neurosen in der Adoleszenz. In: Kisker, K. P., Lauer, H., Meyer, J.-E., Müller, C., Strömgren, E. (Hrsg.), 317ff
–, Fegert, J. M., Resch, F. (Hrsg.) (2004): Psychiatrie und Psychotherapie des Kindes- und Jugendalters. 2. Aufl. Springer, Berlin/Heidelberg/New York
–, Lempp, R., Nissen, G., Strunk, P. (1994): Kinder- und Jugendpsychiatrie. 7. Aufl., Springer, Berlin, Heidelberg, N.Y.
Egle, U. T., Hoffmann, S. O., Joraschky, P. (Hrsg.) (2009): Sexueller Missbrauch, Misshandlung, Vernachlässigung. Erkennen, Therapie und Prävention der Folgen früher Stresserfahrungen. Schattauer, Stuttgart
Eliot, L. (2010): Was geht da drinnen vor? Die Gehirnentwicklung in den ersten fünf Lebensjahren. Sonderausgabe. Berlin-Verlag, Berlin
Emmans, D.; Fuchs, G. (Hrsg.) (1997): Morbus Parkinson und Psychologie: Ein Handbuch. Vandenhoeck und Ruprecht, Göttingen
Enders, U. (Hrsg.) (2009): Zart war ich, bitter war's. 3. Aufl., Kiepenheuer & Witsch, Köln
Engfer, A. (2009): Formen der Misshandlung von Kindern – Definitionen, Häufigkeiten, Erklärungsansätze. In: Egle, U. T., Hoffmann, S. O., Joraschky, P. (Hrsg.), 3–19
Esser, G. (2008): Lehrbuch der klinischen Psychologie und Psychotherapie des Kindes- und Jugendalters. Ein Lehrbuch. 2. Aufl. Thieme, Stuttgart

Federspiel, K., Schnittner-Backhaus, S. (1999): Krebs – mit der Krankheit leben. Früherkennung, Symptome, Diagnosen, Behandlungsmethoden, begleitende Maßnahmen. Heyne-Verlag, München
Fegert, J. M., Streeck-Fischer, A. Freyberger, H. (Hrsg.) (2009): Adoleszentenpsychiatrie: Psychiatrie und Psychotherapie der Adoleszenz

und des jungen Erwachsenenalters. Schattauer, Stuttgart

Fiedler, P. (2009): Sexuelle Störungen. In: Fegert, J. M. Streek-Fischer, A., Freyberger, H. (Hrsg.), 411–429

Fikar, S., Fikar, H., Thumm, K. E. (Hrsg.) (1996): Körperarbeit mit Behinderten. 2. Aufl. Wittwer-Konrad-GmbH, Stuttgart

Finzen, A. (2004): Schizophrenie. Die Krankheit verstehen. 8. Aufl. Psychiatrie-Verlag, Bonn

Fitzner, T.; Stark, W. (Hrsg.) (2002): ADS; Verstehen–Akzeptieren–Helfen. Das Aufmerksamkeitdefizit-Syndrom mit Hyperaktivität und ohne Hyperaktivtät. 4. Aufl, Beltz, Weinheim

Flammer, A. (2009): Entwicklungsaufgaben der Adoleszenz. In: Fegert, J. M., Streek-Fischer, A. Freyberger, H. (Hrsg.), 92–104

Förstl, H. (Hrsg.) (2003): Lehrbuch der Gerontopsychiatrie und -psychotherapie. Grundlagen–Klinik–Therapie. 2. Aufl. Thieme, Stuttgart

–, Burns, A., Zerfass, R. (2003): Alzheimer-Demenz. Diagnose, Symptome und Verlauf. In: Förstl, H. (Hrsg.), 324–345

–, Hautzinger, M., Roth, G. (Hrsg.) (2005): Neurobiologie psychischer Störungen. Springer, Berlin

Frercks, H. J. (2006): Stoffwechsel und Ernährung. In: Renz-Polster, H., Krautzig, S. (Hrsg.), 802–859

Frese, F. (Hrsg.) (2002): Aus der Praxis der Werkstatt für Behinderte. Lambertus, Freiburg

Freund, K. (Hrsg.) (2009): Fallbuch Alter Mensch. Vernetzt denken – Pflege verstehen. Urban und Fischer, München

Fritz, A., Ricken, G., Schmidt, S. (Hrsg.) (2009): Rechenschwäche: Lernwege, Schwierigkeiten und Hilfen bei Dyskalkulie. 2. Aufl. Beltz, Weinheim

Fröhlich-Gildhoff, K., Rönnau-Böse, M. (2009): Resilienz. Ernst Reinhardt, München

Galuske, M., Rauschenbach, T. (Hrsg.) (2009): Methoden der sozialen Arbeit. Eine Einführung. 8. Aufl. Juventa, München

Gasteiger-Klicpera, B., Klicpera, C. (2003): Lese-Rechtschreib-Schwäche. In: Lauth, G. W. (Hrsg), 46–54

Giannitsis, E. (2006): Herz. In: Renz-Polster, H., Krautzig, S. (Hrsg.), 26–187

Goldbeck, L., Stieglitz, L. (2009): Diagnostische Verfahren. In: Fegert, J. M., Streek-Fischer, A. Freyberger, H. (Hrsg.) , 215–221

Goodman, R., Scott, S., Rothenberger, A. (2006): Kinderpsychiatrie kompakt. 2. Aufl. Steinkopff-Verlag, Darmstadt

Görres, S. (1996): Leben mit einem behinderten Kind. 2. Aufl. Piper, München

Greuel, M., Mennemann, H. (2006): Soziale Arbeit in der integrierten Versorgung. UTB, Stuttgart

Greving, H. (2008): Management in der Sozialen Arbeit. UTB, Stuttgart

–, Gröschke, D. (Hrsg.) (2003): Geistige Behinderung. Anmerkungen zu einem Phantom. Klinkhardt, Bad Heilbrunn

Grond, E. (2008): Die Pflege verwirrter und dementer alter Menschen. 10. Aufl. Lambertus-Verlag, Freiburg

Grundmann, E. (2007): Das ist Krebs. Entwicklungen, Erkenntnisse, Erfolge. Zuckschwerdt-Verlag, München

Grüters-Kieslich, A. (2009): Körperliche und biologische Entwicklung in der Adoleszenz im Übergang zum Erwachsenenalter. In: Fegert, J. M., Streek-Fischer, A. Freyberger, H. (Hrsg.), 126–132

Häfner, H. (2004): Das Rätsel Schizophrenie. Eine Krankheit wird entschlüsselt. Verlag C. H. Beck, München

–, Helmchen, H. (1978): Psychiatrischer Notfall und psychiatrische Krise – Konzeptionelle Fragen. Nervenarzt 49, 82–87

Harbauer, H., Eggers, C., Lempp, R., Nissen, G., Strunk, P. (1980): Lehrbuch der speziellen Kinder- und Jugendpsychiatrie. Springer, Berlin

Hartwich, P., Barocka, A. (Hrsg.) (2006): Schizophrene Erkrankungen. Prophylaxe, Diagnostik und Therapie. Verlag Wissenschaft und Praxis, Sternenfels

Hedderich, I. (2006): Einführung in die Körperbehindertenpädagogik. 2. Aufl, UTB, Stuttgart

Hell, D. (1994): Welchen Sinn macht Depression? Ein integrativer Ansatz. 10. Aufl. Rowohlt TB, Reinbek

Helmchen, H.; Raphaelsen, O. J.; Bauer, M. (1998): Depression und Manie. Wege zurück in ein normales Leben. Ein Ratgeber für Kranke und Angehörige. Trias, Stuttgart

Herrmann, U. (Hrsg.) (2009): Neurodidaktik. Grundlagen und Vorschläge für gehirngerechtes Lehren und Lernen. 2. Aufl. Beltz, Weinheim

Honkanen-Schobert, P. (2002): Starke Kinder brauchen starke Eltern. Der Elternkurs des Deutschen Kinderschutzbundes. 2. Aufl. Urania, Freiburg

Hrdy, S. B. (2010): Mutter Natur. Die weibliche Seite der Evolution. Sonderausgabe. Berlin-Verlag. Berlin

Hübner-Frank, S. (2009): Nachkriegsjugend im geteilten Deutschland: Drei Generationen zwi-

schen Niederlage, Neubeginn und nationale Einheit. In: Fegert, J. M., Streek-Fischer, A. Freyberger, H. (Hrsg.), 14–46
Huemer-Drobril, B., Kletter, G., Langbein L., (1991): Leben nach dem Schlaganfall. Ein Ratgeber für Kranke, ihre Familien und ihre Betreuer. Kiepenheuer und Witsch, Köln
Hülshoff, Th. (Hrsg.) (2004): Neue Erfahrungen. Bildungs- und Freizeitangebote für Menschen mit Behinderung. Lambertus, Freiburg
– (2005): Neurobiologische Grundlagen der Psychiatrie. In: Trost. A., Schwarzer, W. (Hrsg.), 37–68
– (2005): Physische und psychische Barrieren im Alltag mobilitätsbehinderter Menschen. In: Marschall, D., Meckmann, A., Piepenbreier, N., Schulte, M. (Hrsg.), 7–13
– (2006): Verlust und Trauer, Kummer und Depression. In: Hülshoff, Th. (Hrsg.), 87–104
– (2006): Emotionen. Eine Einführung für beratende, therapeutische, pädagogische und soziale Berufe. 3. Aufl, UTB, Stuttgart
– (Hrsg.) (2008): Das Gehirn. Funktion und Funktionseinbußen. 3. Aufl. Hans Huber, Bern
– (2008): Rausch und Realität. Sucht und Abhängigkeit. In: Hülshoff, Th. (Hrsg.), 125–144
– (2009): Biologische Grundlagen der Psychiatrie. In: Schwarzer, W. u.a. (Hrsg.), 37ff
– (2009): Kindliche Entwicklungsstörungen. In: Schwarzer, W. u.a. (Hrsg.): 85ff
– (2010): Medizinische Grundlagen der Heilpädagogik. 2. Aufl. UTB, Stuttgart
–, Pöhler, S. (Hrsg.) (2002): Der Weg entsteht im Gehen. Praktische Projektarbeit in der Behindertenpädagogik. Lambertus-Verlag, Freiburg
Hüter-Becker, A., Dölken, M., (Hrsg.) (2007): Physiotherapie in der Neurologie. 2. Aufl. Thieme, Stuttgart
Hüther, G.; Bonner, H. (2002): Neues vom Zappelphillip. Walter-Verlag, Düsseldorf
– (2011): Biologie der Angst. Wie aus Stress Gefühle werden. 10. Aufl. Vandenhoeck und Ruprecht, Göttingen

Irblich, D., Stahl, B. (Hrsg.) (2003): Menschen mit geistiger Behinderung. Hogrefe, Göttingen
Izard, C. E. (1995): Die Emotionen des Menschen. 2. Aufl. Beltz, Weinheim

Jacobi, G. (Hrsg.) (2008): Kindesmisshandlung und Vernachlässigung: Epidemiologie, Diagnostik und Vorgehen. Hans Huber, Bern
Joraschky, P., Petrowski, K. (2009): Familientherapie bei sexuellem Missbrauch. In: Egle, U. T., Hoffmann, S. O., Joraschky, P. (Hrsg.), 597–607
Jourdain, R., Numberger, (2009): Das wohltemperierte Gehirn. Wie Musik im Kopf entsteht und wirkt. Spektrum, Berlin

Kalbe, U. (1981): Die Cerebralparese im Kindesalter. Thieme, Stuttgart
Kast, V. (1982): Trauern. Phasen und Chancen des psychischen Prozesses. 32. Aufl. Kreuz-Verlag, Stuttgart
– (2008): Freude, Inspiration, Hoffnung. Patmos, Mannheim
Kastner, U., Löbach, R. (2010): Handbuch Demenz. 2. Aufl. Urban und Fischer, München
Kisker, K. P., Lauer, H., Meyer, J., Corboz, R., Dupont, A., Eggers, C. (Hrsg.) (1988): Psychiatrie der Gegenwart, Bd. 7, Kinder- und Jugendpsychiatrie. Springer, Berlin/Heidelberg/ NewYork
Klein, A., Meyendorf, R. (2003): … und plötzlich überfiel mich Todesangst. Trias, Stuttgart
Klosinski, G. (2009): Religiosität und Grenzerfahrung. In: Fegert, J. M., Streek-Fischer, A. Freyberger, H. (Hrsg.), 66–72
Knölker, U., Mattejat, F., Schulte-Markwort, M. (2007): Kinder- und Jugendpsychiatrie und -psychotherapie systematisch. 4. Aufl. Uni-Med, Bremen
Koch, U.; Lang, K., Mehnert, A., Schmeling-Kludas, C. (2000): Die Begleitung schwerkranker und sterbender Menschen. Grundlagen und Anwendungshilfen für Berufsgruppen der Palliativversorgung. Schattauer, Stuttgart
Kölch, M., Morgenstern, C. (2009): Psychoedukation und Selbsthilfemanuale. In: Fegert, J. M., Streek-Fischer, A. Freyberger, H. (Hrsg.), 694–707
König, C., Fegert, J. M. (2009): Psychotherapie bei misshandelten und missbrauchten Jugendlichen. In: Egle, U. T., Hoffmann, S. O., Joraschky, P. (Hrsg.), 501–516
Krämer, G., Besser, K. (2006): Multiple Sklerose. Antworten auf die häufigsten Fragen. 6. Aufl. Trias, Stuttgart
Kröner, H. P. (2008): Kindesmisshandlung in historischer Perspektive. In: Jacobi, G. (Hrsg.), 21–44
Krowatschek, D. (2001): Alles über ADS. Ein Ratgeber für Eltern und Lehrer. Walter-Verlag, Düsseldorf
Kübler-Ross, E. (2009): Interviews mit Sterbenden. 2. Aufl. Kreuz, Freiburg
Künzle, O.(1986): Alltagstraining bei Multipler Sklerose. DMSG, Zürich

Lambrou, U. (2010): Familienkrankheit Alkoholismus. rororo TB, Reinbek

Larbick, W.; Tschuschke, V. (Hrsg.) (2000): Psychoonkologische Interventionen. Therapeutisches Vorgehen und Ergebnisse. Ernst Reinhardt, München

Lempp, R. (1977): Jugendliche Mörder. Hans-Huber, Bern

Löcherbach, P., Klug, W., Remmel-Fassbender, R., Wendt, W. R. (Hrsg.) (2009): Case-Management. Fall- und Systemsteuerung in der Sozialen Arbeit. 4. Aufl. Ernst Reinhard, München

Logue, A. W. (2009): Die Psychologie des Essens und Trinkens. Spektrum der Wissenschaft, Heidelberg

Lohaus, A., Trautner, H. M. (2009): Präventionsprogramme und ihre Wirksamkeit zur Verhinderung sexuellen Missbrauchs. In: Egle, U. T., Hoffmann, S. O., Joraschky, P. (Hrsg.), 623–635

Lotze, R., Schoch, H. (Hrsg.) (1989): Rehabilitation 2000. Chancen und Erwartungen körperbehinderter Menschen. Lambertus, Freiburg

Löwe, B., Herzog, W. (2007): Psychosoziale Behandlung des metabolischen Syndroms. In: PsychosomKonsillPsychiatr. 1, 19–27

Lown, B. (2004): Die verlorene Kunst des Heilens. Anleitung zum Umdenken. 9. Aufl. Suhrkamp, Frankfurt

Lukesch, H., Scheungrab, N. (1995): Beiträge der Massenmedien zur Delinquenzgenese Jugendlicher. Gruppendynamik, 26, 63–87

Mace, N., Rabins, P. (1988): Der 36-Stunden Tag. 2. Aufl. Hans Huber, Bern

Maren, H., Ginnold, A.(Hrsg.) (2001): Integration von Menschen mit Behinderung – Entwicklungen in Europa. Beltz, Weinheim

Markowitsch, H. J., Calabrese, P. (2003): Neuropsychologie des Gedächtnisses. In: Förstl, H. (Hrsg.), 75–87

Marshal, D., Meckmann, A., Piepenbreier, N., Schulte, M. (2005): Neue Wege. Ansätze zur Reduktion von Barrieren für mobilitätsbehinderte Bürger der Gemeinde Senden. Shaker, Aachen.

Matthes, A., Schneble, H. (1999): Epilepsie. Diagnostik und Therapie für Klinik und Praxis. 6. Aufl. Thieme, Stuttgart

Mäurer, H. C. (Hrsg.) (1989): Schlaganfall. Rehabilitation statt Resignation. Thieme, Stuttgart

Mechsner, F. (1990): Highnoon im Hirn. Geo-Wissen 3/1990 Gruner + Jahr, Hamburg

Mehnert, H., Standl, E. (1987): Ärztlicher Rat für Diabetiker. 4. Aufl., Thieme, Stuttgart

Mentzos, S. (2004): Depression und Manie. Psychodynamik und Therapie affektiver Störungen. Vandenhoeck & Ruprecht, Göttingen

Miketta, G. (1994): Netzwerk Mensch. Den Verbindungen von Körper und Seele auf der Spur. Rowohlt TB, Stuttgart

–, Tebel-Nagy, C. (1996): Liebe und Sex. Über die Biochemie leidenschaftlicher Gefühle. Trias, Stuttgart

Minuchin, S. (1997): Familie und Familientherapie. Theorie und Praxis struktureller Familientherapie. 10. Aufl. Lambertus, Freiburg

Mitscherlich, A. (2010): Kranksein verstehen. Ein Lesebuch. Suhrkamp, Berlin

Möhlenkamp, G. (2004): Was ist eine Borderline-Störung? Antworten auf die wichtigsten Fragen. Vandenhoeck & Ruprecht, Göttingen

Moskau, G., Müller, G. F. (Hrsg.) (2002): Virginia Satir. Wege zum Wachstum. Ein Handbuch für die therapeutische Arbeit mit Einzelnen, Paaren, Familien und Gruppen. 3. Aufl. Junfermann, Paderborn

Mummenthaler, M., Mattle, H.(2008): Neurologie. 12. Aufl. Thieme, Stuttgart

Nacimiento, W., Kämmerling, R., Wormland, B. (2004): Rehabilitation bei Querschnittslähmung. In: Nelles, G. (Hrsg.), 230–245

Nelles, G. (Hrsg.) (2004): Neurologische Rehabilitation. Thieme, Stuttgart

Nerin, W. F. (1989): Familienrekonstruktion in Aktion. Virginia Satirs Methode in der Praxis. Junfermann, Paderborn

Nesse, R.; Willams, G. C. (2000): Warum wir krank werden. Die Antworten der Evolutionsmedizin. Goldmann, München

Niederle, N., Aulbert, E. (Hrsg.) (1987): Der Krebskranke und sein Umfeld. Thieme, Stuttgart

Nolting, H.-P. (2005): Lernfall Aggression. Wie sie entsteht, wie sie zu vermindern ist. 4. Aufl. rororo, Reinbek

Oerter, R., Montada, L. (Hrsg.) (2008): Entwicklungspsychologie: Ein Lehrbuch. Mit CD-ROM. Psychologie-Verlags-Union, München

Oswald, G. (1996): Systemansatz und soziale Familienarbeit. Methodische Grundlagen und Arbeitsformen. Lambertus, Freiburg

Paeslack, V., Lindenmeyer, J., Dechesne, B. et al. (1991): … aber nicht aus Stein. Medizinische und psychologische Aspekte von körperlicher Behinderung und Sexualität. Beltz-Verlag, Weinheim

Pampus, I. (1990): Ärztlicher Rat für Querschnittsgelähmte. Trias, Stuttgart

Pape, A. (2007): Prinzipien der Physiotherapie bei Querschnittslähmung. In: Hüter-Becker, A. (Hrsg.), 311–352

Peseschkian, N. (1993): Psychosomatik und positive Psychotherapie. 7. Aufl, Fischer-TB, Frankfurt
Pfeffer, F. (2006): Aktuelle Strategien der Psycho-Pharmakotherapie schizophrener Psychosen aus klinischer Sicht. In: Hartwich, P.; Barocka, A. (Hrsg.), 151–174
Piaget, J.(1995): Intelligenz und Affektivität in der Entwicklung des Kindes. Suhrkamp, Frankfurt
Pinker, S. (2003): Das unbeschriebene Blatt. Die moderne Leugnung der menschlichen Natur. Berlin-Verlag, Berlin
Pitschel-Walz, G. (2003): Lebensfreude zurück gewinnen. Ratgeber für Menschen mit Depressionen und deren Angehörige. Urban und Fischer, München
Pitschel-Walz, G., Bäuml, J., Kissling, W. (2003): Psychoedukation bei Depressionen. Manual zur Leitung von Patienten- und Angehörigengruppen. Urban & Fischer, München
Poeck, K., Hacke, W. (Hrsg.) (2001): Neurologie. 11. Aufl. Springer, Berlin/Heidelberg
–, – (2001): Demenzkrankheiten. In: Poeck, K., Hacke, W. (Hrsg.), 548–559
Pöppel, E. (1993): Wo bin ich? Orientierung in Zeit und Raum. In: DIFF/Dt. Institut f. Fernstudien an der Univ. Tübingen (Hrsg.): Funkkolleg „Der Mensch". Anthropologie heute. Studieneinheit 20. Weinheim, Basel
Porter, R. (2007): Die Kunst des Heilens. Eine medizinische Geschichte der Menschheit von der Antike bis heute. Hohe-Verlag, Pähl
Pott, G. (Hrsg.) (2007): Das metabolische Syndrom. Übergewicht, Bluthochdruck, Diabetes mellitus mit den Folgen Herzinfarkt und Schlaganfall. 2. Aufl. Schattauer, Stuttgart
Prvulovic, D.; Maurer, K. (2006): Neurobiologische Grundlagen der Prophylaxe, Diagnostik und Therapie schizophrener Psychosen. In: Hartwich, P.; Barocka, A. (Hrsg.), 137–147

Rahn, E. (2003): Umgang mit Borderline-Patienten. Bonn
Ramachandran, V. S., Blakeslee, S., Kober, H. (2002): Die blinde Frau, die sehen kann. Rätselhafte Phänomene unseres Bewusstseins. 4. Aufl. rororo TB, Reinbek
Raphaelsen, O. J., Helmchen, H. (1997): Depression, Melancholie, Manie. 2. Aufl. Trias, Stuttgart
Redl, W. (1984): Kinder, die hassen. 2. Aufl. Piper, München
Redmann, V., Goldbach, M., Fließ, B., Hülshoff, Th. (2007): Mit Diabetes leben. Ein Ratgeber für Diabetiker mit Lernschwierigkeiten und ihre Begleiter. Lambertus, Freiburg i. Br.
Remschmidt, H. (1988): Die Entwicklung und ihre Varianten in der Adoleszenz. In: Kisker, K. P. u. a. (Hrsg.), 291–366
– (1992): Psychiatrie der Adoleszenz. Thieme, Stuttgart
– (Hrsg.) (2008): Kinder- und Jugendpsychiatrie: Eine praktische Einführung. 5. Aufl. Thieme, Stuttgart
–, Mattejat, F., Warnke, A. (Hrsg.) (2008): Therapie psychischer Störungen bei Kindern und Jugendlichen: Ein integratives Lehrbuch für die Praxis. Thieme, Stuttgart
Renz-Polster, H. (2006): Suchtverhalten. In: Renz-Polster, H. Krautzig, S. (Hrsg.), 1177–1188
–, Krautzig, S. (Hrsg.) (2006): Basislehrbuch Innere Medizin. 3. Aufl. Urban und Fischer, München
Rest, F. (2006): Sterbebeistand, Sterbebegleitung, Sterbegeleit. 4. Aufl. Kohlhammer, Stuttgart
Rieger-Weber, M. (1987): Familientherapie bei stationären Krebspatienten. Möglichkeiten und Grenzen. In: Niederle, N., Aulbert, E. (Hrsg.), 28–43
Riemann, F. (2011): Grundformen der Angst. Eine tiefenpsychologische Studie. 40. Aufl. Reinhardt, München
Robert-Koch-Institut in Zusammenarbeit mit dem Statistischen Bundesamt (2006): Gesundheitsberichterstattung des Bundes, Heft 31: HIV und AIDS. Robert Koch Institut/Gesundheitsberichterstattung, Berlin
Rohde-Dachser, C. (2004): Das Borderline-Syndrom. 7. Aufl. Hans Huber, Bern
Rösler, M., Frey, U. (2003): Antidementive Therapie. In: Förstl, H. (Hrsg.): 259–272
Röttger, K. (1987): Sozialarbeit in der Tumorklinik. In: Niederle, N. (Hrsg.): 44–62
Rotthaus, W., Schweitzer, J. (2009): Systemische Psychotherapie. In: Fegert, J. M., Streek-Fischer, A. Freyberger, H. (Hrsg.), 631–643
Rudnitzki, G. (1994): Scham – Abwehrbedürftigkeit und Grenzüberschreitung in Gruppen. Gruppenanalyse 4/1, 93–109

Sacks, O. (1991): Awakens. Zeit dese Erwachens. 13. Aufl. rororo, Berlin
– (1997): Eine Anthropologin auf dem Mars. 8. Aufl. rororo, Reinbek
– (2009): Der Mann, der seine Frau mit einem Hut verwechselte. 32. Aufl. rororo, Berlin
Sarimski, K. (2001): Kinder und Jugendliche mit geistiger Behinderung. Hogrefe, Göttingen/Bern

Satir, V. (2003): Familienbehandlung: Kommunikation und Beziehung in Theorie, Erleben und Therapie. 10. Aufl. Lambertus, Freiburg
– (2009): Selbstwert und Kommunikation. Familientherapie für Berater und zur Selbsthilfe. 18. Aufl. Klett-Cotta, Stuttgart
Schacter, D. (2001): Wir sind Erinnerung. Gedächtnis und Persönlichkeit. Rowohlt-TB, Reinbek
Schäfer, J. (1998): Präventive Kardiologie, Prophylaxe der koronaren Herzkrankheit. Schattauer, Stuttgart
Schepker, R., Haagen, C. (2009): Adoleszenz und Migration. In: Fegert, J. M., Streek-Fischer, A. Freyberger, H. (Hrsg.), 73–80
–, Barnow, S., Fegert, J. M. (2009): Suchtstörungen bei Jugendlichen und jungen Erwachsenen. In: Fegert, J. M., Streek-Fischer, A. Freyberger, H. (Hrsg.), 231–240
Schettler, G., Diehm, C. (Hrsg.) (1992): Herzinfarkt. Vorsorge, Behandlung, Nachsorge. Ein Ratgeber für Gesunde und Patienten. Piper, München
Schiefenhövel, W. (1993): Leid ohne Sinn? Krankheiten, Sterben und Tod. In: DIFF/Dt. Institut f. Fernstudien an der Univ. Tübingen (Hrsg.): Funkkolleg „Der Mensch". Anthropologie heute. Studieneinheit 24. Weinheim, Basel
Schleidt, M. (1993): Halt mich fest, lass mich los! Kind und Eltern. In: Diff, X. (Hrsg.): Funkkolleg „Der Mensch", Studieneinheit 9
Schmeck, K., Herpetz, S. C. (2009): Störungen des Sozialverhaltens. In: Fegert, J. M., Streek-Fischer, A. Freyberger, H. (Hrsg.), 503–514
Schmidt, L. G., Rist, F. (2004): Sucht und Folgestörungen. In: Förstl, H. u.a. (Hrsg), 297–342
Schmidt-Atzert, L. (2011): Lehrbuch der Emotionspsychologie. Kohlhammer, Stuttgart
Schuchardt, E. (2005): Warum gerade ich…? Leben lernen in Krisen – Leiden und Glaube. Fazit aus Lebensgeschichten eines Jahrhunderts. 12. Aufl. Vandenhoeck und Ruprecht, Göttingen
Schmoll, H. J., Tewes, U., Plotnikoff, N. P. (1992): Psychoneuroimmunology. Interactions between Brain, Nervous System, Behaviour, Endocrine and Immune System. Hans Huber, Bern
Schultz, H. J. (1995): Angst. Facetten eines Urgefühls. DTV, München
Schulze, M. E., Freyberger, H. J., Fegert, J. M. (2009): Angststörungen. In: Fegert, J. M., Streek-Fischer, A. Freyberger, H. (Hrsg.), 278–289
Schwarzer, W. (Hrsg.) (2002): Lehrbuch der Sozialmedizin. 4. Aufl. Modernes Lernen, Dortmund
– (2009): Depressionen. In: Trost, A. (Hrsg.), 157–64
–, Höhn-Beste, M. (2002): Chronische Erkrankungen und Körperbehinderungen. In: Schwarzer, W. (Hrsg.): 134–143
Seligmann, M. E. P. (2000): Erlernte Hilflosigkeit. 2. Aufl. Beltz, Weinheim
Siegrist, J. (1992): Psychosozialer Stress und Herzinfarkt. In: Schettler, G., Diehm, C. (Hrsg.): 131–146.
Snyder, S. H. (1994): Chemie der Psyche. Drogenwirkungen im Gehirn. 2. Aufl. Spektrum Akademischer Verlag, Heidelberg
Sommer-Stumpenhorst, N. (2006): Lehrer-Bücherei: Grundschule: Lese- und Rechtschreibschwierigkeiten: vorbeugen und überwinden (Neubearbeitung 2006): Von der Legasthenie zur LRS – LRS-Diagnose – Förderkonzepte und Übungsmaterialien. Cornelsen, Berlin
Specht-Tomman, M.; Tropper, D. (2007): Zeit des Abschieds. Sterbe- und Trauerbegleitung. Patmos, Düsseldorf
Spitzer, M. (2005): Nervensachen. Geschichten vom Gehirn. Perspektiven zu Geist, Gehirn und Gesellschaft. 5. Aufl. Suhrkamp, Berlin
– (2006): Lernen. Gehirnforschung und die Schule des Lebens. Spektrum, Heidelberg
– (2008): Geist im Netz. Modelle für Lernen, Denken und Handeln. Spektrum, Heidelberg
– (2009): Zur Neurobiologie der Adoleszenz. In: Fegert, J. M., Streek-Fischer, A. Freyberger, H. (Hrsg.), 133–141
Steinhausen, H.-C. (Hrsg.) (2010): Psychische Störungen bei Kindern und Jugendlichen. Lehrbuch der Kinder- und Jugendpsychiatrie und -psychotherapie. 7. Aufl. Urban und Fischer, München
Stemmer-Lück, M. (2004): Beziehungsräume in der sozialen Arbeit. Psychoanalytische Theorien und ihre Anwendung in der Praxis. Kohlhammer, Stuttgart
– (2009): Verstehen und Behandeln von psychischen Störungen. Psychodynamische Konzepte in der psychosozialen Praxis. Kohlhammer, Stuttgart
Stierlin, H. (1974): Eltern und Kinder im Prozess der Ablösung. Suhrkamp, Berlin
– (1982): Delegation und Familie. Beiträge zum Heidelberger familiendynamischen Konzept. 5. Aufl. Suhrkamp, Berlin
– (1994): Individuation und Familien. Studien zur Theorie und therapeutischen Praxis. Suhrkamp, Berlin
– (1995): Angst in und durch Familien. In: Schultz, H. J. (Hrsg.), 90ff

Störmer, S. (2007): Querschnittslähmungen. Ärztliche Therapie und Diagnostik. In: Hüter-Becker, A. (Hrsg.), 266–286
Strauch, B. (2004): Warum sie so seltsam sind. Gehirnentwicklung bei Teenagern. BvT Berliner Taschenbuchverlag, Berlin
Streek-Fischer, A., Fegert, J. M., Freyberger, H. J. (2009): Gibt es Adoleszentenkrisen? In: Fegert, J. M., Streek-Fischer, A. Freyberger, H. J. (Hrsg.), 183–189
–, Freyberger, H. J. (2009): Boderline-Persönlichkeitsstörungen. In: Fegert, J. M., Streek-Fischer, A. Freyberger, H. (Hrsg.), 399–410
Student, C. (Hrsg.) (2000): Das Hospiz-Buch. 4. Aufl. Lambertus, Freiburg

Textor, M. (Hrsg) (1998): Hilfen für Familien. Ein Handbuch für psychosoziale Berufe. Beltz, Frankfurt
Thümmler, R. (1999): Die Parkinson-Krankheit. Ein Leitfaden für Betroffene und Therapeuten. Springer, Berlin
Tölle, R. (1994): Psychiatrie. 10. Aufl., Springer, Berlin
–, Windgassen, K. (2008): Psychatrie: einschließlich Psychotherapie. 15. Aufl. Springer, Berlin
Trost, A. (2009): Abhängigkeitserkrankungen. In: Trost, A., Schwarzer, W (Hrsg.), 207–262
–, Schwarzer, W. (Hrsg.) (2009): Psychiatrie, Psychosomatik und Psychotherapie für psycho-soziale und pädagogische Berufe. 4. Aufl, Verlag Modernes Lernen, Dortmund
Tschainer, S. (2003): Bedürfnisse und Erwartungen Angehöriger. In: Förstl, H. (Hrsg.), 215–219
Tschuschke, V. (2002): Psychoonkologie. Psychologische Aspekte der Entstehung und Bewältigung von Krebs. Schattauer, Stuttgart

Von Aster, M. (2009): Neurowissenschaftliche Ergebnisse und Erklärungsansätze von Rechenstörungen. In: Fritz, A. u.a. (Hrsg), 163ff
Von Schlippe, A. (2010): Familientherapie im Überblick. Basiskonzepte, Formen, Anwendungsmöglichkeiten. 12. Aufl. Junfermann-Verlag, Paderborn
–, Schweitzer, J. (2003): Lehrbuch der systemischen Therapie und Beratung. 10. Aufl. Vandenhoeck und Ruprecht, Göttingen

Waller, H. (1991): Sozialmedizin. Grundlagen und Praxis für psychosoziale und pädagogische Berufe. 2. Aufl., Kohlhammer, Stuttgart
Walter, J., Haas, C. (2003): Molekulare Zellbiologie der Alzheimer-Demenz. In: Förstl, H. (Hrsg), 37–45
Walther, M. (Hrsg.) (2007): AIDS ein Gesicht geben. Geschichten von Menschen mit HIV. Rex-Verlag, Luzern
Warnke, A. (2008): Umschriebene Entwicklungsstörungen (Teilleistungsstörungen). In: Remschmidt, H. (Hrsg.), 142–155
Watzlawick, P. (2007): Die Möglichkeit des Andersseins. Zur Technik der therapeutischen Kommunikation. 6. Aufl. Hans Huber, Bern
– (2009): Anleitung zum Unglücklichsein. 15. Aufl. Piper, München
– (2010): Wie wirklich ist die Wirklichkeit? Wahn, Täuschung, Verstehen. 9. Aufl. Piper, München
Weakland, J. H., Herr, J. J. (1992): Beratung älterer Menschen und ihrer Familien: Die Praxis der angewandten Gerontologie. 2. Aufl. Hans Huber, Bern
Wegscheider, S. B. (1994): Es gibt doch eine Chance. Hoffnung und Heilung für die Alkoholiker-Familie. Boegner-Kaufmann, Berlin
Weis, I., Brocai, D., Haeckel, U., Seuthe-Witz, S. (2006): Psychoedukation mit Krebspatienten. Therapiemanual für eine strukturierte Gruppenintervention. Schattauer, Stuttgart
Weiss, T., Haertel-Weiss, G. (2008): Familientherapie ohne Familie. Kurztherapie mit Einzelpatienten. Kösel, München
Wendlandt, W. (2010): Sprachstörungen im Kindesalter. Materialien zur Früherkennung und Beratung. 6. Aufl. Thieme, Stuttgart
Wendt, W. R. (2010): Case-Management im Sozial- und Gesundheitswesen. Eine Einführung. Lambertus, Freiburg
Wirsching, M., Stierlin, H. (1994): Krankheit und Familie. Konzepte, Forschungsergebnisse, Therapie. 2. Aufl. Klett-Cotta, Stuttgart
Wolfersdorf, M. (2002): Krankheit Depression. Erkennen, verstehen, behandeln. 3. Aufl. Psychiatrie-Verlag, Bonn
Wulf, D. (2007): Motorisches Lernen. In: Hüter-Becker, A. (Hrsg.), 41–74

Zgola, J. M. (1999): Etwas tun. Die Arbeit mit Alzheimerkranken und anderen chronisch Verwirrten. 2. Aufl. Hans Huber, Bern
Zimmer, R. (2004): Handbuch der Bewegungserziehung. Didaktisch-methodische Grundlagen und Ideen für die Praxis. 13. Aufl. Herder, Freiburg
Zuckrigl, H., Zuckrigl, A., Helbing, H. (1999): Rhythmik hilft behinderten Kindern: Ziele und Realisationsbeispiele aus der Praxis psychomotorischer Erziehung. 4. Aufl. Reinhardt, München

Sachregister